새로운 시작을 위한

정석 필라테스 / Pilates

JN429744

개정 2판 (SECOND EDITION)

Rael Isacowitz

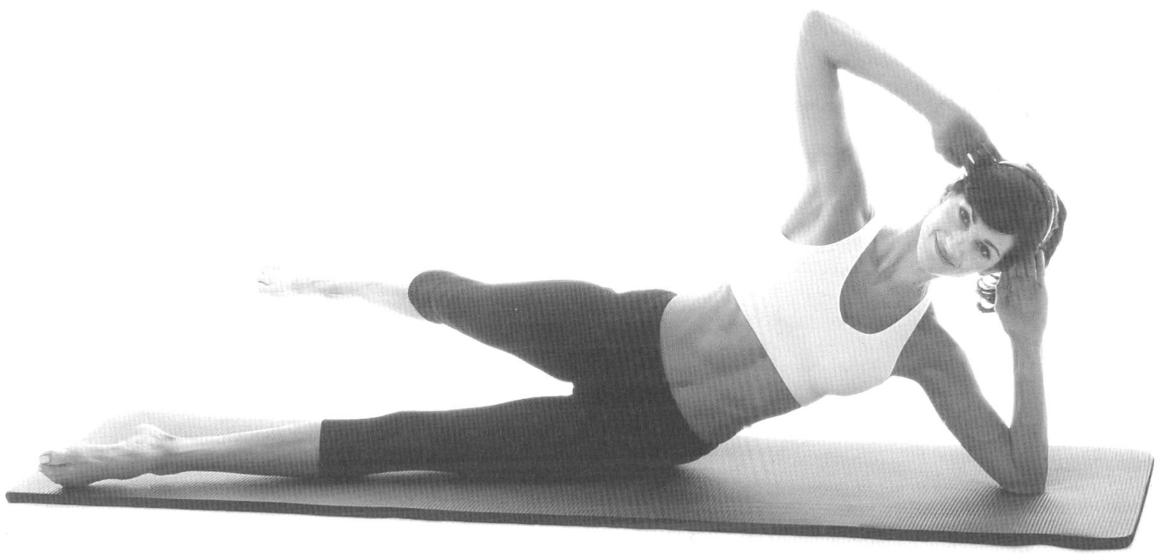

영 문 출 판 사

■ 공동역자대표

이 민 규 이천 현대치과 원장
임 규 돈 PT DC 모던 필라테스 명예회장

■ 옮긴이

윤 소 연 리샤 필라테스 원장
이 정 은 모던 필라테스 교육강사
이 남 이 모던 필라테스 협회장
정 연 옥 동원대학교 보건운동관리과 교수
김 정 한 동원대학교 보건운동관리과 겸임교수
박 찬 후 김천대학교 작업치료학과 교수
김 효 철 원광디지털대학교 한방미용예술학과 교수
정 형 국 안산대학교 물리치료과 교수

Pilates – 2nd Edition
by Rael Isacowitz

Copyright © 2014, 2016. by Rael Isacowitz / Human Kinetics.

Translation copyright © 2016 by Yeong Mun Publishing Company.

본 책은 영문출판사와 저작권자와의 계약에 따라 발행한 것이므로 이 책의 복제는 저작권법에 의해 금지되어 있으며,
본 책은 저작권자의 허락없이는 어떤 자료도 복제할 수 없습니다.

정석 **필라테스** 개정 2판

2016년 5월 25일 초판인쇄
2016년 5 월 30일 초판발행

지은이 : Rael Isacowitz
옮긴이 : 이민규 · 임규돈 외
발행인 : 박 병 조
발행처 : 도서출판 영문출판사
등 록 : 1987년 12월 21일 제2-419호
주 소 : 서울시 강남구 삼성동 69-1
전 화 : (02) 514-5590, 776-5590
팩 스 : (02) 756-8943
홈페이지 : www.ymsbook.net
E-mail : yeongmunsa@empal.com
정 가 : 30,000원
ISBN 978-89-7224-384-7 93510

※ 파본은 교환해 드립니다.

나는 이 작품을 두 사람에게 바치는데, 그의 변함없는 지지가 발견하고 매일 다시 발견하게 해준다: 모든 훌륭한 남자 뒤에 위대한 여자가 있다는 격언을 전보다 더 진실되게 만들어 준, 내 아내인, Adelle 그리고 항상 나의 궁극적인 선생인 내 아들 Elan.

동시에, 나는 이 책, 그리고 나의 연습 각각과 모든 날을 전세계에 있는 내 학생들에게 바치는데, 그들은 만났었거나 아니면 절대로 만나지 못할 사람들이다 — 당신들 모두 될 수 있는 한 최고가 되라는 영감을 불어 넣는다.

> 우리는 탐험을 멈추지 않을 것이며, 우리 탐험의 끝은
> 우리가 출발했던 곳이라고 비로소 알게 될 것이다.
>
> — T.S. Eliot (1888-1965)의 장시, Little Gidding.

목차/ Contents

서문 vii

저자 서문 ix

감사의 글 xi

도입부 xiii

제 1장. 마음과 몸의 향상 1

제 2장. 정렬, 자세 및 움직임 13

제 3장. 파워풀한 필라테스 연습 29

제 4장. 매트 운동 47

제 5장. 유니버설 리포머 119

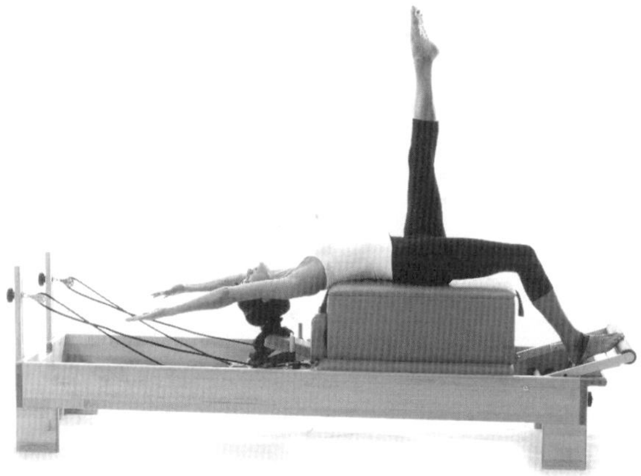

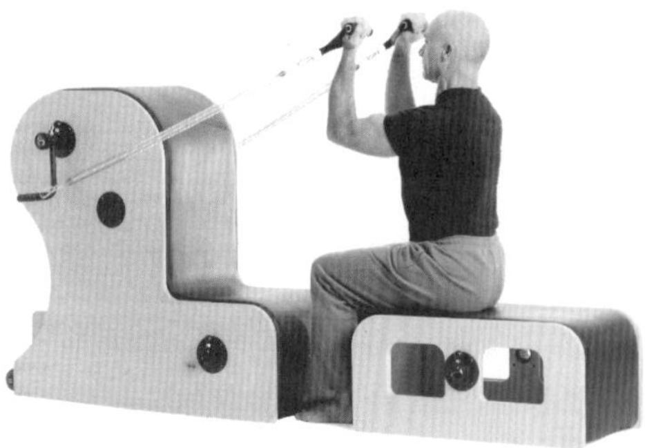

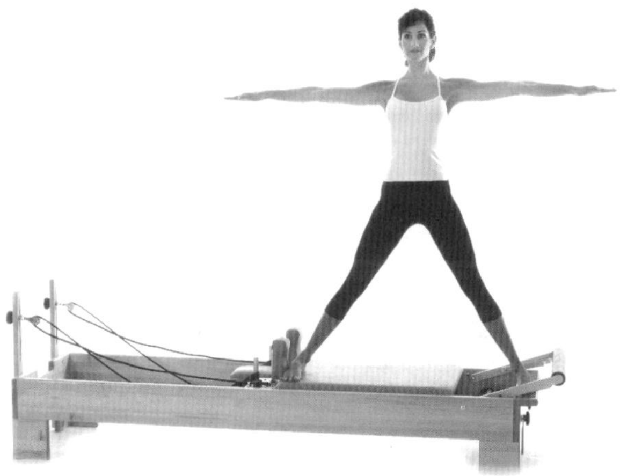

제 6장. 캐딜락 223

제 7장. 운다체어 267

제 8장. 바렐 287

제 9장. 페드-어-풀 309

제 10장. 암체어 317

제 11장. 매직 서클 325

제 12장. 운동 루틴 샘플 339

선택된 출처들 359
찾아보기 361
저자에 관해서 371

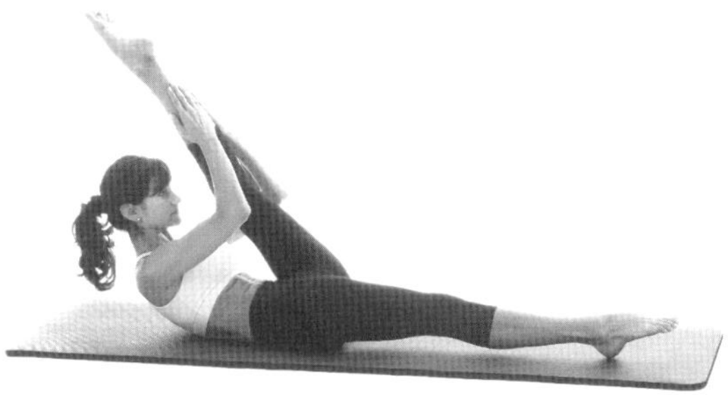
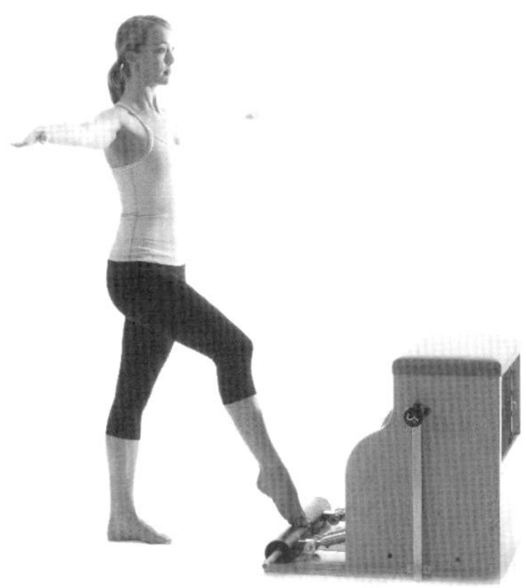
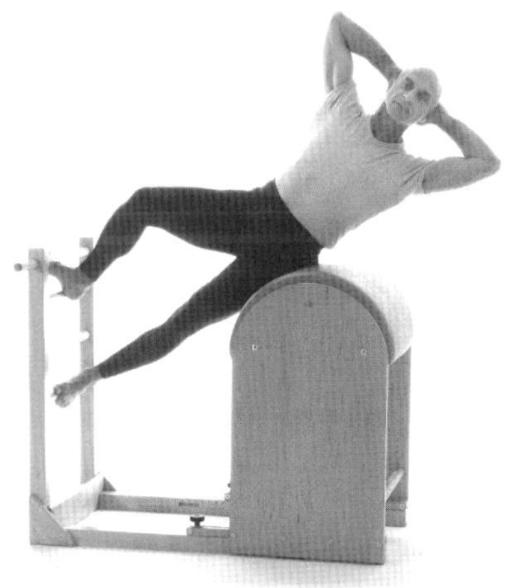

Kathleen Stanford Grant (1921 8.1-2010 5.27)은 이 책의 첫 판을 위해서 다음 글을 썼다.
그녀 가족, 친구, 그리고 전체 필라테스 사회는 그녀를 잊을 수 없다.
그녀는 이 분야에 지울 수 없는 자취를 남겼다.

내가 1991년 뉴멕시코에 있는 산타페에서 라엘을 처음 만났을 때, 필라테스 분야는 정말로 매우 작았다. 나와 함께 연구해 오고 뉴욕에서 자신의 스튜디오를 운영하고 있는 John Claude West의 추천으로, 조셉 필라테스와 함께 많이 운동해왔었던 필라테스 기구인 운다체어에 관한 워크샵을 가르치기 위해서 초청되었다. 그때까지, 나는 필라테스 사회에 의한 전문적 조언을 위해서 상담했었던 적이 없었다. 산타페에 모인 것은 돌파구였다; 다른 무엇보다도 더, 필라테스 강사들의 첫 세대를 인정하고 정보를 나누고 우리의 집합적인 경험과 전문지식을 모으기 위해서.

나는 두 번의 무릎 수술을 경험한 이후 유명한 무용수이자 연출가인 Pearl Lang에 의해서 Mr. 필라테스에게 안내되었다. 그는 나의 무릎 치료를 위해서 운다체어를 광범위하게 사용했는데, 그 목적을 위해 최고의 이득을 준다고 믿고 있었다. 나는 재활 동안 운다체어에 관해서 아주 많이 배웠으며 내 자신의 목록을 개발하기 시작했다. 나는 1973년부터 1988년까지 Henri Bendel에서 내 교습에서 운다체어를 계속 사용했었고, 그래서 NYU에 있는 Tisch 예술 학교를 위해서 내가 운영하는 필라테스 프로그램을 포함한, 오늘날 나의 교습에서 그것을 여전히 사용한다.

내가 산타페에 있는 스튜디오에 들어 섰을 때, 나는 곧 바로 나와 시간을 함께 한다는 것에 열중하고, 정보에 갈망하는, 세계 도처에서 온 경험 많은 전문가들의 한 그룹에 둘러싸였다. 내가 그 그룹에서 한 남자를 발견하고 그 운동 일부를 시연하기 위한 자원자로 청했을 때 열렬히 뛰어 나왔다. 그는 운다체어에 올라가서 시연을 시작했다. 그가 기량이 뛰어난 사람이며 필라테스를 잘 알고 있다는 것을 즉시 알아차렸다. 내가 그의 정렬과 움직임에 복잡한 조정을 만들면서, 쿡쿡 찌르기를 시작하는 동안, 나는 그의 얼굴에서 놀란 모습을 볼 수 있었다. 젊은 남자의 에고. 이것이 나를 속으로 빙그레 웃음짓게 만들었다. 그는 진짜 강했지만, 그러나 코어라기 보다는 힘과 운동 능력에 너무 많이 의존했다.

우리는 내가 가르치고, 시연하고, 조정하고, 교정하면서 함께 여러 시간 동안 운동을 계속했다. 나는 그의 배움에 대한 열린 마음과 다른 강사 앞에서 겸손함에 존경을 표했다. 그 워크샵은 필라테스 진화에 있어서 하나의 전환점이었다. 거의 쓸모 없었던 운다체어가 그 시점에서부터, 대중적인 인기가 폭발하게 되었다.

그 젊은이는 물론 라엘인데, 그는 종종 우리의 회합이 그의 경력을 바꿔 놓았다고 나에게 말했었다. 그것은 그를 내적 탐구와 자기 - 평가의 길로 들어 서게 했다. 그의 운동은 바뀌었고 그의 교습도 바뀌었다; 그는 안에서부터 운동하는 법을 발견했다. 라엘과 나는 무엇보다도 우선해서 좋은 친구가 되었다. 이제 나는 필라테스 사회에서 원로들 중의 하나로 간주 되며, 라엘은 세계적으로 이름이 난 강사이자 진정으로 하나의 리더다. 그는 정교한 강사 트레이닝 프로그램인 Body Arts and Science International (BASI Pilates)을 개발 했으며, 그는 나를 거기로 초대해서 명예 고문으로 초대했다.

다시 1991년으로 돌아가서, 라엘은 남부 캘리포니아에 있는 그의 센터에서 워크샵을 지휘해 달라고 요청했다. 나는 그에게 그렇게 하겠다고 약속했으나, 언제인지는 말할 수 없었다. 그 이후, 우리가 만날 때마다, 그는 내 약속을 상기시키곤 했다. 그 약속을 지키기까지 14년이 흘렀다. 2005년에, 나는 뉴욕에서 남부 캘리포니아로 와서 On Center Conditioning에서 워크샵을 했다. 비록 라엘 또한 가르쳤지만, 학생들은 그들의 멘토가 그의 멘토에 의해서 안내되는 것을 목격했다. 이것은 그것 자체로 유용한 레슨이었는데, 그 운동 자체보다 더 유용할 지도 모른다.

라엘은 독창적인 통달과 함께 그 운동을 실행하고, 그는 확실히 안에서부터 움직인다. 동시에, 그는 학습과 성장을 계속하기 위한 항상 존재하는 젊은 열망을 시연한다. 우리는 필라테스 족보를 생생하게 유지시킬 필요가 있는데, 과거를 보존하고 미래를 존중하며, 이 시스템의 가치와 기본 원칙을 유지하는 것이다 그리고 그 목표를 향해서 라엘만큼 많이 한 사람은 거의 없다. 그는 Mr. 필라테스가 그의 작품을 계속하기를 원했던 바로 그 남자이다.

Kathleen Stanford Grant
1세대 필라테스 강사, 필라테스 원로

저자 서문 / Preface

이 책의 첫 판이 발행됐을 때, 그것은 16년의 좋은 의도와 3년의 실제 저작의 완성이었다. 나는 하나의 강사 그리고 필라테스의 학생으로서 내 일을 글로 바꾸기를 원했지만, 그러나 그렇게 하려고 시도했었던 매번 신체적 정신적 컨디셔닝이라는 이 시스템의 엄청남이 나를 압도하였다. 심오하고 가치 있는 어떤 것을 필라테스 열광자들에게 제공하기 위해서, 나는 더 많은 지식과 경험이 필요하다는 것을 알았다. 그래서 스튜디오로 돌아가서 나는 움직임들의 목록을 마스터하고, 그 운동을 더 탐구하고, 그리고 또 다른 수 천 세션들을 가르치는 것을 계속했다. 이 계속 확산되는 교육 과정은 5개 대륙에 걸쳤었고 내가 전에 기억했던 것보다 더 많은 수련시간을 가졌다.

1990년경, 내가 책을 써야겠다는 욕구를 처음 느꼈을 때, 나는 벌써 필라테스를 10년 이상 해오고 있었다. 나는 이스라엘에 있는 신체 교육 윈게이트 연구소에서 학사학위를 받았고, 전문적인 무용수였으며, 영국에서 무용학 석사학위를 받았다. 나는 어린 시절 이후 경쟁력 있는 열렬한 운동선수 였고, 10대 초기 이후 요가를 수련했다. 그렇지만, 필라테스를 마스터하려고 애쓰는 것은 또 다시 기고 걷는 것을 배우는 것처럼 느껴졌다. 내가 전에 전혀 경험해 보지 않았던 쉽고 흐르는 듯하게 움직이는 방법을 가르쳐 주었고, 나에게 영감을 주었다 그리고 때때로 나를 좌절시켰다. 움직임에 대한 나의 이해를 심화시켰고 나에게 신체적 정신적 웰빙으로 가는 길로 인도할 배움과 수련을 위한 평생의 여행을 시작했다.

이제, *〈정석 필라테스〉* 두 번째 판의 발행과 함께, 이 책을 쓰는 것에 대한 나의 초기 고뇌는 시간을 투자했던 가치가 있는 것처럼 보인다. 내 자신의 작품, 지식 및 경험은 계속 넓혀져 갔다; 세계에서 필라테스를 수련하는 사람들의 숫자는 점점 늘어갔다; 그리고 필라테스는 피트니스, 운동 트레이닝, 심지어 치료에 있어서 주류로서 더욱 자리를 잡게 되었다. 그 결과, 잘-훈련된 강사들에 대한 요구는 계속 증가했고, 강사들은 더 잘 교육을 받았고, 이 방식의 확장하는 범주를 다룰 수 있게 되었다. 내가 1989년에 설립한 교육 기구인 Body Arts and Science International (BASI 필라테스)는, 이제 30개국으로 뻗어갔고 날마다 계속 성장하고 있다.

조셉 필라테스는 세계적으로 알려지고 커지기를 바랬었고 그럴 수 있을 것이라고 믿었다; 그렇지만 그의 어마어마한 꿈속에서라도 우리가 오늘날 목격하고 있는 필라테스 방식의 인기를 예상치 못했을 것이다. 우리는 그의 방식이 (그는 그것을 '조절학' 이라고 불렀다) 모든 학교에서 교습되기를 원했는데, 그것이 긍정적인 방식으로 사회 전체에 영향을 줄 수 있다고 믿었기 때문이다. 그는 의료 종사자들이 전반적인 웰빙에 영향을 주는 유익한 신체적 정신적 효과를 위해서 그 방식을 받아들이기를 원했다.

오늘날, 조셉 필라테스의 꿈은 실현되고 있다. 그의 방식은 정말로 학교에서 사용되고 있으며, 그리고 그것은 의원들, 병원들 및 연구소들에서 점점 더 많이 볼 수 있다. 연구소는 그의 기본 원칙들의 많은 것들을 입증하고 있고 의료 종사자들은 그것의 가치를 인식하고 있다. 내가 오랫동안 믿어 온 것은 지구 상의 모든 사람들이 매일 필라테스 매트 운동을 했다면, 우리는 훨씬 더 좋은 세상에서 살고 있을 것이다. 그것은 그냥 당신을 아주 기분 좋게 만든다.

다른 사람들의 말에 따르면, 조셉 필라테스는 환멸을 느낀 채로 죽었다고 한다. 그의 책인 *〈당신의 건강〉* 안에서, 그는 의료 종사자들과 사람들의 닫힌 마음에 대한 경멸감을 표현한다. 슬프게도, 그와 그의 아내 클라라는 살아 있는 동안 그의 방식의 발전이 현상이 되는 것을 목격하지 못했다. 그렇지만 그들의 가르침의 정신은 계속 살아 있으며, 나는 그들의 작품에 대한 높은 표준과 완전성을 유지시키기 위한 깊은, 개인적인 책임을 느낀다. 나는 이 책이 가치 있는 기여를 하여 타오르는 불꽃이 더 강해지기를 바란다.

감사의 글 / Acknowledgments

이 책은 35년간 경력의 정점이며, 그 길을 따라서 나를 도와 온 모든 사람들에게 감사를 표시하기에 여러 페이지라도 충분하지 않을 것이다. 많은 사람들이 나를 가르쳤고, 영감을 주었고 안내했다: 학생들, 강사들, 동료, 친구들 그리고 나의 사랑하는 가족. 모두가 이 책의 결과에 영향을 주었으므로 깊은 감사를 드린다.

많은 사람들이 첫째 판에 막대한 기여를 했다: Martin Bernard, Julie Rhoda, Jason Cheng 박사, Chris Murray, Carol Appel, Karla Adams 들이다. 물론, 그들에 대한 나의 감사는 끝나지 않는다. 그들은 많은 삶들에 감동을 준 그 책을 창작하게 도왔다 우리는 이 최종적인 보상을 나눈다.

Human Kinetics 출판사 Tom Heine는 영광스럽게도 나에게 두 번째 판 집필을 착수해 달라고 요청을 했다. Tom은 *〈정석 필라테스〉* 두 번째 판의 과정뿐만 아니라, *〈필라테스 아나토미〉* 집필 전 과정 동안, 나의 동료이자 친한 친구인 Karen Clippinger와 함께 내 곁을 지켰다. Tom은 내가 스케줄에 따라 순조롭게 진행되도록 관리했는데, 나를 아는 사람들이 입증할 수 있겠지만 그것은 그 자체가 믿기 힘든 솜씨이다.

나는 탁월한 편집자인 Carla Zych에게 감사를 드리고 싶다; 그 책에 관한 진실한 관심과 그 분야에 대한 감사. 그녀의 조언은 항상 재치가 있으며, 사려 깊고, 생각을 하게 만들었다. 때때로 내가 절망적으로 그냥 조치를 취하려고 할 때, 그녀는 계획을 다시 잡게 나를 안내해서 좋은 것을 더욱 더 좋게 만들게 도와주었다. Tom과 함께, 그녀는 나에게 압력을 넣어서 그 프로젝트를 완성하도록 밀고 갔다.

사진사, 디자이너이자 친구인 Kirk Fitzek는 기꺼이 그의 시간, 전문지식과 막대한 재능을 주었다. 그는 이 두 번째 판을 위해서 1,000장의 사진을 찍었고, 그 뿐만 아니라 첫째 판을 위해서 2,500장의 사진을 찍었다. Kirk는 한 사진이 예상보다 질질 끌거나 에너지가 바닥이 났을 때 조차, 끊임없는 인내력을 갖고서 어떻게 해서든 차분하게 힘을 북돋아 주었다. Kirk는 이제 정렬과 근육 동원에 대해서 다른 훌륭한 필라테스 강사만큼 많이 이해한다.

나는 재능 있는 모델들에게 감사하는 것이 자랑스러운데 그들의 헌신과 기술은 나에게 영감을 계속 주었다: Lisa Hubbard, Leah Stewart, Kristi Cooper White 및 Tracy Mallett. 그들의 각각은 BASI의 활동적인 멤버들이고, BASI 시스템의 헌신적인 추종자들이다. 그들 중의 셋은 첫 판을 위해 모델을 했으며, 셋 다 7년전보다 지금 더 좋게 보이며 더 잘한다. 그리고 그들은 그 때 장관이었다. (Leah는 그 사이 아이들이 둘이었고, 사진 찍기 전에 한 명은 오직 6주였었다.) 그들의 업적은 그 시스템을 위해 많은 것을 시사하며, 그리고 그들은 BASI 가족을 영예롭게 대표한다. 모두 필라테스 파워로 가는 증거이다.

내가 1989년에 설립한 필라테스 교육 기구인 BASI 필라테스 그리고 남부 캘리포니아에 있는 아름다운 필라테스 센터인 BASI 아카데미와 스튜디오의 스텝과 강사진들은 내가 하고 있는 모든 것의 근간이다. 나는 당신 모두와 일하는 것이 자랑스럽다. 나는 당신들에게 충분히 감사할 수가 없었지만, 그러나 이제는 — 매우 감사한다.

나는 탐험과 수련의 길로 여행을 해 온 것과 그 길을 통해서 혼이 담기고 너그러운 아주 많은 사람들과 만나온 것을 영광스럽게 여긴다. 나의 바람은 작기는 하지만, 이 책이 당신들 모두에게 감사하게 쓰이는 것이다.

이 책은 필라테스 방식에 대해서 포괄적으로 이해하기를 원하는 사람들을 위해서 있다 — 근본적인 철학 및 지대한 영향을 가져올 그 방식의 이점부터 광대한 필라테스 목록의 대부분까지. 나는 가능한 가장 넓은 분야를 다루려고 시도해 왔는데, 그 방식을 전념과 헌신을 갖고서 교습하고 훈련하는 사람들을 위한 확실한 교과서를 제공하려는 목적이다. 동시에, 필라테스는 전문가만을 독점적으로 위해서 있지 않다; 내 바람은 그것이 이 운동의 철저하게 분석하는데 관심을 가진 누군가를 위한 하나의 정보 소개서로 쓰이는 것이다.

이 두 번째 판 안에서, 나는 많은 운동들을 위해서 변형들을 제공하는데, 필라테스로의 여행을 방금 시작한 초보자부터, 치료 환경에서 필라테스를 사용하는 강사까지, 운동선수들과 함께 일을 하는 베테랑까지 폭넓은 관객을 위해서 더 넓게 접근되고 쓰일 수 있는 작품을 만들기 위해서이다. 변형들의 대부분은 운동들을 수행하기 쉽게 만드는 반면, 어떤 변형들은 원래 운동에 도전을 더해 준다.

이 책에 있는 필라테스와 필라테스 방식에 대한 모든 참고문헌들은 조셉 필라테스에 의해서 개발된 신체적 · 정신적 컨디셔닝 시스템을 나타낸다. 비록 일부 움직임들이 원래 수행되었던 정확한 방식 또는 순서와 다르지만, 그 의도와 맥락은 Mr. 필라테스의 원래 작품에 의해서 영감을 받았고, 긴밀하게 연결되어 있다. 이 남자의 유산은, 위대한 안무가인 George Balanchine이 그를 "인체에 대한 천재"라고 불렀는데 (1세대 강사인 Romana Kryzanowska에 따름), 여러 세대의 강사들 및 지지자들을 위한 귀중한 원천으로 남아 있다.

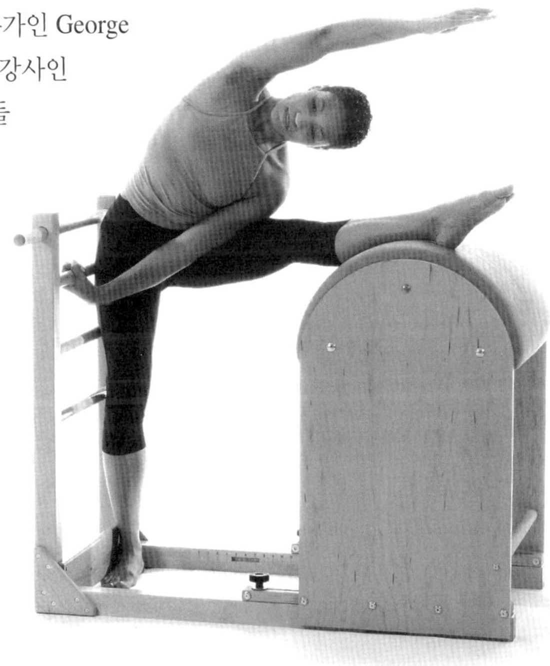

조셉과 그의 아내 클라라는 1920년대 중반 독일에서 건너와서 곧 바로 뉴욕시에서 첫 번째 필라테스 스튜디오를 열었다. 그 나머지는 역사이다 — 그 방식 자체의 중요하고 기본적인 부분이다. 그 방식의 역사를 이해하는 것은 우리에게 그들의 시간의 맥락에서 그들을 보고 그 운동들을 이해하게 해주는데, 1920년대 사람들의 라이프 스타일과 전반적인 행동들을 고려해야 한다. 그 시기에는, 컴퓨터는 둥근어깨 증후군을 만들도록 존재하지 않았고, 비만을 재촉하는 패스트푸드는 구할 수 없었고, 차들은 거의 없어서 사람들은 신체적으로 더 활동적이었으며, 허리 통증은 오늘날처럼 인구의 80%까지를 괴롭히지 않았다. 그것은 매우 다른 세상이었다.

필라테스의 간략한 역사 / Brief History of Pilates

조셉 필라테스는 1880년 독일의 뒤셀도르프 근처에서 태어났다. 구루병, 천식, 류마티스성 열 등의 괴롭힘을 당한 병약한 어린아이였다. 이러한 질병들을 극복하기 위한 그의 노력이 바디빌딩, 체조, 다이빙 및 기타 신체적 운동을 하게 만들었다. 그는 동양과 서양 철학 그리고 운동 형태들을 연구했고 고대 그리스와 로마의 양생법에 큰 영향을 받았다. 이러한 풍부한 배경이 그가 살아있는 동안 개발한 한 시스템을 도입할 기초를 제공했다.

1912년에, 필라테스는 살아있는 그리스 조각상 행위를 하는 서커스 공연자로 영국으로 여행을 갔다. 일차 세계대전이 발발했을 때, 다른 독일 사람들과 함께 맨섬에 있는 한 캠프에 억류되었다. 거기에 있는 동안, 그는 그의 신체 피트니스 프로그램을 가르쳤고 연습을 했으며 장애를 입고 병들은 사람들의 재활을 돕기 위해서 기구 고안을 시작했다. 오늘날 그 기구를 볼 때 어떤 부분들은 병원 침대의 프레임 주위로 만들어진 것이 틀림없는데, 가장 두드러진 것은 캐딜락이다. 필라테스는 인플루엔자 전염병의 많은 희생자들을 보조하는데 신망이 있었고 다른 사람들을 전시 질병으로부터 회복하는 것을 도왔다.

전쟁이 끝난 후, 필라테스는 독일로 돌아가서 새로운 군대를 훈련하라는 독일 정부의 초청을 받았다. 이것의 의미를 파악하고서, 그는 미국으로 떠나기로 결정했다. (또 다른 설은 독일 출신 복싱 세계 챔피언인 Max Schmeling을 훈련시키는 것을 도우려고 미국으로 초대받았다고도 한다.) 필라테스가 미국으로 이주하기 이전의 시기는 기록이 잘 되어 있지 않지만, 그러나 당시의 위대한 유럽인 움직임 혁신자들의 일부를 만났었던 것처럼 보인다; 예를 들어, Rudolf von Laban, Kurt Jooss, Mary Wigman 들이다. 비록 필라테스는 무용수는 아니었지만, 이러한 이른 만남들은 그의 경력의 나중에 무용 사회와 깊은 관련을 갖게 해주었을 수도 있다.

미국으로 가는 도중, 조셉은 클라라를 만났는데, 그녀는 곧 그의 아내가 되었고 그의 방식을 개발하고 가르치는데 있어서 중요한 역할을 했다. 동정적이고, 아는 것이 많고, 친절한 교사로서 그려지고 있는데, 어떤 면에서 조셉 필라테스 자신을 능가하는 선생이었다. 1926년 그들은 뉴욕에서 그들의 첫 스튜디오를 개설했는데, 사회 저명인사들, 서커스 공연자, 체조선수, 운동선수를 포함한 다양한 인구를 끌어들였다.

그러나 필라테스의 시스템에 대한 가치 및 인체의 움직임에 대한 내재적이고 깊은 이해를 진정으로 인식하고 있었던 사람들은 무용 사회의 멤버들이었다; 예를 들어, Balanchine, Ted Shawn, Martha Graham, Hanya Holm 같은 루미나리에들을 포함한다. 그들은 그 방식을 받아들여서, 종종 그것을 그들의 무용 테크닉 속으로 집약시켰는데, 재활 및 퍼포먼스의 양면에서 무용수의 몸에 대한 그것의 긍정적인 효과를 목격했기 때문이다.

필라테스는 잘 단련된 사람이었는데, 그의 교습 및 그의 신체 컨디션 및 퍼포먼스가 그것을 보여준다. 그의 운동은 요가, 체조, 권투, 무술 및 동서양 철학의 영향을 보여준다. 그는 여러 환경에서 그의 운동을 가르쳤고 시연했는데, 스튜디오부터 그의 작은 뉴욕 아파트까지 야외까지, 가장 편안하고 영감을 주는 곳이라고 여겨지는 곳이었다. 믿음의 욕망과 천재적인 창의성을 갖고 있었다. 삶의 한 방식으로 그의 시스템을 깊게 믿고 있는 사람이었다. 그가 확신한 것은 그것이 한 존재의 모든 면에 영향을 주고 그래서 전체적인 사회에 영향을 줄 수 있다는 것이었다.

필라테스는 그의 운동이 모든 대학 및 학교에서 가르쳐지는 것을 보길 원했다. 어린아이들에게 몸에 대한 지식을 주고 그 정보는 간단하고 이해하기 쉬워야만 한다고 믿었다. 인간과 동물 둘 다, 몸에 대한 우아한 자연의 디자인 및 움직임의 간단함을 숭배했다. 필라테스에 관한 초기 논문들은 동물 및 동물을 닮은 움직임을 위한 그의 열정을 기술하고 있는데,

그것은 운동들의 여럿에 그가 붙인 이름으로 알 수 있다.

필라테스의 경력 중에는 그가 발명한 기구의 여러 부분을 위해서 600개가 넘는 운동을 개발했다. 멋진 건강을 얻는다는 것은 전체를 — 몸과 마음 그리고 정신 — 돌보아야만 한다는 것이 그를 안내하는 철학이다. 필라테스 장치는 전신을 훈련시키기 위해서 디자인되었는데, 기능적인 활동을 흉내 내는 자세 및 움직임을 사용함으로써 인체 정렬과 균형을 교정한다. 기초부터 마스터 레벨까지, 아주 많은 운동 목록이 기구의 각 부분에서 행해질 수 있다. 스프링, 도르래 및 중력을 사용해서, 그 장치는 근육을 다양한 방식으로 시험하는데, 내재근육에 특별한 초점을 둔다. 이 깊게 놓인 근육 층들은 최적 움직임 역학을 이루고 올바른 자세 및 균형을 유지하기 위해서 운동되도록 조장된다.

조셉 필라테스는 웰빙으로 가는 그의 접근법에서, 운동 창작에서, 운동 장치 발명에서 그리고 매일 삶 속으로 그것의 통합에서 그의 시대를 앞서 있었다. 그는 가구의 한 부분을 두 겹으로 접은, 운다체어를 창작했는데, 그것은 거의 틀림없이 첫 번째 홈 짐(home gym)으로 간주될 수 있다. 그의 뉴욕 아파트 안에서 그 장치의 장점을 극찬하는 조셉 필라테스와, 그것을 쳐다보고 있는 클라라의 사진은, 그의 제안들이 단순한 시연 범주를 넘는 것을 암시한다. 이 느낌을 확증하는 장면은 거의 없다; 필라테스는 그의 시스템의 여러 면들을 설명하고 홍보하는 필름을 만들었는데, 개인적인 건강 팁들 그리고 심지어는 샤워하는 테크닉을 포함하고 있다. 교습용 안내와 해설식 광고 사이에서 그 필름은 필라테스가 그의 마케팅 방법뿐만 아니라 건강, 피트니스 및 웰빙으로 가는 접근법에서 앞선 사고를 했다는 것을 암시한다.

필라테스 방식은 통합 건강으로 가는 길을 제공한다. 그것은 단순히 아무 생각 없이 반복해서 운동하는 신체 피트니스 단련법이 아니다. 필라테스는 웰빙으로 가는 전체론적인 접근법이며 평생에 걸친 개선 과정이다. 그의 책인 *〈조절학을 통한 삶으로의 회귀〉*의 시작 글에서, 필라테스는 다음과 같이 썼다. "신체적 피트니스는 행복으로 가는 첫 번째 필요조건이다. 신체적 피트니스에 대한 우리의 해석은 건전한 마음과 함께 균등하게 발달된 몸의 획득과 유지인데, 자연스럽게, 쉽게, 그리고 만족스럽게 우리의 수없이 다양한 매일의 과업을 자발적인 열정과 기쁨을 갖고서 수행하는 것이다."

---

*필라테스*는 인간 움직임의 예술과 과학을 다루는데 그것이 필라테스 방식에 연관이 있기 때문이다. 이 방식의 모든 움직임은 과학적(해부학, 생리학, 생체역학 및 신체운동학을 통해서)일 뿐만 아니라, 예술적(미적, 내적 감각, 심리학적 구성 성분 및 에너지와 생명력의 흐름을 통해서) 일 수 있으며 반드시 그렇다. 인간 움직임의 과학과 예술 사이의 중요한 겹침은 대대에 걸쳐서 인식되고 탐구되었다. 마음과 몸은 자양이 되고 공생하는 관계를 나누는데 그것은 심오하고 때때로 설명할 수 없는 결과를 만든다. 몸과 마음 관계는 필라테스의 핵심에 놓여 있다.

필라테스의 각각의 측면에 대한 깊은 탐구는 이 책의 범위를 훨씬 넘어갈 것이다; 예를 들어, 호흡 하나만을 완벽하게 다루는데 100페이지가 넘을 것이다. 그 대신, 나는 필라테스 방식에 관한 정보를 전체적으로 제공하는데, 제시와 기술 및 분석을 통한, 각 운동에 접근하는 방법과 목록을 강조한다. 물론, 호흡에 관한 논의는 포함되는데, 그것이 그 방식의 중심적 기본 원칙들 중 하나이기 때문이며, 호흡 양상은 각각의 운동을 위해서 제공된다. 해부학, 생리학 및 생체역학의 주제들은 여기서 자세히 다루지 않았는데, 그래도 이 연구 분야들에 관한 살아있는 지식은 필라테스 전문가들 및 열렬한 지지자들을 위해서 중요하므로, 이 분야에 대한 추가적인 연구는 강력히 추천 된다. 제시를 위해서 이 책의 말미에 선택된 원천들 목록을 보라.

〈*정석 필라테스*〉는 전 범위의 운동 레벨을 익히도록 돕는다. 초급에서 중급을 거쳐서 상급 레벨까지. 200개가 넘는 운동들은 편리하게 나눠져 있다; 기구의 각각의 부분은 분리된 장에서 다뤄진다. 각 장에 있는 운동들은 블록들로 구분되어 있는데, 인체 영역 및 특정 근육군들의 기능에 따라서 구분되었다. 각각의 블록 안에 개별적인 운동들 그리고 시리즈와 그룹이라고 불리는 운동의 집합체가 있다. 각 운동 기술은 그것의 난이도와 추천된 저항 범위를 포함한다. 또한 나는 근육 포커스, 운동의 목적, 해설, 그 움직임을 가르치고 수행하는데 있어서 가치가 있다고 밝혀진 이미지를 위한 약간의 아이디어, 그리고 긍정적인 결과를 보장하도록 돕는 요점 체크목록들을 제공한다. 이 책은 최고 상급 및 마스터-레벨 운동을 포함하지 않았는데, 이 책의 범주를 벗어나기 때문이다.

수년간, 필라테스 수련에 대한 여러 접근법들이 생겨 났었다. 전통적인 접근법은 그 운동을 하고, 기구를 제작하고, 조셉 필라테스가 했던대로 그 운동들을 정확하게 차례를 밝히는 것을 옹호한다. 일부 다른 접근법들은 주로 재활을 다룬다; 그들은 필라테스 기구를 사용하는 특정 치료를 위한 프로토콜을 창안했지만 목록을 상당히 변화시켰다. 종종 수련자들은 원래 목록이나 그 운동의 신성한 면을 다루지 않는다; 그리고 때때로 그 원천에 대한 관계는 정말로 매우 느슨하다. 여전히 다른 접근법들이 무용수나 운동선수 같은 엄선된 집단을 다루는데, 예를 들어, 목록을 그들의 필요성에 맞게 적용시키고, 다시, 때때로 필라테스 원래의 운동들과 철학을 잊고 있다.

이 책 전체를 통해서, 그리고 나의 교습 및 수련 안에서, 나는 조셉 필라테스 작품의 핵심에 진실되게 남아 있으려고 애를 쓰면서 진화 과정이 생기도록 허락했다. 나는 이 접근법을 *인체 예술 및 과학*이라고 부르며, 그것은 필라테스 교육을 제공하는 국제 기구인 *Body Arts and Science International; BASI*를 만들게 이끌었다. 당대의 개념 안에서 필라테스 방식에 대한 예술과 과학을 포함하며, 그 기구는 이 다이내믹한 시스템을 전세계에 걸친 지지자들과 전문가들과 함께 나누는 수단이다. 때때로 진화는 조셉 필라테스의 전통적인 작품에 대한 거부라고 오해된다. 진실과 동떨어진 것은 아무 것도 없다. BASI가 해야 된다고 내가 간주하는, 필라테스의 진화는 이전 정보를 입증하고 그 방식을 Mr. 필라테스가 살아 있었던 때처럼 오늘날 살아있고 적절하게 유지시킨다. 진화는 필요하며, 그리고 그것이 조셉 필라테스의 원래 작품 안에 견실하게 기반을 두고 있고 그의 작품과 의도를 보존하고 있는 한, 그것은 필라테스를 나타낸다.

조셉 필라테스는 신체 컨디셔닝으로 가는 새로운 접근법이라는 씨앗을 심었는데, 그런데도 우리는 오늘날 우리가 하고 있는 것과 같은 많은 개념들을 그가 정의하거나 심지어 이해하지 못했다고 추측할 수 있다. 컴퓨터와 세련된 연구 방법들로 인해서 우리는 필라테스 그리고 그 시대의 다른 혁신자들이 대체로 직관에 기초를 두었다는 생각을 과학적으로 입증할 수 있다. 그 분야의 초창기에 오직 직관이었었던 것에 대한 이러한 현대적 입증은 치료목적 운동, 운동선수 트레이닝, 출산 전후 운동과 노인과의 운동 같은 많은 무대들 안에서 필라테스를 채택시키는 동력이 되었다.

치료사들은 재활의 초기 단계에서부터 잘 훈련되고 효율적으로 기능하는 신체라는 장기간 목표로 환자를 데리고 갈 수 있는 시스템을 오랫동안 갈망해 왔었다. 운동선수들은 경쟁에서 그들의 퍼포먼스를 최고조로 끌어 올리는 거의 무엇이든 방식들을 찾고 있었다. 무용수들은 갖고 있으라고 요구되는 체형을 유지하면서, 그들의 체력과 유연성, 그리고 테크닉을 증진시킬 수 있는 시스템을 찾고 있었다. 배우, 서커스 연기자, 연주자,

가수들은 끊임없이 그들의 퍼포먼스 증진을 추구하고 그들의 경력을 넓히려고 노력한다. 필라테스는 이 모든 그룹들에게 매우 잘 들어 맞는다.

모든 수련법들의 최고 수행자들은 이제 정신뿐만 아니라, 몸을 사용하는 필요성을 빈틈없이 자각하고 있다. 이 안에 필라테스의 핵심이 있다. 일단 한 운동선수가 요구되는 동작들을 수행하기 위해서 요구되는 스피드와 체력과 기술을 극대화 시켰다고 할 때, 추가적인 트레이닝 및 연습은 효용 체감을 만든다. 그것은 정신의 잠재력과 몸에 대한 그것의 복잡한 연계를 건드리는 것이어서 규정하기 어려운 상황을 마련할 공산이 크다. 많은 사람들이 필라테스 안에서 해답을 찾아왔다; 사람들은 이제 그것을 폭넓게 신뢰하고 있다.

필라테스는 몸과 마음 사이, 일상의 삶과 최적의 퍼포먼스 사이, 재활과 건강한 움직임 사이의 다리를 제공할 뿐만 아니라, 그것은 그것의 최대 잠재력과 함께 사용될 때, 삶의 모든 양상을 증진시킬 수 있는 한 시스템을 제공해 준다. 그것은 제한된 가동성을 가진 사람들뿐만 아니라, 엘리트 운동선수들에게 하나의 해결책을 제공한다. 그것은 11세 소년에게도 이득이 되는 것처럼 80세 노인에게도 이득이 되며 여성만큼 남성에게도 동기를 부여한다. 그것은 적응성이 있고 다양하며, 그것은 마술과 같지만 — 몇 번의 세션 내에 몸을 바꾸거나 마법의 지팡이를 한 번 휘둘러서 완벽한 체격을 제공할 수는 없다(불행스럽게도 간혹 주장하는 자들도 있다).

필라테스는 어떤 환경, 장비 또는 그들의 필요에 적합한 시스템을 찾을 수가 없는 노인을 위해서 존재한다. 그것은 더 좋게 보이고 느끼기를 원하는 젊은이들을 위해서 존재 한다. 그것은 통증 없이 최적 수준에서 기능하기를 원하는 몸이 건강하거나 그렇지 못한 사람들을 위해서 존재한다. 그것은 생에 있어서 균형을 원하는 사람들, 그들의 삶이 더 나아지기를 원하는 사람들을 위해서 존재한다. 필라테스는, 다른 말로, 누구나를 위해서 존재한다 (그러나 반드시 꼭 모든 사람들일 필요는 없다). 더 나아지려는 야망이 있는 한, 발견이라는 세계와 미개발 잠재력이 기다리고 있다.

역자 서문

Pilates Anantomy 책을 공저하면서 포괄적으로 필라테스를 안내를 해온 라엘의 〈정석 필라테스〉 두 번째 판이 출간되었다.

두 번째 판에서, 필라테스 전문가로서 라엘 아이자코비츠는 많은 올림픽 선수뿐만 아니라, 연예인과 함께 일하는 전문 강사 및 전세계에 걸친 운동선수들을 훈련하기 위해서 사용해 온 것과 동일한 목록을 보여주고 필라테스 운동을 소개하기 전에 파워하우스를 비롯한 이론을 세밀하게 설명하겠다.

모든 운동은 기초와 함께 시작하며, 매트 운동을 면밀하게 다루는데, 하나의 연속적이면서, 흐르는 듯한 동작 안에서 움직임을 편하게 실행하기 위한 순서로 된 독특한 세트가 제공된다.

매트 운동 다음에 필라테스 기구의 전 범위에 대한 교습과 사진을 심도 있게 계속 보여준다: 리포머, 캐딜락, 운다체어 바렐, 페드-어-풀, 암체어, 매직 서클.

이 책은 그냥 움직이는 것과는 달리 척추의 분절을 최적화하여 분절의 자연스러운 움직임을 유도하며 많은 운동량 보다는 정확하게 근육을 사용하면서 정해진 운동량만을 하는 것을 중요하게 여기는 필라테스 운동의 기초 수준에서부터 중간 및 고급 레벨로 나아가서 필라테스 개발의 모든 단계들을 도전하게 해준다. 즉, 이 책은 몸에 적합한 호흡과 움직임을 정확하게 골라하면서 팔 · 다리를 사용하는 필라테스 운동 목록의 백과사전과 같다고 할 수 있으며, 여러분의 웰빙을 증진시키기 위해서 필요한 책이다.

끝으로, 책이 나오기까지 수고를 아끼지 않은 영문출판사 박병조 사장님을 비롯한 직원분들에게도 감사의 뜻을 전한다.

2016년 5월

공동역자대표 이 민 규 · 임 규 돈

1

|제 1 장| 마음과 몸의 향상

/ Enhancing the Mind and Body

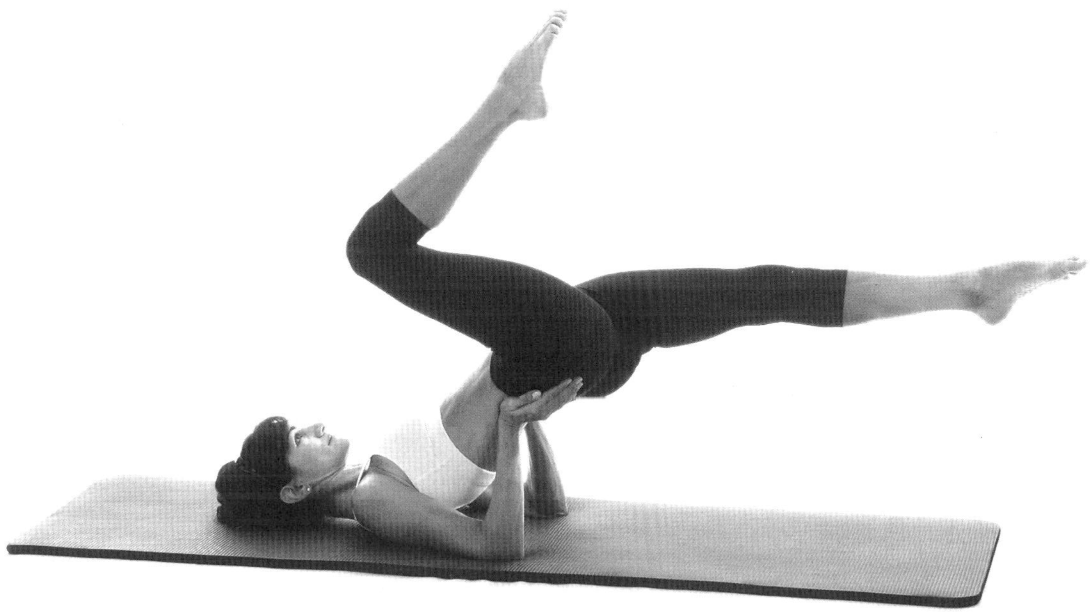

기하급수적인 성장은 — 2000년 즈음에는 극소수 사람만이 알고 있던 — 단지 과대선전인가? 이러한 갑작스런 성장은 왜 일어났는가, 잘 알려진 책 *Tipping Point*의 저자 Malcolm Gladwell에 의한 급속한 확산과 다를 게 없는 것인가? 필라테스의 막대한 인기의 이유는 다양한 이점들이 있는데, 증진된 피트니스에 국한되지 않고, 운동 수행, 증진된 외관 및 웰빙에 대한 고조된 감각에 있다.

무용계는 필라테스로부터 오랜 이득을 얻어 왔는데, 충분한 이유가 있다. 무용수들은 그들이 보여주는 피트니스 레벨과 그들이 실행하는 솜씨에서 알 수 있듯이 최상의 운동 선수들이다. 그렇지만 그들의 몸에 대한 요구는 매우 크며, 부상을 입을 확률이 매우 높다 — 일부 연구는 축구선수들보다 높다고 한다. 무용수들은 무용 훈련을 보완하고 부상 방지와 재활을 돕는 극히 예외적인 컨디셔닝 요법을 필요로 한다. 나 자신도 무용수로서 조셉 필라테스의 방식에 의해서 많은 무용 경력이 향상되거나 지켜져 왔다는 것을 고려하면, 그는 무용 세계에서 칭송받지 못한 영웅이라 할 수 있다. 이제 모든 사람들은 그 방식에서 이득을 볼 수 있는데, 무용수들이 그렇데 오랜 해들 동안 교차-트레이닝의 형태로 사용해 왔었던 방식이어서 동일한 많은 결과를 즐길 것이다.

운동선수들은 폭넓게 교차-트레이닝을 해와서 그것이 광범위하게 주는 보상을 누구보다도 먼저 인식하고 있다. 이제 그들은 필라테스에 눈을 떠서 퍼포먼스를 증진하고 부상을 막기 위한 타당한 교차-트레이닝의 형태로서 받아들인다. 많은 운동선수들은 그들의 퍼포먼스를 발전시키기 위해서 선택하는 컨디셔닝의 어떤 형태를 훤히 알고 있다. 아주 많은 사람들이 필라테스를 사용한다고 꼽은 사실은 그것의 가치에 대한 증거다. 그것은 최고의 골퍼들, 세계 최고의 수영선수들에 알맞다; 최고의 엘리트 무용수들, 피겨스케이트 선수들, 테니스 선수들; 가장 빠르고, 높은 점프 볼 선수들; 그리고 배우, 가수 및 연주자들. 동시에, 또한 그것은 이전에 전혀 운동을 하지 않았었던 사람들을 위한 최고의 선택이며 피트니스 세계로 가는 훌륭한 여행이다.

2000년도에, 나는 필라테스 방식을 사용해서 운동 수행을 높이는 강연을 했었다. 준비를 하면서, 나는 일부 올림픽 수준 수영선수들을 비공식적으로 조사했었는데, 그들에게 교차-트레이닝 방식으로 무엇을 바라고 있으며 필라테스가 그들의 수행을 도울 수 있다는 것을 어떻게 생각하는가를 질문 했었다. 대답은 다양했지만, 그러나 대부분 대답은 두 가지 목표를 바랬다. 코어 체력을 증진시키고 몸-마음 조절 및 파워의 이점을 탐구하는 것이다. 이 두 가지 개념은 필라테스의 핵심을 압축한다; 이러한 목표를 달성하는데 있어서 필라테스만큼 효과적인 트레이닝 방식들은 있다 하더라도 거의 없다.

누구라도 필라테스를 할 수 있는가? 그렇다. 모든 사람들이 그들의 첫째가는 피트니스 방식으로 필라테스를 뽑을까? 아니다. 모든 사람들이 필라테스 접근법에 연관되지 않을 것이고, 그리고 어떤 트레이닝 목표를 위해서 그것은 효과적인 선택이 아닐 수도 있다. 예를 들어, 근육 덩어리를 늘리는데 관심이 있는 보디빌더들은 웨이트 트레이닝으로써 더 도움이 될 것이다. 스피드와 민첩성을 얻기 원하는 스프린터들은 플라이오메트릭 운동 또는 다른 형태의 저항 트레이닝을 선호할 것이다.(그렇지만, 심지어 보디빌더나 스프린터들도 필라테스의 몇몇 양상으로 이득을 크게 얻을 것이라고 믿는데, 예를 들어, 코어 체력의 발달, 고조된 인지 제공 및 유연성과 조절 제공들이다.)

필라테스의 적응성 및 커다란 매력은 놀랄만하다. 그것은 넓은 범위의 인구에 이용될 수 있는데, 그것의 이점이 젊거나 수퍼-핏(super-fit) 또는 수퍼-운동선수(super-athletic)에 제한되지 않기 때문이다. 필라테스로부터 궁극적으로 가장 큰 이득을 볼 두 가지 대상자들은 특히, 범위의 두 끝인, 젊은 이들과 노인들이라는 것이 나의 오랜 관점이었다. 필라테스 결과로 나 자신도 놀랄 정도로 자세, 정렬, 체중 및 체질량 분포의 긍정적인 변화를 목격해 왔다. 자기-이미지, 운동 수행, 일상생활을 수행하는 능력에 있어서 긍정적인 변화를 보아왔다. 내 고객들은 개인 및 성적 관계에 있어서 발전을 이루었다는 가슴 따뜻한 이야기들을 서로 나눴다. 내가 목격해왔고—개인적으로 경험해 온 것—필라테스를 도입한 부상 이후와 수술 후 재활 프로그램들은 모든 기대를 넘어서는 성공이었다. 너무 멋져서 믿을 수가 없었다. 이러한 변화는 전세계에 걸쳐서 누누이 일어나며, 국제 사회는 주목을 하고 있다. 더 많은 과학적 연구가 필요하지만, 이러한 일화적인 소견들을 많은 부분을 입증하기 시작했으며, 필라테스 수련에 대해 믿음을 갖게 해준다.

물론, 필라테스는 만병을 통치하고 놀라운 변화를 즉각 가져다 주는 묘약은 아니다. 변화에는 시간과 헌신 및 절제를 요한다. 정기적 필라테스 세션에, 일주일에 세 번 적어도 6주간, 전념한다면, 긍정적인 변화가 반드시 생길 것이다. 어떤 변화는 즉각 나타나고 그럴 수 있지만 — 예를 들어, 인체 인지의 변화, 근육 활성화, 또는 정렬 — 대부분의 변화들 그리고 신경근육계 속에 각인시키기 위한 적응, 근육의 변화, 그리고 삶 속으로 통합되기 위한 변화를 위해서는 시간을 요한다.

내가 필라테스 경력에서 가졌던 가장 기뻤었던 대부분의 경험 중의 하나는 Stella라는 이름을 가진 여성과 일을 했을 때인데, 그녀는 76세로 척추측만증과 많은 근육 구조 불균형을 갖고 있었다. 인생의 이 시점에서 이 여성의 정렬, 자세, 또는 심지어 움직임에 어떤 변화를 만들기가 불가능할 것이라고 의학적 문헌은 말할 것이다. 사실상, 사춘기 이전에 수술 또는 버팀대(bracing)를 하지 않았다면, 그녀 인생의 어떤 시점에서라도 그녀의 신체 질병에 있어서 의미 있는 변화는 얻어질 수가 없었을 것이다. 그러나 Stella는 내가 좀처럼 볼 수 없었던 전념과 헌신을 갖고서 운동을 했다.

그녀는 나를 포함한, 그녀 주위의 모두에게, 모든 사이의 모든 피트니스 레벨의 모든 사람에게 영감을 주었다. 나와 함께한 첫 세션이 끝난 후, 나는 그녀가 얼마가 독특한지를 깨달았고, 그녀는 그녀의 삶을 크게 증진시킬 수 있는 시스템을 찾았다고 깨달았다. 처음 몇 번의 세션 안에 그녀의 인지는 증진했고, 그녀는 몸을 침투한 아주 커다란 불균형을 인식하기 시작했다. 30 세션을 마친 후, 그녀는 다르게 움직였고, 그녀의 자세는 개선되고, 그녀의 신뢰성은 향상되었다 — 사실상, 그녀의 전체 생애가 바뀌었다. 그녀는 이 결과가 오직 시작이라는 것을 일찍 깨달았다; 많은 시간과 노력이 드는 일을 위해서 쓰여질 나머지를 반드시 써야만 한다 — 몇 일, 몇 주, 몇 달이 아니라, 몇 년이다. 그리고 그녀는 쓰여질 나머지를 했다.

변화를 갖고 오는 것은 단지 그 방식, 운동, 기구인가? 나는 아니라고 믿는다. 그것은 Stella였다. 그녀는 긍정적 사고와 투지 및 파워풀한 추진력을 가졌다. 필라테스는 변화를 위한 수단과 도구를 제공한다. 그녀의 척추가 갑자기 똑바로 되었을까? 절대로 아니다. 골격 구조에 대한 그러한 변화는 그녀 나이에서는 생길 수 없다. 그러나 그녀의 정렬 및 근육 조절과 움직임에 있어서 효율성들이 변했다. 그녀의 통증 수준은 드라마틱하게 줄어들었고, 그녀는 일상을 비교적 통증 없이 즐기기 시작했는데, 특히 그녀가 좋아하는 정원 일이었다. 나는 과장되게 말하지 않는다. 그것은 그녀에게 오래 행복하게 살 수 있는 기회를 주었다.

내가 믿는 것은 인체는 그 자체 안에 놓은 모든 것에 대한 신성한 사원이라는 것이다. 그것은 우리가 누구라는 핵심을 옮기고 우리의 진정한 잠재력을 구현시킨다. 내가 몸을 마치 정교한 악기처럼 조율하는데 내 인생의 대부분을 보냈지만, 나는 신체적 활동이 궁극적으로 나의 내재 존재에 도움을 주었다는 것을 어린 나이에 본능적으로 알았다(그리고 나중에는 의식적으로 알았다). 그 신체적 활동들은 필라테스, 요가, 무용, 서핑, 윈드서핑, 달리기, 패러글라이딩, 라이딩, 스노우보딩이나 스키들이었다. 신체적 이점들은 틀림없이 중요하다. 그러나 내적 존재에 대한 영향은 무한한 결과를 가져온다. 그

필라테스의 이점

- 신체적 피트니스의 여러 양상을 개발한다: 힘, 유연성, 조화, 스피드, 민첩성 및 지구력
- 인체 자각을 고조시킨다
- 인체 조절을 증진시킨다
- 올바른 근육 활성화를 교습한다
- 자세 및 정렬을 교정한다
- 내장기관들의 최적 기능을 촉진시킨다
- 균형 및 고유수용기를 개선한다
- 호흡 및 그것과 연관된 신체적 생리학적 이점에 초점을 맞춘다
- 집중 및 초점을 위한 수단 제공한다
- 휴식 및 긴장 해소의 조장한다
- 근육과 뼈 구조 상태를 최적 상태로 유지한다
- 안전하고, 효과적이고, 충격을 주지 않는 운동 활동을 제공함으로써 임산부에 이득이 된다
- 운동선수 및 일상 활동을 위한 교차-트레이닝 제공한다
- 체형을 멋지게 만들어 준다
- 정교하게 맞춰진 인체를 통해서 내적 조화로 가는 길을 제공한다

하나로서의 마음과 몸 / Mind and Body As One

몸과 마음 연계에 관한 논의는 사람들만큼이나 오래되었다; 그것은 해일처럼 때때로 다시 나타난다. 1970년대와 80년대는 — '고통 없이는 얻을 것이 없다' 또는 '쓰러질 때까지 운동해라' 따위의 악명 높은 좌우명을 갖고서 강하게 몰고 나가는 접근법인 신체 자체에 초점을 둔 경향을 보였다. 보다 최근에 피트니스 산업은 몸-마음 초점으로 되돌아 왔다 — 조용하고, 보다 자기성찰적이고, 정제되고, 운동과 움직임에 대한 통합된 시스템이다. 우리는 요가와 필라테스에 대한 인기, 인체를 혹사하기 보다는 그것을 돌보는 것에 대한 중점 그리고 몸-마음 연계의 파워에 대한 새로워진 초점이 급등하는 것을 보았다. 이 연계에 대한 증명은 계속 축적되고 있는데, 특히 뇌-스캔 영상에 기반을 둔 연구 형태 안에서 축적되어 왔다. 그 이미지는 인체 내의 변화의 결과로 생기는 뇌 안의 변화를 나타내는데, 그 역 또한 마찬가지다.

조셉 필라테스가 그의 운동 시스템을 창안한 의도는 그것이 인간 삶의 모든 면에 긍정적인 영향을 주어야만 한다는 것이다 — 움직임으로부터 개인간 관계로 매일 과업의 고양된 퍼포먼스까지 — 전체적 웰빙 상태로 가는 길로 이끄는 것이다. 몸-마음 연계에 기반을 둔 그의 시스템의 광범위한 수련은 많은 질병과 사회적 해악을 없애 줄 것이라고 그는 믿었다. 필라테스 방식은 일련의 운동 이상의 것이다; 그것은 삶으로 가는 접근법인 철학이다. 몇 번이고 되풀이 해서, 필라테스 수련은 이 시스템이 전인을 돌봐준다고 우리에게 상기시킨다. 그것은 우리는 존재의 모든 레벨에서 매일 생기는 변화들을 인지하라고 지시한다. 이 변화들은 긍정적 (회춘 및 에너지 상승 따위) 수도 있고 부정적일 (스트레스 및 질병 따위)일 수도 있다. 필라테스의 전체 잠재력을 거둬들이기 위해서, 당신은 그것을 당신 삶의 하나의 통합된 일부로 만들어야만 한다; 매일을 풍요롭게 만드는 것. 필라테스를 수련한다는 것은 균형을 이루고 그리고 몸과 마음 그리고 정신의 잠재력을 극대화시키려고 노력을 하는 것이다.

필라테스의 긍정 효과로 가는 핵심은 그것의 기본 원칙에 있는데, 그것의 운동 및 장비에만 있지 않다. 그것은 몸-마음 시스템으로서, 많은 다른 형태의 신체적 피트니스와 달리, 힘, 동작범위 및 지구력 따위의 인간 움직임에 대한 정량화할 수 있는 양상들 이상을 훨씬 더 많이 돌본다. 필라테스는 인지, 균형, 조절, 효율성, 기능, 조화를 망라하며, 그리고 이들이 몸과 마음에 대한 멀리 뻗어 나가는 효과를 가진다. 안정은 개발되고, 자세는 개선되고, 근육 동원 패턴은 재교육되고, 기능과 웰빙은 강화된다 — 어떤 훌륭한 컨디셔닝 프로그램의 궁극적인 목표다. 필라테스는 당신 삶의 모든 양상을 증진시킬 것이다.

들은 기능하는 법, 느끼는 법, 당신의 자신 또는 주위 사람들과의 연관성 및 모든 면에서 당신이 얼마나 성공적인가에 영향을 준다. 그것은 그냥 당신을 기분 좋게 만든다. 그리고 기분이 좋다면, 기능을 잘 할 것이고, 만족하게 되어서, 삶은 보다 완전한 것처럼 보인다. 건강한 몸안에 건강한 정신이 깃든다는 오래된 속담은 한 단계 더 나갈 수 있다: 건강한 마음은 건강한 몸을 안내한다.

3가지 고위 기본 원칙
Three Higher Principles

*〈조절학을 통한 삶으로의 회귀〉*는 다음 글로 시작한다: "신체적 피트니스는 행복을 위한 첫째가는 필수 조건이다." 그것은 매우 충격적인 발언이며, 논란의 소지가 많은 듯 보이는데 그러나 그 책은 조셉 필라테스는 개개인은 다른 능력을 갖고 있다는 것을 인정한다고 재빨리 명확하게 만든다. 그가 주장하는 것은 몸과 마음은 복잡하게 연결되어 있고, 인체의 상태는

마음 상태에 영향을 준다. 그리고 반대 또한 그러하다는 것이다. 그는 저작물과 교습 안에서 이 전제를 끊임없이 강화시키는데, 신체적 상황은 행복과 관련될 뿐만 아니라, 휴식과 기쁨, 불안, 우울 따위의 여러 가지 정신적 상태(긍정적/부정적, 인체 상태에 따라)와 관련된다고 반복해서 말한다. 수천 개의 휴면기 근육세포들을 다시 깨우므로써, 우리는 수천 개의 휴면기 뇌세포들을 일깨운다고 그는 주장한다. 인체를 자극하는 것은 마음의 기능을 향상시킨다. 그것은 본질적으로 두뇌를 건축하고 있는 근육들의 경우이다.

광대함과 복잡성 및 필라테스 방식의 범주에도 불구하고, 세 가지 테마는 변함 없이 남아 있다. 그것들을 *고위 기본 원칙*이라고 부른다; 우리를 도와서 필라테스라는 평생 동안의 탐험을 여행하게 안내한다. 운동의 특정 요소를 규정하고 그 움직임을 기술하는 방식은 변할 수 있는데, 새로운 연구가 시행되고 현대적 전문용어가 만들어지기 때문이다. 그러나 이들은 오직 그 시스템의 단어들이며 용어 사전이다. 고위 기본 원칙을 망라하는 철학은 절대 변하지 않는다; 그것은 그 시스템 자체의 핵심이다.

1. 몸과 마음 및 정신을 완벽하게 조직화 시켜라.

이 목표는 그 방식의 추진력이다. 몸과 마음 및 정신의 균형을 각 운동 속으로 통합시켜라. 필라테스가 〈*조절학을 통한 삶으로의 회귀*〉에서 쓴 것처럼, 이 균형을 얻는 것은 "완벽한 자세로 귀결된다." 이러한 근본 원칙을 인식하고, 그것을 당신의 운동 속으로 통합시기지 않는다면, 당신의 몸은 그것의 생명력이 부족하다고 느낄 것이다. 몸과 마음 및 정신 사이의 관계가 변함 없는 유동 상태에 있다 하더라도, 이 구성 성분들은 우리 삶 전체에 존재한다. 필라테스를 수련함으로써, 우리는 그것들을 인지하게 된다. 그들 사이의 균형을 찾는 것은 평생 동안의 여행이다.

2. 모든 무의식적 활동들과 연관된 자연적인 내재 리듬을 얻어라.

우리가 얻을 수 있는 운동학적 학습의 최고 수준은 하나의 행동이 무의식이 되는 점으로 수련되는 때이다. 이것은 그것을 집중하거나 인지하지 않고서 하는 것을 뜻하지 않는다; 대신, 그 움직임 패턴이 근육 기억에 각인되어 감에 따라, 그것은 직관적이며, 그리고 우리는 미세조정을 하면서 초점을 맞출 수 있는데, 그 동작 자체를 배우는데 소모하고 있는 것과 대조적이다. 통달은 단시간 내에 이뤄질 수 없다; 그것은 오랜 시간 동안, 때때로 수년에 걸친 일관된 트레이닝의 보상이다. Malcolm Gladwell은 그의 책인 〈*The Outlier*〉에서, 10,000시간 기본원칙을 논의했는데, 그것은 한 기술, 또는 어떤 기술을 마스터하려면 수많은 시간이 필요하다는 것을 말하고 있다. 그러한 연습은 모든 레벨에서 절제와 헌신뿐만 아니라 인내심과 지구력을 요구한다. 이것은 그 시스템의 통달로 그리고 궁극적으로 웰빙으로 이끄는 필라테스 수련으로 가는 헌신적 유형이다. Pilates가 〈*조절학을 통한 삶으로의 회귀*〉에서 쓴 것처럼, "올바르게 수행하고 무의식적으로 반응하는 점까지 통달했다면, 이 운동은 당신의 평상시 활동 안에 우아함과 균형을 반영시킬 것이다." (63쪽).

3. 삶의 자연적인 법칙을 일상 생활에 적용해라.

Pilates는 자연과 동물의 왕국을 상당히 숭상했다. 그는 종종 동물들의 우아하고 효율적인 움직임에 대해서 썼으며, 그는 그들을 움직임과 근육 발달에 있어서 인간보다 훨씬 더 진화했다고 생각했다. 오늘날 인간의 질환과 질병의 상당수는 사람들이 삶의 자연적인 법칙과 교감하지 못한 결과다. 하루에 많은 시간을 컴퓨터 앞에 앉아 있고, TV를 더 많이 보며, 필요한 이상으로 먹고 (종종 건강치 않은 음식), 운전하며 걷지 않는 것은 지난 몇 세기 동안의 라이프스타일 변화의 일부이다. Pilates는 〈*당신의 건강*〉 에서 썼다. "인간은 물질적인 발전 및 완벽을 위한 경주에서, 모든 창조물 중에서 가장 복잡하고 신비로운 것을 전적으로 간과해 왔다 — 인간 그 자체!" 우리는 동물들을 관찰함으로써 많은 것을 배운다; 그것들의 움직임, 본능, 습관이다. 나는 내 작은 개인 잭 러셀 테리어 Shiloh를 관찰해서 많은 것을 배워왔다. 그 개는 하루에 수백 번 척추를 스트레치 하는데, 일반적으로 필라테스 수련자들이 "업 스트레치" (요가에서 "밑을 보는 개 [down dog]")이라고 부르는 것을 하며, 그 개는 매우 활발한 성격이지만 이완하는 방법을 확실히 안다.

**살아가는 동안
우리 잠재력의 범주 안에서
고귀한 업적을 이루기 위해서
강하고, 건강한 몸을 얻기
위해 노력하고 우리 능력의
한계까지 우리 마음을
끊임없이 개발해야만 한다.**

–조셉 필라테스: 〈*조절학을 통한 삶으로의 회귀*〉

인지의 추구는 무한하다. 그것이 필라테스를 그렇게 재미있고, 흥미롭고, 보람 있게 만들어 주는 바로 그것이다.

10가지 움직임 기본 원칙
Ten Movement Principles

고위 기본 원칙이 그 시스템의 영혼이라면, 내가 이 운동에서 개인적 경험에서 찾은 10가지 움직임 기본 원칙은 그것의 개성이자 성격이다. 그것들은 3개의 고위 기본 원칙에서 진화되었으며 각각 내재 철학과 긴밀하게 연관되어 있다. 필라테스 수련자들은 항시 이 움직임 기본 원칙을 염두에 두어야만 하는데, 움직임의 교습과 운동을 실행할 때 모두에서이다. 각 움직임 기본 원칙은 이 책 안의 모든 운동에 적용되며 당신의 연습 속으로 집약돼야만 한다. 그것들은 마음-몸 시스템의 기초로, 학생과 교사를 안내해 이해와 통달 및 웰빙으로 가게 해준다.

기본 원칙 1: 인지해라

경이로운 필라테스 세계로 들어가는 첫 단계, 그리고 그것을 뒤따르는 모든 단계는 *인지(awareness)*와 유념(mindfulness)으로 채워져야만 한다. 몸과 마음을 함께한 움직임 안에 있어라. 신체 단련의 일부 형태에서, 환경에 관한 모든 것들은 마음을 몸에서 분리하려고 디자인된 것처럼 보인다: 시끄러운 음악, TV 스크린, 운동 장비에 달린 컴퓨터, 그리고 집중을 방해하는 수많은 것들. 필라테스는 몸-마음 연계를 자극하고 강화시키는 환경에서 수련되며, 몸에 대한 인지와 함께 시작한다.

몸의 구조를 인지하지 않고 몸을 재배열시키는 과정과 그것을 움직이는 방법을 돌볼 수 있는 사람은 아무도 없다. 종종 나는 다리가 똑바르지 않은 고객을 보고 말을 한다. "다리를 줄곳 펴고 계시겠어요." 그는 답할 것이다. "그러나 휘지 않았는데요"(명백하게 휘어 있을 때). 다른 때 나는 한 고객의 머리를 조절해서 몸 중심선 위에 올라 앉게 해 주었는데, 그 반응은, "매우 한쪽으로 처진 것 같은데요." 오랜 시간에 걸쳐서 우리는 잘못된 정렬에 익숙하게 되어서 그것을 덜 인지할수록, 정렬이상은 더욱 더 심해져서, 중심에서 벗어난 인체 일부를 중심에 있다고 느끼고 구부러진 다리를 펴져 있다고 느낀다. 인체와 움직임의 복잡함에 대한 인지를 하는 것은 변화를 위한 기초를 마련해 준다. 인지가 없다면, 얻을 수 있는 것은 거의 없다.

기본 원칙 2 : 균형을 잡아라

*균형(balance)*이라는 단어는 여러 가지를 뜻한다. 그것은 힘과 유연성 같은 피트니스의 구성 요소, 한 다리로 서는 행동, 또는 몸 대칭과 연관될 수 있다. 또한 그것은 잘 구성된 필라테스 프로그램을 기술할 수도 있는데, 거기서 운동들은 한 세션에서 인체의 다른 부분을 운동하기 위해서 비례적으로 배분된다(필라테스 안에서 하나의 중요한 고려사항). 복부에 관한 그 방식의 초점으로 인해서, 필라테스 프로그램은 종종 종종 복부 운동을 향해서 특히, 앞쪽 굽힘에 과도하게 편중된다. 이것은 잘못이다. 다양한 근육군뿐만 아니라 동작의 다른 평면을 운동하는데 균형을 둘 필요가 있다. 균형이란 단어는 전체 개인의 웰빙인 몸, 마음정신의 균형과 관련이 있다. 당신은 균형을 이루기 위해서 전력을 다해야만 하며, 그 단어의 모든 의미에서 그리고 그것을 당신의 필라테스 수련의 필수적인 부분으로 만들어라.

조셉 필라테스는 균등하게 발달된 근육에 대해서 종종 말했었는데, 근육들이 그러한 방식으로 발달되었을 때만이 인체 기능은 아무런 장해를 받지 않고, 진정한 유연성이 존재하며, 웰빙을 얻을 수 있다고 말했다. 이런 아이디어는 여러 문제들과 연관이 있는데, 근육 발달, 기능의 편이함 그리고 몸-마음 관계들을 포함한다. 대칭적으로 그리고 비례적으로 발달한 근육은 척추가 인체를 지탱하고 움직임을 보조하기 위한 그것의 기능을 수행하게 해 주는데, 미세한 척추사이 분절 움직임에서부터 커다랗고, 파워풀한 몸통 동작까지를 망라한다.

근골격 질환은 여러 가지 이유를 가진 근육 불균형 패턴들을 자주 보여준다. 일부 패턴은 한쪽 우세와 연관이 있고, (*잘 쓰는 손*이라고 불린다), 일부는 척추측만 및 척추후만 그리고 다

균형은 삶의 내적 척도이며, 다이내믹하고 변화무쌍하다. 필라테스는 평형으로 가는 길을 제공한다.

른 것은 유연성 부족 또는 과도한 유연성과 연관이 있다. 인체 정렬에 영향을 주는 불균형 또는 정렬과 맞지 않음으로 기인한 불균형은 여러 가지 통증을 만드는 자세 상태에서 주요한 인자들이다. 때때로 근육은 유해한 것부터 인체를 보호하려고 또는 통증을 줄이기 위해서 반응하는데, 그 결과로 어떤 근육은 과도한 반응을 보이는 반면 다른 근육은 억제된다. 근육 불균형은 직업적 또는 여가 활동에서도 생길 수 있는데 그것은 움직임 습관을 포함하며 그 안에서 어떤 근육은 끊임없이 사용되는 반면, 대항하는 근육은 부적절하게 동원된다. 같은 쪽 귀에 습관적으로 전화기를 끼는 것이 좋은 예가 되는데, 머리를 만성적으로 기울이게 만든다; 한쪽 다리에 체중을 걸고 서 있는 것은 골반의 영속적인 기울기를 만든다; 그리고 테니스처럼 한쪽이 우세한 스포츠를 하는 것은 비대칭 근육 발달을 만든다.

각각의 사람은 불균형이라는 용어와 그것을 경감시키는 방법에 관해서 서로 다른 욕구를 갖고 있다. 이러한 욕구를 찾아서 손보는 것은 균형을 이루는 길로 가는 첫 단계이다. 필라테스를 수련하고 교습하는 동안, 우리는 "움직임 탐정"처럼 행동해서, 우리 몸과 학생들의 몸을 끊임없이 관찰한다. 나는 이 책의 나중에 약간의 기본 도구를 제공하는데, 제2장에 있는 롤-다운(Roll-Down) 운동 따위, 그것은 정렬을 평가하고 불균형을 찾는데 도움이 된다. 사실상, 나는 이 책 안에 있는 모든 운동, 그리고 일반적 움직임을 분석 도구로 본다. 그것들은 인체 복잡함에 관한 아주 많은 정보를 밝혀준다.

기본 원칙 3 : 정확한 호흡

삶의 자연 법칙과 자연적 내재 리듬의 근본은 호흡이다.
필라테스는 *〈조절학을 통한 삶으로의 회귀〉*에서, "호흡은 삶의 첫 동작이자 마지막이다… 무엇보다도, 호흡을 올바르게 하는 법을 배워라"라고 썼다. 호흡은 삶과 움직임과 동의어이다. 몸과 마음 및 정신 사이의 모두를 아우르는 연결고리이다. 호흡은 엄청나게 중요하며 파워풀한데, 그러나 그것은 자주 소홀히 여겨진다. 한 번의 심호흡은 이완을 조장하며, 긴장을 풀고, 당신을 미소짓게 만들 수 있다.

아주 사소한 움직임부터 삶 자체까지 모든 것은 호흡으로 시작한다. 호흡은 몸을 정화시키고, 마음을 안내하며, 정신을 활기차게 만드는 내적 샤워이다; 그것은 자연스러운 움직임을 시키고, 신경근계를 교육시키는 첫 단계이다. 호흡은 내적 초점 및 내적 리듬을 얻기 위한 동력이며, 마음을 이완 시키고, 정신을 진정시키는 경로이다. 그것은 모든 움직임을 몰고가는 엔진이며, 그것은 필라테스 방식의 원천이다.

몇몇 근육군은 호흡 사이클 동안 호흡을 보조하기 위해서 동원되므로, 한 주어진 운동에서 호흡 패턴을 정하는데 고려해야만 한다. 예를 들어, 우리가 이론으로 제시하는 것은 복부 운동을 하는 동안 숨 내쉬기(날숨, exhaling)는 복근의 동원을 극대화시키는데 내쉬는 호흡에서 이 근육들이 관여하기 때문이다 . 반대로, 우리가 이론으로 제시하는 것은 몸통 폄근이 숨 들이쉬기(들숨, inhaling)를 보조하기 때문에, 몸통을 펴는 동안 들이쉬기는 그것들의 동원을 극대화할 것이다. 이 근육군들 둘 다가 들이쉬기와 내쉬기 동안 동원될 수 있는 것을 주목해야 하는데, 그러나 근육 수축은 그것이 호흡 사이클과 일치할 때 더 두드러진다. 이 주장을 위한 과학적 증거가 부족하다 하더라도, 수련자 및 교사로서의 내 경험은 그 타당성을 나에게 확신시켜 주었다. 비록 내가 몸과 마음을 단련하는 한 방법으로 하나의 특정한 호흡법을 처음에 가르치고 있지만, 나는 한 가지 패턴에 엄격히 집착 하라고 요구하지 않는다. 움직임을 위해 연출이 있는 것과 똑같이, 호흡을 위한 연출이 있다. 이 연출은 동일한 양식 안에서 위치를 바뀔 수 있고 바뀌어져야만 해서 우리의 움직임 어휘를 확장시키기 위해서 움직임 위치를 변화 시킨다.

정상적 호흡은 복잡한 과정으로 많은 관절과 근육을 포함하며 수의 및 불수의 조절 둘 다에 반응을 한다. 호흡 사이클에 대한 기본적 이해는 중요한데 그것이 운동 및 움직임 전반

호흡

혈액에 산소를 공급해 주고 세포 수준에서 인체에 영양분을 준다

인체에서 독소를 배출시킨다

순환을 증진시킨다.

피부 근긴장을 증진시킨다

몸과 마음을 진정시킨다

집중력을 향상시킨다

움직임을 위한 리듬을 제공한다

표적 근육(target muscle)의 활성화를 보조한다

에 대한 직관을 제공하기 때문이다. 호흡을 말할 때 논의해야 할 중요한 근육은 가로막인데, 돔-모양 근육으로 늑강 밑에 놓인 둥근 덮개다. 가로막은 호흡에서 중요한 역할을 하며, 이 책 전체에 걸쳐서 언급되는 내부 지지 시스템인 "근육 코르셋"을 만든다.

가로막 호흡 중, 호흡 활동의 75%가 가로막에서 생긴다. 들이쉬기 동안 이 근육이 수축할 때, 그것은 평평해져서, 가슴의 수직 크기를 늘린다(그림 1.1a). 게다가, 바깥 갈비사이 근육 또한 수축해서, 하부 갈비뼈들을 위쪽으로 당긴다. 갈비뼈들과 그것들의 관절 배열 때문에 (늑강 하부가 상부보다 넓다), 가로막이 수축함에 따라 가슴의 하부 부위 가쪽으로 팽창해서, 늑강의 가쪽 크기를 늘린다. 대조적으로, 상부 갈비뼈들이 올라감에 따라, 그것들은 흉곽의 전후 크기를 증가시키는데, 복장뼈를 앞쪽으로 움직인다(그림 1.1b). 전체적인 영향은 흉곽 부피의 증가, 허파로 가는 공기 흐름 및 허파내 압력의 감소이다—즉, 숨 들이쉬기(inhaling).

가로막이 이완되면, 복강내 장기들 및 복근은 그것을 위쪽으로 밀어서 돔 모양으로 만들어서, 흉곽의 수직 크기를 줄인다. 이것에 더해서, 허파 및 가슴의 탄성(반동)은 흉곽 용적을 줄이고, 허파 내 압력을 늘리거나 숨 내쉬기(exhaling) 한다.

필라테스를 할 때, 복근 수축은 일반적으로 움직임의 대부분을 동반하는데, 그것은 특히 들이쉬기 동안 난이도가 있을 수 있다. 그러므로 필라테스에서, 우리는 들이쉬기 동안 늑강의 가쪽 및 뒤쪽 팽창(*가쪽 호흡* 또는 *흉곽 호흡*이라 불린다)에 중점을 둔다. 공기를 허파 속으로 끌어들이는 것 이외에도, 호흡의 이 양식은 운동 내내 (들이쉬기와 내쉬기 모두 동안) 복근 수축을 유지하는 것을 용이하게 만드는데, 그것은 차례로 몸통의 다이내믹한 안정을 보조한다.

이것은 가로막이 수축하지 않거나 무시돼야 한다는 것을 말하는 것이 아니다. 가로막은 호흡 및 인체 내부 지지 시스템의 기본적인 구성 요소이다. 그러나 가로막 수축을 종종 동반하는 복근 이완과는 대조적으로 늑강 팽창과 복근의 수축에 초점이 맞춰진다.

이것은 가로막 호흡이 바람직하지 않다는 것을 의미하는 것이 아니다; 그것은 실제로 일상생활에서 일차적으로 사용되는 호흡 양식이다. 그러나, 흉곽호흡이 필라테스를 포함한, 일부

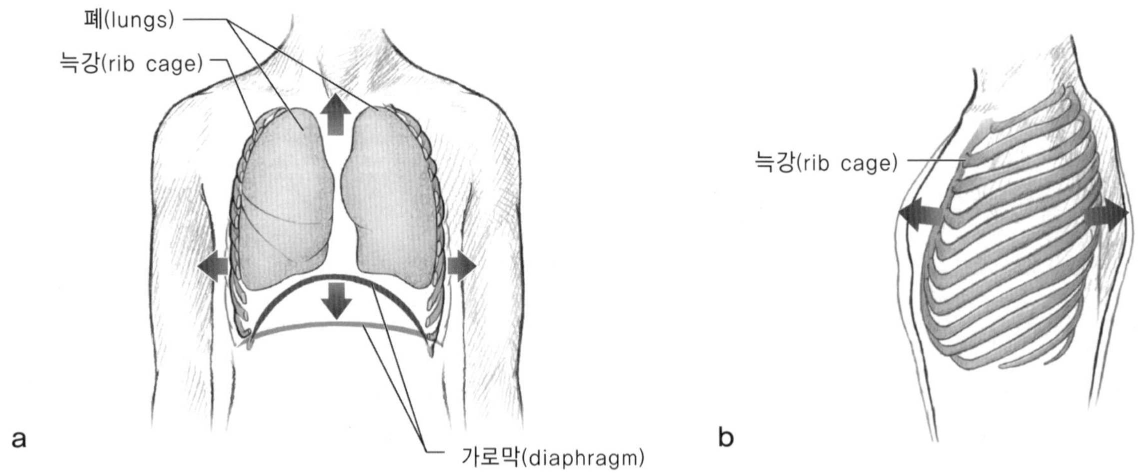

그림 1.1 가로막은 숨 들이쉬기를 깊게 하기 위해서 배근육과 함께 일을 하고 흉곽을 팽창시킨다.

신체활동 동안 선호되는 호흡 양식이다. 강조할 중요한 요점은 다른 타입의 호흡 테크닉을 수련하는 과정이 긴장을 만들어서는 절대 안 된다는 것이다; 호흡 어휘를 확장시켜서 적절한 호흡법이 주어진 과업이 쓰일 수 있다고 보아야만 한다. 트롬본에서부터 트럼펫, 디제리두까지 다양한 관악기를 연주하는데 사용되는 다른 호흡법과 동일시 될 수 있다. 모두가 옳다. 이러한 악기가 다른 호흡법을 요구하는 것과 똑같이, 다른 호흡법은 다른 신체적 활동과 함께한다.

필라테스 운동의 내쉬기 단계 동안, 복근은 가로막과 갈비사이근이 공기를 배출시키는 것을 보조하기 위해서 수축을 한다. (허파를 짜서 공기를 짜내는 과정을 상상해라.) 이것은 차례로 일차적 호흡근육 및 보조근육 부분(등 폄근을 포함한)에 더 깊어진 들이쉬기를 조장해서, 산소가 가득 찬 공기가 들어와서 인체에 영양분을 주고 활기차게 만든다.

많은 사람들이 나에게 수년간 말해 온 것은 그들이 가쪽 호흡을 배워서 이 호흡법을 수련한 것이 막대한 이득을 주었다는 것이다. 가수, 연주자, 그리고 매우 독특한 호흡법을 사용하는데 익숙해 온 요가 수련자들이다. 호흡에 초점을 두고서 여러 단계의 호흡 방식을 훈련하는 것은 호흡 조절을 증진시킨다.

호흡은 아무 곳, 아무 때나 수련할 수 있다. 나는 가쪽 호흡을 마스터하는데 특히 도움이 되는 두 가지 운동을 찾았다. 첫째는 3피트 길이의 탄성 밴드를 가슴 주위에 감고, 밴드 끝을 손으로 잡은 다음, 밴드의 저항에 맞서서 가슴을 팽창시키는 것이 갈비사이근의 수축을 배가시킨다. 다른 방법은 매트에 능을 대고 누워서 척추가 중립이고, 무릎은 굽히고, 다리는 평행이고, 팔을 몸 옆에 둔 편안한 자세를 잡아라. 매 호흡마다 가슴이 팽창하고 양 방향에서 매트를 가로질러 가쪽으로 펼쳐지는 것을 상상해라. 마치 두 개의 큰 너울이 바다에서 솟았다가 부드럽게 떨어지듯이. 이것은 훌륭한 명상 형태이며, 호흡을 위한 좋은 수련이다. 또한 호흡이 가슴의 어느 한쪽으로 에너지의 강처럼 움직인다고 상상하거나 활성화 되거나 이완될 필요가 있는 인체의 한 부분이라고 호흡을 상상해라. 어떤 불균형이 존재해서 가슴의 한쪽에 있는 근육이 다른 쪽처럼 활성적이지 않을 경우 특히 도움이 되는데, 종종 척추 측만증이 있거나 한쪽이 비교적 눌려 있을 경우이다.

기본 원칙 4 : 깊이 집중해라

나는 *집중(concentrate)*을 인지와 움직임 사이의 연결다리라고 본다. 당신이 각각의 움직임을 위한 출발 자세를 확립함에 따라, 나는 당신에게 중요한 데이터에 관한 체크 목록을 살펴보라고 조장한다: 동원할 필요가 있는 근육, 몸을 정렬시키는 방법, 당신이 선택한 호흡법. 동작에 들어가기 전에 간단히 특정 근육에 집중을 함으로써, 생각하지 않을 때보다 더 그것을 정확하고 강력하게 활성화시킬 수 있다. 인체 정렬에 집중하는 것은 올바른 근육을 동원하고 인체에 불필요한 부하를 피하게 도와줄 것이다. 호흡 패턴에 집중하는 것은 움직임을 위한 좋은 리듬을 유지하는 것과 집중된 마음을 유지하는 것을 도울 것이다. 그러나, 집중이 너무 강해서 비생산적이 될 수도 있다는 것을 염두에 두어야 한다. 그것은 긴장으로 변할 수 있어서, 근육이 팽팽하게, 호흡을 제한시키고 흘러가는 움직임이 아니라 멈추게 만들 것이다. 이것은 명백하게 의도한 것이 아니므로 피해야만 한다.

인지와 집중이 면밀하게 연관되어 있다 하더라도, 나는 인지를 마음의 한 상태라고 여긴다 — 유념하고 움직임을 느끼고 있는 것. 집중은 움직임 이해에 대한 더 큰 인지 과정이다. 집중은, 인지와 병합해서, 정확한 움직임을 약속해 줄 뿐만 아니라 그 운동에 명상적인 자질을 준다. 명상에 있다는 것은 그 운동이 난이도가 있는 신체적 요구 또는 강도가 부족하다는 것을 의미하지는 않는다; 그것은 그 운동에 깊은 집중을 보장시켜 주어서 당신에게서 불필요한 혼란을 막아주고 각각의 움직임을 당신의 최대 능력까지 수행하게 해주는, 필라테스의 많은 잠재력을 활용하게 한다.

호흡은 조셉 필라테스가 파워하우스라고 부르는 움직임을 발생시키는 엔진의 연료이다.

필라테스의 동작은 명상이다 – 신체적, 정신적 그리고 영혼의 과정

강한 중심화는 퍼포먼스를 향상시키고, 일상 생활 또는 운동 활동 중에 요구된다.

조절이 깔끔하게 될 때, 통달의 경지에 도달한 것이다.

기본 원칙 5 : 중심화

*중심화(centering)*는 순전히 신체적 용어로—중력중심이 어디 있는 지를 찾는 것으로 규정될 수 있다. 여성에서, 중심은 대략 첫째와 둘째 엉치 분절 사이 앞쪽에 놓여 있으며, 골반 그릇 중앙에 떠있다. 남성에게서, 그것은 약간 더 높이 있기가 쉬우며, 배꼽 맞은편 몸 중앙에 있다. 해부에서의 차이는 다른 체중 배분으로 귀결된다— 남성은 위가 무겁고 여성은 골반부에서 체중을 옮긴다. 인체의 중력중심을 찾아서 경험하는 것은 중요한데, 그것이 당신이 하는 각각의 운동에 영향을 주기 때문이다. 또한 이것은 파워하우스가 있는 곳이다. 파워하우스 개념은—모든 움직임은 이 코어에서 나온다 —필라테스 수련에 있어서 파워하우스를 찾아 제대로 집중하는 것이며, 2장에서 더 자세히 다룰 것이다 ("파워하우스의 근육" 항목 참고). 필라테스에서 중심화는 중력중심을 찾는 것 이상을 뜻한다; 그것은 몸과 마음 및 정신을 활용하는 것을 뜻한다.

중심화 개념은 새로운 것이 아니다. 동양 수련에서, 우리는 합기도에서 *기(ki)*, 태극권에서 *기(chi)*, 기공에서 *단전(tan tien)*, 요가에서 *챠크라(chakra)*로 배운다— 모두가 일반적인 의미에서, 우리 몸 속에 놓여 있는 생명력을 말하는데 마르지 않는 에너지 우물과 같다. 흥미롭게도, 이 모든 수련들 안에 이 생명력은 인체에서 거의 같은 곳에 위치한다. Martha Graham은 그녀의 근대 무용 테크닉 안에서 이 부위에 초점을 맞춰서 무용수들이 무용과 움직임에 접근하는 방법을 바꿨다; 깊은 복부 동작을 포함하는 수축(척추 굽힘)은 그녀의 테크닉 기초가 되었다. 중심화로 있다는 느낌은 그 부위의 강하고, 내재적 근육에 의해 제공되는 지지와 연관될 뿐만 아니라, 이 핵에서 나오는 에너지와 이 신체적 · 형이상학적 지지 시스템의 완전한 사용을 만들기 위한 사람의 능력과 관련이 있다. 한 무용수가 중심화의 느낌 또는 반대로, 중심화 부족을 말하는 것을 흔히 듣는다. 필라테스를 깊이 연구하고 중심화를 찾고 거기서부터 움직인다면, 가장 만족을 주고 고양시키는 감정을 경험할 것이다.

기본 원칙 6 : 조절 개선

*조절(control)*을 개선하는 것은 모든 선행 기본 원리의 합병이다. 사람들이 움직이는 것을 볼 때, 특히 복잡한 움직임 동안, 그것이 높은 수준의 조절을 갖고 있는지 아닌지가 즉각적으로 명확해진다. 운동선수, 무용수, 체조선수 또는 피겨스케이트선수들이 그들의 움직임에 대한 깔끔한 조절을 하는 것을 보는 것처럼 아름답고 고무적인 것은 거의 없다. 유사하게, 사자가 걷는 것, 치타가 달리는 것, 또는 가젤이 도약하는 것을 바라보는 것은 경외감을 일으킨다. 조셉 필라테스의 제자로서 훌륭한 교사가 된 Kathy Stanford Grant는 나에게 균형을 잡고 있거나 움직이고 있는 경이적인 동물 사진들을 보내곤 했는데, 그것들의 우아함, 수월한 파워 및 흩가분한 움직임을 보여 주는 사진이었다. 이러한 특성은 우리 인간을 위한 고귀한 목표이지만, 그럼에도 불구하고 갈망할 가치가 있다.

처음에, 움직임에 대한 조절을 얻는다는 것은 의식적인 과정이다. 그것은 끊임없는 연습을 통해서 생긴다. 이상적으로, 지도자는 운동 중에 조절을 잃지 않도록 당신을 이 과정 안으로 안내해야만 한다. 당신이 수련을 계속하고, 그 운동을 당신의 몸 속으로 집약함에 따라, 언젠가 해가 지나고 수 없는 반복을 한다면, 당신 자신의 움직임 조절은 동물의 그것처럼, 지속적인 조절을 통해 이루어지게 될 것이다—당신 존재의 일부.

기본 원칙 7 : 효율성

에너지 보존을 원하지 않는 사람은 없다. 폐기물은 모든 면에서 우리 사회의 부산물이 되어왔다. *효율성(efficient)*을 추구하는 것이 우리에게 에너지에 초점을 두라고 가르친다. 필라테스를 실행할 때, 움직임이 어려워지고 힘이 들어감에 따라 힘을 쓰는 동안 얼굴을 찌푸리거나, 끙 하는 소리를 내지 않는다. 우리는 필요한 곳의 운동에 초점을 두고, 요구된 크기의 힘을 내는데, 많지도 적지도 않다. 몸의 나머지는 이완되어 있다. 나는 운동할 때 내 자신과 내적 일치를 만든다; 움직임이 더 어렵고 힘이 들수록, 나는 더 많이 의식적으로 이완된다. 나는 움직임의 효율성을 레이저 빔으로 본다: 초점과 방향. 효율성을 얻는다는 것은 운동 기술뿐만 아니라 일상의 움직임에 적용된다. 필라테스 학습 과정에서 하나의 중요한 단계는 전이이다 — 필라테스 세션에서 배우고 수련한 정보를 일상 활동으로 전이하는 능력과 삶의 모든 양상 속으로 그것을 통합하는 능력이다. 한 세션은 대략 한 시간 동안 진행되며 종종 강사가 감독을 한다. 하루에서 남아 있는 23시간은 어떤가? 능동적으로 의식적으로 우리가 움직이는 방식에 주목을 해야만 한다. 당신이 전이를 실천하는 것을 도울 메모를 만들 것을 추천한다. 이것은 게시판에 메모를 붙이는 것과 같은데, 이 메모에서 제외되는 것들은 머리중심을 잡고, 척추를 정렬하고, 파워하우스를 사용하고, 긴장을 풀고, 궁극적으로 힘들이지 않고, 움직이라고 당신에게 상기시키는 정신적인 것들이다.

기본 원칙 8 : 흐름 만들기

모든 기본 원리처럼, *흐름(flow)*은 신체적으로 정신적으로 둘 다 그 자체를 드러낸다. 그것은 각각의 움직임뿐만 아니라 전체로서의 필라테스 세션 안에서 존재한다. 흐름은 방해받지 않은 교류, 그리고 에너지가 움직임으로 가는 전이로 기술될 수 있다. 또한 그것은 한 움직임이 다음으로 가는 매끄러운 연결이어서, 끊임없는 동작 흐름처럼 보이게 만든다. 지도자가 학생들에게 교정과 조언을 권하고 그렇게 하기 위해서 정기적으로 수업을 멈춤에도 불구하고, 각각 개개인의 움직임에 대한 전반적인 감각 및 전체로서의 그 세션은 한 연속체 중의 하나임에 틀림없다.

영감을 주는 골퍼인 Tiger Woods, 다이내믹한 수영선수인 Michael Phelps, 멋진 무용수인 Mikhail Baryshnikov 같은 사람들을 관찰할 경우, 당신은 공통적인 자질을 주목할 것이다: 그들의 움직임에 있어서 수월한 흐름. 당신은 필라테스 수련에서 흐름을 확립하기 위해서는 움직임 사이에 연결되는 움직임을 최소화해서 움직여 줌으로써 경험할 수 있다.

흐름은 생리학적으로 근육 동원의 깔끔한 타이밍 및 관절을 통해 움직임으로써 이해될 수 있다. 각각의 움직임에서 근육이 활성화되는 최적 움직임이 있는데, 근육 – 동원 패턴 또는 근육 – 발화 패턴이라 불린다. 근육 동원이 정확하고, 1/000초까지 맞춰질 때, 방해 받지 않은 호흡의 내적 리듬과 병합해서, 그 결과는 흐름이다. 동일한 움직임을 수행하는 두 사람을 보는 것은 매우 흥미로운데, 그들이 서로가 아주 다르게 보이기 때문이다. 흐름의 부족은 종종 이러한 차이의 이유가 된다.

수월한 움직임을 바라보는 것은 경외심을 불러 일으킨다. 그것을 수행하는 것은 훨씬 더 그러하다. 효율은 수월을 이루는 첫 단계이다.

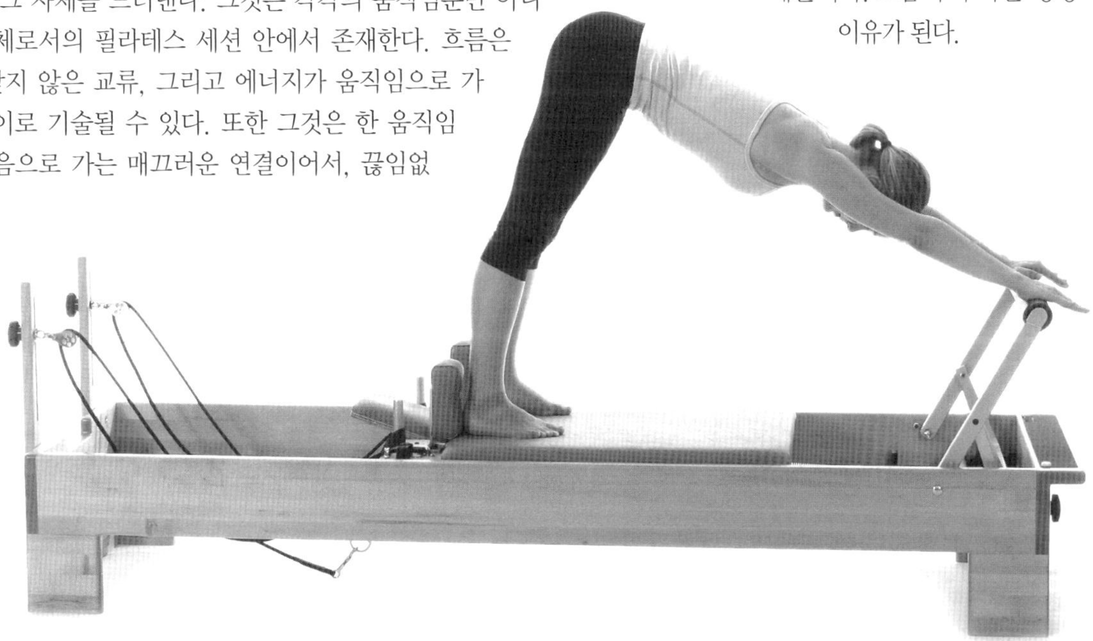

흐르는 듯한 움직임은 호흡에서 시작하며 근육의 동원을 이끌고, 내적인 우수성이 되는데, 이것은 동시에 차분하면서 활기를 띠게 만든다.

정확은 필라테스 연습에 있어서 기본적인 구성 요소이며 통달로 가는 길에 있는 이정표이다.

기본 원칙 9: 정확성을 추구해라

*정확성(precise)*이 없다면, 필라테스 운동은 거의 의미가 없게 된다. 특정 움직임 동안 근육을 분리하는 것을 말하는 것은 피트니스 업계에서 흔한 일이다. 분리는 전적으로 정확성에 달려 있다. 그러나 종종 근육 분리를 주장하는 사람들은 다른 것을 하고 있다. 그들은 그 부위를 분리하는데 있어서 정확성이 부족하거나 아니면 이 목적을 이루기 위해 장비같은 외적 수단에 의존한다. 예를 들어, 프리쳐 컬 벤치를 사용해서 *두갈래근 컬*을 수행하는 누군가는 비기능적인 분리를 보여주고 있는 것인데, 그 이유는 그가 일차적으로 두갈래근을 사용하고 있지만, 전적으로 벤치에 의존하고 있기 때문이다. 삶에서 우리는 이런 타입의 지지를 갖고서 주위를 걸어 다닐 수 없다. 당신이 몸을 안정시키고 분리된 움직임을 독립적으로 지지할 때만이 분리가 의미를 갖는다. 이것은 유념 과정으로 첫 번째 움직임 기본 원칙인 인지로 다시 데리고 가고, 이어서 집중과 조절로 간다. 당신이 몸속에 관한 직관을 더 얻을수록, 당신은 점점 더 세세하게 근육 분리를 할 수 있을 것이다. 나는 내 몸안에 모든 근육 섬유를 분리하고 조절할 수 있는 그날을 위해 노력한다; 그것은 나를 현실감을 유지해주고 겸손하게 해주는 하나의 꿈이다.

정확성은 인체 근육의 완전한 통합을 요구하는데, 그 다음 어떤 근육 또는 근육군의 분리가 뒤따른다. 모든 움직임을 세부사항에 따라 정확히 수행할 때, 그 운동을 더욱 더 심오하게 느낄 것이다. 정확성은 인체를 작동하기 위한 "교정적 접근법"의 기본이다. 잘못된 습관이 들지 않도록 정확하게 근육을 사용하면서 정해진 횟수를 실행하는 것이 중요하다. 우리는 균형과 정렬이라는 이상에 도달하기 위해 끊임없이 애를 쓴다. 학생들은 한 운동을 이전에 여러 번 해왔음에도 불구하고, 그 전보다 더 심오해졌다고 느낀다고 말을 한다. 그것은 신체를 이리저리 1–2° 조절하는 문제이다—갑자기 들어맞음이 느껴진다. 그것이 정확성이다. 필라테스는 아주 커다란 정확성을 요구한다. 각각의 근육 활성화에, 각각의 움직임 수행에.

삶의 안팎에서 조화롭게 움직이는 것이 필라테스 수련에 있어서 궁극적인 성취이다.

기본 원칙 10: 조화를 추구해라

*조화(harmony)*는 전체이며, 앞서 언급한 모든 기본 원칙의 정점 그리고 그것을 이루기 위해서 애를 쓰는 모든 것이다. 헌신과 힘든 운동에 대한 궁극적인 보상이다. 조화는 한 세션에서 밖으로 걸어 나오는 것이며 완전히 활기를 되찾은 느낌이며 각각의 근육을 인지하고 있고, 각각의 호흡 깊이를 느끼는 것을 뜻한다. 그것은 정신을 집중하고 중심잡고 조절 하에 있는 것을 뜻한다; 흐름과 정확성과 함께한 효율적인 움직임이다. 이 모든 자질을 느끼는 것은 자기 자신 및 주위 환경과 조화를 이루며 있는 것이다. 수백만 명이 지금 경험하고 있는 것처럼, 필라테스가 할 수 있는 심오한 결과를 북돋울 수 있는 운동 형태는 거의 없다. 인간 잠재력의 위대함은 마음의 무한 파워가 인체의 깨끗한 엔지니어링과 병합될 때 깨달아진다. 내가 기술해온 기본 원칙은 각자 그리고 함께, 마음의 원천을 이용하는 길을 제공해 준다. 필라테스의 움직임은 그것이 아름답고 멋진 것처럼, 유일한 움직임이다. 이 시스템의 기본 원칙과 철학은 그것을 독특하게 만드는 것이고 삶을 변환시킬 수 있다. 정렬을 고치고, 긍정적인 움직임 패턴을 가르칠 때, 근육 강도 또는 유연성과 같은 생리학적 구성 성분만을 돌보는 것 이상으로 할 필요가 있다. 또한 움직임 뒤에 있는 기본 원칙을 고려해야만 한다. 그것들은 당신을 안내하여 웰빙으로 이르는 내적 변환 과정으로 가게 한다.

필라테스의 수련은 매일 새로운 발견의 길을 열어 준다. 나는 새로운 어떤 것을 배우지 않고서 개인적인 운동을 한 적이나 또는 한 세션을 가르친 적이 없다고 정직하게 말할 수 있다. 수많은 세션을 하고 수많은 세션을 가르쳐 와서, 그 표현 자체는 그 시스템의 깊이에 관해서 많은 것을 말한다. 물론 당신의 몸과 마음, 정신은 그것의 이득을 얻기 위해서 이러한 학습에 열려 있어야만 한다. 이럴 경우, 가능성은 끝이 없을 것이다.

2

| 제 2 장 |

정렬, 자세 및 움직임
/ Alignment, Posture, and Movement

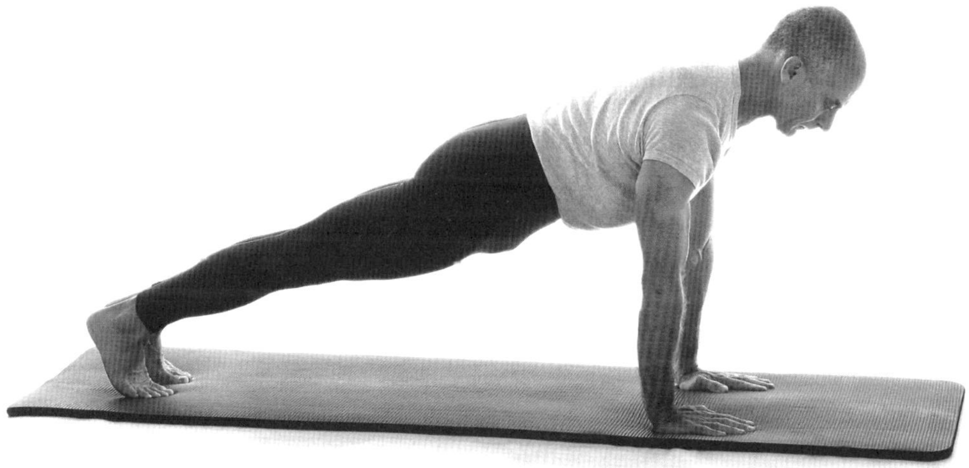

이전 장은 필라테스를 이해하기 위한 기초를 다뤘다—그것의 창시자가 의도한 대로 철학과 원칙, 그리고 사람 존재의 모든 면에 영향을 주기 위한 능력이다. 이어지는 장들에서 나는 인간 움직임에 대한 과학 및 필라테스 방법에 대한 그들의 관계에 해당하는 개념을 논의한다.

인체는 하나의 복잡한 기구로, 그것의 역학적인 기능에서, 다수의 연계를 가진 체인(*동력학 체인*)으로 비유될 수 있다. 동력학 체인을 분석하는 것은 무한정한 가능성으로 인하여 매력적인 학문이다. 각각의 인체는 다른데, 그렇다 하더라도 모든 인체는 예견할 수 있는 움직임 패턴 및 근육 발달을 공유한다.

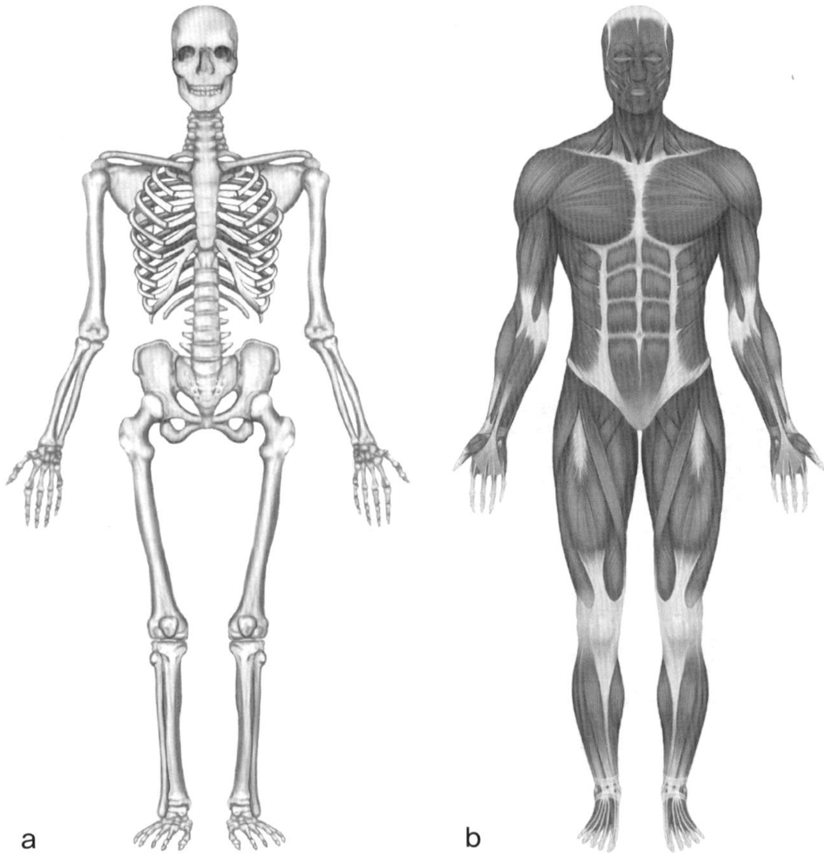

그림 2.1 수월하고 효율적인 움직임을 만들기 위한 좋은 근육 역학과 병합한 올바른 골격 정렬.

한 움직임이 생기게 되면, 근육은 어떤 순서 또는 패턴 안에서 활성화된다. 이 패턴이 잘못된 경우 그 움직임은 자주 여전히 실행되지만, 효율성이 떨어지고 부상을 일으키기가 쉬울 것이다. 필라테스 방법은 그것의 전체 내에 그 동력학 체인을 돌보아서, 인체의 한 부위가 다른 하나에 줄 수 있는 영향을 인지한다. 미세 조정 과정을 거쳐서, 필라테스는 심오한 변화를 발생시켜서, 인체의 퍼포먼스를 증진시키고 웰빙으로 가는 방법을 알려 준다.

근골격계 구조

Musculoskeletal Structure

인체를 안에서부터 밖으로 살펴보자. 골격은 인체의 기반 시설로, 그 위에 모든 것이 지어진다(그림 2.1a) 이것 위로 좋은 구조의 균형 잡힌 프레임이 올라가는데 그것은 근육으로 지지와 움직임을 제공한다(그림 2.1b). 뼈는 지렛대로 작용을 하고 근육은 원하는 방향으로 몸의 부분을 움직이는 케이블로 작용을 한다. 이러한 기발한 구조 때문에 근육은 효율적으로 일을 할 수 있다. 그러나, 프레임이 정렬이 잘못되면, 전체 구조에 영향을 미치게 되어, 비효율적 근육 작용 그리고 피로와 병을 키우기가 쉽다.

인체는 역학, 엔지니어링 및 물리학에 있어서 가장 적합한 대상이다. 하나의 예로, 무릎 위에 놓여서 자유롭게 움직이는 뼈인 무릎뼈(슬개골)를 살펴보자. 무릎 관절을 보호하는 이외에, 무릎뼈는 넙다리네갈래근(대퇴사두근)에 중요한 기계적인 이점을 만들어 준다. 무릎뼈가 없다면, 네갈래근은 대략 30% 정도를 더 열심히 일을 할 필요가 있으며, 동등한 힘을 만들기 위해서 훨씬 더 크고 강해야만 한다. 무릎뼈가 배열이 어긋나면, 무릎 기능이 영향을 받아서 만성 질병이 생기게 된다. 걷고, 달리고, 점프하는데 있어서 우리에게 막대한 이점을 제공하는 이 작은 뼈에게 우리는 얼마나 자주 감사를 하는가? 이것은 인체의 경이로운 역학의 하나의 작은 예이다.

골격 구조와 근육계 사이의 관계는 흥미롭고 독특하다; 그것은 모든 움직임 분석의 기초이다. 종종 우리는 운동할 때 근육에 더 커다란 중점을 두어서 골격 구조를 소홀히 한다. 효과적이고, 효율적인 움직임을 이루기 위해, 우리는 골격과 근육 시스템 둘 다를 고려해야만 한다(이 분류는 모든 뼈와 연조직 - 근육, 힘줄(건), 인대, 근막, 연골—을 포함한, 가능한 가장 큰 의미에서 사용된다). 조셉 필라테스는 인체의 구조라는 경이를 인정하고 존중했다. 그는 이 구조를 모든 상상할 수 있는 방법 안에서 도전하는 하나의 시스템을 발명했고, 그것의 전체 잠재력을 발견하고 활용할 수 있게 했다.

2명의 잘 알려진 1세대 필라테스 지도자인 Eve Gentry와 Bruce King은 필라테스 움직임을 (근육이 아닌) 뼈 움직임 이라는 용어로 종종 기술했다. 이러한 이미지의 사용으로 힘들지 않고 동작을 쉽게 하게 해 주었고, 긴장 또는 과도한 힘이 (그리고 필연적인 얼굴을 찡그리거나 신음이) 전혀 없게 해 주었다. 무어라고 말할 수 없는 내적 힘의 결과로 뼈가 움직이는 것 같았다. 또한 골격 구조에 초점을 맞추는 것은 정렬에 더 큰 관심을 끈다. 정확한 정렬은 긍정적인 결과 및 원하는 목표를 이루는 성공으로 가는 첫 단계이다.

척추 / Spine

골격에서 가장 흥미로운 부분은 척추이다(그림 2.2). 24개의 움직이는 척추뼈와 융합된 9개로 이루어진 척추는 극도로 움직임이 자유로워서, 몸통이 여러 방향으로 움직이게 해 준다. 동시에, 매우 안정적일 수 있어서, 사지의 움직임을 지탱하는 견고한 플랫폼으로 쓰인다. 사실상, 각각의 개별적인 척추 관절은 거의 움직임이 없지만, 병합해서 그것들은 상당히 움직임이 자유로운 역학을 형성한다. 척주를 통해서 일을 배분하고 모든 척추 관절의 움직임을 극대화시키는 것은 하나 또는 두 개의 척추 관절에 스트레스를 주기가 쉬워서 한 특정 부위에 절단력과 과도한 하중을 주게 된다. 골반과 하부 척추(골반-요추 부위)는 필라테스에서 특별히 관심을 두는데, 여기에 코어인 파워하우스가 놓여 있고 여기서부터 모든 움직임이 뻗어져 나온다.

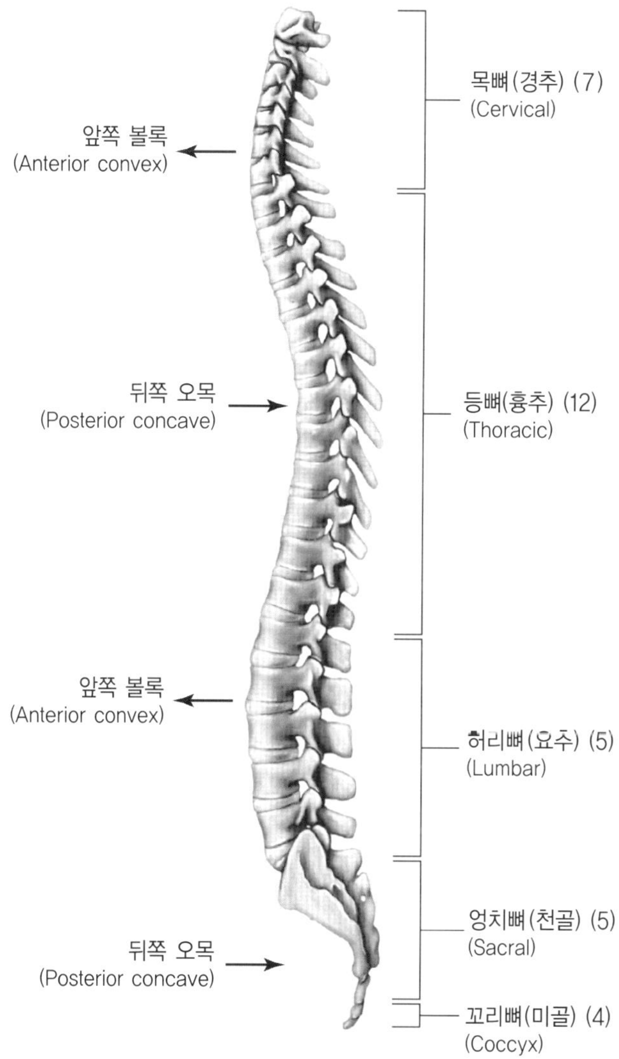

그림 2.2 척추의 자연스러운 만곡과 올바른 척추 정렬을 보여주는 옆면.

골반 그릇 / Pelvic Bowl

골반 그릇은 삶의 영원한 연못인, 우리 존재의 핵심을 품고 있다. 인체의 중력중심인 여기는 인간 해부가 형이상학과 만나는 곳이다; 근골격계와 생명력과의 완벽한 합병. 이 개념은 동서양 수련의 기초를 형성한다; 요가, 태극권, 합기도, 무용의 특정 스타일, 필라테스. 골반은 진정한 파워하우스(power house)이다!

Arnold Kegel 박사는 (케겔 운동의 창시자로 그것은 골반저근육의 수축, 유지 이완을 포함한다) 골반저근육과 그것들의 발달의 중요성을 인지했는데, 특히 임신 전, 중, 후에서이다. 그는 골반저근육 훈련이 배뇨장애를 예방하고 치유하고 성기능과 만족을 증진하는 것을 도울 수 있다는 전제를 더 발전시켰다. 나는 그가 오늘날 골반저가 받고 있는 관심에 매우 기뻐했을 것이라고 믿는다. (강하고 유연해서 내부 압력 변화에 적응할 수 있는) 건강한 골반저는 남 · 녀를 불문하고 웰빙으로 가는 핵심 중의 하나이다.

남자들은 그들도 골반저를 갖고 있다는 것을 배우고 나서 종종 놀란다. 남 · 녀 모두 잘 발달된 골반저근육이 최적 기능을 위해 필요하며, 이 근육들의 동원은 모든 포괄적인 운동 프로그램 안에 집약되어야만 한다. 다행히도, 인체의 복잡한 신경근 정형화 때문에, 배곧은근이 수축될 때 (필라테스 세션의 상당수에서 그러하듯이), 골반저근육 역시 수축한다. 필라테스에서 자주 활성화되는 또 다른 근육군인 힙 모음근들과 골반저근육들의 수축 사이에서 비슷한 연관이 있는 것처럼 보인다. 게다가, 소변의 흐름을 멈추는 것이 골반저근육들을 활성화시키는데, 그렇게, 자연의 디자인에 의해서다; 골반저는 겉보기에 자동적이지만, 일상생활 전체에 걸쳐서 운동된다.

그러나, 이 근육군에 대한 인지와 조절을 고조시키는 것이 극도로 이득에 된다. 잘 훈련된 골반저는 내장을 지지하고 임신 동안 보강된 지지를 제공한다. 이에 더하여, 그것은 요실금을 예방하거나 극복하는 것을 보조하고 성기능과 만족의 향상에 기여를 한다. 골반저 특히, 꼬리근을 능동적으로 운동하는 것은 엉치뼈의 위치잡기에 영향을 주며 허리통증을 줄이거나 예방할 수 있다. 최근 문헌과 연구의 상당수가 지적하는 것은 골반저는 건강한 코어 기능에 필수적이라는 것인데, 강도, 지지 및 안정이라는 의미에서, 일차적으로 복부내압을 증진시키는 그것의 역할 때문이다. 캘리포니아 어바인의 산부인과 전문의인 Noelani Prietto 박사는 나에게 골반저근육의 독특함을 지적해 주었다: 그것들은 뼈 구조 바깥쪽에 부착되어 있는 대부분의 골격근과는 달리, 가로막처럼, 뼈 구조 내에 자리잡고 있다. (골반저는 때때로 골반 가로막이라고 언급된다.) 골반저근육들은 공생하면서 일을 한다; 즉, 그것들은 복부와 흉곽내 압력의 끊임없는 변화에 적응하기 위해서 협동적으로 일을 한다. 내-복부 압력의 기전은 척추 "무게를 줄이는 것"이라 생각되며 골반-허리 안정에 있어서 중요한 역할을 한다 (이 책에서 *코어*라는 용어와 같은 뜻으로 사용된다).

골반은 매력적인 구조로서, 상체와 하체 사이의 연결 다리로 작용을 한다. 그것은 3개의 뼈로 구성되며 — 엉덩뼈, 궁둥뼈 및 두덩뼈 — 연골에 의해서 붙어있다(그림 2.3). 일부 사람들은 이 연골 관절들은 전혀 움직이지 않는다고 믿고 있다; 다른 이들은 (나를 포함한) 그것들은 아주 약간의 움직임을 허용한다고 굳게 믿고 있다. 나는 그 움직임이 아주 작다고 강조해야만 한다. 나는 종종 사람들이 엉치엉덩관절(천장관절, sacroiliac joint; SIJ)이 어깨처럼 주위로 미끄러지는 움직임을 말하고 있는 것을 듣는다. 그것은 전혀 그렇지 않다. 동시에, 이 관절들이 움직이지 않게 된다면, 과도한 부하가 골반과 척추에 가해지기가 쉽다. 과다가동성 또는 과소가동성에 대한 이유는 다양하지만, 우리 목적상, 골반에서 생길 수 있는 잠재적인 균형장애를 그냥 인지하고 그 균형장애를 돌보고, 해로운 상태가 만연한 경우 의사를 찾아가는 것으로 충분할 것이다.

나는 골반을 다음과 같이 형상화하는 것을 좋아한다: 두 개의 회전하는 원반이 골반 옆에 붙어 있으면서 서로 마주보고 있다. 각각의 원반의 회전 정도는 양 방향에서 아주 제한적이지만, 골반과 전체로서의 인체의 건강한 기능을 위해서 작은 양의 회전이 필수적이다. 이러한 골반 옆에서의 두 면(무명골, 볼기뼈)의 회전 패턴은 걷거나 달리기 같은 많은 기본적 활동 동안 존재한다; 한 힙뼈가 한 방향으로 돌면, 다른 것은 반대 방향으로 돈다.

골반의 기능을 논의할 때 골반 주위와 내부의 관절들을 고려할 필요가 있다. 골반에 대한 주위에 있는 관절들의 영향은 엄청나며, 그 반대 또한 마찬가지이다. 사실상, 골반의 기능은 주위 관절들의 움직임을 살핌으로써 제일 잘 이해될 수 있다. 골반 정렬이 잘못된 경우, 동력학 체인의 위 · 아래에 있는 인체 분절들의 기능에 악영향을 주어서, 비효율적인 움직임, 근육 불균형, 그리고 인체 구조에 스트레스를 준다. 불균형을 찾는 것은 인체 움직임의 이해를 향한 첫 단계이다. 그것들을 치료하는 것은 다음 단계이며, 여기가 필라테스가 신경근 시스템을 재교육하는데 있어서 중요한 역할을 할 수 있는 곳이다. 골반 정렬을 바로잡는 것은 다른 무엇보다도 중요한데, 일상생활을 하거나, 필라테스를 하거나, 책상 앞에 앉아 있거나 하는 것에 상관이 없다. 골반 주위 근육의 균형 잡힌 발달은 잘-배열된 골반과 이상적인 자세를 이루는데 근본적인 것이다.

골반을 보는 하나의 방식은 케이블(근육)에 의해서 떠 있는 하나의 교각인데, 케이블은 골반을 위에서, 밑에서, 그리고, 매우 중요하게, 안쪽에서 잡고 있다. 모든 케이블이 정확하고 비율적으로 붙잡고 있는 한, 어떤 한 케이블에 가해지는 부하는 거의 없어서 그 교각은 안정되고 수평으로 있을 것이다. 그러나, 케이블에 가해진 장력 균형이 바뀌거나 교각이 수평이 아니게 되는 순간, 과도한 부하가 몇몇 케이블에 가해지고, 반면에 다른 것들은 덜 사용된다. 그 결과는 전체 교각이 부하를 보이는 것이다. 골반이 스트레스 하에서 일반적으로 교각처럼 무너지지는 않을 것이지만, 과도한 장력을 받는 근육들은 부하를 받거나 심지어 찢어지게 될 것이다. 즉, 골반이 틀어지면, 인체가 틀어진다.

교각 유추와 전체 인체에 대해서 골반이 주는 영향을 이해하기 위해서 골반 복합체(pelvic complex)에 작용을 하는 근육들의 일부 목록을 살펴볼 필요가 있다: 골반저근육들, 척추굽힘근 및 폄근, 엉덩관절(고관절) 굽힘근 및 폄근, 엉덩관절 모음근 및 벌림근, 엉덩관절 외회전근 및 내회전근. 이 목록은 이 복잡한 구조에 지지를 더하고 가동성을 제공하는 힘줄, 인대 및 관절을 포함하지 않는다. 유추는 그 위치에 대한 구조를 넘어서 얻어질 수 있다. 골반은 하체와 상체 사이, 파워풀한 하체와 몸통 사이의 교각이다. 움직임 대부분의 원천이 이 부위에서 나온다는 것은 놀라운 일이 아니다. 필라테스는 파워하우스를 찾고 골반 파워를 이끌어내는 방법을 제공한다. 골반-허리 부위를 운동할 때 정확히 운동하는 것을 염두에 두어라. 가능한 인체의 다른 어떤 부위보다 약간 더.

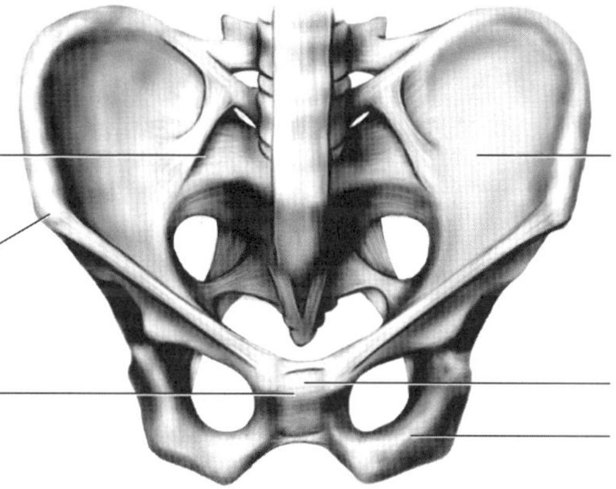

그림 2.3 골반의 전면 모양은 그것의 구조 및 부분들을 함께 묶고 있는 관절들을 명확하게 보여 준다.

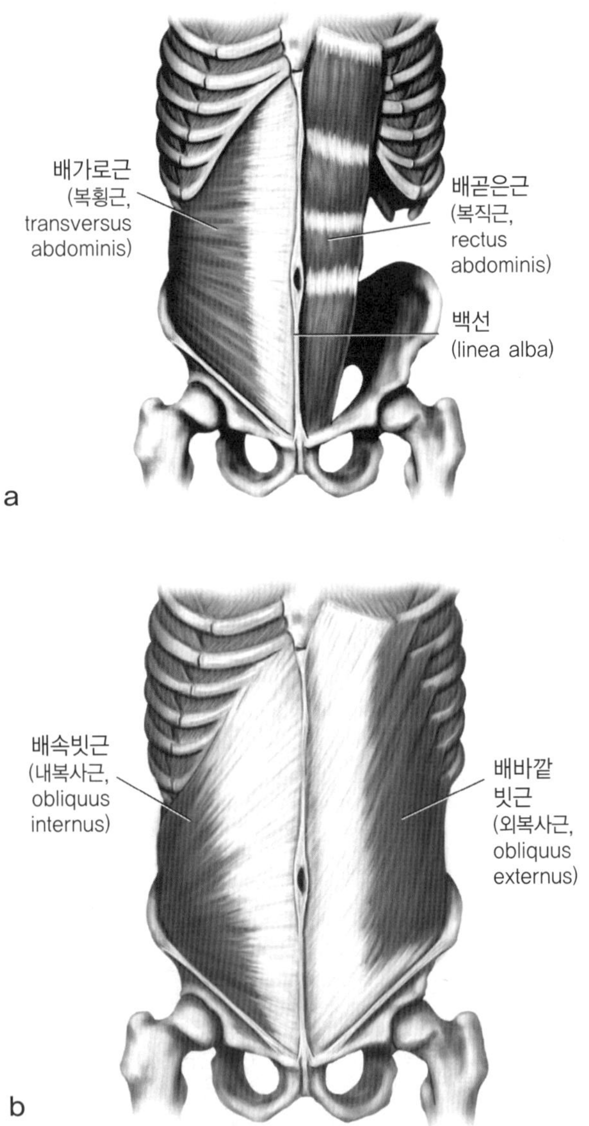

그림 2.4 배근육군의 주요 근육

파워하우스의 근육
/ Muscles of the Powerhouse

좋은 정렬과 정확한 움직임 역학을 이루기 위해서, 인체는 그렇게 할 수 있는 도구를 가져야만 한다; 잘 균형 잡힌 근골격계는 이러한 추구의 첫 단계이다. 힘은 명백히 자세에 대한 중요한 양상이지만, 습관적인 근육 활성화 패턴, 유전자 및 유연성 같은 다른 요소들 또한 주요 성분이다. 많은 경우에서, 유연성의 부족은 이상적인 정렬과 정확한 근육 동원을 방해한다. 반면에, 과가동성은 선천적으로 제한을 주지 않더라도, 좋은 정렬을 유지하기 위해서 아주 커다란 인체 인지와 근육 조절을 요구한다. 필라테스에서는 강하고, 유연한 근육을 개발하기 위해서 애를 써야 하는데 이것은 그 기능들과 적응성에 효율적이기 때문이다.

몇몇 근육은 안정되고 유연한 코어를 제공하는데 있어서 중요한 역할을 하며, 그것이 없다면 좋은 정렬과 효율적인 기능이 불가능하다. 이것들은 골반과 몸통의 깊은 근육이다. 얕은 근육은 깊은 근육에 비해 때때로 과도하게 발달되고 과도하게 강조되어서, 강하고 견고한 코어를 희생시킨다. 근육이 커진다는 것은 반드시 기능적으로 된다는 것은 아니다. 나는 기능적이지 않은 근육 덩어리는 지고 가지 않아도 되는 수하물이라고 간주한다; 궁극적으로 그것은 인체에 부담을 지운다. 나무에서, 나무껍질이 아닌 깊은 층은 똑바로 서 있게 하는 지지와 바람에 구부러지는 유연성을 제공한다. 파워하우스란 복부와 등, 엉덩이 부위라고 생각하라.

등 폄근 및 배근육은 몸통의 형태와 기능을 제공함에 있어서 주된 것이다. 그것들은 공생 관계를 나누며 그것들 사이에는 끊임없는 상호작용이 있어야만 한다. 배근육과 등 폄근 둘 다 근육 층으로 이루어져 있으며, 척추에 안정과 지지를 가장 많이 제공하는 깊은 층이다. 배근육군은 배곧은근, 배빗근, 배속빗근 및 배가로근으로 구성된다(그림 2.4). 등에서, 가장 얕은 그룹(척추기립근)이 척추를 따라 세로로 달리는 반면, 뒤쪽 깊은 척추 그룹인(뭇갈래근을 포함한다), 척추 추골 사이를 연결하는 척추 사이 근육은 깊숙이 놓여 있다(그림 2.5). 또한 등은 많은 다중-목적 근육을 위한 부착으로서 사용되는데, 목과 머리, 상지와 골반을 연결하는 것들이다. 배근육과 등 폄근이라는 두 개의 주요 근육군 내에서, 특별히 안정 및 기능에 심오한 영향을 갖는다고 알려진 두 개의 근육이 있다: 배가로근(transversus abdominis; TA)과 뭇갈래근.

배근육과 등 근육은 가로막 및 골반저와 함께, 인체 중앙에서 근육 지지 실린더를 만든다. 이것을 *내부 지지 시스템(internal support system; ISS)*이라 부른다. 이것은 필라테스에서 파워하우스, 또 다른 형태의 트레이닝에서 코어와 동일한 것이다. 강하고, 파워풀하고, 기능적인 코어의 중요성이 조셉 필라테스가 아주 오래 전 옹호했었던 것의 상당수를 이제 과학적 연구가 입증하고 있다는 것은 기쁜 일이다. 필라테스 수련 중, ISS 근육을 동원하라는 말을 계속 들을 것이다. ISS를 활성화시키지 않고서 움직일 수는 있다. 그러나, 내부 지지와 척추의 보호, 그리고 효율적인 기능은 감소될 것이다.

골반과 척추에 관한 어떤 논의에서 고려할 가치가 있는 또 다른 구성 요소는 허리근(요근)이다. 허리근은 두 가지이다. 작은허리근과 큰허리근. 큰허리근은 엉덩근과 합쳐서 엉덩허리근을 형성한다(그림 2.6). 파워풀한 엉덩관절 굽힘근 작용 이외에, 이 근육은 척추 안정과 정렬에 실질적으로 영향을 가진다고 여겨진다. 요추가 굽힘, 가쪽 굽힘, 폄을 실행할 때 허리근은 움직임의 축과 가깝기 때문에, 허리근은 허리 척추를 안정시키기 위한 앞쪽 배근육과 뒤쪽 척추 폄근 사이의 균형을 보충한다. 일부 의사들은 척추 및 엉덩관절의 대부분의 기능부전은 허리근 및 엉덩허리근 기능의 장애에 기인할 수 있다고 믿는다. 그들은 뭉치거나 약한 허리근이 비정상적 골반 기울기, 지나친 허리 척추전만, 허리통증, 엉치엉덩관절 기능장애, 퇴행성 디스크 질환, 척추측만증 및 잘못 배열된 자세들과 관련이 있다고 주장한다. 현대 라이프스타일에서는 장시간 앉아있기로, 엉덩관절 굽힘근은 뭉치고 약해진다. 특히 허리근과 엉덩허리근은 모든 운동프로그램 안에서 보살펴져야만 하는데, 그것들은 매우 활동적이거나 앉아서 지내는 사람 모두에게 영향을 주기 때문이다.

허리근과 배근육들은 주동근과 길항근뿐만 아니라, 협동근들이다—그것들은 다른 하나의 동작과 맞서고 협력적으로 일을 한다; 두 근육군들 사이에 다이나믹한 상호작용이 존재한다. 허리근은 필라테스에 있는 배 운동의 대부분에서 중요한 역할을 하는데 특히, 다리를 바닥에서 들고 유지시키는 운동이다. 일반적으로, 배근육들의 동원에 커다란 강조를 하는 반면, 엉덩관절 굽힘근의 역할은 종종 극소화되거나 전체가 간과된다. 엉덩관절 굽힘근을 올바르게 사용하고 조절하는데 더 많은 관심을 가져야만 한다고 믿고 있다. 그것들은 많은 필라테스 운동들뿐만 아니라, 효율적인 기능 및 일반적인 웰빙을 성공적으로 수행하는데 필수적이다.

흥미롭게도, ISS의 모든 근육들은 내가 마음 근육이라고 부르는 것이다; 그것들을 활성화시키기 위해 정신 집중과 고수준의 인체 인지와 집중을 요한다. ISS의 근육들을 조절하는 것은 쉽게 접근되고, 그것의 활성화가 곧바로 명백한 위팔두갈래근이나 넙다리네갈래근 같은 얕은 골격근을 조절하는데 사용되는 것보다 다른 기술을 요한다. 움직임과 조절의 통달, 그리고 피트니스 성취는 몸-마음 탐구를 포함하고, 차례로 수많은 보상을 창출할 것이라고 자연이 의도한 것처럼 보인다. 조셉 필라테스가 *〈조절학을 통한 삶으로의 회귀〉*에서 쓴 것과 같다;

"조화로운 구조를 만드는 운동을 우리는 '신체적 피트니스'라고 부르는데, 조화롭고 균형 잡힌 몸, 마음과 정신의 세 부분의 통일 안에서 자체를 나타내고 있다" (32–33쪽).

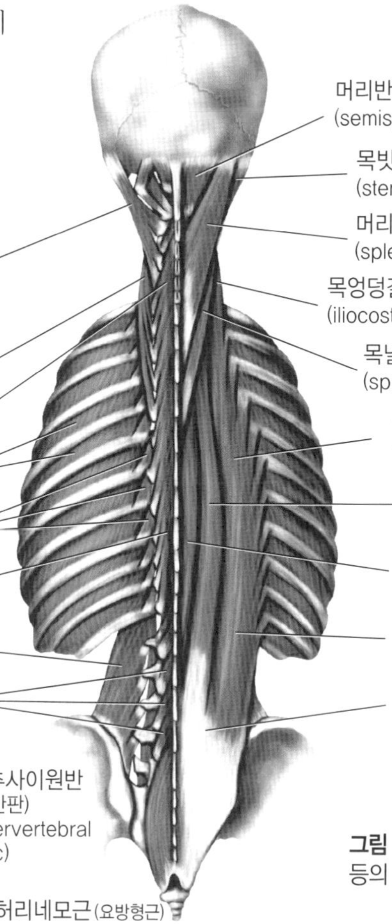

그림 2.5
등의 주요 근육.

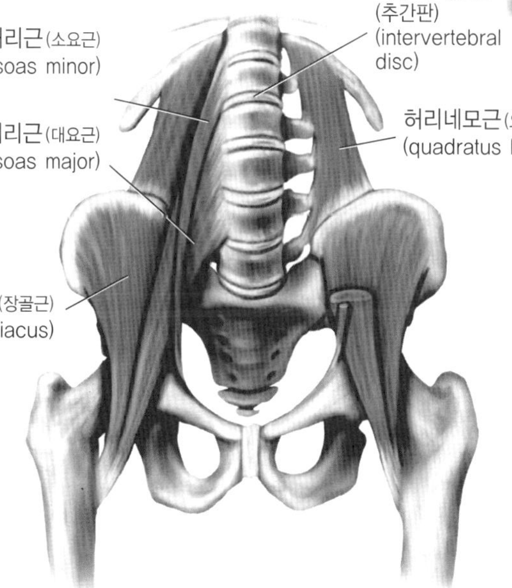

그림 2.6

파급 효과 / Ripple Effect

모든 움직임은 중심에서 나온다. 해부학적으로나 에너지학적으로. 움직임의 경로는 조약돌을 잔잔한 물속으로 던졌을 때 생기는 파급 효과와 비슷하다. 그것은 원형 잔물결을 만들며 차례로 점차적으로 커지는 많은 원들을 바깥쪽으로 만든다. 그렇게, 각각의 움직임은 내부 코어〔에너지의 첫째 원(circle)〕에서 시작되어 바깥으로 움직인다; 몸통은 에너지의 두 번째 원이며, 그 다음 사지, 마직으로 손과 발인 말초로 간다. 그러나 네 번째 원에서 에너지가 멈춘다고 생각하지 말아라; 마치 그 움직임이 끝나지 않은 것처럼 그것은 바깥으로 계속 간다. 이것은 팔로우-스루(follow-through)라고 불리며, 기능과 미학이라는 면에서 무한한 가치를 가진다. 그것은 점핑에서부터 공을 던지는 것까지, 발레리나의 신장된 모습까지, 모든 운동 활동에서 조장되는 개념이다.

정렬과 자세의 기본 원칙
Principles of Alignment and Posture

사람들은 자세와 정렬을 평가할 때 종종 지나치게 단순화한 관점을 갖고 있다; 예로, 그들은 체력과 유연성만을 측정하고, 관여된 인자들의 복잡성을 간과한다. 자세 정렬을 증진시키려고 한 특정 근육군을 강화하거나 다른 것을 스트레치하는 것은 충분하지 않다. 정렬을 바로 잡는 것은 신경근육 재교육 과정으로 수많은 헌신, 인내, 그리고 가급적으로, 매와 같은 눈 그리고 빈틈없는 말로 지도하기(cueing)를 요구한다.

자세는 관절과 뼈 지표들의 정렬 면에서 평가되고, 근육 균형 및 기능 면에서 이해될 수 있다. 정렬은 종종 몸을 수직으로 가로지르는 직선인 추선과 비교해서 기술된다. 그림 2.7은 옆에서 본 이상적인 자세를 보여준다. 옆에서 인체를 볼 때, 추선과 관계해서, 앞뒤 방향의 편차는 (시상면에서) 명백해진다. 한 사람을 추선에 맞게 정렬시킬 때 추선을 가쪽 복숭아뼈 약간 앞쪽에 가게해서 시작해라. 그러면 다음의 인체 지표들은 추선에 수직으로 선을 이룬다: 귀바퀴, 목뼈(경추) 중심, 어깨관절, 몸통의 중앙점, 넙다리뼈의 큰돌기, 그리고 무릎 정중선 약간 앞과 가쪽 복숭아뼈 약간 앞의 점. 또한 자세는 옆뿐만 아니라 앞과 뒤에서도 보아야만 하는데, 인체의 대칭과 옆 방향에서(관상면) 정중선에서의 변위에 중점을 두어라. 내가 *기회의 창*이라고 부르는, 팔과 몸통 사이의 공간 또한 관찰해야만 하는데 그것들이 골반, 척추 및 견갑대(상부 거들)의 정렬에 관한 많은 정보를 제공하기 때문이다.

이상적인 자세란 하나의 *이상으로*, 추구하지만 결코 이룰 수 없는 목표일 수 있다. 각각의 개인은 신체 유입, 중력중심, 습관적인 움직임 패턴, 정신 상태 및 유전자에서 다르다; 한 가지 자세가 모두에 맞을 것은 상상도 할 수 없다. 그러나, 이상적인 자세의 개념은 하나의 가이드라인으로 쓰이는데 그것으로 우리는 변위를 찾아서 변화를 측정할 수 있다.

자세는 모든 움직임, 운동, 신호 그리고 한 운동 프로그램 내의 판단에 영향을 준다. 예를 들어, 한 사람이 *피로한 자세*를 취했다고 하자. 그것은 둥근 흉추 그리고 골반이 후방으로 기울어져 추선 앞쪽에 위치한 골반으로 특징 지어진다. 비록 교정은 복잡하지만, 그것은 일반적으로 상부-등 폄근의 강화, 엉덩허리근의 강화 그리고 복부의 배바깥빗근의 스트레치를 포함한다. 어깨가 골반 위로 가는 이상적인 정렬로 옮기는 것 또한 종종 도움이 된다. 한편, 어떤 사람이 요추의 만곡이 증가되고 골반의 전방 기울기를 동반한, *허리 과다전만증*인 경우, 일반적으로 교정은 배근육 강화 그리고 엉덩관절 굽힘근 및 허리 폄근의 스트레치에 초점을 맞춘다. 명백하게, 이 두 사람은 다른 근육군에 중점을 둔 다른 운동 프로그램을 받을 것인데, 그들의 특정한 자세를 위해서 적절한 운동을 선택할 것이다.

척추의 정렬 / Alignment of the spine

좋은 정렬은 척추에 스트레스를 덜 주고 경제적으로 근육을 쓸 수 있다. 척추가 중력에 맞춰질 때, 우리는 중력과 싸우지 않게 된다; 실제로 중력은 우리를 돕고 있다. 인체는 자연의 법칙에 따라 조화롭게 일을 한다. 인체가 균형을 잃고 정렬이 틀어지면, 어떤 근육은 무리하게 일을 하고 어떤 것은 약해져서, 스트레스를 받고 비효율적으로 움직인다. 척추의 자연적인 만곡을 유지하는 것은 중요한데 그것이 쇼크 흡수장치로 작용을 해서, 충격에서 인체를 보호하는데, 점프에서 착지, 달리기, 또는 무거운 물건을 옮길 때 그렇다. 그러므로 우리는 이상적인 정렬을 얻고 근육이 그것을 지지하게 발달시키도록 노력해야 한다.

근육은 자세와 정렬에 관계하기 때문에 비록 우리의 관심 대부분이 근육에 집중되어 있더라도, 척추의 이상적인 정렬 또한 내장기관들의 효율적인 기능을 원활하게 한다. 오랜 시간 동안 자세의 변위는 내장기관들의 기능부전을 초래할 수 있다. 예로, 내가 척추측만인 사람들에게 필라테스 수련으로 가르칠 때, 그들은 호흡이 좋아졌다고 느끼기 시작했다. 이것은 척추측만에서 아주 일반적인데, 흉곽 한쪽 근육이 뭉쳐서, 늑강이 그 쪽을 압박하고 해당 허파의 기능을 제한하기 때문이다. 유사하게, 흉추후만(흉추의 증가된 만곡)에서, 늑강은 압박받고 호흡에 지장을 준다. 또한 다른 시스템들이 영향을 받는다; 예를 들어, 과장된 전방 굽힘은 소화계에 거듭되는 압박을 줘서 그것의 기능을 방해한다.

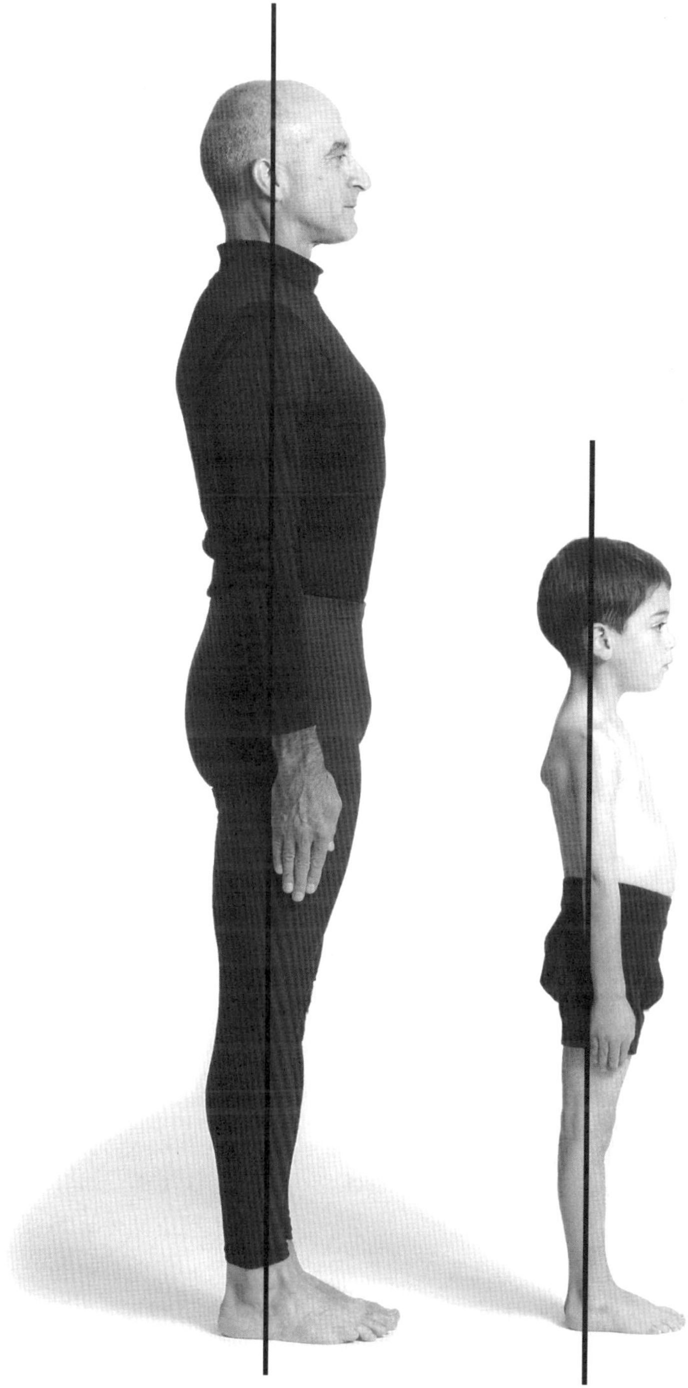

그림 2.7 귀, 어깨, 골반, 무릎 및 발목을 포함한 자세 평가를 위한 좋은 관찰 포인트 및 지표.

머리의 배치 / Placement of the Head

나는 머리를 핀 위에서 균형을 잡고 있는 공이라고 생각하기를 좋아한다. 아무 근육도 부하를 받지 않는다; 근육들은 모두가 공을 균형 잡고 유지하게 하는 케이블들처럼 행동하는데, 자연의 힘과 함께 조화를 이루고 있다. 머리의 위치를 조정하는 것은 내가 가르칠 때 하는 가장 흔하고 중요한 교정이다. 나는 머리를 간단히 커다란 척추의 하나, 척추의 필수적인 부분으로 보고 있으며, 그래서 그것은 척추의 선을 따른다. 이 정렬에서 벗어나는 것은 특히, 비교적인 머리의 무게 때문에, 불가피하게 목에 긴장 및 부하를 주고 보기에도 안 좋다. 이 상황은 시간과 나이가 들면서 점차적으로 나빠지기가 쉽다. 그것은 목이 긴 사람에게 더 심각한데 늘어난 지레 때문이다. 예를 들어, 만약 누군가가 머리를 앞으로 내민 자세라면(머리가 추선의 앞쪽에 있다), 목 폄근은 뭉쳐지고 과도하게 일을 하고, 굽힘근들은 비교적 약하고 비활성적이다. 머리의 무게는 대략 5 kg이므로, 그것을 지지 기반에서 벗어나게 옮기는 것은 근육에게 중요한 영향을 끼치는데, 머리가 긴 지레인 목과 함께 추선에서 멀리 움직일수록 그 영향은 기하 급수적으로 커진다.

매트 운동: 가슴 들어올리기 운동 같은 앞으로 굽히는 복부 운동 중, 몸통을 위와 앞쪽으로 들어올리고, 머리를 포함한 척추는 자연적인 만곡을 따라야만 한다. 앞쪽 굽히기가 불충분한 경우, 머리는 몸의 중력중심에서 멀리 놓이게 되어 긴 지레를 만든다. 그 결과는 종종 목 부하와 긴장이다. 이것은 약한 복근, 뭉친 허리근, 또는 둘 다 몸통의 앞쪽 굽힘을 제한할 때 불가피하게 발생하며, 그리고 종종 인체가 적절하게 준비되지 않았거나 또는 그렇게 할 수 있지 않을 때 (다음 항목에서 논의한다) 중립골반을 유지하기 위한 시도로서 종종 악화된다. 올바른 위치잡기를 이해하기 위해서, 머리 바로 위에서 해가 비치고 있는 앞으로 굽히고 있는 몸을 상상해라. 견갑대는 아래 지면에 견갑대의 실제 크기보다 약간 더 큰 그림자를 만들 것이다. 이 그림자는 상부 거들의 지지 기초를 표시한다; 머리는 이 부위 내에 있다. 이 운동에서 척추의 훌륭한 C-곡선을 만드는 것이 극도로 이득을 주는데, 뒤따라 올 매트와 장치 둘 다에서, 많은 복부 운동을 위한 기초를 형성하기 때문이다 (그림 2.8a).

매트 운동: 롤-업 운동은 척추 및 머리 정렬의 좋은 도해를 제공하며 인간 움직임의 예술과 과학이 어떻게 만나는 가의 완벽한 예이다. 이 운동의 앉기 단계에서, 많은 사람들은 머리를 팔 사이 밑으로 둔다. 나는 머리가 척추의 자연적인 C-만곡을 따르고 팔 위에서 유지되는 것을 좋아하며, 팔은 바닥과 평행되게 있는다(그림 2.8b). 더 길고 더 연속적인 선을 보여 줄 뿐만 아니라, 머리, 어깨 및 어깨뼈의 더 좋은 위치를 조장하며, 그리고 척추 굽힘근과 폄근 사이의 균형 잡힌 상호 작용을 조장한다. 긴장 없는 인체를 만든다.

중립골반과 중립척추 / Neutral Pelvis and Neutral spine

*중립골반*은 위앞엉덩뼈가시(anterior superior iliac spines; ASIS)와 두덩결합(pubic symphysis; PS)이 동일한 관상면(등을 대고 누울 때 수평면)에 있고, 두 개의 ASIS가 동일한 횡단면에 있는 자세라고 규정된다. *중립척추*라는 용어는 척추의 자연적인 곡선들이 있는 것을 말한다. 만약 PS가 ASIS보다 더 높다면, 그 골반은 후방 경사되어 있다; 만약 ASIS가 PS 보다 더 높다면, 그 골반은 전방 경사되어 있다(그림 2.9를 참고).

골반과 척추의 중립 위치는 필라테스 수련과 다른 활동 동안 인체의 다른 모든 위치를 비교하고 기술하기 위한 하나의 참조가 된다. 이것은 우리가 그것에서 벗어나서는 안 된다는 말은 아니다. 우리는 아주 자주하고 있다. 그러나 중립은 기초이며, 이 중립 정렬에서 무한정한 포지션과 움직임이 생기게 된다. 척추가 중립 위치에 있을 때, 골반 역시 정의에 의해서 중립

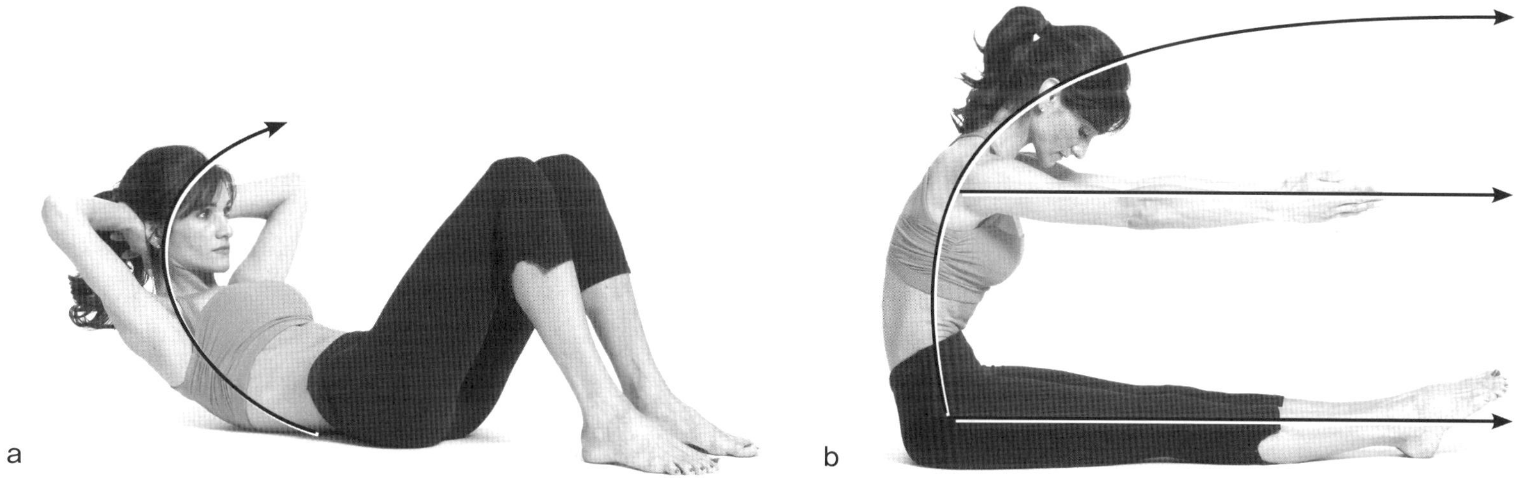

그림 2.8 머리와 척추는 (a) 가슴 들어올리기와 (b) 롤-업 운동에서, 우아한 C 만곡으로 맞춰 있다.

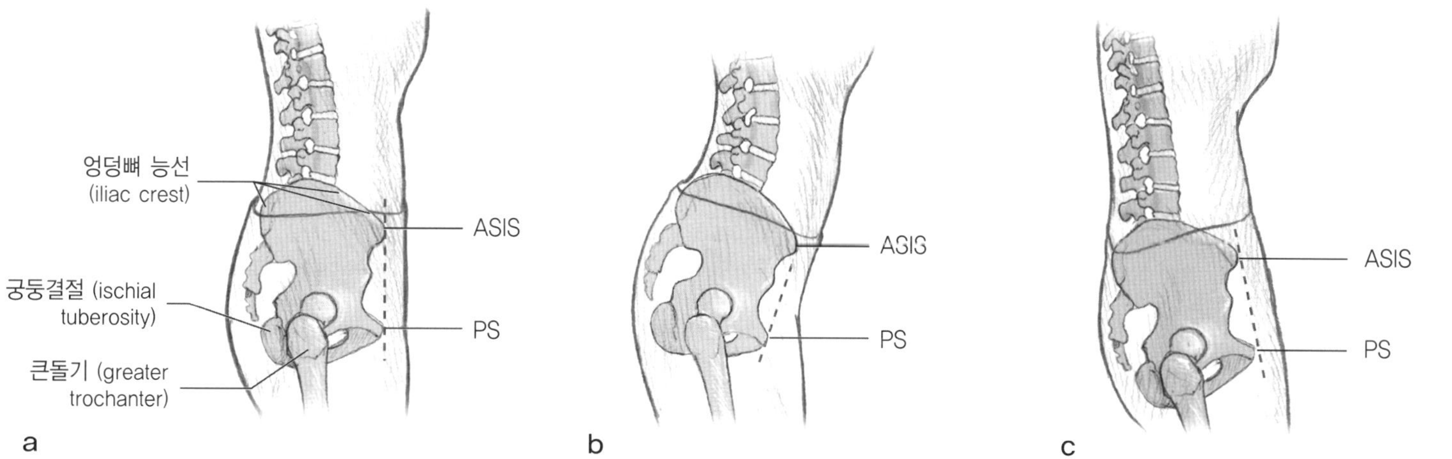

그림 2.9 (a) 중립골반, (b) 전방 경사, (c) 후방 경사.

에 있어야만 한다; 그러나 골반이 중립에 있으나 척추가 그렇지 않은 경우도 발생하는데, 예를 들어, **매트 운동: 싱글 레그 스트레치**(그림 2.10) 및 많은 기타 복부 운동 동안.

중립골반 위치에서 운동을 하는 것은 여러 이득을 준다. 그것은 골반 복합체의 균형잡힌 근육 발달과 올바른 근육 동원을 조장한다. 그것은 효율적인 자세와 이상적인 정렬을 가르치고 강화시키는데, 똑바로 선 자세에서 특히 중요하다. 또한 그것은 부당한 스트레스에서 골반의 부담을 덜어 주는데 도움이 된다. 그러나, 골반은 다이내믹해서 인체 움직임 그리고 그것의 능력, 또는 불능에 대한 움직임을 수행하기 위해서 끊임없이 적응한다는 것을 염두에 둔다. 때때로, 중립골반을 유지하는 것은 비생산적이어서 부정적인 결과를 이끌 수 있다는 것을 증명할 수도 있다. 그러므로 척추와 골반의 적절한 위치 잡기는 상황에 따라서 평가돼야만 한다. 이것은 특히 복부 운동 동안 관련이 있다. 중립골반은 이상적이기는 하지만, 약간 후방 골반경사가 되게 처음에 운동을 할 필요가 있는데 허리 부위의 등 근육을 늘리고 (때때로 이완시키고) 복근을 강화시키기 위해서이다. 일단 허리 유연성과 복근 힘 둘 다를 이뤘다면, 그 골반 위치는 후방에서 중립으로 조절될 수 있다.

전에 말한 것처럼, 중립골반과 중립척추는 항상 동시에 발생하지 않고, 그것들이 다른 영향을 갖는다는 것을 아는 것이 중요하다. 앞으로 굽혀서 복부 운동을 하는 동안 중립척추 위치에서 운동을 하는 것을 주장하는 학생들을 때때로 만난다. 명백히 그들은 그렇지 않다(그렇게 있지도 않는다). 일단 머리와 몸통이 전방으로 굽혀지게 들어 올려지면, 척추는 더 이상 중립 위치에 있지 않다. 중립 위치에 있을 때 척추의 자연적인 만곡은 있어야만 한다; 전방 굽힘에서 자연적인 만곡은 있을 수 없다. 전방 굽힘을 하는 동안 중립척추로 복부 운동을 한다고 말을 하는 것은 잘못이다. 그러나, 전방 굽힘으로 복부 운동하는 동안 중립골반을 유지하는 것은 가능하며 많은 경우에서 바람직한 일이다.

가슴 들어올리기를 가르칠 때, 나는 학생들에게 전방 굽힘으로 가게 들어올리라고 교습한다. 일부는 오직 머리만을 매트에서 들어올리고, 전체 상부 거들을 올리지 않는데, 중립척추를 유지하려는 잘못된 시도 때문이다. 몸통 굽힘이 아니라, 목 굽힘을 수행함으로써, 그들은 복부 운동인 그 운동 요점을 놓치고 있다. 그 결과로 그들은 복부를 효율적으로 운동하지 않고, 복부 강도보다는 목의 긴장과 과도한 허리 긴장을 얻고 있을 것이다. 나는 비슷한 시나리오를 **매트 운동: 크리스크로스**에서처럼, 몸통 회전을 동반하는 배빗근(복사근) 운동에서 보아왔다. 그러한 운동에서 중립척추를 유지하기 위한 시도로, 학생들은 몸통 굽힘과 회전은 거의 없이 목을 아주 많이 굽힌다. 요추는 때때로 매트에서 들어 올려져서 등에 과도한 부하를 준다.

나는 많은 복부 운동 동안 중립골반 위치를 유지하는 것을 매우 옹호하는데, 그러나 반드시 하는 것은 아니다. 예를 들어, 당신이 척추과도전만이고, 긴장된 허리를 가졌다면, 중립골반을 유지하면서 복부 운동을 수행하는 것은 하부 등 근육의 과도한 수축으로 귀결된다. 이것은 몸통의 불충분한 전방 굽힘, 비효율적인 복부 동원, 과도한 엉덩관절 굽힘근 활성화 가능성(특히, 다리를 매트에서 떨어뜨려 유지할 때), 여기에 더해서 허리와 목에 스트레스를 줄 가능성으로 바뀌게 된다. 중립골반으로 운동하려는 노력에서, 사람들은 때때로 그 운동의 결과와 타협을 하고 부정적인 움직임 패턴을 강화하며, 목 통증, 등 통증, 그리고, 설상가상으로, 약한 복근을 갖고 떠난다.

등을 대고 누운 자세에서 전방 굽힘 동안 일련의 동작들은 요추를 매트로 꽉 누르게 만든다: 복근은 수축하고, 복부내압은 증가되고, 등 폄근은 늘어나고, 요추는 편평해진다. 이것은 등을 매트로 꽉 누르게 하기 위해서 골반이 강력하게 후방 경사가 되게 밀려지는 것을 뜻하지는 않는다. 이 보다는, 몸통이 전방 굽힘으로 들어올려지는 동안 중립골반이 유지되며, 최대 복부 활성화를 위해서 전방 굽힘의 마지막 범위에서 골반이 후방으로 기울어져야만 한다면, 팽팽한 하부 등 폄근을 늘리고, 하부 등을 매트로 꽉 눌러라. 그러면 좋다. 당신이 제한 인자들을 돌보고 극복할 때까지, 골반 위치를 변형시키는 것을 계속해라. 궁극적으로, 복근의 힘이 늘어나면서, 당신은 완전하고, 긍정적인 결과와 함께, 과도한 긴장이 없이 그리고 바라건대, 중립골반 자세로 복부 운동을 수행할 수 있을 것이다.

주: 인게이지(engage)는 신체의 중심이라고 할 수 있는 파워하우스 근육들을 활성화하여 중심에서부터 움직임이 시작되어 펴고, 굽히고, 팔과 다리를 움직이는 것을 의미한다. 인게이지를 잘 하려면, 배꼽을 척추 쪽으로 당겨 닿을 때까지 복부 근육을 집어 넣고, 위로 끌어올리는 스쿠프 앤드 리프트(scoop and lift)가 필요로 한다.

정렬 평가
Assessing Alignment

수년 간 자세를 평가하는 편리한 방법을 개발하는 것이 중요하다는 것을 알았다. 복잡한 평가 시스템을 쓸 수도 있으나, 집이나 필라테스 세션 동안 사용하기에는 비 실용적이다. 나는 매트 운동: 롤-다운(Roll-Down) 자세와 정렬 평가를 위해서 간단하지만 유용한 도구로 추천한다. 그것은 구조와 근육 발달 및 보상에 대한 유용한 정보를 제공한다. 동시에 그것은 척추를 부드럽게 가동시키고 호흡을 움직임과 조화를 맞추게 해준다. 학생의 정렬을 평가하는 지도자는 전방과 후방 그리고 옆에서 롤-다운을 관찰하는데, 몇몇 자세 변위는 관상면(전/후)에서 그리고 다른 것들은 시상면(옆)에서 더 잘 볼 수 있기 때문이다. 자기-평가 도구로서 이 운동을 사용할 때는 가능하면 거울 앞에 편평하고 단단한 바닥에 서라. 자기- 평가는 고양된 내적 인지 및 끊임없이 숙련되어야 하는 관찰 기술을 요구한다.

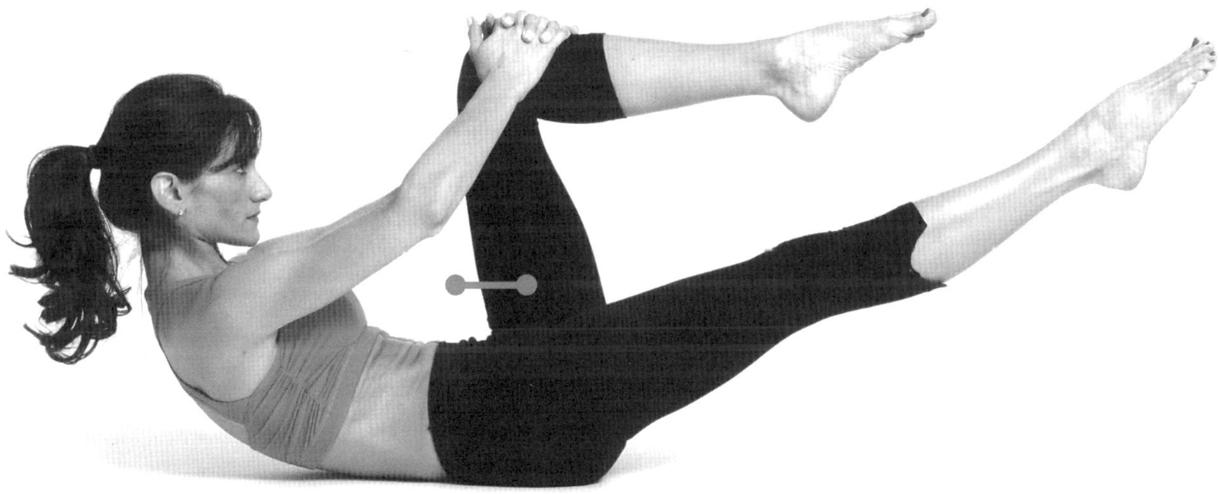

그림 2.10 싱글 레그 스트레치는 골반이 중립 위치에 있으나, 척추가 경사진 많은 운동들 중의 하나이다.

롤-다운(말아내리기)

Roll-Down

근육 포커스

- 복근 및 등 폄근

목적

- 척추 분절 움직임의 개발
- 등 폄근의 스트레치
- 복근과 등 폄근의 조절 증진
- 인체 정렬과 정신 집중

나는 한 세션의 처음과 끝에 롤-다운을 권장한다; 그러나, 이 운동은 모든 사람들에게 적절하지는 않기 때문에 어떤 경우에서는 수행되면 절대 안 되는데, 허리 문제가 있을 때이다. 당신 또는 어떤 학생이 이 움직임을 한다면, 등을 벽에 기댄 변형된 롤-다운으로 대체하는데, 발을 골반 너비로 벌리고, 벽에서 30~60 cm 떨어져서, 무릎을 굽혀라. 이 자세로 운동을 하는 것은 벽이 체중을 받혀 주고서 촉각 피드백을 제공한다.

롤-다운 동안, 인체 내에서 체중 이동을 내적으로 인지해라. 비대칭과 불균형을 주시하고, 추선에서 벗어나는 것을 주목해라. 롤-다운을 평가 도구로 사용할 뿐만 아니라, 정신을 집중하고 인체를 조율하는 수단으로 사용하는데, 마치 악기를 연주하기 전에 음을 맞춰 보는 것과 같다.

이미지화 하기

등이 폴(pole)을 누른다고 상상해라. 그 폴(pole)은 당신을 똑바로 세우고, 선을 맞추게 유지하는 것이다. 머리는 물로 채워지고 아주 무거워진다. 물이 앞쪽으로 흘러내리게 되면, 한 번에 하나의 작은 분절이 몸을 폴(pole)에서부터 잡아 당긴다. 머리 위에 채워진 물이 다 쏟아지면 몸은 가벼워져서 척추는 다시 폴(pole)로 말아 올라간다. 한 번에 하나의 분절씩.

- □ 처음부터 추선과 비교한 이상적인 정렬을 확립해라.
- □ 긴장을 푼 움직임을 만들고, 끝 범위에서 뒤넙다리근 스트레치를 힘을 줘서 하지 말아라.
- □ 팔과 손의 긴장을 풀어라. 손바닥은 몸 옆을 보게 해라.

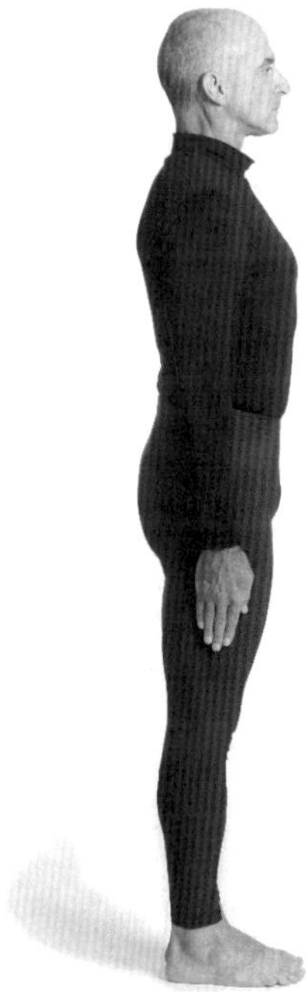

《들이쉬기, 들숨》 발을 어깨 너비로 평행되게 벌리고, 이상적인 정렬로 똑바로 선다. 이상적인 정렬에 대한 정신적 체크리스트를 점검하면서 움직임을 준비해라.

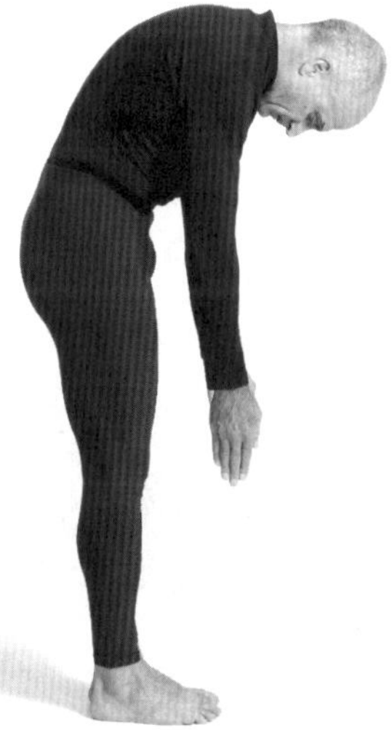

《내쉬기》 척추를 따라 밑으로 구부려라. 머리부터 시작하며, 각 척추를 따라 분절 움직임을 만들어라. 밑으로 구르는 동안 무릎을 구부려서 허리로 가는 어떤 압력을 줄여라. 긴장된 등 폄근 및 뒤넙다리근인 경우, 특히 중요하다. 이 자세를 하면서, 숨을 들이 마시고, 맨 밑바닥 자세에서 이완을 유지해라(그러나 웅크리지 말아라). 목의 긴장을 풀고 머리가 척추의 선을 따르게 해라. 숨을 들이 마실 때 가슴을 옆으로 팽창시키고, 등이 길어지고 척추 관절들이 모든 긴장을 풀어 버린다고 느껴라.

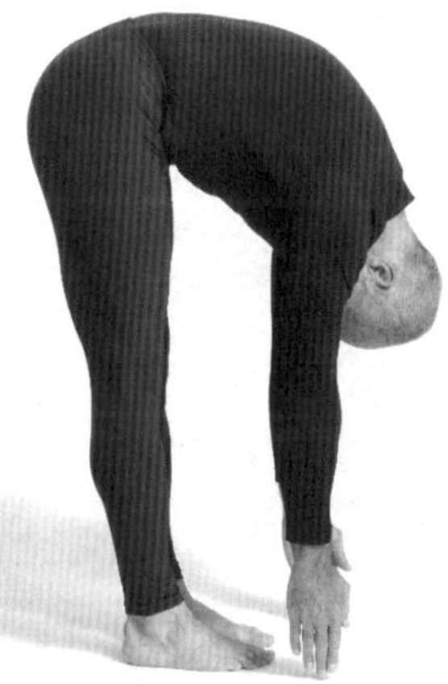

《내쉬기, 날숨》 다시 굴러 올라가는데, 척추를 따라 분절이 움직여서 각각의 척추뼈를 추선에 맞춰 벽돌 쌓기처럼 세워서 이상적인 정렬을 설립하며, 출발 자세로 돌아가라.

중력중심의 영향 / Effects of Center of Gravity

인체의 중력중심(center of gravity; COG)은 정렬 및 운동 역학의 이해 모두에 중요하다. 체중 배분은 그 사람의 체형에 따라 운동을 더 쉽게도 더 어렵게도 만들 수 있다. 때때로, 한 운동을 성공적으로 수행하지 못함은 체력의 부족과 거의 관련이 없고 신체 특히, 인체의 체중 배분과 커다란 관련이 있다. 예를 들어, 넓은 어깨를 갖고, 잘 발달된 상체, 짧은 다리인 남자는 롤-업이 극도로 어려울 수 있는 반면, 작은 몸통, 튼튼한 엉덩이, 그리고 긴 다리인 여자는 그 운동이 비교적 쉬울 것이다. 남자가 약한 것이 아니다; 실제로 그는 훨씬 강한 복근을 갖고 있을 수 있지만, 그러나 그는 상체가 무겁고, 반면에 여자는 더 낮은 COG를 갖고 있다. 다른 운동에서, 운다체어: 풀 파이크 그리고 리포머: 롱 스트레치 따위, 이 남자는 장점을 가질 것이다.

각 사람의 COG가 약간 다르다고 가정할 때, 각 사람이 한 운동을 수행하는 방법 역시 다르다. 이 사실을 이해하는 것은 중요한데, 운동을 더 쉽게 만들거나 더 어렵게 만들고, 제일 중요한 것은 그것을 안전하게 만든다. 조셉 필라테스는 체조선수처럼 근육이 매우 발달한 사람이었다. 한 남자의 자연적으로 강한 상체에 더해서, 그것을 발달시키려는 성향뿐만 아니라 멋있게 보이려는 운동들을 만들기 위한 타고난 갈망으로, 조셉 필라테스가 만든 많은 동작들은 강하고 상체를 잘 발달시켜야 하는 것은 놀랄 일이 아니다. (이것은 여성이 그 목록을 매우 아름답고 성공적으로 수행할 수 없다는 것을 의미하지 않는다.) 인체와 그 운동의 역학을 이해하는 것은 당신 자신과 당신의 학생들을 위해서 장애를 극복하게 만들 것이다.

예로, 매트 운동: 롤-업은 이 운동이 어렵다면, 그 이유는 약한 복근 또는 긴장된 하부 등 및 뒤넙다리근이라기보다 체형 때문이기 쉽다. 하나의 멋진 해결책은 발목에 가벼운 발목 경량(1kg)을 걸치는 것이다. 이것이 그 사람에게 몸을 위로 당기기 위해서 발목 중량에 의존하게 하는 것은 아닌데, 안전한 발 끈 밑에 발을 끼고 하는 경우와 다르다; 그것은 단지 체중 배분을 바꾼 것인데, 다리에 중량을 더해서 (또는 사실상, 길이를 더한 것) 골반 쪽으로 COG를 낮춘 것이다. 개인은 그 운동을 위해서 키가 커졌다. (키가 커지는 것이 그렇게 쉽다면 좋을 텐데) 평소에는, 커다란-상체 또는 키가 작은 것이 장점일 수 있다. 체형에 상관 없이, 모든 이들은 극복해야 할 장애와 도전에 직면한다... 당신의 몸을 즐기고 여행을 즐겨라!

발 정렬 / Foot Alignment

발은 똑바로 섰을 때 인체의 기초가 된다: 서고, 걷고, 달리고, 점프할 때. 발의 정렬 불량은 가만히 있거나 움직이고 있을 때, 자세 변위를 만들어서 동력학 체인을 따라 위로 올라가면서 보상을 만든다. 발은 많은 관절들로 이루어진 복잡한 구조로, 어느 한 관절 또는 그 발의 양상이 특히 약하다고 말하기가 어렵다. 그러나, 나는 발 정렬에 관계한 그것의 중요성으로 인해서 목말밑관절(거골하관절, subtalar joint) (종종 발목관절로 잘못 불려진다.)을 지목할 것이다. 목말밑관절은 안쪽 바깥쪽(뒤침 및 엎침) 동작을 조절하고 올바른 발 정렬을 이루는데 매우 중요하다. 서 있을 때 발의 중립 정렬을 이루기 위해서 누군가를 도울 때, 좋은 가이드는 후방에서 아킬레스건을 관찰하는 것이다(그림 2.11). 그 힘줄은 지면과 수직이어야만 하며 목말밑관절의 미세조절이 이 정렬을 이루기 위해서 만들어질 수 있다. 중립 정렬에 대한 숙지는 필라테스 기구에서 발 운동 동안 특히, 도움이 된다.

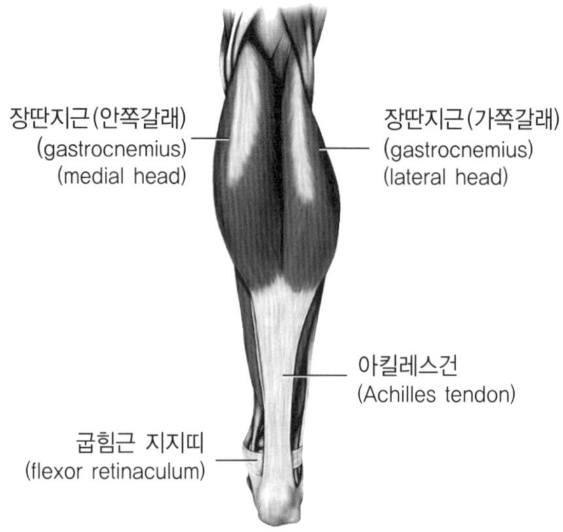

그림 2.11 아킬레스건의 정렬.

3

| 제 3 장 |

파워풀한 필라테스 연습

/ Powerful Pilates Practice

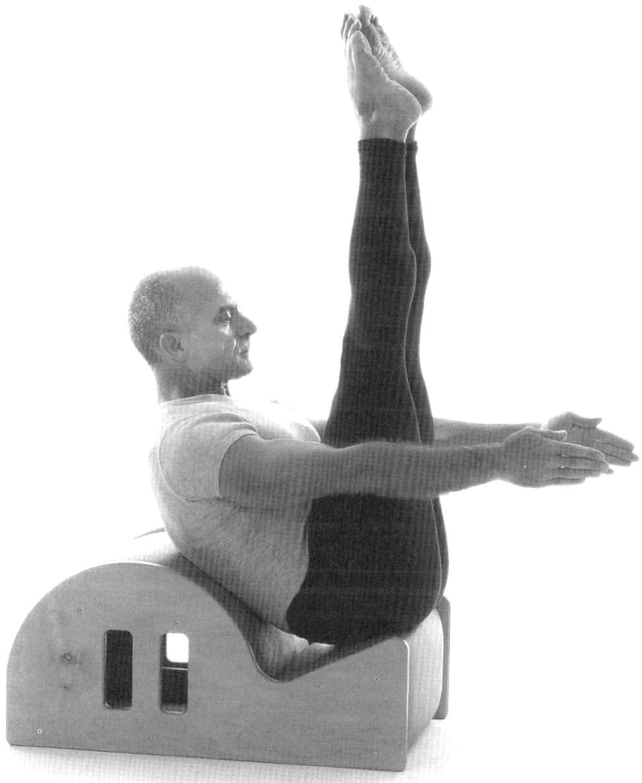

의도한 대로, 그리고 내가 그것에 접근하는 필라테스의 기초는 마음 전체와 함께 운동하는 것이다. 인체는 가장 복잡한 도구로서, 한 부위의 불균형은 불가피하게 다른 부위의 불균형을 초래한다. 그러므로, 모든 필라테스 프로그램은 한 사람의 나이, 피트니스 수준, 또는 능력에 관계없이 포괄적이어야만 한다. 어떤 경우, 인체의 특정 부위에 주의를 더 향할 수도 있지만, 인간 움직임의 복잡한 정형화를 항상 염두에 두어야만 한다. 인체가 기능하기 위한 능력의 본질에 악영향을 주는 부상, 보상, 또는 다른 어떤 제한은 한 체인에 있어서 약한 연결로 간주될 수 있다. 하나의 완전한 단일체로서 그 체인이 기능하기 위해서, 당신은 그 체인 전체를 효율적으로 기능하는 것이 목표라는 관점을 잃지 않고서 그 약한 연결을 돌보아야만 한다.

구조와 창의성은 전혀 다른 것처럼 보일 수 있으나, 하나는 다른 것 없이 존재할 수 없다. 둘 다 효율적인 필라테스 프로그램을 위한 필수적인 구성 요소이다. 전체로서의 개념을 손상시킴 없이 하나의 구조를 당신에게 창의적으로 만들고, 개인적 그리고 특수한 필요에 적응시켜라. 필라테스를 오로지 운동으로, 그리고 더 나가서, 인체의 오직 한 부분만을 위한 운동으로 본다면, 그 시스템의 본질을 희생시키는 위험에 빠진다. 효율적이고 포괄적인 프로그램을 만들게 해주는 하나의 구조를 충실히 지켜라. 또한 그것은 교사들이 동시에 여러 사람들을 가르칠 때 한 스튜디오에서 흐름을 유지하게 해주면서, 각 사람에게 개별적인 프로그램과 개인적인 관심을 제공한다. 나는 그 과정을 오케스트라를 이끄는 지휘자 또는 한 번에 여러 체스게임을 하는 체스 고단자와 비유한다 — 지휘자는 항상 그 구성에 있어서 그가 있는 위치와 그 오케스트라의 각 섹션이 무엇을 하고 있는 지를 아는데, 마치 체스 고단자가 다음 움직임뿐만 아니라, 각 매체에 있어서 여러 움직임들을 위한 전략을 머리 속에 갖고 있다. 개별적인 세션들 모두 안에서 흐름을 동시에 유지하는 것은 명확하고 잘 교육된 구조로서만 이룰 수 있다.

수년 간 나는 구조, 방향, 그리고 전체로서의 개념이 부족한 필라테스 수업들을 목격해왔다. 이러한 세션들은 한 가지 요점을 잃고 있다는 생각을 갖고 떠났다; 논리적 전개 없이, 그들은 필라테스를 그렇게 가치 있게 만들고 그것의 효과가 그렇게 심오하게 만든 요소들이 부족하다. 나는 때때로 임상적인 환경에서 이것이 생기는 것을 보는데, 거기서 필라테스는 하나의 치료 수단으로 사용된다. 치료사는 환자를 리포머 위에서 몇 가지 운동을 하게 할 것이다. 그런 다음 치료의 또 다른 방식으로 건너간다. 정처 없이 필라테스 운동을 사용하는 것은 필라테스가 아니다. 필라테스 기구 위에서 우연히 행해지는 운동은 필라테스 움직임일 수도 있고 아닐 수도 있지만, 그것은 필라테스가 아니며, 왜냐하면 그 시스템의 철학과 접근법을 구현하지 않기 때문이다. 나는 그것이 조셉 필라테스가 창안한 시스템이 아니라고 말할 수 있다. 그러므로, 조셉 필라테스가 *〈조절학을 통한 삶으로의 회귀〉* 안에서 "우리의 잠재력 내에서 가장 고귀한 성취"라고 기술한 결과를 이루기가 쉽지 않다. (물론 많은 치료사들은 필라테스를 심도 있게 연구해왔고, 그것을 하나의 완전한 시스템으로서 그들의 임상 속으로 매우 성공적으로 통합해왔다.) 그 방식의 창시자는 당신이 몸과 마음 모두를 동시에 포괄적으로 돌보아야만 한다는 명확한 믿음을 갖고 있다. 이 믿음은 건강함으로 가는 파워풀한 접근이라고 밝혀져 왔으며 이제 그것이 가치가 있다는 폭넓은 인지를 받고 있다.

수련의 구조화: 블록 시스템

Structuring Your Practice: The Block System

필라테스 수련을 위한 유용한 구조를 찾기 위한 나의 탐구는 BASI(Body Arts and Science International) 블록 시스템을 개발하게 되었다. 여러 해의 수련과 그 방식의 교습 그리고 세계 도처에서 프로그램의 진행에서 탄생한 그 블록 시스템은 필라테스로 가는 접근법의 핵심이다. 그것은 필라테스 방식 안에 견고하게 자리잡아 있고 동시에, 그것은 운동 생리 원칙과 동시대의 지식을 충실히 지킨다. BASI 블록 시스템의 구조는 수련자들이 전신을 돌보게 보장해서, 개인의 발전을 위한 틀과 명확한 가이드라인을 제공하면서 적응성과 창의성을 허용한다.

블록 시스템은 방대한 필라테스 목록을 각각의 운동이 되돌아 갈 집을 갖는 방식으로 조직화시켜서, 한 블록은 그 집에 속한다. 그것은 가계도에 비유될 수 있다; 모든 운동은 동일한 뿌리에서 나와서 서로가 연결되어 있는데, 일부는 다른 것과 보다 면밀하게 연결된다. 전체 나무의 복잡성에 친숙하게 되는 것은 블록 시스템을 성공적으로 이행하기 위해 필수적이며, 이 지식은 수준, 개인적인 요구, 제한 및 목표에 따라 개별화되는 프로그램들을 엮는데 사용될 수 있다.

그러한 시스템이 없다면, 수백 개의 필라테스 운동들은 단지 내용 또는 의미 없는 운동이 된다. 그것은 그것 자체가 저절로 가치가 있지만, 그것은 문장이 되도록 합해졌을 때 하나의 메시지를 보낸다. 문장들을 더 멋있게 만들수록, 메시지는 더 심오해진다. 필라테스도 마찬가지이다. 지도자는 세션을 블록들로 작성하는데, 그것은 책에서 챕터들과 같다; 함께, 그것들은 전체 스토리를 만든다. 각각의 움직임은 잘 기획된 구조 그리고 움직임 순서 내에서 자리를 잡을 때 많은 의미를 갖게 된다 — 마치 움직이고 있는 시처럼. 인간 움직임이라는 예술과 과학이 합쳐지는 것이다. 이 수준에서, 몸과 마음은 하나로서 일을 하고 필라테스의 모든 기본 원칙들은 효과를 본다; 그 운동은 점점 깊어가지만, 점점 수월해진다. 이것이 우리가 추구하는 수준인데, 거기서 가장 위대하고 가장 심오한 변화가 생기게 된다.

블록 시스템의 많은 수준들을 완전히 이해하는 것은 수년이 걸릴 수 있다. 그러나, 그것의 가장 간단한 형태 일지라도, 그 시스템은 방대한 목록을 분류하고, 운동 시간을 극대화시키고 그리고 그 세션을 그것의 완전한 잠재력까지 사용할 수 있는 하나의 방식을 제공한다. 그것은 표준화된 시스템이기 때문에, 그것은 그것에 훈련된 수련자들에게 아주 매끄럽게, 그리고 의미심장한 양식으로 교류하고 협력하게 해 주는데, 그것이 세계의 어디에 있는가에 상관이 없다. BASI 블록 시스템은 이제 세계 도처의 스튜디오 내에서 사용되며, 나는 다른 문화권에서 성공적으로 수행되는 방식을 볼 때 항상 자랑스러운 느낌이 든다.

이 책의 모든 운동들은 블록 시스템에 따라서 배열되었는데, 그것은 당신이 각각의 운동과 전체 구조 내에서 그것의 위치를 동시에 배울 수 있다는 뜻이다. 예를 들어, 상부 거들에 초점을 둔 리포머 위에서의 운동들은 *〈팔 운동 블록〉*에 속하는데, 난이도에 따라서 선택할 수 있는 여러 수준의 상체 운동의 집합체다. 각각의 블록은 개별 운동 또는 운동 시리즈로 구성된다. 한 시리즈는 하나의 완전한, 집약된 *운동 단일체*를 만들기 위해서 서로 서로를 보완하는 여러 운동들의 모음집이다. 한 시리즈 안에 있는 운동들은 모두가 함께 수행된다. 거기에 정기적으로 사용되는 하나의 다른 용어가 있다. 나는 공통 분모를 함께 하는 다수의 운동들을 거론하기 위해서 운동 *그룹*이라는 용어를 사용하는데, 리포머 위에 놓인 롱 박스와 함께 수행되는 것이 그렇다. 한 시리즈와 대조적으로, 한 그룹 내의 운동들은 일반적으로 한 세션 안에서 함께 시행되지 않는다. 한 세션 안에서 롱 박스 운동들을 함께 모두를 시행하는 것은 누군가에게 아주 낯설 것인데, 그러나 우리는 그것들을 집합적으로 롱 박스 그룹이라고 부른다.

수년에 걸쳐서 두 개의 다른 블록 시스템이 개발되어 왔다. 첫째는 일반적인 필라테스 세션에서 사용되는 것으로 기구의 전체 수량을 활용한다. 그것은 *포괄적 블록 시스템*이라 불린다. 이 시스템을 구성하는 블록들은 다음과 같다:

웜업: 이 블록은 운동을 위해서, 신체적으로, 정신적으로, 몸을 준비한다. 그것은 일반적으로 매트 운동들을 선택한다.

발 운동: 하체에 전념하기 위한 발 운동은 리포머, 캐딜락 및 운다체어에서 수행된다. 초점은 전체 다리에 둔다: 발과 발목, 무릎 및 힙. 이 블록은 부분 웜업 및 하체를 위한 특정 부분 훈련으로 간주된다. (*발 운동*이라는 이름의 사용은 뒤에 나오는 *다리 운동*과 구분된다).

복부 운동: 이 운동 선택은 복근 발달에 초점을 둔다. 비록 복근은 필라테스 세션 전체에서 인게이지* 되지만, 이 운동들은 특별히 이 부위에 목표를 두고 있으며 모든 복근을 다룬다.

힙 운동: 이 항목은 힙 관절의 운동과 조절을 요구하며 일반적으로 리포머 위에서 발을 스트랩(끈)에 걸고 시행되거나, 또는 캐딜락 또는 아발론체어 및 아발론바렐 같은 다른 기구에서 다리 스프링을 사용해서 시행된다. 골반-허리 부위의 조절에 초점을 맞추는데 골반이 힙관절과 가까운 관계에 있기 때문이다.

척추 분절 움직임: 이 블록은 척추 가동성 및 몸통 근육 조절의 개발에, 특히 깊숙이 놓인 근육에 맞춰져 있다. 척추 분절 움직임 운동은 매트를 포함한 거의 모든 기구에서 찾을 수 있다.

스트레칭: 이 블록에서의 선택은 기구 안팎에서 시행될 수 있는데, 특히 엉덩이 굽힘근과 햄스트링을 위한 스트레칭을 포함한다. 운동 선택은 각 개개인의 필요성과 능력에 따라 다르다.

전신 통합(Full-body integration; FBI): 모든 필라테스 운동들이 전신을 운동하지만, 이 운동은 근육군 또는 인체 부위로서 분류하는 것을 거부하고, 특별히 전신 동작에 맞춰져 있다. 두 단계가 있다: FBI 초급/중급 (fundamental/intermediate; FBI F/I)과 FBI 상급/마스터(advanced/master; FBI A/M).

팔 운동: 이 블록은 상부 거들에 맞춰져 있다. 나는 여러 가지 시리즈로 편집했는데, 팔과 어깨의 다양한 근육군들을 운동하는 운동들로 구성된다. 일반적으로 완전한 시리즈는 상체의 포괄적인 운동을 확실히 하기 위해 연습된다.

다리 운동: 이것들은 발 운동을 보완하기 위한 하체를 위한 운동들이다. 그것들은 일반적으로 힙 벌림근과 힙 모음근이 중점을 둔다. 그러나, 그 시스템은 유연성을 제공해서 이 항목은 무용수, 스키선수 및 런너들이 운동할 때 같은 특정 기술 훈련을 위해서 활용될 수 있으며, 또는 하지를 위한 교정적이고 치료적인 운동에 활용된다.

가쪽 굽힘 및 회전: 이 블록은 회전근과 몸통 가쪽 굽힘근을 동작하는 운동들을 말하는데, 배빗근에 중점을 둔다. 이 근육들은 건강하고, 기능적 움직임과 척추 지지에 필수적이다. 종종 불균형이 인체의 어느 한쪽에 있는 근육들 사이에 존재하는데, 척추 측만부터 한쪽 우세 (우세한 손잡이)까지 망라하는 이유로, 어떤 운동 경기나 작업과 관련된 활동에 기인한다. 나는 항상 균형과 대칭을 향한 운동을 추천한다.

등 펴기: 이 블록은 몸통 폄근들을 위해서 맞춰져 있다. 이 근육들은 척추를 따라 놓여 있으며 등에 층을 이뤄서 걸쳐 있다. 얕은 근육들은 길고 커다랗고, 전체 움직임을 책임진다. 깊숙이 놓인 내재 근육들은 척추사이 근육들로 척추의 복잡한 움직임을 조절한다. 복근에서처럼, 그것은 깊숙한 근육들로 안정을 위해서 커다란 책임을 갖고 있다. 이 블록은 위태로워져서는 절대 안 된다.

매트 운동들은 파워하우스에 대부분 초점을 맞춘다—척추 굽힘근(복근), 가쪽 굽힘근 및 회전근, 그리고 등 폄근들. 그러므로, 특정 블록 시스템이 매트 운동을 위해서 창안되었으며, 두 번째 판인 여기서 설명되었다. *매트 시스템*을 구성하는 블록들은 다음과 같다:

기초(Foundation)
복부 운동(Abdominal work)
척추 분절 움직임(Spinal articulation)
브리징(Bridging)
가쪽 굽힘 및 회전(Lateral flexion and rotation)
등 펴기(Back extension)

그것들의 다양함과 전환적 성질 때문에, 매트 운동은 진전과 흐름에 따라 그것들 자신을 더 자연스럽게 배열 시킨다. 매트 운동 블록 시스템은 4장 서술부에서 더 자세히 기술되어 있다.

나는 때때로 필라테스가 부적절한 회전과 폄 운동들을 갖고 있다는, 정당화되지 않은 필라테스에 대한 비평을 듣는다. 나의 표준적인 대답은 간단하다: "죄송하지만, 당신이나 당신의 선생 둘 다 필라테스의 전 범위를 알지 못하거나, 적어도, 당신은 그것을 활용하지 않고 있다." 척추 회전과 폄 둘 다를 위한 필라테스 목록에는 수많은 옵션들이 있으며, 그것은 몇몇 포괄적 운동 프로그램의 중요한 구성 성분이다.

척추 폄은 우리가 나이가 먹어감에 따라 하나의 운동 프로그램 내에서 더욱 더 중요해진다. 세월이 지남에 따라 중력은 우리를 앞쪽으로 당겨서 굽게 만든다. 이러한 경향은 우리의 생활 스타일의 황폐에 의해서 악화된다— 컴퓨터 앞에서, 차를 몰고, 스마트폰을 확인하고, 전방 굽힘을 요구하는 여가 참여 등 앉아서 보내는 시간들. 그 결과는 암울해서, 둥근어깨 증후군과 기타 어깨 문제와 허리통증 및 목 긴장들이다. 필라테스 또는 다른 피트니스 요법이 운동 대부분이 몸통을 굽혀서 시행되는 복근에 과도하게 초점을 둔 방식 안에서 시행된다면, 그 결과는 점점 더 암울해진다. 효과적인 복부 운동은 중요하지만, 그러나 인체의 다른 부위들을 운동하는 것과 균형을 맞춰 보완돼야만 하는데, – 특히 가쪽 굽힘근, 회전근, 척추의 폄근들이다. 균형 잡힌 근육 발달은 좋은 정렬과 균형, 효율적인 움직임과 전반적인 웰빙을 이루는데 주요한 구성 성분이다.

나는 가이드를 위해 종종 아기들과 어린아이들을 쳐다 본다. 좋지 않은 정렬을 갖고 있는 유아들을 보기가 어렵다; 그들은 강한 등과 똑바른 척추를 갖고 있다. 나는 필라테스 "원로들" 중의 하나이자 1세대 교사인 Lolita San Miguel이 우리 집에서 우리 가족을 방문했을 때를 멋진 사건을 기억한다. 두 살쯤 된 내 아들 Elan은 목욕을 하고 있었고 나와 Lolita는 목욕탕에 서서 구경을 하고 있었다. 놀라운 근육 그리고 서고, 앉고, 점프하고, 물장구를 치는 이렇게 작은 제멋대로인 에너지 덩어리의 자세에 경탄했었다. 이것은 자연이 아이들뿐만 아니라, 생애 내내 우리에게 유지하라고 의도한 바로 그 척추 형태이다. 그렇다. 아기들은 배가 약간 톡 나왔다. 그리고 어린아이들이 청소년으로 가는 동안 그들의 복근들을 발달시키는데 중점을 두는 것은 중요하다. 그러나, 우리는 나이를 먹음에 따라 특정 근육군들 — 특히, 힙 폄근, 힙 벌림근, 등 폄근 — 악화되도록 하면 절대 안 되며, 그것들을 강하고 유연하게 유지해야 한다.

운동 설명
Exercise Descriptions

한 운동 또는 움직임을 완전히 이해하기 위해서 (이 책의 목적상 이 두 단어들은 교대로 사용된다), 먼저 그것을 분석해야만 한다. 그 다음 원하는 결과를 얻기 위해서 가장 적절한 방법으로 올바른 기회에 그 움직임을 적용할 수 있을 것이다. 나는 움직임 분석에 대한 분명하고 간결한 형태를 만들어 냈다. 이 분석은 움직임을 이해하고 학습하고 가르치기 위한 해답을 준다. 또한 그것은 운동 프로그램을 편집하는데 매우 유용하다. 다음에 올 항목들에서 나는 4장부터 11장까지 제시된 운동들의 각각을 위해서 사용되는 범주들을 설명한다. 이 범주들은 운동을 기술할 뿐만 아니라 분석의 수단으로써 쓰인다.

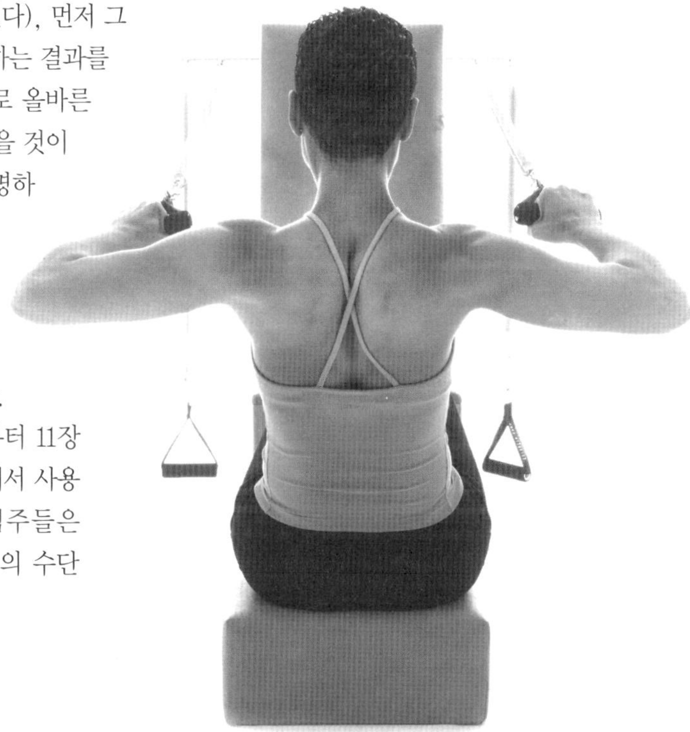

나는 각각의 운동을 이름과 기구, 블록, 난이도 및 사용되는 저항의 양(적용할 경우)으로 보여준다. 이 정보는 운동에 관한 논의, 그것의 근육 포커스, 그것의 목적 및 최적 결과를 얻기 위해서 내가 사용을 제안하는 이미지들로 이어진다. 이미지화 하기는 매우 파워풀하고 개인적인 교습 도구이다. 특정 이미지는 어떤 상황과 특정 사람들에게 잘 듣는 반면, 다른 상황과 다른 사람들에게는 잘 듣지 않을 수 있다. 적어도, 내가 주는 이미지가 당신의 상상력을 자극해서 당신 자신의 이미지를 만들고 교습을 위한 신호가 되기를 바란다. 또한 나는 각각의 운동을 위한 성공적인 결과를 확실히 하기 위해서 관찰해야만 하는 주요 포인트들의 체크리스트들을 포함한다. 마지막으로, 사진들은 움직임을 보여주는데, 호흡 패턴에 따른 움직임을 설명한다.

움직임의 분류 / Classifying the Movement

블록들은 운동들을 범주로 분류하기 위해서 사용된다. 또한 각각은 그것의 난이도에 따라 규정된다 — 초급, 중급, 상급, 마스터 레벨. (마스터 레벨 운동은 이름이 의미하듯이, 연구하고 마스터하기까지 수년이 걸린다. 나는 오직 몇 가지만 제공하는데, 그 목록의 부위가 이 책의 범위를 넘기 때문이다.) 레벨에 따라서 움직임을 분류하는 것은 주관적인 과정인데, 한 사람에게 어려운 것이 다른 사람에게 비교적 쉬울 수 있기 때문이다. 반대로, 웨이트 트레이닝의 예를 들어, 거기서 발전은 오로지 저항을 늘리는 것에 기반을 두는데, 필라테스에 있어서 발전은 훨씬 더 복잡하다. 그러므로 나는 움직임의 복잡함에 따라서 레벨들을 나눴다 — 움직임이 더 복잡할수록, 난이도는 높아진다.

이 시스템은 당신이 일단 상급 움직임을 배웠다하더라도, 그것을 위해서 당신을 준비시키는 기초 또는 중급 움직임들을 더 이상 훈련하지 않아도 되는 시스템이 아니라는 것을 강조해야만 한다. 각각의 운동은 당신의 움직임 어휘의 부분이 되는데, 사용되고 즐겨야 하는 어휘이다. 궁극적으로, 각 움직임의 목표는 웰빙 추구를 보조하는 것이다. 내가 상급반 학생들을 위한 프로그램을 구성할 때, 나는 상급 목록만이 아니라 모든 레벨에 있는 운동들을 선택했다. 한 프로그램에 넓은 범위의 운동을 포함하는 것이 신체적 · 정신적으로 중요하다. 그 레벨은 그것 자체 내의 목적이어서는 절대 안 되며, 필라테스를 배우고 훈련하는 일생의 과정 내의 이정표이어야만 한다.

내 경력의 상당 부분을 이 방식에서 가장 까다로운 움직임을 마스터하기 위해 노력해 왔으며, 나는 분명히 마스터-레벨 운동을 연기하는 흥분을 즐긴다. 그러나 그것은 오직 그 그림의 일부이다. 전념을 다함으로써, 사람들은 필라테스 수련의 어떤 단계에서도 비슷한 이득을 거둘 수 있다. 그 이득은 수행되는 움직임뿐만 아니라, 그들의 자질과 필라테스 기본 원칙들을 자신의 수련 및 자신의 삶 속으로 통합시키는데 달려 있다. 나는 너무 자주, 마스터-레벨 목록이 유일한 초점이 되고, 때때로 이 운동을 거의 해보지 않은 사람들에 의해서 수행되기도 하는 것을 본다. 출중한 체조선수 또는 무용수는 마스터-레벨 운동의 모두를 거의 곧바로 수행할 수도 있다. 이것이 그들이 필라테스를 안다는 것을 뜻하는가? 아니다. 그들은 안무를 배울 수 있고 그것을 연기한다는 것을 뜻한다.

내가 목록에서 가장 상급 운동들 중의 하나인 〈high bridge single leg; 이 책에 포함되지 않음〉에서 느끼는 만큼, 가장 초급 운동들 중의 하나인 *매트 운동: 펠빅 컬*에서 커다란 가치를 느낀다. 이 예에서, 두 운동들은 실제로 긴밀하게 연관되며, 그래서 초급 및 상급 운동 사이의 관계는 필라테스 수련 안에서 일찍이 확립돼야만 한다. 이 관계를 인식하고 활용하는 것은 당신이 다음 단계를 방법적으로 준비하고 그 시스템 내에서 자라고 성숙하게 해준다. 그 레벨들을 해치우는 과정과 각 빌딩 블록을 이해하는 과정은 통달과 웰빙으로 가는 길이지, 상급 운동을 하는 것이 아니다. 당신은 한 운동을 수천 번할 수 있으며 항상 그것에서 새로운 것을 발견할 수 있다.

필라테스는 안무의 연기가 아니다; 그것은 인체를 배우고, 움직임을 조절하고 웰빙의 추구에 관한 끝없는 과정이다.

나는 어떠한 움직임이라도 *쉽거나 간단하다고 믿지 않으며,* 또한 지루하게 되지 않는다고 믿는다. 신경근육 및 생화학적 활동이라는 맥락에서 막대한 복잡성 이외에도, 각 움직임은 전체 철학을 상징한다. 그 운동은 아주 많은 다른 레벨에서 자신을 나타낸다. 초급인가? 아마. 다른 운동보다 덜 복잡한가? 그렇다. 쉽거나 간단한가? 절대 아니다.

일부 사람들은 가능한 빨리 목록들을 배우려고 노력해서, 기초 운동들에서부터 빨리 뛰쳐 나가서 더 어려운 운동으로 옮겨 가는 것을 좋아한다. 그러나 모든 움직임은 무한한 복잡성을 갖고 있는데, 레벨에 상관이 없다. 나는 서두르는 것보다 각 운동에 아주 친숙하게 되는 과정에 기쁨을 누리라고 권장한다. 친숙함과 이해의 발달은 상급 운동을 수행하는 능력이 아니고, 진정한 학습을 반영한다.

저항 / Resistance

필라테스는 독특하게 저항을 위해서 중력과 스프링 둘 다를 정교하게 사용한다. 중력의 당김은 항상 일정한데, 그렇더라도 그것의 인체에 대한 상대적인 영향은 체형 및 중력중심 같은 다양한 내재 요인들에 달려있다. 그러므로, 중력 영향은 이 책에 있는 각각의 운동을 위해서 특별히 기록되지 않는다. 그러나, 저항으로 스프링을 사용하는 운동을 위해 (기구 상에서 하는 운동의 대부분), 적절한 양의 저항이 기록된다. 일부 경우에서, 스프링과 중력 모두에서의 영향이 있으므로, 그 기구와 그 운동에 대한 역학을 이해하는 것은 필수적이다. 스프링은 *점진적인 저항*을 제공하는데, 그 뜻은 스프링이 장력을 받으면서 저항이 커진다는 것이다. 이것은 *변함 없는 저항*과는 다르다. 거기서 저항은 변하지 않는데, 예를 들어, 중량을 사용할 때다. 언제 저항을 써서 운동을 하고, 변함 없는 것 또는 점진적인 것을 사용할 지를 고려해라. 근육에 대한 그 영향은 동작 범위 내내 바뀌는데, 관절의 어떤 각도에서는 역학적인 이점 또는 단점이 있기 때문이다.

어떤 종류의 저항이 좋은가에 관한 질문을 둘러싸고 있는 논쟁이 분분하다. 이것은 간단히 해결될 수 없으므로, 나는 각각이 유용하게 만들어진 요점들을 생각한다. 궁극적으로, 그것은 개인적인 선호도에 달려 있다. 나는 개인적으로 스프링을 써서 운동하는 것을 좋아하는데, 다른 활동이나 기술을 시뮬레이션하기 위해서 쉽게 적용될 수 있으며, 그것들의 효과에 있어서 더 기능적일 수 있기 때문이다. 또한 그것들은 에너지가 살이 있는 듯 느껴지며, 그것은 내가 즐기는 감각이다.

장비에 스프링을 세팅하는 것은 복잡한 문제이다. 세팅은 기구의 한 부분에서부터 다른 것까지 다양해서, 심지어 기구의 동일한 부분 조차도 제조자에 따라 다를 수 있다. 불행하게도, 보편적인 기준은 존재하지 않는다. 그 복잡성에 더해지는 것은 한 운동을 위한 스프링 세팅은 개인적인 피트니스 레벨, 필라테스 레벨, 체형, 성별, 경험 및 제한점들에 따른다는 것이다. 추가로, 장력을 더하거나 감소시켜서 한 운동 강도와 결과를 드라마틱하게 바꿀 수 있다. 스프링의 수명 또한 한 세팅을 정할 때 한 요인이 될 수 있다.

절대적과 상대적인 저항 사이를 구분해 보자. *절대적 저항*이 뜻하는 것은, 예를 들어, 2개의 스프링은 항상 2개의 스프링이라는 것이다. 반면, *상대적 저항*은, 그 장력이 특정 운동에서 얼마나 강하게 또는 약하게 느껴지는 가를 말한다. 예를 들어, 스프링 두 개는 일반적으로 발 운동에서 약하다 간주되지만, 팔 운동에서는 강할 것이다.

전문가들은 모든 운동에 따라 기구의 각 부분에 있는 저항 세팅들을 잘 알아야만 하는데, 그것들이 그 기구에 유일무이하기 때문이다. 한 예로, 리포머에서 발 운동을 할 때, 강하다는 것은 스프링 4개를 뜻할 것이다; 캐딜락에서 강한 것은 강한 스프링 2개이다; 운다체어에서는 꼭대기에 세팅된 강한 스프링 2개이다. 몇몇 운동에 스프링 세팅과 그들의 영향을 정하는 것을 배우는 유일한 길은 연습을 통해서이다. 각각의 움직임을 많이 해보면서 다른 스프링 세팅을 실험해 본다. 거기에는 항상 논리적인 범위가 있으며 그것 안에서 운동이 시행되지만, 그 범위 내에서 당신의 위치를 결정하는 것은 연습과 지식 및 경험을 요구한다.

앞서 언급한 변수들로 인해서, 나는 각각의 운동을 위한 실제 스프링 세팅을 포함시키지 않았다. 대신 나는 절대적 중량 범위를 제공하는데, 그것은 스프링 세팅 옵션의 제한된 숫자로 해석된다. 그 다음 당신의 개개 필요성에 따라서 미세 조정을 해야만 한다.

다음에 있는 것은 리포머에서의 저항과 스프링 세팅을 위한 Body Arts and Science International 가이드라인이다. 동일한 개념이 다른 기구에 적용될 수 있다; 그렇지만 스프링 개수는 바뀔 수가 있다. 경험을 통해서 당신은 기구의 각 부분 상의 각각의 저항 범주를 위한 세팅을 정할 수 있다.

초경량	➞	0.5 스프링 (경량 스프링)
경량	➞	1~1.5 스프링
중간	➞	2~3 스프링
중량	➞	3.5~4 스프링
초중량	➞	4.5~5 스프링

근육 포커스 / Muscle focus

근육 포커스는 어떤 근육 또는 근육들의 그룹이 운동에 의해서 표적이 되는 가를 찾는다. 그것은 일반적으로 하나의 근육 또는 근육군이지만, 운동 복잡성 및 자세 변화에 따라 여럿일 수 있다. 근육 포커스를 찾는 것은 운동에 대한 원하는 목표를 이루는 것을 돕는다. 많은 경우에서, 저항을 늘리거나 줄이거나, 약간일지라도 인체 자세를 조정하는 것은 그 근육 포커스를 바꿀 것이다. 그러므로, 정확성이 지극히 중요하다.

당신은 세션 ISS(Internal Support System) —배가로근, 골반저, 가로막, 뭇갈래근 — 동원하라고 권장될 것이다. 근육 포커스는 그 운동이 이러한 코어 근육들 중에서 특별히 하나 또는 그 이상을 위하지 않는 한 ISS 이외 근육들을 언급한다.

목적 / Objectives

한 운동 또는 행동의 더 넓은 맥락과 관련이 있다. 매우 특정한 근육 포커스와 대조적으로, 목적은 관련된 근육 모두의 동작을 기술한다. 한 운동은 오로지 하나의 근육 포커스를 가질 수 있으나, 여러 목적을 갖고 있을 수 있다—그리고 그러한 목적은 그 근육 포커스 부위에만 관련되지는 않는다. 예를 들어, 시그니처 필라테스 복부 운동인, **매트 운동: 헌드레드** (4장) 경우, 근육 포커스는 복근들인 반면, 목적은 복근의 강화, 몸통 안정의 개발 및 심혈관계 자극 들이다. 많은 필라테스 운동들의 목적은 조절 또는 힘의 증가, 안정, 분리(dissociation) 및 격리(isolation) 와 관련된다.

힘 vs. 조절 / Strength Versus Control

한 운동의 목적과 효과를 기술함에 있어서, 나는 *힘* 과 *조절*이라는 단어를 매우 특정하고 분리된 방식 안에서 사용한다. *힘*이란 용어는 필라테스 내에서 종종 너무 개방적으로 그리고 폭넓게 사용된다. 한 근육을 강화시키기 위해서, 몇몇 기준치에 충족될 필요가 있는데, *과부하*에 있는 것이다. 불충분한 하중이 한 근육에 가해지면, 그것은 힘을 의미있게 증가시키지 않을 것이다. 그 근육이 활성화가 되지 않는다고 말하는 것은 아닌데, 그것 자체가 신경근육 정형화 및 인체 인지 면에서 가치를 갖고 있다. 그러나, 그 근육은 의미 있게 강화되지 않는다. 그래서 나는 한 근육이 동원되고는 있지만, 인지되기 위한 의미있는 힘의 개선 이득을 위해서 충분하게 과부하되지 않을 때 *조절*이라는 용어를 사용한다.

안정 / Stabilization

인체의 특정 부위에서 안정을 개발하는 것은 필라테스의 공통적인 목표이다. 각각의 운동은 움식임을 안성시키는 근육들(안정근; stabilizer)과 움직임을 만드는 근육들(작용근; mover)로 나눌 수 있다. 둘 다 그 운동의 완전성을 유지하는데 중요하다. 또한 세 번째 범주인 협력근(synergist)이 있는데, 그것은 바람직하지 않은 근육 작용을 중화시키고 정확한 동작을 만드는 것을 보조하기 위해서 동원된다. 예를 들어, 어깨 폄근 운동인, **리포머**: 가슴 펴기(5장)에서, 다음 사건들이 순서대로 일어나야만 한다.

첫 번째로 안정근들이 동원된다; 처음에 몸통 안정근들 (국소 안정근들)이 활성화되고, 그 다음 어깨와 팔꿈치의 안정근들(전반적 안정근들)이 동원된다. 이 경우에서 어깨 폄근들인 작용근들은 다음에 온다. 이들 중에 두드러진 것은 넓은등근, 어깨 폄근, 어깨 모음근 및 어깨 내회전근들이다. 이 운동에서, 우리는 처음 두 동작들을 권장하지만, 어깨 내회전은 원하지 않는다. 그러므로, 넓은등근의 내회전 구성 성분을 중화시키기 위해서 어깨 외회전근들을 동원해서 어깨가 내회전되는 것을 막아야만 한다. 어깨 외회전근들은 바람직한 중립위치 안에서 어깨를 유지시키는 협력근들로서 기능하며 그 운동의 완전함을 유지시키는 주 작용근을 보조한다.

몇몇 운동에서, 안정근들에 우선 집중할 것을 권장하는데, 올바른 안정이 없다면 효율적인 움직임은 생길 수 없기 때문이다. 일단 당신이 올바른 안정을 취했다면, 개시근(initiator)에게 집중해라. 그것은 그 움직임의 일차 포커스 또는 시작 신호(initial cue)로 기술된다. 이것은 어떤 움직임 안에서 매우 중요한 연결고리이다. 마지막으로, 작용근에 집중해라. 나는 이것을 *SIM(stabilize-initiate-move) 공식*이라 부른다. 이 과정을 학습하고 여러 번 연습한 다음 그것은 제2의 본성이 된다; 움직임에 대한 본능적인 반응.

움직임 분석에 관한 대부분의 전통적 방식은 안정근과 작용근을 다루지만 개시근은 아니다. 개시근은 사실상 안정근이 아니면 작용근이어서 이 범주 중의 하나에 속하기 때문이다. 그러나, 개시근이라는 개념을 사용하는 것은 정신 집중, 인체 인지 및 조절을 권장하고, 그 모든 것들은 차례로 운동에서 최대 효과를 얻는데 기여를 한다.

안정의 중요성을 강조하는 외에, 필라테스는 관절 동작 범위와 근육 수축의 다른 타입에 초점을 둔다. 안정근들은 상당히 등척성으로 일을 하는데, 그 뜻은 근육이 그것의 길이나 그것이 작용하는 관절의 각도를 변화 시키지 않고 수축한다는 것이다. 이것은 주동근(agonist)과 길항근(antagonist) 근육들의 다이나믹한 과정으로, 공생 및 다이나믹 관계에서 일을 하고, 인체에서 생기는 변화에 끊임없이 조정한다. 작용근들은 등긴장성으로 일을 하는데, 동심(근육 길이 및 그들이 작용하는 관절의 각도 감소)뿐만 아니라, 원심(근육 길이 및 그들이 작용하는 관절의 각도 증가)으로도 일을 한다.

필라테스는 주동근뿐만 아니라 길항근의 발달을 권장하고 그것들 사이에 존재하는 관계를 강조한다; 한 근육 또는 그룹은 동심으로 수축을 하고 다른 것은 원심으로 수축을 한다. 몇몇 경우에서, 그것들은 모두 한 관절 또는 부위를 안정시키기 위해서 등척성으로 수축한다(동시 수축). 주동근과 길항근 그룹 사이에 강도, 유연성 및 조절 면에 있어서 좋은 균형을 위해서 노력하는 것이 중요하다.

몸통과 골반의 안정화 몸통 안정이라는 용어는 척추의 안정된 위치를 기술하며 이 맥락 안에서 *척추 안정*, *코어 안정*, *동체 안정* 및 *골반-허리 안정*과 동의어다. 안정은 역동적이며 안정근들은 변화하는 환경에 끊임없이 적응한다는 것을 아는 것이 중요하다.

몸통이 안정되어 있고 상부 거들이 가동되고 있을 때 *몸통 안정*이라는 용어를 일반적으로 사용하는데, 두 부위 사이의 밀접한 관계 때문이다. 팔의 움직임은 흉추에 직접적인 영향을 주며, 반대로, 흉추 부위의 몇몇 근육들은 어깨 거들의 정확한 기전에 중요한 역할을 한다. 게다가, 몸통의 정확한 정렬이 없다면 좋은 머리 정렬과 어깨 기능을 이루는 것은 불가능하다. 유사하게, *골반-허리 안정*이란 용어를 쓸 때는 하체가 가동되고 있을 때인데, 하체와 골반 사이의 밀접한 관계 때문이다. 골반이 정렬에서 벗어나거나 불안정하다면, 그것은 하체의 기능에 직접적으로 영향을 줄 뿐만 아니라, 척추의 기능과 정렬에도 영향을 준다. 본질적으로, 골반은 하체와 척추 사이의 교각으로 작용한다. 척추 자세와 중력의 방향은 어떤 근육이, 어느 정도로 동원되는 지를 결정한다.

몸통과 골반의 안정된 자세를 유지하는 것은 많은 필라테스 운동들의 성공을 위한 기본이다. 몸통 안정을 이루기 위해서, ISS가 동원돼야만 한다. 몸통의 위치에 따라, 어떤 근육들은 다른 것들보다 더 활성화 된다. **매트 운동: 프런트 서포트**의 예를 들어 보자. 복근은 몸통을 안정시키고 중심이 무너지는 것을 피하기 위해서 중대한 역할을 한다. 반면에 **매트 운동: 백 서포트**에서, 복근이 그 구조 지원을 돕기 위해서 동원되는 동안, 엉덩관절 폄근 및 어깨 폄근과 함께, 그 구조를 똑바로 유지하는 것은 일차적으로 등 폄근이다.

매트 운동: 공처럼 굴리기에서, 몸통의 안정은 전방 굽힘으로 지속될 필요가 있다. 이 경우에서, 복근은 구심성 수축하고 등 폄근보다 중요한 역할을 하는데, 폄근은 여기서 원심적으로 수축을 한다; 주동근(복근) 및 길항근(등 폄근)은 원하는 몸통 만곡을 만들기 위해서 함께 일을 하는데, 그것은 부드럽게 굴리는 동작을 이루기 위해서 필요하다. 대조적으로, **매트 운동: 스완 다이브**는 원하는 자세를 얻기 위해서 상당한 등 폄근 운동을 요구한다. 그렇더라도, 복근의 조화로운 수축이 안정을 유지하는데 필수적이어서, 인체의 원하는 형태를 만드는 것을 돕고, 척추를 통해서 하중을 분산시키고, 과도한 압력에서 하부 등을 보호한다.

앞선 예들에서, 물론, 일단 원하는 자세가 확립 되었다면, 몸통의 굽힘근뿐만 아니라 폄근도 그 자세를 유지하기 위해서 등척성으로 수축한다.

서 있는 자세에서, 중력성 당김은 몸의 전 · 후방에서 동일하다(이상적으로). 이 경우에서 복근 및 등 폄근은 몸통을 안정시키기 위해서 협력수축 상태에 있다. 등 폄근은 인체를 똑바로 잡고 있고 그것이 전방으로 접히는 것을 막아준다. 동시에, 복근은 중앙부 주위에서 거들 지지를 만드는데 중요한 역할을 해서, 하부 척추에 대한 과도한 스트레스를 막아준다. 사실상, 그것들은 제2의 척추로 기능을 한다.

복근은 등 폄근에 비해서 더 빨리 상태가 나빠지는 경향이 있고, 등 폄근은 복근보다 더 곧바로 훈련에 반응하는 경향이 있다는 것을 주목해라. 이것에 더해서 등 폄근이 대부분의 시간을 우리를 똑바로 유지하는데 사용된다는 사실과 그 결과는 그것이 일반적으로 복근보다 더 잘 훈련된다는 것이다. 그러나, 커다란 등 폄근들의 특히, 척추세움근 (척추기립근), 거의 끊임 없는 사용은 그것 자체가 문제를 만든다. 이러한 얕은 근육들은 과다긴장성(과사용)이 되고 매우 긴장된다. 복근들과 뭇갈래근 같은 깊은 후방 척추 폄근들이 완전히 인게이지 되기 위해서 "잠자코 있게 하여" (그것들을 억제하고), 최소한 그것들을 "약하게" 하는 것은 몸통 균형을 만들고 건강한 몸통과 골반 안정을 이루는데 있어서 첫 번째로 중대한 단계이다.

잘 훈련된 채로 유지하기 위해서, 몸통 근육들은 전체 동작 범위에서 운동해야만 한다: 굽힘, 폄, 가쪽 굽힘과 회전이다. 개개인의 필요성은 다양하지만, 안전한 가이드라인은 코어 근육을 운동하는데 쓰이는 시간의 50%를 척추 굽힘근, 25%를 척추의 가쪽 굽힘근, 그리고 25%를 척추 회전근에 할당하는 것이다. 물론, 필라테스 운동들은 종종 다양한 동작 범위 내에서 많은 근육군들의 병합된 활동을 포함한다. 내구력에 모아진 운동들은 강도와는 대조적으로, 척추 안정성을 향상시키는데 더 두드러진 효과가 있는 것처럼 보이는 것은 흥미로운 일이다. 블록 시스템은 이 모든 요인들이 균형 잡힌 필라테스 세션 안에서 확실히 다뤄지게 도와 준다.

어깨뼈 안정화 어깨를 오직 모든 방향으로 팔 움직임을 편리하게 만드는 볼-소켓관절인 위팔어깨 관절로만 생각하기 쉽다. 그러나 어깨는 사실상 복잡한 구조로서 여러 뼈들, 관절들 및 근육들 사이의 정확한 상호작용을 포함한다. 위팔뼈와 어깨뼈 및 빗장뼈는 어깨 복합체를 형성하는데, 그것은 오직 아주 작은 복장빗장 관절에서만 축-골격(인체의 중심축)에 연결되어 있다. 어깨뼈들은 갈비뼈들과 관절로 이어지는데 오로지 근육들에 의해서 연결된다. 뼈와 인대의 지지가 없기 때문에, 어깨는 근육에 의존한다 —그것의 기능과 안정을 위해서 근육에 크게 의존한다. 어깨 안정과 어깨뼈 안정은 종종 번갈아 사용되지만, 어깨뼈 안정이 보다 더 정확한 용어인데 어깨 안정 기전은 일반적으로 어깨뼈들에서 나오기 때문이다 (골반-허리 안정은 힙의 움직임과 관련이 있는 것과 동일한 방식이다) 어깨뼈 안정은 반드시 어깨뼈들을 가만히 유지시키는 것을 뜻하지는 않으나, 차라리 원하지 않은 방향으로 그들을 과도하게 움직이는것을 막는 것이라 할 수 있다. 예를 들어, 많은 운동에서 어깨뼈들을 올리고 모으기가 쉬운데, 그 움직임의 완전함을 유지하기 위해서는 그것들이 내려지고 벌려지는 것을 요한다. 이 책에서 나는 어깨뼈들을 정확하고, 바람직한 위치(대부분 중립 위치)로 유지하는 것을 언급하기 위해 어깨뼈 안정을 사용한다.

어깨 복합체는 개인적인 커다란 관심사인데, 어깨봉우리가 휘어진 채로 태어났기 때문이다. 살아오면서 나는 높은 수준의 어깨 활동을 동반하는 활동들을 (수영, 무용, 요가, 체조, 서핑, 윈드서핑, 필라테스) 해 와서, 내 가시위근(극상근)은 결국 찢겨지고 쑥 들어갔다. (관절경수술과는 대조적으로) 회선건개에 대한 광범위한 외과적 수술 이후, 나에게 100% 기능성을 다시 가져다 주게 도울 필라테스 내에서 해결책을 찾는 개인적인 여행을 시작했다.

나는 재활이 얼마나 힘들고 아플 수 있는지를 포함해서, 수많은 것을 배웠다. 그 과정에서 필라테스 파워와 그것의 끝없는 가능성에 대한 나의 인지가 재차 확인되었다. 그러나 내가 배웠던 가장 크고 중요한 레슨들은 어깨의 역학이 아주 복잡하고, 어깨를 제대로 사용할 줄 아는 사람들은 거의 없고, 부정확한 사용의 영향은 아주 멀리 뻗어간다는 것이다. 세계 도처에 있는 몇몇 필라테스 스튜디오에서 가장 흔한 교정은 어깨와 관련이 있다. 세계적으로 어깨 복합체를 돌보아 한다는 필요성이 있는 것은 명백하다.

등 폄근들 특히, 중간 등에 있는 것들은 올바른 어깨 역학에 중요한 역할을 하는데, 어깨뼈들의 위치에 있어서 그것들의 직접적인 관여뿐만 아니라, 인체 정렬과 자세에 있어서 그것들의 중요성 때문이다(그림 3.1). 전에 말했듯이, 어떤 자세 변위는 근대 생활방식 내에서 전방-지향 활동들의 우세에 의해 조장된다. 우리는 TV를 보고, 몇 시간 동안 운전을 하고, 일하는 시간 대부분을 앉아 있는다 — 그런 다음, 여가를 위해 영화를 보고, 자전거를 타고, 골프를 치고, 체육관에 가서 푸쉬업, 크런치 및 벤치프레스를 한다. 이 모든 활동들은 전방-지향으로 일반적으로 문제를 만든다 —약한 등 폄근들과 어깨 외회전근들; 긴장한 가슴근, 엉덩이 굽힘근, 햄스트링 및 어깨 내회전근들; 그리고 종종, 과활성화된 어깨올림근 및 상부등세모근들이다. 약간의 정신적 긴장에 빠지게 되면, 당신은 우리 사회에서 만연된 목과 어깨와 허리 문제들을 만드는 길로 가게 된다.

그렇다면 출발점은 어디인가? 우리는 우리를 똑바

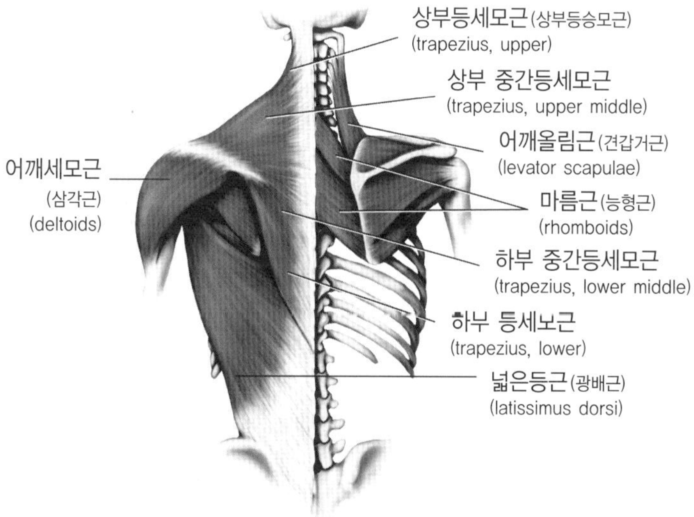

그림 3.1 어깨 복합체 및 중간-등 근육들은 어깨관절의 역학적 기능과 어깨 안정에 크게 관여를 한다.

로 세워서 유지하는 근육들에서 시작하는데 ISS에 의해 지지를 받는 등 펌근들이다. 인체가 훌륭한 정렬에 있는 한, 가급적 추선과 가깝게, 훌륭한 어깨 정렬을 이루는 것이 가능하다. 반대로, 올바른 정렬과 자세 없이, 좋은 어깨 기능은 불가능하다 — 그리고 잘못된 어깨 역학은 어깨 문제들을 일으킬 가능성이 농후하다. 둥근 어깨는 충돌을 이끌 수 있다; 충돌은 회선건개 염증을 일으킬 수 있다; 염증은 찢김을 만들고, 잠재적으로 무능력과 수술로 갈 수 있다. 이러한 하향 나선은 습관적인 움직임 패턴으로 시작하고, 그것은 차례로 부정확한 자세 및 근육 불균형을 일으킨다.

분리 / *Disassociation*

분리는 인체의 한 부위가 안정되어 있을 동안 연결부위가 자유롭게 움직일 때를 말한다. 기초가 더 많이 안정되어 있을 수록, 더 정확하고 효율적인 움직임이 생긴다. 분리는 인간 동작에 있어서 기둥 2개의 합성을 요구한다: 안정과 가동성. 분리의 가치는 이와 같이 기술된다: *효과적인 안정은 효율적인 움직임과 동일시하며, 효율적인 움직임은 안전한 움직임과 동일시한다.* 반대로, 비효율적인 안정은 지지를 위한 불안정한 기초, 인체상의 손상 및 부상 가능성으로 해석된다. 비효율적인 움직임은 효율과 흐름이 부족하고, 일반적으로 동작을 수행하기 위해서 근육-대체 패턴들(보상)에 의존한다.

근육 격리 / *Muscle isolation*

많은 운동 원칙의 목표로, 근육 격리를 이루기 위해서는, 오직 한 부위를 움직이는 동안 안정된 인체를 유지시키기 위해서 많은 근육군들의 통합을 요구한다. 그러므로 근육 격리와 근육 통합은 정반대로 대립하는 개념처럼 보이지만, 기능적 근육 격리를 얻는 것은 주로 근육 통합에 달려있다. 효과적인 통합은 *강화된 격리와 동일시* 하며, 그리고 필라테스는 통합과 격리 모두를 통달하기 위한 로드맵을 제공한다. 체육관에 있는 일반적인 피트니스 장비들의 대부분은 모든 각도에서 인체를 지지하도록 디자인되어 있으며, 그래서 통합을 요구함이 없이 한 근육군의 격리를 용이하게 만든다. 그러나, 나는 이것을 기능적 격리라고 간주하지 않는데, 그 지지가 내재적인 수단이라기보다 외재적인 것에 의해서 제공되기 때문이다; 장비는 안정을 제공한다. 인체 자체에 의해서 제공되는 내재적 안정은 강화된 인체 인지와 조절을 포함한다.

이미지화 하기 / Imagery

필라테스를 연습하고 가르칠 때 흔히 사용되는 도구들 중의 하나는 이미지화 하기이다. 하나의 운동을 이해하기 위한 이 효과적이며 예술적인 수단은 이어지는(4-11장) 운동 장들에서 하나의 중요한 범주이다. 하나의 이미지화 하기는 커다란 양의 정보를 즉각적으로 운반하는 반면, 커다란 양의 테크닉 정보 및 세세한 기술을 포함한 설명은 혼란을 주며 비생산적일 수 있다. 사실상, 해부학적으로 지시를 기술하는 것은 거의 불가능하다. 예를 들어, 당신이 그 움직임이 흘러가기를 원한다면, 그것을 어떻게 해부학적으로 기술하겠는가? 그렇지만, 간단히 도해적인 제스처 또는 조용한 어조를 동반한 "흘러간다"라고 말하는 것은 원하는 효과를 만들기가 쉬울 것이다.

이미지화 하기는 오해와 교류에 있어서 단절을 피하기 위한 직관과 함께 사용돼야만 한다. 이미지화 하기는 고객의 인생 경험 및 이미지 어휘와 적합해야만 하는데 그래서 그가 이미지화 하기와 추론된 의미에 연관할 수 있다. 그렇지 않다면, 그 이미지화 하기는 의미가 없게 되거나 심지어 터무니없게 될 수 있다. "내부 지지 기둥", "내부 보강" 및 "중심 버티기" 같은 흔한 표현들은 ISS를 인게이지하고, 있는 동작을 의미하며, 이미지화 하기의 예들이다. ISS 동원을 (그리고 파워하우스 근육들 사용) 가르치는 것은 힘이 드는데 높은 수준의 인지,

집중 및 조절이 요구되기 때문이다. 적절한 이미지화 하기는 종종 바로 그 핵심이다.

이미지화 하기라는 수단에 의해서 한 운동에게 효과적으로 말로 지시하기는 (자신 또는 다른 이들을 위해) 그 움직임, 인체 과학 및 신호를 받는 개인이 이해를 잘 해야 하는 것을 요구한다. 말로 지시하기는 여러 다른 형태로 오는 하나의 예술이다 — 촉각, 언어, 시각 — 당신은 다른 방식으로 각각의 형태를 전달할 수 있다. 말로 지시하기를 통해서, 정보가 거의 즉각적으로 옮겨지고, 받아지고, 통합된다. 간결한 말로 지시하기는 좋은 교류와 상통하는데, 이 경우 교사와 학생 사이이다. 좋은 교류는 더 좋은 이해, 긍정적인 결과로 이끄는데, 모든 관계에서와 유사하다. 더 깊은 이해는 질적 수련의 기초가 된다. 일관되고, 고품질의 수련은 통달과 성공으로 가는 경로이다.

말로 지시하기 기술을 개발하고 개선하는 주요 구성 성분은 경험이며, 거기에는 지름길이 없으며, 이 과정은 시간이 걸린다. 한 학생이 한 세션 내에 한 운동의 모든 뉘앙스를 배울 수 없듯이, 교사도 한 책의 페이지들에서 모든 말로 지시하기를 배울 수 없다. 지식과 수련, 경험, 직관, 열정, 이해 그리고 삶의 경험들 모두가 좋은 말로 지시하기 및 효과적인 교습을 위한 구성 성분이다. 또한 그것은 말로 지시하기가 그렇게 개인적인 부위이라는 이유가 된다. 한 운동을 위한 말로 지시하기는 사람마다 날마다 바뀔 수 있는데, 말로 지시하기가 진정으로 변화무쌍하며, 평생 동안의 탐구이며, 교습 자체의 핵심이라는 이유를 보여준다.

다음에 나오는 것은 교습을 할 때 내 이미지화 하기 안에서 종종 사용하는 용어의 일부에 대한 짧은 설명이며, 이 책의 이미지화 하기 설명에서 자주 나타날 것이다.

늘리기(신연) / *Lengthening*

늘린다 라는 용어는 필라테스에서 자주 사용된다. 이것은 복잡한 지시로 다른 사람들에게 다른 것들로 뜻할 수가 있다. 전체 동작 범위로 운동을 하는 것이 늘리기를 조장할 수 있다. 또한 그것은 원하는 모양을 만들기 위해서 공생하여 일을 하는 (팔 · 다리 같은) 동력학 체인을 따라서 모든 관절에 있는 근육들의 협력-수축을 생각하는데 도움이 된다. 짧은 개개 체인이라기 보다는 전체 동력학 체인이 하나의 긴 분절로서 기능하고 있다는 모습과 느낌을 줄 수 있다.

이미지화 하기를 사용할 때, 개념과 생리학적 사실 사이의 차이를 강조하는 것이 중요하며 그 둘을 혼동해서는 안 된다. 예를 들어, "등에서 다리를 들어 올려라(햄스트링)", "엉덩관절에서 늘려라" 그리고 "팔 밑에서부터 위로 뻗어라" 같은 명령들은 신체적 결과를 이루기 위해서 이미지화 하기를 활용하지만, 해부학적으로는 부정확하다. 이러한 이미지화 하기를 사용할 수 없다. 또는 사용해서는 안 된다라고 말하는 것은 아닌데—그것들은 매우 효과적으로 종종 사용될 수 있다— 그러나 교사들과 학생들은 실제와 시적 파격 어법 사이의 의미를 항상 인식해야만 한다.

연관된 논점은 똑바로가 얼마나 똑바로인가의 문제이다. 무릎과 팔꿈치를 고정하지 말라는 자주 듣는 교습 때문에, 많은 사람들은 더 이상 그들의 사지를 완전히 펴지 않는다. 이것은 비효율적인 움직임, 불완전한 관절의 사용, 불안정한 관절, 부적절한 근육의 동원 및 심지어 무릎뼈-넙다리뼈 증후군(무릎뼈의 잘못 정렬된 주행으로 인한다) 같은 문제들을 만들 가능성이 있다. 고정(locking)은 관절의 과다폄을 뜻하는데, 필라테스를 하는 동안 피해야만 하는 것이다. 그러나, 당신이 관절을 완전히 펴지 말라는 것을 뜻하는 것은 아니다; 가능하다면 직선을 넘어가지 않고 가장 직선에 도달하라는 뜻이다. 이것은 직선이 무엇인가를 인지하는 것에 의해서 이루어진다. 먼저, 관절을 가로지르는 상상의 직선을 만들어라. 그 다음 주동근과 길항근 그룹 모두를 활성화 시켜라(협력-수축). 무릎 경우에서, 완전히 펴진 무릎관절과 함께 햄스트링과 넙다리네갈래근들이 협력-수축 상태에 있어야만 한다. 이 위치에서 그 관절은 잘 지지되며, 정확한 근육들이 완벽하게 활성화되어서 긴 선이 만들어진다.

잊지 말아라. 직선인 사지는 과다폄되거나 약간 구부러진 것보다 더 길다. 이것은 리포머 위에서 발 운동을 할 때 느끼기가 쉽다(5장). 캐리지(carriage)가 풋바(foot bar)에서 멀리 움직여 짐에 따라, 다리는 계속 펴지고 있다. 다리가 일단 완전히 펴지면, 캐리지는 더 이상 그 방향으로 움직이지 않을 것이며, 무릎을 구부려서 되돌아갈 시간이다. 무릎이 직선을 지나서 과다폄으로 계속 늘어난다면, 캐리지는 실제로 풋바 쪽으로 되돌아가기 시작할 것이다. 그것은 미약하지만 명백한 움직임이며, 과다폄이 완전한 폄보다 짧다는 것을 보여준다.

궁극적으로, 늘리는 것은 해부학적 그리고 내적인 우수성이며 긴장이 가득 찬 움직임보다는 이완된 움직임을 통해서 더 잘 전달된다. 훌륭한 한 무용 교사가 한때 나에게 직선인 팔이 어떻게 짧게 보일 수 있는지, 또는 대조적으로, 끝이 없는 듯이 길게 보이는지를 시범을 보여주었다. 차이가 정확히 무엇인지는 구분하기가 어려웠지만, 그것은 명백하게 분명하며 나는 그 레슨을 절대 잊을 수 없었다. 나는 내가 하는 모든 동작에서 우수성을 재창출하려고 노력한다.

갈비뼈 이완 / Relaxing the Ribs

이미지화 하기를 논의함에 있어서, 우리는 하부 늑강에 특별한 관심을 둘 필요가 있는데, 똑바로 선 자세 또는 등을 대고 누운 자세에서 매트에서 몸을 들어 올릴 때 그것을 전방으로 밀고 나오는 경향이 있다. 이것은 일반적으로 등 폄근들의 과사용 결과인데 특히, 하부 등에 있는 것들이다. 나는 하부 갈비뼈들이 두 개의 탄성 밴드로 두덩결합에 연결되어 있다고 생각하기를 좋아하는데, 늑강의 각각의 쪽에서 밴드 하나씩, 그것은 갈비뼈들을 인체의 전면에서 위 아래로 미끄러지게 해주는데, 그러나 조절된 채로 있어서 전방으로 밀고 나오지 않는다. 이미지화 하기는 하부 등 근육들이 늘어나게 그리고 복근들을 활성화시키게 조장한다. 당신은 종종 필라테스 지도자들이 "갈비뼈를 떨궈라" 또는 "갈비뼈의 긴장을 풀어라"라고 말하는 것을 들을 것이다. 생리학적 의미에서 암시하는 것은 복근을 인게이지 시키고, (척추 굽힘을 만들지 않고) 그리고 척추 폄근들의 수축 강도를 줄이라는 것으로, 복근과 등 폄근의 적절한 협력 — 수축과 함께한 이상적인 정렬을 만드는 것이다. 이 과정에서 호흡이 유용한 역할을 할 수 있다. 종종 한 번의 깊은 내쉬기는 원하는 결과를 얻는다. 지금 해 보아라— 숨을 들이 마셨다가 완전히 내 쉬어라.

각인 / Imprinting

*각인*의 개념에 대한 공적은 위대한 1세대 필라테스 교사들 중의 하나인 Eve Gentry에게 주어져야 마땅하다. 그것은 그녀 교습에 있어서 중심 모티브이자 위대한 성공과 함께 사용했던 파워풀한 이미지화 하기이다. Eve의 교습을 직접 경험하는 기쁨을 누렸고, 그것은 엄청난 영예였다.

매트에 누워서, 몸이 부드러운 모래 속으로 내려 앉아서, 자국을 만드는 것을 상상해라. 척추가 여전히 그것의 자연적인 만곡들을 유지하고 있는 것을 주목해라; 부드러운 모래의 이미지가 잘 이해되는 이유는 그것이 인체의 형태를 따르기 때문이다. 그 다음 뼈들은 자국에서 밖으로 빠져 나왔다가, 다시 들어간다. 이런 형태의 작용에서, 마치 뼈만 움직이는 것처럼 각각의 근육에 대한 초점은 최소화된다. 이상적으로, 이것은 물 흐르는 듯해서 긴장이 없는 움직임이 만들어진다. 예를 들어, 골반 컬을 시행할 때, 모래 속의 척추 자국을 상상할 수 있다. 우선 골반과 각각의 척추는 그것의 자국에서 들어 올려지고 그 다음 같은 장소로 되돌아간다. 그 결과 과도한 근육 활동이 없이 (아니면 최소한 세게 해보려는 것과 연관된 긴장 없이) 척추가 순차적인 분절로 움직인다. 당신은 이 개념을 인체의 어떤 자세, 어느 부분에서도 적용할 수 있다. 이것은 신체를 정확하게 움직이게 하는 정보를 제공한다.

필라테스의 반복 / Repetition in Pilates

조셉 필라테스는 무념(mindless) 반복을 말했다; 내가 그 말을 좋아하는 이유는 많은 횟수의 반복은 언제나 아무 생각 없이 만들고 이점이 없어진다고 믿기 때문이다. 많은 횟수의 반복에 기초를 둔 몇몇 운동 루틴을 훈련할 수 있으며, 진정한 초점 또는 조절 없이, 그리고 그것은 유념과 대조적인 무념이 된다. 각각의 운동 및 각각의 반복에 유념하고 있는 것이 목표다. 이것을 이루기 위해서, 육체적 정신적 둘 다, 나는 제한된 횟수의 반복을 권장하는데, 일반적으로 5-10회이며, 그 움직임의 강도와 복잡성에 따라 다르다. 움직임이 복잡할수록, 반복 횟수가 작아진다. 매우 까다롭고 복잡한 목록에서는 작은 범위를 사용하고, 기본적인 운동에서는 높은 범위를 사용해라(10회, 그렇지만 여러 일반적인 지구력-기반의 운동에 비해서 여전히 비교적 낮다).

그렇게 작은 반복으로 심오한 효과를 얻을 수 있는 한 이유는 정확히 필라테스 움직임이 실행되고 적절한 근육들이 동원되는 결과이다. 많은 수의 반복을 할 때, 종종 보상이 끼어들게 된다; 다른 근육들(일반적으로 더 크고 얕은 근육)이 대체되어 원했던 근육들의 효과는 기껏해야 미미하다. 과도한 반복을 하는 다른 부정적인 영향은 피로, 관절의 마모, 지루함, 그리고 어떤 경우에선, 부상 들이다. 필라테스는 운동량보다는 정확한 운동이 중요하다는 개념을 따르는데, 그것은 심화 운동으로 가는 핵심이며, 퍼포먼스를 높이고 많은 경우에서 더 좋은 결과를 만든다.

결론적으로, 효과적인 학습 및 교습 전략은 움직임, 학생 및 강사에 따라 달라질 수 있다. 일부 사람들은 그림을 보여주거나 아니면 움직임의 시연에 의해서 더 잘 배우는데, 그들은 따라 하면서 연습한다. 다른 사람들은 그 운동을 작은 움직임들로 나누어야 더 잘 배운다. 여전히 다른 사람들은 말로 설명하거나, 한 이미지화 하기 또는 접촉을 하는 것을 좋아한다. 대부분의 경우, 혼합해서 쓰는 것이 최선이며, 퍼포먼스를 개선시키고 이해를 늘리기 위해 모든 수단을 사용한다.

다음에 있는 일반적 가이드라인은 긍정적인 결과를 얻는데 도움이 되는 것을 보여 줄 것이다:

- 우선 편안하게 호흡을 한다. (안정을 취한다.)
- 한 운동을 시작하기 전에 몸을 준비시킨다 (ISS를 인게이지 시킨다).
- 전신 스캔을 실행해라. 위치가 올바른 지를 확인하고 과도한 긴장을 없애라.
- 근육 포커스에 집중하기(개시근)
- 머리를 척추의 선에 맞춰라.
- 머리의 선에 맞춰 눈을 전방으로 향해라.
- 운동 내내 호흡해라(비록 추천하는 패턴이 아닐지라도).
- 어깨와 목의 긴장을 풀어라.
- 움직임에서 긴 선들을 만들어라.
- 효율적, 흐름, 정확성, 그리고 조화롭게 움직여라.

움직임 표현 / Movement Description

다음 장에 있는 각각의 운동은 정확한 실행을 위해서 단계별 설명과 함께, 그 움직임을 표현한다. 비록 *운동*과 *움직임*은 바꿔서 사용할 수 있는 단어지만, 운동은 단지 신체적인 동작이라는 견해에서 필라테스를 구분하려는 의도로, 종종 운동 보다는 움직임을 언급한다. 가장 기본적인 움직임 조차도 여러 정보를 갖고 있어서, 신체적 동작은 오직 그것들 중의 하나일 것이다 (그리고 그것에서 가장 피상적인 것). 이것은 한 운동의 물질적인 가치를 평가절하하려는 의도는 아니고, 내재하는 접근법에 관심을 두려하는 것으로, 거기서 그 움직임은 목적지로 가는 하나의 수단이다: 더 높은 목표인 웰빙으로 가기 위한 자동차이다.

한 운동을 시작하기 전에, 그 움직임을 정확하게 실행하기 위해서 몸을 셋업(준비)하는 것이 중요하다. 나는 학생들에게 종종 말한다. 셋업은 그 운동의 90%이며, 움직임은 10%인데, 양호하고, 정확한 셋업이 없다면, 그 움직임은 정확할 수 없어서 원하는 결과를 만들기가 어렵다. 셋업은 최적의 정렬과 근육 동원을 얻기 위해 몸과 마음이 함께 일하게 해준다.

셋업은 5초에서 30초 걸릴 것이다 – ISS를 인게이지 시키고 그 운동의 근육 포커스와의 연결을 설립하는 데에 필요한 시간이다. 호흡 패턴을 복습하고 모든 인체 부분이 정렬되고 제 자리에 있는 가를 확인하기 위해서 인체 스캔을 해라. 그 움직임에 대한 체크리스트를 살펴 보아라. 당신이 혼자 운동할 경우, 당신 자신에게 신호를 주고 실수 또는 변형이 한 번이라도 생기기 전에 그 움직임에 대한 교정을 해라. 당신의 몸을 더 잘 알고 당신 자신의 습관과 보상을 더 잘 인지할수록, 이 과정은 더욱 더 개선될 것이다. 셋업의 과정은 각각의 운동과 그 세션 전체에 깊은 초점과 명상적인 성질을 제공한다.

대칭 추구 / *Achieving Symmetry*

대칭을 달성할 수 있는가? 바람직한가? 내 아내인 Adelle는 완벽한 대칭은—비슷하지만 완벽히 대칭은 아니다— 자연에 존재하지 않는다고 나에게 주지시키는 것을 좋아한다. 그렇다면 우리 몸의 대칭을 위해서 애를 써야만 하는가? 이 질문은 대칭 대 비대칭 훈련이라는 흥미로운 문제로 이끈다. 테니스 및 배구 같은 스포츠에서 여러 해와 수많은 시간의 연습의 결과인 신체적 비대칭을 손 댈 가치가 있는지 없는지에 의문을 갖고 있었던 운동 선수들과 작업해왔다. 그들에게 잘 쓰여지고 있는 인체 내의 균형을 (또는 불균형) 바꾸지 않고서, 코어 체력 및 증진된 퍼포먼스를 추구하는 것은 그들에게 분명히 타당한 일이다. 개인적으로, 우리가 추구할 이상적인, 기준점으로서 그것을 갖고서 개선이 측정될 수 있는 기준점으로서 대칭을 조장하는 것을 좋아한다. 또한 대칭은 과제를 위한 가이드라인으로서 쓰일 수 있다. 내가 믿고 있는 것은 대칭을 향한 훈련은 궁극적으로 일상 및 기술-특화 활동 모두에서 퍼포먼스와 기능을 증진시킨다는 것이다; 그것은 인체 특정 부위로 가는 지나친 스트레스를, 그리고 인체 전체로의 궁극적인 악화 가능성을 막아 준다. 게다가, 인체 한쪽에서 움직임을 연습할 때, 다른 쪽으로 가는 정보의 전달이 일어난다. 한쪽이 손상을 당했다면, 비-손상 쪽 운동은 정보 전달을 통해서 손상된 쪽에 긍정적인 영향을 갖는다는 것이다. 이 전달은 부상뿐만 아니라, 운동 활동을 포함한 모든 운동신경 기술에도 적용된다.

대칭을 향한 훈련은 복잡하다; 그러므로 보수적인 접근법이 가장 신중한 것이다. 급격한 변화를 만들려고 서두르지 말아라. 나는 불균형을 다룰 때 다음 단계를 따른다. 3단계와 4단계로 진행을 하기 전에 (오직 필요한 경우에서) 여러 달 동안 균형 잡힌 세션 안에서 첫 번째와 두 번째 단계를 사용한다는 것을 주목해라.

1. 양측으로 운동을 하는데, 비대칭성 근육 활동 및 발달에 대한 인지를 증가시킨다.
2. 편측으로 운동을 하는데, 양쪽 모두에서 같은 숫자의 반복과 저항을 사용한다.
3. 편측으로 운동을 하는데, 더 약하고 덜 우세한 쪽에 부하를 건다.
4. 편측으로 운동을 하는데, 오로지 더 약하고 덜 우세한 쪽을 운동한다.

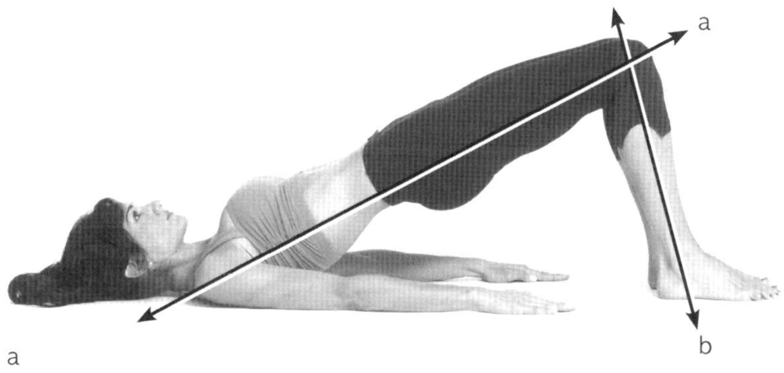

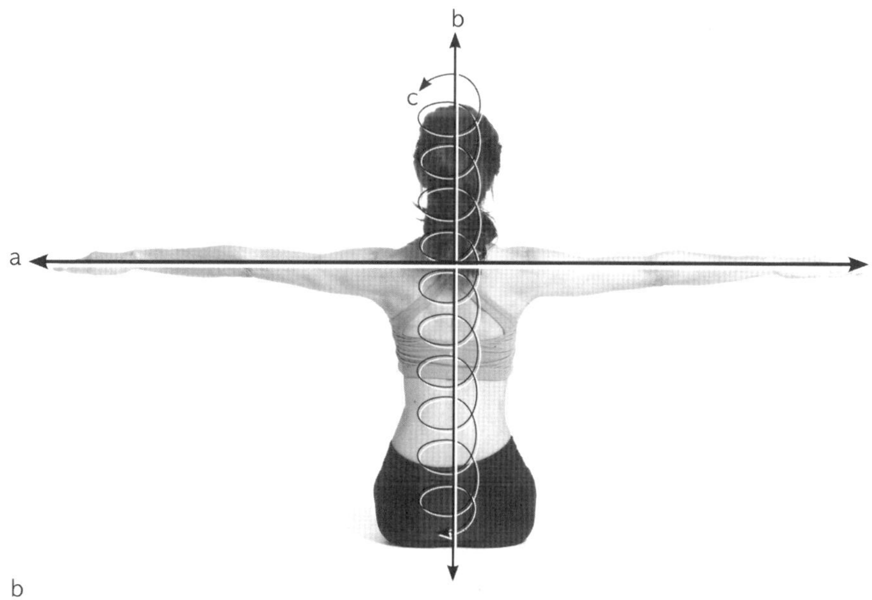

에너지 선을 따라 움직이기 / Moving With the energy Lines

무용수로서 나는 움직임을 에너지 선 또는 에너지 경로라 생각하라고 배웠다: 이것은 필라테스에 잘 들어맞는 개념이다. 에너지 경로는 직선, 원형, 또는 나선형일 수 있다. **매트 운동: 펠빅 컬** 또는 **매트 운동: 가슴 들어올리기** 같은 기본적인 움직임들은 한 개 또는 두 개의 에너지 선을 갖고 있다(그림 3.2a). 보다 복잡한 움직임들은 더 많은 에너지 선들을 갖고 있는데, 인체의 여러 부분들이 달리 뻗어가며 종종 반대 방향이기 때문이다. 예를 들어, **매트 운동: 척추 비틀기**는 세로, 수평 및 나선 에너지 선들을 갖고 있다(그림 3.2b). 척추 위·아래로 움직이며, 공간으로 계속되는 세로선은 몸통을 똑바로 유지시킨다. 어깨를 가로질러서 양 방향 바깥으로 뻗어나가는 수평선은 팔, 어깨 및 등을 가급적 넓게 그리고 한 평면 위에 두도록 만든다. 우리는 여기에다 발생하는 회전을 그리는 몸통 위를 올라가는 나선을 더한다. 그 에너지는 동시에 이 모든 방향 안에서 움직이며, 이 움직임을 비교적 복잡하게 만든다.

에너지 선들을 그 운동들의 에너지를 기록하는 한 형태라고 생각해라. 이 선들을 이해하는 것은 그 운동에 명료함과 간단함을 가져다 주어서 정확한 움직임을 만든다. 모든 운동에서 이 원칙을 활용할 수 있다. 한 운동의 에너지 선들을 이해했다면, 안무는 명확해지고 정확한 근육들은 가장 효과적인 방식으로 활성화 되기가 쉽다.

그림 3.2 운동들의 에너지 선들에 집중하는 것은 정확한 움직임 경로로 안내할 것이다.
(a) 매트 운동: 골반 컬은 두 개의 간단한 선을 따라 움직이는 반면, 보다 복잡한
(b) 매트 운동: 척추 비틀기의 에너지는 동시에 여러 방향으로 움직인다.

운동 적응
Adapting Exercises

쓸데없이 시간을 낭비하지 말아라. 나는 사람들이 필라테스 운동들의 변형을 만드는 것을 보아왔는데, 단지 다르게 보이거나

지루함을 피하려는 의도에서 그렇게 한다. 다른 사람들이 변형을 연출하는 이유는 그들이 원래 운동들에 익숙하지 않거나 아니면 처방된 대로 그들을 하지 못해서 일 가능성이 있다. 이들 중 어떤 이유로 한 운동을 변경하는 것을 원치 않는다. 나는 그 운동의 핵심이 종종 많은 연출에서 사라지고, 때때로 원래 운동 또는 그것의 의도와 유사점을 갖지 못한다. 좋다! 우리는 진화해야만 한다. 그러나 진화는 이 어마어마하게 천재적인 작품을 던져 버리는 것을 뜻하지는 않는다. 그것은 과학적 지식 및 개인의 필요성 내의 발전에 따라서 그것을 개선하는 것을 뜻하는데, 그러나 항상 원래 작품의 기초 위에서 세워져야만 한다. 목표는 성장을 촉진하고, 그 시스템에 활기를 불어 넣어주고 시대를 따라가게 하고, 그 운동을 개개인과 사회적 필요성에 적응시키면서, 여전히 필라테스의 유산을 보존하는 것이다.

원래 작품은 그것이 창안된 시간과 장소라는 맥락에서 보아야만 한다. 20세기 초 유럽과 뉴욕. 그 시대는 사람들의 습관과 직업 및 라이프스타일 면에서 21세기와 매우 달랐다. 컴퓨터는 없었고, 차는 드물었으며, 비행기는 꿈이며, 인터넷은 말할 것도 없고, 여가 활동들은 간단하고 수준이 낮았다. 분명히 오늘날 사람들의 필요성에 맞추기 위한 이 시스템의 진화와 그것의 적용은 당연한 것이고, 박수 받아야 마땅하다. 그러나 우리가 발전하면서, 조셉 필라테스의 작품 가치를 외면해서는 안 된다.

부정적인 움직임 패턴, 보상 및 금기증을 피하기 위해서, 그리고 원하는 목표를 이루기 위해서 때로는 운동을 수정하는 것이 필요하다. *변형*을 말할 때, 나는 어떤 목표를 이루기 위해서 한 운동의 연출을 바꾸는 것을 뜻한다. 그러나 그 운동의 핵심을 유지하는 것은 매우 중요하며, 그 뜻은 그 운동의 의도와 역학, 그리고 그것의 금기증 가능성을 이해해야만 한다는 것이다. 변형을 한다는 것은 창조적이고, 혁신적이고, 지도자와 협의하는 것이 필수적이다.

또한 변형으로 가는 이러한 접근법은 *어시스트들(assists)*에도 적용된다. 어시스트들은 스프링, 고무밴드, 쿠션, 공 또는 목표를 이루는 것을 돕기 위한 기구에 대한 조정들이다. 다시, 그 운동과 운동기구에 대한 완벽한 이해가 필수적이다. 또한 중요한 것으로 기구에 대한 여러 선택 사항들을 잘 숙지하는 것인데, 그것은 각각의 시나리오에 최고로 적합할 것이다. 간단하게, 필라테스 목록들, 인체 및 그것의 움직임뿐만 아니라 수많은 연출 방향 및 가용 기구에 대한 조예 깊은 친숙함은 이 운동을 진화적 과정으로 만든다.

첫 번째 판에서 나는 의도적으로 변형 및 어시스트들을 자제했었다. 너무 많은 정보와 변형들은 혼란을 만들 수 있다. 나는 사람들이 원래 목록에서 지식, 이해 및 경험을 얻기를 바란다. 또한 나는 개개인의 독창성을 권장하기를 원하는데, 그것은 다단계 과정이다. 첫 단계는 원래 운동을 배우는 것이다—그것의 형태, 기능 및 의도. 두 번째는 장비에 대한 지식뿐만 아니라 해부학, 생리학 및 신체운동학을 이해하는 것이다. 마지막으로 가장 중요한 것은 당신이 함께 운동하는 몸을 인정하는 것이다. 변형의 개발을 위한 가능성은 무한하다.

내가 운동들에 대한 변형을 만들어 달라는 학생들과 독자들로부터의 많은 요청을 따라서, 나는 두 번째 판에서 많은 운동들을 위한 변형 옵션을 포함시켰다. 나의 의도는 아이디어들을 유발시키는 것이다. 나는 한 운동에 대한 변형을 선택하거나 연출할 때 각각의 사람은 특정한 필요성, 제한 및 고려해야만 할 개인적인 목표를 가진 개인이라는 것을 강조한다. 체형과 기구에 대한 적합성 및 원하는 결과를 고려해야만 한다. 당신과 당신의 학생이 그 운동을 안전하게 시행하고 필라테스 수련 기간을 즐기게 해 주는 움직임을 선택하거나 창안을 하라.

4

| 제 4 장 | 매트 운동 / Mat Work

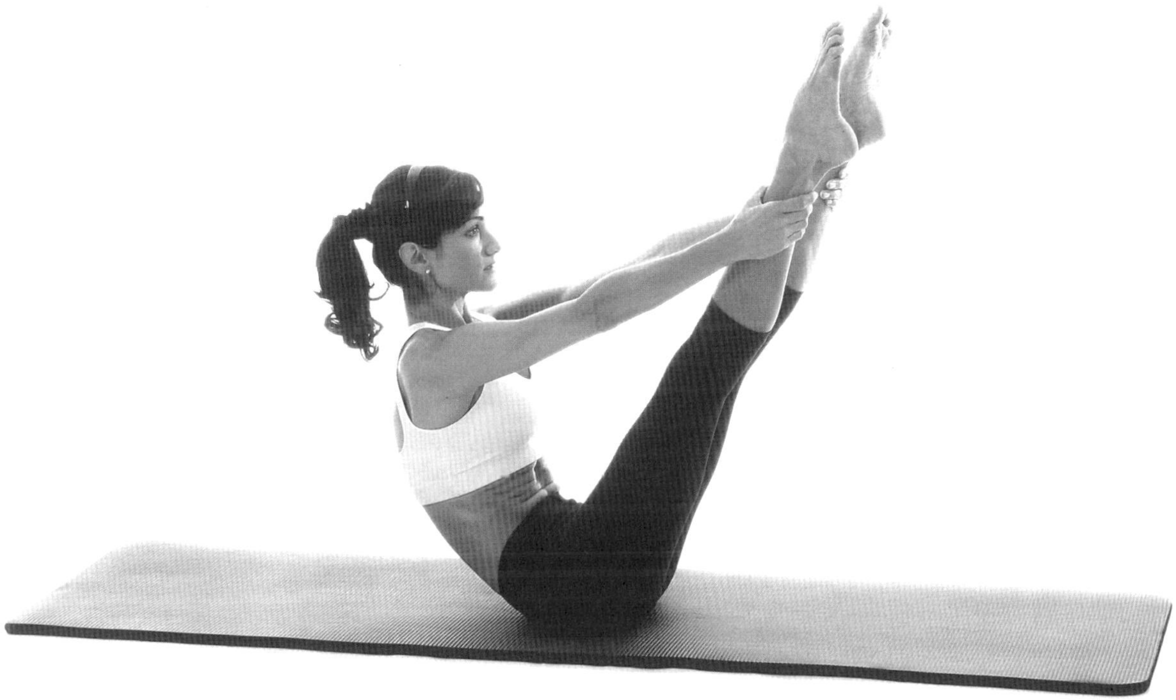

필라테스 매트 운동은

필라테스 시스템의 핵심이다. 뒤따르는 모든 것의 원천이며, 필라테스 목록 안에 있는 대부분 운동의 뿌리이며, 도전을 절대로 멈추지 마시오! 매트 운동에 익숙하게 되지 않는다면, 필라테스 운동에 있어서 기본적인 구성요소가 부족해 질 것이다.

매트 운동은 아무데서나 할 수 있으며 매트 이외에 특정한 기구가 필요하지 않다. 하루 중에서 아무 때 그리고 어떤 난이도라도 연습할 수 있다. 당신은 다른 목표를 이루기 위해서 그것을 사용할 수 있다: 기구에서 하는 필라테스 수업을 위한 웜업 또는 다른 운동 활동으로, 매일의 컨디션 조절 프로그램으로, 전신 인지 개선 수단으로, 또는 산전 · 산후 피트니스 루틴으로.

이 장에서 제공된 블록 명칭은 운동을 계획하는데 도와줄 것이다. 3장에서 말한 것처럼, *매트 블록 시스템*은 모든 기구를 활용하는 한 세션을 구성하기 위해 사용되는 *포괄적 블록 시스템*과 다르다. 대부분의 매트 운동들은 코어 발달에 초점을 두므로, 매트 운동 블록들은 골반과 척추의 움직임과 자세에 일차적으로 관련된다.

이 장에 있는 운동들은 진행뿐만 아니라, 마음속의 흐름에 따라 제시된다. 매트 운동은 다른 필라테스 기구의 어떤 것 상에서 운동하는 것보다 더 완전히 흐름의 기본 원칙을 구현한다. 나는 내가 흐름 순서라고 부르는 것을 창안했는데, 그것은 전통적 매트 운동을 연습하기 위한 독특한 방식을 제공한다. 이 순서는 원래 움직임들을 포함하고, 그것들을 난이도와 기간에 따라서 그리고 각 운동이 끊어짐이 없이 다음으로 이어지는 방식으로 배열한다.

나는 일반적으로 한 매트 운동 세션을 몇 분간의 이완과 초점 조정(focusing)으로 끝을 맺는다. 그것이 느리고, 안내된 움직임들의 수행, 편안한 자세로 조용히 앉아서 진정시키는 말이나 음악을 듣는 것을 포함하거나 아니면, 짧고, 안내된 명상을 하는 것에 상관없이, 이러한 이완 기간은 몸을 진정시키고 당신이 방금한 운동을 정신적으로 통합시키기 위한 기회를 준다. 이것은 아마도 그 세션에서 가장 소중한 부분일 것이다.

매트 운동을 필라테스 시스템 안에서 약체라고 보지 말아라; 그것은 왕관의 보석이다. 즐겨라!

기초
Foundation

기초 블록은 일반적으로 매트 세션을 시작할 때 수행되며 그 세션의 도입부 또는 다른 활동들을 위한 기초로서 사용된다. 이 운동들은 매트와 기구 상에서 뒤따르는 모든 것의 기초로 놓인다. 그것들은 *파워하우스*에 큰 중점을 두며, 그것들은 코어의 신체적 · 정신적 인지를 늘려 준다.

이 운동들은 이 책의 나중에 나오는 움직임들의 일부만큼 복잡하지 않더라도, 그것들은 집중과 조절 및 정확성을 갖고서 수행해야만 한다. 초급 운동들은 천천히 수행돼야만 하는데, 그 운동의 내적 양상과 올바르게 수행을 위한 섬세한 세부 항목들에 주목하기 위한 완벽한 기회를 제공한다.

이 블록에 있는 필수적인 근육 활동들은 골반저 근육들, 배빗근들의 특수한 활성화 안에서, 복근들의 협력-수축, 등 폄근, 엉덩이 굽힘근 및 골반과 엉덩이 굽힘근들을 제대로 위치시키게 돕는 햄스트링의 동원이다. 척추의 방해받지 않은 분절 움직임은 중심이 된다. 또한 어떤 체형을 만드는 것이 중요한데, 중립척추 자세, 몸통의 C 만곡 그리고 다리의 테이블탑(테이블 윗면; tabletop) 자세를 포함하는데, 그것은 나중에 보다 복잡하고 힘든 움직임에 적용될 것이다.

펠빅 컬(골반 컬)
Pelvic Curl

근육 포커스

- 복근
- 햄스트링

목적

- 척추 분절 움직임의 증진
- 골반-허리 안정 확립
- 복부와 햄스트링 조절 발달

펠빅 컬 운동은 수많은 이점이 있다. 척추를 가동시키고 운동을 위해서 그것을 준비시킬 뿐만 아니라, 내부 지지 시스템(internal support system; ISS)의 동원을 가르친다. 이 운동은 골반 부위와 척추 가동성과 안정성을 촉진하고, 그 과정에서 신체적 · 정신적 긴장 모두를 풀어준다.

이미지화 하기

내가 이용하는 이미지는 바나나 껍질이 바나나에서 천천히 조심스럽게 벗겨지고 있는 것이다. 움직이는 동안 부드러운 저항과 섬세한 움직임을 느껴라:

- □ 중립척추 자세에서 움직임을 시작하고 끝내라.
- □ 골반을 약간 후방으로 기울이고 꼭대기에서 엉덩이 굽힘근들을 스트레치 해라.
- □ 어깨와 목의 긴장을 풀어 관여되지 않게 해라.

변형 / VARIATION

매트에서 다리 하나를 들어 올리고 이 운동을 해라. 들어 올린 다리를 시작부터 테이블탑 자세로(무릎과 힙 관절에서 직각) 유지해라. 힙 관절의 각도는 몸이 들어 올려짐에 따라 바뀔 것이지만, 무릎의 직각을, 바닥과 평행한 정강이와 함께, 처음부터 끝까지 일정하게 유지해라. 비록 이 책 안에 있는 변형들의 대부분은 운동을 수행하기 쉽게 만드는 반면, 이 특별한 변형은 골반 안정 및 힙 폄근 조절의 맥락에서 급격한 어려움을 만든다.

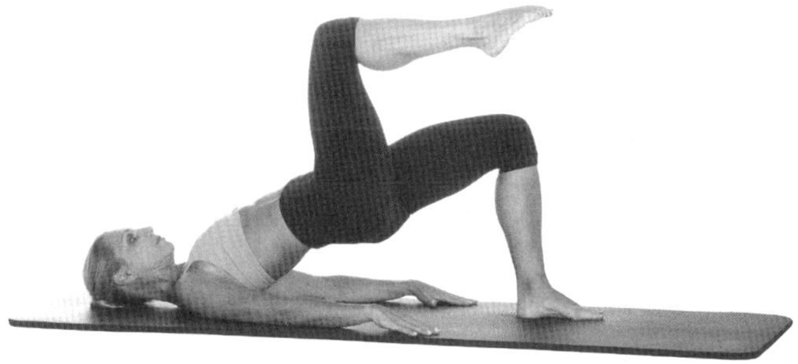

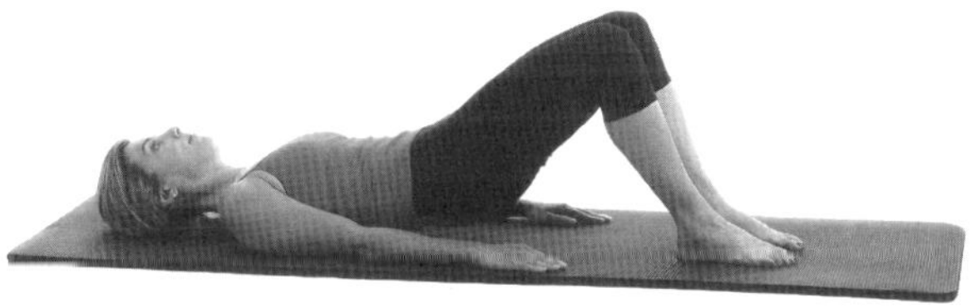

《들이쉬기》 바로 누워서 척추를 중립 자세로 두고, 전신을 이완시킨다. 무릎을 구부리고 발을 힙 너비로 벌린다. 척추를 따라 몸이 길어지는 것을 느끼면서 어깨뼈를 중립 자세로 두고, 팔은 펴서 몸 옆에 두고, 손가락은 발 쪽으로 뻗어라. 목 긴장을 풀고 턱은 가슴 쪽으로 약간 기울어졌는지를 확인해라.

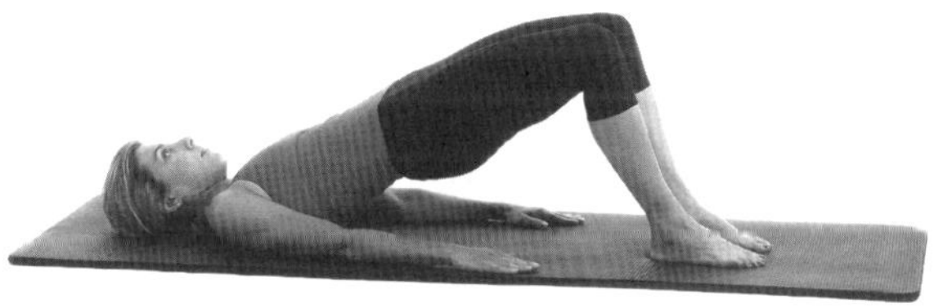

《내쉬기》 복근을 안으로 당긴다. 골반을 감아 올리기 시작하고, 허리를 매트에서 척추뼈 하나 하나씩 뒤로 들어 올려라. 동작의 중간에서, 골반과 몸통을 조금 더 높이 들어 올리기 위해서 햄스트링을 동원해라.

《들이쉬기》 몸을 움직이지 말고 다리를 평행으로 유지하며, 엉덩이 굽힘근 스트레치를 극대화시켜라. 상부 등의 폄을 강조하기 위해서 어깨 폄근들을 인게이지 시켜라.

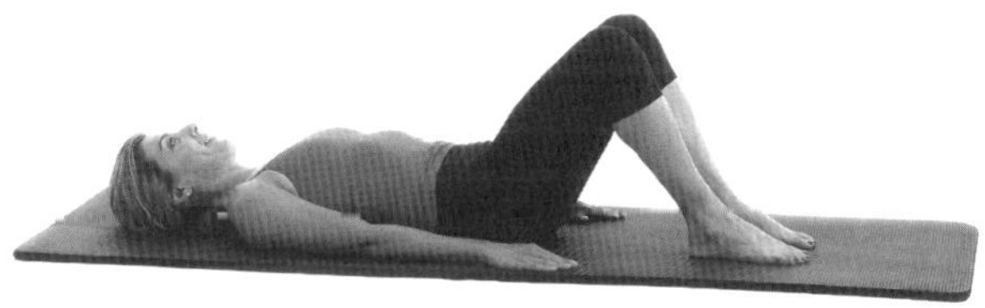

《내쉬기》 척추 꼭대기부터 역순으로 척추의 분절 움직임을 만들어라. 척추뼈 하나씩, 허리 부위에서 굽힘을 강조해라. 출발 자세로 되돌아가라.

매트

기초 / Foundation

초급

근육 포커스

• 배빗근

목적

• 척추 회전을 위한 유연성 개선
• 복부 조절 증진
• 골반-허리 안정 조장

스파인 트위스트—수파인(척추 비틀기-바로 누워)

Spine Twist-Supine

이 운동은 회전 움직임을 위해서 몸을 (특히, 척추) 준비시킨다. 또한 그것은 배빗근을 활성화시키고 그것을 자각하게 해준다. 회전의 정도는 당신의 유연성과 복부 조절에 따라 정해져야만 한다. 강한 골반-허리 지지를 유지하고, 움직임 내내 요추과다전만을 피해라. 이것은 특히 회전 중일 때 특히 관련이 있는데, 조절 가능한 동작 범위를 넘어가려는 경향은 과도하게 등을 휘게 만들기 때문이다.

이미지화 하기

골반이 문의 손잡이처럼 돌아간다고 상상해라. 골반과 다리와 발이 하나의 단일체처럼 이쪽에서 저쪽으로 물 흐르듯이 돌아간다.

□ 견갑대와 목의 긴장을 풀고 가만히 유지해라.

□ 허리 부위의 움직임에 초점을 맞춰라 (비록, 해부학적으로 회전의 대부분은 흉추에서 일어나지만).

변형 / VARIATION

동일한 움직임 패턴을 수행해라. 그러나 시작하기 위해서 다리를 테이블탑 자세로 두는 대신, 무릎을 구부려서 매트에 발을 대라. 다시 다리는 하나의 단일체로 움직인다; 골반과 다리가 우측으로 움직이면, 왼발은 매트에서 약간 떨어지며, 그 반대도 또한 같다.

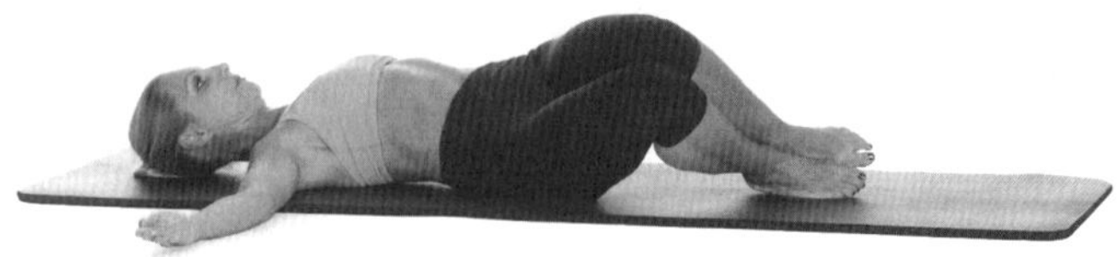

□ 무릎과 발을 함께 붙여라. 앞뒤로 미끄러지지 않게 해라.

□ 가슴을 가로지른 긴 선을 유지해라. 한 손의 손가락 끝에서 다른 손의 손가락 끝까지.

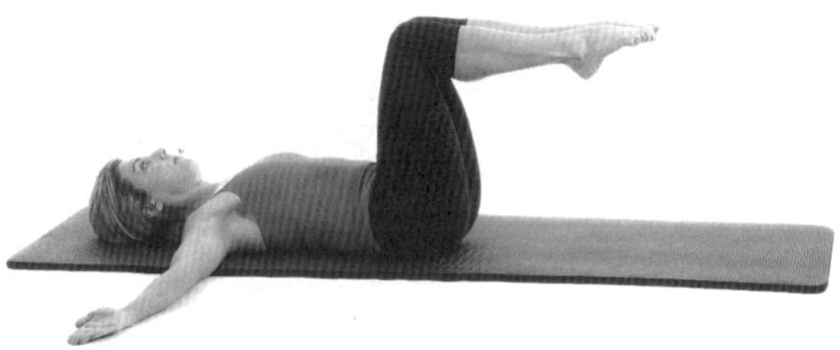

《내쉬기》 바로 누워서 팔을 T 자세로, 손바닥은 위로 향하게 한다. 요추를 매트로 당겨서, 약간의 후방 골반 경사를 유지한다. (이 운동을 중립골반 자세로 시작할 수 있는데, 과전만을 피하기 위한 많은 조절이 요구되며, 과도한 스트레스가 허리로 갈 수 있다). 다리는 테이블탑 자세로 한다 (다리를 붙이고, 무릎과 힙 관절은 직각).

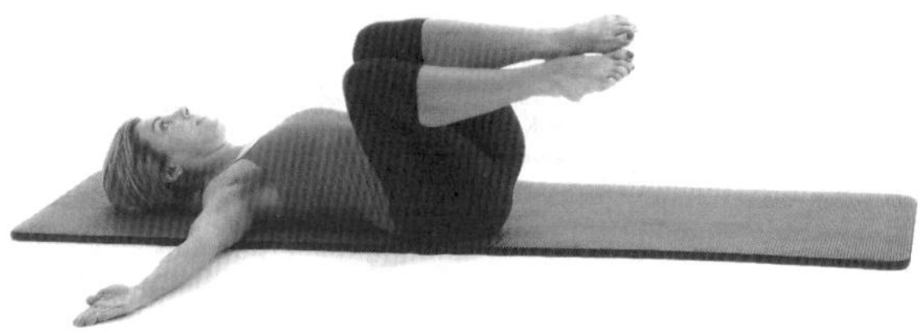

《들이쉬기》 척추를 돌린다: 골반과 다리를 한 단일체처럼 한쪽으로 움직이고, 무릎은 붙이고 있는다. 그 움직임은 횡단면에 있으며, 견갑대는 안정된 기초를 만들어서 그 주위로 움직임이 일어난다.

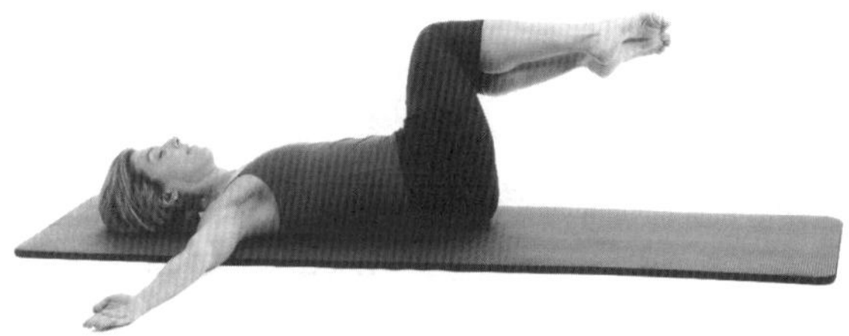

《내쉬기》 골반과 다리를 한 단일체로 중앙으로 다시 끌어당긴다.

《들이쉬기》 반대쪽으로 돌려라.

체스트 리프트(가슴 들어올리기)
Chest Lift

근육 포커스
- 복근

목적
- 복근의 강화
- 골반 안정과 조절 개발

이 운동은 복근들을 강화시키고, 내부 지지 시스템의 올바른 동원을 가르치며, 뒤따르는 복부 운동의 대부분을 위한 기초 운동이다. 비록 그것이 원성 높은 크런치를 닮았지만, 그것은 완전히 다른 운동이다. 가장 두드러진 것으로, 페이스가 훨씬 느린데, 운동량을 없애고 복근들이 움직임을 몰고 가게 해준다. 척추와 골반의 자세 또한 다른데, 크런치는 일반적으로 골반을 후방 경사로 놓고 척추가 매트를 누르고 행해지는 반면, 체스트 리프트는 중립척추 및 중립골반 자세에서 시작하고 그 중립골반은 처음부터 끝까지 유지된다. 체스트 리프트는 피트니스 레벨에 상관이 없이, 힘이 드는 운동임에 틀림없다. 기억해라: 운동은 우리가 강해짐에 따라 쉬워지지 않고, 더 격렬해진다!

변형 / VARIATION

상부 척추를 척추뼈 하나씩 들어 올린 다음, 어깨를 매트에서 떨어뜨리고, 손으로 허벅지 뒤를 잡는 동안 숨을 들이 마셔라. 내쉬기: 몸통을 약간 더 높이 들어올리는데, 팔의 힘을 사용해라. 들이쉬기: 손을 머리 뒤로 놓는데 몸통과 같은 높이를 유지해라. 숨을 내쉬면서 천천히 척추를 내려라. 출발 자세로 되돌아간다.

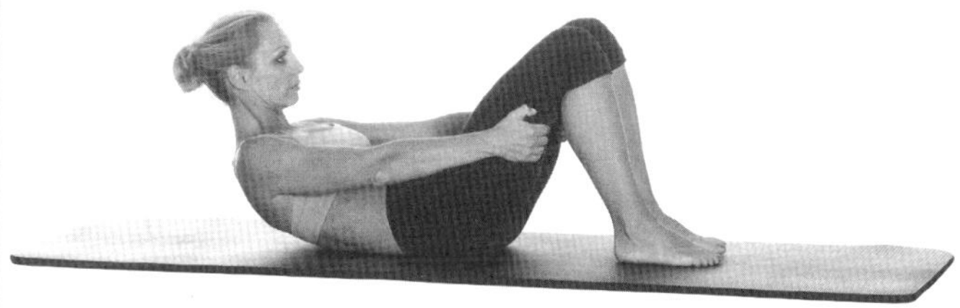

이미지화 하기

척추를 유연하고 강한 판 스프링이라고 상상해라. 아래 부분은 안정된 면에 못으로 박혀 있다. 중간과 윗부분은 자유롭게 들어 올려진다. 판 스프링의 중간과 윗부분을 들어 올리기 시작하면, 그것은 휜다; 계속함에 따라, 그 만곡은 움직이는 부분 전체에 걸쳐 균등하게 휘는 반면, 판의 아래 부분은 전적으로 안정되게 남아 있다.

- □ 목을 당기지 말아라.
- □ 머리, 어깨 및 상부 몸통을 한 단일체처럼 들어 올려라.
- □ 중립골반을 유지하고, 엉덩이 굽힘근들을 가급적 관여시키지 말아라.

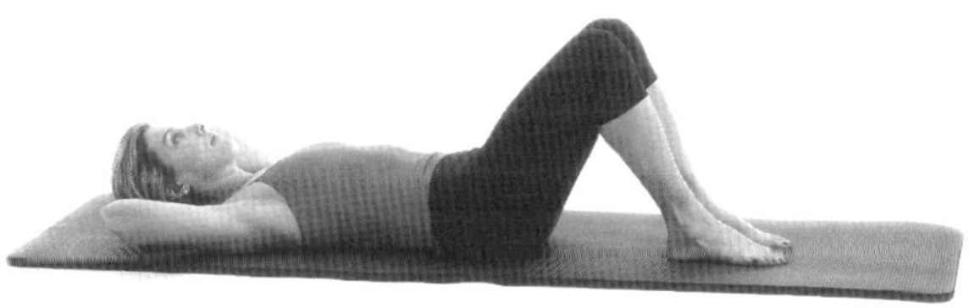

《들이쉬기》 바로 누워서 골반과 척추를 중립 자세로, 무릎을 구부리고, 발은 힙 너비로 벌린다. 척추를 따라 몸이 길어지는 것을 느껴라. 손가락으로 깍지를 껴서 머리를 받힌다. 목 긴장을 풀고 턱을 약간 가슴 쪽으로 기울인다. 내부 지지 시스템을 인게이지 시키고, 복부 부위의 인지를 강조해라.

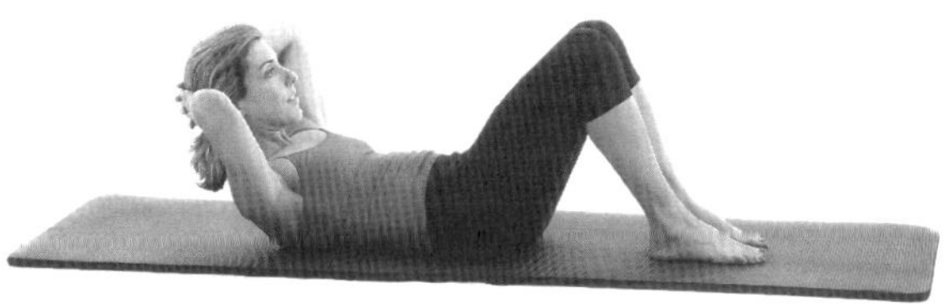

《내쉬기》 복근을 안으로 당기면서, 상부 척추를 들어 올리는데, 머리 꼭대기부터 시작하며, 요추가 매트 속으로 가라앉게 해라. 복장뼈(흉골) 바로 밑에서 접히는 동작을 느끼고, 이 포인트 아래의 몸은 절대로 움직이지 말아라. 상부 척추의 들어 올리기를 계속해라. 척추뼈 하나씩, 어깨판이 매트에서 떨어져 올라갈 때까지.

《들이쉬기》 상부 몸통으로 할 수 있는 최대 높이를 유지해라. 복근을 더욱 수축하고 골반의 중립 자세에 초점을 맞춰라.

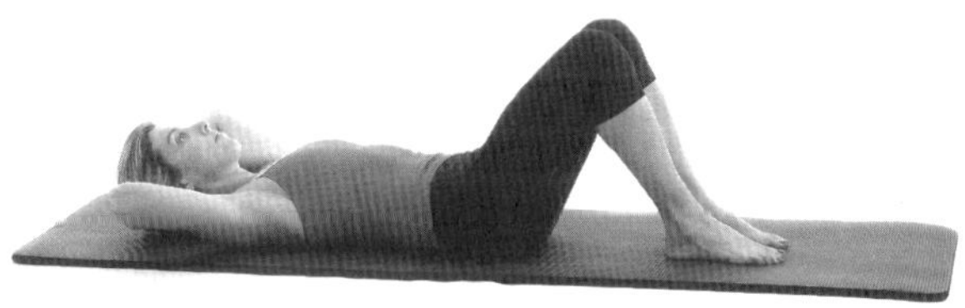

《내쉬기》 복근의 수축을 풀지 않고서 척추를 내려라. 출발 자세로 되돌아 가라.

체스트 리프트 위드 로테이션(가슴 들어올리기-틀면서)

Chest Lift With Rotation

근육 포커스

- 배빗근

목적

- 배빗근에 중점을 둔 복근의 강화
- 척추 회전을 하면서 골반 안정 개발

이 운동은 **매트 운동: 체스트 리프트**의 연장이다. 그것은 회전 요소를 더하고 양측 패턴으로 빗근에 부하를 주어서 복근을 더 시험한다. 이것은 **매트 운동: 크리스크로스** 같은 여러 회전 복부 운동을 위한 기초 운동이며, 일상생활과 운동 활동들이 요구하는 많은 회전 활동들을 위해서 몸을 준비시킨다.

이미지화 하기

이 운동을 위한 좋은 이미지는 스파인 트위스트–바로 누워에서 기술된 문 손잡이 돌리기와 체스트 리프트에서 기술된 판 스프링의 조합이다. 이 이미지들은 함께 이 운동에서 사용된 움직임 타입을 기술한다.

- □ 머리, 팔 및 상부 몸통을 한 단일체처럼 움직여라.
- □ 목을 당기거나 팔꿈치를 앞쪽으로 움직이지 말아라.
- □ 옆에서 옆으로 전환할 때 일관된 앞쪽 굽힘을 유지해라.

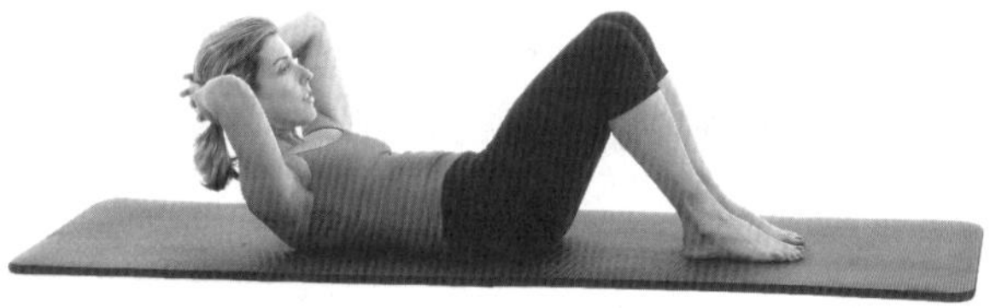

《들이쉬기》 바로 누워서 골반과 척추는 중립 자세로, 무릎은 구부리고, 발은 힙 너비로 벌린다. 손가락으로 깍지를 껴서 머리를 받힌다. 내부 지지 시스템을 인게이지 시키고, 복근을 안으로 끌어 당기고, 상부 척추를 들어 올린다. 척추뼈 하나씩, 어깨판이 매트에서 떨어져 올라갈 때까지.

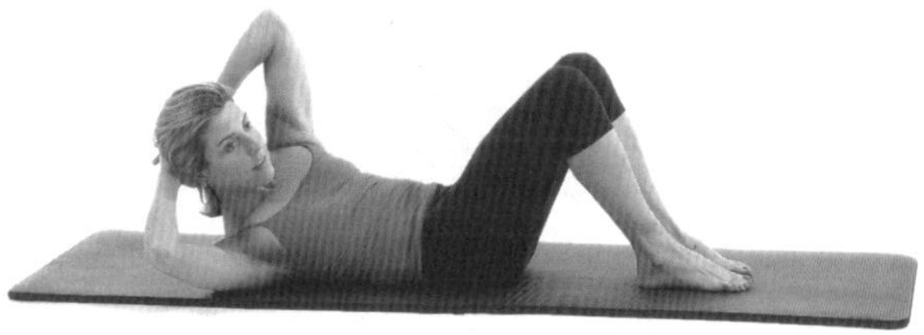

《내쉬기》 상부 몸통을 한쪽으로 돌린다. 복근을 당기는데 초점을 맞추고 몸통을 가쪽으로 굽히지 말고 골반 위에서 움직여라. 처음부터 끝까지 골반의 안정을 유지해라.

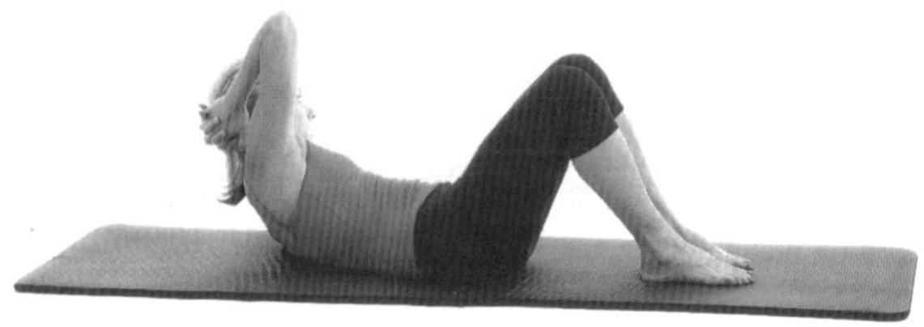

《들이쉬기》 몸통을 내리지 말고서 상부 몸통을 중앙을 지나서 반대쪽으로 돌려라. 좌 · 우로 계속 움직여라. 마지막 반복 시 중앙으로 되돌아와, 바로 누운 자세로 되돌아가기 전에, 복근을 더 수축시켜라.

레그 리프트(다리 들어올리기)

Leg Lift

이 운동에서는 복근을 작용근이라기보다 안정근으로 사용한다. 그것은 골반 안정이 부족하거나 몸통을 전방 굽힘으로 들어올리기 위해서 복부 체력이 불충분할 때 특히 유용하다.

전체 몸을, 특히 골반–허리 부위를 가만히 유지하고, 오직 한쪽 다리를 위 · 아래로 움직임으로써, 당신은 파워하우스에 대해 인지를 하게 되고, 골반에 안정성을 주는 것을 배운다.

이미지화 하기

골반은 바위처럼 고정하고, 다리는 골반에 영향을 주지 않고서 위 · 아래로 펄럭이는 깃털처럼 가볍게 느껴야 한다. 이러한 반대 이미지는 인체의 올바른 감각을 만드는 것을 돕는다.

- □ 허리의 긴장을 피하고 다리를 들어올릴 때 있을 수 있는 과다전만을 피해라.
- □ 다리를 하나의 단일체로 움직이고, 무릎에서 직각을 유지해라.
- □ 반대편을 들어 올릴 때 지지 다리로 가는 체중 이동을 최소화 시켜라.

변형 / VARIATION

난이도와 도전 목표를 높이기 위해서, 동시에 두 다리를 운동시켜라: 한 다리를 테이블탑 자세로 두어라. 그 다리의 발가락을 매트에 대기 해서 발을 내리는 동안, 다른 다리를 테이블탑 자세로 만들어라. 다리를 동시에 바꾸는 것을 계속하는데, 한쪽 동일한 수의 반복을 해라. 이 운동 형태는 다리 바꾸기로 불린다.

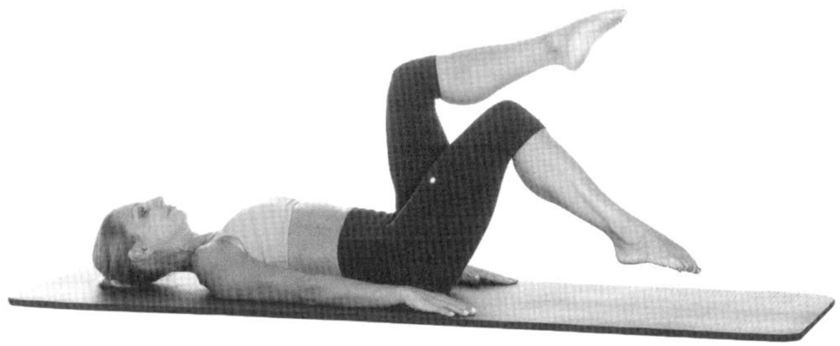

근육 포커스

- 복근

목적

- 골반–허리 안정의 개발
- 힙관절 분리의 개발
- 복근과 엉덩이 굽힘근 조절 증진

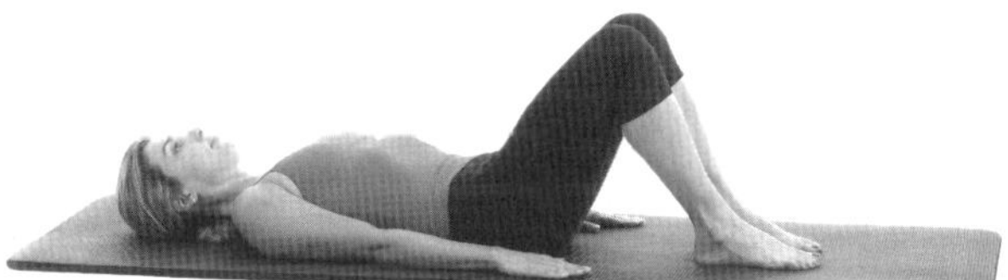

《들이쉬기》 바로 누워서 척추를 중립 자세로 두고, 무릎을 구부리고 발을 힙 너비로 벌린다. 팔은 펴서 몸 옆에 두고, 손가락은 발 쪽으로 뻗고, 목의 긴장을 풀고, 턱은 가슴 쪽으로 약간 기울게 해라. 골반–허리 안정을 강조하고 발에 체중을 균등히 두어라.

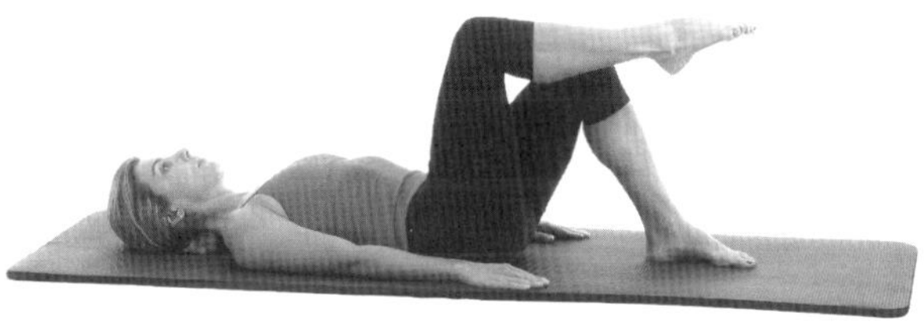

《내쉬기》 한 다리를 들어올리는데, 오직 힙 관절의 움직임에 초점을 맞추고 전체 동작 범위 동안 무릎의 완벽한 직각을 유지해라. 힙 관절이 직각에 도달하고 허벅지가 바닥과 수직으로 될 때(테이블탑 자세)까지 움직임을 계속해라.

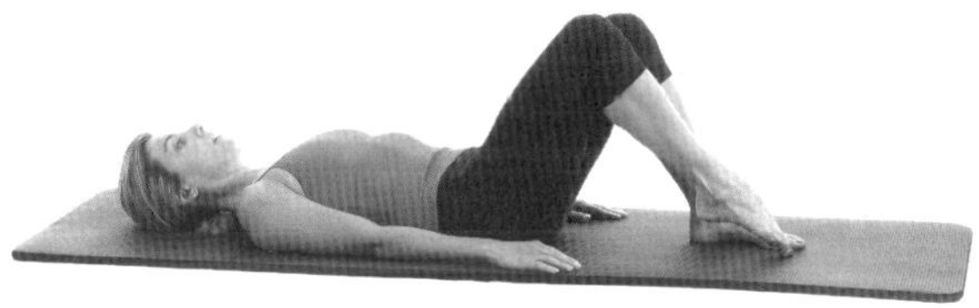

《들이쉬기》 무릎의 직각을 유지하면서 다리를 부드럽게 내려서, 발에 어떤 압력을 주지 않고서 발가락 끝을 바닥에 대라. 다른 다리로 바꾸기 전에 여러 번 반복해라.

레그 서클 (다리 서클)

Leg Circle

근육 포커스
- 복근
- 엉덩이 굽힘근

목적
- 골반-허리 안정 개발
- 힙 분리 증진
- 엉덩이 굽힘근 조절 발달
- 힙 관절 주위 근육들의 이완

이 운동은 힙 관절의 분리를 만드는 (다리의) 가동과 (몸통의) 조화로운 안정의 멋진 예이다. 골반이 단단히 고정되어 있고 척추가 가만히 있는 동안, 힙 관절은 물 흐르듯 회전하며 다리로 원을 그리면서 엉덩이가 다리를 따라 움직이지 않게끔 파워하우스를 인게이지 하는 것이 중요하다. 필라테스 운동들 안에서 종종 발견되는 하나의 패턴인 힙 가동 및 분리(disassociation)는 많은 활동들을 위한 필요조건인데, 예로, 사이클링, 러닝 및 무용과 체조 움직임 들이다. 올바르게 실행될 때, 그것은 허리 긴장을 풀 수 있을 뿐만 아니라 엉치엉덩 기능장애를 치료하는데 도움이 된다.

이미지화 하기

다리를 큰 그릇 속에 있는 끈적한 시럽을 젓고 있는 큰 스푼이라고 생각해라. 이 동작은 처음에는 조절할 수 있을 정도의 작은 원을 그리며 점차 원을 크게 그리며 가볍고 부드러워야만 하며, 연속적인 흐름을 만들어라. 요요를 밑으로 굴렸다가 다시 위로 올리는 것과 같이 떨어졌다가-감아올리는 동작을 생각하는 것이 도움이 될 것이다.

□ 운동 내내 중립골반과 척추를 유지해라.

변형 / VARIATION

이 운동은 들어올린 발에 탄성 운동밴드를 걸고서 시행할 수 있는데, 한 손마다 밴드의 양쪽 끝을 잡고 팔꿈치는 몸 옆에서 매트 바닥에 꽉 붙이고 있는다. 이 형태는 엉덩이 굽힘근들을 이완하게 해주며 다리가 돌아감에 따라 관절 안에서 흐르는 듯 바람직한 움직임을 이루게 도와준다 — 햄스트링이 뭉쳐 있을 때 매우 도움이 되는 옵션이다.

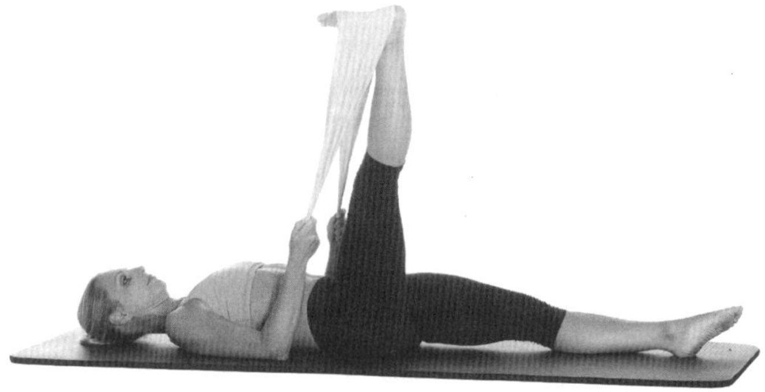

□ 힙 관절 안의 움직임을 물 흐르듯 제한 없이 만들어라.

□ 목, 어깨 및 가슴의 긴장을 풀고 있어라.

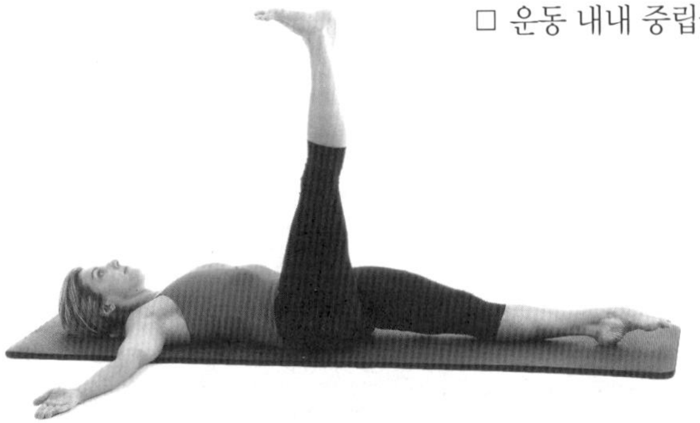

《내쉬기》 바로 누워 팔을 몸 옆에 두거나 손바닥이 위로 보게 해서 T-자세로 만든다. 다리를 펴서 붙이고, 발을 약간 발바닥 쪽으로 펴라. 한 다리를 가슴 쪽으로 굽혀라.

다리를 똑바로 위로 펴서, 바닥과 직각이 되게 만들고 발은 발등 쪽으로 굽혀라. 다른 다리는 똑바로 펴서 능동적으로 인게이지 시키며, 발은 발바닥 쪽으로 굽혀라.

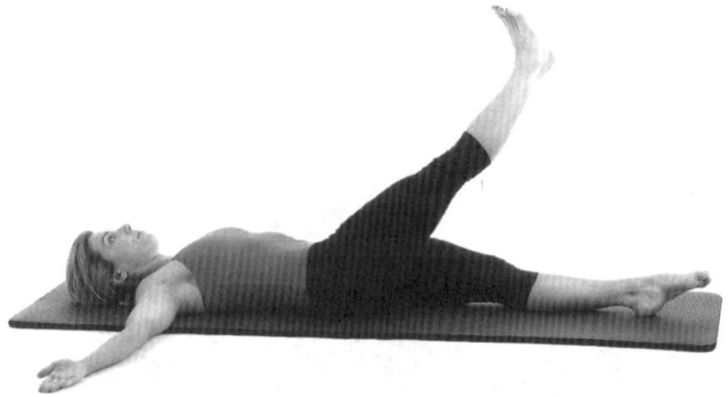

《들이쉬기》 올려진 다리를 안쪽으로 돌려라. 몸 중앙선을 약간 가로질러 보내고 그 다음 밑으로 그리고 주위로 보내라. 원은 안정된 골반을 유지하면서 만들 수 있을 만큼 커야 한다.

《내쉬기》 움직임을 5-10회 반복하는데, 원 하나마다 호흡을 하고, 발이 12시 위치에 올 때마다 약간 멈춰라.

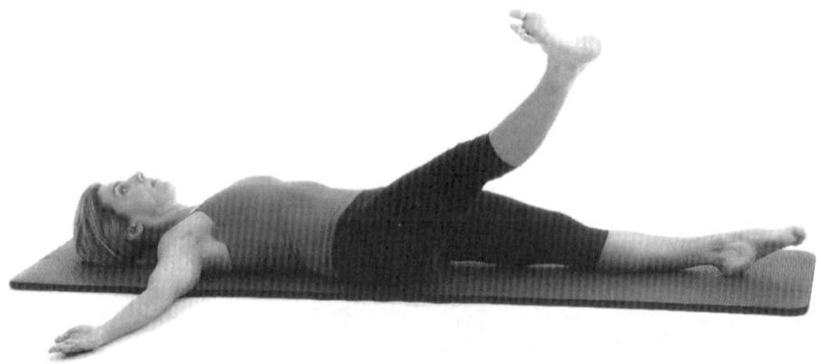

《들이쉬기》 원을 반대로 돌리며 호흡 패턴을 반복하는데, 원을 한 번 그릴 때마다 한 번 호흡해라. 다리를 중앙선에서 벗어나게 두고서 시작해서 바깥쪽으로 그리고 아래쪽으로 원을 그려라. 골반-허리 안정과 힙 관절의 자유롭게 흐르는 움직임을 강조해라. 5-10회 반복한 다음 12시 위치로 되돌아 가라. 다리를 가슴으로 구부렸다가 매트 위로 펴라. 출발 자세로 되돌아가라.

복부 운동
Abdominal Work

복근은 *파워하우스(powerhouse)* 개념에서 중심이 되기 때문에 복근은 필라테스에 있는 거의 모든 운동에서 어느 정도 인게이지(engaged) 된다는 사실에도 불구하고, 이 블록은 그것들의 발달에 특별히 설명되었다. 또한 복근은 코어 힘(core strength)과 척추 안정(spinal stability)이라는 개념에서 주된 요소로서, 일반적인 피트니스와 재활, 그리고 운동 퍼포먼스 분야에서 점점 관심을 끌고 있다. 게다가, 잘 단련된 복근은 등의 건강한 기능 확보와 부상으로부터 등을 보호하는데 있어서 중요한 역할을 한다.

이 책에 있는 운동들은 척추를 굽히는 복근의 동작에서 그것의 강화와 몸통 안정을 위한 복근의 동원에 특히 초점을 둔다. 늘 그렇듯이, 긍정적인 결과를 얻기 위해서는 근육을 활성화시키고 움직임을 수행하는데 있어서 정확성이 제일 중요하다. 잘못하게 되면, 그 운동은 목표에 못 미치게 될 뿐만 아니라 실제로 부상 또는 지금 갖고 있는 문제를 더 심각하게 만들 수 있다.

정확성에 모든 중점을 둔다. 필라테스는 두루 적용되도록 만든 컨디셔닝 방식이 아니다. 종종, 특히 복근을 운동할 때, 원하는 목적을 이루기 위해서 변형을 만들 필요가 있다. 반드시 적절한 레벨에서 운동을 하고 점차적으로 난이도를 높여라. 궁극적으로, 잘 단련된 복근은 일상생활과 운동 활동에 긍정적인 기여를 한다.

주: 인게이지(engage)는 신체의 중심이라고 할 수 있는 파워하우스 근육들을 활성화하여 중심에서부터 움직임이 시작되어 펴고, 굽히고, 팔과 다리를 움직이는 것을 의미한다. 인게이지를 잘 하려면, 배꼽을 척추 쪽으로 당겨 닿을 때까지 복부 근육을 집어 넣고, 위로 끌어올리는 스쿠프 앤드 리프트(scoop and lift)가 필요로 한다.

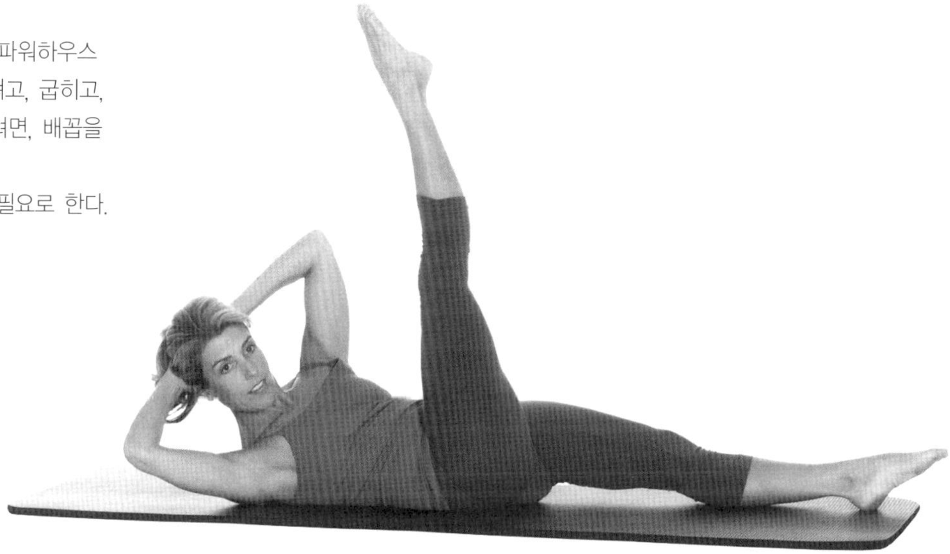

매트

복부 운동 / Abdominal work

중급

근육 포커스

- 복근

목적

- 복근의 강화
- 몸통 안정의 개발
- 순환 자극과 체온 상승

헌드레드
Hundred

이 운동은 다리를 올리고 머리를 들어 파워하우스를 인게이지 하도록 도와주며 필라테스 운동의 기본 동작이라고 할 수 있다. 또한 호흡과 몸의 움직임이 조화될 수 있도록 도와준다. 이 운동 이름은 호흡 패턴에서 유래된다—한 번의 호흡 주기에서 각각의 들이쉬기와 내쉬기는 10을 셀 동안 지속해야만 한다(다섯을 세면서 들이쉬기를, 다섯을 세면서 내쉬기를). 이 호흡 패턴은 10회 반복되어, 총 100을 세게 된다. 이것은 호흡을 100번 한다는 것은 아니다.

종종 나는 이 운동 중 능동적 호흡을 사용하는데, 거기서 호흡 근육들의 운동은 내쉬기와 들이쉬기에 관여된 근육들을 다이나믹하게 수축시켜서 두드러지게 된다. 훌륭한 1세대 강사이자 선구자로서 내가 친구라고 부르는 영광을 가진, Ron Fletcher는 퍼커시브(percussive) 호흡이라는 용어를 만들었다. 퍼커시브의 질은 그 호흡을 더 활성적이고 다이내믹하게 만드는데 잘하면 좋은 일이다. 그러나 긴장을 유발시키면 좋지 않다.

헌드레드는 몇몇 요소가 제대로 되어 있지 않을 때 역효과일 수 있는데, 강한 복근과 몸통을 적절한 척추 굽힘이 되게 들어 올리는 능력을 포함한다. 나는 헌드레드에 대비하기 위해서 준비 운동을(변형을 본다) 연습하기를 권장한다. 헌드레드를 할 때, 복근 힘과 조절이 지탱할 수 있는 높이로 다리를 유지해라. (다리가 바닥과 직각일 때 힘이 덜 든다; 다리가 바닥 쪽으로 내려가면 힘이 더 든다. 허리가 바닥에서 떨어져서는 절대 안 된다.) 필라테스가 시행한, 헌드레드의 정통적인 버전은 다리를 눈 높이로 두었다. 그러나, 다리를 이 높이로 두는 것은 아주 센 힘, 조절 및 연습을 요구한다.

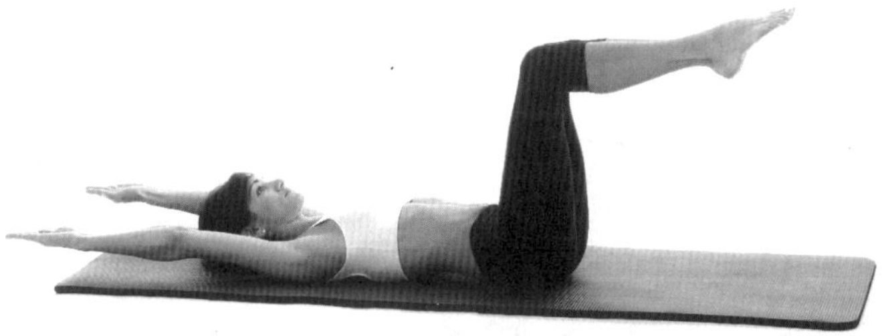

《들이쉬기》 바로 누워 다리를 테이블탑 자세로 (무릎과 힙 관절이 직각) 만든다. 팔을 똑바로 펴서 바로 머리 위로 올려 어깨 너비로 벌리고 손바닥은 위를 본다.

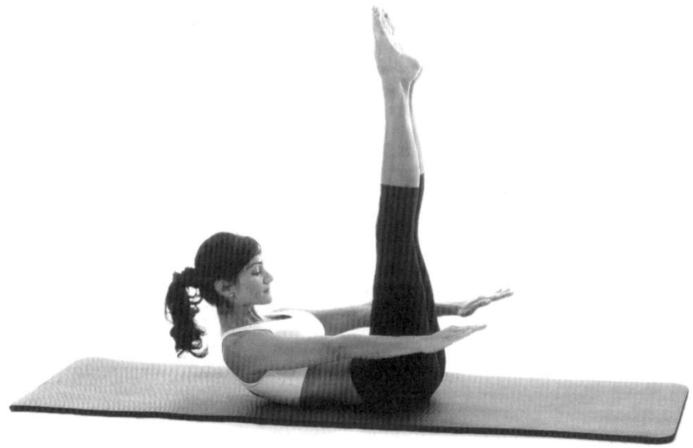

《내쉬기》 복근을 당겨서 몸통을 **매트 운동:** 체스트 리프트 자세로 들어 올리고, 상부 척추를 들어올리고, 요추가 매트로 가라 앉게 해라. 어깨판이 매트에서 떨어져 올라갈 때까지, 상부 척추를, 척추뼈 하나씩, 계속 들어올려라.

《들이쉬기》 당신을 위한 적절한 높이로 다리를 펴는 동안 상부 몸통으로 만들 수 있는 만큼의 최대 높이를 유지해라. 팔이 바닥과 평행이 될 때까지 몸 옆으로 팔을 내려라.

《들이쉬기》 복근의 수축에 초점을 맞춰서 움직임을 준비해라.

이미지화 하기

팔의 움직임이 발전기처럼 에너지를 만든다고 상상해라; 이 에너지는 몸을 안정시키고, 복근을 활성화시키며 다리를 지탱하게 돕는다.

- □ 운동 내내 복근을 수축시키고, 허리로 매트를 눌러라.
- □ 시종일관 목과 어깨의 긴장을 풀어라.
- □ 펌핑 동작을 부드럽고, 작고, 긴장 없게 유지해라.

변형 / VARIATION

요구된 기술을 확립하면서 이 운동을 더 쉽게 하기 위해서, 발을 바닥에 대고 하거나 다리를 구부려서 테이블탑 자세로 만들어서, 엉덩이 굽힘근으로 가는 부하를 줄이고, 차례로, 복근의 부하를 줄인다. 햄스트링이 뭉쳐 있을 경우, 엉덩이 굽힘근으로 가는 부하를 줄이기 위해 이 운동 동안 무릎을 굽히는 것을 추천한다.

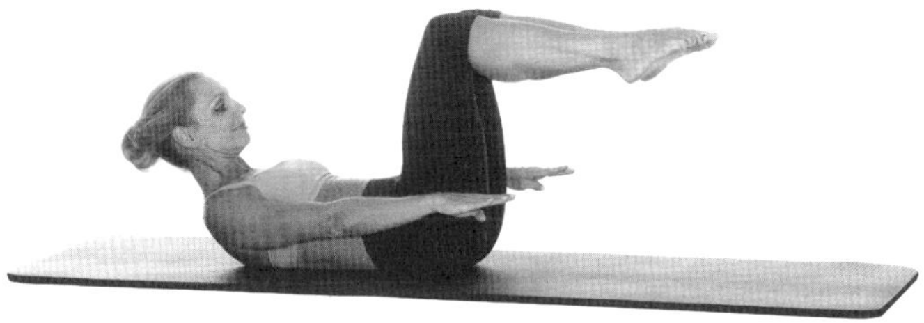

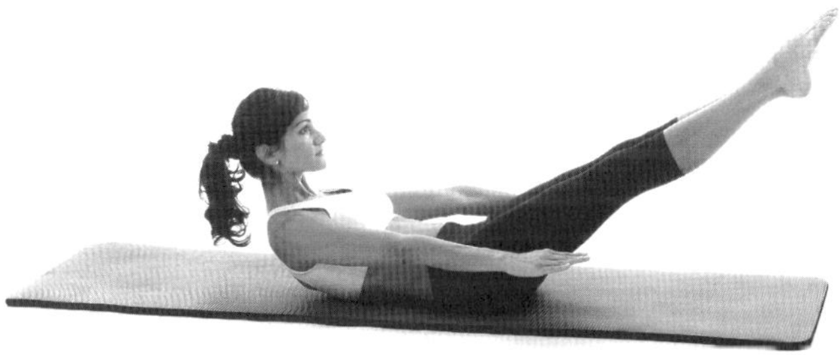

《내쉬기》 다섯을 셀 동안, 팔을 작게 고동치는 움직임으로 위 · 아래로 펌프질 해라. 다리를 더 내리고 있을수록, 운동이 더 어려워진다.

《들이쉬기》 다섯을 셀 동안, 팔의 펌프질을 계속해라. 줄곧 팔을 몸 옆에 가깝게 붙여라. 이 사이클을 10회 반복한다. 출발 자세로 돌아간다.

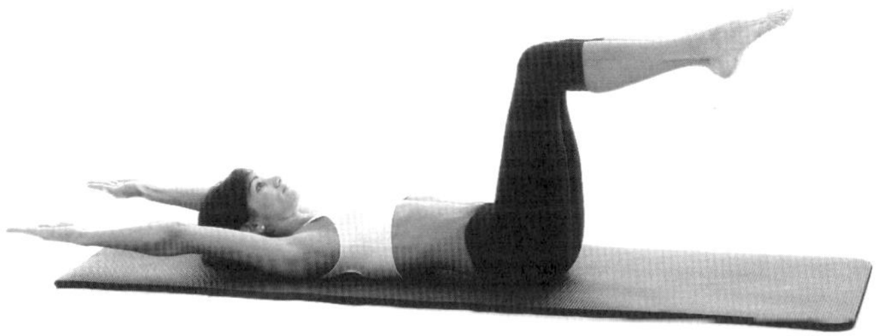

《내쉬기》 복근의 수축을 풀지 않고서 척추를 내려 놓아라. 출발 자세로 되돌아 가라. 이 사이클을 10회 반복한다.

매트

복부 운동 / Abdominal work

초급

근육 포커스

- 복근

목적

- 복근 강화
- 척추 가동성과 안정성의 개발
- 등 근육 스트레치

롤-업
Roll-Up

롤-업은 작용근과 안정근 둘 다로서, 복근을 활성화 시킨다. 초기 단계에서, 복근은 몸을 움직여서 척추를 굽히도록 동원된다. 다음, 엉덩이 굽힘근들은 몸통과 골반을 매트에서 들어올리기 시작하며, 복근이 몸통을 안정시키고 척추의 C 만곡을 유지하는 동안 힙 관절에서 몸을 굽힌다. 꼭대기 자세에서, 어깨는 힙 관절 바로 위에 있으며, 복근을 더 인게이지(딥 스쿠핑이 요구되며) 시키고, C 만곡을 유지하고, 등 근육을 늘리는데(스트레치) 집중한다.

나는 이 운동을 전통적 형태에서 여러 가지 안무적 변화를 만들었다. 첫째, 위에서 설명한 어깨가 힙 위에 있는 자세에서, 몸통이 다리가 있는 앞쪽으로 계속 가는 것보다, 멈추는 것을 좋아한다. 이 변화의 이유는 그 세션에서 늘어날 준비가 되어 있지 않은 햄스트링을 너무 일찍 과도하게 스트레치하는 것을 피하기 위함이다. 그 목적은 등 근육과 복근을 부드럽게 웜업 시키면서 햄스트링에게 매우 가벼운 스트레치를 주고자 함이다.

두 번째 변화는 머리 위치이다. 전통적 형태에서 운동의 앉는 단계일 때, 머리는 낮춰져서 팔 사이에 있다. 나는 머리가 척추의 자연스러운 선을 따르는 것을 좋아하는데, 이 경우는 팔은 바닥과 평행이고 목과 얼굴은 옆에서 분명히 볼 수 있게 높게 유지된다.

마지막으로, 전통 형태에서 발을 발등 쪽으로 굽힌다. 나는 발을 적당히 발바닥 쪽으로 굽히고, 무릎을 부드럽게 두는 (매우 약간 구부린다) 것을 좋아한다. 그 이유는 발을 발등 쪽으로 굽힐 때, 넙다리곧은근(대퇴직근; 두-관절 엉덩이 굽힘근)을 포함한 넙다리네갈래근(대퇴사두근)을 과도하게 사용하는 강한 경향이 있기 때문이다. 나는 이 운동에서 엉덩이 굽힘근의 활동을 줄이는 것을 좋아한다. 엉덩이 굽힘근들은 복근의 일을 가리는 경향이 있어서, 매트에서 들어올릴 때 C 만곡을 유지하기 어렵게 만든다. 그러나, 엉덩이 굽힘근은 명백히 중요한 역할을 하는데, 특히 몸통과 함께 골반이 매트에서 들어 올려지는 그 시점이다. 이러한 롤-업 형태는 팔·다리 및 척추의 긴 선들을 강조하며, 나는 개인적으로 심미적으로 매우 매력적이라고 본다.

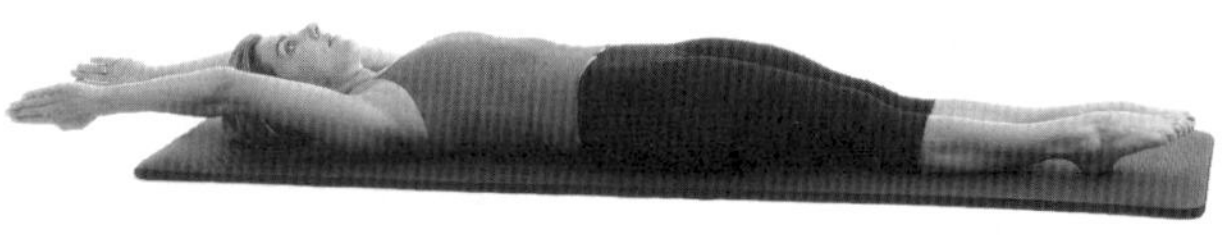

《내쉬기》 바로 누워서 팔을 머리 위로, 손바닥은 마주 보고, 다리는 펴서 붙이고, 발은 적당히 발바닥 쪽으로 굽혀라. 갈비뼈를 밑으로 끌어 모으면서 팔을 머리 위로 뻗는 것을 강조한다. 팔을 어깨 너비로 유지해라.

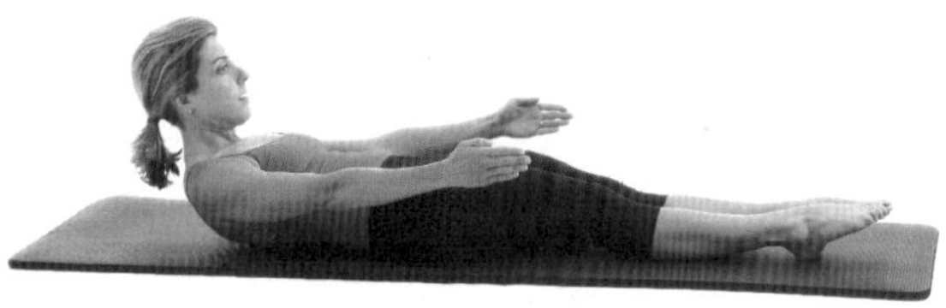

《들이쉬기》 복근을 인게이지 시키고 그리고 팔로 움직임을 시작하고, 머리와 상부 척추가 뒤를 따른다. 이 자세에서 잠시 멈추고, 복근을 더 인게이지 시키고 허리로 매트를 누르게 해라. 엉덩이 굽힘근을 활성화 시켜서 매트에서 앞쪽으로 들어 올려 앉은 자세로 갈 준비해라.

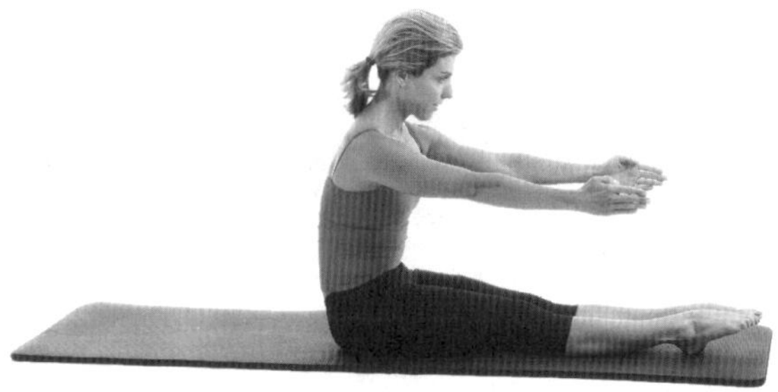

《내쉬기》 복근으로 몸통의 안정을 유지하면서 척추뼈 하나씩, 척추를 매트에서 껍질을 벗기고, 몸통의 C 만곡을 유지해라. 그 만곡은 머리 꼭대기와 손가락 끝에서부터 척추를 통해서 발가락 끝까지 연장돼야만 한다 – 깊숙이 움푹 파이게.

이미지화 하기

몸통을 말아올리는 동안, 말 고삐를 잡고 매트에서 부드럽게 떨어져 올려지고 그 다음 다시 뒤로 내려지는 것을 상상해라. 움직임은 수월하게 보여야만 하며 몸의 부드러운 C 만곡은 몸통이 들어 올려지고 내려질 때 일정하게 유지해야만 한다.

- □ 바로 누워 있을 때, 팔을 머리 위로 뻗는 동안 갈비뼈를 위쪽으로 밀어내면 안 된다.
- □ 매트에서 몸통을 들어 올리고 다시 뒤로 내리고, 앉아 있을 때 몸통의 C 만곡을 유지해라.
- □ 운동 내내 머리가 척추와 선을 이루게 해라.

변형 / VARIATION

긴장된 허리 근육, 긴장된 햄스트링, 또는 충분치 못한 복부 힘 때문에 정상적인 롤-업이 어렵다면, 무릎을 구부리고 운동을 시작해라. 들이쉬기: 팔, 머리 및 상부 몸통을 들러 올려라. 내쉬기: 몸통을 감아 올리면서, 동시에 다리를 펴라. 앉은 자세에서 C 만곡을 유지하면서 숨을 들이 마셔라. 숨을 내쉬고, 뒤로 내려가라. 동시에 무릎을 구부려라. 출발 자세로 되돌아 가라.

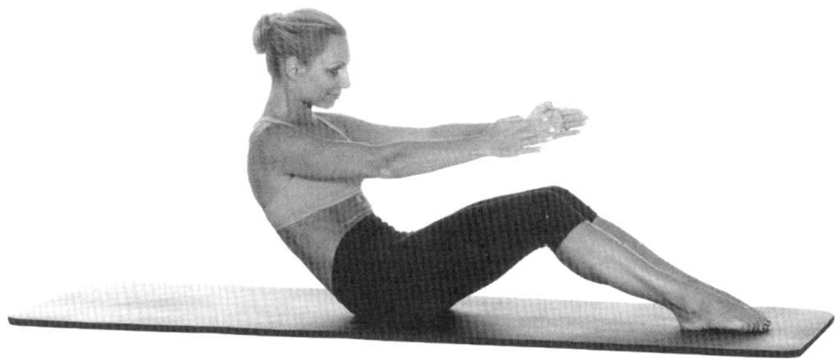

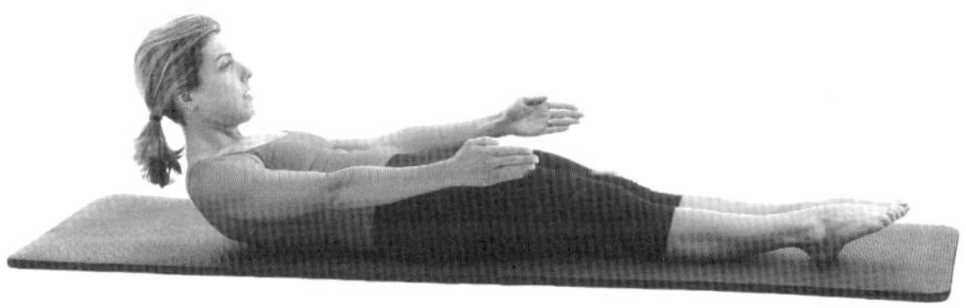

《들이쉬기》 이 몸통과 함께한 안정된 자세를 유지하면서, 요추의 스트레치를 강조해라. 긴 목 자세를 강조하기 위해서 팔을 어깨 높이로(바닥과 평행) 유지하고, 목과 어깨의 긴장을 풀어라.

《내쉬기》 뒤로 굴려라. 척추뼈 하나씩, 척추 전체를 따라. 머리를 팔 사이에 묻지 말아라.

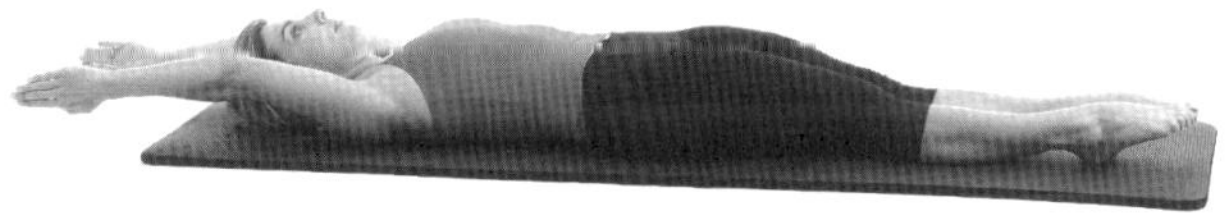

복근으로 안정된 코어를 확립하고, 갈비를 앞쪽으로 내미는 경향을 조절해라. 머리를 내리고 팔을 머리 뒤로 보내라.

매트

복부 운동 / Abdominal work

상급

넥 풀(목 당기기)

Neck Pull

근육 포커스

- 복근

목적

- 복근 강화
- 척추 가동성 개선
- 햄스트링 유연성 증진
- 등 펴근 조절 발달

반어적으로, 이름이 의미하는 것과 대조적으로, 목을 당기는 것은 이 운동에서 피해야 할 한 가지이다. **매트 운동: 롤-업**이 능숙해진 다음에만 이 운동을 실행하라. 손을 머리 뒤로 두는 것은 (롤-업의 팔 움직임과 대조적으로) 중력중심과 움직임 지레를 바꿔서 목 당기기를 더 어렵게 만든다. 게다가, 몸통을 앞으로 뻗어서 다리 위로 보내는 것은 롤-업에서 요구하는 것보다 유연성이 더 필요로 한다. 앉은 자세에서 척추를 뻗는 것과 몸통이 똑바로 선 정렬을 확립하는 것은 코어 체력과 특히, 등 펴근 같은, 잘-단련된 몸통 안정근들을 요구할 뿐만 아니라, 적절한 햄스트링 유연성을 요구한다.

앉은 자세에서, 말아 내려가기 전에, 등을 똑바로 편 채로, 몸통을 하나의 단일체처럼 뒤쪽으로 제쳐라. 이 운동은 힘이 들므로, 웜업(warm-up)의 일부가 아니라 한 세션 안에서 나중에 시행돼야만 한다.

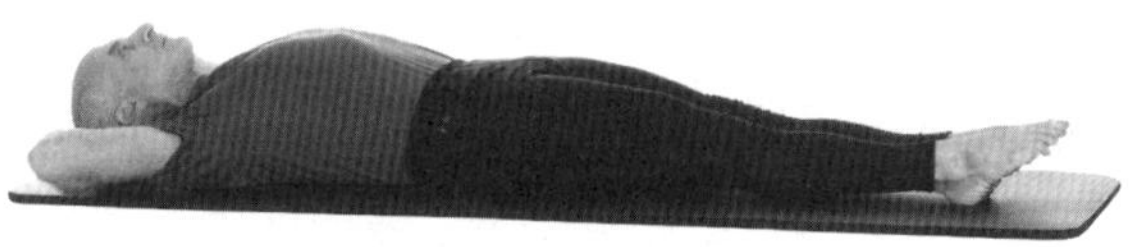

《내쉬기》 바로 누워서 다리를 펴서 붙이고, 발은 부드럽게 발바닥 쪽으로 굽힌다. 손을 깍지 껴서 머리 뒤에 두고 팔꿈치는 넓게 둔다.

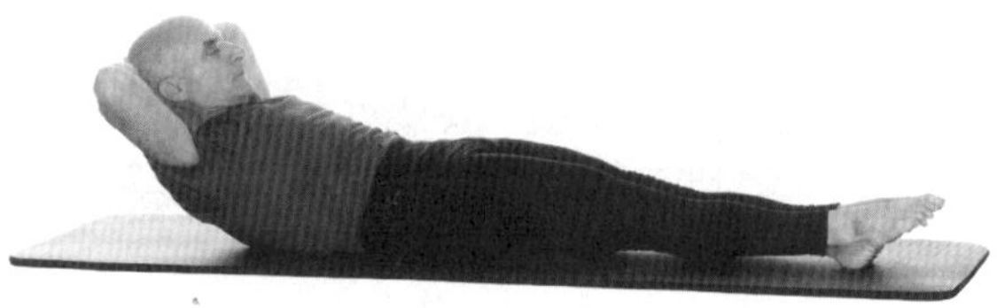

《들이쉬기》 머리와 견갑대를 들어 올리고, 허리를 매트 안으로 가라 앉혀라.

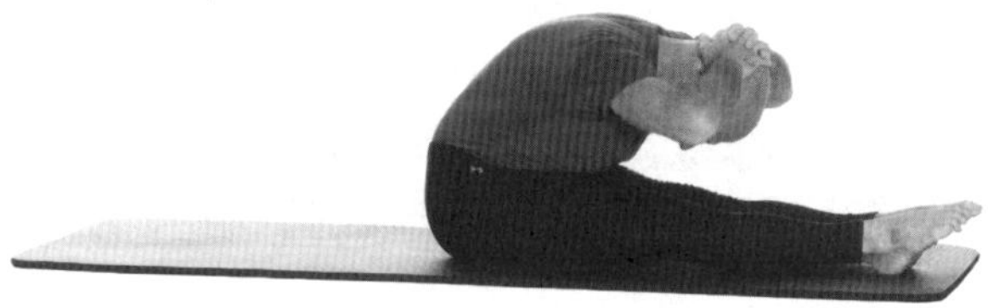

《내쉬기》 말아 올려라. 몸통이 다리 위에 있을 때까지 앞쪽으로 계속 움직여라.

이미지화 하기

이 운동에서 바람직한 부드럽게 마는 동작은 카펫을 마는 것과 비슷하다. 두 번째 단계, 전방 굽힘에서 똑바로 앉은 자세로 가는 동작은 싱싱한 나무를 당겼다가 그것을 천천히 다시 되 튀도록 하는(spring back) 것과 유사하다.

□ 운동 내내 팔꿈치를 넓게 유지해라.

□ 위로 마는 단계 동안 목을 당겨서 머리를 앞쪽으로 내미는 것을 하지 말아라.

□ 척추를 말아 내리기 전에 몸통을 똑바로 펴서 뒤로 젖혀라.

변형 / VARIATION

표준 운동을 수행하기 위해서 적당한 조절을 충분하게 얻을 때까지 덜 힘든 변형이 사용될 수 있다. 머리와 어깨가 일단 매트에서 들어 올려지면, 팔을 발을 향해서 앞쪽으로 뻗어라. 위로 감고, 가슴이 다리 위에 있을 때, 손을 머리 뒤로 두어라. 앉은 자세에 이어서 바로 누운 자세로 되돌아 갈 때, 등을 뒤로 젖히지 말고, 척추를 똑바로 선 자세에서 엉치뼈(천골)에서 시작해서, 척추뼈 하나씩, 밑으로 굴려라.

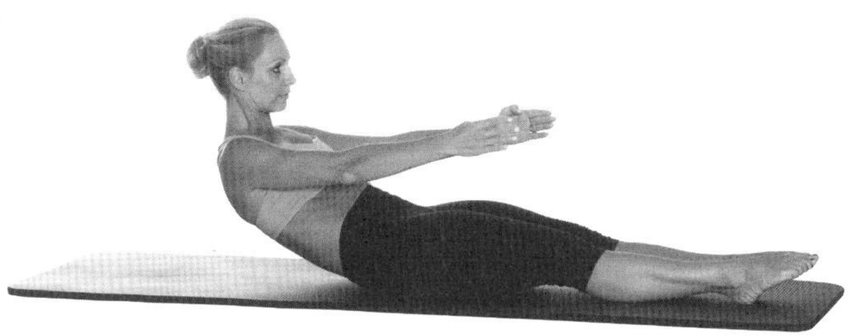

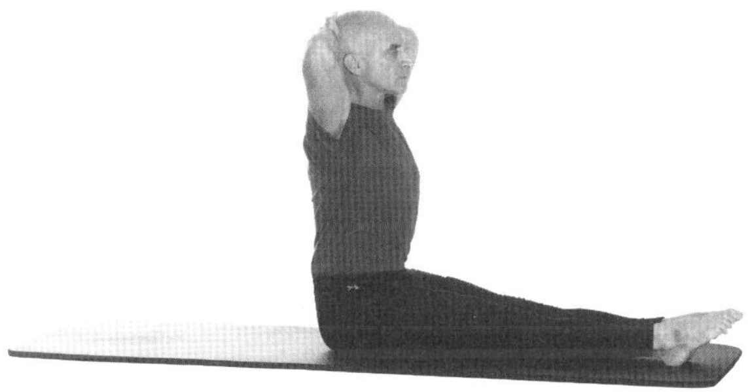

《들이쉬기》 척추를 말아 올려서 똑바로 앉은 자세로 가라. 세로 축에서 각각의 척추뼈의 분절 움직임을 만든다.

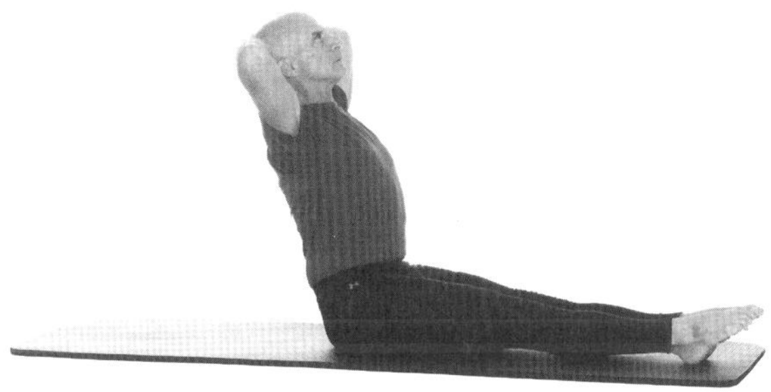

《내쉬기》 몸통을 똑바로 유지하면서 뒤로 젖혀라.

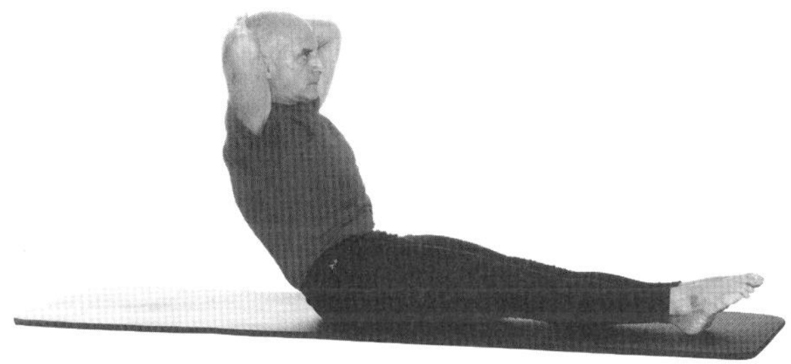

바로 누운 자세로 밑으로 굴려라. 각각의 척추뼈를 따라 분절 움직임을 만든다. 출발 자세로 되돌아 가라.

매트

복부 운동 / Abdominal work

중급

근육 포커스

- 복근

목적

- 복근 강화
- 골반-허리 안정 개발

싱글 레그 스트레치(한-다리 스트레치)

Single-Leg Stretch

이 운동은 안정시키는 양식(등척성 수축) 안에서 복근 힘을 개발하는 비교적 커다란 복부 운동 그룹에 속하는데, 사지가 움직이는 동안 몸통과 골반을 전적으로 가만히 잡고 있는다. 머리의 위치에 주의를 하는 것이 중요한데, 그것은 척추와 선을 이루고, 받혀지며, 완벽히 가만히 있어야만 한다. 복부 운동을 배가 시키는 다리의 펌핑 동작이 골반의 안정에 영향을 줘서는 절대 안 된다. 각각의 반복에서, 무릎 바로 아래의 정강이를 세게 눌러라. 그리고 힙을 매트 속으로 몰고 가듯이 억눌러라. 이것은 복근 수축을 강조하는 것을 돕는다.

싱글 레그 스트레치는 양 다리를 앞쪽으로 펴는 동안 양팔을 머리 위로 뻗어서, 골반과 몸통의 안정을 훨씬 더 힘들게 만드는 양 다리 스트레치를 위한 훌륭한 준비이다. 싱글 레그 스트레치의 경우, 오직 한 번에 한 다리를 펴며, 그 동안 손으로 잡고 있는 다른 다리는 지지를 제공한다.

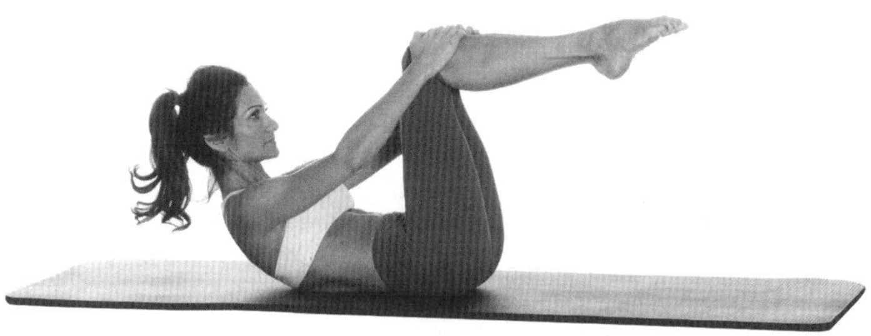

《들이쉬기》 바로 누워서 무릎을 가슴 쪽으로 당긴다. 몸통이 전방 굽힘이 되게 들어 올리고 어깨를 매트에서 떼고, 힙을 굽히고, 정강이를 바닥과 평행인 자세로 들어 올린다. 무릎 바로 아래에 손을 둔다.

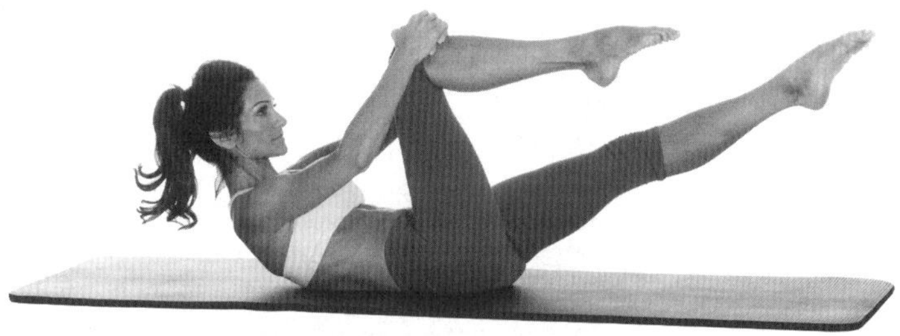

《내쉬기》 한 다리를 펴고 손은 맞은편 다리 무릎 바로 아래의 정강이를 세게 잡는다. 굽힌 무릎은 일반적인 테이블탑 자세보다 약간 더 가슴과 가깝다; 그러나, 정강이는 바닥과 평행으로 유지한다.

이미지화 하기

다리를 번갈아 뻗는 움직임은 기계의 피스톤 이미지를 떠올리게 하는데, 그것들이 폭발하고, 완벽한 정확성으로 왕복 운동을 하는 듯하다. 파워하우스 근육들은 피스톤을 작동하는 엔진으로 쓰인다.

- □ 움직임 내내 몸통을 가만히 유지해라.
- □ 발이 번갈아 왔다 갔다 할 때 양발을 대략 눈 높이로 유지해라.
- □ 구부린 다리의 정강이는 바닥과 평행이고 무릎을 가슴과 너무 가깝게 보내지 말아라 (허벅지의 각도는 대략 직각을 넘어서 10° 가 돼야만 한다.)

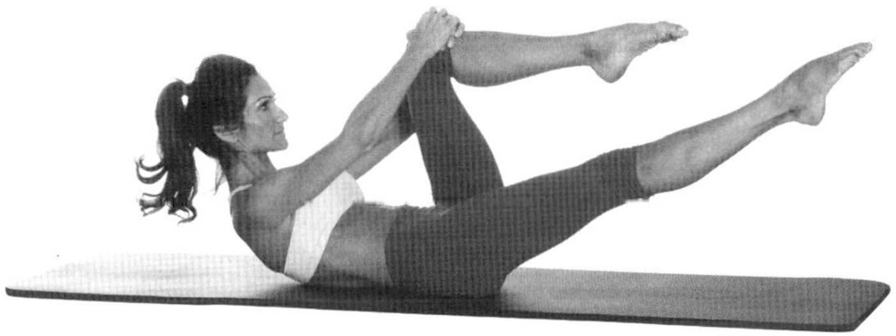

《들이쉬기》 정강이를 푸는 동시에 다리를 바꾸는데, 발을 동일한 수평면으로 유지하고 그렇게 하는 동안 다리를 몸의 중심선에 가깝게 유지해라.

《내쉬기》 맞은 편 다리를 완전히 펴라. 그리고 구부린 무릎에 손을 옮겨라.

변형 / VARIATION

그 운동의 기본 형태를 마스터한 다음, 다리 움직임에 동반하기 위해서 팔 교대 패턴이 사용될 수 있다. 굽힌 무릎의 반대쪽에 있는 손은 무릎 바로 아래 정강이를 두고, 복근의 일을 배가시키기 위해서 밑으로 눌러라. 다른 손은 굽힌 다리의 뒤꿈치를 향해서 뻗거나, 뒤꿈치를 실제로 잡아라 (팔 길이에 따라서); 이것은 몸통을 전방 굽힘으로 들어올려 유지하는 것을 강조한다.

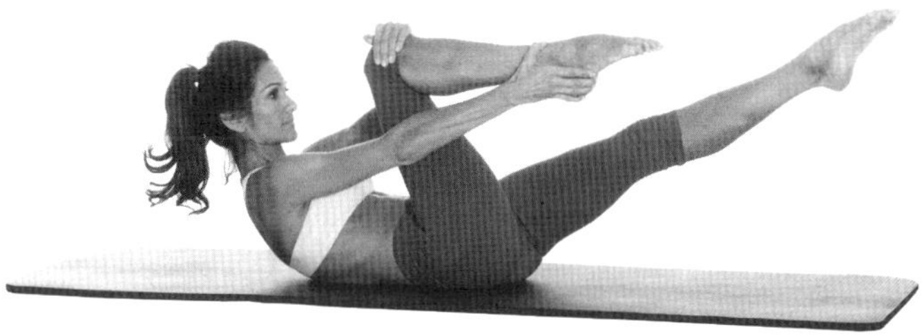

매트

복부 운동 / Abdominal work

중급

근육 포커스

- 복근

목적

- 복근 강화
- 몸통 안정 발달

더블 레그 스트레치(양-다리 스트레치)

Double-Leg Stretch

더블 레그 스트레치는 쉬워 보이지만, 매우 난이도 있는 복부 운동으로 골반과 몸통 안정에 중점을 둔다. 허리가 매트에 굳건히 고정되어 있는 동안 팔과 다리는 몸 중심에서부터 멀리 스트레치되고, 그 다음 중심을 향해서 되당겨진다. 눈을 전방에 초점을 맞추고, 목과 어깨의 긴장을 풀어라. 복근이 구조를 위해서 지지를 제공하는 동안 엉덩이 굽힘근은 다리를 가슴을 향해서 안으로 끌어 당긴다. 힙이 약 100° 의 힙 굽힘에 도달하고, 정강이가 바닥과 평행이 되는 동안, 손으로 무릎 아래를 꽉 잡아서, 밑으로 눌러 복근 수축을 더 깊게 만든다. 그 다음 힙 폄근들과 무릎 폄근들은 다리를 펴고 어깨 굽힘근들은 팔을 머리 위로 보낸다.

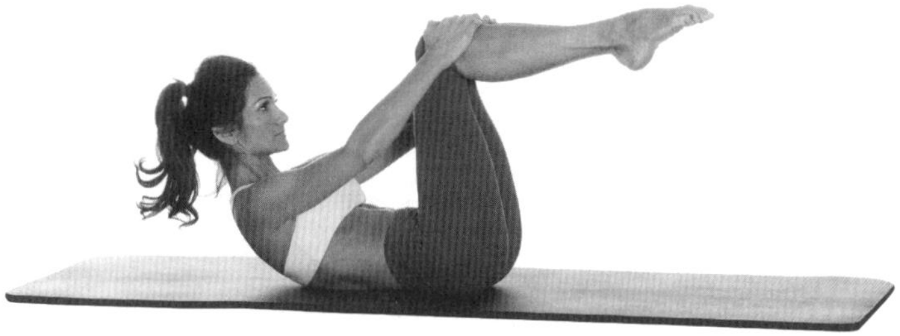

《내쉬기》 바로 누워서 무릎을 가슴 쪽으로 당긴다. 몸통이 전방 굽힘이 되게 들어 올리고 어깨를 매트에서 떼고, 허벅지는 대략 100° 의 힙 굽힘이 되고, 정강이는 바닥과 평행이다. 무릎 바로 아래에 손을 둔다.

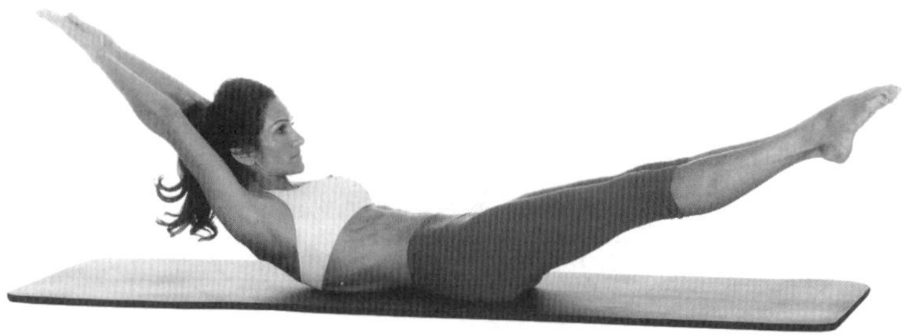

《들이쉬기》 팔을 머리 위로 보내는 동시에 발을 반대방향으로 펴고, 몸통은 안정되게 유지하고 발은 눈 높이로 둔다. 복근을 동원하고 등으로 매트를 누르는 것이 이 시점에서 중요하다.

이미지화 하기

나는 고무줄의 양 끝이 당겨졌다가 놓는 이미지를 사용하는데, 팔과 다리가 반대방향으로 신장되었다가 중심으로 뒤로 당겨지는 것과 똑같다. 이 반동 성질은 그 운동에 다이나믹한 핵심을 제공한다.

- □ 머리 끝에서 꼬리뼈까지 안정된 척추를 유지하고, 허리로 매트를 꽉 누른다.
- □ 몸통을 내리거나 어깨를 올리지 않고서 가급적 머리 뒤로 멀리 팔을 뻗어라.
- □ (복근의 힘이 허용될 경우) 발을 눈 높이로 두거나, 아니면 등이 매트에서 들어 올려지기 시작할 때 발을 높여라.
- □ 움직임 내내 눈을 전방에 초점을 맞추고 있어라.

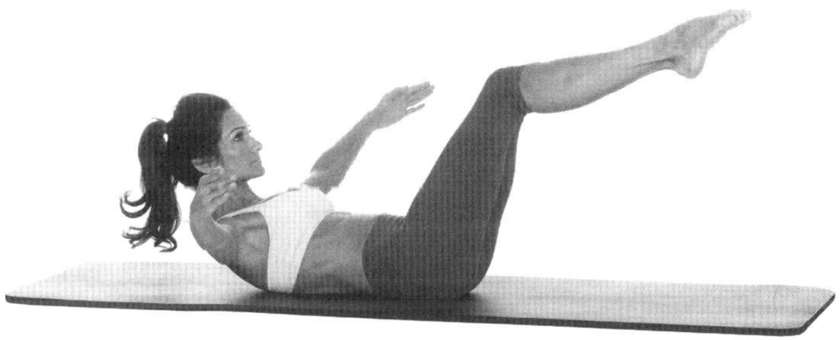

《내쉬기》 팔로 바깥과 주위로 원을 만드는 동안 안정된 척추를 계속 유지해라. 무릎을 가슴 쪽으로 당기기 시작한다.

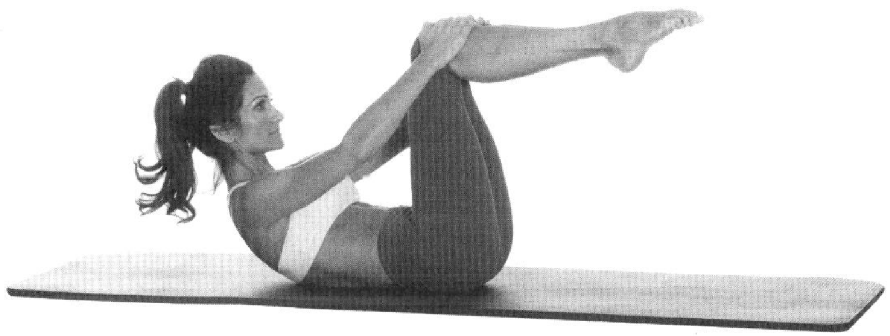

무릎을 가슴 쪽으로 당긴다. 그 다음 손으로 정강이를 세게 누르면서, 출발 자세로 되돌아간다.

매트

복부 운동 / Abdominal work

중급

근육 포커스

- 복근

목적

- 복근 강화
- 골반-허리 안정 발달
- 햄스트링과 엉덩이 굽힘근 유연성 증진

햄스트링 풀(햄스트링 당기기)

Hamstring Pull

햄스트링 당기기는 높은 수준의 골반-허리 안정과 다른 중급 운동들 그리고 상급 및 마스터 수준 운동들을 위해서 필요한 복근 운동을 준비시킨다. 다리의 매 리듬마다, 복근 수축을 심화시킬 뿐만 아니라 그 이름이 의미하듯이 햄스트링을 당긴다고 하기보다는, 엉덩이 굽힘근들 특히, 허리근 및 엉덩허리근(장요근)의 수축에 초점을 둬야만 한다.

이 자세를 위한 지지는 다리를 잡고 있는 것이 아닌, 복근에서 나온다. 이 운동이 종종 아래쪽 다리를 매트 위 약 15 cm에 떠 있게 해서 실행되지만, 아래쪽 다리를 매트에 고정시키는 것은 들어 올려진 다리의 햄스트링뿐만 아니라, 아래쪽 다리의 엉덩이 굽힘근을 스트레치하기 위한 안정된 기반을 만든다. 다리의 움직임은 골반과 독립적이어야만 하며 그것의 안정에 영향을 주면 안 된다.
유연성과 골반 조절이 허용하는 만큼만 높이 다리를 들어 올려라.

이미지화 하기

이 움직임을 위한 멋진 이미지는 부채로 벌렸다가 당겼다가 하는 것이다. 다리는 아주 안 보일 정도로 빨리 움직여라.

- □ 다리를 바꾸는 동안, 골반-허리 및 몸통 안정을 유지해라.
- □ 운동 내내 일관된 몸통 굽힘을 유지해라.
- □ 손을 장딴지 뒤로 보내 들어 올린 다리를 부드럽게 잡아라.
- □ 어깨와 목의 긴장을 풀어라.

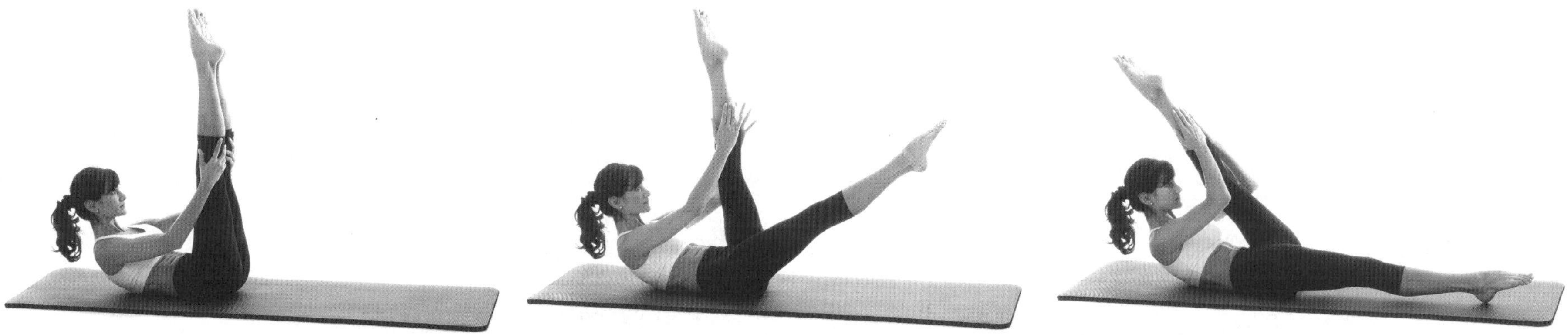

《들이쉬기》 바로 누워서 머리와 가슴을 앞쪽으로 들어 올려서 매트 운동: 체스트 리프트 자세를 만든다. 무릎을 가슴 쪽으로 굽힌 다음, 다리를 펴서 천장을 향하고 바닥과 직각이 되게 만들어라.

계속 숨을 들이 마시면서, 손을 한 다리 장딴지 뒤에 두고, 다른 다리를 매트로 내리고 그것을 고정해라.

《내쉬기》 들어 올린 다리를 가슴에 약간 가깝게 당기고, 복근의 수축을 깊게 하며, 그 다리로 두 번의 작은 반동을 만들어라. 퍼커시브 호흡을 사용해서, 한 번의 반동에 한 번의 공기를 훅 내쉬어라.

변형 / VARIATION

추가적인 난이도 증가를 위해서, 손가락을 깍지껴서 머리 뒤에 둔다. 훨씬 더한 난이도를 더하기 위해서, 몸통을 들어 올린 다리 쪽으로 돌려라. 정상적, 손을 머리 뒤로 그리고 몸통 회전 형태들은 순차적으로 시행될 수 있는데, 각각을 10회 반복하는 것이다. 긴장된 햄스트링 또는 엉덩이 굽힘근을 가진 사람들은 무릎을 약간 굽혀서 적절한 정렬과 골반의 자세를 만드는 것을 도와라.

복근이 약한 사람들은 다리를 한 번에 하나씩 전환할 수 있는데, 다른 다리를 내리기 전에 고정된 다리를 출발 자세로 보내라; 그 다음 힘이 늘어감에 따라, 다리의 전환을 동시에 시행할 수 있다.

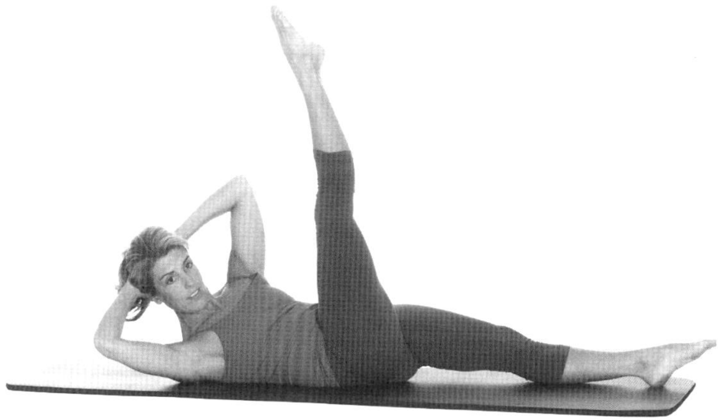

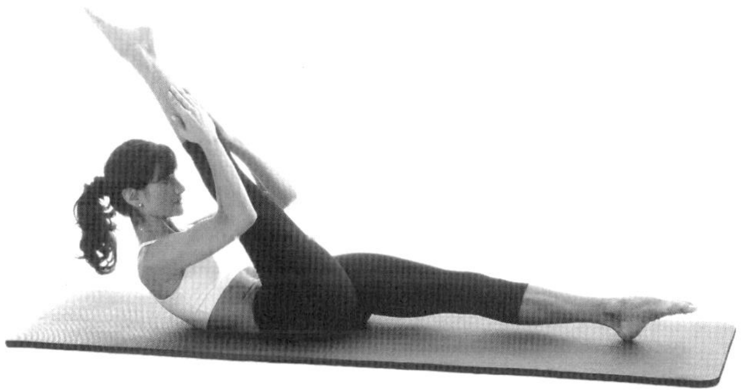

《들이쉬기》 다리를 동시에 바꿔라—들어 올린 다리를 매트로 내리고 다른 다리를 가슴 쪽으로 들어 올려라. 전환은 빨라야만 하며, 골반과 몸통은 완벽한 안정을 만들어라. 운동을 계속하는데, 각각의 반복마다 다리를 바꿔라.

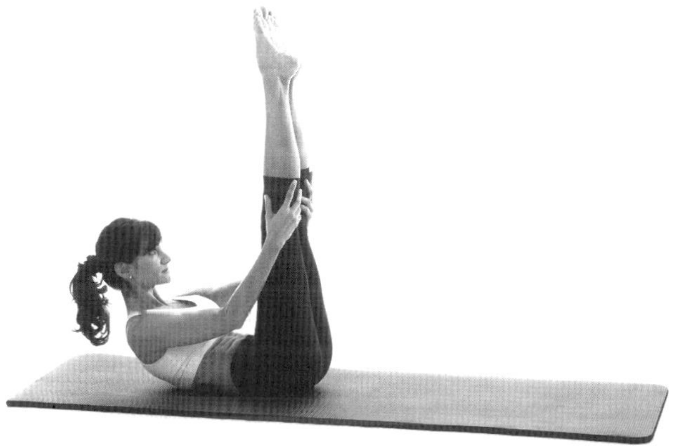

출발 자세에서 운동을 끝내는데, 다리를 바닥과 직각으로 두어라.

매트

복부 운동 / Abdominal work

중급

근육 포커스

- 복근
- 등 폄근

목적

- 복근 및 등 폄근 강화
- 엉덩이 굽힘근의 조절 발달
- 매트 운동: 티저 준비

티저 프렙(티저 준비)

Teaser Prep

이 운동은 상급 복부 운동 및 전신 통합 움직임들을 위해서 당신을 준비시킨다. 여기서 당신은 보다 기본적인 여러 매트 운동들의 기본 원칙들을 활용하는데, 예를 들어, 롤-업, 공처럼 굴리기 및 다리 벌려 몸통 굴리기 들이다. 그러나, 이 운동은 몸을 괴롭게 한다라는 뜻에서 유래되었듯이 매우 어려운데 그 이유는 높은 수준의 조절을 요구하고, 손의 지지와 운동량 사용을 없애기 때문이다. 평형점을 찾아라. 복근과 엉덩이 굽힘근에 의해서 지지되는 등 폄근을 사용해서 안정된 구조를 만들어라. 다리는 가만히 있어야 하고 정강이는 바닥과 평행이어야만 한다. 앞에 있는 운동들과 마찬가지로, 펴고 굽힐 때, 척추의 분절 움직임에 초점을 맞춰라.

이미지화 하기

몸이 뒤로 굴러 내려갈 때 풀린 후에 몸이 다시 말아 올라올 때 감기는 낚싯줄의 이미지는 끊임 없고, 아주 매끄럽고, 수월한 움직임의 느낌을 주는데 도움이 되는데, 마치 외적 힘에 조절되고 있는 듯하다.

- □ 움직임을 완료하기 위해서 등 폄근을 사용해라.
- □ 몸통을 내리고 들어 올릴 때 척추의 분절 움직임을 만들어라.
- □ 깊은 요추 굽힘을 만들고서 굴러 내려갔다가 굴러 올라와라.

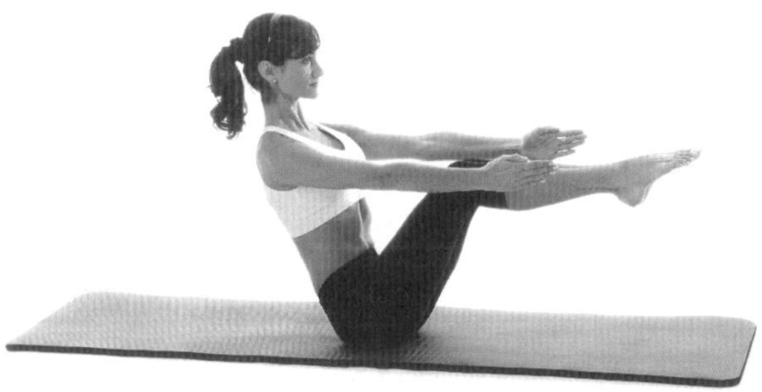

《들이쉬기》 똑바로 앉는데, 좌골 바닥으로 균형을 잡고, 팔을 어깨 앞에서 앞쪽으로 뻗어라. 무릎은 구부리고, 정강이는 바닥과 평행으로 만든다.

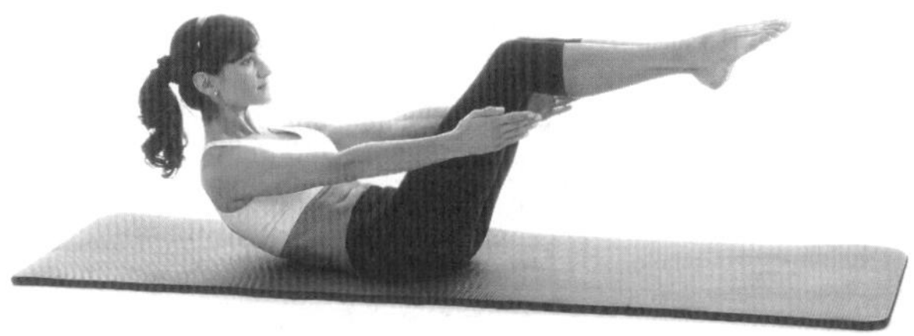

《내쉬기》 허리를 둥글게 하면서 척추를 바닥으로 내려라. 당신이 완전한 조절을 유지할 수 있는 곳까지만 내려가며, 어깨 기저보다 더 가서는 안 된다.

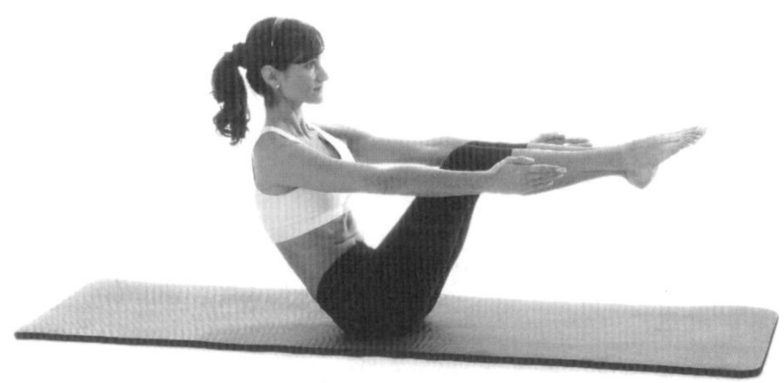

《들이쉬기》 다시 위로 굴리는데, 척추의 분절 움직임을 극대화 시켜라.

등을 펴서 그 움직임을 완료해라. 출발 자세로 되돌아 가라.

티저
Teaser

근육 포커스
- 복근
- 등 폄근
- 엉덩이 굽힘근

목적
- 복근 및 등 폄근 강화
- 엉덩이 굽힘근의 조절 개발
- 몸통 안정 발달
- 균형 개발

이것은 복부 운동들(특히, 매트 운동: 티저 준비 및 매트 운동: 롤업)과 균형 운동들(특히, 매트 운동: 다리 벌려 몸통 굴리기)의 조합이다. 출발 자세는 팔을 머리 위로, 다리를 붙이고 있는 것을 제외하고는 다리 벌려 몸통 굴리기의 그것과 동일하다. 다리를 움직이지 않고서 척추를 밑으로 굴린다. 팔을 머리 위로 뻗고서 완전히 밑으로 구른 다음, 롤-업 운동에서 했었던 것처럼 위로 감는데, 이 운동에서 다리가 공중에 있는 것이 다르다. 이 다리 자세를 유지하는 것은 엉덩이 굽힘근 힘과 조절을 요구하는데, 이것은 차례로 등으로 가는 압력과 척추 과전만과 골반의 전방기울기를 막기 위해 복근의 강한 인게이지를 필요로 한다. 비록 이 전신 운동은 복근에 큰 중점을 두더라도, 등 폄근과 엉덩이 굽힘근의 힘이 그 동작 성공을 위해서 큰 역할을 하므로 간과해서는 안 된다.

이미지화 하기

말 고삐를 잡고서 매트에서 부드럽게 떨어져 올려지고 다시 부드럽게 밑으로 내려지는 것을 상상해라. 부드럽게 굴러가는 부풀린 타이어의 이미지 역시 여기 적용되는데, 낚싯줄을 당겼다가 푸는 이미지와도 같다.

- □ 몸통을 말아 내리고 말어 올릴 때 척추의 분절 움직임을 만들어라.
- □ 깊은 요추 굽힘을 만들고서 말아 내려갔다가 말아 올라와라.
- □ 운동 내내 다리를 같은 각도로 유지해라; 위 · 아래로 움직이지 말아라.

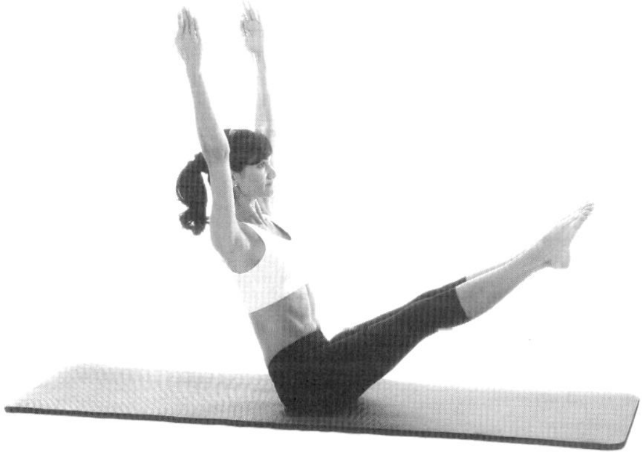

《들이쉬기》 똑바로 앉는데, 좌골 바닥으로 균형을 잡고, 다리를 대략 바닥에서 60°로 펴서 몸으로 V-자세를 만들어라. 팔을 머리 위로 들어 올려라.

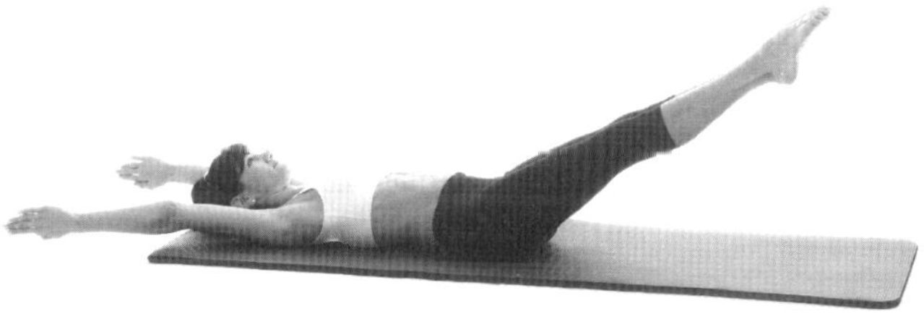

《내쉬기》 말아 내려라. 팔을 어깨 높이로 내리면서 척추 전체를 따라 분절 움직임을 만들어라. 그 다음 매트 위로 척추가 굴려 펴진 다음, 팔을 머리 위로 뻗어라. 움직임 내내 다리를 가만히 두어라.

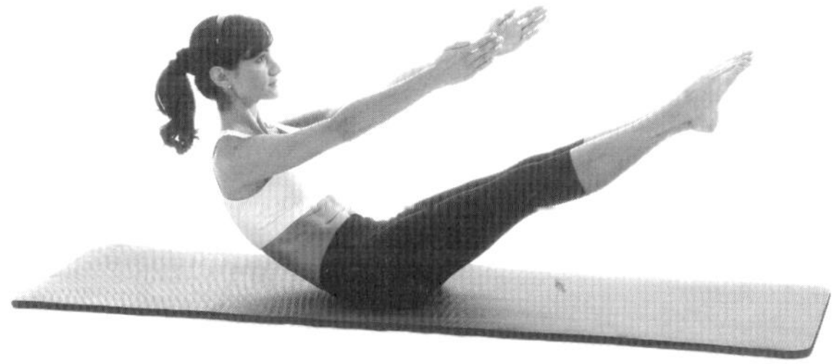

《들이쉬기》 위로 굴리는데, 척추 전체의 분절 움직임에 중점을 두어라.

등을 펴고 팔을 머리 위로 두고서 그 움직임을 완료해라. 출발 자세로 되돌아 가라.

척추 분절 움직임
Spinal Articulation

척추는 경외심을 불러 일으키는 구조로서, 조화롭고 통합되게 기능할 때, 커다란 유연성으로 여러 방향 및 동작 범위 안에서 움직일 수 있다. 그렇더라도 각각의 척추관절 혼자서는 실제로 움직임이 거의 없다.

척추 분절 움직임은 척추 각각의 척추뼈가 다음 척추뼈에 대비한 괜찮은, 정확한, 순차적 움직임을 나타내는데, 뻣뻣한 구획 내의 척추 움직임과는 대조적이다. 이러한 척추의 순차적 가동성이라는 개념은 조셉 필라테스가 지칠 줄 모르고 홍보한 바로 그것이다. 사실상, 그는 사람의 척추가 움직이고 분절 움직임을 할 때, 그들의 생활 연령에 상관이 없이, 그 사람은 젊으며, 그리고 반대로 척추가 움직이지 않는다면, 그 사람은 늙었다고 말하기까지도 했다. 이 블록의 초점은 척추를 굽히는 동안 괜찮은 분절 움직임이다. 사람들의 허리(하부 등)가 매우 뻣뻣한 것은 흔한 일인데, 특히 척추를 굽히는 동안, 만곡된 (굽힘과 정반대) 형태를 향한 허리의 자연적인 배열 때문이다. 척추를 굽히는 동작과 척추의 분절 움직임은 허리가 건강한 유연성을 회복하는데 매우 도움이 된다. 개인이 적절한 유연성을 갖고 있을 때 조차, 그것들은 척추 분절 움직임에 요구되는 척추에 대한 섬세한 조절이 종종 부족하다.

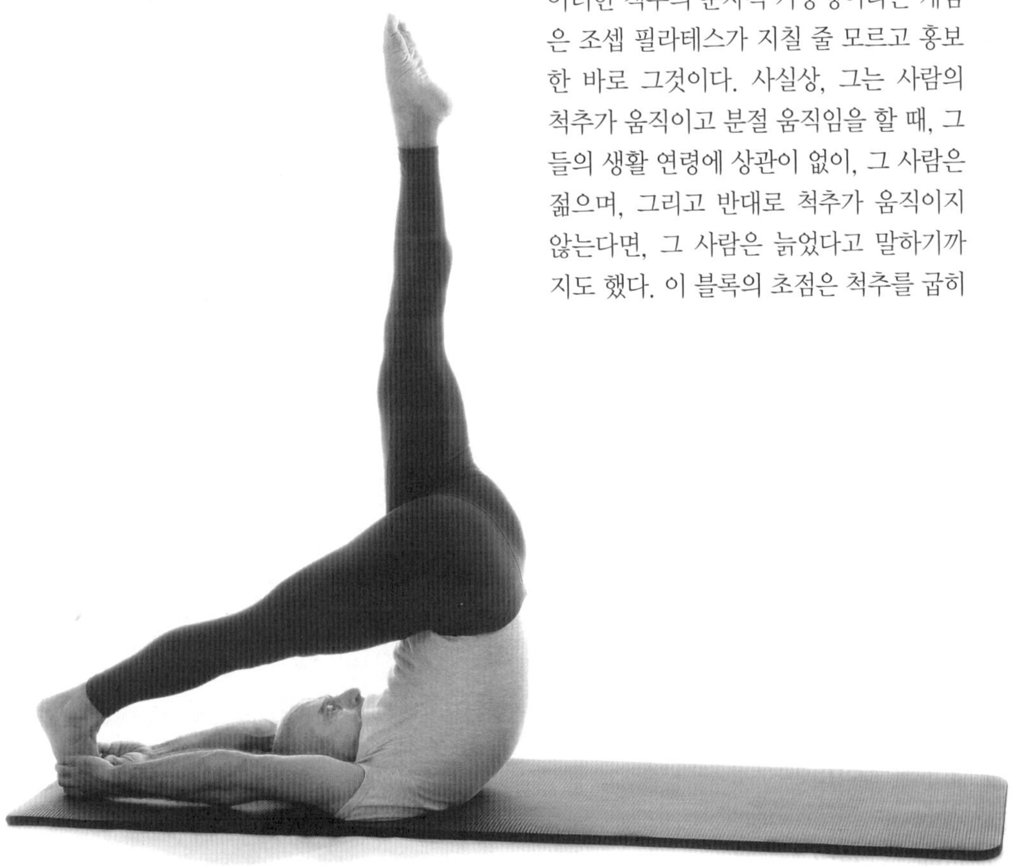

복근은 척추의 굽힘근이므로, 그것은 척추 분절 동작에 있어서 중심이 된다. 그렇더라도 등 폄근들을 간과해서는 안 된다. 척추 분절 움직임은 척추의 굽힘근과 폄근의 미묘한 상호작용이다.

척추의 극단적인 굽힘 및 어깨와 목에 중량을 거는 운동들은 논란이 많은데 그 이유는 위험성이 있기 때문이라는 것을 알아야 한다. 이 장은 극단적인 굽힘 그리고 목과 어깨에 중량을 거는 운동들을 포함하므로, 추가적인 주의를 요하며 케이스에 따라서 결정을 해야만 한다. 의심스러울 때 의사의 자문을 구해라.

스파인 스트레치(척추 스트레치)

Spine Stretch

이 운동은 앉은 자세에서 척추의 분절 움직임을 가르친다. 척추가 전방 굽힘으로 움직이는 동안 척추를 벽에 대고 있다가 떨어져 나가는 것처럼, 척추의 구부리기 또는 떨어져 나가기를 강조해라. 그 다음 몸통이 똑바로 선 자세로 다시 움직임에 따라 역순으로 추선을 따라서 척추뼈들의 분절 움직임을 만들어라. 파워하우스 근육을 인게이지 시킨 척추 굽힘근과 폄근 사이의 두드러진 상호작용은 척추 가동성과 안정성을 개발하는데 도움이 되고 코어 조절을 증진시킨다. 이 운동은 앉은 자세를 크게 증진시킬 수 있다.

상체가 전방으로 굴렀다가 다시 앉은 자세로 가는 동안, 다리를 어깨 너비로 벌리고, 골반을 안정시키고, 복부를 깊게 뒤로 잡아 당겨서 스쿠프 하고, 발을 발등굽힘으로 유지하는 것에 초점을 두어라. 발가락이 천장을 보게 유지해라; 이것은 다리가 중립자세로 확실히 있게 해준다.

이미지화 하기

어린 나무의 꼭대기 가지를 잡아 당겼다가 천천히 놓아서 안정된, 똑바로 선 자세로 가는 동작을 상상해라.

- □ 앉았다가 척추 굽히고 척추를 펴면서 앉은 자세로 다시 움직일 때, 척추의 분절 움직임을 극대화 시켜라.

변형 / VARIATION

더 힘든 형태는 표준 형태를 마스터 한 다음에만 해야 한다. 다리 위에서 전방 굽힘 자세에 있을 때, 허리부터 몸통을 지나 머리로 가는 위쪽 앞쪽으로 뻗는 사선을 만들기 위해서 척추를 펴고, 전방 굽힘으로 되돌아 갔다가 척추를 다시 쌓기 전에 팔을 귀와 선을 맞추면서 그 움직임을 완료해라.

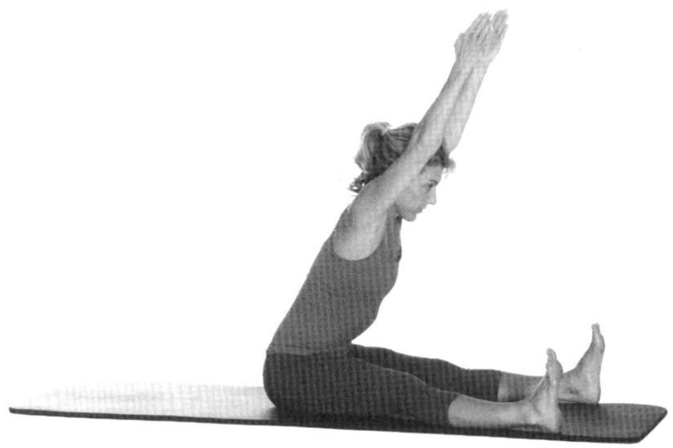

- □ 발을 발등굽힘으로 유지하고, 발가락을 천장을 향해서 뻗어라.
- □ 팔을 최대한 앞쪽으로 뻗고, 어깨의 긴장을 풀어라.

근육 포커스

- 복근
- 등 폄근

목적

- 척추 분절 움직임의 개발
- 코어 조절 및 몸통 안정의 개발
- 햄스트링 유연성 증진

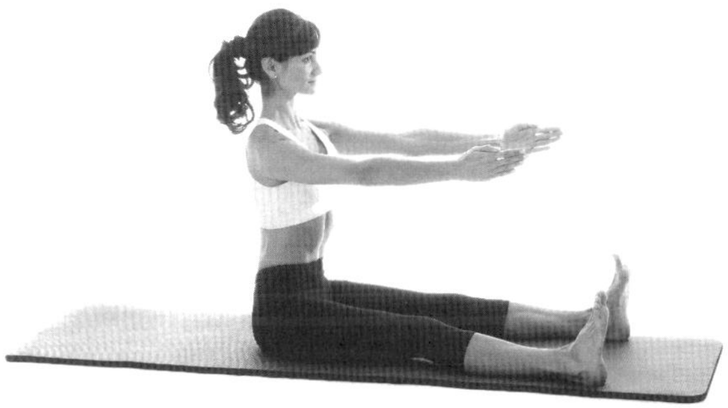

《들이쉬기》 몸통을 똑바로 세우고 앉아서 다리를 어깨 너비로 펴라. 발의 발등굽힘을 만들고 팔을 전방으로 뻗는데, 어깨 너비로 벌리고, 바닥에 평행되게 하고 손바닥은 서로 마주 보게 해라.

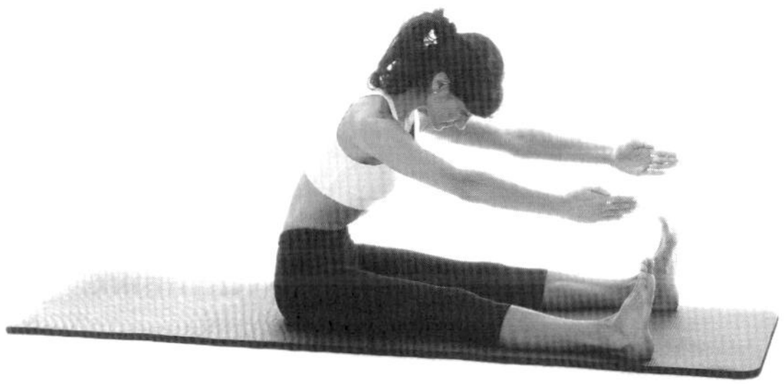

《내쉬기》 척추 아래로 그리고 앞으로 말아내리는데 머리부터 시작한다.

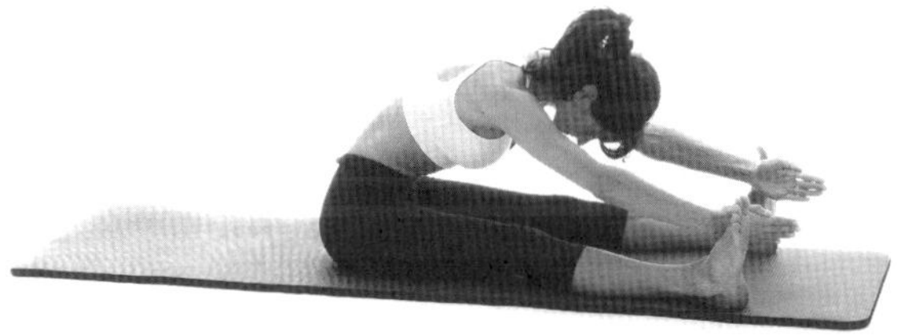

《들이쉬기》 복근 운동을 강화시키며, 척추를 더욱 더 전방 굽힘으로 당기고 등 근육을 스트레치를 한다. 어깨는 이완되고 목은 늘려진 채로 있는다.

《내쉬기》 척추를 다시 뒤로 쌓으면서 출발 자세로 되돌아 가라.

매트

척추 분절 움직임

초급

근육 포커스

- 복근

목적

- 몸통 안정의 개발
- 효율적 에너지 사용법 습득
- 허리 근육 신장과 깊은 복부 운동 강화

롤링 라이커 볼(공처럼 굴리기)

Rolling Like a Ball

이 운동은 안정과 내적 에너지 흐름에 대한 개념을 구현한다. 자세가 더욱 안정될수록, 움직임이 더 부드러워질 것이다. 등 근육들의 조절된 신장 (특히, 허리근육들), 복근들의 깊은 인게이지, 그리고 부드럽고 일관되게 척추를 둥글게 만드는 것을 잘 보여 주는데, 그것은 필라테스에서 많은 복부 운동을 성공적으로 실행하기 위해서 필요하다. 비록 초점이 복근에 두어지더라도, 원하는 몸통의 신장된 C 만곡을 만드는 것은 복근과 함께 등 근육의 조화로운 수축이 있다는 사실을 주목해라. 또한 이 운동은 좌골 위에서의 균형을 보여주는데, 점점 더 어려워지는 운동들을 안에서 반복되는 한 자세이다. 그 운동의 성공을 위한 핵심은 가급적 억제되고 안정되게 '내가 공이다' 라고 생각하고, 몸을 공처럼 말아서 구르는 것이다.

이미지화 하기

장애물 없이 수월하게 굴러가는 바람이 가득 찬 바퀴를 상상해라. 바람이 빵빵 할수록, 더 잘 구를 것이다. 바람이 빠지면, 굴러감은 방해를 받고 멈출 것인데, 일관되고 부드러운 척추 만곡이 유지되지 않을 때 이 운동이 보이는 것과 똑같은데, 보통 긴장된 허리 또는 복부 조절 부족에 기인한다.

- □ 움직임 내내 가급적 몸통을 조용히 그리고 안정되게 유지해라.
- □ 머리부터 꼬리뼈까지 척추의 일관된 만곡을 유지해라.
- □ 각각의 반복에서 좌골 위와 어깨 위에 있을 때 잠시 멈춰라.

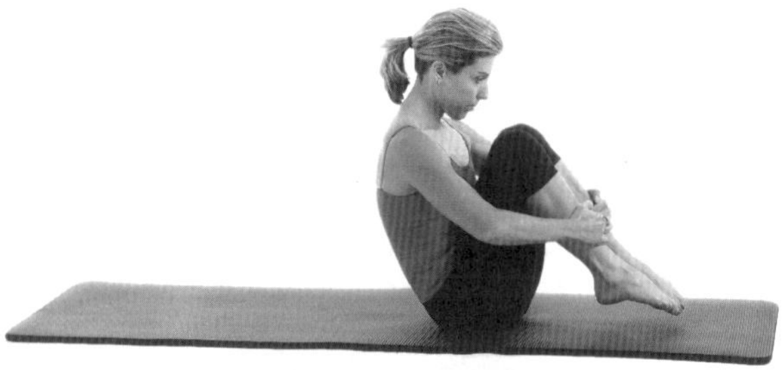

《내쉬기》 매트에 앉아서 발을 함께 꽉 붙이고, 발목 바로 위 각각의 다리를 잡아라. 척추를 신장된 C 만곡이 되게 당기고 발을 매트에서 떨어지게 약간 들어 올려라. 좌골로 균형을 잡고, 머리를 자연스러운 척추 만곡 선에 맞춰라. (머리를 무릎 사이에 묻지 말아라.) C 만곡을 더 만들고 그 자세를 굳히는데, 지지를 위해 다리를 잡아라. 뒤꿈치가 가급적 허벅지 뒤쪽과 가깝게 유지해라.

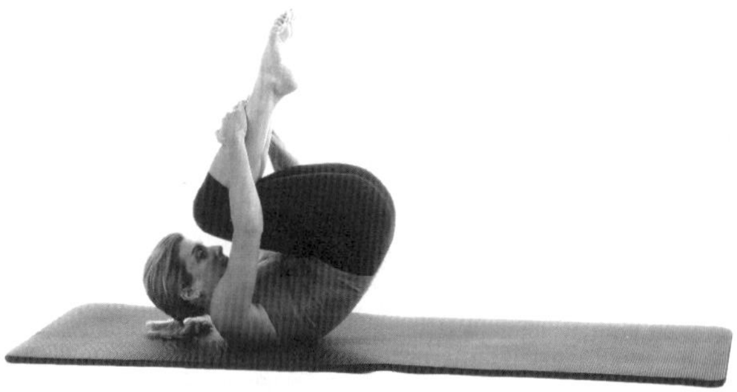

《들이쉬기》 몸 안에서 체중이 이동되게 만들면서 뒤로 구르는데, 허리 부위를 더 둥글게 만들어라. 팔이음뼈(견갑대)까지만 굴러라. 목뼈가 눌려지면 안 된다. 무게가 앞으로 향하게 하기 위해 고개를 앞으로 구부리는 것이 좋다.

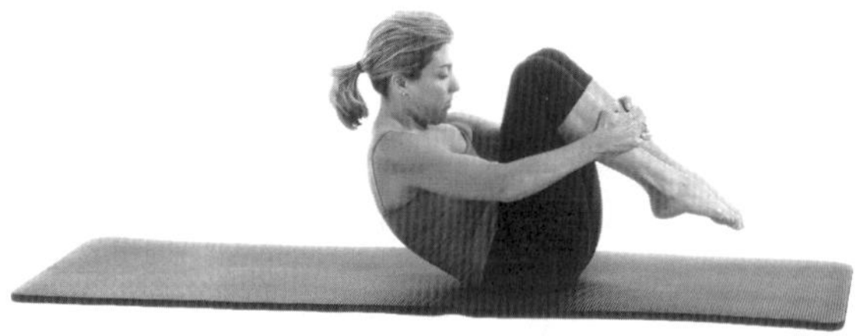

《내쉬기》 쉬어라 (그러나 멈추지는 말아라). 내적 에너지와 구르는 방향을 바꿔라. 굳건한 C-만곡 자세로 몸통을 계속 유지하는데, 손으로 다리를 약간 더 당겨라. 흉추와 요추를 가로질러 전방으로 굴러라. 출발 자세로 되돌아 가라.

《들이쉬기》 이 다이나믹한 균형 자세를 유지하기 위해서 신체 내에서 생기는 내적 운동에 초점을 맞추고, 움직임을 반복하려고 준비하는 동안 내적 에너지가 흘러가게 해라.

씰 퍼피(물개 자세)
Seal Puppy

근육 포커스
- 복근

목적
- 몸통 조절의 안정과 개발
- 힙 관절 유연성 증진
- 집중과 이완

물개 자세는 종종 매트 운동 루틴의 끝에서나 또는 끝 무렵에서 스트레치 및 이완의 한 형태로 행해진다. 그 세션에서 시행되는 많은 움직임들에 집중을 하고 이러한 흐름과 균형을 가진 움직임이 되는데 노력을 하기 위해서 이 운동을 사용할 것을 권장한다.

이 운동은 등과 상부 등세모근(승모근)을 스트레치한다 (몸통은 깊게 굽혀서 유지되고, 어깨는 다리에 의해서 밑으로 당겨진다). **매트 운동: 공처럼 굴리기**와 다리 벌려 몸통 굴리기에서 처럼, 당신은 내적 흐름과 균형에 초점을 두어야만 한다. 좌골로 균형을 잡을 때와 다리가 머리 위에 있을 때 다리로 박수를 찰싹 치려면, 신체 내에서 에너지 흐름의 멈춤 없이 당신이 잠시 쉬는 것을 요구한다.

이미지화 하기

이 운동의 이미지는 공처럼 굴리기 같은, 많이 구르는 운동들과 동일하다. 바람을 가득 넣은 타이어가 방해물이나 삐걱 거리는 움직임 없이 앞뒤로 구르는 느낌을 유지해라. 균형 잡힌 자세로, 벼랑에 균형을 잡고 있거나 아무 긴장 없이 구름 위에서 떠있는 상상을 하기를 좋아한다. 이것은 내가 약간의 이완, 내적 집중 및 명상을 하는 자세이다.

□ 척추의 일관된 C 만곡을 유지해라.

□ 머리를 척추와 선을 이루게 하고, 어깨의 긴장을 풀어라.

□ 다리 안쪽을 가급적 팔의 높은 곳에 두어라(어깨와 가깝게).

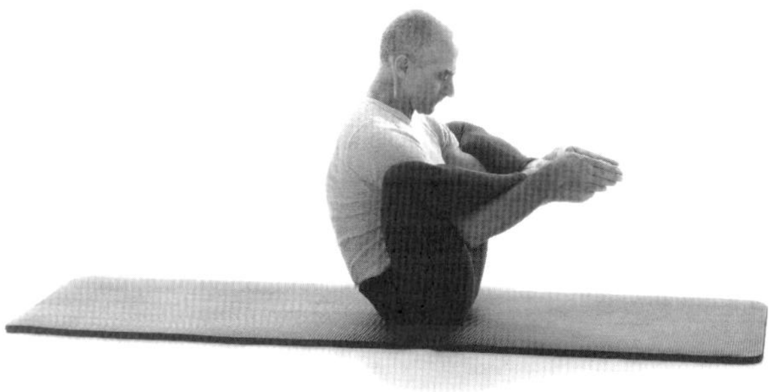

《내쉬기》 무릎을 벌리고 발은 붙이고 앉아라. 한 다리를 들어 올려 같은 쪽에 있는 팔 위로 가게 하는데, 가급적 어깨와 가깝게 두어라. 다리 밑으로 팔을 뻗어서 아래 다리 주위를 싸서, 손바닥으로 발등을 잡아라. 균형을 잡고 있으면서, 다른 팔과 다리로 같은 것을 해라. 이 자세로 균형을 잡고, 등은 둥글게, 팔은 다리 주위를 싸고, 손은 발을 잡는다.

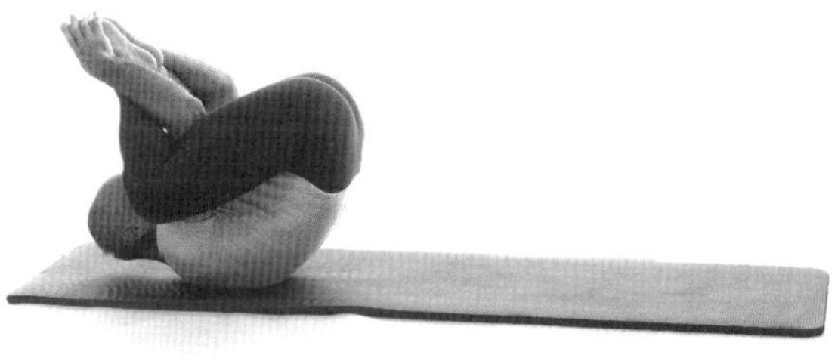

《들이쉬기》 뒤로 굴러 어깨까지 가고 (목과 머리로 가지 말아라) 힙 관절에서 다리를 안팎으로 움직여서 발로 세 번 박수를 쳐라. 발은 이완된 채로 있는다.

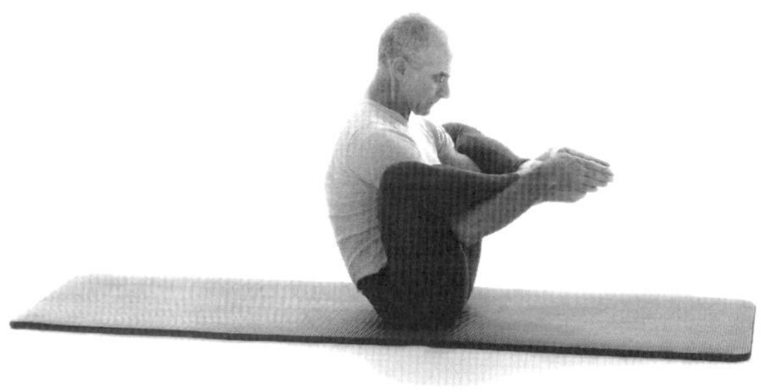

《내쉬기》 균형 자세로 위로 구른 다음, 다시 균형을 잡고 있으면서 발로 세 번 박수를 쳐라.

5-10번 반복한 다음, 팔과 다리를 풀고, 발을 매트에 놓고 척추를 위로 굴려 똑바로 선 자세로 가고, 손은 다리에 올리고 팔은 몸통을 위한 지지를 제공해라. 이것은 당신이 선택한다면 매트 운동 루틴을 완료하기 위한 완벽한 방법이다.

매트

척추 분절 움직임

중급

근육 포커스

- 복근
- 등 폄근

목적

- 몸통 안정의 개발
- 균형 증진
- 척추 가동성 증가

오픈 레그 로커(다리 벌려 몸통 굴리기)

Open-Leg Rocker

이 운동은 필라테스의 움직임 기본 원칙을 명백하고 완전히 시연한다. 그것은 인지, 균형, 호흡 및 조절을 통합시킬 뿐만 아니라, 집중, 중심화(centering), 에너지 효율적 사용, 정밀(precision), 움직임 흐름 및 조화를 요구한다. 그것은 복근과 등 폄근들의 조화로운 활성화를 보여준다. 다리 벌려 몸통 굴리기를 마스터하는 것은 매트 운동: 티저 시리즈뿐만 아니라, 다른 기구에서 하는 티저 같은, 보다 상급인, 전신 운동들을 위한 특출한 준비이다.

이미지화 하기

바람이 가득 찬 바퀴가 수월하게 장애물이 없이 구르는 것을 상상해라. 부드러운 척추 만곡을 유지하는 것은 바퀴가 부드럽게 움직이게 해 준다; 반대로 긴장된 허리 또는 복부 조절 부족은 그 바퀴의 바람을 빼서, 방해 받고 멈추는 굴림을 만든다. 균형점에서, 좌골 위에 V-형태로 앉아 있는 것은 힘이 거의 들지 않는다. 이 뾰족한 봉우리는 몸과 마음 및 정신이 합치는 곳이다; 그것은 모든 필라테스 기본 원칙의 정점이다—조화를 이룬 점이다.

변형 / VARIATION

다리를 구부려서 손으로 허벅지 뒤를 잡고 그 운동을 해라. 이 형태는 긴장된 햄스트링을 가진 사람들에게 특히 적절하다.

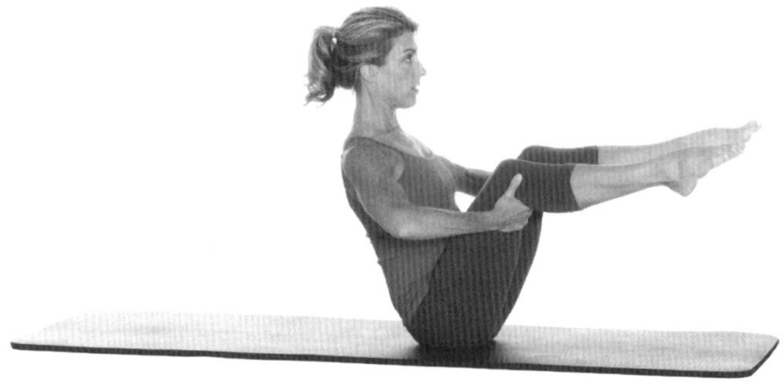

- □ 움직임을 완료하기 위해서 등 폄근들을 사용해라.
- □ 운동 내내 팔을 똑바로 펴서 유지해라.
- □ 다리를 당기지 말고 꽉 잡고 있어라.

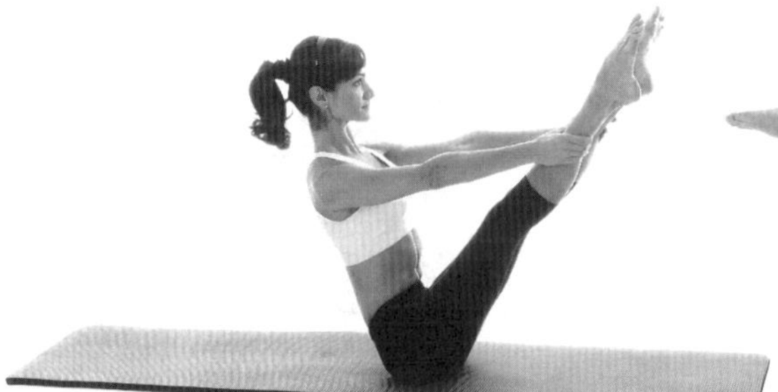

《내쉬기》 등과 다리를 편 V-자세로 좌골 위에서 균형을 잡고 앉아라. 손으로 발목을 꽉 잡고, 다리를 어깨 너비로 벌리고 눈으로 똑바로 앞을 주시해라.

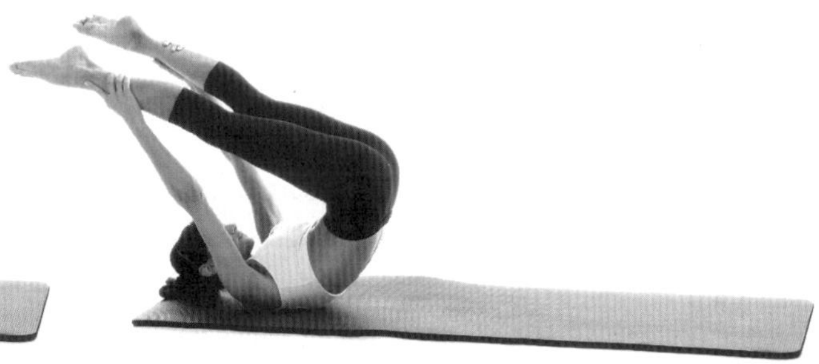

《들이쉬기》 등을 동글게 만들고, 요추에서 움직임을 시작해서, 어깨까지 뒤로 굴러라. (머리는 매트에 가까스로 닿아야만 한다. 닿을 경우).

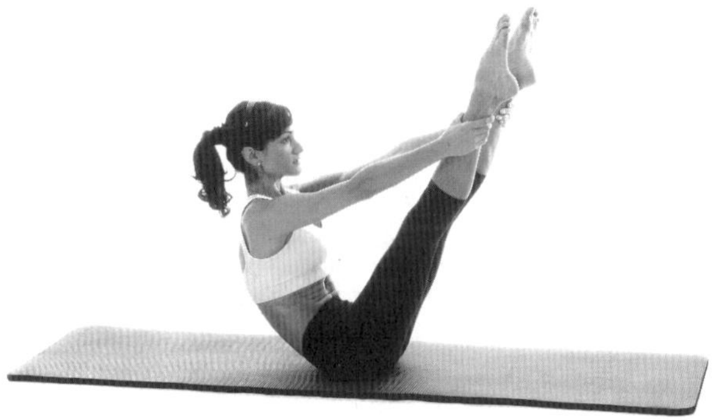

《내쉬기》 위로 감아 올린다. 먼저 척추를 둥글게 유지한 다음, 출발 자세로 되돌아 가면서 척추를 펴라. 다시 뒤로 구르기 전에 좌골에서 잠시 균형을 잡아라.

컨트롤 밸런스 (균형 조절)
Control Balance

아주 커다란 코어 체력을 요구하는 것에 더해서, 이 운동은 엉덩이 굽힘근 유연성 및 힙 폄근 체력에 크게 의존한다. 폄근들, 주로 힙과 등의 폄근들은 다리를 바닥과 직각이 되게 들어올리는 것을 용이하게 만드는데, 몸통을 통해서 위로 다리까지 근본적으로 직선을 만든다.

이 운동은 **매트 운동: 잭나이프**를 위한 훌륭한 준비인데, 이것은 그 운동의 한 다리 형태이다. 이 운동과 잭나이프 둘 다 **매트 운동: 롤-오버**보다 경추에 큰 압력을 준다. 그러므로 나는 그것을 실행할 때 지나치게 조심하라고 권한다. 목 장애가 있는 누구에라도 절대적으로 금기가 되는데 특히, 디스크 장애와 관련된 것들이다.

이미지화 하기

나는 이 운동에서 두 개의 에너지 선을 형상화 하기를 좋아한다: 하나는 어깨에서 몸통과 똑바로 선 다리를 거쳐 천장까지, 그리고 다른 것은 힙 관절에서 밑으로 아래 다리와 발을 따라 지면으로 뻗어가는 안정력을 만든다.

- □ 체중의 중심점을 팔이음뼈(견갑대)에 두어라.
- □ 다리를 바꾸는 동안 골반과 몸통을 가만히 유지해라.
- □ 목뼈(경추)에 체중이 최소한으로 실리게 해라.

변형 / VARIATION

목뼈(경추)에 부하를 덜 주는 하나의 대용 형태는 정확히 동일한 움직임 패턴을 사용하지만, 어깨와 목이 아니라 상부 등과 어깨로 구른다. 사실상 고전적 형태인, 이 형태에서, 다리 바꿈은 동일하지만, 몸통의 위치로 인해서 들어올려진 다리는 천장을 향해서 높게 뻗지 않을 것이다. 힙 폄근들의 일과 엉덩이 굽힘근들의 스트레치는 아주 완전하지는 않지만 분명히 멋진 운동이며, 경추로 가는 부하의 문제를 뛰어 넘게 만든다.

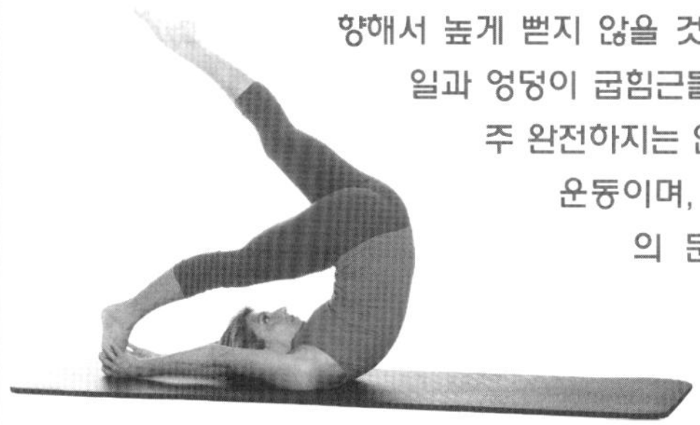

근육 포커스

- 힙 폄근

목적

- 힙 폄근의 강화
- 엉덩이 굽힘근 유연성 증진
- 코어 강화

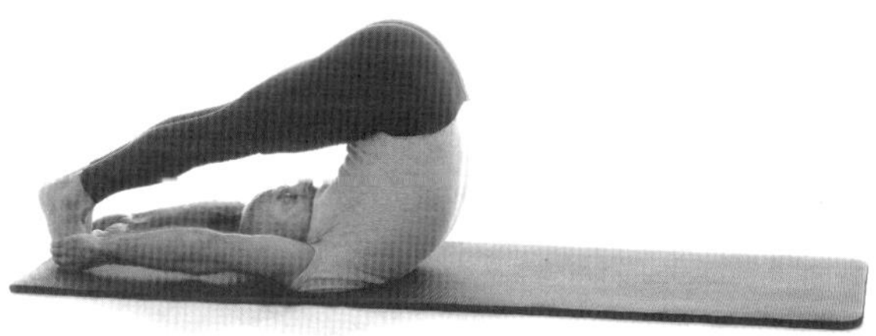

《내쉬기》 팔을 몸 옆에 두고 바로 누워서 다리를 똑바로 편다. 무릎을 가슴 쪽으로 구부린 다음 매트와 60°가 되게 그들을 펴라.

《들이쉬기》 다리를 힙 관절과 90°가 되게 들어올려서, 바닥과 90°가 되게 만들어라.

《내쉬기》 허리를 둥글게 만들면서 뒤로 굴러라. 체중을 견갑대에 실어라. 발을 바닥에 붙인 다음 팔로 원을 그리며 머리 위로 올려 발을 잡아라.

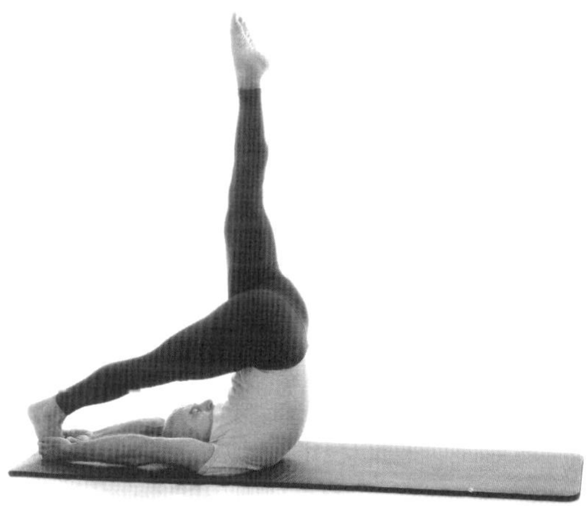

《내쉬기》 한쪽 다리를 천장을 향해서 위로 뻗어라. 최대 높이에 도달할 때 이 다리로 두 번의 반동을 만들어라(각 반동마다 힙 폄을 늘리는 목적이다). 타악 호흡을 사용해서, 각 반동에 훅 부는 입김을 내뱉어라.

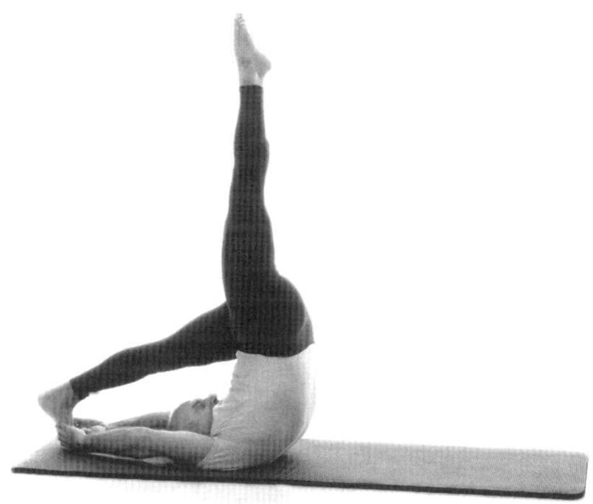

《들이쉬기》 다리를 동시에 바꾸는데, 골반과 몸통을 가급적 안정되게 유지해라.

마지막 반복을 한 다음, 뻗었던 다리를 다시 머리위 바닥으로 발등굽힘 자세로 보낸 다음, 아래로 굴리는데, 허벅지를 가슴과 가깝게 유지해라. 다리가 바닥과 60°에 도달할 때, 무릎을 가슴 쪽으로 구부리고, 발을 매트에 댄 다음 다리를 펴서, 출발 자세로 되돌아간다.

근육 포커스
- 복근

목적
- 척추 분절 움직임의 개발
- 허리 및 햄스트링 스트레치
- 복근 조절 증진

롤-오버
Roll-Over

이 운동을 효과적으로 만들고, 원하는 목적에 부응하기 위해서 가이드라인을 따라야만 한다. 뒤로 굴러 넘어가는 동작은 척추의 굽힘 특히, 하부 척추에 의해서 용이하게 되는데, 그것은 깊은 복부 수축에 의해서 이루어진다. 운동량을 사용하거나 뒤로 넘어 구르기 위해서 다리의 긴 지레를 사용하는 경향을 피해라. 그 대신, 초기 단계에서 다리가 90° 힙 굽힘으로 들어 올려질 때, 뒤로 굴러 넘어가는 단계 동안 이 각도를 유지해라. 그것은 복부의 활성화를 극대화시키게 돕는다. 그러나 되돌아 올 때, 허벅지를 가슴 쪽으로 당겨서, 꽉 조인 창 자세를 만들어서, 하부 등과 햄스트링의 스트레치를 늘릴 수 있다.

목 장애가 있는 사람들은 매우 조심해야만 한다; 일부 개인은 그것을 완전히 피해야 할 필요가 있기도 하는데 (경추에 체중을 거는 다른 필라테스 운동에서도 그렇다), 대부분의 체중이 목이 아니라 견갑대에 걸린다고 해도 그렇다.

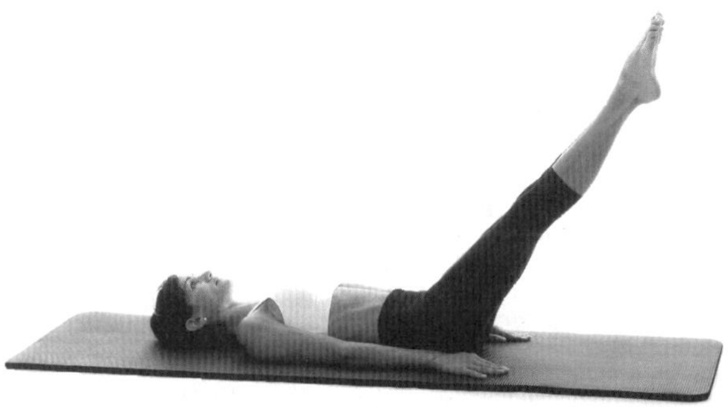

《내쉬기》 바로 누워서 팔을 몸 옆에 두고 다리를 편다. 무릎을 가슴 쪽으로 굽힌 다음 매트와 60°가 되도록 펴고, 다리는 붙인다.

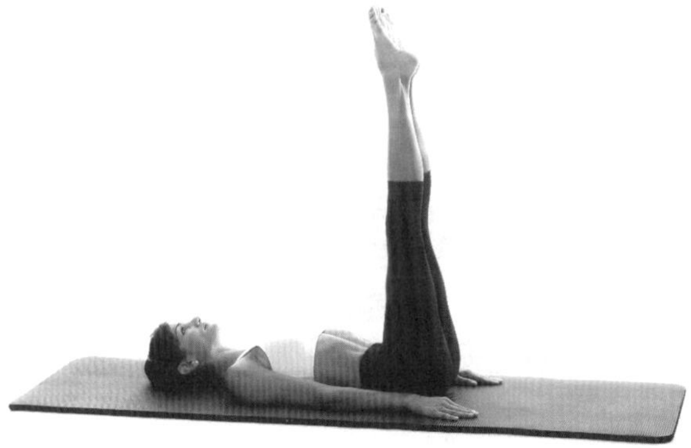

《들이쉬기》 다리를 힙 관절에서 90°로 들어올려서, 바닥과 직각이 되게 해라.

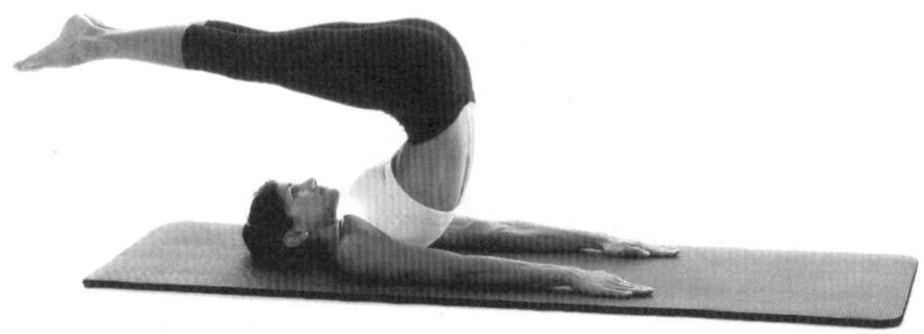

《내쉬기》 몸통을 둥글게 해서 뒤로 굴리는데, 척추를 매트에서 벗기고 다리를 위로 뒤로 보낸다. 체중을 견갑대에 두며, 다리를 매트와 평행되게 유지한다.

이미지화 하기

뒤로 넘어 구르는(롤-오버) 단계에서, 뒤로 구를 때, 허리로 공을 만드는 것을 상상해라(**매트 운동: 공처럼 굴리기 참조**). 그 느낌은 판 스프링이 반 정도 구부러졌다가 출발 자세로 펴지는 것과 같다.

- □ 뒤로 넘어 구르기 위해서 운동량을 사용하지 말아라.
- □ 뒤로 넘어 구르는 단계 동안 힙 관절을 일관된 90° 로 유지해라.
- □ 최대 허리 굽힘을 달성하기 위해 복부를 수축시킨다.
- □ 다시 돌아 굴러오는 단계에서 허벅지를 가슴과 가깝게 유지해라.

변형 / VARIATION

다리의 동작은 반대로 될 수 있다. 바로 눕는 동안 다리를 힙 너비로 벌려라. 다리를 벌리고 뒤로 굴러라. 발이 머리 위에 있을 때 발을 발등굽힘하면서 붙여라. 다리를 바닥 쪽으로 내린 다음 다리를 붙여서 다시 돌아 굴러와라.

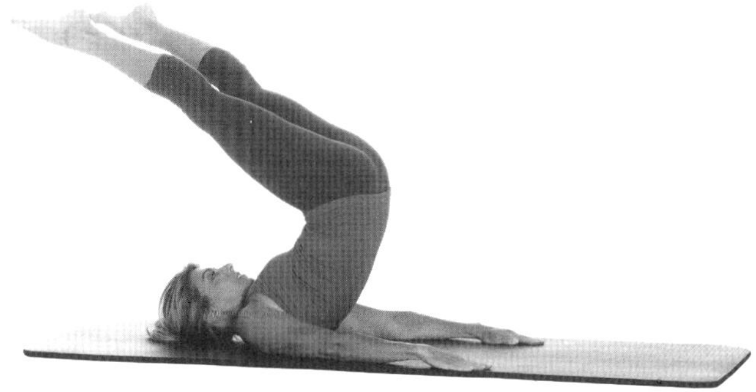

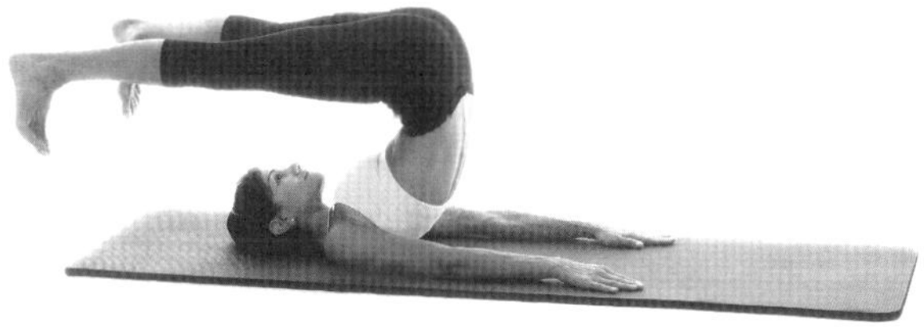

《들이쉬기》 발을 발등굽힘하고 다리를 어깨 너비로 벌려라.

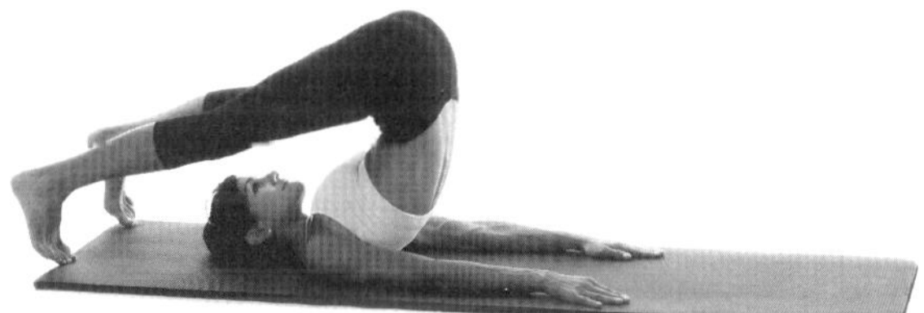

숨을 계속 들이 마시면서 발을 머리 위의 바닥을 향해서 내려라 (유연성이 허용하면 바닥에 닿아라).

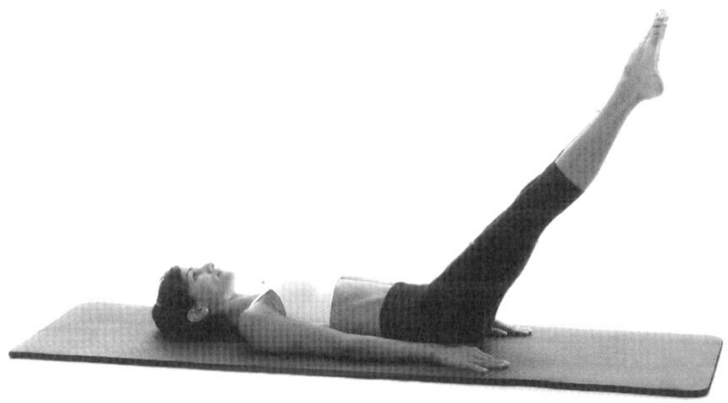

《내쉬기》 다리를 가슴에 가깝게 유지한 채로, 척추의 분절 움직임을 만들어서 매트로 내려가라. 골반을 바닥에 고정시키고, 다리를 붙이면서 60°가 되게 내려라. 출발 자세로 되돌아 가라.

잭나이프(접힌 칼 자세)

Jackknife

근육 포커스

- 힙, 등, 어깨 폄근
- 복근

목적

- 척추 분절 움직임의 개발
- 몸통 안정 증진
- 힙과 어깨 폄근 강화

잭나이프(접힌 칼 자세)는 **매트 운동: 롤-오버**의 연장이며, 그 운동을 마스터하기 전에는 시도하면 절대 안 된다. 우선 발을 머리 위로 뻗어서 바닥과 평행이 되게 하는데, 롤-오버에서처럼 바닥으로 내려가기 전이다. 그러나, 이 시점에서, 다시 아래로 굴리기보다는, 힙 폄근들과 척추 폄근들을 동원해서 천장을 향해서 위로 급습하는 동작으로 다리를 뻗어서, 바닥에서부터 위로 어깨와 몸통, 힙, 다리 및 발을 따라 수직선을 만들어라. 이 자세에서, 구조를 안정되고 똑바로 유지하고 경추로 가는 압력을 경감시키기는 것을 도우려고 어깨 폄근들을 사용하는 것은 타당하다. 척추를 밑으로 굴릴 때, 척추뼈 하나씩, 골반이 바닥에 도달할 때까지 발을 얼굴 위로 두며, 그런 다음 출발 자세로 되돌아가라.

이 운동이 목뼈(경추)에 두는 체중 때문에, 목 문제를 가진 사람들은 피해야만 한다. 비록 체중이 어깨와 팔 사이에 배분돼서 목뼈로 가는 압력이 최소화된다 하더라도, 목은 여전히 상당한 압력을 받는다. 목에 체중이 실리지 않도록 한다.

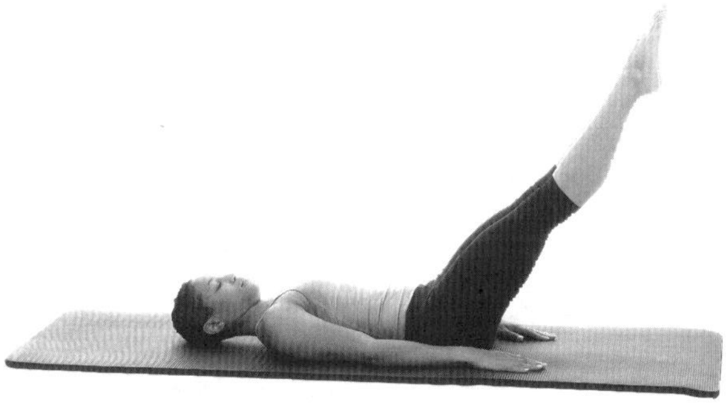

《내쉬기》 바로 누워서 팔을 몸 옆에 두고 다리를 롤-오버처럼 바닥에서 대략 60°가 되게 펴라. 몸통에 힘을 주고, 매트 운동: 롤-오버를 위한 준비를 해라. 허리로 매트를 눌러라.

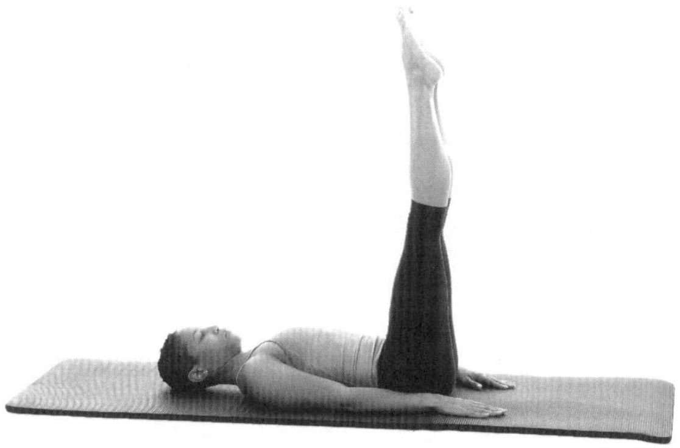

《들이쉬기》 다리를 90°로 올리고, 골반을 고정하고, 허리는 계속 매트로 가라앉혀라.

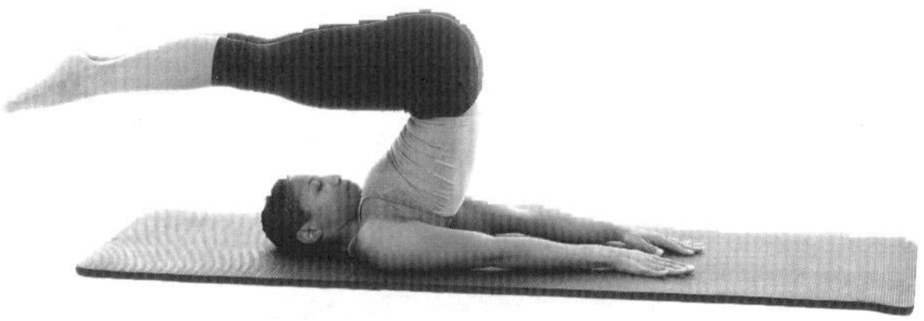

《내쉬기》 뒤로 굴러 넘겨라. 요추 부위의 굽힘을 극대화시키고, 힙 관절에서 90°를 유지해라. 다리를 바닥과 평행되게 하고 체중을 어깨로 이동시켜서 이 단계를 완료해라.

이미지화 하기

이름이 의미하듯이, 잭나이프는 스프링-작동식 경첩 또는 (힙 관절에서) 닫히고 열리는 나이프처럼 느껴지는데, 다리가 공중에서 휙 내려가는 움직임이다.

- □ 뒤로 넘어가는 단계 동안 요추의 굽힘을 극대화 시켜라.
- □ 다리와 몸통의 최대 높이를 만들기 위해서 힙과 어깨 및 등의 폄근들을 사용해라.
- □ 발을 얼굴 맞은 편에 두고서 밑으로 굴러라 (그러나 얼굴에 가깝게 두기 보다는 가능한 높게 유지해라).

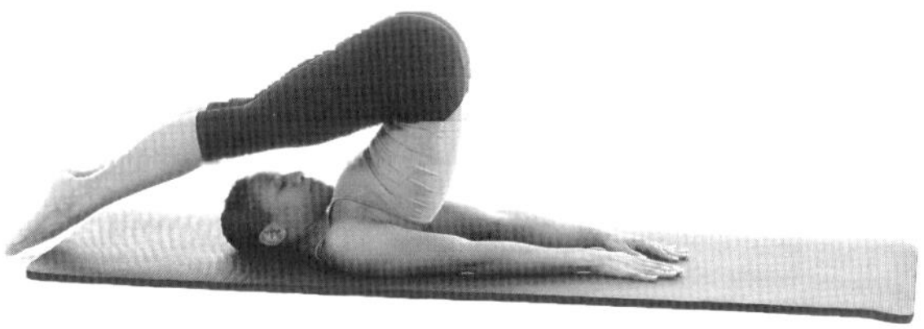

《들이쉬기》 다리를 바닥 쪽으로 내려라.

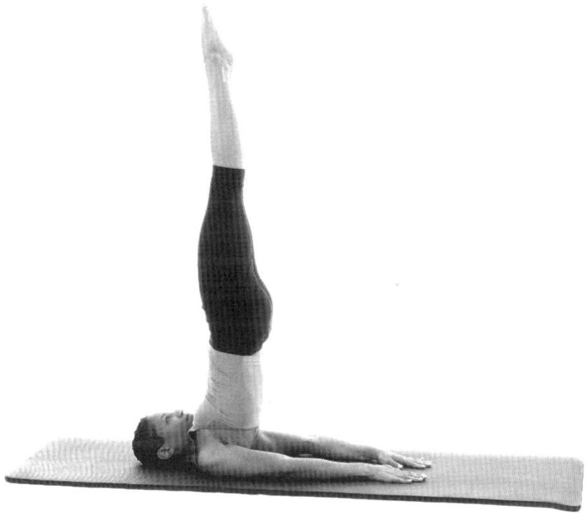

여전히 숨을 들이 마시면서, 다리를 천장으로 들어올린다. 골반을 전방으로 움직이고 팔로 매트를 눌러라.

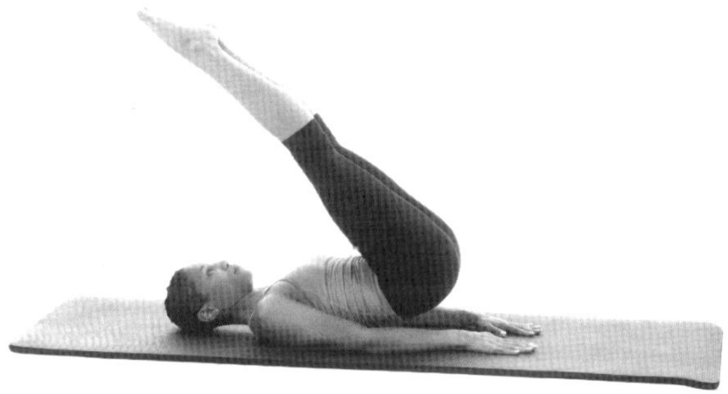

《내쉬기》 천천히 밑으로 굴러라. 척추의 분절 움직임을 하고 발은 머리 맞은 편에 유지한다. 골반이 매트로 도달함에 따라서 다리와 함께 90°로 고정하고, 그런 다음 다리를 내려서 출발 자세로 되돌아가라.

부메랑
Boomerang

근육 포커스
- 복근
- 등 폄근
- 엉덩이 굽힘근

목적
- 복근 및 등 폄근의 강화
- 엉덩이 굽힘근 조절 발달
- 가슴 근육 스트레치
- 균형 개발

이것은 난이도 높은 운동인데 그것의 복잡성 때문이다. 또한 그것은 한 운동이 또 다른 하나 위에 확립되는 필라테스 운동의 논리적인 방법론을 보여준다. 부메랑은 체력과 유연성 그리고 가장 중요한 것으로 조화를 요구한다. 그것은 **매트 운동: 롤-오버**와 **티저**에서 이어지며, 부메랑에 착수하기 전에 그들을 마스터해야만 한다. 그것은 그것의 움직임 패턴에 있어서 **리포머: 뒤로 노젓기** I과 닮았다.

이미지화 하기

이 운동을 '부메랑(boomerang)' 이라고 불리는 이유를 이해하려면 시간이 걸리지만, 일단 당신이 하나의 흐름을 얻는다면, 그것은 명백해진다. 다리가 머리 위로 넘어가기 전, 몸이 허리 부위로 뒤로 굴러가는 위치에서, 그 모양이 부메랑과 닮았다. 이 자세에서 몸이 단단함을 느껴야만 하며, 다리와 몸통은 통합되어 흔들의자의 기반처럼 앞뒤로 흔들 수 있어야만 한다. 사실상 나는 하나의 운동 그 자체

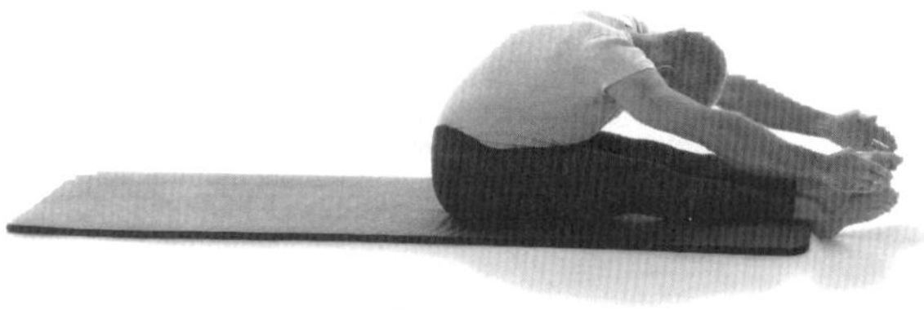

《내쉬기》 앉아서 다리를 펴서 앞에서 교차시키고, 발을 발바닥-굽힘되게 만들어라. 다리 위로 몸통을 동글게 만들어서 팔을 전방으로 뻗어라.

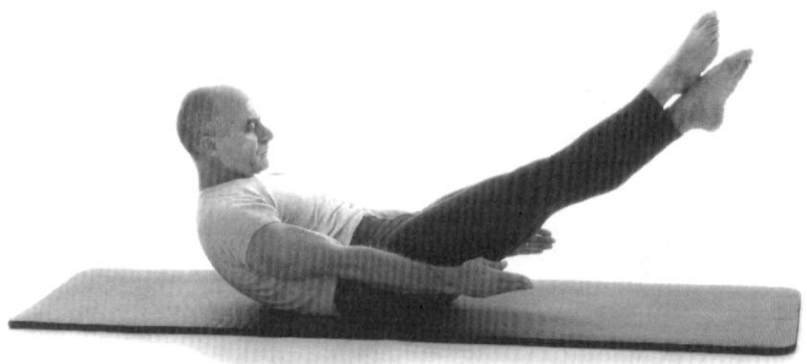

《들이쉬기》 다리를 들어 올리면서 밑으로 구르는데, 발은 눈의 맞은 편에, 그리고 요추 부위에 도달할 때 잠시 멈춰라. 이 부메랑 자세에서 몸통과 다리를 안정되게 유지해라.

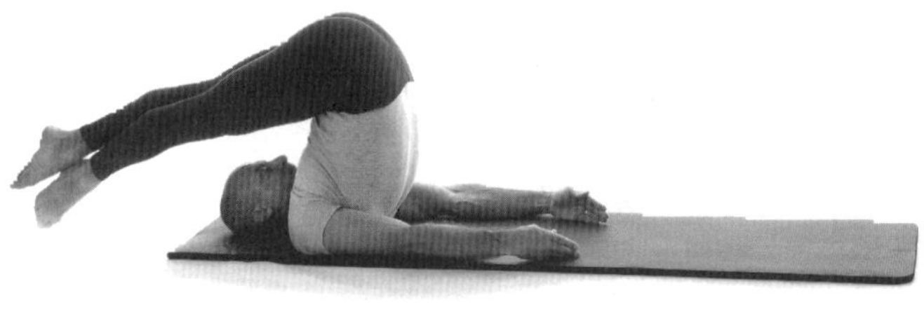

《내쉬기》 가슴과 머리를 내리고 다리를 들어올려서 다리가 바닥과 수직이 되게 해라. 허리를 더 동글게 만들어서 뒤로 넘어 굴러라. 교차된 다리를 매트 쪽으로 내리며, 발은 발바닥굽힘을 유지해라.

로서 이 까다로운 자세에서 흔드는 것을 종종 사용한다. 그것은 막대한 코어 체력과 조절을 요구한다. 나는 그것을 "BASI 록(rock)"이라고 부른다. 터키에서 엄청난 매트 수업을 하는 동안 그것을 만들었다고 생각되는데, 거기서 나는 이 운동에서 흔들리는 이름과 느낌을 설명하려고 노력 중이었다. 그것은 효과가 있었다. 머리 위에서 다리 자세를 바꾼 이후, 몸이 티저 자세로 들어올려지기 전에 몸은 뒤로 굴러 잠시 부메랑 자세로 간다. 이것이 특출한 균형이 요구되는 바로 그 위치이며, 팔을 뒤로 뻗고, 그 다음 주위로 원을 그려 앞으로 가서 출발 자세로 되돌아간다 — 그리고 나서 우리는 부메랑 자세를 한다.

□ 움직임을 물 흐르듯 유지해라.

□ 팔을 뒤로 뻗는 동안 가슴 근육을 열어서 스트레치 해라.

□ 균형 단계 동안 몸통 안정을 사용해라.
가급적 다리를 높게 유지해라.

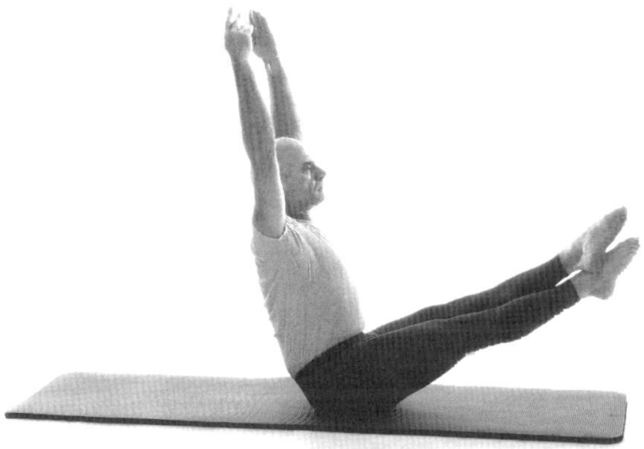

《들이쉬기》 교차된 다리를 바꿔라.

《내쉬기》 부메랑 자세로 되돌아가기 위해서 다리를 다시 넘겨 보내고, 그 다음 말아 올려 티저 자세로 가라.

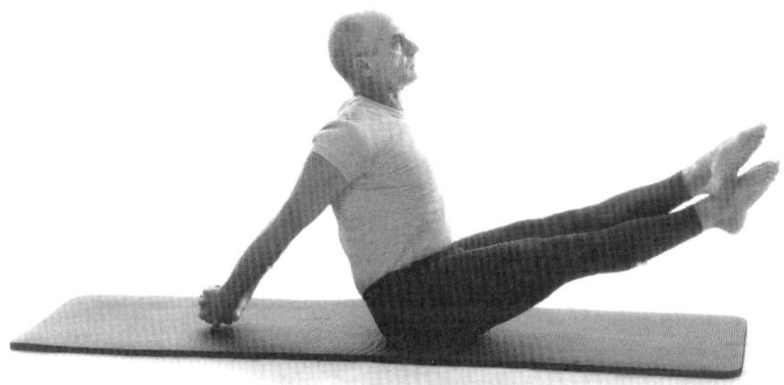

《들이쉬기》 가슴을 들어올리고 몸통을 펴면서 팔로 원을 그리며 등 보내서 깍지를 껴라.

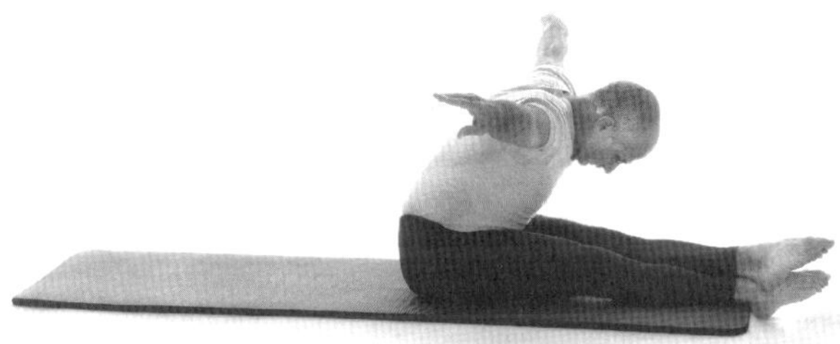

《내쉬기》 다리를 내리고 손을 풀어라. 팔을 원을 그리며 앞으로 보내고, 몸을 다리 위 앞쪽으로 보내라. 출발 자세로 되돌아가라.

크랩(게)

Crab

근육 포커스

- 복근

목적

- 목 및 허리 스트레치
- 몸통 안정의 개발

비록 이 운동이 머리까지 앞쪽으로 기울어져 목으로 체중을 보내는 것처럼 보이기 때문에 편해 보이지 않고 심지어 위험해 보일 지라도, 제대로 행한다면 즐겁고 이득이 될 것이다. 전체 체중을 목에 절대 두지 않는 것이 요점이다. 그 대신, 체중을 조심스럽게 조절하면서 머리로 옮기는데, 체중 대부분을 다리에 남아 있게 한다. 머리까지 굴러가는 것 말고, 그 운동의 나머지는 **매트 운동: 공처럼 굴리기**와 **매트 운동: 물개 자세**와 매우 닮았는데, 조화 요소가 더해진다. 게다가, 다리가 교차된 다리 자세로 팔에 의해서 몸과 가깝게 유지되기 때문에, 운동량을 위해서 다리를 벌려 사용할 가능성은 줄어든다.

이미지화 하기

아주 약간 닮았다는 생각이 든다. 나는 바퀴가 굴러가는 이미지인, 에너지의 부드러운 앞 · 뒤 흐름을 사용하는 것이 더 좋다는 것을 알았다.

- □ 체중을 머리로 조심스럽게 옮겨라.
- □ 굴러갈 때 허리 굽힘을 극대화 시켜라.
- □ 다리를 몸과 가깝게 유지해라.

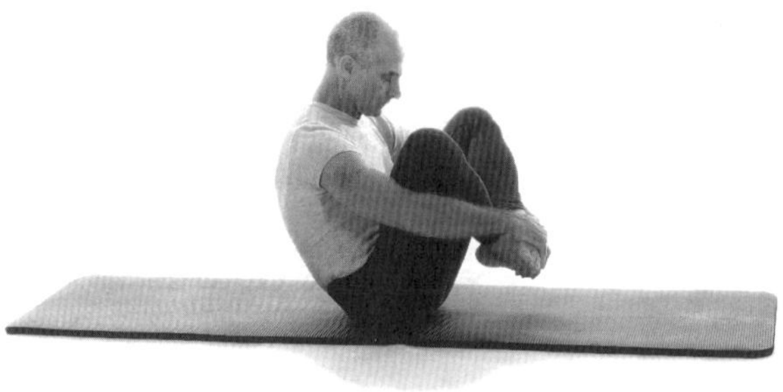

《들이쉬기》 좌골 위에 균형 잡힌 자세로 앉아서 몸을 공 모양으로 만든다. 다리를 교차시키고, 팔을 다리 바깥 주위로 뻗어 발을 잡아라. 왼손은 오른발을 오른손은 왼발을 잡는다.

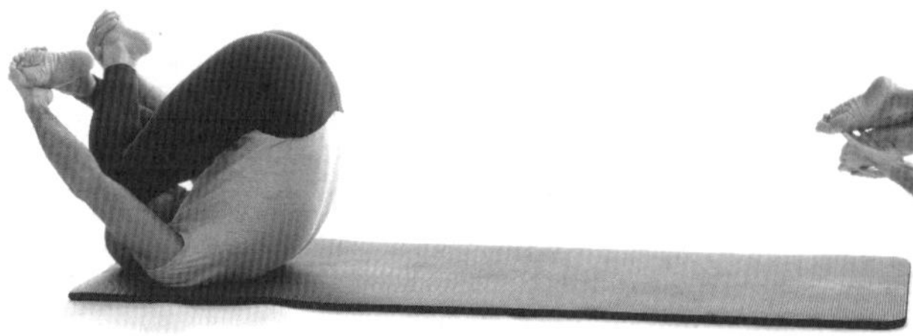

《내쉬기》 뒤로 넘어 어깨로 굴러라.

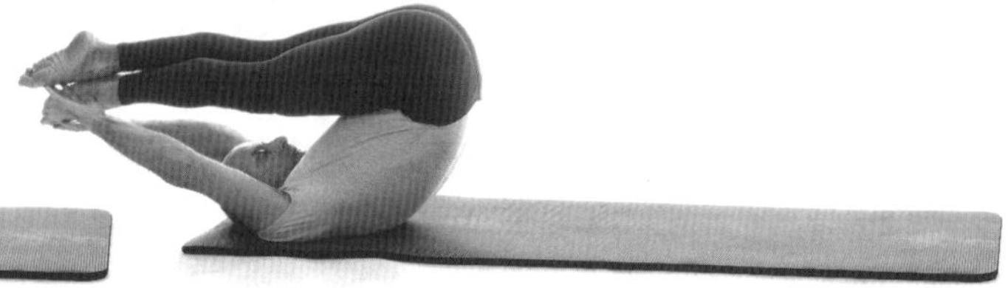

《들이쉬기》 다리를 머리 위로 펴서 부메랑에서처럼 그것들을 바꿔라. 무릎을 구부려서 발을 다시 잡고, 공 모양으로 다시 접어라.

변형 / VARIATION

머리와 목에 어떠한 압력도 주지 못하거나 원하지 않는 사람을 위해서 변형을 만들었다. 다리 위로 굴러서 앞쪽으로 머리까지 구르는 대신 다리 위로 구르지만, 똑바로 선 자세로 들어 올리는데, 무릎을 꿇고 다리는 여전히 교차되어 있고 팔은 머리 위로 뻗는다. 이 운동에서 유지되는 깊은 척추 굽힘 이후 똑바로 선 자세는 반가운 변화이다. 이 자세는 좋은 균형과 코어 체력을 요구한다. 골반을 뒤로 밑으로 내리는 동안 신중하게 조절하며, 앉은 출발 자세로 되돌아 가라.

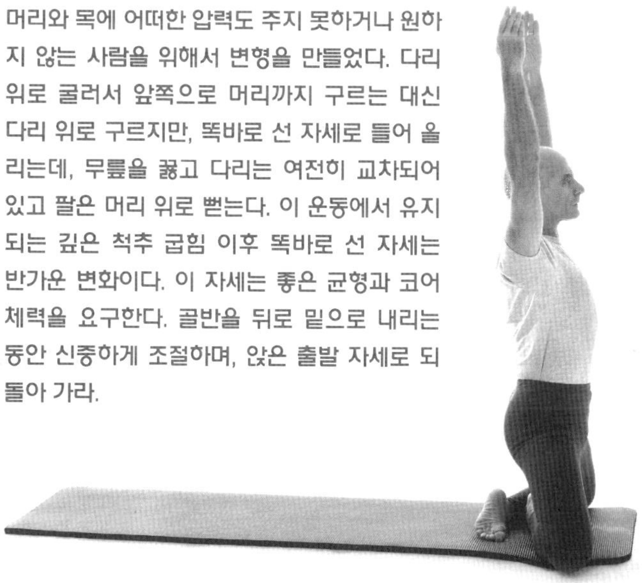

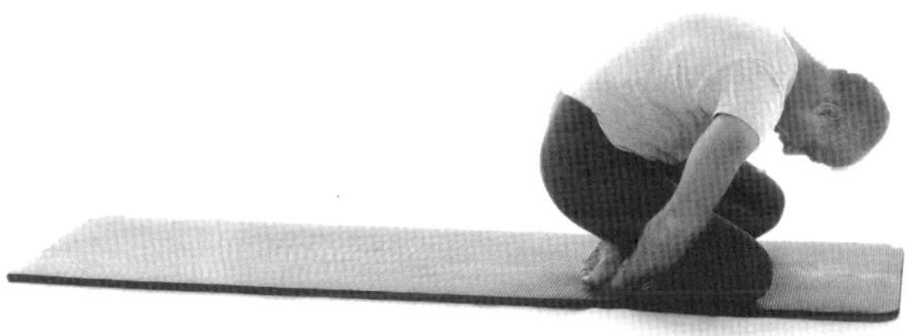

《내쉬기》 앞으로 굴러서, 체중을 다리 위로 옮겨라. 다리 위로 구르는 것을 돕기 위해서 팔을 사용해서 손을 누르게 해라.

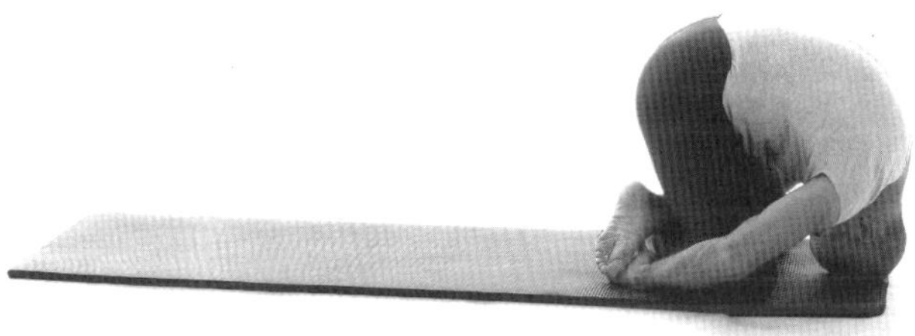

《들이쉬기》 머리를 바닥에 대고 천천히 머리 위로 구르는데, 체중을 목을 향해서 조심스럽게 옮기면서 목 폄근들을 스트레치 해라. 출발 자세로 되돌아 가라.

브리징
Bridging

이 블록은 매트 블록 시스템에 특별하다. 이름은 모든 운동에서 몸통에 의해서 형성되는 다리 형태에서 유래하는데, 골반이 매트에서 들어 올려지고 사지가 구조를 지탱하는 형태다. *브리징*이라는 용어는 그것이 사용되는 맥락에 따라서 다른 언어의 의미를 갖는다. 여기서 그것은 일차적으로 몸의 형태와 관련이 있고 근육 기능과는 관련이 없다.

척추 안정을 이루는데 있어서 복부 힘과 조절의 중요성은 다른 블록들과 연관되어 논의되어 왔다. 척추를 굽혀서 실행되는, 복부 블록 및 척추 분절 움직임 블록 안에 있는 운동들과 대조적으로, 브리징 운동은 골반과 척추를 중립, 또는 중립과 매우 가까운 자세로 실행된다.이 자세에서 근육들을 발달시키는 것은 척추를 굽혀서 그것들을 개발하는 것보다 더 기능적이라고 생각되지만, 나는 두 가지 모두를 하는 것을 추천한다. 각각의 자세는 척추 안정을 이루는 역할을 하고 있다.

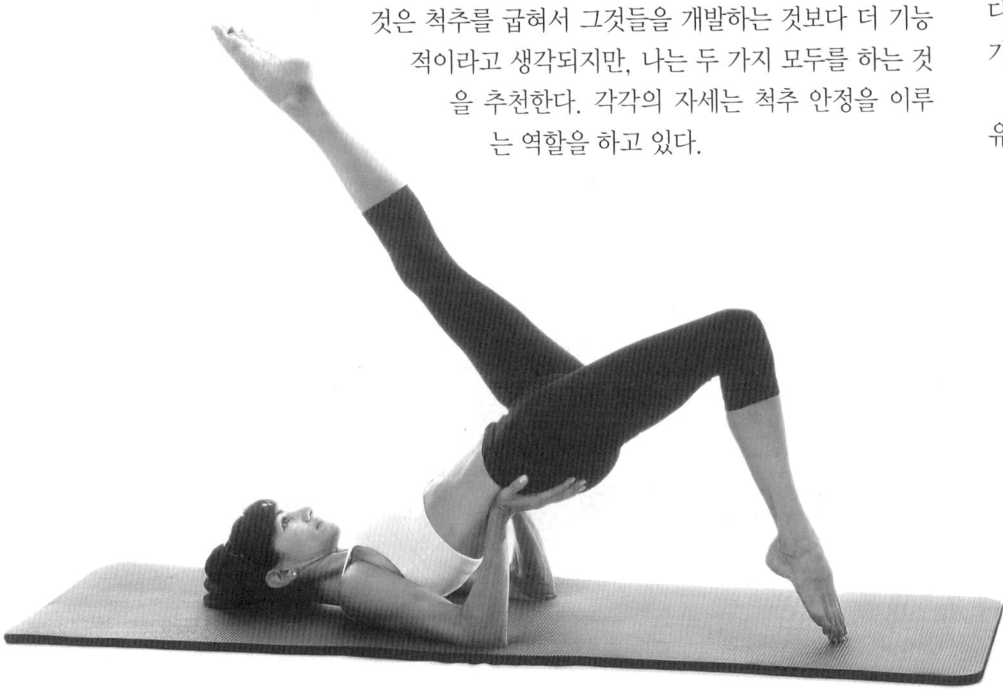

*브레이싱(버팀대; Bracing)*이라는 용어는 골반과 척추를 안정시키는데 있어서 근육들의 작용을 설명하기 위해서 종종 사용된다. 복부 및 척추 분절 움직임 블록들 안에서 종종 선호되는 복근의 *스쿠핑(scooping; 복부를 쑤욱 넣어서 배를 납작하게 만듬)* 또는 *할로윙(hollowing)* 동작과는 다르다. 척추를 안정시키고 보호하는데 있어서 브레이싱이 할로윙보다 더 효과적이라는데 약간의 논쟁이 있다. 내가 믿고 있는 것은 근육을 조절하는 모든 형태들은 방대한 움직임 어휘에 기여를 해서 우리 삶을 최대로 즐기게 해주고 우리의 일상 활동들과 운동 노력들을 효과적으로 효율적으로 수행하게 해 준다.

프런트 서포트, 엎드려 다리 당기기 및 푸쉬-업은 매트에서 골반이 들어 올려지고 사지가 지지 구조로 작용하는 다른 운동들과 동일한 특징을 나눈다. 그러나, 이 운동이 다른 운동들과 다른 점은 몸통이 위를 보고 있지 않고 밑을 보고 있다는 것이다. 이 자세에서, 복근들은 중력이 허리를 아치가 되게 끌어 당기는 것을 막기 위해서 일을 할 필요가 있다.

골반이 약간 후방 기울기를 향하는 성향은 복근 인게이지를 유지시키고, 골반-허리 안정을 이룬다.

숄더 브리지 프렙(어깨 브리지 준비)

Shoulder Bridge Prep

매트

브리징 / Bridging

중급

근육 포커스

- 복근
- 햄스트링

목적

- 힙 폄근의 강화
- 골반-허리 안정 발달
- 힙 분리 개발
- 등 폄근 조절 증진

이 운동은 골반-허리 안정을 힙 분리와 결합시킨다. 그것은 몸을 난이도 있는 브리지 자세로 두며, **매트 운동: 펠빅 컬**의 상반 단계에서 시작해서 한 다리를 들어 올리는 것으로 계속된다. 지지 다리의 힙 폄근들은 이 도전적인 브리지 자세를 유지하기 위한 기초이다. 이 운동에서 골반 안정은 주로 햄스트링과 복근에 달려 있는데, 그것은 함께 골반을 후방 경사 경향을 갖고 안정되게 잡고 있는다: 복근은 두덩결합을 위로 당기고, 햄스트링은 좌골결절을 당긴다.

몸을 통해서 흐르는 에너지 선을 느껴라: 무릎을 통하는 바깥쪽 위쪽 사선과 무릎에서 몸통을 거쳐 어깨로 아래쪽 사선. 몸을 선을 이루게 하기 위해서 그리고 협력 수축을 하는 몸통 굽힘근들과 폄근들이 일하는 균형을 맞추기 위해서 맞서는 힘에 대한 이 감각을 사용해라.

이미지화 하기

현수교를 상상하는데, 그 위에 기계적인 팔이 교각의 안정과 강조를 유지하면서 위 · 아래로 움직인다. 또한 어깨에서 힙을 거쳐 무릎으로 가는 직선을 그려라. 이 에너지 선은 그 운동을 위한 기초를 제공한다.

- □ 움직이는 다리의 무릎에서 90° 를 일관되게 유지해라.
- □ 힙 관절에서 움직임을 시작해라.
- □ 안정된 골반과 함께 지지 다리의 힙 폄을 유지해라.

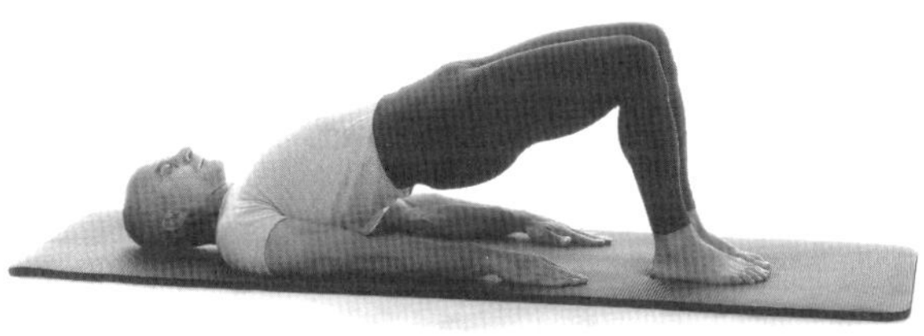

바로 누워 척추를 중립 자세로 둔다. 무릎을 구부리고 발을 골반 너비로 벌린다. 어깨뼈를 중립 자세로 두고, 팔은 펴서 몸 옆에 두고, 손가락은 발로 뻗어라.

《내쉬기》 복근을 당기고 골반을 후방으로 기울인다. 척추를 매트에서 들어올려라. 척추뼈 하나씩, 그 동안 힙을 펴라. 어깨부터 무릎까지 직선을 만들어라.

《들이쉬기》 이 자세로 있으면서, 발로 체중을 균등하게 배분하고, 다리를 평행으로 유지해라. 엉덩이 굽힘근을 늘리면서 구조를 지지하고 중간 및 상부 등의 운동을 강조하기 위해 어깨 폄근을 인게이지 시켜라.

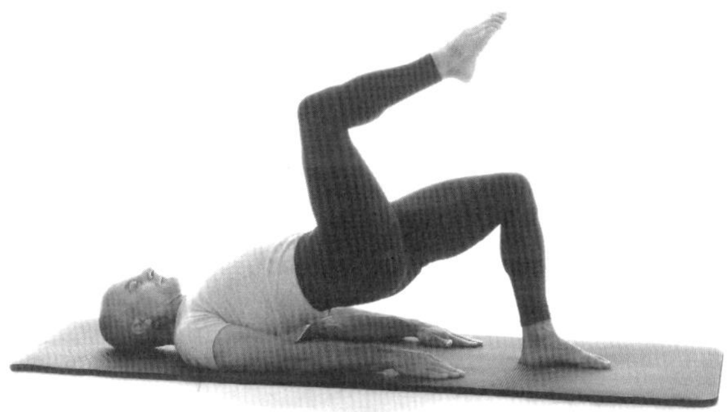

《내쉬기》 한 다리를 힙 관절에서 들어올리는데, 무릎의 90° 를 유지해라. 골반을 안정되게 유지하고 전체 높이를 유지하며, 지지 다리로 최소한의 체중이 가게 해라.

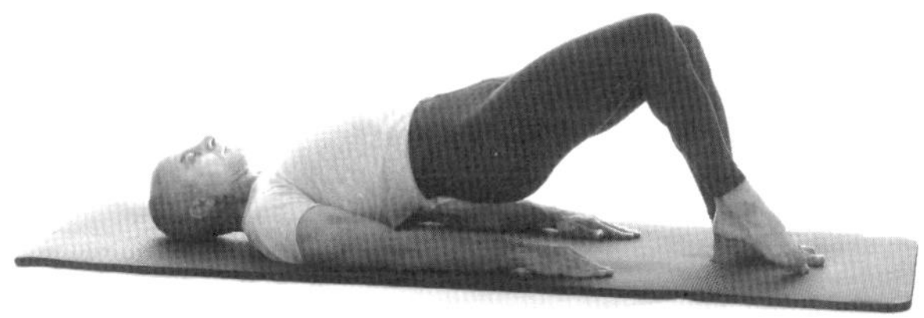

《들이쉬기》 들어올린 다리를 내려서 발을 매트에 가볍게 낸다.

《내쉬기》 그 다리를 들어 올려라. 지지하는 다리의 힙 폄근이 일을 하게 하고, 그 골반을 내리거나 기울이지 말아라. 여러 번 반복을 한 다음, 발을 매트에 놓고 다리를 바꾸는데, 다시 최소한의 체중을 이동시키고, 다른 다리로 운동을 반복한다.

《들이쉬기》 양발을 매트에 놓고 숨을 내쉬면서 척추 꼭대기부터 허리를 거쳐서 엉치뼈까지, 척추뼈 하나씩, 말아 내리면서 운동을 완료한다.

숄더 브리지(어깨 브리지)
Shoulder Bridge

근육 포커스
- 복근
- 햄스트링
- 엉덩이 굽힘근

목적
- 힙 폄근의 강화
- 골반-허리 안정 발달
- 엉덩이 굽힘근 조절 및 유연성 개발
- 햄스트링 유연성 증진

이 도전적 운동은 매트 운동: 숄더 브리지 프렙, 그리고 매트 운동: 펠빅 컬 위에 세워진다. 운동 목적은 안정된 골반을 유지하는 것으로 위 · 아래로 흔드는 다리에 의한 영향을 받지 않는 것이다. 움직이는 다리의 전면이 내려가면서 길어지고 (엉덩이 굽힘근 스트레치) 그 다리의 뒷면이 위로 올라 가면서 길어지는 (햄스트링의 스트레치) 것을 느껴야만 한다. 햄스트링의 스트레치는 그 발의 발등굽힘으로 증가된다.

브리지 자세에 있을 때 골반이 후방 기울기로 배열되게 해라. 이것은 골반이 전방으로 기울어지는 것을 막아줘서, 척추 과전만을 일으키고 요추에 압력을 주는 것을 막아 주는데 특히, 그 다리를 내릴 때이다. 골반을 전방으로 기울이는 경향은 엉덩이 굽힘근들이 긴장되어 있을 때 악화된다.

이미지화 하기

놀이 공원에서 진자처럼 흔들리는 대들보의 끝에 올려진 캐리지를 타는 것을 상상해라. 다리는 아크 형태로 흔들리는 대들보이며, 발은 캐리지이다.

- □ 매트부터의 골반 높이를 일관되게 유지해라.
- □ 골반이 한쪽으로 기울어지지 않게 해라.
- □ 골반을 중립 또는 약간 후방 기울기로 유지해라.

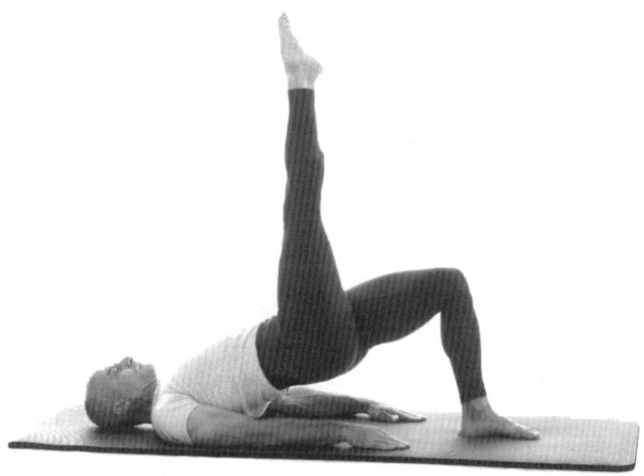

《들이쉬기》 바로 누워 무릎을 구부리고 발을 바닥에 꽉 붙인다. 펠빅 컬을 시행하는데, 탑 자세에서 잠시 멈춰라. 한 발을 지면에서 들어올려서, 무릎을 가슴 쪽으로 구부린 다음 다리를 천장을 향해서 똑바로 펴라.

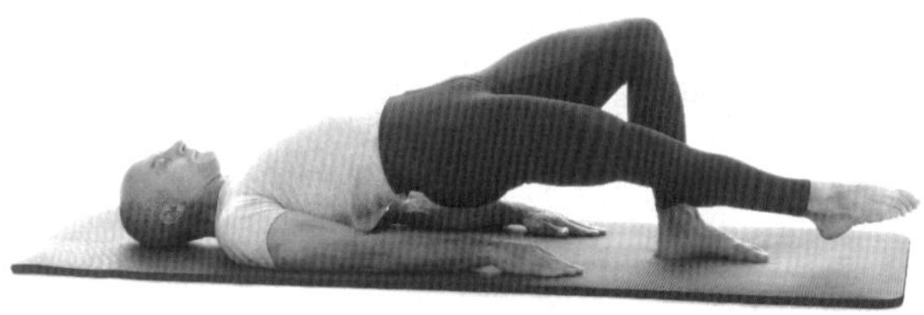

《내쉬기》 편 다리의 발을 발바닥 굽힘으로 해서 바닥 쪽으로 내려라.

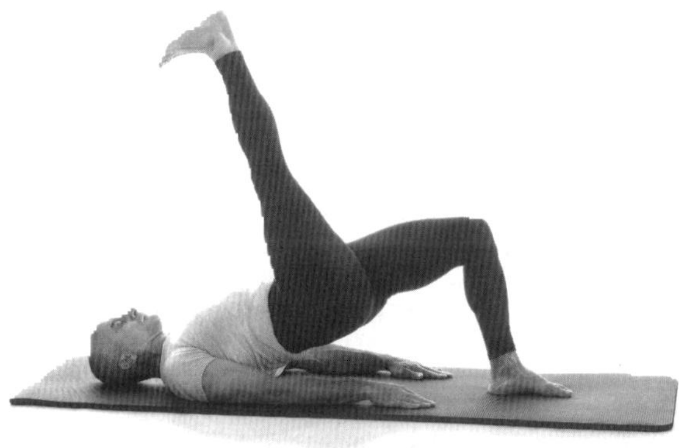

《들이쉬기》 편 다리를 위쪽으로 차라. 발은 발등굽힘으로 만들어라. 5–10회 반복을 한 다음, 다리를 천장 쪽으로 뻗고 발은 발바닥 굽힘으로 해서 잠시 멈춘다. 무릎을 굽히고 발을 바닥에 놓고, 출발 자세로 되돌아가라 (펠빅 컬의 상방 단계). 다리를 바꾸고 다른 다리로 그 순서를 반복해라. 양발을 매트에 내려놓고 펠빅 컬에서처럼 매트로 아래로 굴려 운동을 마쳐라.

시저(가위)

Scissors

가위는 난이도 있는 운동인데, 그 이유는 만곡된 허리 자세 때문이다. 이 자세는 위태롭게 느껴지며 높은 수준의 골반-허리 안정을 요구한다. 동일한 자세가 스텝 바렐: 가위에서 사용되는데, 여기서는 팔이 바렐의 역할을 대신하므로 힘이 더 든다. 그러나 둥근 바렐에 의해서 지지되는 척추를 떠올리는 것이 도움이 된다. 다리가 번갈아 바닥과 수직인 중심선(출발점)을 지나가는 가위 동작을 하는 동안 골반은 안정되고 고정되어 있어야만 한다.

팔꿈치는 (벌어지지 않고) 골반 바로 밑에 있어야만 하는 것을 주목해라; 그것의 지지가 없다면, 골반은 가라 앉아서 전체 구조는 무너지기 시작할 것이다. 각각의 다리에서 동등한 각도의 벌어짐을 유지하는 것은 바람직한 V-자세를 만들고 엉덩이 굽힘근과 햄스트링의 동등한 스트레치를 만든다.

이미지화 하기

손부채 같이 넓게 열리는 다리를 상상해라. 그 다음 닫히고 다른 쪽으로 열린다. 나는 이 이미지를 자주 사용하는데, 바람직한 움직임과 역학을 만드는 것을 돕는 것처럼 보이기 때문이다.

- □ 척추의 아크 모양을 유지해라.
- □ 팔꿈치를 서로 평행되게 유지해라 (또는 가급적 평행에 가깝게).
- □ 골반을 손으로 감싸라.

근육 포커스

- 힙 폄근
- 엉덩이 굽힘근
- 복근

목적

- 엉덩이 굽힘근 및 폄근 조절의 개발
- 엉덩이 굽힘근 및 폄근 유연성 증진
- 어깨 및 골반-허리 안정 발달

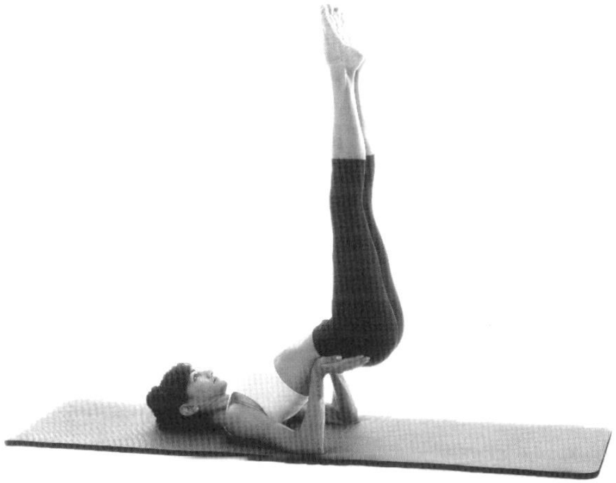

《들이쉬기》 바로 누워서 무릎을 가슴 쪽으로 당겨라. 몸으로 공처럼 말아서 견갑대 위로 굴려라. 손을 골반 아래에 두고, 그릇을 감싸듯이, 그리고 몸통으로 아크 모양을 만들어라. 이제 다리를 천장으로 향해서 위로 펴라.

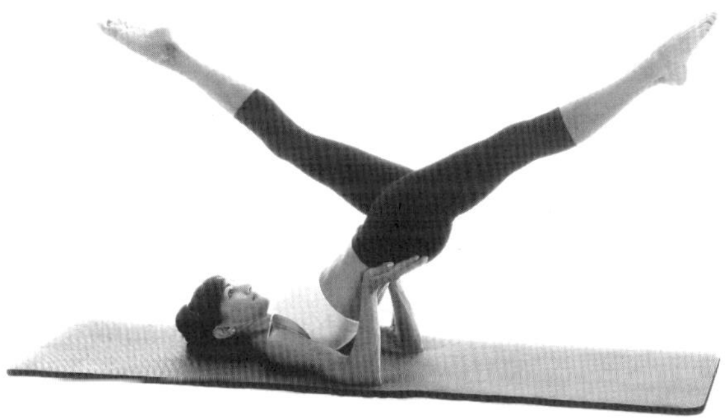

《내쉬기》 다리를 벌려서 (하나는 앞쪽으로, 하나는 뒤쪽으로; 중심선에서 같은 거리로) 넓은 V-모양을 만들어라. 열린 가위 자세에서 다리로 반동을 두 번 만들어라. 각 반동에 숨을 내쉬어라.

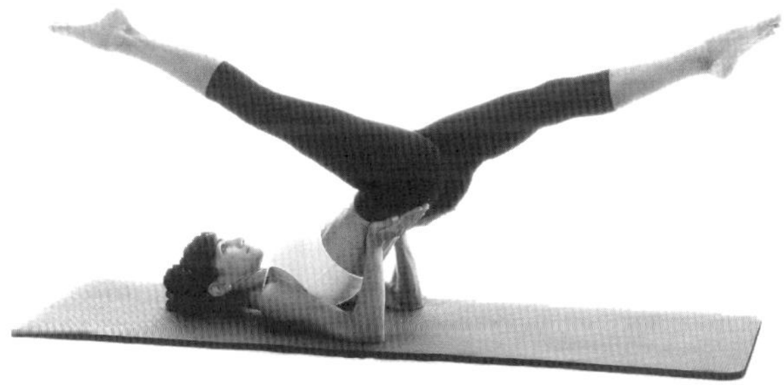

《들이쉬기》 출발점을 지나가게 다리를 바꾸고 반대쪽으로 벌린 V-자세에서 반동을 반복하며, 다시 각 반동에 숨을 내쉬어라.

바이씨클(자전거)

Bicycle

근육 포커스

- 힙 폄근
- 엉덩이 굽힘근
- 복근

목적

- 엉덩이 굽힘근 및 폄근 조절의 개발
- 엉덩이 굽힘근 및 폄근 유연성 증진
- 어깨 및 골반–허리 안정 발달

자전거는 매트 운동: 가위의 연장이므로, 가위를 능숙하게 하는 것이 요구된다. 비록 두 다리가 커다란 자전거 동작을 (하나는 굽히고 다른 하나는 동시에 펴고) 실행하더라도, 각 사이클에서 한 시점에 똑바로 편 다리 가위 자세에 있는데, 그것이 참조점이 될 수 있다. 무릎이 굽혀질 때 뒤쪽 다리를 바닥에 대려고 해라—고도의 척추 폄 및 유연한 엉덩이 굽힘근을 요구하는 하나의 자세이다. 더 큰 범위로 움직이기 위해서, 골반–허리 안정을 다치는 것과 허리에 과도한 압력을 만들 기회를 피해라. 이전 운동들에서 개발된 유연성, 인지 및 체력이 당신을 도와서 난이도 있는 이 운동을 수행하게 할 것이다.

이미지화 하기

다리의 커다랗고, 물 흐르는 듯하고, 원형인 동작은 페니파딩 자전거를 (앞바퀴는 아주 크고 뒷바퀴는 아주 작았던 초창기의 자전거) 타고 가는 이미지를 떠올린다.

- □ 척추의 아크 모양을 유지해라.
- □ 최대로 유연하게 길어진 움직임을 수행하라.
- □ 다리를 평행으로 유지하고, 힙의 외회전을 피하는데, 특히 힙 폄에 있는 다리의 무릎을 굽힐 때다.
- □ 팔꿈치를 서로 서로 평행으로 유지해라 (또는 가급적 평행에 가깝게).

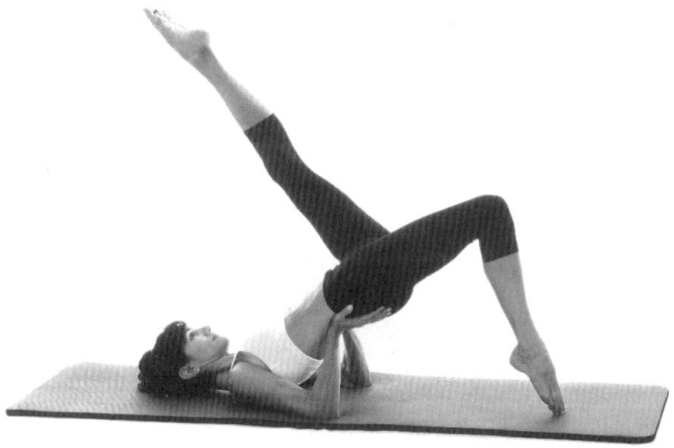

《들이쉬기》 바로 누워서 무릎을 가슴 쪽으로 당겨라. 몸으로 공처럼 말아서 견갑대 위로 굴려라. 손을 골반 아래에 두고, 그릇을 감싸듯이, 그리고 몸통으로 아크모양을 만들어라. 이제 다리를 천장으로 향해서 위로 펴라. 다리를 벌려서 넓은 V–자세를 만들어라.

《내쉬기》 뒤쪽 다리를 바닥을 향해서 (얼굴에서 멀리) 펴라. 무릎을 굽히고 발가락을 바닥에 대라 (또는 가급적 바닥과 가깝게).

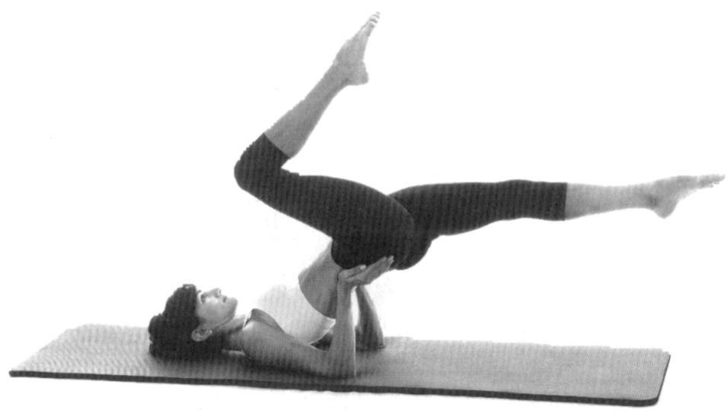

《들이쉬기》 힙을 굽혀서 굽혀진 다리를 가슴 쪽으로 보내라. 동시에, 편 다리를 이전의 뒤쪽 다리와 교체하게 넘겨 보내라.

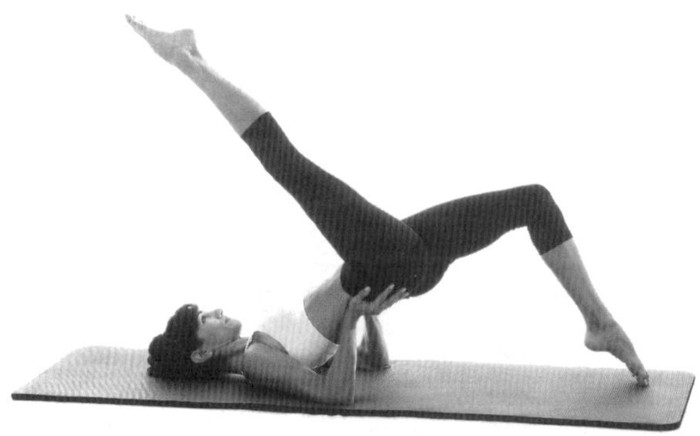

얼굴 앞에서 굽힌 다리를 펴기 시작하는 동안 편 다리는 발가락을 바닥에 대려고 굽히기 시작한다. 이러한 커다란 자전거 타는 동작을 계속해라. 여러 번 반복한 다음, 사이클링 방향을 바꿔라. (반대 방향에서 발가락을 바닥에 댈 필요는 없다.)

백 서포트

Back Support

근육 포커스

- 어깨 폄근
- 힙 폄근
- 등 폄근

목적

- 몸통 안정 발달
- 어깨 및 힙 폄근 강화
- 등 폄근 조절 증진

이 운동은 안정된 몸통을 만드는데 있어서 몸통 굽힘근과 폄근의 협력-수축을 강조한다. 그것은 등, 어깨 및 힙 폄근들을 직접 강화하며, 그것은 맞서는 굽힘근들의 유연성과 조절을 위한 요구를 간접적으로 다루는데, 특히 어깨와 힙이다.

일단 셋업 자세가 만들어졌다면, 첫 움직임은 어깨와 등 폄에 의해서 지지되는 힙 폄이다. 힙을 폄 동안, 햄스트링이 볼기근들 전에 인게이지 돼야만 한다. 이러한 근육 동원 순서가 틀어지면 골반이 부정확하게 자세를(밀어넣기; tucking) 잡게 되고 햄스트링 활성화의 부족을 만든다.

마지막으로, 척추의 "척추뼈 하나씩" 의 분절 움직임이 필라테스에서 자주 사용되지만, 이 경우에서 당신은 척추를 안정되고 중립 자세로 유지하고, 힙과 어깨관절을 경첩처럼 움직이고, 몸통을 하나의 견고한 단일체로 들어올리는 것에 힘을 써야만 한다.

이미지화 하기

힙을 문에 달린 경첩이라고 생각해라. (골반이 올라가면) 열리고 (골반이 내려가면) 닫힌다. 대신, 2개의 막대기를 (또는 에너지 선) 상상해라: 하나는 머리에서 몸통을 거쳐 힙 관절로, 그리고 다른 것은 발목에서 무릎을 거쳐 힙 관절로 달린다. 골반이 올라감에 따라, 2개의 막대기는 연결되어 하나가 된다. 골반이 내려가면, 머리부터 발목까지 합쳐진 막대기는 두 개로 쪼개진다.

- ☐ 갈비뼈를 밖으로 벌리지(flaring) 말아라.
- ☐ 골반을 힙관절에서 경첩 동작으로 들어 올리고, 등과 다리를 직선으로 유지해라.
- ☐ 머리가 척추의 선을 따르게 해라.

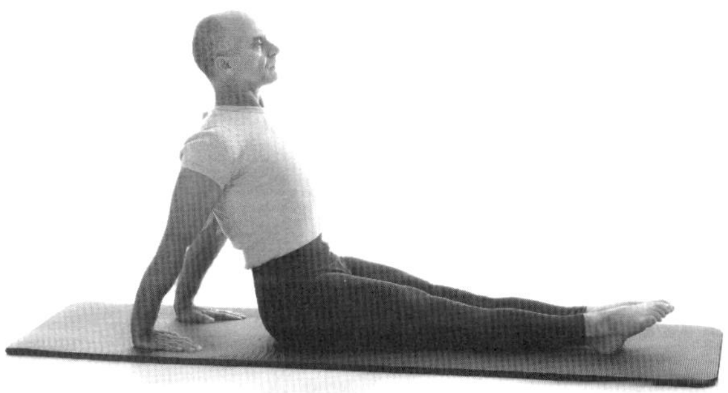

《들이쉬기》 앉아서 골반 뒤로 약 한 발쯤에 손을 뻗고 손가락은 골반을 본다. 다리를 앞으로 펴서 발을 부드럽게 발바닥굽힘으로 만든다. 등 폄근과 어깨 안정근을 인게이지 시킨다.

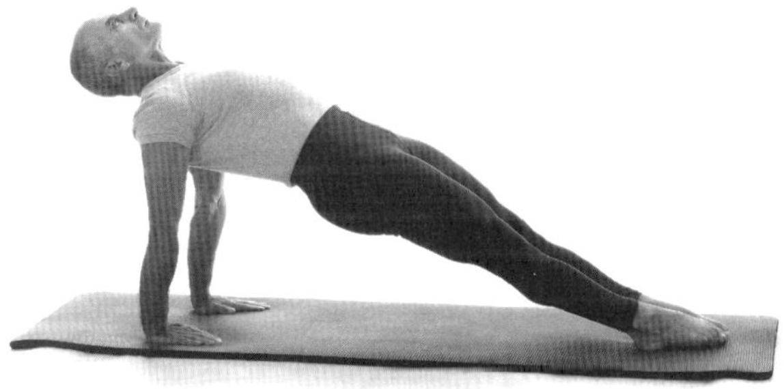

《내쉬기》 골반을 바닥에서 들어올리는데, 몸이 직선이 될 때까지, 힙과 어깨관절을 경첩처럼 움직인다.

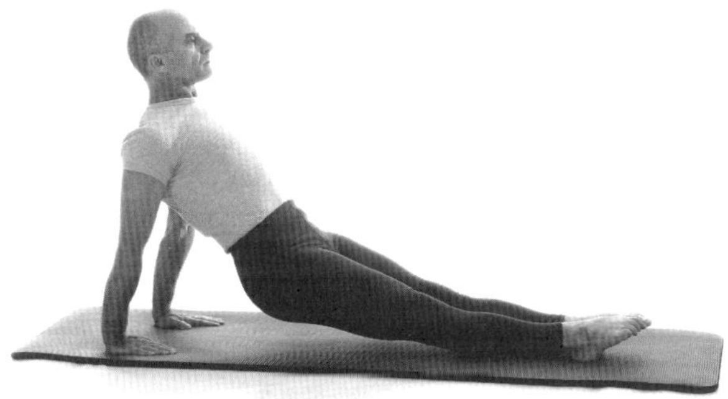

《들이쉬기》 매트에 닿지 않게 몸을 내리는데, 힙과 어깨관절에서 경첩처럼 움직인다. 5회 반복한다. 마지막 반복을 한 다음 출발 자세로 되돌아 가라.

레그 풀 백(몸통 받치고 다리 당기기)

Leg Pull Back

근육 포커스

- 힙, 등 및 어깨 폄근
- 엉덩이 굽힘근

목적

- 힙과 어깨 폄근 강화
- 몸통 안정 발달
- 엉덩이 굽힘근 조절 증진

매트 운동: 백 서포트는 이 운동을 배우고 마스터하기 위한 필요 요구 조건이다. 엎드려 다리 당기기에서처럼, 그 운동의 요점은 올리고 내리는 한 다리는 제외하고, 몸을 가만히 유지하는 것이다.

유연성은 이 운동의 성공을 위한 주된 인자이다. 그것이 없다면, 운동을 하는 당신의 능력은 제한될 것이다. 어깨의 유연성은 이미 백 서포트 자세에서 시험되었다. 다리가 앞으로 위로 올라감에 따라, 엉덩이 굽힘근 체력과 햄스트링 유연성은 중대한 역할을 한다.

이미지화 하기

매트 운동: 백 서포트에서 논의한 막대기 또는 에너지 개념을 사용해라. 머리-발목 막대기를 안정하게 직선으로 유지하고, 다리를 들어 올리는 것을 골반 옆에 붙어있는 다른 막대기라고 상상해라. 그 다리는 커다란, 안정된 중심 막대기에 영향을 주지 않고서 위 · 아래로 흔들린다.

- □ 다리를 올리고 내리는 동안 다리의 움직임을 분리해라.
- □ 지지 다리의 힙 폄근과 등 폄근을 계속 인게이지 시켜라.
- □ 머리를 척추와 선을 맞춰라.

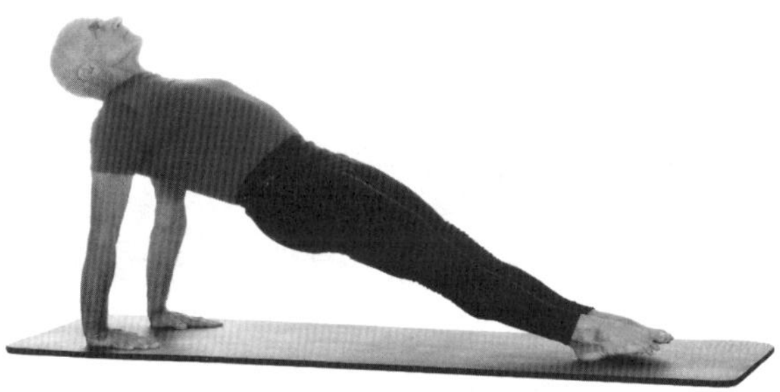

《들이쉬기》 앉아서 골반 뒤 약 한 발쯤에 손을 뻗고 손가락은 골반을 본다. 다리를 앞으로 펴서 발을 부드럽게 발바닥굽힘으로 만든다. 등 폄근과 어깨 안정근을 인게이지 시킨다. 골반을 바닥에서 들어올리는데, 몸이 직선이 될 때까지, 힙과 어깨 관절을 경첩처럼 움직인다.

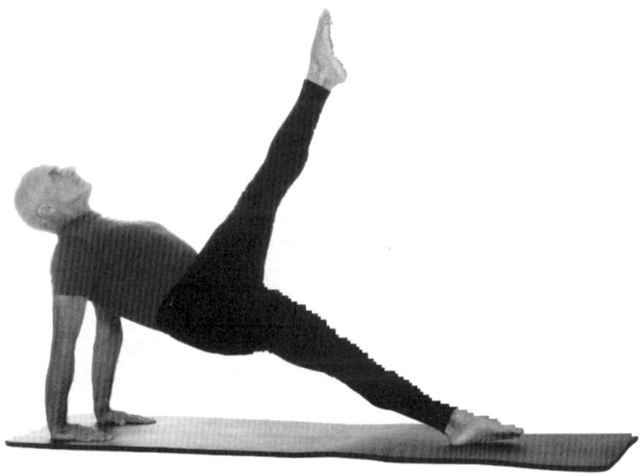

《내쉬기》 힙을 굽혀서, 한 다리를 천장을 향해서 위로 들어 올린다.

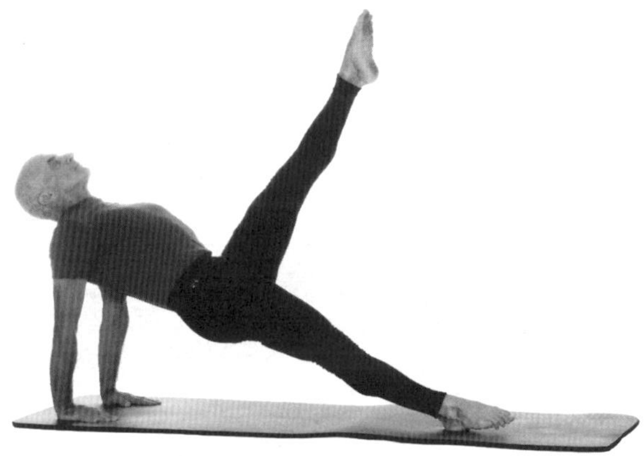

《들이쉬기》 다리를 내려서, 매트에 가볍게 대라. 다른 다리로 바꾸기 전에 여러 번 반복해라. 출발 자세로 되돌아 가라.

프런트 서포트

Front Support

근육 포커스

- 복근
- 어깨뼈 안정근

목적

- 몸통 및 어깨 안정 개발
- 상체 강화

프랭크 또는 푸쉬-업 자세로도 알려진, 프런트 서포트 운동은 안정을 위한 두 개의 중요한 부위를 활용한다: 골반-허리 부위와 팔이음뼈(견갑대). 두 부위들을 강화시키고 좋은 근육 활성화를 확립하는 것은 이어지는 운동 그리고 모든 기구 위에서의 비슷한 자세에서 보다 어려운 운동들에 대한 효율적인 안정을 제공한다. 좋은 정렬 및 견고한 안정이 없다면, 몸통과 어깨 부위는 무너져서, 비효율적이고, 종종 해로운 자세들을 만들게 된다. 많은 사람들이 아주 많은 푸쉬-업을 부정확하게 하는데 익숙해져 있기 때문에 이것은 약간의 재학습을 요구한다.

이미지화 하기

몸이 막대한 하중에서도 움직이지 않는 강하고 견고한 다리 또는 램프라고 상상해라.

- ☐ 몸을 머리부터 발끝까지 직선으로 유지해라
- ☐ 골반-허리 및 어깨뼈 안정을 운동 내내 유지해라.
- ☐ 손을 어깨 바로 밑에 놓아라.

변형 / VARIATION

이 자세에서 난이도를 높이려면, 숨을 내쉬면서 한 다리를 가슴을 향해서 안으로 구부리고, 필요하다면 가볍게 무릎을 대라. 숨을 들이 마시면서, 그 다리를 뒤로 펴서 프런트 서포트 자세로 가라. 숨을 내쉬면서, 다른 다리를 구부려라. 숨을 들이 마시고, 프런트 서포트 자세로 되돌아 가라. 각 다리를 5회 반복한다.

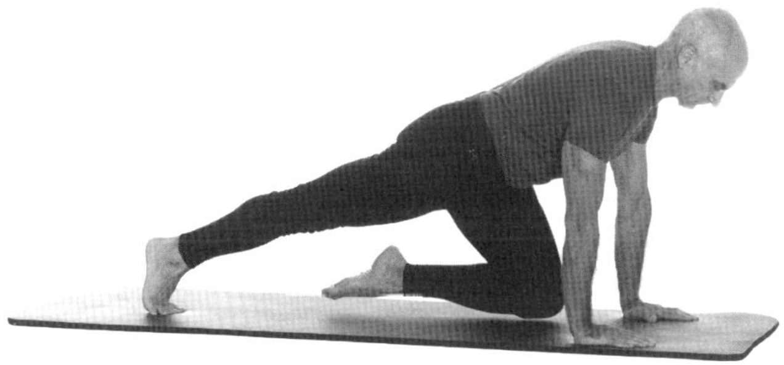

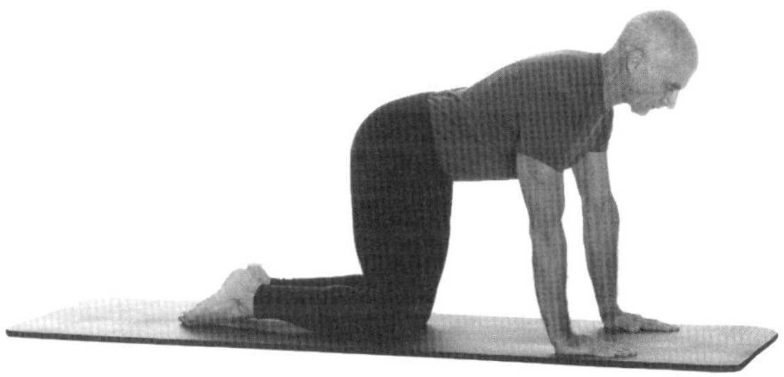

《들이쉬기》 사지 자세로 무릎을 꿇고, 무릎은 힙-너비로 손은 어깨-너비로 벌린다. 척추의 중립 자세를 만들고, 체중은 상체와 하체 사이에 균등하게 배분되게 만든다.

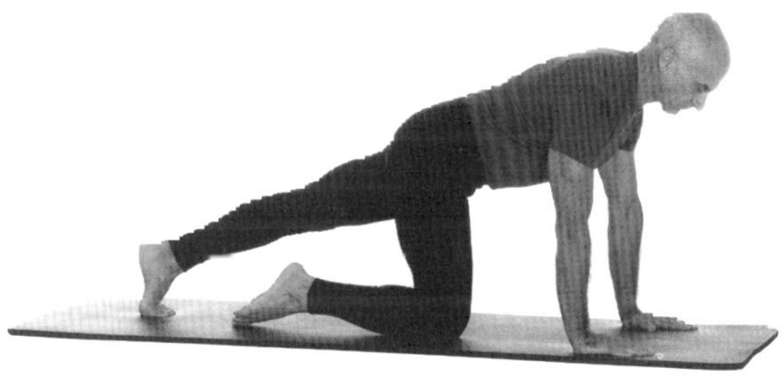

《내쉬기》 체중 이동을 최소한으로 하면서 한 다리를 뒤로 뻗어라. 어깨 부위를 더 안정시켜라.

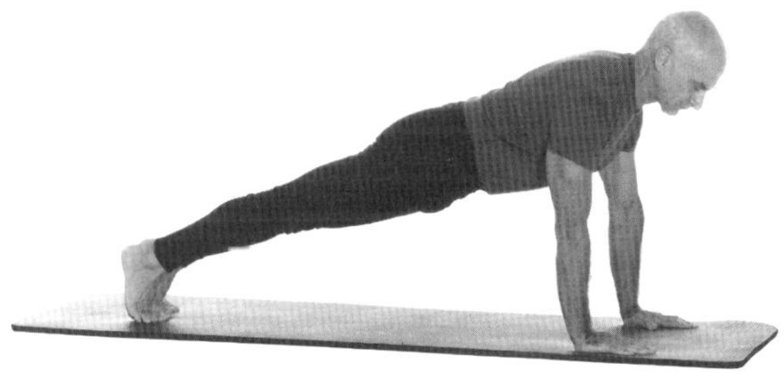

《들이쉬기》 다른 다리를 뒤로 뻗어서 프런트 서포트 자세로 가는데, 팔과 다리에 힘을 주고 편다. 이 자세를 30-60초 유지하면서 내적 지지 시스템을 더 인게이지 시키고, 몸 전체의 안정을 유지해라.

푸쉬-업
Push-Up

근육 포커스
- 팔꿈치 폄근
- 복근

목적
- 팔꿈치 폄근 및 견갑대 강화
- 몸통 안정 발달
- 척추 분절 움직임 연습

일반적인 푸쉬-업과는 달리, 필라테스 푸쉬-업은 전신을 포함한 움직임 절차로, 프런트 서포트 자세에서 롤-업을 거쳐서, 똑바로 선 자세로 갔다가 다시 뒤로 간다. 이 절차 안에 실제 푸쉬-업이 있는데, 그것은 팔꿈치를 몸 옆에 가깝게 두고, 팔꿈치 폄근을 강조한다. 제일 중요한 것은 팔꿈치를 굽히고 몸이 내려가고 그 다음 위로 올리는 동안 어깨뼈를 안정되게 유지하는 것이다. 어깨뼈 안정 수준은 팔꿈치 굽힘의 깊이를 결정한다. 어깨뼈가 올라가거나 모아지기 시작하자마자, 몸을 들어올려 받혀서 재정비 해라.

처음에 어깨뼈를 중립 자세에서 안정되게 유지할 수 있는 사람들은 거의 없다. 어깨뼈를 가만히 두고 있으면서 푸쉬-업을 해보려는 많은 "근육 맨"들이 무너져 버렸다. 2003년 중국에서 있었던 커다란 포럼에서 시연을 하는 동안, 10회 이상 푸쉬-업을 정확하게 할 지원자를 청했다.(나는 정확하게를 몸통과 어깨뼈를 완벽하게 안정시키고 오직 팔만을 움직이는 것으로 규정했다.) 근육이 모든 곳에서 튀어 나온 헐크 같은 남자가 나왔다. 나는 호적수를 만났고 내 실험이 질 수도 있다고 생각했던 것을 인정해야만 한다. 그가 최대한의 자신감으로 진행하는 동안, 나는 그의 어깨뼈가 움직이기 시작할 때마다 그를 멈췄다. 그는 멀리 가지 못했는데, 그의 밑에 쌓인 땀 웅덩이가 우리 모두를 익사시킬 수도 있음을 걱정할 때, 그는 무너졌고, 미소를 지으며, 푸쉬-업을 하는 법을 다시 배울 필요가 있다고 인정했다(20년간 하루에 500번을 하고 난 다음). 우리는 서로 포옹을 했고, 우리 서로가 느꼈었던 이해, 동료애, 그리고 존경

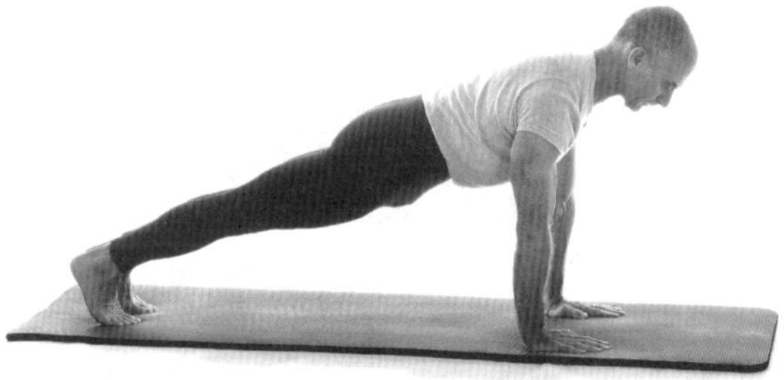

《내쉬기》 사지 자세로 무릎을 꿇고, 무릎은 힙-너비로 손은 어깨-너비로 벌린다. 척추의 중립 자세를 만들고, 체중은 상체와 하체 사이에 균등하게 배분되게 만든다. 체중 이동을 최소한으로 하면서 한쪽 다리를 뒤로 뻗고, 그 다음 다른쪽 다리를 프런트 서포트 자세가 되게 뒤로 펴고, 팔과 다리에 힘을 주고 편다.

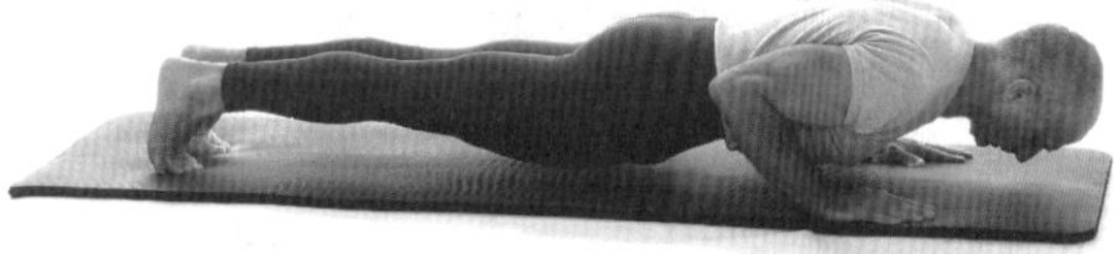

《들이쉬기》 팔꿈치를 굽혀라 (푸쉬-업에서처럼).

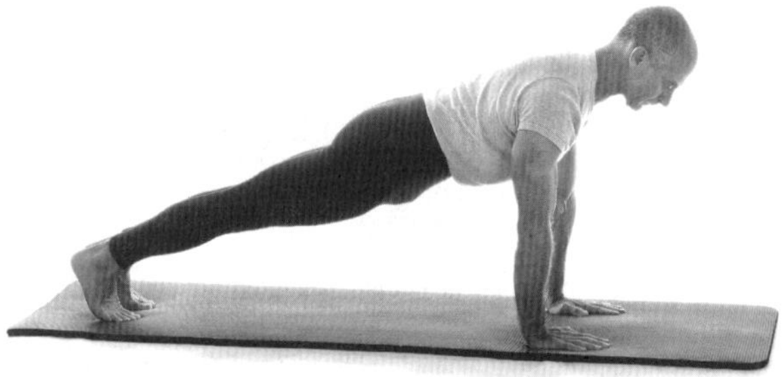

《내쉬기》 팔꿈치를 펴라. 푸쉬-업을 두 번 반복한다.

을 표현하기 위해서 아무런 말도 필요하지 않았다.

일단 당신이 프런트 서포트 자세에서 서고 다시 되돌아 가는 동작을 마스터했다면, "팔 걷기"의 필요성이 없어질 때까지, 팔이 걸어 가는 숫자를 점차적으로 줄이라고 권한다 – 단지 한 번에 휙 일어섰다가 그 다음 프런트 서포트 자세로 다시 다이빙 해라. 이것은 팔로 밀어 올리는 동시에 골반을 공중으로 높게 들어 올리고, 체중을 발로 옮기고, 그런 다음 척추를 위로 말아 올리는 것을 요구한다. 프런트 서포트 자세로 되돌아 가기 위해서 이 절차를 거꾸로 해라.

이미지화 하기

몸이 막대한 하중에서도 움직이지 않는 강하고, 견고한 다리라고 상상해라. 골반이 들어 올려질 때, 몸을 피라미드라고 상상하는데, 꼬리뼈가 꼭대기고 발과 손이 기초이다. 위로 굴러 들어 올릴 때, 크레인 같은 외적 힘이 당신 뒤에서 몸 중간부를 둘러 싼 밴드를 당겨 올리고 그 다음 똑바로 선 자세 다음 당신을 다시 내려놓는 느낌이어야 한다. 그 역학은 활기차야만 한다.

- □ 운동 내내 복근을 인게이지 시켜라.
- □ 팔꿈치를 몸 옆에 가깝게 유지해라.
- □ 어깨뼈를 모으거나 올리지 말아라.

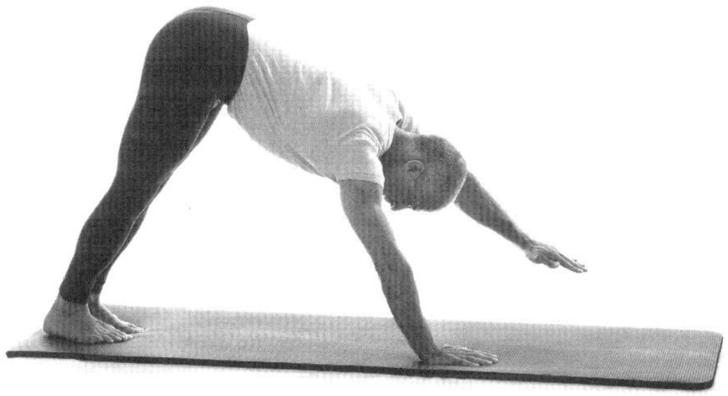

두 번 반복한 다음, 골반을 위쪽으로 들어 올리고 손으로 발 쪽으로 걸어 가서, 체중을 발로 옮긴다.

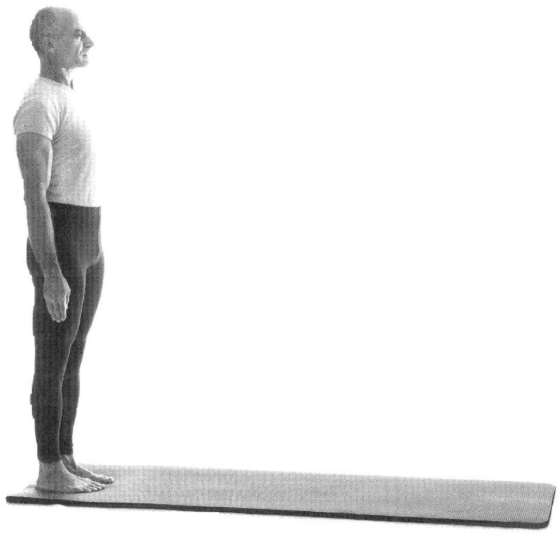

몸을 말아서 선 자세를 취한다.

《들이쉬기》 좋은 똑바로 선 정렬을 만들어라.

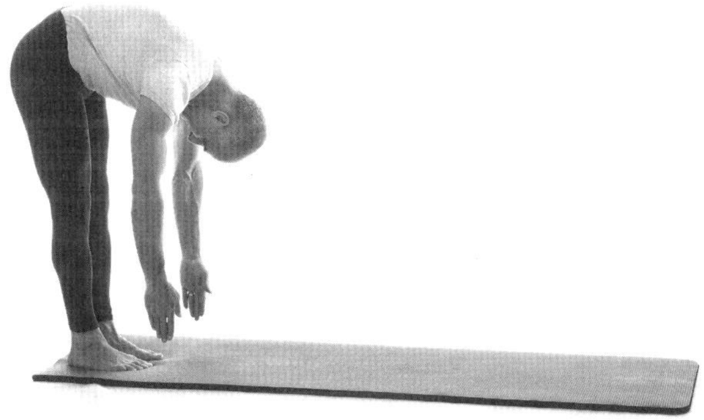

《내쉬기》 말아 내려서 손으로 앞쪽으로 걸어서 프런트 서포트 자세로 간다. 절차를 3–5회 반복한다.

레그 풀 프론트(엎드려 다리 당기기)

Leg Pull Front

근육 포커스

- 힙 폄근
- 복근
- 어깨 안정근

목적

- 견갑대 강화
- 힙 폄근 조절 발달
- 몸통 안정 발달

이 운동을 배우기 이전에 **매트 운동: 프런트 서포트**를 반드시 마스터해야 하는데, 왜냐하면 그것은 엎드려 다리 당기기 운동이 이것 위에서 세워지는 기초이기 때문이다.

운동 요점은 들어 올리고 내리는 다리를 제외한 몸의 평온을 유지하는 것이다. 다른 다리를 움직이는 동안 지지를 위해서 오직 한 다리만을 사용하는 것은 어려운 자세를 덜 안정되게 만들므로 더 힘이 든다. 다리를 뒤로 들어 올릴 (폄) 때 골반은 안정되게 남아 있음을 주목해야 하는데, 이것은 골반이 전방으로 기울어지기 전에 (엉덩이 굽힘근의 유연성에 따라서) 그 다리는 몇 도 이내로만 뻗을 수 있다는 것이다. 무용수들은 골반을 전방으로 기울이는, 풀 아라베스크를 (발레에서, 한 다리로 서서 다른 쪽 다리를 그 다리에 대하여 뒤로 직각으로 곧게 뻗친 기본자세) 하려는 유혹이 들 수도 있지만, 나는 골반을 중립으로 해서 골반을 기울임이 없이 높이를 극대로 하는 것을 당신에게 강력히 권고한다. 이것은 순수한 힙 폄으로 해석된다. 이때, 골반이 전방으로 기울어질 뿐만 아니라, 턴아웃(무용 용어로서, 발끝이 몸 방향보다 바깥쪽을 보도록 선 자세를 말한다)과 높이를 극대화 시키기 위해서 돌아가도록 허용될 때, 그 다리는 전보다 더 더 높이 있고 강해질 것이다.

이미지화 하기

매트 운동: 프런트 서포트에서 기술된 도개교를 만들어라. 그 다리의 다른 부분이 큰 배가 그 밑을 지나가도록 들어 올라가는 동안 한 부분은 안정되게 있는다. 그 다리의 고정된 구획은 다른 구획이 들어 올려질 때 움직이지 않는다.

- □ 운동 내내 몸의 프랭크 자세를 유지해라.
- □ 골반을 중립 자세로 유지하는데, 약간 후방 기울기가 되는 경향이 좋다.
- □ 어깨뼈 안정을 유지해라.

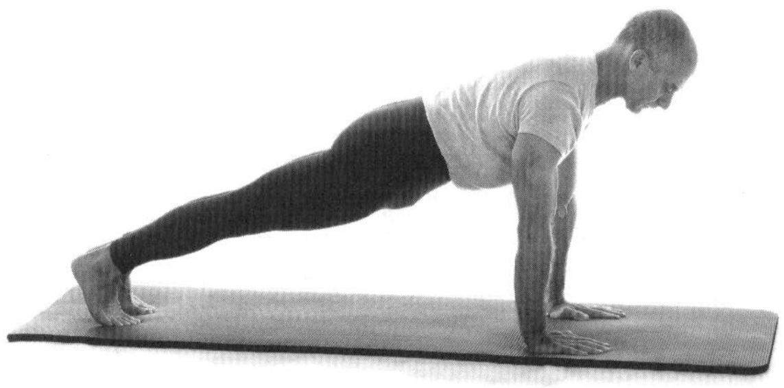

《들이쉬기》 사지 자세로 무릎을 꿇고, 무릎은 힙-너비로 손은 어깨-너비로 벌린다. 척추의 중립 자세를 만들고, 체중은 상체와 하체 사이에 균등하게 배분되게 만든다. 체중 이동을 최소한으로 하면서 한 다리를 뒤로 뻗고, 그 다음 다른 다리를 프런트 서포트 자세가 되게 뒤로 펴고, 팔과 다리에 힘을 주고 편다. 한 다리를 바닥에서 약간 들어 올려서, 발을 발바닥굽힘으로 만든다.

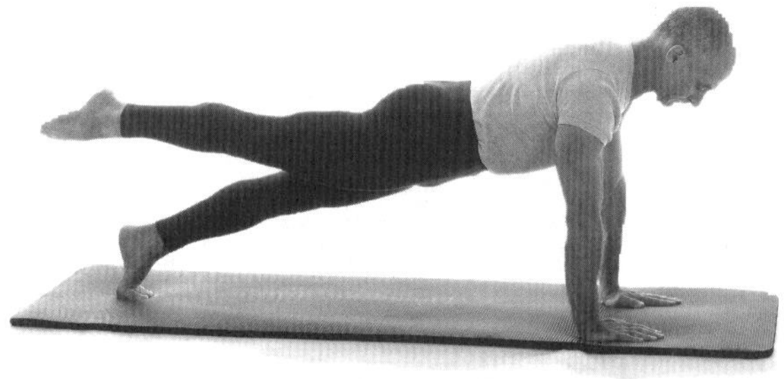

《내쉬기》 힙을 펴고, 다리를 더 높게 들어 올린다.

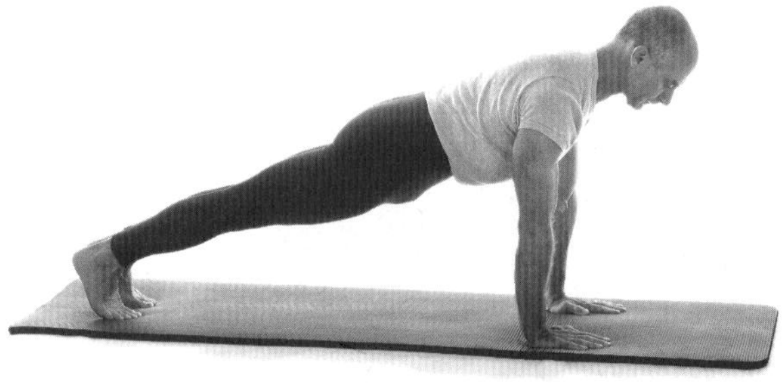

《들이쉬기》 다리를 내려서 발가락이 지면에 가볍게 대고, 발바닥 굽힘을 유지해라. 마지막 반복에서, 발을 발등굽힘으로 해서 그것을 바닥에 놓고서, 프런트 서포트 자세로 되돌아가라. 다른 쪽을 반복한다.

가쪽 굽힘과 회전
Lateral Flexion and Rotation

이 블록 안에 있는 운동들의 초점은 척추의 가쪽 굽힘과 회전을 포함하는 움직임들이다. 이러한 움직임들은 배곧은근보다는 배빗근에 커다란 중점을 둔다. 몸통 전방보다 몸통 옆을 향해서 있는 배빗근들 특히, 배속빗근은 배가로근과 함께 척추를 안정시키고 손상으로부터 등을 보호하는 일을 한다. 수영, 카약, 골프, 던지기 스포츠 및 테니스 따위의 많은 운동선수들 및 노력하는 일반인들은 매우 강력한 빗근의 광범위한 사용을 포함한다. 빗근의 강한 체력과 조화는 운동 퍼포먼스를 증진시킬 수 있다.

빗근들은 척추의 주요한 가쪽 굽힘근들이지만, 허리네모근(요방형근) 및 척추 폄근들 또한 가쪽 굽힘을 만들 수 있다. 척추 폄근들의 부적절한 사용을 동반한 빗근들의 과도한 수축은 몸통을 가쪽으로 굽히는 동안 그것을 앞쪽으로 둥글게(척추 굽힘) 만든다. 반대로, 척추 폄근들의 과도한 수축은 등을 가쪽으로 굽힐 때 등을 만곡 되게 (척추 폄) 만든다. 그러므로, 척추의 전방 및 후방에 있는 근육들의 아름답게 조화된 수축이 가쪽 굽힘을 위한 바람직한 자세를 이루는데 요구된다. 이 옆 자세에서 운동하는 것은 매일 활동들 동안 골반과 척추의 중립 정렬을 유지하기 위한 유용한 연습을 제공하며, 그리고 코어 근육들이 버티는 법을 배우는 것은 이러한 활동들 동안 척추를 지탱하고 보호하게 해 준다.

이 장에 있는 몇몇 운동들은 일부 형태에서 척추의 회전을 사용한다: 척추 비틀기와 쏘우처럼 일부는 앉은 자세에서, 코르크스크류처럼 다른 것들은 바로 누운 자세에서, 그리고 비틀기에서처럼 옆 프랭크에서 조차. 모든 운동들은 배빗근에 중점을 두지만, 그렇더라도 각각은 척추 굽힘근들, 가쪽 굽힘근들, 회전근들, 폄근들의 조화로운 동원 패턴에 있어서 독특하다. 나는 이 블록을 2개의 하위 항목으로 나눠서 자세히 설명하려 한다. 첫 번째는 가쪽 굽힘에 초점을 둔 운동들을 망라한다. 두 번째는 회전을 강조한 운동들이다.

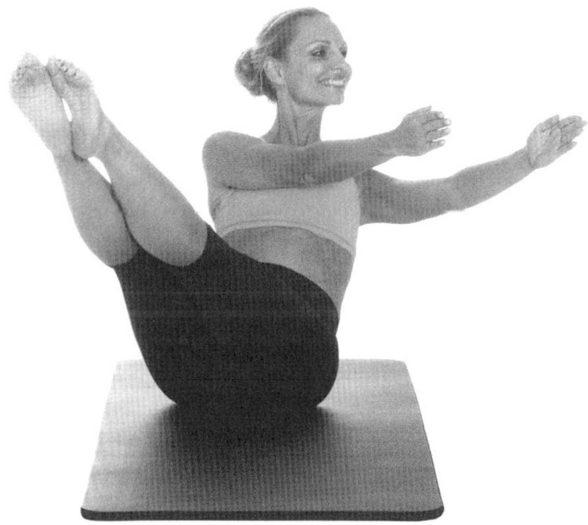

사이드 레그 리프트(옆으로 다리 들어올리기)

Side Leg Lift

근육 포커스

- 배빗근

목적

- 가쪽 굽힘근의 강화
- 골반-허리 부위 안정
- 힙 모음근 조절 발달

충분히 훌륭하고, 균형이 잘 맞춰진 운동 프로그램은 몸통의 가쪽 굽힘을 포함한다. 옆으로 다리 들어올리기는 초급 운동으로 실행하고 가르치기가 비교적 쉬운데, 그렇더라도 그것의 효과는 지대하다. 몸통의 두 쪽 사이에 동작 범위와 체력의 심각한 불균형은 흔해서, 이 불균형은 각각의 쪽을 독립적으로 운동시켜서 돌보아야만 한다. 이 운동은 또한 골반-허리 안정을 개발한다.

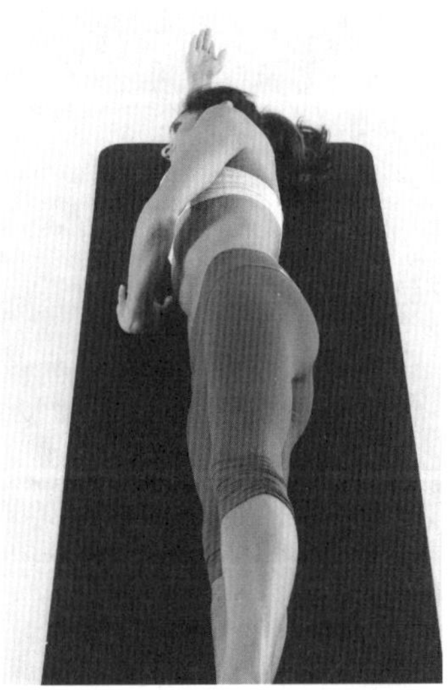

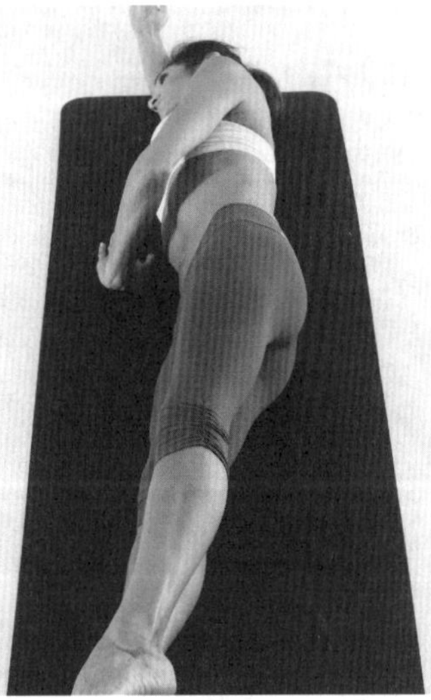

만약 이상적인 추선 정렬을 얻을 수 없다면, 다리를 중심선 약간 전방으로 이동시켜서, 바나나 모양을 만들어라.

이 운동에서 몸의 이상적인 정렬은 직선이고, 척추는 중립자세인데, 몸통 굽힘근과 폄근은 협력-수축을 하며 양쪽에 있는 가쪽 굽힘근이 인게이지 된다. 위쪽에 있는 가쪽 굽힘근들이 동심으로 수축해서 짧아지면, 아래쪽에 있는 가쪽 굽힘근들은 원심으로 수축하고 길어진다. 그러나, 허리 폄근들은 파워가 세서 복근을 지배하는 경향이 있다. 이것을 피하기 위해서 다리를 중심선 약간 전방으로 이동해라. 그렇지만 다리를 너무 전방으로 움직여서는 안 되는데, 이것이 몸통 굽힘을 만들기 때문이다.

이미지화 하기

하나의 긴 에너지 선이 머리 꼭대기부터 몸통과 다리와 발을 지나가는 것을 상상해라. 다리를 들어 올릴 때 몸은 늘어난 활 모양을 만든다. 또 하나의 도움이 되는 이미지는 옆으로 누운 고기가 꼬리를 위쪽으로 치는 것이다.

- □ 양쪽에서 배빗근을 계속 동원시켜라.
- □ 모음근을 계속 인게이지 시켜라. 다리와 골반은 한 단위체로 움직인다.
- □ 아래쪽 다리가 길어지는 느낌을 유지하고, 그것을 위쪽 다리와 나란히 유지해라.

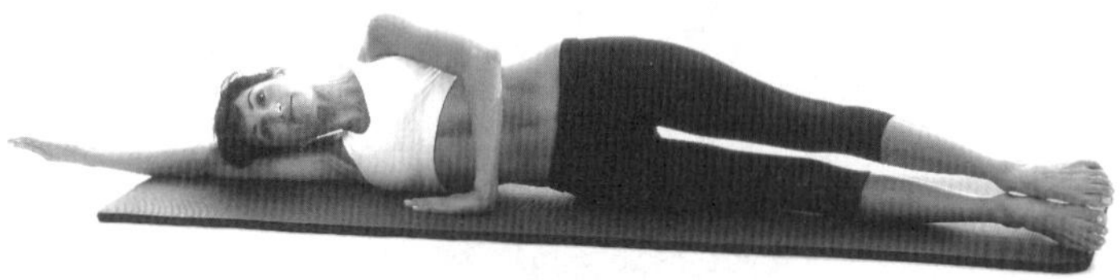

《들이쉬기》 한쪽 옆으로 누워 바닥 팔을 몸과 선을 맞춰 펴고 머리를 그 위에 올려 놓는다. 골반은 매트에 직각이 되게 "포개고" 다리는 서로 밀고 있는다. 위쪽 팔은 몸 앞에서 손바닥이 매트로 가게 해서 구부리거나 아니면 펴서 위쪽 허벅지에 올려 놓아라 (더 힘이 든다).

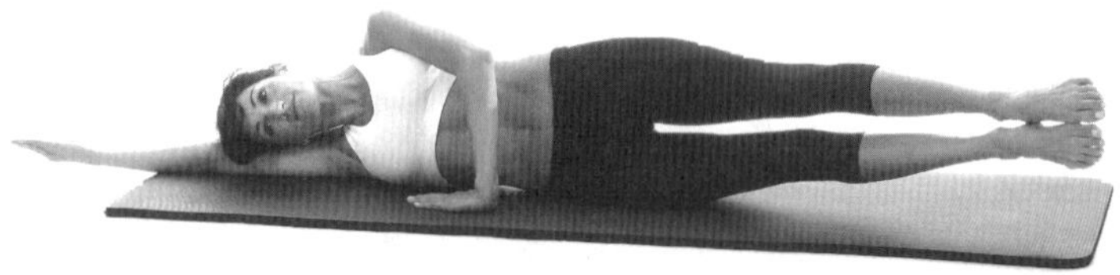

《내쉬기》 몸통을 가쪽으로 굽혀서 (골반을 기울여서) 양 다리를 들어 올리고, 다리는 서로 붙여서 몸과 선을 맞춰라.

《들이쉬기》 다리를 내리지만 발이 매트에 닿지 않게 해라. 마지막 반복을 한 다음 출발 자세로 다리를 내리고 다른 쪽을 반복해라.

사이드 킥(옆으로 누워 차기)

Side Kick

이 운동은 힙 분리와 함께 몸통과 골반의 안정이라는 개념을 강화한다. 옆으로-누운 자세에서, 바로 눕거나 엎드려서 하는 운동보다 훨씬 작고 좁은 지지 기초에 의존한다. 결과적으로, 난이도는 증가되고 몸의 가쪽 안정근들은 완전히 활성화된다. 어깨 및 몸통 안정에 초점을 둠으로써, 팔꿈치로 가는 압력을 최소화하고, 안정을 극대화시킬 수 있다. 다리를 앞뒤로 흔드는 동안, 척추 굽힘근과 폄근은 균형잡힌 협력-수축의 상태에 있어서, 몸통과 골반을 안정되게 유지한다. 다리를 앞쪽으로 찰 때, 폄근들은 척추 굽힘을 막기 위해서 일을 한다; 다리를 뒤쪽으로 찰 때, 복근들은 척추 과다폄을 막기 위해서 일을 한다. 이러한 미묘한 내적 조정은 눈으로 거의 볼 수 없지만, 골반과 척추에 대한 그것들의 영향은 중요하다.

이 운동은 중력중심 내의 변화에 몸이 어떻게 적응하는가의 멋진 예이다. 다리를 앞뒤로 흔드는 동안, 골반은 다리에 빈대 방향으로 약간 이동해서 적응한다. 이러한 골반의 작은 앞뒤 동작은 균형 잡힌 안정된 자세를 유지하는데 있어서 큰 도움이 되는데, 운동뿐만 아니라 일상의 움직임에서 그렇다. 그러나 이것은 골반 전방 또는 후방 기울기와 구분이 돼야만 하는데, 그것은 바람직하지 않은 것이다.

이미지화 하기

진자가 흔들리는 동작을 상상해라. 이제 진자를 그것의 움직임에 영향을 주지 않게 옆으로 놓아라. 다리 동작은 자유롭고 수월하게 흔들리는 하나의 진자처럼 느껴야만 한다.

- ☐ 몸통이 앞뒤로 흔들리는 것을 최소화 시켜라.
- ☐ 다리의 동작 범위를 극대화 시켜라.
- ☐ 어깨, 특히 아래쪽 어깨의 안정을 유지하고, 아래쪽 늑강이 들어 올려져 있게 해라.
- ☐ 다리를 뒤쪽으로 흔들 때, 갈비뼈를 전방으로 내밀지 말아라.

매트

가쪽 굽힘 / Lateral flexion

중급

근육 포커스

- 복근
- 등 폄근
- 햄스트링
- 엉덩이 굽힘근

목적

- 골반-허리 안정 발달
- 엉덩이 굽힘근 조절 및 유연성 증진
- 힙 폄근 조절 및 유연성 증진
- 힙 분리 개발

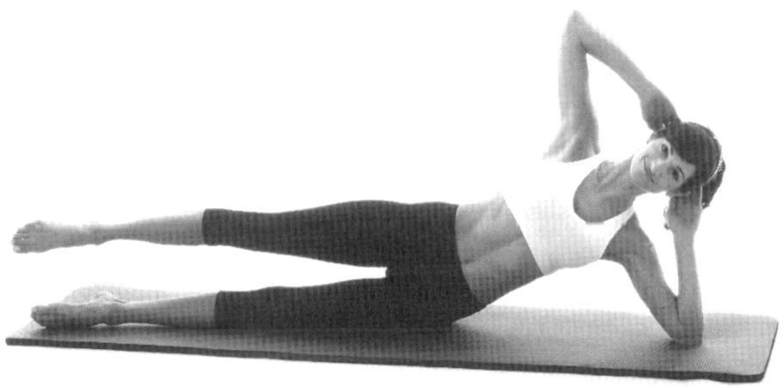

《들이쉬기》 한쪽 옆으로 누워, 아래 팔의 팔꿈치로 기대고 손은 머리 뒤에 둔다. 몸통을 지지하기 위해서 배빗근의 아래쪽과 어깨 안정근을 인게이지 시켜라. 아래쪽 다리를 바닥에 고정하고 위쪽 다리를 힙 높이로 잡고 있는데, 힙 벌림근을 인게이지 시켜라.

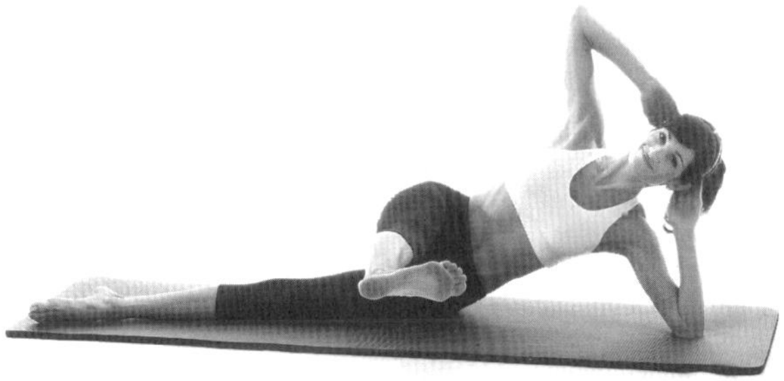

《내쉬기》 위쪽 다리를 가급적 앞쪽으로 멀리 흔들고, 발을 발등굽힘으로 그리고 최대 범위에 도달할 때 두 번 반동을 줘라. 골반을 밀어 넣지 말아라 (후방 기울기); 그것을 중립 자세로 두어라.

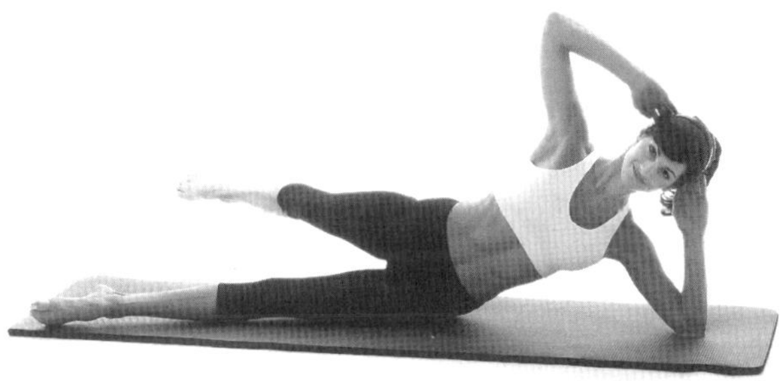

《들이쉬기》 다리를 가능한 멀리 뒤로 흔드는데, 발을 발바닥굽힘으로 하고 다리를 길게 뻗고, 최대 범위에 도달할 때 두 번 차라. 골반의 중립 자세를 유지해라 (등의 과다폄과 골반 전방 기울기를 피해라). 앞뒤 다리 흔들기를 여러 번 반복하고, 뒤쪽 흔들기 자세에서 끝을 낸다.

사이드 밴드(옆으로 구부리기)

Side Bend

근육 포커스

- 배빗근
- 어깨 안정근들

목적

- 배빗근 체력 및 조절 개발
- 몸통 유연성 증진
- 어깨 힘 및 안정 발달

당신이 상급 레벨 운동의 부위에 들어감에 따라, 지지하는 기초가 점점 작아지고 많은 경우에서 덜 안정적이다. 옆으로 구부리기는 몸통과 어깨 힘 그리고 안정에 주로 의존한다. 이 운동에서, 움직임의 대부분이 그 주위로 생기는 피벗점(pivot point)은 어깨관절 하나인데, 그것은, 본질적으로, 매우 움직이기 쉽고 잠재적으로 불안정하다. 그러므로, 당신은 어깨의 정확한 역학에 특별한 주의를 두어야만 한다. 몸이 꼭대기 자세에서 휘어질 때, 골반은 천장을 향해서 가급적 높게 들어 올려져야만 하고 그 동안 자유로운 손은 몸을 넘어 가서 아크 모양을 강조한다. 머리는 척추의 선을 따라야만 하는데, 시선은 바닥에 있는 손을 향한다. 머리를 들어올려 위를 보는 경향을 피해라; 그렇게 하는 것은 목에 긴장을 초래한다.

반복하는 사이에 근육들의 긴장을 풀어서는 안 된다 — 당신은 움직임이 연속적이라는 느낌을 가져야만 하다. 이상적인 바닥 단계 (쉬는 자세)에서 조차도, 골반과 매트 사이에 한 장의 종이가 지나 갈 정도의 공간이 있어야만 한다. 막대한 지지는 몸통 아래쪽인, 가쪽면에서 나온다. 배빗근은 이 운동을 추진하는 엔진이다.

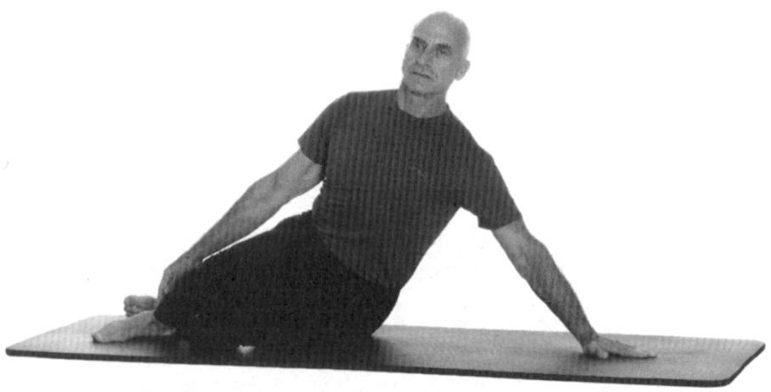

《내쉬기》 옆으로 앉아서 골반의 한쪽에 체중을 두어라. 다리를 구부려 위쪽 발을 아래쪽 발 앞에 놓아라. 지지하는 팔에 상체 체중을 두고 있으면서 강한 어깨 안정과 배빗근 동원을 유지해라. 다른 팔은 몸 옆에 둔다.

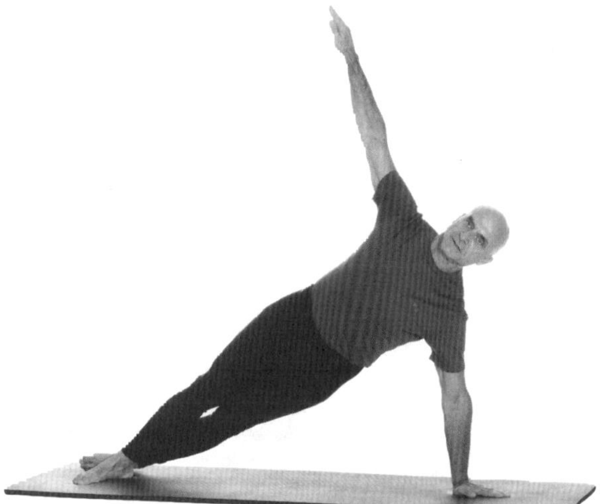

《들이쉬기》 골반을 바닥에서 떨어뜨려 들어 올리면서 다리를 펴고, 위쪽 팔을 어깨 높이로 올리고, 손가락은 천장을 향해라. 몸을 똑바른 대각선에 있는 점으로 뻗어라. 팔은 직선이고 서로 선을 이루며 몸과 T 자세를 만든다.

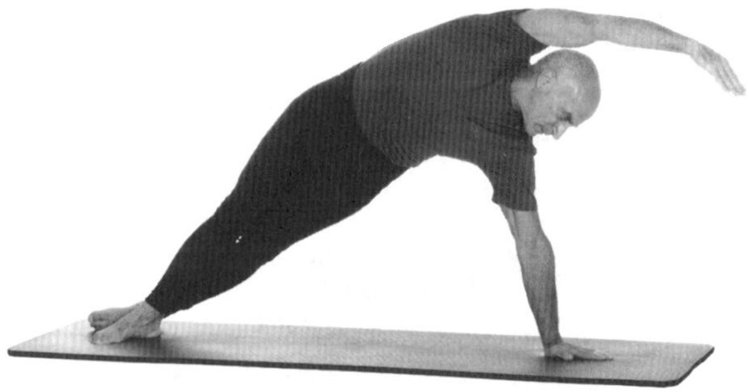

《내쉬기》 몸통 아래쪽에 있는 가쪽 근육들을 당겨서 골반을 천장을 향해서 더 높이 들어 올리고, 위쪽 팔을 머리를 넘겨 뻗으면서 몸으로 아크 모양을 만들어라.

이미지화 하기

몸을 들어올리고 아크를 만드는 것을 돕기 위한 멋진 이미지는 돌고래가 물 밖으로 뛰어 오르는 것이다. 이 움직임은 물론 옆에 있는데 그러나 그 동작과 움직임의 우아함은 비슷하다. 또한 그 움직임이 두 장의 유리판 사이에서 실행된다고 상상해라. 이것은 그 운동의 2차원 성질을 강조한다.

- □ 배빗근으로 움직임을 시작해라.
- □ 운동 내내 복근 인게이지를 유지해라.
- □ 어깨 안정근을 내내 인게이지 하고 있어라.

변형 / VARIATION

동일한 움직임 패턴을 실행하는데, 그러나 지지를 위해 손목에 체중을 두는 똑바른 팔을 사용하는 대신, 앞팔을 매트에 대라. 이 형태에서 다리는 내내 직선으로 유지될 것이다.

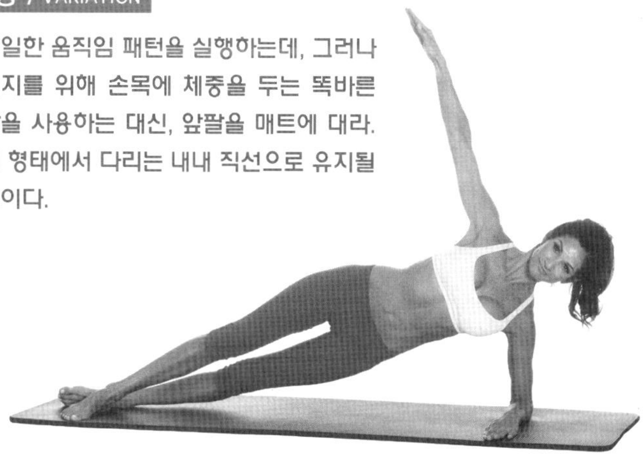

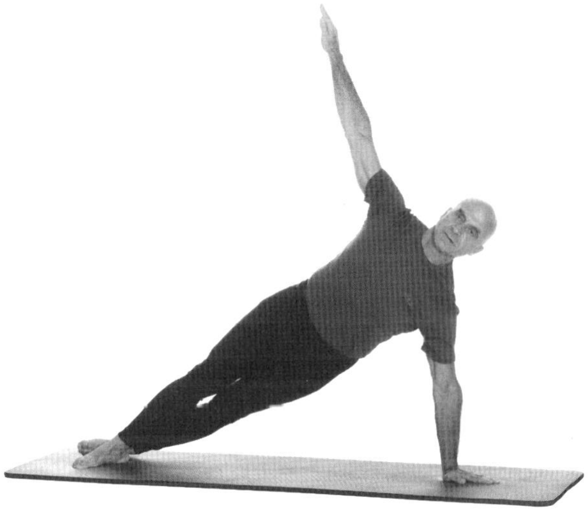

《들이쉬기》 몸이 똑바른 대각선이고, 팔이 선을 이룬 이전 자세로 되돌아가라.

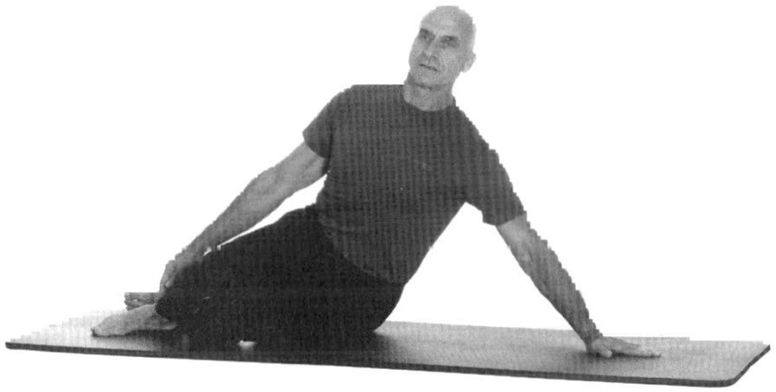

《내쉬기》 출발 자세로 몸을 내려라 (가급적 바닥에 대지 말아라).

매트

가쪽 굽힘 / Lateral flexion

상급

사이드 킥—닐링(무릎 꿇고 차기)

Side Kick-Kneeling

근육 포커스

- 힙 벌림근, 굽힘근, 및 폄근
- 복근
- 어깨 안정근

목적

- 몸통 안정의 개발
- 엉덩이 굽힘근과 힙 폄근 조절 발달
- 엉덩이 굽힘근과 힙 폄근 유연성의 증진
- 힙 벌림근의 강화

이 운동은 매트 운동: 옆으로 누워차기의 연장이며, 지지 기초가 한 손과 아래 다리로 줄어들기 때문에 더 힘들게 된다. 일차적 초점은 골반–허리 안정과 힙 굽힘 및 폄에 둔다. 흔드는 다리를 앞뒤로 전환하는 동안 가급적 높게 유지해라; 이것은 힙 벌림근의 일을 기하급수적으로 늘린다. 운동 내내 머리는 척추와 선을 이뤄야만 하는데, 그것은 목을 긴장시킬 기회를 줄여 준다. 균형을 테스트하는 좋은 방법은 지지하는 손을 매트에서 약간 들어 올려서 아래 다리로만 균형을 잡는 것이다: 몸은 잠시 동안, 가벼운 느낌으로 균형을 잡을 수 있어야만 한다.

효율적인 어깨와 몸통 안정의 사용은 손목으로 가는 체중을 줄이는데 도움이 된다. 때때로 손가락 끝으로 매트를 눌러서 손목 굽힘근들을 인게이지 시키는 것이 손목 폄을 약간 줄이고 손목으로 가는 압력의 일부를 경감시킨다.

이미지화 하기

매트 운동: 옆으로 누워 차기에서 기술된 진자 이미지를 사용하며, 옆으로 누워 있는 진자가 흔들리는, 교각처럼 떠 있는 느낌을 더해라.

변형 / VARIATION

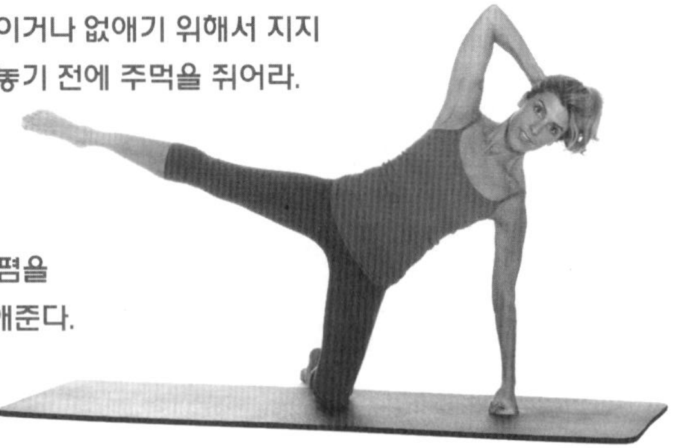

손목 폄을 줄이거나 없애기 위해서 지지 손을 매트에 놓기 전에 주먹을 쥐어라. 이러한 변형된 지지 손 자세는 과도한 손목 폄을 줄이거나 없애준다.

몸은 사실상 교각을 만드는데, 그것은 지면에서 높게 떨어져 들어올려져 있고, 다리는 앞뒤로 자유롭게 흔들려야만 한다.

- □ 중립골반을 유지해라.
- □ 지지 어깨 또는 늑강의 아래쪽으로 가라앉지 말아라.
- □ 다리를 힙 높이 위로 유지하려고 노력을 해라 (가능한 높게).

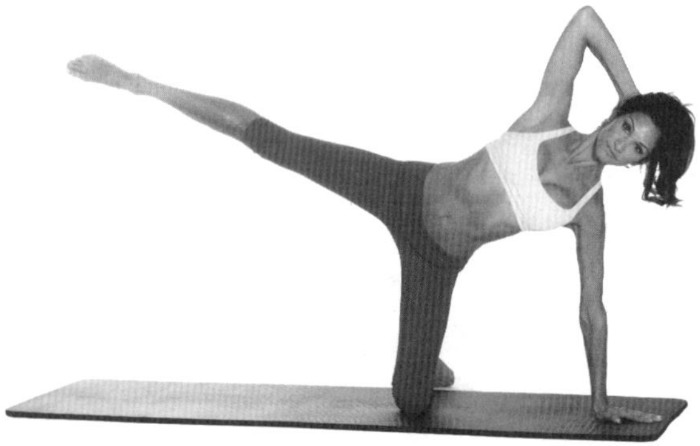

《들이쉬기》 무릎을 꿇고, 아래 다리를 바로 뒤로 뻗은 무릎으로 체중을 이동시켜라. 지지 손을 (체중을 둔 무릎과 같은 쪽의 몸에 있는) 어깨 바로 밑에 놓고, 다른 다리를 힙 높이 또는 가능하다면 더 높게 옆 바깥으로 들어 올려라. 자유 손은 머리 뒤에 대라.

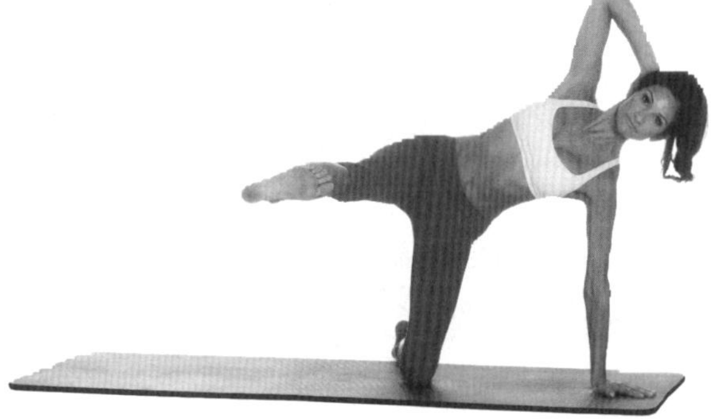

《내쉬기》 위쪽 다리를 가능한 앞쪽으로 멀리 흔들며, 발은 발등굽힘으로 하고, 골반의 후방 기울기(밀어 넣기)를 피해라. 그 다리가 최대로 앞쪽으로 뻗어 있을 때 호흡과 함께 두 번 반동을 주어라.

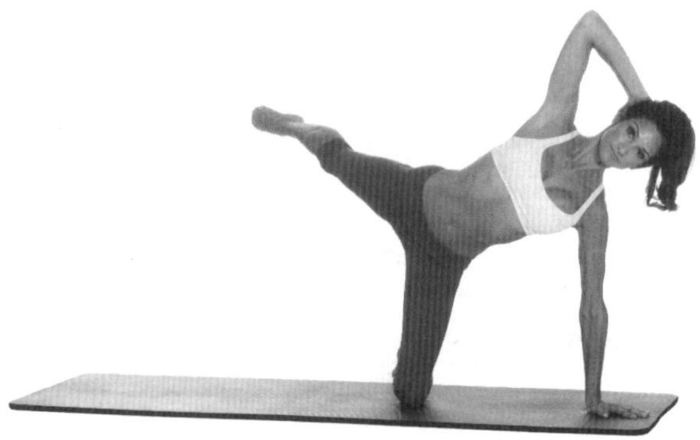

《들이쉬기》 그 다리를 가능한 멀리 뒤로 흔들고 발은 발바닥 굽힘을 만들어라; 요추를 과도하게 펴는 것과 골반을 전방으로 기울이지 말아라. 그 다리를 뒤쪽으로 길게 뻗고 다시 앞쪽으로 흔들기 전에 최대 뻗음에서 반동을 두 번 준다. 그 다리를 뒤로 뻗으면서 운동을 끝낸다.

스파인 트위스트—싯팅(척추 비틀기-앉아서)

Spine Twist-Sitting

이 운동은 장축 주위에서 척추의 조직화된 회전을 강조한다. 배빗근의 적절한 인게이지가 척추의 정확한 회전을 허용한다. 골프, 배구 및 테니스 같은 견실한 회전을 요구하는 매일 활동들에서 부정확한 회전은 허리 통증 또는 더 심각한 부상으로 이끌 수 있다. 사람들은 몸통 가동성 부족을 보상하기 위해서 어깨와 팔을 과도하게 사용하는 경향을 가져서, 몸통의 파워풀한 근육을 사용하거나 척추 회전에 초점을 두지 않는다. 퍼포먼스에 있어서 막대한 발전은 몸통 회전이 극대화되고 파워하우스가 쓰여질 때 얻어질 수 있다. 팔과 어깨에 우선적으로 의존하는 것이 아니다.

이미지화 하기

두 개의 막대기 또는 에너지 선을 상상해라: 하나는 세로로, 등 위 아래로 하고, 다른 하나는 한 손의 손가락 끝에서 다른 손의 손가락 끝으로 가는 어깨를 가로질러 뻗어 가는 횡단면에 있다. 횡단 막대기는 세로 막대기 주위를 돌아가며, 그 동안 두 막대기는 각각의 동작 평면 안에 유지된다.

- □ 운동 내내 골반과 다리를 가만히 유지해라.
- □ 허리부터 움직임을 시작하며, 어깨가 아니다. 팔이 어깨와 직선에 있도록 유지해라.
- □ 머리와 몸통을 하나의 단위체로 움직여라.

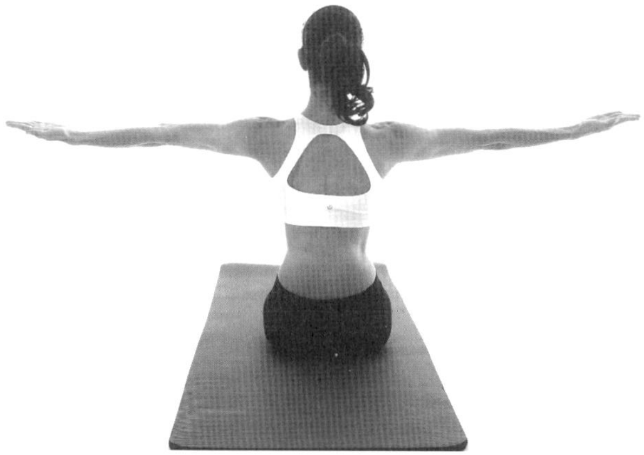

팔은 서로 반대 방향으로 밖으로 뻗어야만 하는데, 어깨를 가로질러 직선을 만들어라.

근육 포커스

- 배빗근
- 등 폄근

목적

- 배빗근과 등 폄근의 강화
- 몸통 가동성 및 안정 증진

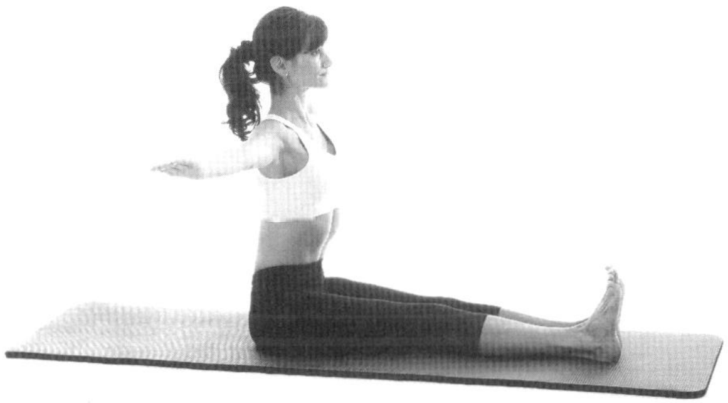

《들이쉬기》 똑바로 앉아서 다리를 펴서 붙이고 발은 발등굽힘으로 만든다. 손바닥이 위를 보게 (어깨의 외회전) 해서 팔로 T 자세를 유지한다.

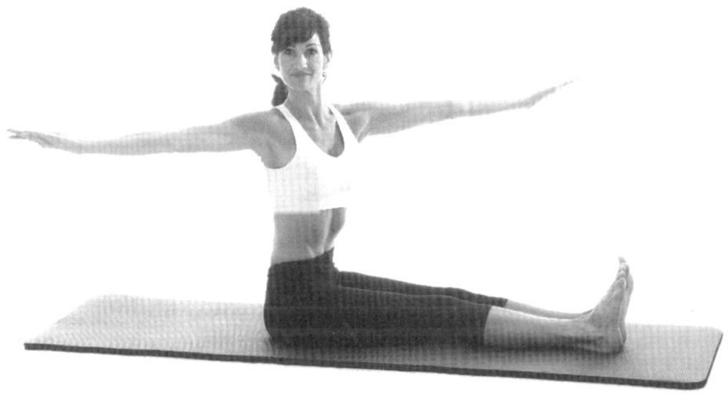

《내쉬기》 몸통을 한쪽으로 돌리고 최대 범위에 도달했을 때 반동을 두 번 준다.

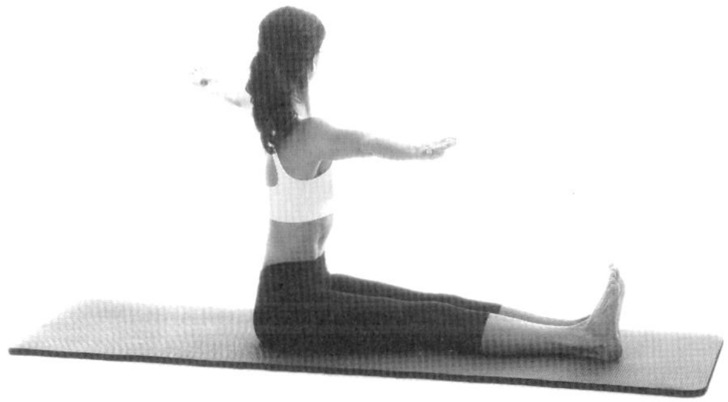

《들이쉬기》 중앙을 지나가서 다른 쪽에서 움직임을 반복한다. 출발 자세로 되돌아 와서 운동을 끝낸다.

쏘우(톱)
Saw

근육 포커스
- 햄스트링
- 모음근
- 등 폄근

목적
- 햄스트링과 모음근들의 유연성 증진
- 등 폄근 조절의 개발
- 배빗근 조절의 개발

톱은 몸통의 뻗음과 회전 그리고 햄스트링과 모음근들의 스트레치라는 복잡한 상호작용을 포함한다. 둥근 등이 아니라, 뻗은 등을 유지하면서 스트레치 단계 동안 몸통과 팔을 앞쪽 다리 위로 뻗는다. 이것은 햄스트링 스트레치를 극대화 시키며 등 폄근의 강화라는 추가적 이득을 제공한다. 이 운동은 때때로 몸통의 굽힘과 함께 가르쳐지는데, 복근을 더 인게이지 시키고, 등을 스트레치 시키려는 의도가 있다. 개인적으로 이 자세는 둘 다에 비효율적이다. 그것은 어떤 상당한 체력을 얻기에 충분할 만큼 복근을 시험하지 않을 뿐만 아니라, 등 근육을 위한 엄청난 스트레치도 아니다. 스트레치되는 등의 유일한 부분은 중간과 상부 등인데, 굽힘이 필요한 사람들이 거의 없는 부위이다 — 그것과는 정반대로, 오늘날 많은 사람들은 둥근 어깨와 척추후만 자세로 고통을 겪고 있다.

다리 위로 앞쪽으로 뻗을 때, 척추를 다리 위와 선을 맞추고 머리를 척추와 선을 맞추며, 다리를 향해서 밑을 쳐다 보아라. 일부 강사들은 이 자세에서 몸통을 회전시켜서 뒤쪽 팔을 쳐다 보는 것을 권장한다. 그러나, 사람들은 일반적으로 몸통의 똑바른 정렬에 커다란 어려움을 갖고 있어서; 이 까다로운 자세에 회전을 더하는 것은 종종 심각한 보상 및 나쁜 정렬로 귀결된다.

톱이 요구하는 것은 다리 위로 스트레치를 할 때 몸통은 힙부터 골반과 함께 하나의 단일체로 움직이는데, 척추의 구획적인 분절 움직임을 통하는 것이 아니라는 것을 주목해라. 게다가, 초기 단계에서 척추를 회전할 때 장축에 충실하게 남아 있고, 중앙을 보기 위해서 되돌아 가기 전인 그 운동의 마지막 단계에서, 이 정확한 자세인 장축으로로 되돌아 가라. 똑바로 앉은 자세에서, 앞을 보고 있거나 회전한 것에 상관이 없이, 척추를 골반이라는 안정된 기초 위로 늘어나게 유지해라.

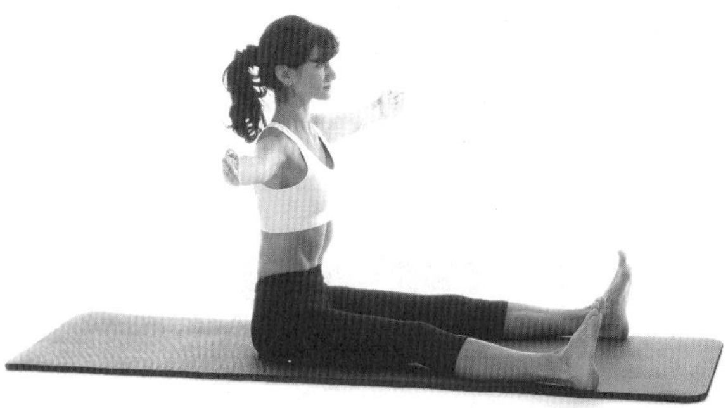

《내쉬기》 똑바로 앉아 다리를 펴서 어깨 너비를 살짝 넘어가게 벌리고 발은 발등굽힘으로 만든다. T 자세로 팔을 두고서 옆으로 가능한 멀리 뻗으며, 손바닥은 앞을 본다.

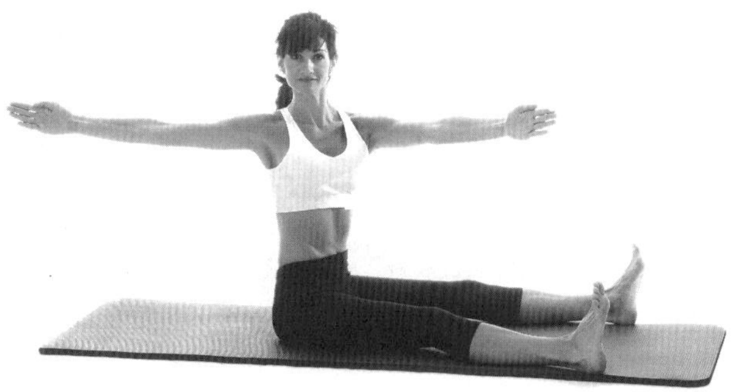

《들이쉬기》 몸통을 장축 주위로 돌려라. 골반은 고정시키고, 팔과 머리를 몸통과 함께 움직여라.

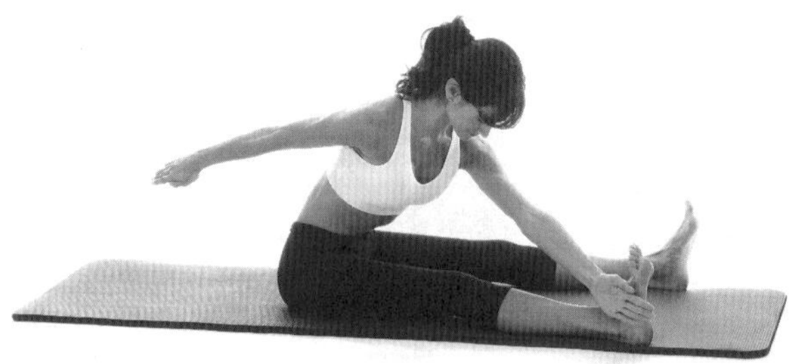

《내쉬기》 몸통으로 다리를 넘어 앞쪽으로 뻗어라. 앞에 있는 손은 새끼를 지나 뻗고, 뒤쪽 손은 손바닥이 몸을 바라보게 뒤로 뻗어라. 팔이 서로 당기는 것을 느껴라.

이미지화 하기

등에 묶인 막대기를 상상해라. 그것은 당신이 다리 위로 접혀지기 전에 똑바른 자세일 때 그것 주위로 당신이 회전한다. 스트레치를 위해서 다리 위로 몸통을 접을 때, 척추 폄과 똑바른 정렬을 강조하기 위해서 등에 묶인 막대기의 느낌을 유지해라.

- □ 앞으로 뻗을 때 등 폄근들을 인게이지 시켜라.
- □ 발가락을 천장을 향해서 뻗도록 발의 발등굽힘을 유지해라.
- □ 골반을 고정하고 운동 내내 좌골에 체중을 균등하게 배분해라.

변형 / VARIATION

스트레치 단계를 돕기 위해서, 몸통이 다리 위에 있을 때, 뒤쪽 손을 지면에 대고 뒤쪽 팔과 함께 앞으로 눌러라. 이것은 몸통을 위한 지지를 제공하고 스트레치를 늘려 준다.

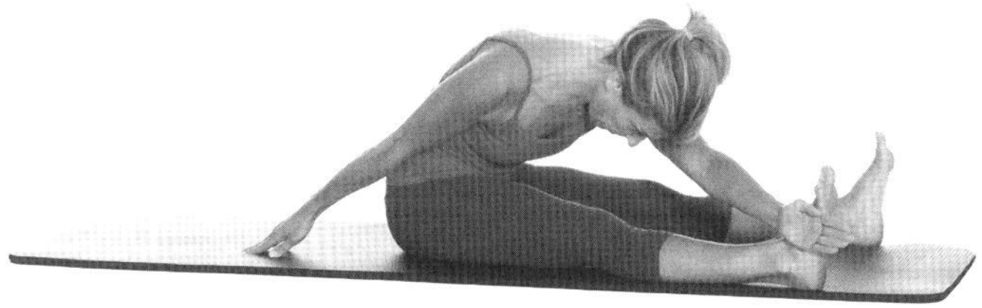

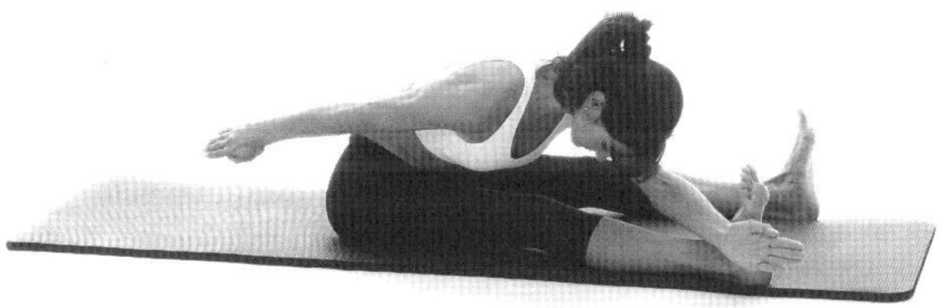

《들이쉬기》 척추를 더 뻗어서 햄스트링 스트레치를 강조하면서 몸을 위로 들어 올리기 시작한다. 옆을 보면서 장축으로 계속 들어 올려라.

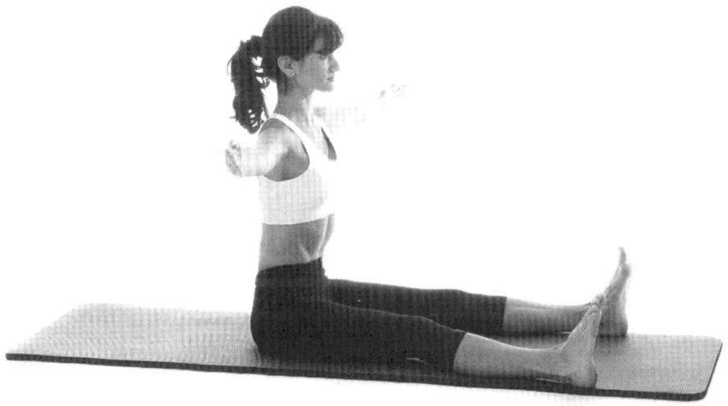

《내쉬기》 중앙 출발 자세로 되돌려라. 다른 쪽으로 움직임을 반복해라.

코르크스크루
Corkscrew

근육 포커스
- 복근

목적
- 복근 강화
- 골반-허리 안정 발달

이 운동은 매트 운동: 스파인 트위스트-바로 누워의 기본 원칙 위에 확립되지만, 더 긴 지레를 (다리) 포함해서, 엉덩이 굽힘근 운동과 복부 운동, 특히 배빗근을 강화시킨다. 다리의 진자 동작 및 원을 그리는 것은 척추의 복잡한 조절과 복근과 엉덩이 굽힘근의 조화를 요구하는데, 그것은 그 운동의 여러 점들에서 작용근 및 안정근으로 번갈아 작용한다. 골반이 다리의 움직임과 함께 옆에서 옆으로 흔들리는 것을 주목해야 하는데, 다리가 반대쪽으로 움직임에 따라, 골반의 한쪽이 매트에서 잠시 들어 올려진다. 그러나, 그 골반은 곧 바로 고정되며, 다리가 아크의 중앙을 지나서 다른 쪽으로 지나 간다. 다리가 중앙을 통과해서 지나가는 동안 허리로 매트를 꽉 눌러야만 하며, 다리가 중앙으로 되돌아 가기 전에 다른 쪽으로 가는 동안 허리는 매트를 오직 잠시 동안 떠나야만 한다.

변형 / VARIATION

진자는 코르크스크루의 변형인데, 거기서 다리는 원이 아닌, 좌우로 움직인다. 그것은 엉덩이 굽힘근과 복근에 부담을 덜 주지만, 배빗근에 막대한 중점을 요한다.

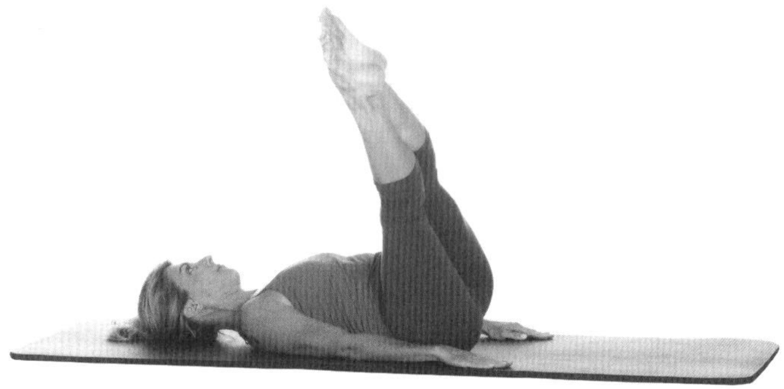

이미지화 하기

다리가 한쪽 방향으로 원을 그리고 그 다음 반대로 그리는 동안 천장에 큰 원을 그린다고 상상해라.

- □ 운동 내내 다리와 발을 붙여서 정렬시키고 있어라.
- □ 견갑대, 목 및 머리를 조용히 그리고 이완시키고 있어라.
- □ 허리 부위의 움직임에 초점을 맞춰라.
- □ (필요 시) 엉덩이 굽힘근과 허리의 부하를 줄이기 위해서 무릎을 구부려라.

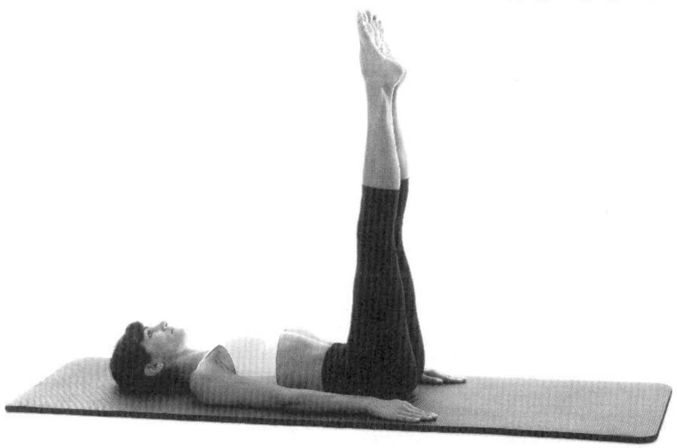

《내쉬기》 바로 누워서 팔을 T 자세 또는 몸 옆에 두는데, 몸 옆 자세는 안정성이 적어서 더 도전적인 자세이다. 그리고 다리를 바닥과 90°로 세워라. 허리로 매트를 꽉 눌러라.

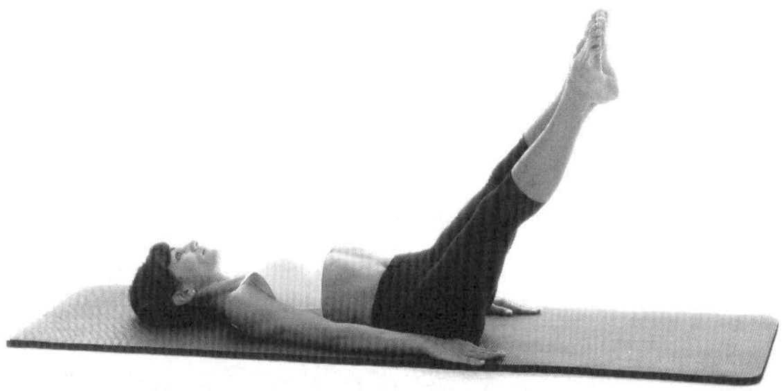

《들이쉬기》 골반과 양 다리를 한쪽으로 이동하고, 어깨를 고정해서 긴장을 풀고 있어라. 위쪽 다리는 아래쪽 다리와 선을 맞춰 있기 위해서 더 멀리 뻗어야만 한다.

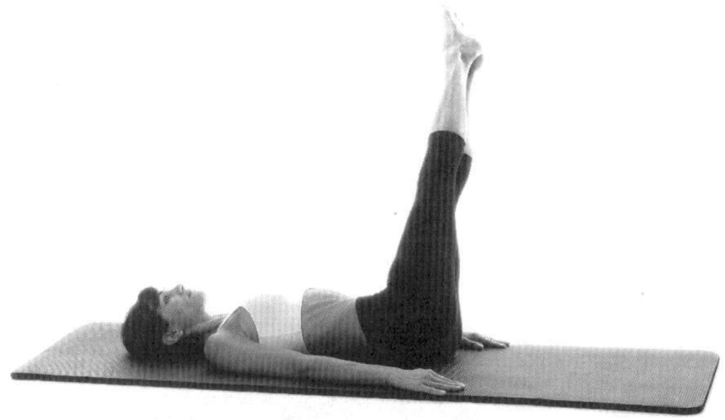

《내쉬기》 다리를 밑으로 원을 그리며 중앙을 지나서 주위로 반대쪽으로 보내라. 다리가 중앙을 지나가는 동안, 허리로 매트를 꽉 눌러라.

일단 다리가 아크의 반대쪽에 도달했다면, 다리를 다시 출발 자세로 옮겨라. 방향을 바꿔라. 출발점(12시)으로 항상 되돌아 오고 잠시 멈출 기준점으로 삼아라.

힙 서클 프렙(힙 서클 준비)
Hip Circle Prep

매트 운동: 코르크스크루의 일부 요소들이 이 운동에 적용된다; 그러나, 몸을 V-자세로 해서 앉는 것은 하이레벨(highter level)의 안정, 체력 및 조절을 요구한다. 견갑대는 안정되게 남아 있어야만 하고, 다리를 밖으로 뻗고, 밑으로 주위로 원을 그리며 다른 쪽으로 가서, 중앙으로 되돌아 가는 동안 요추로 가는 과도한 스트레스를 피하기 위해서 복부 지지가 유지돼야만 한다.

몸통 회전과 그것이 요구하는 파워는 운동학적 퍼포먼스를 증진할 수 있을 뿐만 아니라, 파워하우스 안에 함축된 파워에 대해서 더 깊이 이해를 할 수 있다.

이미지화 하기

발로 콘의 커다란 부분을 그리는, 골반에서 발로 가는 곤 모양을 그리는 것을 상상하는 것은 그 움직임을 명백하게 기술한다. 콘이 더 클수록, 더 많은 지지와 안정이 필요하다.

□ 다리로 원을 그리는 동안 요추의 과다폄을 피해라.

□ 견갑대를 안정되게 유지하고, 중간과 상부 등 폄근들을 인게이지 시켜라.

변형 / VARIATION

이 운동의 상급 형태로서, 팔은 상체와 함께 한 방향으로 하나의 단일체로서 움직이는데, 그 동안 다리와 골반은 반대 방향으로 하나의 단일체로 움직인다. 팔은 다리와 함께 앞쪽으로 뻗으며, 그 다음 한쪽으로 움직였다가 위로 주위로 원을 그리며 다른 쪽으로 간다; 다리는 반대쪽으로 뻗고, 그 다음 밑으로 주위로 원을 그려서 팔과 다시 중앙에서 만난다. 팔은 콘 한 개를 그리고 다리는 다른 하나를 그린다: 하나는 시계 방향으로 그리고 다른 것은 반시계 방향으로 3-5회 반복을 한 다음 방향을 바꿔라.

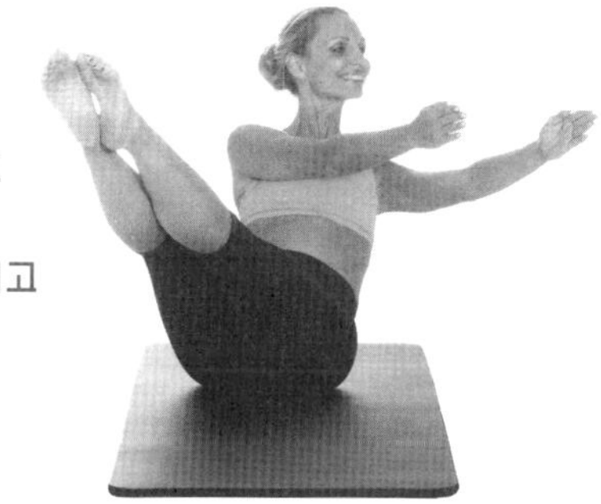

□ 다리로 큰 원을 그리는 동안 골반을 좌 · 우로 움직여라.

□ 다리가 골반과 함께 하나의 단일체로 움직이는 동안 다리를 붙이고 있어라.

근육 포커스

- 복근

목적

- 배빗근에 중점을 둔 복근의 강화
- 골반-허리 및 어깨 안정 촉진
- 몸통 회전 개발

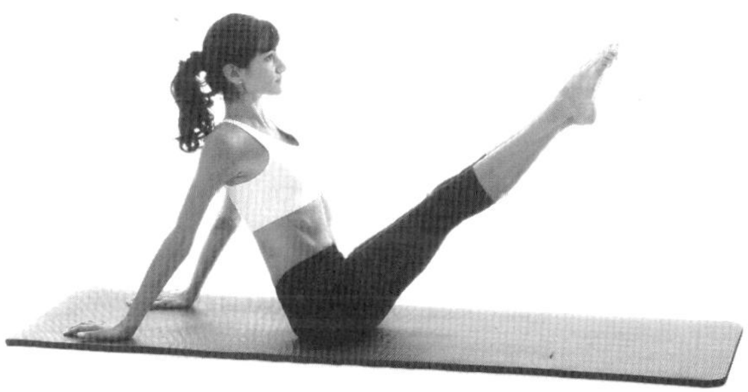

《내쉬기》 앉아서 V-자세를 만들고, 팔을 몸 뒤로 뻗어서 손을 바닥에 대라. 손가락은 몸 반대를 본다. 팔은 몸을 오직 가볍게 지지해야만 하는데, 마치 자전거의 보조 바퀴와 같다. 무릎을 가슴 쪽으로 구부렸다가 다리를 바닥과 약 60° 각도로 펴서 붙이고 있어라.

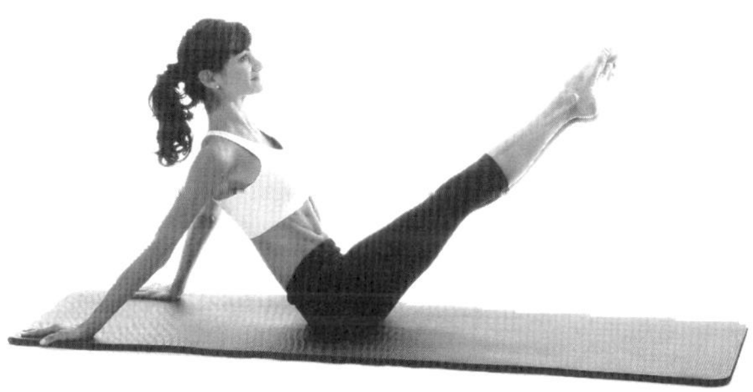

《들이쉬기》 골반과 다리를 한 단일체로 한쪽으로 이동시켜라.

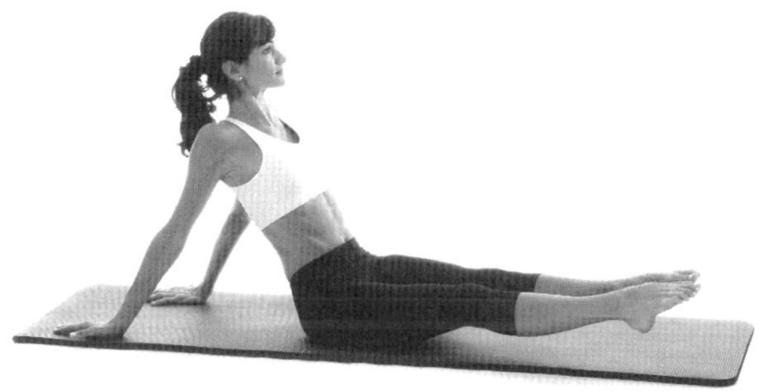

《내쉬기》 다리를 밑으로 주위로 원을 그리며 맞은 편으로 가는 동안 골반은 중앙을 지나서 맞은 편으로 움직인다. 출발 자세로 되돌아 가라. 흐르는 듯한 느낌을 얻기 위해서 움직임을 여러 번 반복하고 난 다음 원의 방향을 바꿔라.

크리스크로스
Criss-Cross

근육 포커스

- 배빗근

목적

- 배빗근에 중점을 둔 복근 강화
- 골반 안정과 몸통 회전의 개발

이 운동에서 하체의 작용은 매트 운동: 싱글 레그 스트레치: 펌핑 동작의 그것과 동일하며, 편 다리의 무릎을 가슴 쪽으로 당기는 동안, 발을 같은 높이로 유지해서 엉덩이 굽힘근들의 내적 저항 감각을 만든다.

몸통의 회전이 요점인데, 왜냐하면 그것이 배빗근의 운동을 강조하기 때문이다. 회전을 하는 동안 몸통을 가쪽으로 굽히고, 굽혀진 다리 쪽의 갈비뼈들이 치솟는 경향이 있어서, 진정한 회전이 아니라, 회전고리-타입의 동작을 만들게 된다. 굽힌-무릎 쪽의 배속빗근을 수축시켜서 이것을 막을 수 있는데, 하부 갈비뼈들을 골반능선 쪽으로 당기는 것이다. 게다가, 그 운동의 강도와 복근으로 가는 부하로 인해서 피로가 오기 시작하면, 전방 굽힘을 만드는 몸통 높이가 점차적으로 줄어들고, 허리가 매트에서 들어 올려지기 시작해서 척추과다전만을 만들 수 있다. 이것이 생긴다면, 계속하기 전에 잠시

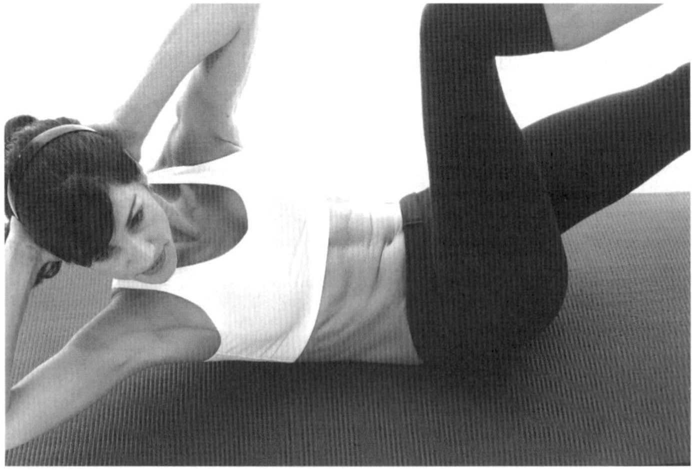

이 클로즈업은 몸통의 회전과 골반의 안정을 보여 주는데, 강한 배빗근 활성화를 만든다.

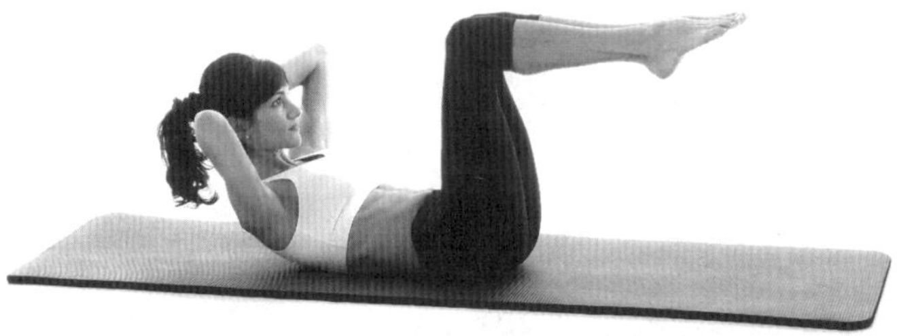

《들이쉬기》 바로 누워서 무릎을 가슴으로 당겨라. 어깨뼈가 바닥에서 떨어지게 몸통을 전방 굽힘이 되게 들어 올리고, 허벅지는 100°의 힙 굽힘으로, 그리고 정강이는 바닥과 평행이 되게 만들어라. 머리 뒤로 손가락을 깍지 끼고 팔꿈치를 넓게 유지해라.

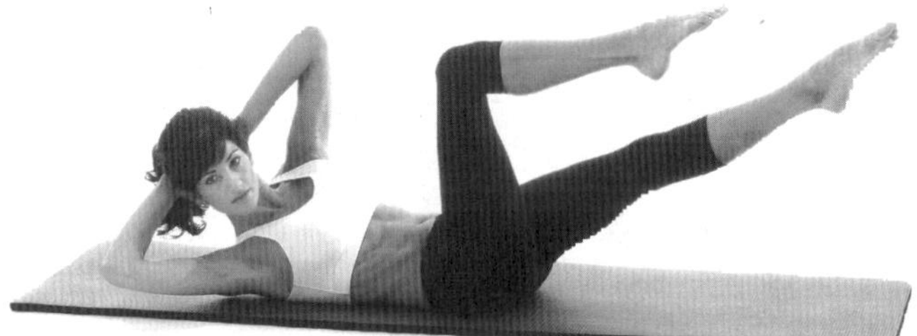

《내쉬기》 한 다리를 펴고, 몸통은 굽혀진 무릎을 향해서 돌린다.

멈춰서 전방 굽힘으로 들어 올리는 올바른 자세를 다시 만들어라. 좋은 폼을 훼손시키는 것보다 멈추는 것이 더 좋다. 부정확한 폼으로 연습하는 것은 아무리 좋은 의도라도, 비생산적이어서 부정적 습관성 움직임 패턴과 신체적 질병 가능성을 만들 수 있다. 만약 피로가 심하면, 복근 운동을 그만두고 다음 블록으로 옮겨가라.

다른 흔한 오류는 무릎에 닿으려는 의도로, 몸통의 회전을 최소 또는 거의 하지 않고, 팔꿈치를 앞 · 뒤로 퍼덕이는 것이다. 머리와 팔을 포함한 상체는 하나의 단일체로 움직여야만 한다. 팔꿈치를 귀 맞은편에 두는 것이 일반적으로 좋고, 편안한 자세이다.

이미지화 하기

매트 운동: 싱글 레그 스트레치에서의 정확한 다리 움직임을 기술하는 피스톤 이미지가 여기에 적용된다. 허리의 느낌은 돌아가는 디스크로, 하부 섹션 (골반)은 극도로 안정되어 있고 상부 섹션 (몸통) 은 하나의 축에서 돌아가는 것과 같아야만 한다. 또는 닭의 장축을 통과한 꼬챙이에서 돌아가는 닭을 상상해라.

- □ 팔꿈치를 넓고 안정되게 유지해라.
- □ 허리에서 돌아가는 것을 상상해라. 가쪽으로 굽히지를 말아라.

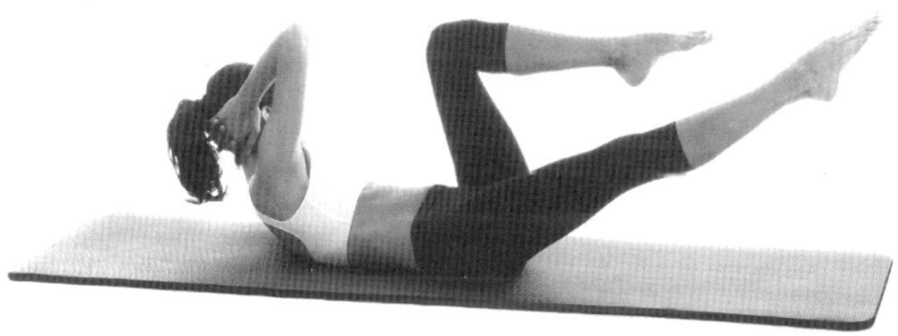

《들이쉬기》 몸통이 중앙을 지나갈 때 동시에 다리를 바꿔라.

《내쉬기》 두 번째 다리를 펴는 것을 완료하고 몸통을 다른 쪽으로 돌려라.

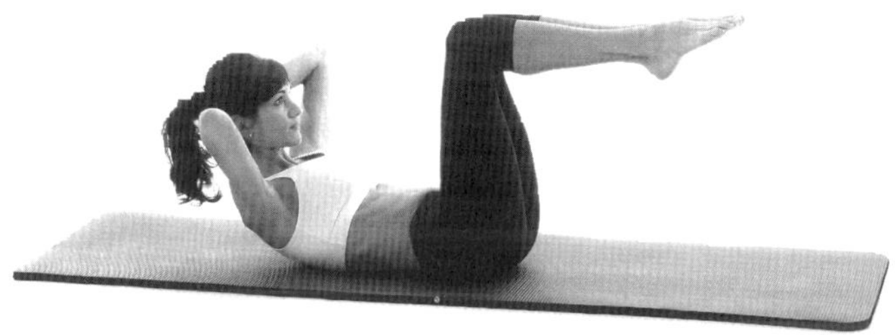

《들이쉬기》 출발 자세로 되돌아 가라.

매트

회전 / Rotation

상급

근육 포커스

- 배빗근

목적

- 배빗근 체력 및 조절 개발
- 몸통 유연성 증진
- 어깨 체력 및 안정 발달

트위스트(비틀기)

Twist

이 운동은 **매트 운동: 옆으로 구부리기**(side bend)에 회전 요소를 추가해서, 그 움직임을 3-차원으로 만든다. 회전은 몸통뿐만 아니라, 매우 중요한 것으로, 어깨를 포함한다. 하나의 어깨가 떠 있는 자세에서 몸의 체중을 지지하는데, 움직임의 대부분이 오목위팔(관절상완) 관절에서 생기며, 몸의 회전을 수용한다. 이것은 작고, 비교적 불안정한, 근육-의존 관절을 위한 어려운 주문이다.

나는 비틀기를 가르치기 전에 **매트 운동: 옆으로 구부리기**를 가르치는 것을 좋아한다. 일단 두 가지를 배웠다면 나는 종종 그것을 병합해서, 하나를 세 번 반복하고 난 다음 다른 하나를 세 번 반복시킨다. 3장에서 말한 것처럼, 한 운동의 수준은 그것의 조화, 안정 및 움직임의 복잡성에 의해서 결정된다. 비틀기는 그 모두를 갖고 있다.

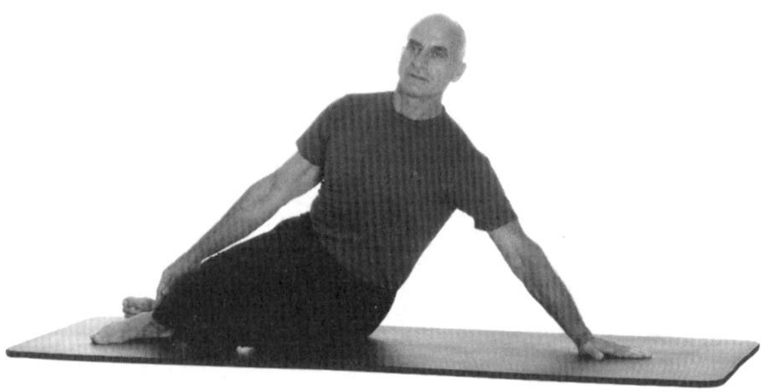

《내쉬기》 체중을 한쪽 골반에 두고 옆으로 앉는다. 다리를 구부려서 위쪽 발을 아래쪽 발 앞에 놓는다. 상체 체중을 지지 팔에 두고서 강한 어깨 안정을 유지하고 배빗근을 동원시킨다. 다른 팔은 몸 옆에 둔다.

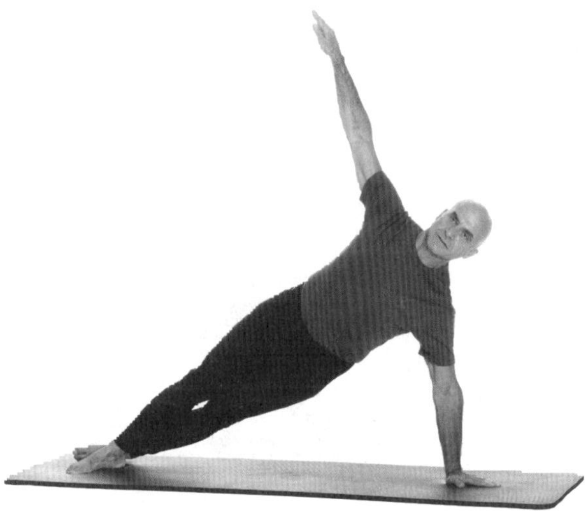

《들이쉬기》 골반을 바닥에서 들어 올리면서 다리를 펴고, 위쪽 팔을 어깨 높이로 올리고, 손가락은 천장을 향해라. 몸은 대각선을 이루고 팔은 펴서 서로가 선을 이룬다.

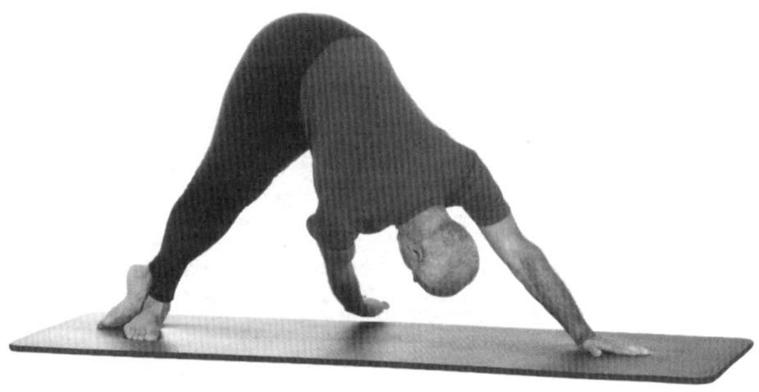

《내쉬기》 골반을 가능한 높게 들어 올리고 몸통을 돌리면서 자유 팔을 몸 아래로 뻗어라.

이미지화 하기

나는 이 운동에서 여러 이미지를 사용한다. 비틀기의 꼭대기 자세를 위한 모습은 피라미드이다. 몸통은 피라미드의 한 면이고, 다리는 하나의 단일체로, 다른 면이다. 팔을 몸 밑으로 뻗을 때, 그 움직임은 바늘을 꿰는 것과 같으며, 에너지가 나선형으로 돌아야만 한다. 대각선 자세로 되돌아 갈 때 잘 규정된 선을 만들어야만 한다. 이 T-자세에서, 몸을 통해서 달리는 강한 에너지 선과 바닥에서 하늘로 팔을 통해서 달리는 두 번째 선을 느껴라. 이 멋지고 난이도 있는 운동에서 선은 가장 중요한 것이다.

- □ 다리의 사용을 최소화 시키고, 몸통의 가쪽 굽힘근과 회전근의 활성화를 극대화 시켜라.
- □ 어깨뼈를 안정되게 유지하고, 오목위팔관절 주위로 돌아라.
- □ 머리와 척추를 선을 이루어 유지해라.

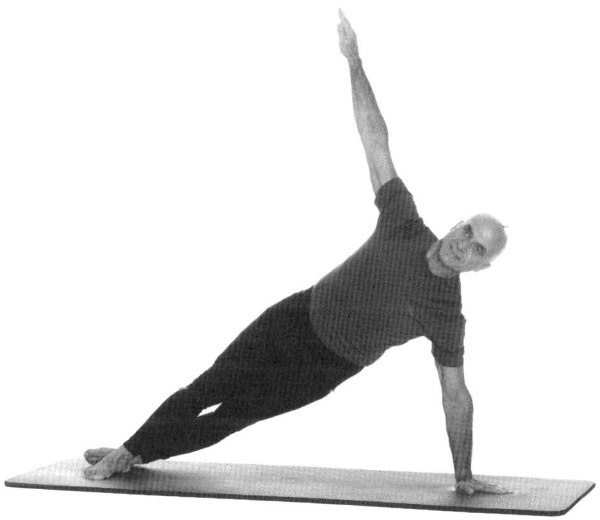

《들이쉬기》 이전 자세로 되돌아 가서 몸을 대각선으로 팔은 선을 맞춰라.

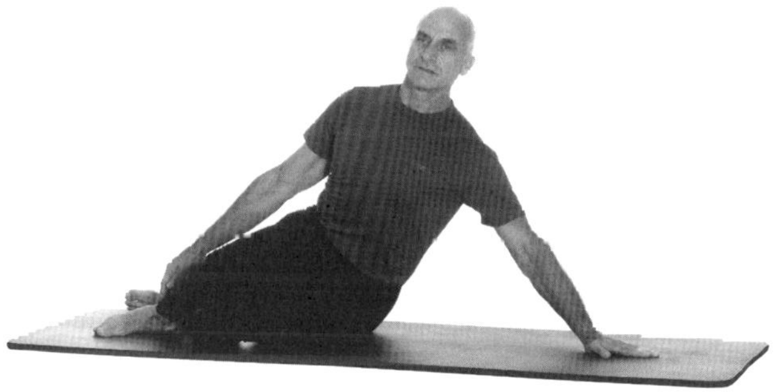

《내쉬기》 몸을 내려 출발 자세로 가는데, 골반을 매트에서 (가능하다면) 살짝 떼고 있거나 매트에 가볍게 대고 있어라.

등 펴기
Back Extension

이 블록의 중요성은 아무리 강조해도 지나치지 않다. 이어지는 운동들은 등 폄근 기능의 모든 양상을 증진시키는데 초점을 두고 있다: 체력과 근지구력 및 조절된 활동화. 척추 폄근들은 척추 폄을 만들고 유지하는데 사용되는 반면, 복근들은 그 일을 전체 등을 따라 배분시키고 허리로 갈 수도 있는 잠재적인 해로운 힘을 줄이기 위한 안정근으로서 기능한다. 당신의 필라테스 프로그램 안으로 척추 폄을 통합시키는 것은 근육 균형 유지에 있어서 필수적인데 특히, 현대적인 매일의 삶에서 많은 활동들과 많은 여가 활동들이 척추를 전방으로 당겨서 굽게 만들기 때문에, 척추 폄근들의 체력과 지구력을 위한 필요성을 더욱 더 강조한다. 이 근육들을 올바르게 훈련하는 것은 골다공증 위험과 허리 통증을 줄일 수도 있다.

그러나, 척추 폄은 등 특히, 허리에 손상을 만드는 흔한 기전이라는 것을 주목하는 것이 중요하다. 최적의 테크닉과 보다 힘든 운동들을 향한 조심스럽고 잘 계획된 진행이 이러한 운동들에서 이득을 얻고 위험성을 줄이기 위해서 시행되어야만 한다. 이 블록에서 제시된 상급 운동들은 등이 불편했었던 경험이나 척추의 폄을 금기로 하는 어떤 상황을 갖지 않았다고 가정하고, 보다 기초적인 운동들을 능숙히 한 이후에만 시도돼야 한다.

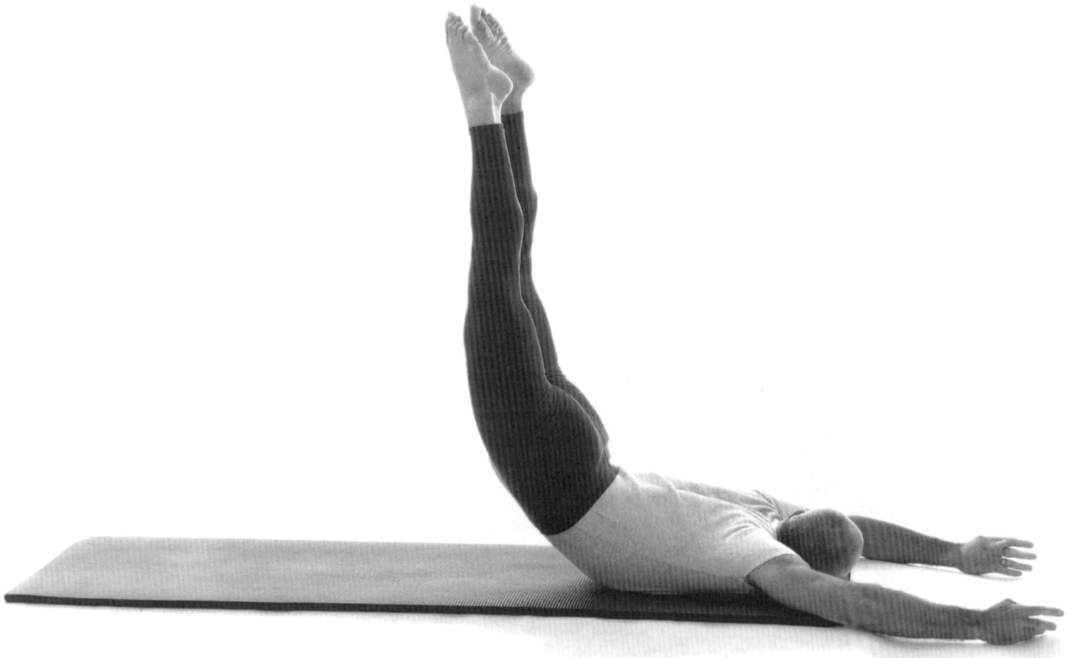

백 익스텐션(등 펴기)

Back Extension

근육 포커스

- 등 폄근

목적

- 등 폄근 강화
- 복부 및 어깨뼈 조절 개발

이 운동은 뒤이어 일어나는 **매트운동: 수영, 양-다리 차기, 몸통 흔들기 및 백조 다이빙**을 위한 좋은 기초가 된다. 올바른 복부 동원은 이 운동 동안 등을 지지하고 정확한 정렬을 얻는데 매우 중요한 역할을 한다. 전체 척추 기둥을 통해서 움직임을 배분하고 각각의 척추사이관절을 가동시키는 것은, 펴는 것이 허리로 격리되었을 때 흔히 생기는 척추로 가는 전단력을 막는데 도움이 된다. 복부 동원은 이러한 힘의 배분을 얻고 허리를 보호하는데 있어서 도움이 된다.

복근들이 요추 안정을 돕는 것과 마찬가지로 어깨 안정근들은 흉추 안정을 돕는다. 이러한 근육들 특히, 하부 등세모근은 어깨 안정근으로서 뿐만 아니라, 중간-등 폄근으로 쓰인다. 등 펴기 운동 안의 일에서 근육 상호작용을 활용하고, 등과 어깨의 좋은 정렬과 움직임 역학을 수립하는 것을 연습해라. 골반을 그 움직임을 위한 하나의 고정체로 사용하라.

이미지화 하기

늘려진 자세를 얻는데 도움이 되기 위해서 지면 바로 위에 떠 있는 비행기의 이미지를 사용해라, 과도하게 만곡된 자세가 아니라, 나는 느낌이다.

- □ 운동 내내 복부 지지를 유지해라.
- □ 머리와 척추의 선을 맞춰라.
- □ 어깨 안정근을 활용해서, 팔을 몸 옆에 붙이고, 손가락을 발쪽으로 뻗어라.

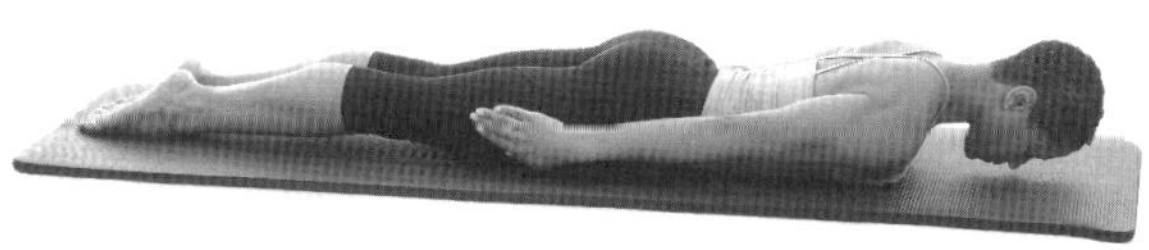

《내쉬기》 엎드려서 이마를 바닥에 대라. 팔을 몸 옆에 두고 손바닥으로 다리를 누른다. 다리를 붙이고 발은 부드럽게 발바닥 굽힘으로 만들어라.

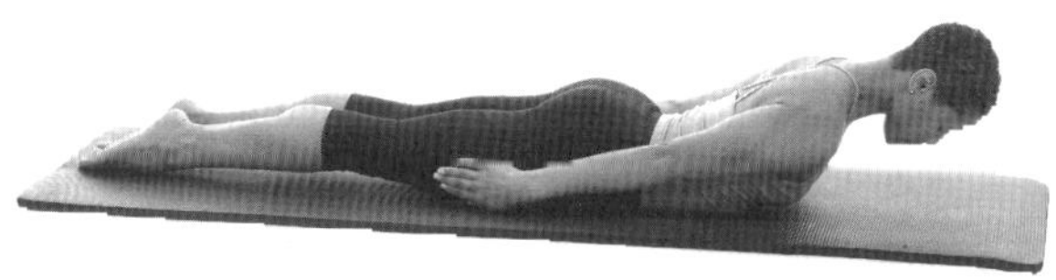

《들이쉬기》 상체, 머리 및 가슴을 매트에서 약간 들어 올려라. 볼기근을 포함해서, 다리의 긴장을 풀고 붙이고 있어라. 두덩결합으로 매트를 부드럽게 누르면서 복근을 인게이지 시켜라.

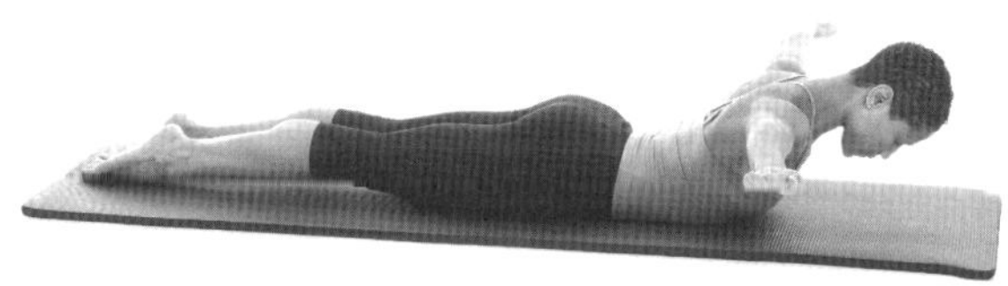

《들이쉬기》 팔을 몸 옆으로 뻗어서 T 자세를 만들고 나서 숨을 내쉬고, 팔을 몸 옆으로 되돌리는데, 그 동안 몸통을 안정되게 유지해라.

《내쉬기》 상체를 내리는데 (한 번에 매트로 내리는 것이 아니다) 등 폄근과 복근을 활성화 시키고 있어라. 마지막 반복을 한 다음, 몸을 출발 자세로 내려라.

매트

등 펴기 / Back extension

중급

근육 포커스

- 복근
- 등 폄근

목적

- 복근 조절 발달
- 허리 유연성 증가
- 어깨 안정 및 조절 증진
- 중간 및 상부 등 폄근들의 강화

캣 스트레치(고양이 스트레치)

Cat Stretch

이 특출한 운동은 두 가지 중요한 목적을 이룬다: 척추 굽힘 (복근에 중점을 둔다) 및 척추 폄 (등 폄근에 중점을 둔다). 그것은 굽힘 단계 동안 허리 근육들을 스트레칭시키고, 펴는 동안 골반-허리 안정을 개선하는 추가적인 이득을 갖는다. 고양이 스트레치는 임신, 재활 동안 그리고 노인층에 대한 요구되는 부하가 덜 가는 복부와 등 운동을 위해서 특히, 유용하다고 알려져 있다.

이 운동은 굽힘 단계 동안 상부 등을 과도하게 둥그렇게 만들고, 폄 단계 동안 척추과다전만을 만들어 종종 시행된다. 이 책에서 제공하는 형태는 허리의 굽힘과 중간 및 상부 등의 폄에 중점을 두어서 이러한 경향에 대응한다. 골반은 폄 동안 척추과다전만이 아니라, 중립 자세로 유지된다.

이미지화 하기

척추 굽힘은 에너지 볼 또는 복부에서 위로 솟구치는 월풀 이미지를 불러 일으켜서, 단단하고 둥근 모양을 만든다. 척추 폄은 올라간 흉골의 느낌이 자랑스럽고 단호한 스핑크스의 독특한 모습을 떠올린다. 또한, 그 이름이 의미하듯이, 깨어난 고양이가 길다란 스트레치를 하는 이미지는 이 운동의 역학에 필수적이다. 고양이 척추가 경이로운 가동성과 탄력성을 보이면서, 둥그렇게 되고 만곡을 만드는 것을 상상해라.

- □ 운동 내내 무릎 위에 힙이 손 위에 어깨가 오게 유지해라.
- □ 움직임은 힙 관절과 어깨 관절 사이의 몸통에서 생긴다.
- □ 첫 단계 동안 허리의 굽힘 그리고 두 번째 단계 동안 중간과 상부 등의 폄을 극대화 시켜라.
- □ 첫 단계 동안, 상부 등을 과도하게 둥그렇게 만드는 것, 팔 사이로 머리를 너무 많이 떨구는 것, 또는 골반을 과격하게 밀어 넣는 것을 피해라.

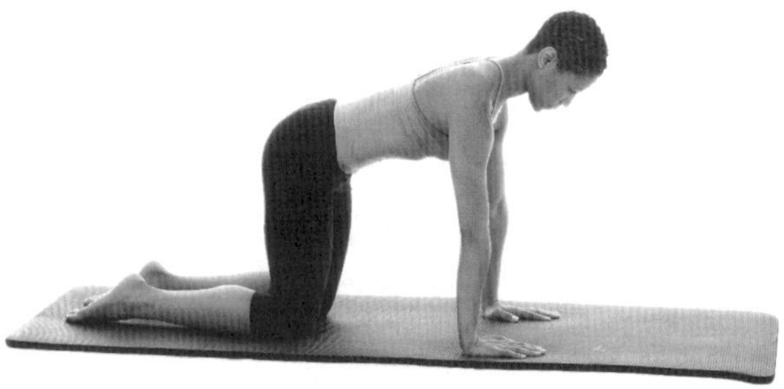

《들이쉬기》 사지 자세로 무릎을 꿇고, 무릎은 골반 너비로, 손은 어깨너비로 벌린다. 척추의 중립 자세를 만드는데, 체중을 상체와 하체 사이에 균등하게 배분해라. 척추가 꼬리뼈부터 머리 꼭대기까지 길어지는 것을 느끼면서, 내적 지지 시스템에 대한 인지를 모아라.

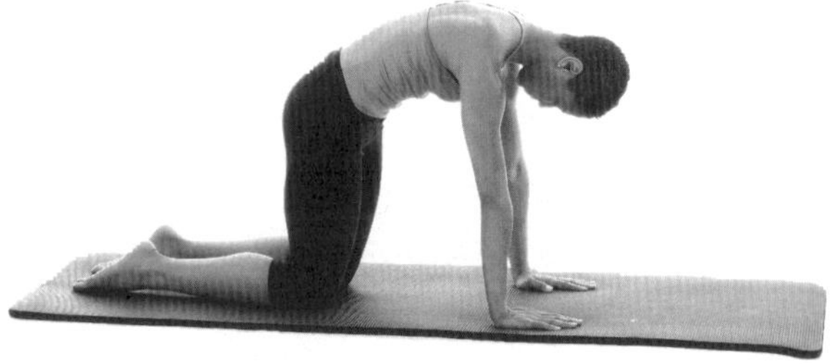

《내쉬기》 복근을 인게이지 시켜 척추를 굽힘이 되게 당기면서 허리 부위의 만곡에 강조를 하고, 머리와 골반이 척추 자연적인 선에 반응해서 따르게 해라.

《들이쉬기》 중립인 길게 늘어난 척추 자세로 되돌아 가라. 이 단계 동안 복부 또는 등 근육들의 긴장을 풀지 말아라: 그것들을 안정된 몸통을 만들기 위해서 협력-수축을 계속한다.

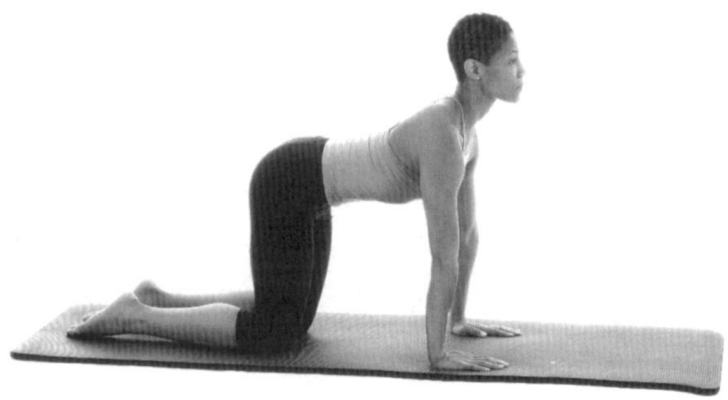

《내쉬기》 등을 펴고, 중간과 상부 척추의 만곡을 강조하면서, 골반-허리 부위의 안정을 유지해라. 어깨를 약간 외회전시키는 것이 상부 등을 펴는 것을 용이하게 해준다.

《들이쉬기》 편 다음 출발 자세로 되돌아 가라 (중립척추).

싱글 레그 킥(한-다리 차기)
Single-Leg Kick

근육 포커스
- 등 폄근
- 햄스트링

목적
- 힙 폄근 조절 발달
- 중간 및 상부 등 폄근 강화
- 몸통 안정의 증진

이 운동의 셋업은 중요한데, 좋은 복부 지지를 만들지 않을 경우 몸의 자세가 허리에 과도한 압력을 줄 수 있기 때문이다. 등 폄근의 일은 중간-및 상부 등을 지지하는데 초점을 두어야만 한다. 물론, 팔 또한 지지를 더하며, 좋은 어깨뼈 안정도 반드시 해야 하는 것이다. 아래 팔을 손가락을 깍지 낀 삼각형 모양 또는 서로를 평행되게 놓아라. 어떤 경우라도, 팔꿈치는 어깨 바로 밑에 놓여서 어깨뼈를 안정시킨다.

변형 / VARIATION

허리가 불편하거나 과도한 압력이 갈 경우, 나는 손을 모아서 이마를 손 위에 놓은 엎드린 자세로 이 운동을 시행하는 것을 추천한다.

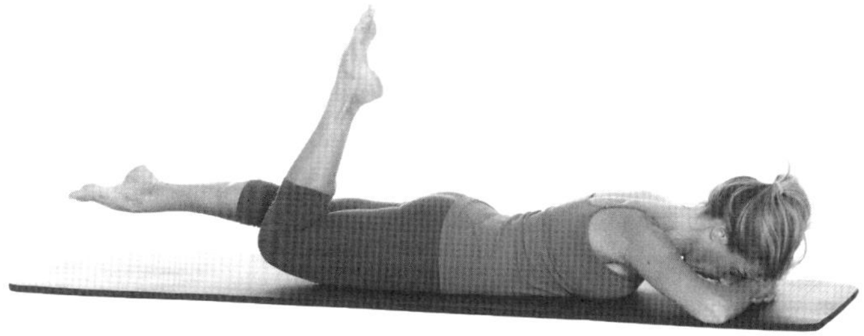

이미지화 하기

한-다리 차기를 위한 몸 자세는 스핑크스하고 똑같을 것이다. 다리 움직임은 몸의 안정된 자세의 나머지와 분리될 것인데, 아래 다리가 굽혔다 폈다 하는 것은 손부채를 접었다 폈다 하는 것과 같다(옆에서 볼 때).

- □ 움직임 내내 어깨뼈 안정을 유지해라.
- □ 두덩결합이 복장뼈(흉골)를 향해서 위로 기울게 해라.
- □ 아래쪽 다리는 내내 매트에서 떨어져 올려 있어야 한다.

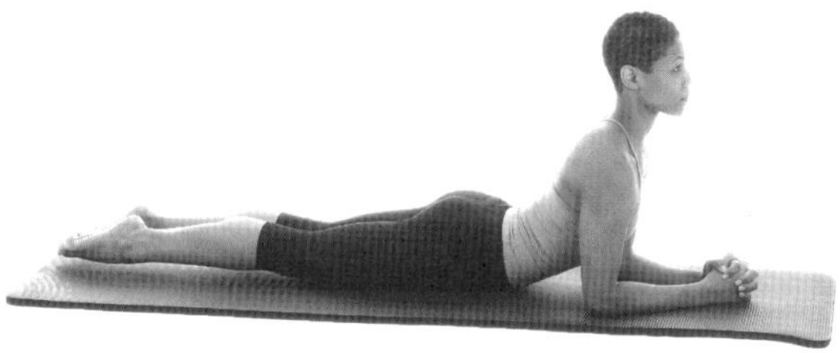

《들이쉬기》 바로 누워서, 복근을 늘려서, 가슴을 들어 올리고 등을 펴라. 팔꿈치를 어깨 밑에 두고, 손가락을 깍지 껴서 앞팔로 삼각형 모양을 만든다. 다리는 펴서 바닥에서 약간 들어 올리고 있어라.

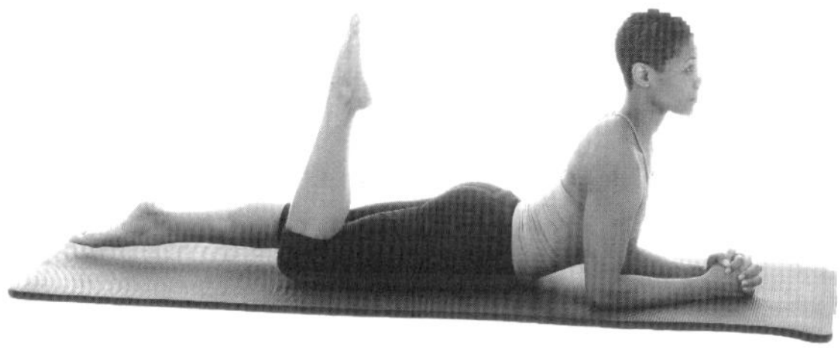

《내쉬기》 한 다리를 굽히고 두 번 반동을 줘라 (각 반동에 내쉬기를 한다). 그 다음 다리를 폄과 동시에 다른 다리를 굽혀라.

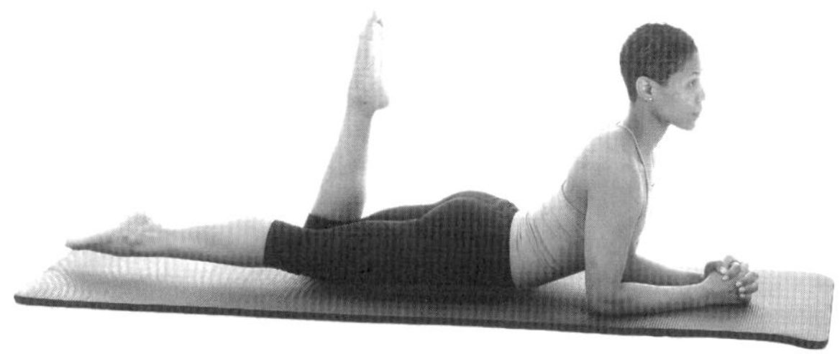

다른 다리를 두 번 반동을 줘라 (각 반동에 내쉬기를 계속해라). 다리를 번갈아 굽히고 반동을 주는 동일한 패턴을 반복하는데, 이번에는 몸 자세를 바꾸지 않고서, 각 반동에 들이쉬기를 쉬어라.

매트

등 펴기 / Back extension

중급

근육 포커스

- 등 폄근

목적

- 등 폄근 강화
- 햄스트링 조절 발달
- 가슴 근육 스트레치

더블 레그 킥(양-다리 차기)

Double-Leg Kick

이 운동은 등 폄근을 강화시키는 이외에도 여러 중요한 이점을 갖고 있는 특출한 등 펴기 운동이다. 첫째, 팔은 등 펴기에 지지를 더하며, 등으로 가는 부하를 모니터한다. 둘째, 팔을 함께 잡고 있는 것은 훌륭한 가슴과 어깨 스트레칭을 제공한다. 또한 이 운동은 좋은 햄스트링 운동을 제공해서 **매트 운동: 몸통 흔들기**를 위해서 당신을 준비시킨다. 길어진 몸 자세는 허리의 운동에 초점을 둔, 높게 만곡된 자세가 아닌, 중간과 상부 등 활성화를 강조한다.

이미지화 하기

이것은 궁사의 활을 상상하기를 좋아하는 여러 운동들 중의 하나이다. 몸은 활이고 팔은 시위이다. 이러한 파워풀한 이미지는 이 운동에서 바람직한 늘어남을 보강한다.

□ 움직임 내내 다리를 매트에서 떼어 들어 올리고 있어라.

□ 내려 놓은 단계 동안 팔꿈치를 바닥에 대고 쉬고, 손을 등에서 높게 대고 있어라.

변형 / VARIATION

가슴근육이 긴장하고 어깨가 긴장된 사람들은 손을 등 뒤로 놓을 유연성이 부족할 수 있다. 작은 타월을 잡고 하는 것이 어깨에 과도한 부하를 주지 않고서 그 운동을 수행하고 이익을 누릴 수 있다.

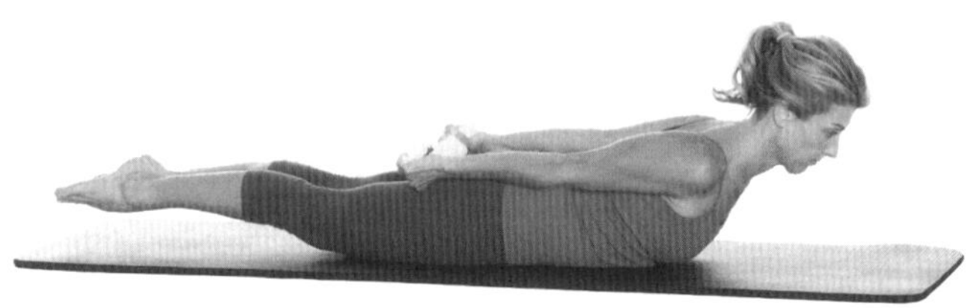

□ 등 펴기로 들어 올릴 때, 머리와 척추의 선을 맞춰라.

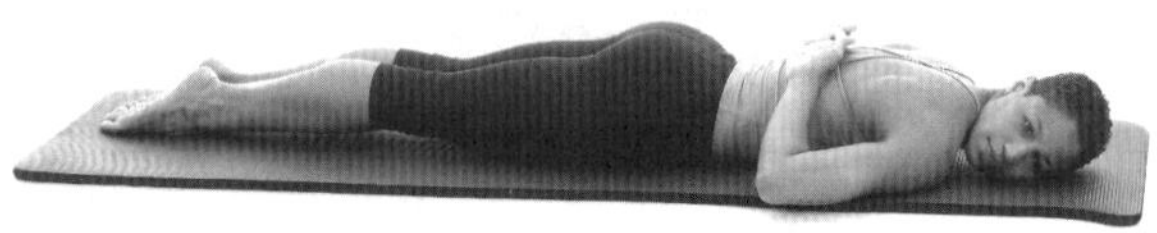

《들이쉬기》 엎드려서 손을 깍지 껴서 등 뒤에 놓는다. 팔꿈치를 바닥에 떨구고, 머리를 한쪽으로 돌려서 뺨을 대라. 다리를 펴서 붙이고, 바닥에서 약간 들어 올려라.

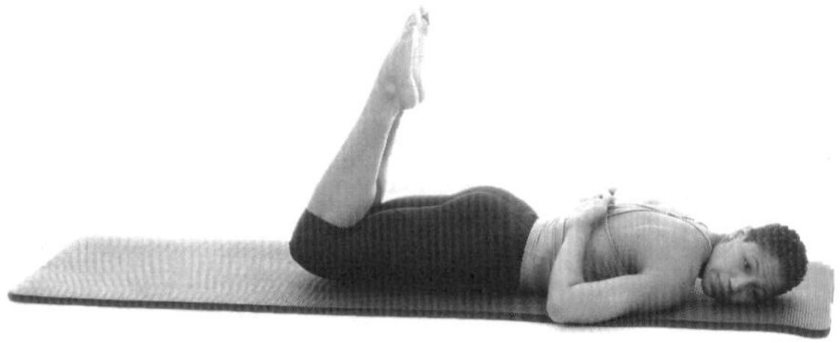

《내쉬기》 두 다리를 붙여서 굽히고, 3번 반동을 준 (반동 때마다 숨을 훅 내 쉬어라) 다음, 허벅지를 들어 올린 채로 있어라.

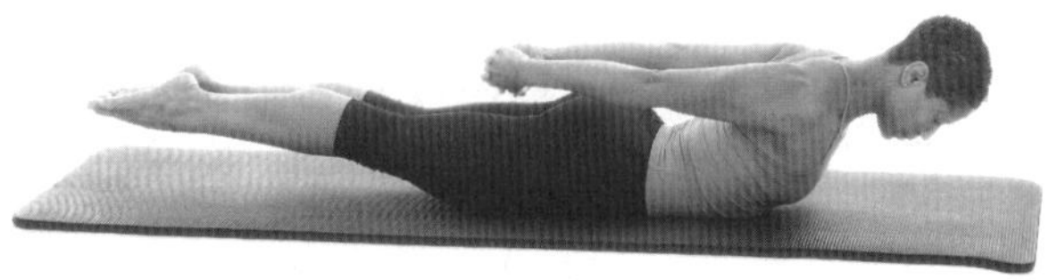

《들이쉬기》 등을 펴고, 가슴을 매트에서 들어 올려라. 팔과 다리를 동시에 펴고, 머리를 중앙으로 옮겨라.

몸을 출발 자세로 내리고, 반대쪽 뺨을 대고 쉬어라.

스위밍(수영)
Swimming

나는 이 운동을 사랑한다. 그것은 체력 그리고 등 폄근 및 힙 폄근의 교차-패턴 조화를 개발한다는 의미에서 아주 가치가 있다. 등의 오른쪽이 일을 할 때, 왼쪽 힙 폄근들이 활성화되며, 그 반대 또한 그러하다. 이 패턴은 매일의 움직임 그리고 여가 활동들, 가장 흔하게는 정상적 걸음 사이클(걷기)에서 자주 사용된다. 오른 다리를 앞으로 내디딜 때, 왼 다리는 뒤쪽으로 가고 몸통은 약간 우측으로 돌아가서, 수영 운동과 똑같은 패턴을 만든다—우측 등 폄근들은 좌측 힙 폄근들과 함께 일을 한다.

이 운동을 위한 호흡 패턴은 헌드레드와 비슷해서, 들이쉬면서 다섯을 세고, 내쉬면서 다섯을 세면서, 사지를 흔든다.

변형 / VARIATION

초보자는 들어 올려지지 않는 팔과 다리를 매트에 남아 있도록 해서 이 운동을 더 쉽게 만들 수 있다. 이것은 사지에 약간의 지지와 회복 시간을 제공한다.

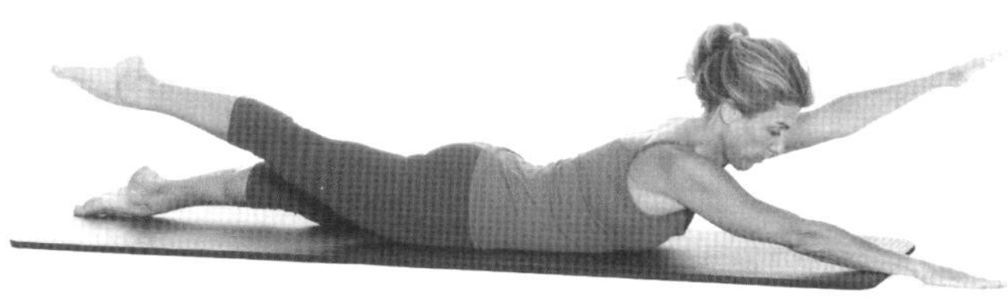

근육 포커스

- 등 폄근

목적

- 등 폄근 강화
- 몸통 안정 발달
- 조화 및 교차-패턴 확립
- 어깨 굽힘근 및 힙 폄근 조절 발달

이미지화 하기

팔과 다리로 작은 물장구 치기를 하는 것을 상상해라. 마치 둘다 크롤 영법의 다리 움직임을 반대 방향으로 하는 듯하다. 머리부터 꼬리뼈까지, 몸통은 널판과 같아서, 팔과 다리는 작고, 독립적인 축 주위에서 경첩 움직임을 해서 널판의 안정에 아무런 영향을 주지 않는다.

- □ 움직임 내내 몸통과 골반 안정을 유지해라.
- □ 어깨를 올리지 말아라.
- □ 팔과 다리의 움직임을 작게 만들어라.

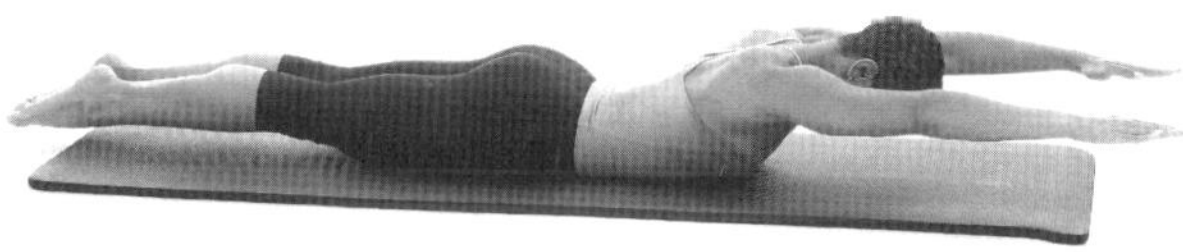

《내쉬기》 엎드려서 팔을 앞으로 뻗고 다리는 붙인다. 가슴, 팔, 다리를 매트에서 약간 떼서 들어 올려라.

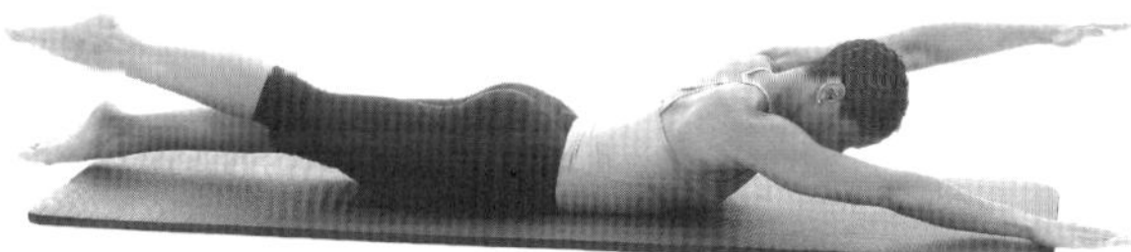

《들이쉬기》 왼 팔과 오른 다리를 동시에 들어 올려라. 출발 자세로 되돌아 간 다음 오른 팔과 왼쪽 다리를 들어 올려라. 천천히 시작해서 움직임의 속도를 올리고, 팔과 다리를 바꾸며, 움직임을 연속적으로 만들어라. 이 움직임 사이클을 다섯을 세며 들이쉬면서 실행한다.

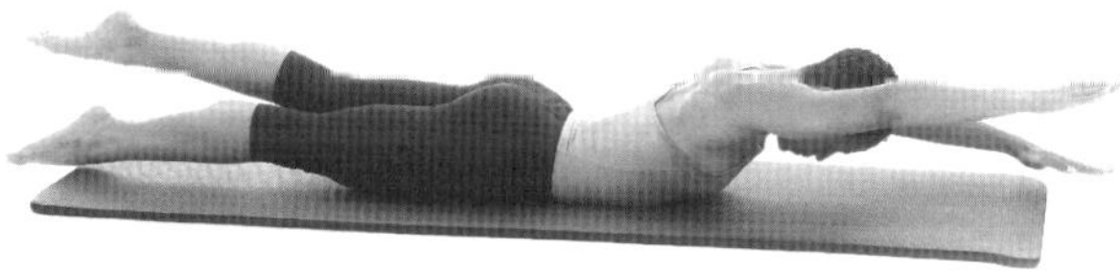

《내쉬기》 다섯을 세며 내쉬면서 이 움직임 사이클을 반복해라. 10 호흡 사이클 (들이쉬기와 내쉬기) 동안 이 패턴을 계속해라.

다리와 상체를 매트로 내리기 전에 잠시 동안 등과 힙을 편 자세를 유지하고서 운동을 마쳐라.

락킹(몸통 흔들기)
Rocking

근육 포커스
- 등 폄근
- 힙 폄근

목적
- 등 및 힙 폄근의 강화
- 엉덩이 굽힘근 유연성 증진
- 가슴 근육 스트레치

몸통 흔들기는 몸의 안정된 모양과 "공을 굴리는" 내적 에너지에 의존한다. 어떻게 이것이 일어나는지를 말로 나타내기가 힘들다; 당신이 일단 그 모양을 만들었다면, 중력 중심을 약간 앞 뒤로 이동 시켜라. 움직이기 시작한 다음, 그것은 견고한 자세를 유지하고 운동량을 활용하는 것을 보여주는 것이다. 나는 힙 폄의 중요성을 다시 한 번 강조하지 않을 수 없다. 발을 천장으로 뻗는 동시에 등을 편다. 내가 실제로 추천하는 것은 다리를 펴는 듯이 무릎 폄근들을 인게이지 시키는 것이다; 그러나, 손이 발목을 잡고 있어서, 그것은 다리를 천장으로 높이 올라가게 만들고 몸통이 아치 모양이 되게 들어 올린다. 흔들기를 시작하기 위해서, 힙 폄근을 사용해서 다리를 훨씬 더 높이 들어 올려라. 그러면 몸은 앞으로 기울어 질 것이다. 일단 앞으로 기울면 다시 되돌아 가기 위해 등 폄근을 사용해라. 운동량이 계속되게 하기 위해서 다리를 더 높이 들어 올리고 몸통을 높게 들어 올리는 것을 번갈아 해라. 매트 운동: 스완 다이브처럼, 이 운동은 순수한 유연성이라기 보다 안정 및 복잡한 근육 조화에 더 의존한다.

이미지화 하기

몸은 활 모양이다: 몸은 활이며; 팔은 시위이다. 이는 매트 운동: 양다리 차기의 이미지와 비슷한데, 그러나 이 경우에서 활은 화살을 발사하려는 준비에서 팽팽하다. 그 자세는 훨씬 더 휘어져 있다. 또 다른 좋은 이미지는 파도를 헤쳐 나가는 보트가 앞 · 뒤로 흔들리는 것이다.

- □ 머리를 가만히 두고 척추와 선을 맞춰라.
- □ 팔을 편 채로 어깨뼈 안정을 유지해라.
- □ 다리를 모아서 유지하는데, 오직 골반과 허리로 가는 압력을 피하기에 필요한 만큼만 벌려라.

변형 / VARIATION

이 운동을 위한 좋은 준비는 흔들기 자세로 들어 올린 다음 바닥으로 내리는 것이다. 유연성, 체력 및 조화를 개발하기 위해서 흔들지 않고서 이 동작을 여러 번 반복해라.

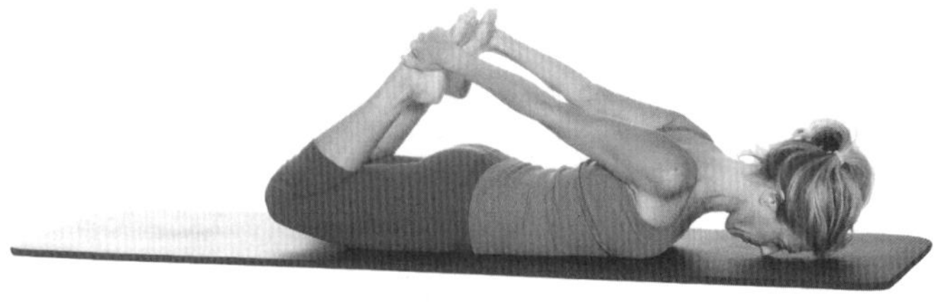

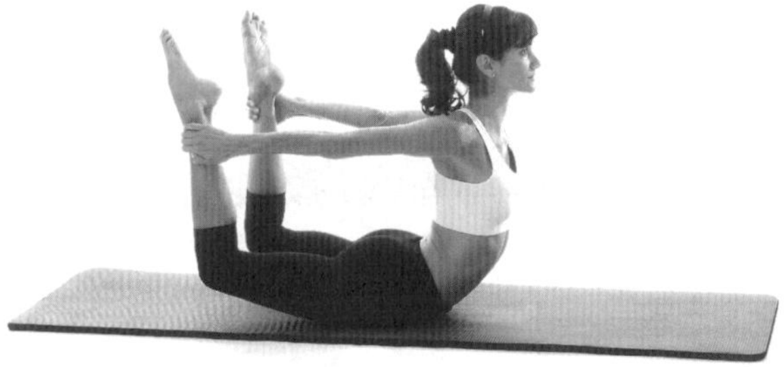

《들이쉬기》 엎드려라. 무릎을 굽히고 팔을 뒤로 뻗어 발목 바로 위의 다리를 잡아라. 몸통과 다리가 아치가 되도록 몸통을 들어 올려라.

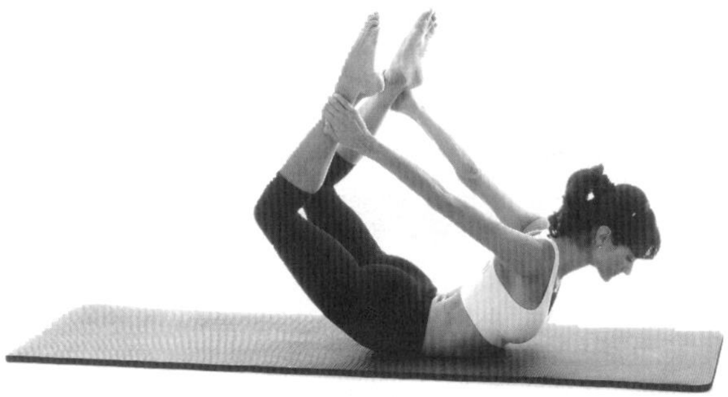

《내쉬기》 앞쪽으로 흔들어라.

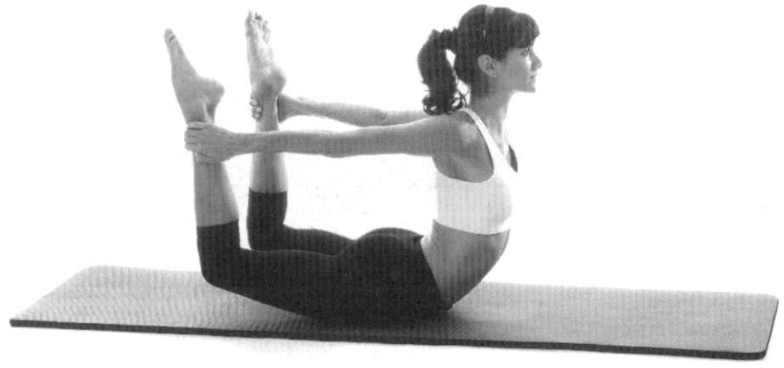

《들이쉬기》 뒤쪽으로 흔들어라.

스완 다이브(백조 다이빙)

Swan Dive

근육 포커스

- 등 폄근
- 힙 폄근

목적

- 등 및 힙 폄근 강화
- 몸통 안정 발달
- 에너지 활용

백조 다이빙은 보기는 아름답지만, 잘하기가 매우 까다로운 운동이다. 그것은 필라테스 움직임 기본 원칙들의 많은 것 특히, 흐름을 나타낸다. 그것이 척추 폄의 유연성에 일차적으로 의존하는 것처럼 보일지라도, 이것은 빙산의 일각에 불과하다. 유연성은 분명히 중요하지만, 그것을 잘하기 위한 본질은 몸통을 안정시키는 것과 오류가 전혀 없는 타이밍에 정확한 순서로 정확한 근육을 활성화 시키는 것이다.

당신은 몸통을 단단한 자세로 유지해야만 하는데, 등 폄근과 힙 폄근에 의해서 만들어지고 복근에 의해서 지지된다. 복근은 단단한 면을 제공하는 것과 전체 등에 걸친 폄을 배분하는 것을 돕는데, 허리 부위에만 힘을 집중하는 것이 아니라, 각각의 척추 관절을 작용하게 한다.

나는 고무 같은 척추를 갖고서 이 운동을 잘하려고 애를 쓰는 많은 젊은 무용수를 보아 왔다. 나는 고무 같은 척추를 갖는 복을 갖지 않았는데, 특히 지금 내 몸은 60을 향해서 달리고 있다. 그러나 나는 많은 젊은이와 더 유연하게 움직이는 사람들보다 이 운동에서 더 높게 더 잘 흐르는 동작을 만들 수 있다. 몸이 자유롭게 전방 다이빙으로 갈 때 이용할 수 있게 되는 막대한 에너지를 활용하는 수년 간 수련을 통해서 성공을 만든다. 몸을 안정되게 유지하고, 모든 필요한 근육을 활성화 시켜라. 그리고 척추에 있는 모든 척추 관절뿐만 아니라, 힙 관절과 심지어 어깨관절의 범위를 극대화 시켜라.

이미지화 하기

공기가 가득 찬 커다란 타이어가 앞뒤로 구르는 것을 상상해라. 공기가 빠졌다면, 삐걱거리는 움직임을 만들고, 어떤 시기에 설 것이다. 그렇게 몸도 마찬가지다: 비록 등 폄근과 힙 폄근이 인게이지 되었다 하더라도, 몸통이 아크 모양으로 단단하게 유지되지 않는다면, 그것은 섰다가 출발할 것이다. 많은 관절과 근육은 이러한 아름다운 모양을 만들기 위해서 조화롭게 일을 한다.

- □ 운동 내내 복근을 인게이지 시켜라.
- □ 움직임의 운동량과 부드러움을 극대화 시켜라.
- □ 몸의 아크 모양을 유지해라.

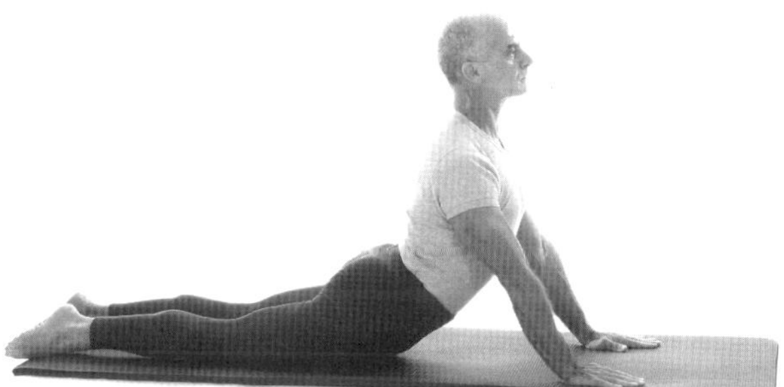

《들이쉬기》 엎드려서 손을 어깨 밑에, 팔꿈치를 매트에 대라. 복근을 수축시키고 등을 펴라. 팔꿈치를 몸 옆에 두고, 팔을 펴서 아크 자세가 되게 높게 들어 올려라.

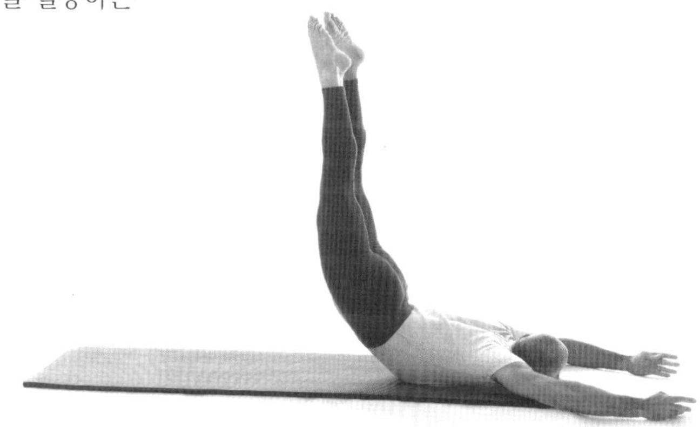

《내쉬기》 팔을 풀어서, 몸을 매트를 향해서 앞으로 떨어뜨려라. 팔을 귀에 붙여, 머리 앞으로 뻗고, 다리를 천장을 향해서 위로 뻗어라.

앞쪽으로 첫 번째 떨굴 때 팔을 구부려서 손을 이마에 댔다가 다음 단계에서 몸을 뒤로 흔들 때 팔을 펴는 것이 도움이 된다. 이렇게 시작했다가, 팔은 머리 위로 펴서 그대로 있어라.

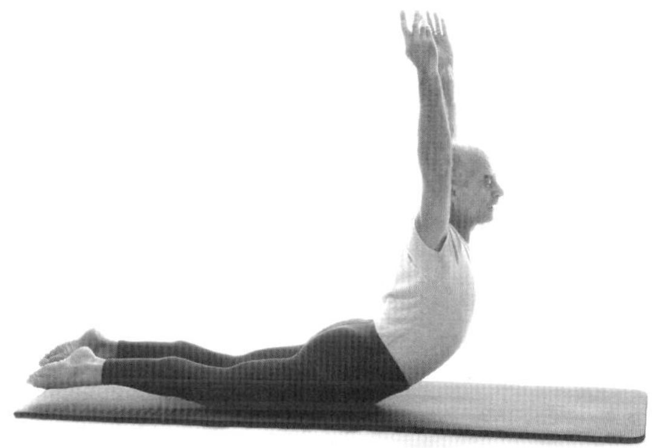

《들이쉬기》 몸통을 세워 아크 모양으로 뒤쪽으로 흔들고, 팔을 천장으로 뻗고 다리는 내린다. 운동량을 유지해서 계속 흔들고, 각 반복에서 다리와 팔의 높이를 늘려라.

마지막 반복에서, 팔을 밑에 놓고 지지된 아크 자세로 되돌아 가라. 팔을 구부려서 엎드린 자세로 몸을 내린다.

매트

기초 / Foundation

초급

근육 포커스

- 하부 등 폄근

목적

- 등과 어깨의 이완
- 신체 휴식
- 등 근육의 스트레치, 특히, 허리

레스트 포지션(휴식 자세)

Rest Position

이 자세는 일반적으로 등 펴기 운동 이후에 한다. 휴식 자세는 필요한 멈춤이며, 그 뿐만 아니라 매트 운동 순서에서 이어지는 운동으로 가기 위한 좋은 전환으로 사용된다. 무릎을 꿇은 자세에서, 상체를 허벅지 위로 덮어라. 골반이 뒤꿈치 쪽으로 가라앉게 하고, 목, 어깨, 및 허리 근육을 이완시켜라. 이 자세는 요가의 어린아이 포즈와 비슷하다.

이미지화 하기

다리 위로 등이 펼쳐지고 녹아 내리는 것을 상상해라. 등과 골반 및 어깨는 허벅지를 덮고, 매번 호흡을 할 때마다 등은 가쪽으로 확장되면서 깊게 이완된다.

□ 자연스럽고 깊게 호흡해라.

□ 골반이 뒤꿈치 쪽으로 가라앉게 해라.

□ 눈을 감는 것이 편안하게 느껴진다면 그렇게 해라.

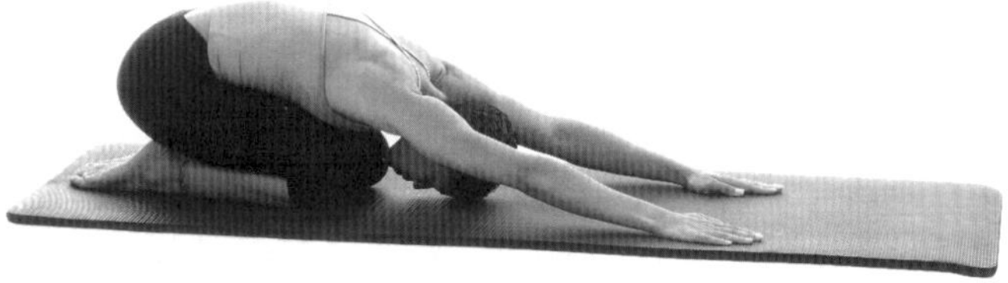

무릎을 꿇고서 허벅지에 가슴을 대고 골반을 뒤꿈치에 올려 놓아라. 이마를 바닥에 대고 팔은 앞으로 뻗거나 몸 옆에 두는데, 편안하다고 느껴지는 어디라도 좋다. 편안함이 핵심이다.

변형 / VARIATION

기존 무릎 질환이 있는 경우, 골반과 다리 사이에 쿠션을 끼워서 무릎이 심하게 굽혀지지 않게 해라. 등이 아프거나 다른 불편함이 있는 경우, 큰 공 위로 몸을 엎드려서 덮을 수 있다. 이렇게 하는 것은 몸통을 받혀 주어서 무릎과 힙 그리고 등으로 가는 스트레스를 줄여줄 것이다.

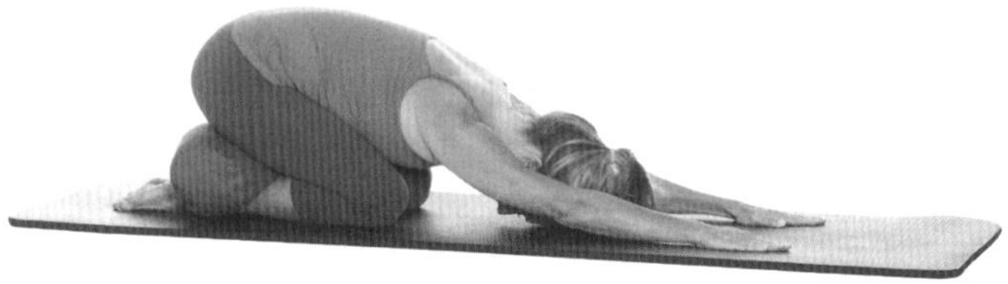

5

| 제 5 장 |

유니버설 리포머

/ Universal Reformer

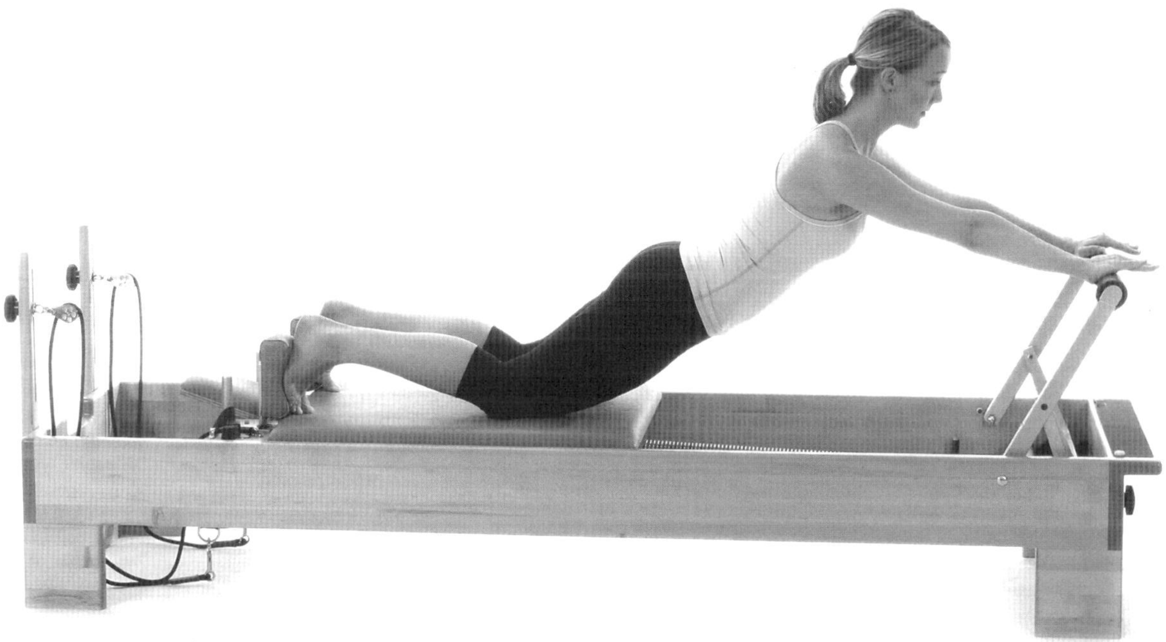

간단한 리포머로

알려져 있는 유니버설 리포머는 의심할 여지 없이 필라테스에 있어서 가장 쉽게 알아볼 수 있고, 인기 있는 장비의 일부이다. 이 장비의 영역은 무한하지만, 우리 자신의 창조성과 인체에 관한 지식에 의해서 제한된다. 그것은 시대를 훨씬 앞선 천재의 창조물이다. 리포머에서 시행되는 움직임은 초급부터 극도로 상급까지 다양하다; 그것들은 모든 상상할 수 있는 자세에서 그리고 모든 가능한 목적을 위해서 실행된다. 이러한 다양성은 그 방식 자체의 귀감이 된다.

필라테스 기구의 각 부분은 특수한 장점과 독특한 모양을 갖고 있다. 좋은 목수가 스크류의 머리에 따른 정확한 스크류 드라이버를 선택하는 것과 똑같이, 필라테스 기구의 선택도 동일하다—기구는 가까이에 있는 업무에 잘 맞아야만 한다. 예를 들어, 리포머는 발 운동을 시행하기에 가장 사용하기 쉬운 기구이다; 그것은 인체를 편안하고, 체중을 받지 않은 바로 누운 자세로 두어서 균형 잡힌 근육 동원을 용이하게 해준다. 리포머 위에서 발 운동을 수행하는 것은 캐딜락 또는 운다체어에서 동일한 운동을 하는 것보다 힘이 덜 들고, 골반과 몸통의 안정은 비록 모든 기구에서 강조되지만, 리포머에서 제일 쉽게 이뤄질 수 있다. 또한 리포머는 지도자에게 정렬과 근육 동원을 관찰하고, 교정하기 위한 좋은 상황을 제공해 준다.

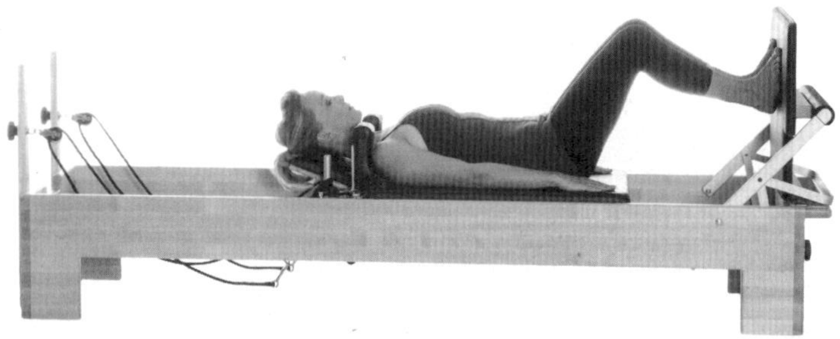

리포머에서 할 수 있는 상체 운동들은 그 다양성과 광범위함에 있어서 타의추종을 불허한다. 엉덩이 굽힘근, 햄스트링, 모음근을 위해서 리포머에서 시행되는 스트레치는 다른 기구에서 효과적으로 복제될 수 없다. 리포머는 다수의 인체 자세 및 저항 옵션들을 갖고서, 전체 동작 범위를 손쉽게 수용한다.

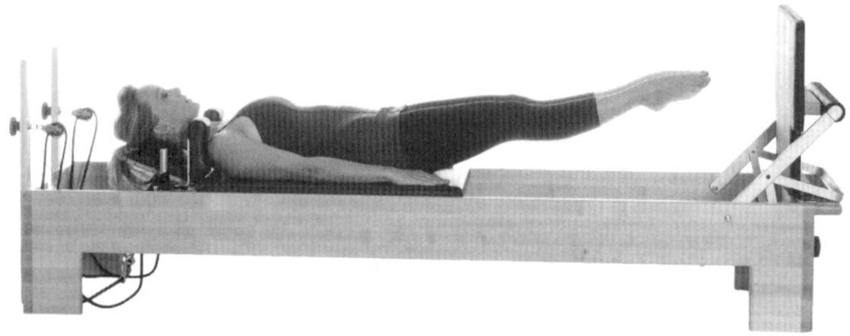

리포머에 독특한 점핑 운동은 트램펄린에서와 같이, 문자 그대로 점프보드(발판; foot platform이라고도 불림)에서 점핑동작을 하는데, 바로 누워서 한다. 점프보드는 점핑을 연습하기 위한 점프보드를 사용하거나 더 높은 난이도를 달성하기를 좋아하는 운동선수와 무용수 및 피트니스 열광자들을 위한 운동을 제공한다. 그러나, 그것은 또한 풋바(foot bar)에 발을 놓기가 힘든 사람들에 의해서 사용될 수 있다.

발 운동
Foot Work

발 운동은 필라테스 운동의 기초 부분이다. 그것은 리포머, 캐딜락 및 운다체어에서 할 수 있다. 일관성을 갖기 위해서, 나는 각각의 기구에서 동일한 포괄적인 발 운동 루틴을 가르친다. 블록 시스템에서, 발 운동은 일반적으로 웜업에 이어지는데, 왜냐하면 발 운동을 웜업의 연장으로 보고 있어서, 그 세션의 주된 부분으로 가기 위한 전환을 제공한다. 비록 그것을 발 운동이라 이름 붙였지만, 그것은 명백히 전체 다리를 포함한다. 사실상, 그것은 전신을 포함한다.

처음에 골반과 척추의 자세에 초점을 두어라. 이것이 그 운동의 기초를 형성하기 때문이다. 나는 발 운동 내내 중립골반과 중립 척추를 유지하는 것을 추천한다. 그러나, 이러한 이상은 항상 이뤄질 수 없다. 특수한 경우—척추과다전만이 있고, 허리근육이 비대한 경우— 올바른 근육 활성화를 위하고, 과도한 긴장을 피하기 위해 중립골반과 척추에서 벗어나는 것이 최선일 수 있다.

골반과 몸통 자세는 발 운동 내내 본질적으로 동일하다. 변하는 양상은 발과 다리의 자세이다. 하체 근육은 코어가 일정하게 유지되는 동안 미묘하게 다른 방식으로 도전을 받는다. 이 블록 안에서 근육 활성화에 대한 초점은 힙 폄근과 무릎 폄근인데 특히, 햄스트링에 치우쳐 있다. 더 크고 일반적으로 더 강한 넙다리네갈래근(대퇴사두근)의 아주 강한 성질 때문에, 햄스트링을 확실히 인게이지* 시키는 것이 중요하다. 나는 힙 폄근인 볼기근들을 이 운동 동안 이완시키는 것을 좋아한다. 이것은 부드럽고 제한받지 않은 힙 움직임을 허용하고 중립골반 자세를 유지시킬 가능성을 높여 준다.

다리를 펴고 굽히는 동안 동심 및 원심 수축 모두에 초점을 맞춰라. 다리를 굽히는 동안, 원심 수축은 종종 간과된다. 이러한 이중 초점은 우리의 매일 활동들 내내 계속적으로 이용되는 동심 및 원심 수축 모두에서처럼, 필라테스는 기능적인 훈련을 위한 훌륭한 방법이다. 발 운동을 할 때, 나는 다리를 완전히 펴는 것을 권장한다. 무릎이 고정되는 것을 두려워해서 다리를 완전히 펴지 않고 멈추는 경향이 있다. 다리를 완전히 펴지 못하는 것은 근육과 신경근육 문제로 이끌 수 있다. 근육들은 그것들의 범위에서 마지막 몇 도 안에서 강화되지 않을 뿐만 아니라, 다리를 완전히 편다는 감각은 기억에서 점점 사라져 버리고, *거의* 직선을 *완전히* 직선처럼 느끼기 시작한다. 무릎관절은 완전한 폄에 도달되게 만들어 졌고, 그래서 그것을 최대 잠재력까지 사용돼야만 한다. 발끝과 발목과 무릎을 곧게 펴느라 파워하우스를 제대로 사용하지 못해서는 안 된다.

이 책의 운동 설명에 있어서, 나는 때때로 복근에서 다리를 펴는 것, 또는 반대로 다리를 안으로 당기는 것을 언급한다. 해부학적으로, 이것은 명백히 정확하지 않다 — 복근과 다리 사이에 근육 연결은 없다. 그러나, 개념적으로, 펴고 굽힐 때 다리 움직임은 파워하우스에서 나온다. 골반 그릇 심부—본질적으로 내적 지지 시스템(ISS)의 근육들을 동원하는 것—다리를 밖으로 밀거나 당기는 것을 생각하는 것이 안정된 기초와 부드럽고 흐르는 듯한 움직임을 권장한다. 나는 ISS를 스팀 엔진으로, 그리고 다리를 그 엔진에 의해서 움직이는 크랭크라고 상상하는 것을 좋아한다. 이 이미지는 바람직한 움직임 패턴을 만들 뿐만 아니라 워밍업 느낌을 만드는 것을 돕는다.

발 운동은 체력과 유연성과 안정, 정렬, 대칭 및 움직임 습관들에 관한 아주 많은 정보를 강사와 학생들에게 제공한다. 여러 방식에서 발 운동은 걸음걸이 사이클을 닮았고 그것은 사람이 걷고 달리는 방식에 통찰력을 준다. 그것은 매력 있는 연구 분야여서 다양한 각도에서 관찰해야만 한다.

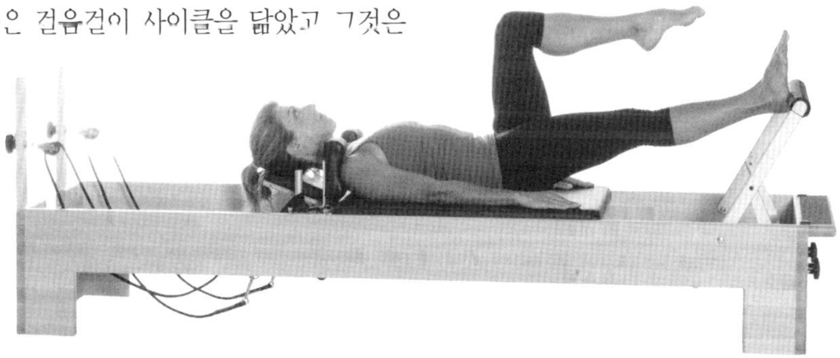

패럴러 힐(뒤꿈치 평행)
Parallel Heels

근육 포커스
- 햄스트링
- 넙다리네갈래근

목적
- 힙 폄근과 무릎 폄근의 강화
- 큰 근육군을 사용한 웜업
- 골반-허리 안정 개발

저항
Resistance

약 중 강

뒤꿈치 자세는 두 가지 주요한 이점을 갖는다. 첫째, 그것은 처음에 발의 복잡한 역학을 그 등식에서 부분적으로 제외시키면서, 다리를 사용하고 정렬하게 해준다. 발이 비록 기초지만, 그것은 조용히 남아 있는다; 움직임은 일차적으로 발목, 무릎 및 힙 관절에서 발생한다. 뒤꿈치에 체중을 거는 두 번째 이점은 다리를 펼 때 햄스트링과 더 손쉽게 연결을 할 수 있다는 것이다.

여러 뒤꿈치 자세에서, 발은 조용히 남아 있어야 하는데, 마치 그 밑에 바닥이 있는 것과 같다. 피벗점은 발목 관절이다; 대조적으로, 그 발이 최대 발등굽힘에 있다면, 그 발목은 안정되어 있으며 그 발은 뒤꿈치에서 앞뒤로 흔들릴 것이다.

이미지화 하기

뒤꿈치를 좌골에 연결한 고무밴드를 상상해라. 다리를 펴면, 밴드는 늘어나서, 뒤꿈치와 좌골 사이에 강한 당김을 만든다. 일단 다리가 펴졌다면, 다리를 펴고 있으려는 시도에 불구하고, 고무밴드는 근육의 힘을 넘어서서 뒤꿈치를 뒤쪽으로 당긴다고 생각해라. 이 내적 저항을 만드는 과정은 원심 수축을 확대한다.

□ 중립 척추와 골반을 유지해라.

□ 햄스트링으로 움직임을 시작해라.

□ 마치 바닥에 서 있듯이, 발을 약간 발등굽힘으로 하고, 가만히 유지해라.

□ 발목을 움직임의 피벗점으로 사용해라.

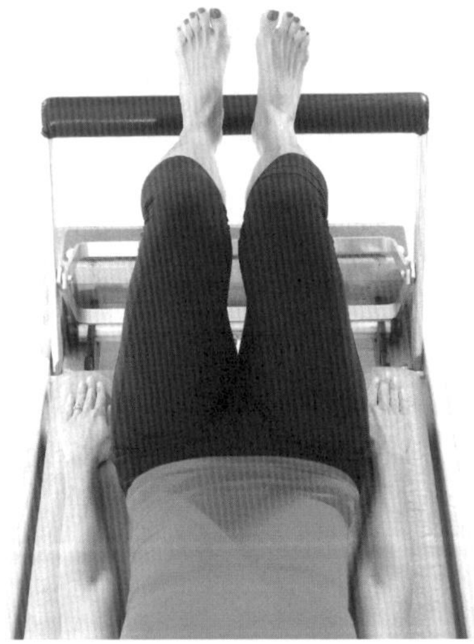

뒤꿈치 평행 자세는 발목, 무릎 및 힙 관절들을 모두 사용하게 해준다.

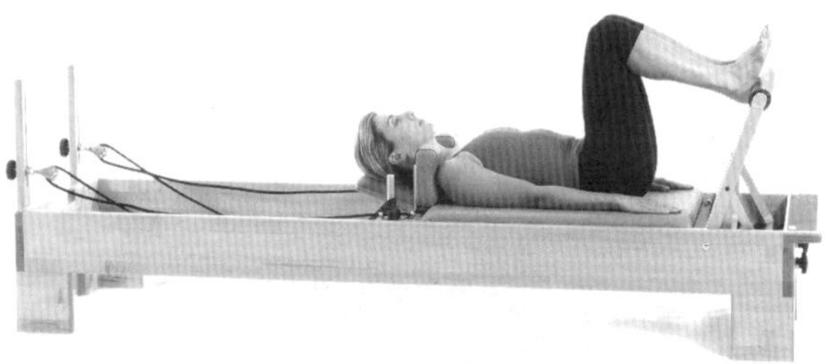

《들이쉬기》 중립 척추 자세로 바로 누워서 뒤꿈치를 풋바에 대서 5–10 cm 벌리고 다리를 평행으로 만든다. 팔의 긴장을 풀어 몸 옆에 두고, 어깨를 어깨레스트에 꽉 붙게 자리를 잡는다. 머리를 헤드레스트에 댄다 (긴장 없는, 최적 척추 정렬을 만들도록 조정한다).

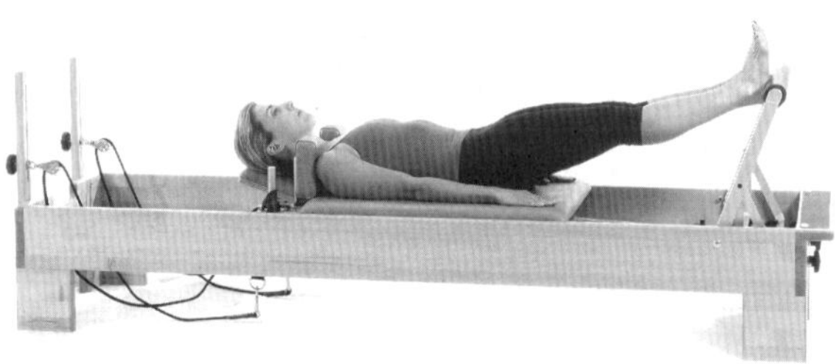

《내쉬기》 다리를 완전히 펴고, 힙과 무릎을 펴고 있는 동안 골반과 몸통의 안정을 유지해라.

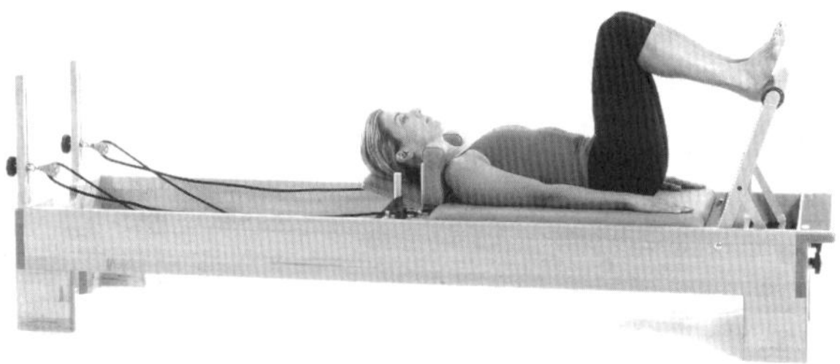

《들이쉬기》 무릎을 구부리고 힙을 굽혀서, 스토퍼 쪽으로 되돌아 가는데, 움직임을 멈추거나 스토퍼에 부딪히지 말아라. 줄곧 발과 풋바 사이의 일정한 각도를 유지해라.

패럴러 토우(발가락 평행)

Parallel Toes

리포머

발 운동 / Foot work

초급

근육 포커스

- 햄스트링
- 넙다리네갈래근

목적

- 힙 폄근과 무릎 폄근 및 발의 강화
- 큰 근육군을 사용한 웜업
- 발, 다리 및 연관 관절들의 정렬
- 골반-허리 안정 개발

저항
Resistance

약 중 강

리포머와 캐딜락 및 운다체어에서 발가락 자세로 발 운동 동안, 발은 활성적으로 남아 있으면서, 일정한 발바닥굽힘 각도를 유지해야만 한다 (여기서 발바닥굽힘 각도는 무릎이 완전히 펴 있을 때 얻어질 수 있는 최대 발바닥굽힘에 의해 결정된다). 무릎을 굽히는 동안, 풋바에 대한 발의 각도를 동일하게 유지하고, 뒤꿈치를 가만히 두고서 발목 관절에서 피벗을 해라 (발허리-발가락 관절이 아니다). 특히, 무용수들 사이에서, 그 움직임 동안 최대 발바닥굽힘을 유지하는 경향이 있다. 이것은 발의 볼에서 앞 · 뒤로 흔들리게 만들고, 피벗점으로서의 발목을 제거한다.

발의 볼과 발가락으로 밀 때 압력이 발 앞쪽 전체에 균등하게 배분돼야만 한다. 발가락은 풋바 주위를 부드럽게 감싼다.

발가락 자세들은 뒤꿈치 자세들보다 더 힘들다. 그것들은 더 많은 관절들이 관여되어, 더 복잡할 뿐만 아니라, 발을 더 높이 올리기 때문에 더 큰 저항이 발생한다. 다리를 펴면서 뒤꿈치를 떨어뜨려서, 저항을 풀어 버리고, 그런 다음 다리를 굽히면서 뒤꿈치를 들어 올려, 발을 완전한 발바닥굽힘으로 만드는 경향이 있다. 이것은 일반적으로 체력이 약하고 저항이 너무 높을 때 생긴다. 저항을 낮추고 뒤꿈치를 가만히 유지하는데 초점을 맞춰라. 올바른 발 자세를 유지하기 위해서 낮은 저항으로 운동하는 것이 그 형태와 타협을 하고 체중을 싣기 위해서 선호된다.

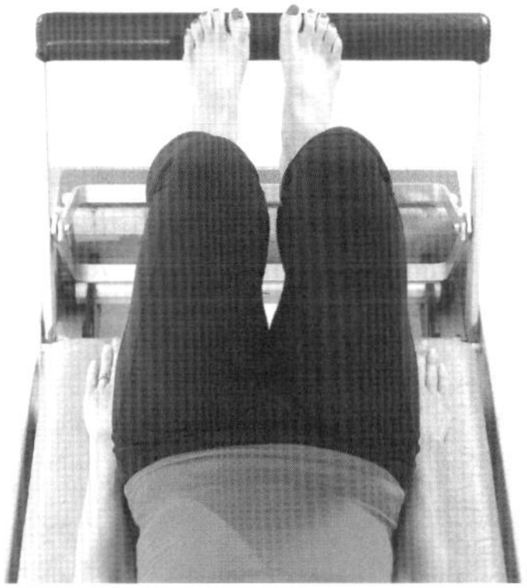

때때로 발을 밖으로 돌린다(뒤침/회외); 이럴 경우, 체중을 약간 더 발 안쪽에 두고 종아리근을 더 인게이지를 증가시킨다. 드물게 발을 안쪽으로 돌린다(엎침/회내); 이것을 고치기 위해서 발 바깥쪽에 체중을 더 주고 뒤정강근의 인게이지를 증가시킨다.

이미지화 하기

모든 발 운동 자세를 위해서 뒤꿈치를 좌골에 연결한 고무밴드를 상상해라. 발가락으로 밀 때, 마치 스프링보드를 밀어 튀듯이, 들어 올려진 감각을 느껴야만 한다.

- □ 햄스트링으로 움직임을 시작해라.
- □ 움직임 내내 뒤꿈치를 가만히 그리고 발의 각도를 일정하게 유지해라.

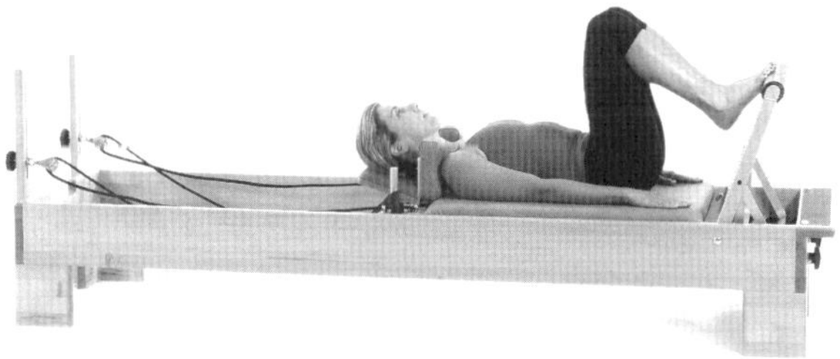

《들이쉬기》 중립척추 자세로 바로 누워서 발가락으로 풋바 주위를 부드럽게 싸고, 발을 5-10cm 벌리고 다리를 평행으로 만든다. 팔의 긴장을 풀어 몸 옆에 두고, 어깨를 어깨레스트에 꽉 붙여 자리를 잡는다. 머리를 헤드레스트에 댄다 (긴장 없는, 최적 척추 정렬을 만들도록 조정한다).

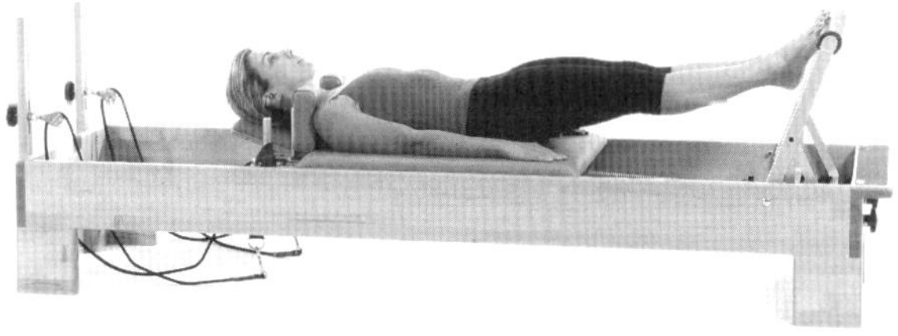

《내쉬기》 다리를 완전히 펴고, 힙과 무릎을 펴고 있는 동안 골반과 몸통의 안정을 유지해라.

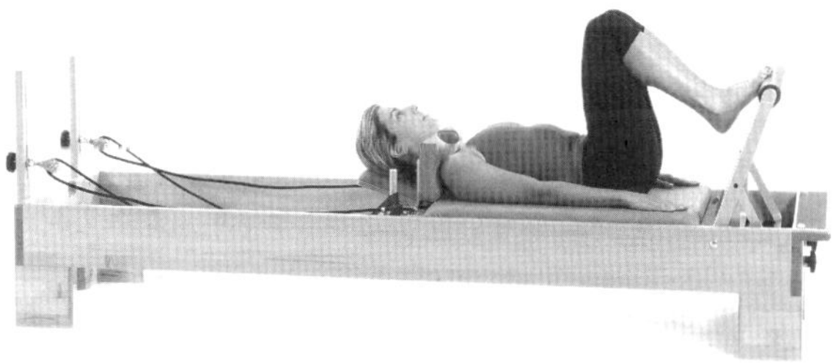

《들이쉬기》 무릎을 구부리고 힙을 굽혀서, 스토퍼 쪽으로 되돌아 가는데, 움직임을 멈추거나 스토퍼에 부딪히지 말아라. 내내 발과 풋바 사이의 일정한 각도를 유지해라.

브이 포지션 토우(발가락 V-자세)

V-Position Toes

근육 포커스

- 햄스트링
- 넙다리네갈래근

목적

- 힙 폄근과 무릎 폄근의 강화
- 큰 근육군을 사용한 웜업
- 발목 조절 개발
- 힙 모음근 인지 부여

저항
Resistance

약 중 강

이 운동에서 두 힙 관절 사이 힙의 외회전 정도는 대략 30° 정도로 크지 않은데, 그렇더라도 이것은 개인에 따라 어느 정도 다양할 것이다. 훨씬 큰 힙 외회전(턴아웃)을 갖고서 운동하는데 익숙해 온 무용수들은 이 자세를 발레의 첫 자세에 비교하면 안 된다—그것은 아니다. 그것은 전통적 필라테스 자세로서 군인의 차려 자세에 보다 정확하게 비교될 수 있다. (무용수들은 턴아웃에 쓰이도록 특별히 채택된 운동들을 더할 수 있지만, 그것은 일반적인 것은 아니다.)

발가락 평행 자세에서 발 사이의 거리를 바꾸지 않고서 간단히 뒤꿈치를 서로 붙여서 정확한 자세를 만들 수 있다. V 자세는 일반적으로 발가락으로만 행해져서, 발가락 평행 자세에서 아주 매끄럽게 그것으로 전환을 만드는 것을 주목해라.

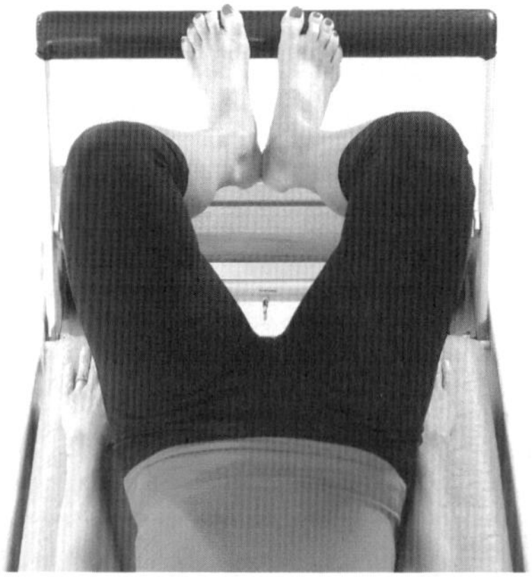

V 자세는
최대 힙 외회전이라기 보다,
편안한 외회전을
제공한다.

이미지화 하기

다리를 펴는 동시에 그것들을 함께 짜는 것을 생각해라.
마치 큰 공 또는 풍선을 다리 사이로 잡고 있는 것과 같다.

□ 햄스트링으로 움직임을 시작해라.

□ 뒤꿈치를 서로 짜는 동안 움직이지 말아라.

□ 다리를 완전히 펴는데, 넙다리네갈래근과 햄스트링의 협력-수축에 초점을 맞춰라.

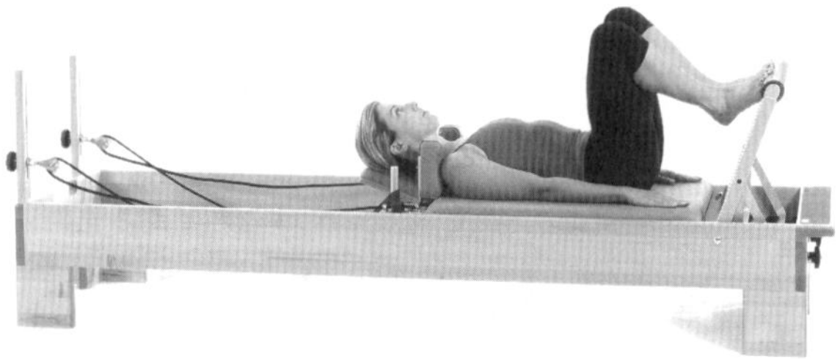

《들이쉬기》 중립척추 자세로 바로 누워서 발가락을 풋바에 대고, 5–10 cm 벌리고 뒤꿈치를 붙여서 발을 V 자세로 만든다. 팔의 긴장을 풀어 몸 옆에 두고, 어깨를 어깨레스트에 대라. 머리를 헤드레스트에 댄다 (긴장 없는, 최적 척추 정렬을 만들도록 조정한다).

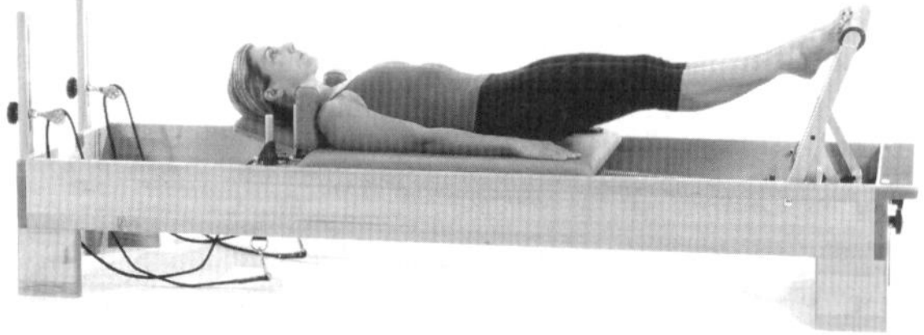

《내쉬기》 다리를 완전히 펴고, 힙과 무릎을 펴고 있는 동안 나머지 몸의 안정을 유지해라.

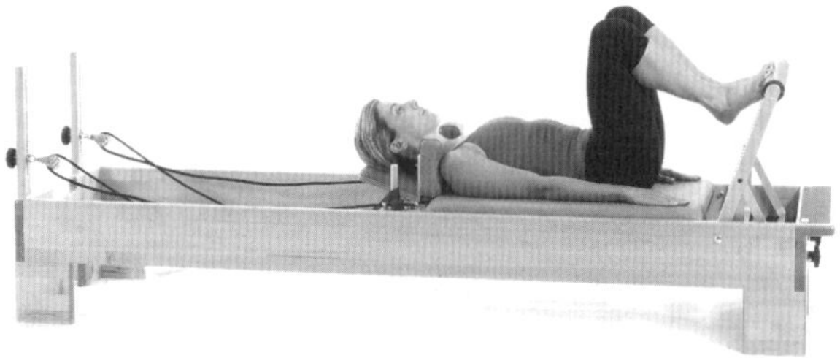

《들이쉬기》 무릎을 구부리고 힙을 굽혀서, 스토퍼 쪽으로 되돌아 가는데, 움직임을 멈추거나 스토퍼에 부딪히지 말아라. 내내 발과 풋바 사이의 일정한 각도와 동일한 힙 회전 정도를 유지해라.

오픈 브이 포지션 힐(벌린 뒤꿈치 V-자세)

Open V-Position Heels

근육 포커스

- 햄스트링
- 넙다리네갈래근
- 힙 모음근

목적

- 힙 폄근과 무릎 폄근의 강화
- 힙 모음근 조절
- 힙 관절 동작 범위 증가
- 큰 근육군을 사용한 웜업

저항 Resistance: 약 — 중 — 강

뒤꿈치와 발가락 모두의 넓은 V 자세들은 전통적인 필라테스 레퍼토리에서 온 것은 아니지만, 유용한 이점을 제공한다. 그것들은 힙 관절을, 힙 벌림과 외회전 둘 다의 면에서, 대부분의 사람들이 익숙해 왔었던 것보다 더 넓고, 보다 도전적인 동작 범위로 가게 한다. 힙 관절의 최적 기능을 유지하고 얻는 수단으로 이 범위를 탐험할 것을 권한다. 이러한 벌린 V 자세들은 무용수들에게 (그리고 비슷한 움직임을 사용하는 다른 운동선수들에게) 그들의 테크닉을 교정하고 이 범위 내에서 힘을 개발하게 해 준다.

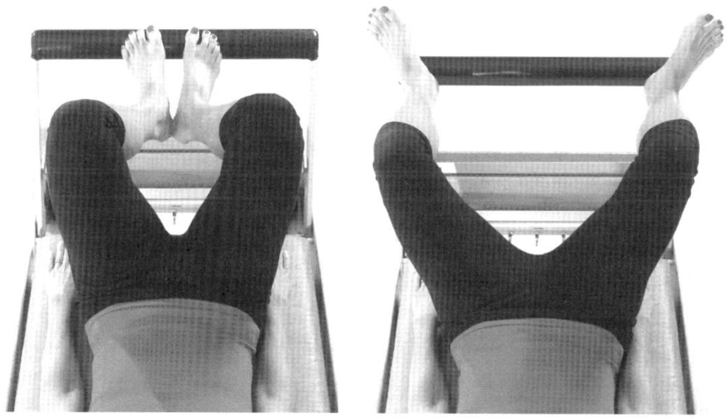

발가락 V-자세의 모양을 (일관된 힙 외회전) 유지하는 자세를 찾은 다음, 다리를 넓게 벌리는데 풋바의 바깥쪽으로 발을 놓을 것을 제안한다.

이미지화 하기

발가락 V-자세에서처럼, 다리를 펴는 동시에 그것을 함께 짜는 것을 상상하는데, 다리를 펴고 굽히는 동안 힙 모음근들의 관여를 강조해라. 무릎을 굽힐 때, 대각선 에너지 선을 따라 몸 옆 바깥으로 그것들을 뻗는다고 생각해라.

- □ 힙 모음근들의 인게이지에 초점을 맞춰라.
- □ 발을 부분적으로 발등굽힘 시켜서 가만히 유지해라. 마치 바닥에 서 있듯이.
- □ 힙과 무릎과 발의 선을 맞춘, 다리의 올바른 주행 경로를 유지해라.

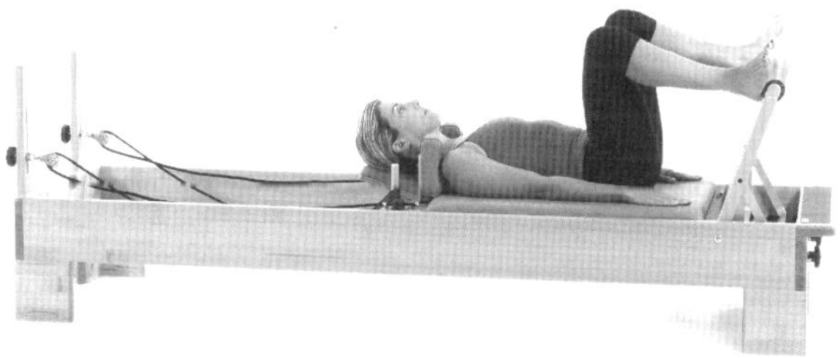

《들이쉬기》 중립 척추로 바로 누워서, 뒤꿈치를 각각 풋바 끝에 대고, 힙을 외회전 시켜서, 다리로 열린 V 자세를 만든다. 팔의 긴장을 풀어 몸 옆에 두고, 어깨를 어깨레스트에 꽉 대라. 머리를 헤드레스트에 댄다 (긴장 없는, 최적 척추 정렬을 만들도록 조정한다).

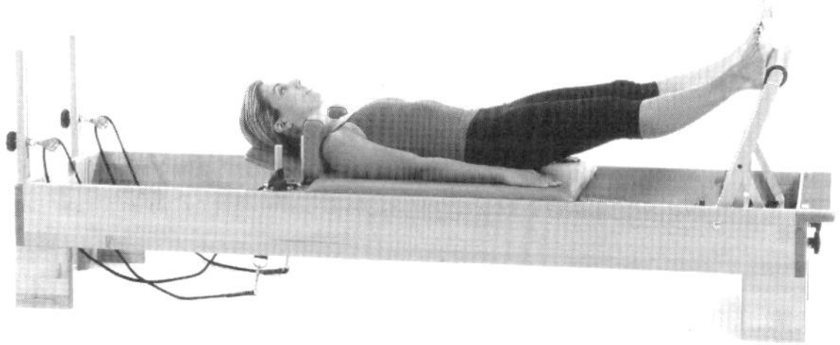

《내쉬기》 다리를 완전히 펴고, 힙과 무릎을 펴는 동안 골반과 몸통의 안정을 유지해라.

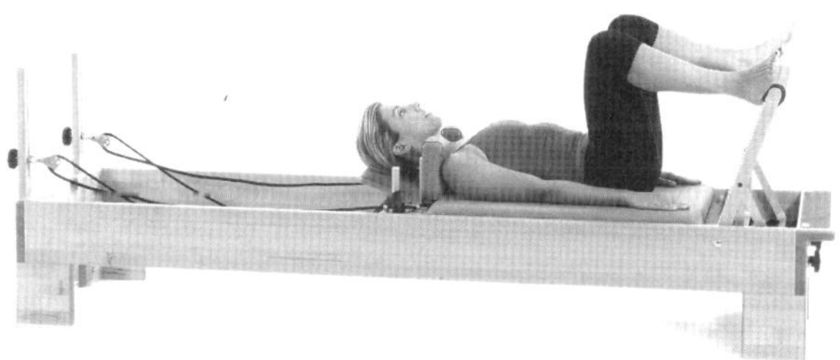

《들이쉬기》 움직임을 멈추거나 스토퍼에 부딪히지 않게 스토퍼 쪽으로 되돌아 가라. 줄곧 발과 풋바 사이의 일정한 각도와 동일한 힙 외회전 정도를 유지해라.

오픈 브이 포지션 토우(벌린 발가락 V-자세)

Open V-Position Toes

근육 포커스
- 햄스트링
- 넙다리네갈래근
- 힙 모음근

목적
- 힙 폄근과 무릎 폄근의 강화
- 힙 모음근과 발 조절 개발
- 힙 관절의 동작 범위 증가
- 큰 근육군을 사용한 웜업

저항
Resistance
약 중 강

이 넓은 발가락 V 자세는 발 운동 블록 중에서 가장 복잡한 자세인데, 그것은 힙과 무릎 관절들 및 발에 대한 막대한 조절을 요하기 때문이다. 게다가, 그것은 힙 관절에 가장 많은 스트레치 그리고 햄스트링과 넙다리네갈래근(대퇴사두근)을 위한 난이도 있는 각도를 제공한다. 무용수들은 이 자세가 특히 친밀하고 이득이 된다는 것을 알 것이지만, 많은 사람들은 힙 관절이 이 "벌림"에서 이득을 얻을 수 있다.

이미지화 하기

이전의 발 자세들에서 사용된 고무밴드, 스프링보드 및 펴면서-짜는 개념을 이용해라. 게다가, 벌린-다리 스쿼트의 이미지가 힙 관절의 긴장을 풀고, 골반 벌림과 이완 느낌을 만드는데 도움을 줄 것이다.

□ 다리를 완전히 펴라.

□ 움직임 내내 뒤꿈치를 가만히 두어라.

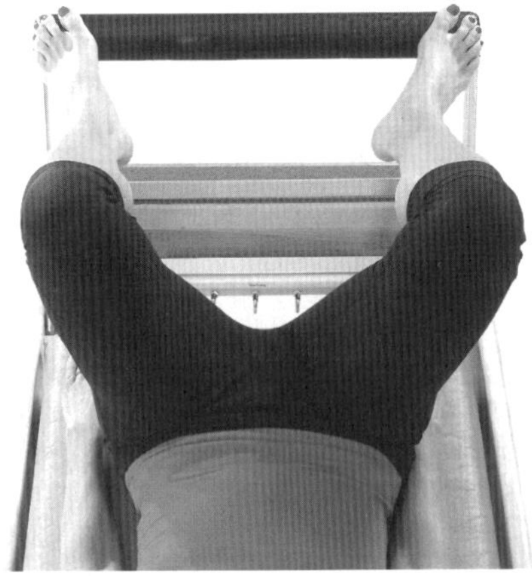

이 운동 동안 안쪽넓은빗근(VMO)이 명백하게 느껴지며 강화될 수 있다 (종종 무릎에 대한 교정 작업의 목표이다).

□ 힙과 무릎과 발의 선을 맞추고, 다리의 올바른 주행 경로를 유지해라.

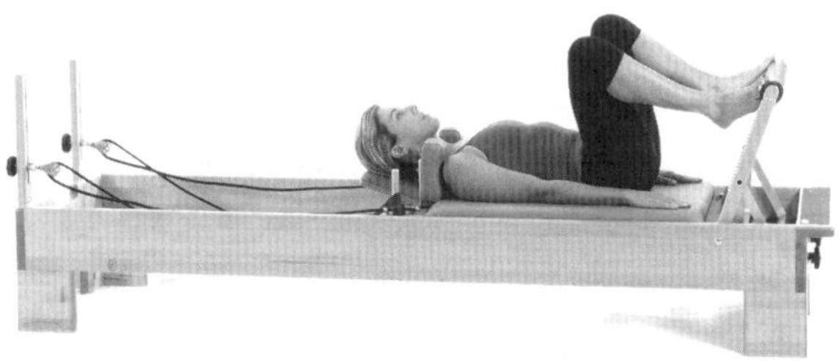

《들이쉬기》 중립척추로 바로 누워서, 발가락을 풋바 끝에 대고, 힙을 외회전 시켜서, 다리로 벌린 V 자세를 만든다. 팔의 긴장을 풀어 몸 옆에 두고, 어깨를 어깨레스트에 꽉 대라. 머리를 헤드레스트에 댄다 (긴장 없는, 최적 척추 정렬을 만들도록 조정한다).

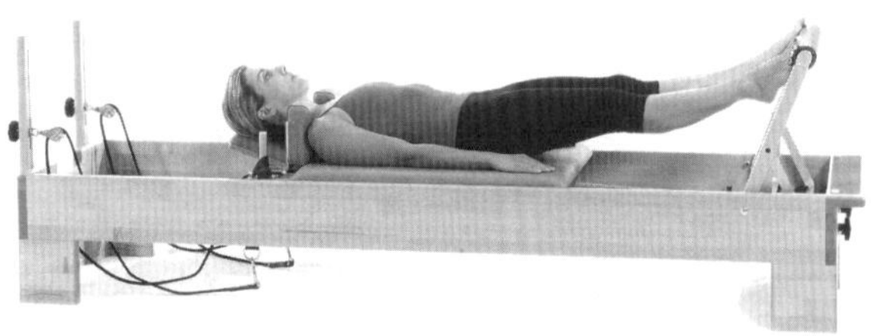

《내쉬기》 다리를 완전히 펴고, 힙과 무릎을 펴는 동안 골반과 몸통의 안정을 유지해라.

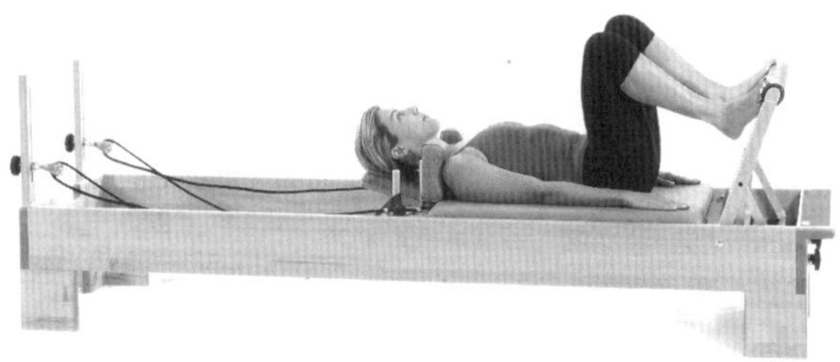

《들이쉬기》 움직임을 멈추거나 스토퍼에 부딪히지 않게 스토퍼 쪽으로 되돌아 가라. 줄곧 발과 풋바 사이의 일정한 각도와 동일한 힙 외회전 정도를 유지해라.

카프 레이즈(장판지 올리기)
Calf Raise

이것은 발의 힘과 동작 범위 개발을 위한 특출한 운동으로서, 발의 움직임에 기여를 하는 많은 근육들과 관절들을 포함한다. 또한 그것은 당신에게 발의 정렬을 교정하는데 초점을 두게 하는데, 걷기와 달리기, 다른 일상 움직임들, 그리고 많은 운동 추구에 아주 중요하다. 마라톤 선수에서 정확하고 효율적인 발 정렬의 중요성을 상상해라. 그는 한 시합에서 수천 번의 동일한 움직임 패턴을 반복하는데, 훈련 동안 수 없는 반복은 말할 것도 없다.

뒤꿈치를 내릴 때 원심 수축에 특별히 관심을 두어라. 뒤꿈치를 떨어뜨려서 스프링의 당김에 굴복하지 말아라; 대신, 당김에 저항을 하고 끝 범위에서 발을 능동적으로 발등굽힘을 만들어라. 최대 발바닥굽힘에 도달할 때, 발의 안쪽 또는 바깥쪽으로 구르는 경향을 피해라. 체중을 발가락 전체에 균형 잡히게 배분시키고, 발목 관절의 범위를 제한하고 올바른 정렬을 유지하는 것이 더 높이 올라가서 중심선에서 틀어지는 것보다 좋다.

이미지화 하기

풋바를 몸에서부터 멀리 미는 이미지가 바람직한 발바닥굽힘 양을 이루는 것을 돕는다. 몸이 더욱 더 안정될수록 특히, 골반이 각각의 미는 것이 더욱 더 파워풀 할 것이다. 50%의 체중이 엄지발가락 주위에 나머지 50%가 남아 있는 발가락들에 그것의 크기에 따라 균등하게 배분된다고 생각해라. 이것은 근사치이지만, 좋은 이미지를 제공한다.

□ 발목의 전체 동작 범위를 사용해라.

□ 힙, 무릎 및 발의 올바른 주행 경로를 유지해라.

□ 발을 정확하게 일직선으로 만드는데,
목말밑관절에 초점을 맞춰라.

□ 내릴 때 발을 능동적으로 발등굽힘을 만들어라.

근육 포커스

- 발바닥굽힘근들

목적

- 발바닥굽힘근의 강화
- 발 조절 및 올바른 정렬의 개발
- 아래쪽 다리 근육들의 웜업

저항
Resistance

약 중 강

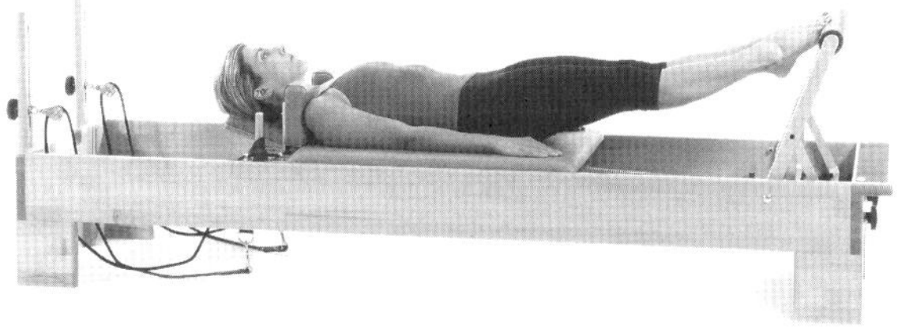

《들이쉬기》 중립척추 자세로 바로 누워서, 발가락으로 풋바 주위를 싸고 다리를 5–10 cm 벌려 평행으로 만든다. 팔의 긴장을 풀어 몸 옆에 두고, 어깨를 어깨레스트에 꽉 대라. 머리를 헤드레스트에 댄다 (긴장 없는, 최적 척추 정렬을 만들도록 조정한다). 다리를 완전히 펴라.

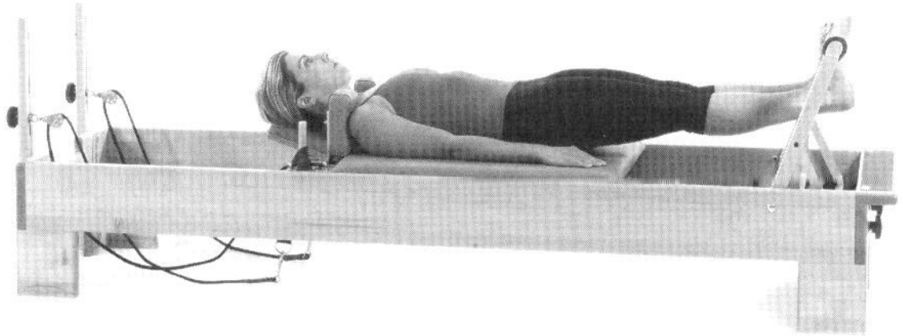

《내쉬기》 발을 발등굽힘으로 하는데, 뒤꿈치를 풋바 아래로 밀어라.

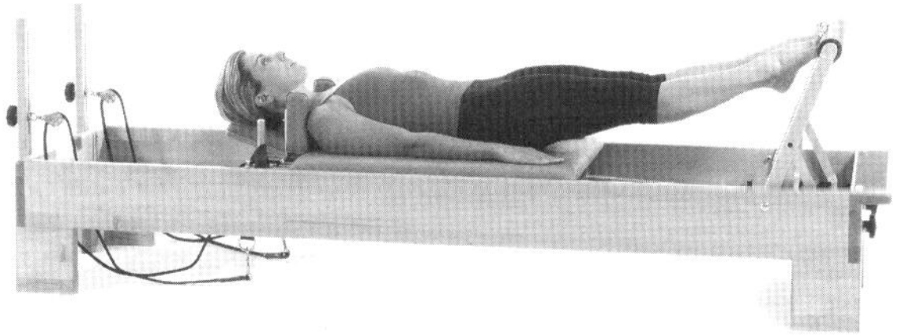

《들이쉬기》 발을 발바닥굽힘 시킨다.

프랜스(활보)

Prance

근육 포커스

- 발바닥굽힘근들

목적

- 발바닥굽힘근의 강화
- 발 조절 및 동작 범위 개발
- 골반–허리 안정 개발
- 아래쪽 다리 근육들의 웜업

저항
Resistance

약 중 강

리포머: 장딴지 올리기처럼, 이 운동은 다리를 똑바로 펴고 발을 최대 발바닥굽힘으로 놓고 시작한다. 한 발이 발등굽힘을 만들 동안 다른 하나는 발바닥굽힘을 만드는데, 둘 다 출발 자세로 되돌아 왔다가, 발의 역할을 바꾼다. 발을 바꾸기 전에, 다리를 완전히 펴고 양발은 최대 발바닥굽힘으로 만드는, 출발 자세로 가는 것이 중요한데, 각 사이클을 통해서 높이와 길어짐의 감각을 얻기 위함이다. 골반 안정과 발의 엄청난 운동은 이 운동에게 흐름, 상승 및 가벼움에 대한 바람직한 감각을 준다. 호흡 패턴 역시 바람직한 흐름을 만드는 것을 크게 돕는다.

이미지화 하기

이 움직임은 종종 무용 훈련에 사용되며, 말이 활보하는 이미지가 흔히 주어진다. 우아하고, 흐르는 듯하고, 자부심을 보이는, 멋진 무용수 또는 말이 똑바로 서서, 지면을 거의 닿지 않는 느낌을 얻는 것을 목표로 해라. 풋바의 또 다른 이미지는 트램펄린으로, 움직임에 들어 올림과 부력을 더하고 상방 솟구침을 강조한다.

- □ 움직임 내내 안정된 골반을 유지해라.
- □ 양발이 각자의 완전한 동작 범위 안에서 똑같이 일을 한다; 하나는 발바닥굽힘으로 들어 올리고, 다른 것은 밑으로 밀어서 발등굽힘으로 간다.

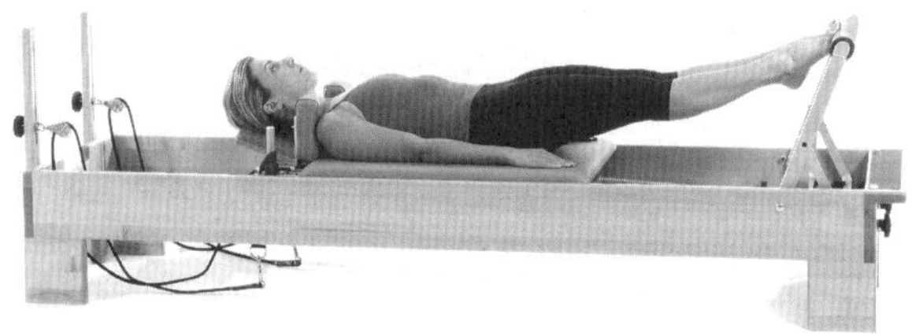

《들이쉬기》 중립척추 자세로 바로 누워서, 발가락으로 풋바 주위를 싸고 다리를 5–10 cm 벌려 평행으로 만든다. 팔의 긴장을 풀어 몸 옆에 두고, 어깨를 어깨레스트에 꽉 대라. 머리를 헤드레스트에 댄다 (긴장 없는, 최적 척추 정렬을 만들도록 조정한다). 다리를 완전히 펴라.

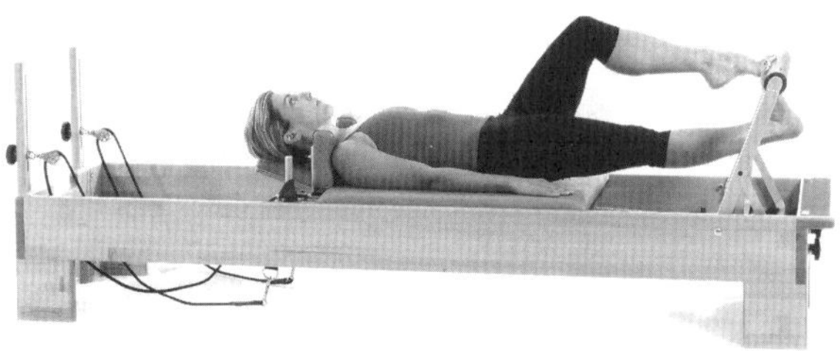

《내쉬기》 한 발을 발등굽힘으로 다른 것은 발바닥굽힘으로 만든다. 출발 자세로 전환한 다음 발을 바꿔라.

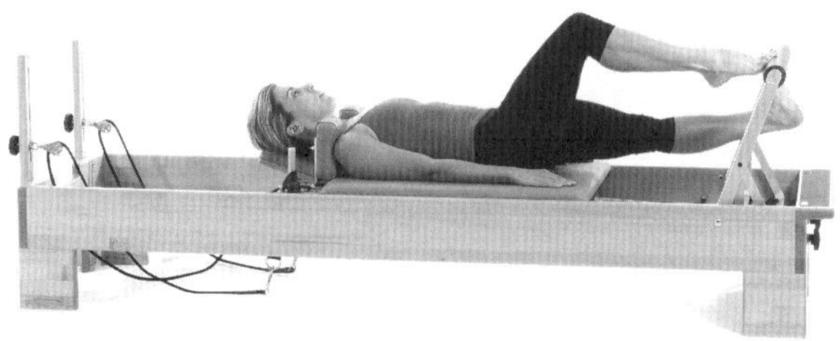

《들이쉬기》 이 사이클을 두 번 반복한다. 10번의 완전한 사이클을 반복한다.

프리헨서블(잡기)
Prehensile

중급

근육 포커스

- 햄스트링
- 넙다리네갈래근

목적

- 힙 폄근과 무릎 폄근의 강화
- 장딴지 근육의 스트레치
- 발 내재근의 스트레치

저항
Resistance

약 — 중 — 강

잡기 자세는 고전적인 필라테스 자세들 중의 하나이다. 그렇기는 하지만, 나는 그것을 하나의 독특하고 특수한 자세로 간주하고 있어서, 학생들의 훈련 초기에 그것을 반드시 권하지 않는다. 발의 특이한 자세 및 비교적 복잡한 움직임 패턴 때문에, 제대로 실행하기가 힘들다. 적절하게 사용될 때, 그것은 분명히 유용한 자세이다. 그것은 발의 근막 및 내재근들에 효과적인 스트레치를 제공한다. 발 운동의 일부로서 잡기를 할 때, 나는 활보 다음에 그것을 하라고 권한다.

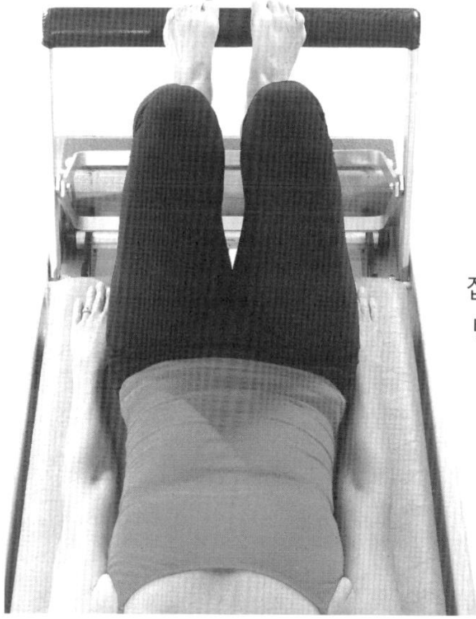

잡기 자세는 반사요법 압력점들과 연관된 부위에 압력을 가한다. 일부 사람들은 이것이 긴장을 풀어주고 치료 효과가 있다고 느낀다.

이미지화 하기

가장 효과적인 이미지는 새가 발톱으로 나뭇가지를 꽉 잡고 있는 이미지이다.

□ 장딴지 스트레치를 극대화 시키기 위해서 움직임 동안 뒤꿈치를 풋바 밑으로 계속 뻗어라.

□ 풋바 주위를 앞발로 싸서, 발의 윗면을 스트레치 해라.

□ 발가락을 모으지 말고 벌려서 유지해라.

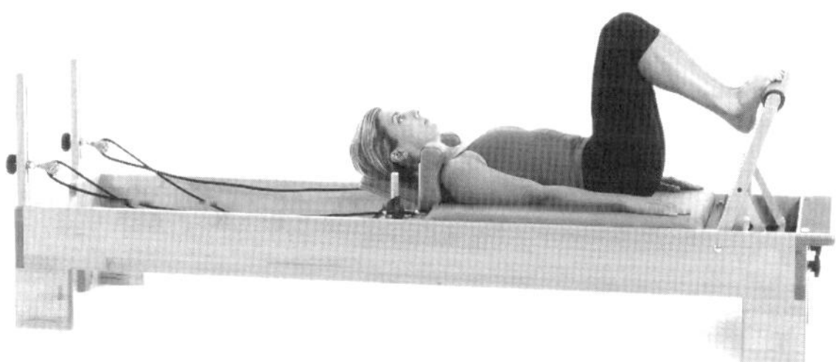

《들이쉬기》 중립 척추 자세로 바로 누워서, 앞발로 풋바 주위를 싸고 다리를 5–10cm 벌려서 평행으로 만든다. 팔의 긴장을 풀어 몸 옆에 두고, 어깨를 어깨레스트에 꽉 대라. 머리를 헤드레스트에 댄다 (긴장 없는, 최적 척추 정렬을 만들도록 조정한다).

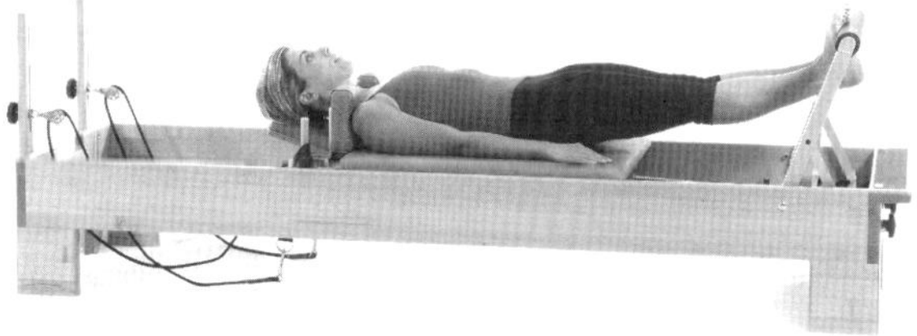

《내쉬기》 다리를 완전히 펴고, 뒤꿈치를 풋바 밑으로 밀고 있어라.

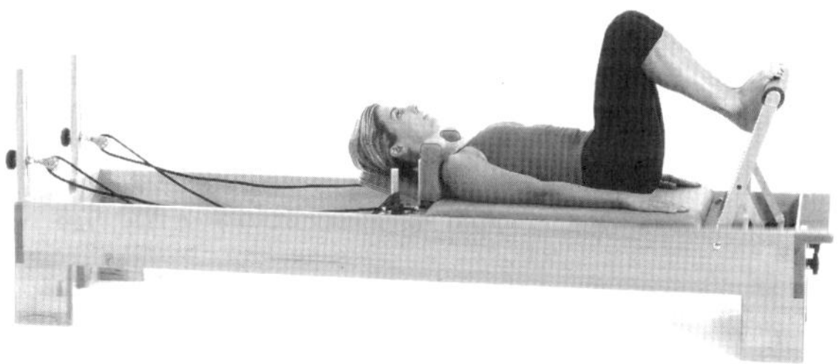

《들이쉬기》 무릎을 굽혀서, 스토퍼 쪽으로 되돌아 가는데, 움직임을 멈추거나 스토퍼에 부딪히지 말아라. 뒤꿈치를 풋바 밑으로 계속 밀어라.

싱글 레그 힐(한-다리 뒤꿈치)

Single-Leg Heel

근육 포커스

- 햄스트링
- 넙다리네갈래근

목적

- 힙 폄근과 무릎 폄근의 강화
- 골반-허리 안정 개발
- 큰 근육군을 사용한 웜업

저항
Resistance

약 — 중 — 강

한쪽 다리를 운동하는 것은 여러 이유에서 매우 유용하다. 첫째, 각각의 다리를 다른 것에 의존함이 없이, 독립적으로 운동을 하게 해준다. 종종 한 다리가 우세하게 일을 떠 맡아서, 덜 우세한 쪽이 더 약해지는 동안 계속 더 강해진다. 이것은 부상 또는 수술을 한 다음에 특히 흔하다. 편측으로 운동하는 것은 (일반적으로 더 약한 쪽으로 시작하는 것) 균형을 만들려는 노력에 있어서 약한 다리를 강화시킬 것이다. 또한 그것은 보상과 정렬불량을 확대시켜서 그것을 찾기 쉽게 만들 것이다. 마지막으로, 한쪽 다리를 운동하는 것은 골반을 안정되게 유지하는 난이도를 증가시킨다. 한-다리(single leg) 시리즈는 가능하다면, 당신의 프로그램 안에 포함시켜야만 한다. 양발을 풋바에 대고 준비를 한 다음, 좋은 정렬을 만들었다면, 당신은 다른 발, 골반 및 몸통을 재조정함이 없이 한 발을 떼어 들어올릴 수 있다.

변형 / VARIATION

많은 싱글 레그 풋 운동 변형들은 매우 유용하다. 싱글 레그 힐을 위한 좋은 옵션은 운동 다리를 펴서 있는 동안, 지지 다리를 천장을 향해서, 가급적 수직과 가깝게 펴는 것이다. 다리를 동시에 펴고 굽힌다. 양발을 발등굽힘으로 유지해라.

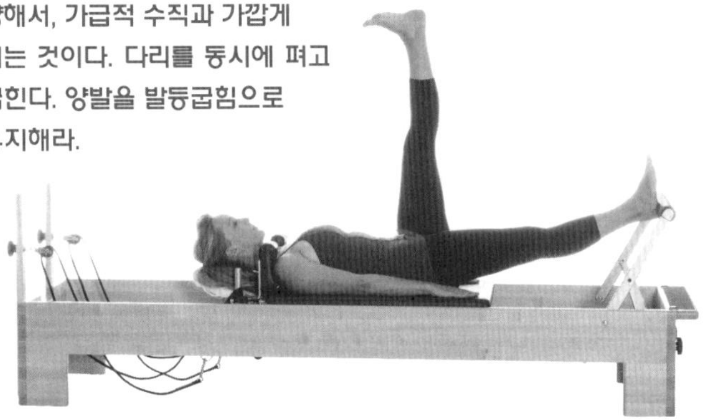

이미지화 하기

두 다리가 바 위에 있고 두 다리를 밀어 내고 있다고 상상해라.
이 방식으로 모든 것은 양-다리 자세와 똑같이 되어 있다. 보이지 않는 다리가 그 구조를 안정되고 균형 잡히게 유지하는 것을 돕는다고 상상해라.

- □ 운동 다리를 바닥에 서 있는 것처럼 발등굽힘 시켜라.
- □ 지지 다리를 테이블탑 자세로 안정되게 유지해라.
- □ 골반의 올바른 정렬과 안정을 유지해라.

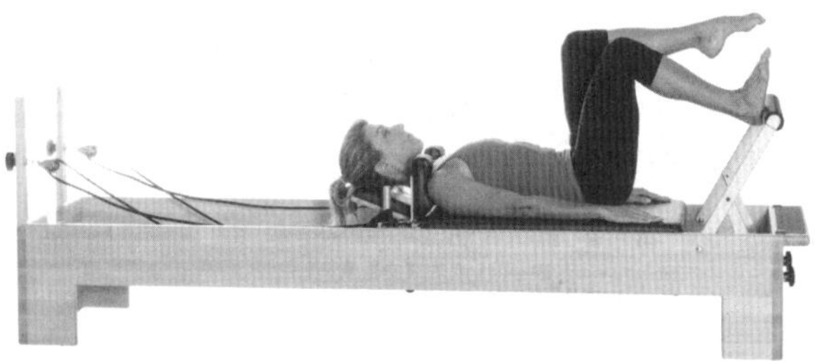

《들이쉬기》 중립 척추 자세로 바로 누워서, 뒤꿈치를 풋바에 대서 5–10cm 벌리고 다리를 평행으로 만든다. 팔의 긴장을 풀어 몸 옆에 두고, 어깨를 어깨레스트에 꽉 대라. 머리를 헤드레스트에 댄다 (긴장 없는, 최적 척추 정렬을 만들도록 조정한다). 한 다리를 들어 올려서 테이블탑 자세로 잡고 있어라.

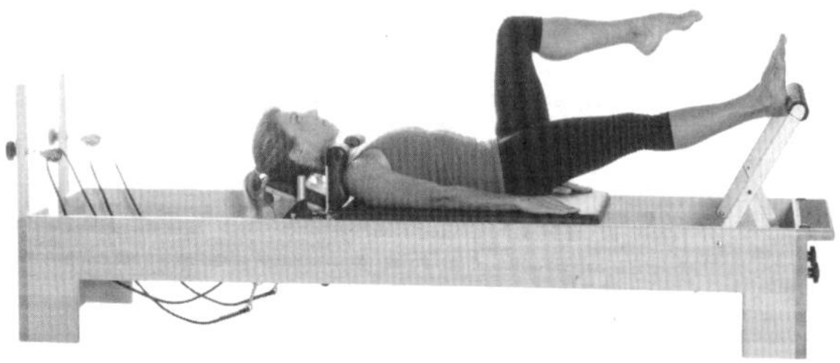

《내쉬기》 풋바에 있는 다리를 완전히 펴고, 힙과 무릎을 뻗으면서 나머지 몸의 안정을 유지해라.

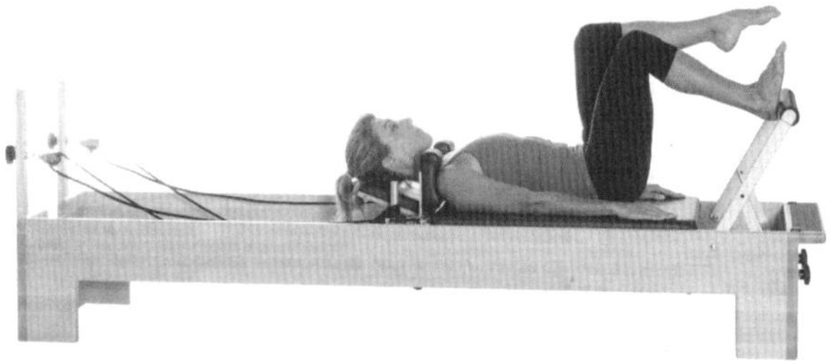

《들이쉬기》 다리를 굽혀서, 스토퍼 쪽으로 되돌아 가는데, 움직임을 멈추거나 스토퍼에 부딪히지 말아라.

싱글 레그 토우(한-다리 발가락)
Single-Leg Toes

이 운동에서, 발과 다리는 평행 자세에서 시작하며, 발가락은 바 주위를 싸는데, 그것은 하중이라는 면에서 발 운동에 있어서 가장 도전적인 자세이다. 잊지 말아라. 가벼운 하중 및 올바른 정렬로 운동을 하는 것이 하중을 위해서 좋은 폼을 망가뜨리는 것보다 항상 좋다. 그러나, 일단 좋은 폼과 조절을 이뤘다면, 발 근육을 시험하고 체력을 증진하기 위해서 하중을 늘리는 것이 유용하다는 것을 알 수 있다.

이미지화 하기

움직임이 길어진다는 바람직한 감각은 뒤꿈치 자세에서 보다 발가락 자세에서 느끼기가 더 쉽다 (한-다리 뒤꿈치를 참고).

- □ 운동 발의 뒤꿈치를 줄곧 가만히 유지해라
- □ 각각의 반복마다 운동 다리를 완전히 펴라.
- □ 지지 다리를 테이블탑 자세로 안정되게 유지해라.
- □ 발의 올바른 정렬과 골반의 안정을 유지해라.

변형 / VARIATION

싱글 레그 토우를 위한 좋은 옵션은 풋바 바로 위에 있는 지지 다리를 펴는 것이다. 운동 다리를 펴는 동안, 다른 다리를 위로 들어 올려서 바닥과 수직이 되게 만들어라. 이 자세에서, 양발을 발등굽힘 시키고, 양발을 발바닥굽힘 시키고, 그 다음 운동 다리를 굽히고 지지 다리를 내려라. 출발 자세로 되돌아 가라.

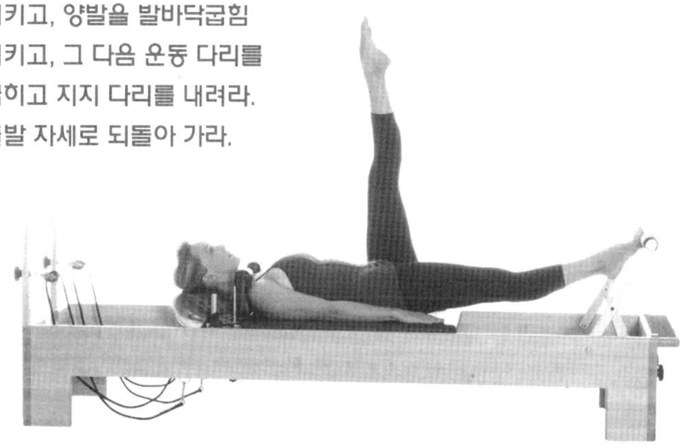

근육 포커스
- 햄스트링
- 넙다리네갈래근

목적
- 힙 폄근과 무릎 폄근의 강화
- 발바닥굽힘근의 강화
- 큰 근육군을 사용한 웜업

저항 Resistance

약 — 중 — 강

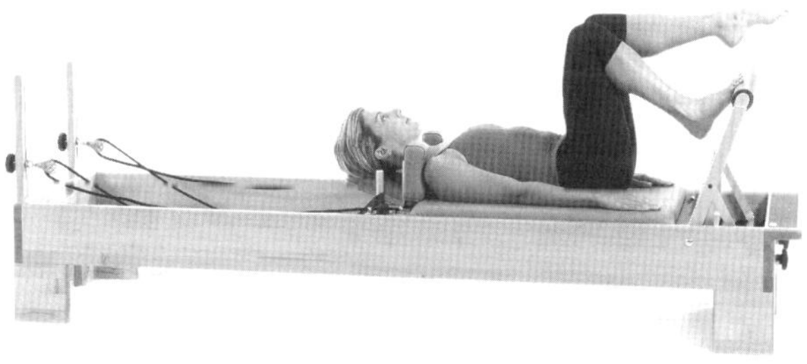

《들이쉬기》 중립척추 자세로 바로 누워서, 발가락으로 풋바 주위를 싸고, 다리를 5-10cm 벌리고 평행으로 만든다. 팔의 긴장을 풀어 몸 옆에 두고, 어깨를 어깨레스트에 꽉 대라. 머리를 헤드레스트에 댄다 (긴장 없는, 최적 척추 정렬을 만들도록 조정한다). 한 다리를 들어 올려서 테이블탑 자세로 잡고 있어라.

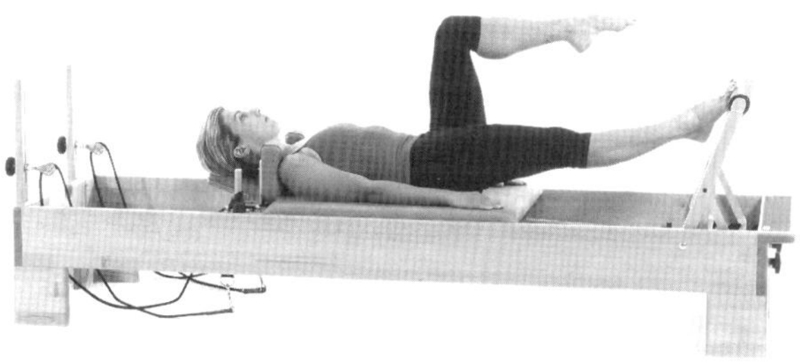

《내쉬기》 풋바에 있는 다리를 완전히 펴고, 힙과 무릎을 뻗으면서 나머지 몸의 안정을 유지해라.

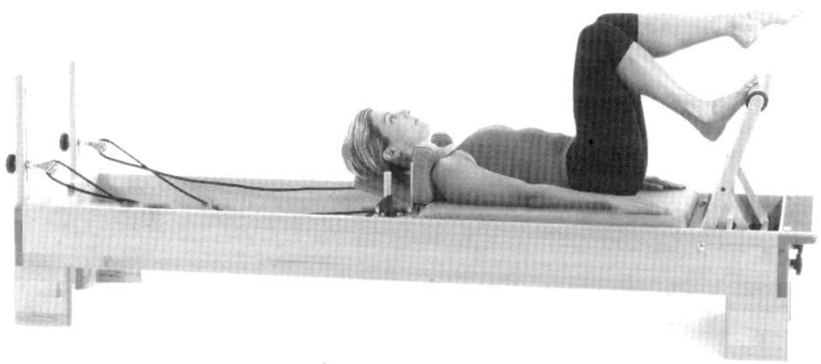

《들이쉬기》 다리를 굽혀서, 스토퍼 쪽으로 되돌아 가는데, 움직임을 멈추거나 스토퍼에 부딪히지 말아라. 무릎을 굽히면서 풋바에 대한 발의 일관된 각도를 유지해라.

복부 운동
Abdominal work

필라테스에서 복부 운동을 강조하지 않을 수 없다. 복근 운동은 파워하우스의 일부로서 ISS를 건강하게 기능시키기 위한 중요한 역할을 한다. 그렇더라도, 복부는 오직 전체의 일부이지 전체 그림이 아니다. 복부 운동에 대한 강한 초점 때문에, 사람들은 때때로 복부 운동을 튼튼한 코어와 필라테스에서 가장 중요한 것으로 본다. 이것은 그렇지 않다! 인체 근육 특히, ISS 근육들의 건강한 균형이 목표이며, 처음부터 몇몇 가이드라인을 만드는 것이 중요하다.

복근에는 네 개의 층이 있다: 배곧은근, 배바깥빗근, 배속빗근, 그리고 가장 깊은 층인, 배가로근(transversus abdominis; TA). TA는 파워하우스 개념에서 기본적인 구성요소로, 필라테스에 있는 모든 움직임의 일부이다. TA는 필라테스 세션 내내 인게이지 돼야만 하는데, 척추의 안정과 보호에 있어서 기본적인 역할을 하기 때문이다. TA를 인게이지 시키는 것은 복부 운동에서 바람직한 효과 및 움직임의 올바른 질을 이루기 위한 전제 조건이다.

예를 들어, 전형적인 복부 크런치를 **매트 운동: 가슴 들어올리기**와 비교하는 것은 흥미롭다. 그것들은 언뜻 보기에 비슷하지만, 질 그리고 결과는 거의 틀림없이 전적으로 다른데, 가슴 들어올리기에서 TA 인게이지에 대해 매우 큰 강조를 하기 때문이다. TA에 대한 강조는 다른 복근들의 중요성을 평가절하하는 것은 아니며, 다른 복근들은 통합된 복합체로서 함께 운동할 때, 몸통을 위한 나무랄 때 없는 버팀대로서뿐만 아니라, 몇몇 몸통 움직임을 위한 파워풀한 동기요인으로 작용을 한다. 복근 모두를 함께 운동하는 것은, 정확하게 그리고 명백한 의도에서, 진정한 도전이다. 나는 복근 크런치를 수백 번하는데 익숙한 많은 강인하고 경험 많은 운동선수들

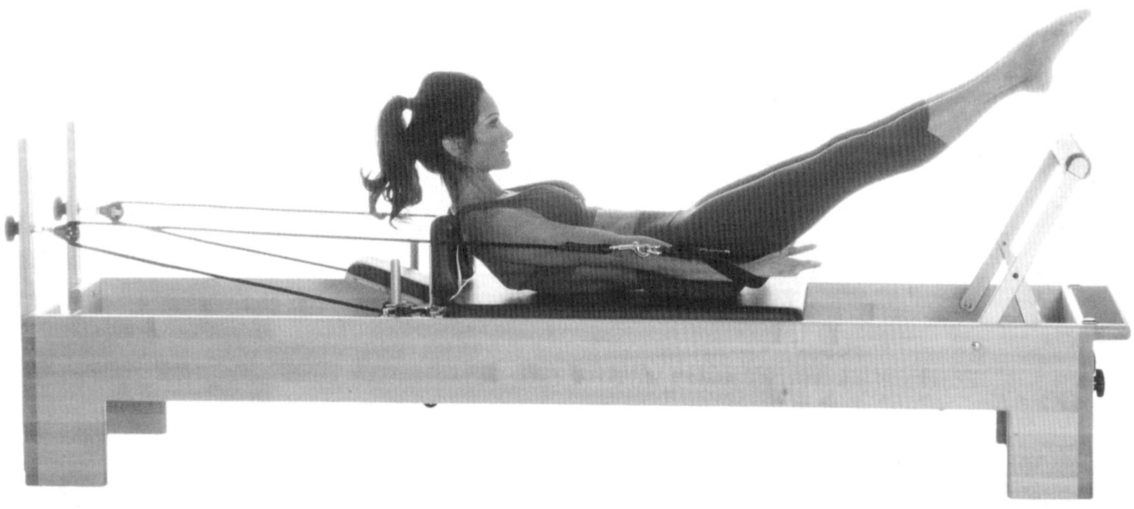

이 제대로 시행된 가슴 들어올리기를 10번을 한 다음 무너져 버리는 것을 목격해왔다.

필라테스 세션에서 복부 항목을 편집할 때, 균형을 잡는데 신경을 써야 한다. 등척성과 등장성 운동들 둘 다를 사용해라. 그 이유는 각 타입의 운동은 근육을 다르게 개발하고 최적 기능을 위해서 중요하기 때문이다. 게다가, 체력 개발을 향해서 편향된 절차들과 근지구력을 향해서 편향된 것들을 통합시켜라. 복근들은 전방 굽힘 동안뿐만 아니라 척추 폄을 포함한 모든 동작 범위 동안 동원되고 훈련된다는 것을 기억해라.

복근의 올바른 동원을 이루기 위해서 필라테스에서 흔히 사용되는 한 이미지는 인체 중간부 특히, 복강의 "움푹 파기(hollowing)"이다. TA의 동원을 권장하는 지시로는 배꼽을 안으로 끌어 척추가 닿을 때까지 집어 넣는 것이다(navel to spine). 복부 근육을 최대한 길게 늘려서 안쪽으로 넣은 후에 위로 끌어올리면 스쿠프 앤드 리프트(scoop and lift your abdominal muscle) 파워하우스를 사용하기에 더욱 효과적이다. (베큠 자세 참고). 나는 움푹 꺼진, 깊은, 속을 판 나무 그릇을 상상하는 것을 좋아한다. 그 그릇은 단단하고 안정되어 있어서, 커다란 양의 에너지와 생명력을 그것 안에 둘 수가 있다. 일부 지도자들은 움푹 파기와는 대조적으로 몸의 중간부의 버팀대(bracing) 개념을 홍보하기를 좋아하는데, 코르셋과 효과와 비슷하다. 이것은 분명히 유용하다. 공통 목적은 움직임의 기초를 형성하는 안정되고, 지지하는 몸통이므로, 당신이 좋아하는 어떤 이미지라도 사용해라.

마지막으로, 척추 안정 및 이 과정에서 복근이 하고 있는 필수적인 역할의 중요성에 대해서 아주 많이 이야기를 해 왔더라도, 그 안정은 다이나믹하고 계속 바뀌는 것을 염두에 두는 것이 중요하다. 복근의 작용은 비록 파워풀 하더라도, 뻣뻣하지 않고 유연하다. 다이나믹한 안정은 자연스러운 호흡을 용이하게 하는데, 그것이 척추를 위한 지지를 제공하기 때문이다.

리포머

복부 운동 / Abdominal work

초급

근육 포커스

- 복근

목적

- 복근과 어깨 폄근의 강화
- 골반-허리 안정 개발

저항
Resistance

약 중 강

헌드레드 프렙(헌드레드 준비)

Hundred Prep

헌드레드 준비는 간단하며 배우 효과적이다. 당신은 복근이 일하는 것을 곧바로 느끼고 몸통 굽힘근과 어깨 폄근 사이의 시너지 효과를 감지할 수 있다. 이 운동은 모든 피트니스 레벨의 사람들을 위한 도전이며, 다른 목적에 부응하기 위한 많은 변형들을 갖고 있다. 보다 상급인 **리포머: 헌드레드**와 **리포머: 조화를 위한 멋진 준비**로서 작용을 하는데, 그것이 둘 다의 요소를 포함하기 때문이다. 헌드레드 준비는 등장성 운동인데, 그것은 많은 등척성 복부 운동을 보완한다.

이미지화 하기

이 운동 동안 상체와 팔의 움직임은 시소와 연관 지을 수 있는데, 하나의 단일체로서 번갈아 올라갔다 내려간다. 복부 운동의 초기에서 복근들과 팔이 시너지 있게 작용을 하는 통합된 느낌을 얻는 것이 중요한데, 왜냐하면 그것은 복부 시리즈와 전체적인 필라테스에 걸쳐서 되풀이 해서 발생하는 테마이기 때문이다.

□ 내내 골반의 안정된 자세를 유지해라.

□ 복부 부위의 과도전만 및 불거져 나옴을 피해라.

□ 머리와 척추의 선을 맞춰라.

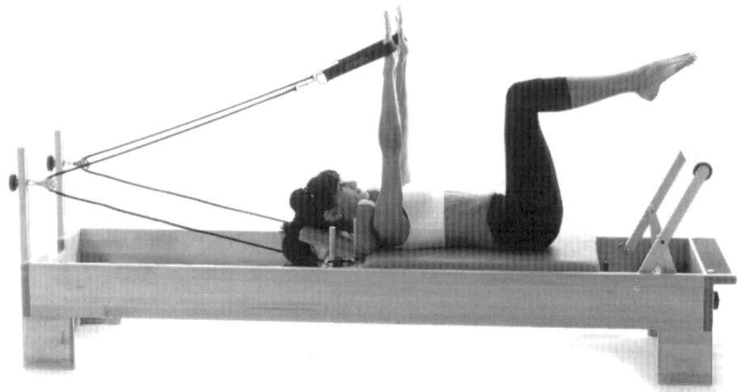

《들이쉬기》 리포머에 바로 누워 다리를 테이블탑 자세 (힙과 무릎이 90˚)로 만들어라. 끈을 손에 끼고 팔을 몸과 직각으로 두어라. 현 시점에서 척추는 중립 자세이어야 한다.

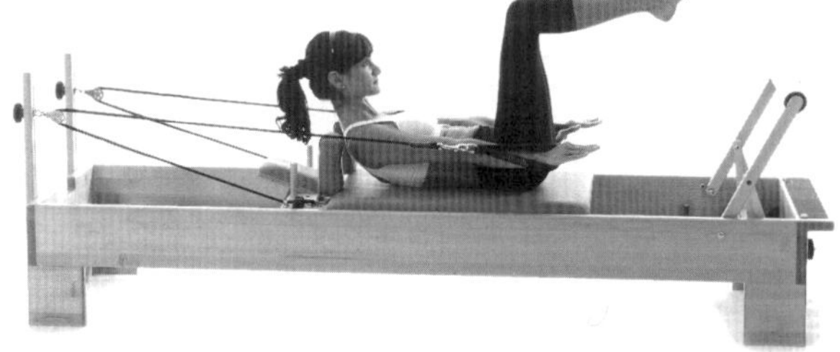

《내쉬기》 머리와 가슴을 들어 올리면서, 팔을 몸 옆 밑으로 밀고 다리를 테이블탑 자세로 유지해라. 움직임 조화를 만드는데, 먼저 복근을 수축시키고 (계속 인게이지되어 유지되야만 한다), 그 다음 상체를 들어 올리면서 팔을 내려라.

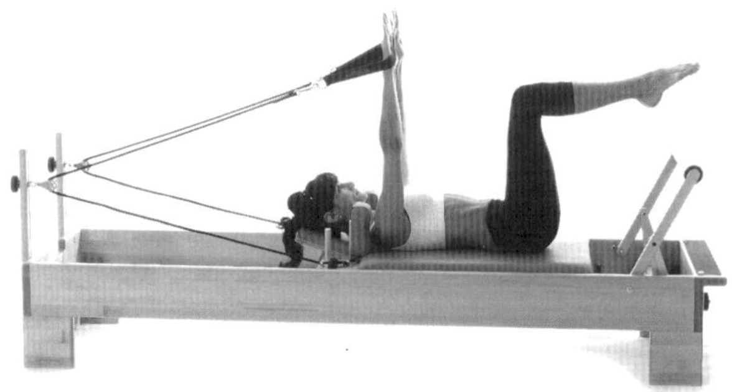

《들이쉬기》 상체를 내리고 팔을 들어올려라. 출발 자세로 되돌아 갈 때, 복근의 인게이지를 유지하고, 끈의 장력을 약간 유지해라.

헌드레드
Hundred

중급

근육 포커스
- 복근

목적
- 복근의 강화
- 골반-허리 안정 개발

저항
Resistance

약 중 강

이 운동은 고전 필라테스 목록에서 시그니처 운동이다. 리포머: 헌드레드 준비처럼, 그것은 복근과 어깨 폄근의 통합을 강조한다. 팔을 약간 위 · 아래로 치는 동작은 복근의 등척성 활동에 움직임을 더해주고 순환과 깊은 호흡을 자극한다.

이 운동은 고 수준의 인지, 조절, 복부 체력 및 ISS의 개념 이해를 요구한다. 헌드레드와 여러 다른 비슷한 복부 운동들은 동일한 자세에서 복근의 등척성 수축을 포함한다. 그러므로 그들에게 등장성 운동을 보충하는 것은 균형 잡힌 복부 컨디셔닝 프로그램에서 중요하다.

이미지화 하기

팔의 펌핑 동작을, 몸을 통해서 솟구치는 에너지를 만드는, 복부 부위 중심점을 둔 발전기라고 상상해라. 앞서 말한 움푹 파인 그릇 이미지 역시 몸통 자세를 강화시키는데 도움이 된다.

□ 줄곧 허리로 매트를 내리 눌러라.

변형 / VARIATION

헌드레드에서 복근에 힘이 덜 들고 허리로 가는 잠재적 부담을 경감시키기 위해, 다리를 테이블탑 자세로 유지해라.

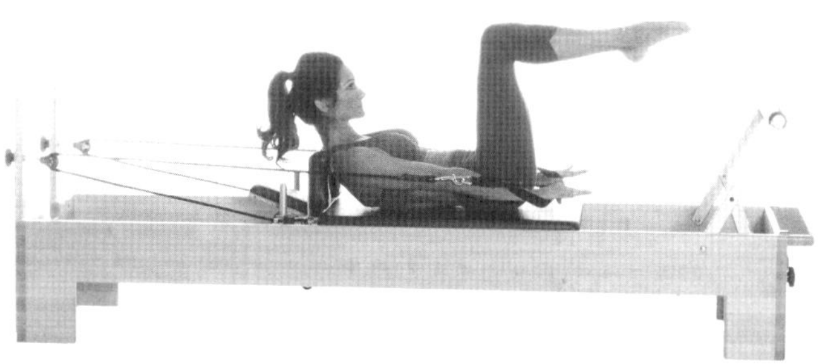

□ 머리를 척추와 선을 이루고 눈을 앞쪽에 초점을 두고 있어라.

□ 팔이 작고 조용한 움직임으로 위 아래로 펌핑하는 동안 캐리지를 가급적 가만히 있도록 유지해라.

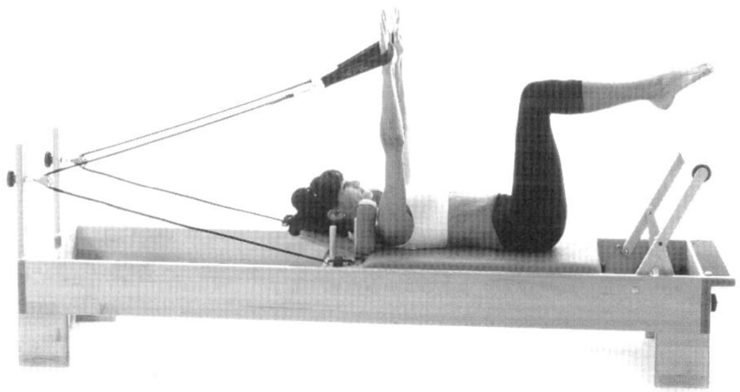

《들이쉬기》 리포머에 바로 누워 다리를 테이블탑 자세로 만들어라. 끈을 손에 끼고 팔을 몸과 직각으로 두는데, 끈에 약간의 장력을 유지해라. 현 시점에서 척추는 중립 자세에 있어야만 한다.

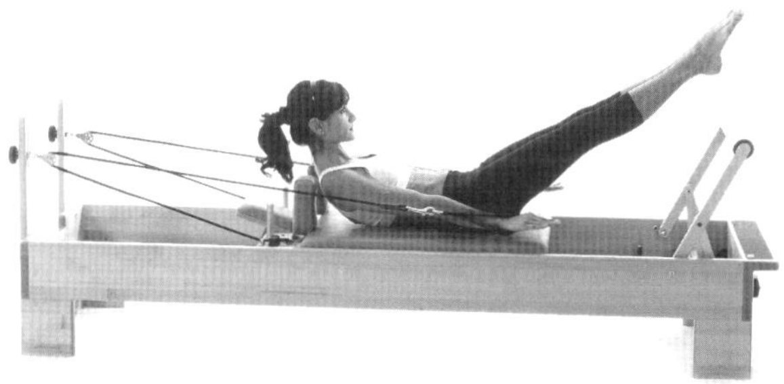

《내쉬기》 머리와 가슴을 들어 올리면서, 팔을 몸 옆 밑으로 밀고 다리를 펴라. 다리의 자세와 힙 관절의 각도는 당신의 복부 체력과 조절에 의해서 좌우될 것이다. 조셉 필라테스가 헌드레드를 실행했던 고전 자세는 발을 눈 맞은 편에 둔다. 그러나 당신이 이러한 어려운 자세를 유지할 수 없다면 편 다리를 더 높게 들어 올리는 것이 아주 적당하다.

《들이쉬기》 잠시 멈춰서, 복근 수축을 더 깊게 만들어라.

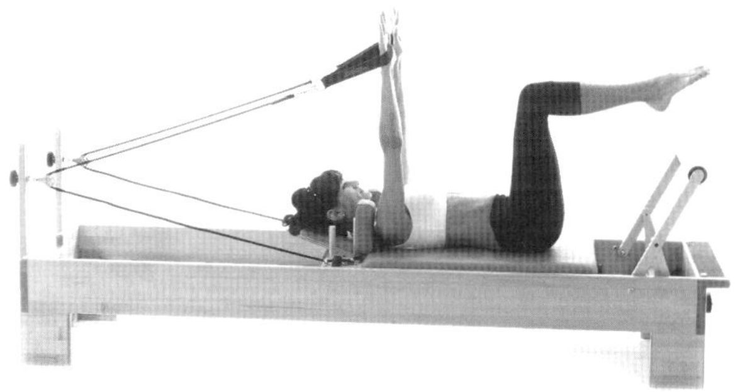

《내쉬기》 팔을 위 아래로 펌핑하는데 작고 리듬감 있는 동작으로 5번 한다.

《들이쉬기》 팔의 위 아래 펌핑을 5번 계속해라. 10번의 호흡 사이클 동안 반복해서, 총 100번이다 (그래서 이름이 헌드레드이다). 몸통과 골반의 안정에 초점을 맞추고, 줄곧 전방 굽힘을 유지해라. 출발 자세로 되돌아 가라.

리포머

복부 운동 / Abdominal work

중급

근육 포커스

- 복근

목적

- 복근의 강화
- 골반-허리 안정 증가
- 조화 증진

저항
Resistance

약 중 강

코디네이션운동
Coordination

이 운동의 이름은 그것의 복잡성을 암시하는데 특히, 움직임과 함께한 호흡의 조화이며, 특히 난이도가 있다. 비록 4번의 움직임과 함께 4번의 명백한 호흡은 보다 직관적인 느낌을 만들고 간단한 것처럼 보이게 만들지만, 나는 4번의 움직임에 2번 호흡을 사용하는 것을 좋아한다. 그렇게 하는 것은 더 좋은 흐름과 연속성을 만들고 더 깊어진 호흡을 권장하며, 호흡 근육의 보다 능동적인 사용을 함께 한다. 또한 그것은 그것을 더 힘들게 만드는데, 내가 개인적으로 즐기는 것이다.

움직임 동안, 몸은 몸통 굽힘으로 유지되거나 (등척성 수축) 아니면 각각의 반복을 한 다음 몸통과 머리를 내릴 수 있다 (등장성 수축). 각각의 형태는 그것의 장점이 있지만, 머리는 오르락 내리락 하면 절대 안 되는데 (내가 *위험 부위*라고 부르는 부위) 왜냐하면 이 자세는 필연적으로 목에 과다한 긴장을 만들 것이기 때문이다. 어깨 폄근들이 몸통 굽힘근과 조화를 맞춰서 일을 하는 조화로운 움직임 패턴이 이 운동의 기초를 형성하는 것을 주목해라. 움직임과 근육 동원의 순서가 제일 중요하다.

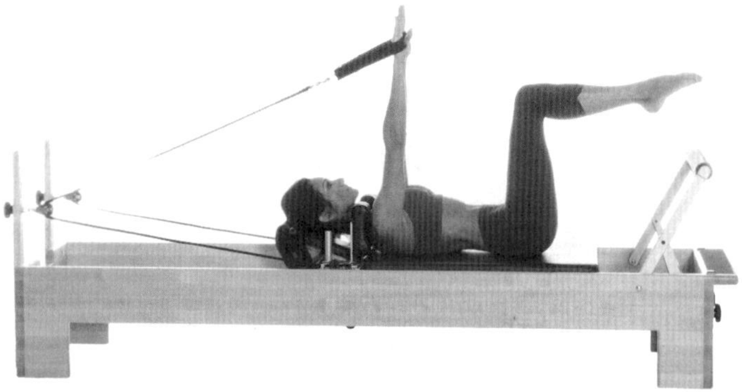

《들이쉬기》 리포머에 바로 누워 다리를 테이블탑 자세로 만들어라. 끈을 손에 끼고 팔을 몸과 직각으로 두는데, 끈에 약간의 장력을 유지해라. 현 시점에서 척추는 중립 자세이어야 한다.

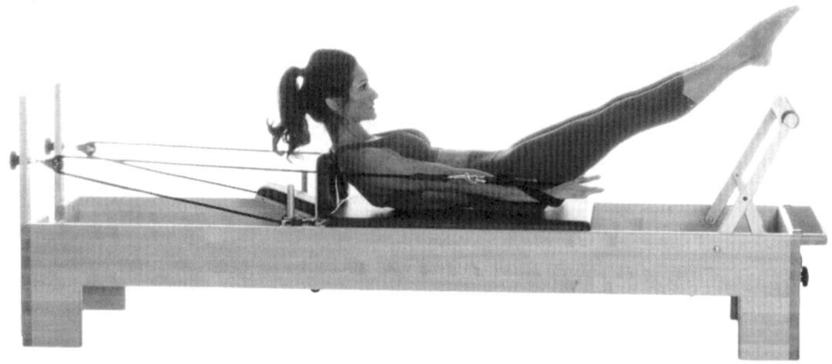

《내쉬기》 머리와 가슴을 들어 올리면서, 팔을 몸 옆 밑으로 밀고 다리를 펴고, 발은 눈 높이로 둬라.

이미지화 하기

이 운동은 배를 문지르면서 머리를 두드리는 타입의 동작을 요구한다. 동일한 움직임 절차를 통해서 반복적으로 가는 폐회로 기계 장난감을 생각해라. 그러나, 당신의 동작을 너무 기계적으로 만드는 것은 그 운동의 역학과 움직임 흐름을 희생할 것이다. 동작은 부드러워야 하는데, 다리를 펴고 굽히는 동안 몸을 들어 올리고 내리는 것보다 다리를 옆으로 벌리고 닫는 것이 역학적으로 약간 더 날카롭다.

□ 다리가 펴 있을 때 발은 눈 맞은 편에 둬라. 몸통을 굽힘으로 들어 올릴 때 허리로 매트를 내리 눌러라.

□ 팔을 들어 올리기 전에 무릎을 가슴 쪽으로 안으로 당기고 난 다음, 몸통과 머리를 내려라.

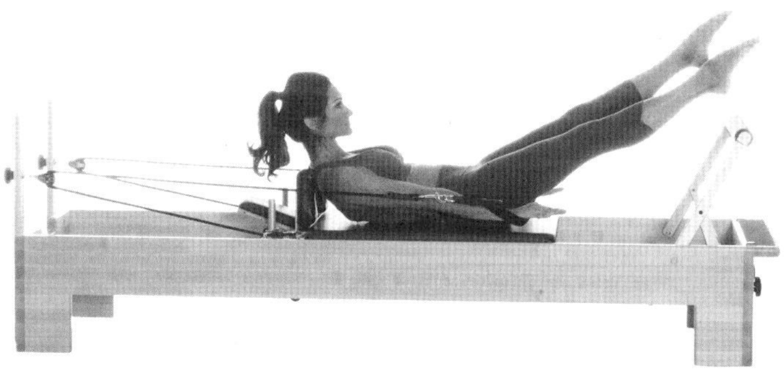

계속 숨을 내쉬고, 다리를 빠른 동작으로 옆으로 벌리고 닫아라 (풋바보다 넓지 않게).

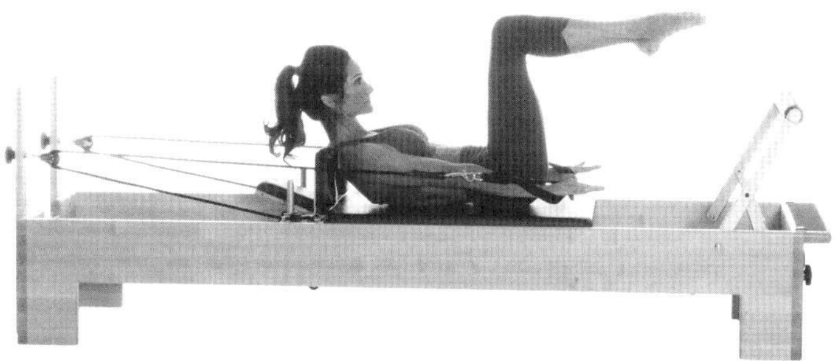

《들이쉬기》 다리를 테이블탑 자세로 굽히고, 그 다음 팔을 들어 올리고 몸통과 머리를 내려라. 출발 자세로 되돌아 가라.

근육 포커스
- 복근

목적
- 복근의 강화
- 엉덩이 굽힘근 조절 개발

저항
Resistance
약 중 강

라운드 백 쇼트박스(둥근 등—쇼트박스)
Round Back-Short Box

둥근 등 운동은 쇼트박스 시리즈의 시작이며, 필라테스 박스는 캐리지 옆으로 리포머 위에 놓여진다. 편평등(flat back) 등과 나무타기들 또한 이 동일한 시리즈에서 나오며, 가쪽 굽힘 및 회전을 포함하는기울이기, 비틀기 및 라운드-어바웃(Round-About)을 위한 기초로 쓰인다. 비록 전체 시리즈는 몸통의 근육 특히, 복근들에 초점을 두지만, 각각의 운동은 약간 다른 방식으로 복근을 사용하며, 몇몇 운동들은 한 개의 블록 이상에 완벽히 어울린다. 복부 운동 블록 이외의 블록을 이행하기 위해서 쇼트박스 시리즈에서 "빌려온(Borrowing)" 운동들이 아주 적당하다. 예를 들어, 관여된 동작 때문에, 기울이기, 비틀기 및 라운드-어바웃 운동들은 가쪽 굽힘 및 회전 블록의 (이 책 안에 그들이 있는 곳) 일부뿐만이 아니라, 복부 운동 블록으로도 할당될 수 있다.

둥근 등은 두 가지 명백한 자세로 구성된다: 초기 똑바른 자세와 둥근-등 C-커브 자세. C-커브를 만들기 위해서, 허리 부위에 있는 척추의 굽힘에 초점을 두고 복근을 인게이지 시켜라. 흉추와 골반이 허리의 동작에 반응하게 하면서 힙 위에 어깨를 두고 있어라. 등 폄근들은 원심으로 수축하며, 늘어난 C-커브를 만들기 위해서 복근과 조화를 맞춰서 일을 한다. 일단 당신이 그 모양을 만들

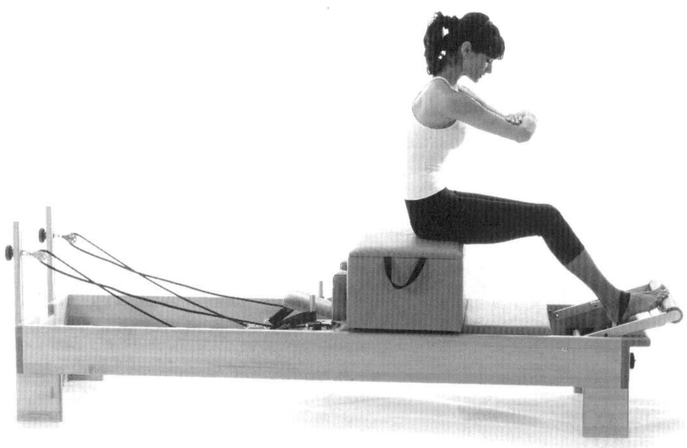

《들이쉬기》 풋바를 밑으로 젖혀 놓아라. 박스 앞과 가깝게 똑바로 앉는다. 발을 풋바에 있는 풋스트랩 밑에 끼우고, 발가락은 풋바에 올리고 (이것은 모든 리포머들에서 작동하지는 않을 것이다), 몸 앞에서 팔짱을 껴라. 다리는 구부려서 고정시키고 모든 움직임이 골반과 몸통에서 생기도록 발을 잘 잡아매라. 전체 시리즈 동안 캐리지가 움직이는 것을 막기 위해서 모든 스프링들을 걸어 둔다.

《내쉬기》 등을 둥그렇게 만들면서, 동시에 가슴에서 팔을 들어 올려라.

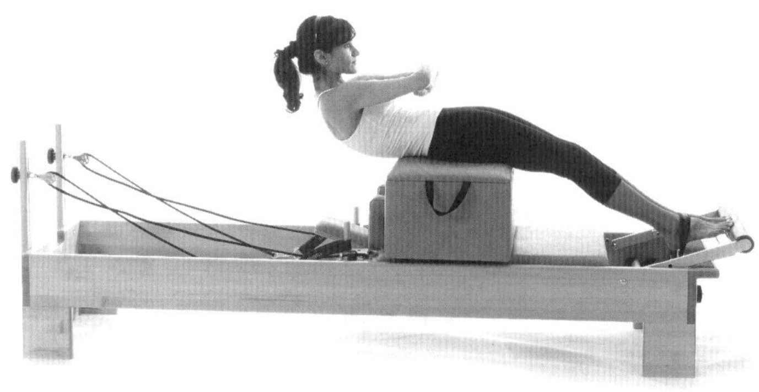

계속 숨을 내쉬면서, 몸을 둥근 자세를 한 몸통과 함께 뒤쪽으로 내리는데, 허리를 박스에 놓을 때까지 내려라. (또는 가급적 그것과 가깝게).

《들이쉬기》 이 자세에서 잠시 멈춰라.

었다면 (그리고 그런 다음에만), 몸통을 힙 관절에서 피벗시켜서 뒤로 보내는데, 이상적으로 허리가 박스에 놓이는 곳까지다. 그 다음 몸통을 다시 들어 올리고, 어깨가 힙 위에 있는 자세로 되돌아가라. 이 시점에서, 몸통을 원래의 똑바른 자세로 펴라. 몸통이 똑바로 그리고 둥근 등인 두 가지 자세를 기억 속에 각인 시키는 것이 중요한데, 그것이 필라테스에 있는 많은 복부 운동들의 기초를 형성하기 때문이다.

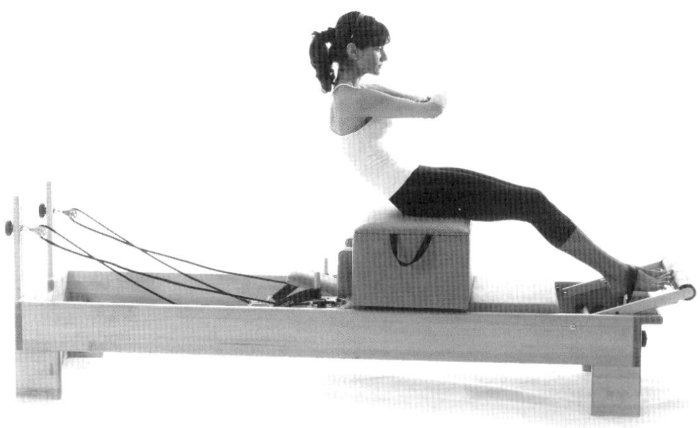

《내쉬기》 몸을 올리는데, 몸통의 C-커브를 유지하면서, 어깨가 힙 위로 갈 때까지 올려라.

《들이쉬기》 몸통을 펴서 똑바로 앉아라. 출발 자세로 되돌아간다.

이미지화 하기

앉은 자세에서, 어깨는 힙 위에 놓인다. 몸통을 둥글게 만드는 동안, 척추가 고무밴드처럼 등에서 스트레치 되어, C-커브를 만드는 것을 느껴야만 한다. 요추가 박스에 놓일 때까지 척추는 계속 뒤로 당겨지며, 그 다음 다시 일어나서 어깨가 힙 위로 간다. 오로지 이 시점에서 고무밴드가 풀어지고, 몸통은 똑바른 자세로 되돌아간다. 둥근 자세로 척추뼈들이 벌어지는 것을 상상하는 것은 척추를 더 길어지게 느끼게 만들고 그것이 무너지는 것을 막아 줄 것이다. 당신은 똑바른 자세보다 둥근 등 자세에서 훨씬 더 들어 올려지고 더 커진 것을 느껴야만 한다. 둥근 등 자세에서, 뒤로 몸을 기울일 때, 그 동작은 찻주전자에서 차를 따르는 것을 닮았다.

- □ 뒤로 기울이기 전에 둥근 등 자세를 만들어라.
- □ 몸통을 뒤로 넘기고 다시 위로 들어 올리는 동안 몸통의 안정되고, 둥근 자세를 유지해라.
- □ 어깨가 힙 위로 간 다음에만 그 운동을 끝내기 위해서 똑바른 자세로 펴라.

근육 포커스
- 복근
- 등 폄근

목적
- 복근의 강화
- 등 폄근의 조절 개발
- 엉덩이 굽힘근의 조절 개발
- 몸통 안정 개발

저항
Resistance
약 중 강

플랫 백—쇼트박스 (편평 등—쇼트박스)
Flat Back-Short Box

편평한 등 운동은 리포머: 둥근 등 운동과 유사성을 갖고 있는데, 복근의 동작과 힙 관절이 움직임의 피벗점이 된다는 면에서 그렇다. 두 운동들은 복근을 운동시키며, 몸을 내리고 들어 올리는 동안 안정된 몸통을 유지하며, 동일한 동작면인 시상면에서 움직임을 보인다. 그러나, 편평 등 운동에서 복근이 몸통을 내리고 들어 올리는 동안 그것을 중립 척추 자세로 (문자 그대로 "편평 등" 이 아니다) 유지시키기 위해서 등 폄근과 함께 등척성으로 수축한다. 그리고 복근은 C-커브 모양을 만드는 과정에서만 등 폄근에 의해서 지지된다. 엉덩이 굽힘근은 두 운동에서 중요한 역할을 하는데, 몸이 내려질 때 원심적으로 수축을 하고, 몸이 똑바른 자세로 되돌아 갈 때 동심적으로 수축을 한다. 그러나 엉덩이 굽힘근은 편평 등 운동에서 더 긴 지렛대 팔로 인해서 더 큰 부하를 받는다.

몸통의 앞뒤 움직임은 비교적으로 제한되어서 뒤로 보낼 때 45° 를 넘으면 절대 안 된다. 이 각도를 넘는다면, 등이 과도하게 펴질 위험이 크다; 이것을 피하기 위해서, 골반과 몸통은 힙 관절에서 힌지 동작을 하는 하나의 단일체로 움직여야만 한다. 골반이 멈추고 상체가 뒤로 계속 기울어지면, 그 결과는 척추과다전만 그리고 허리에 과도한 압력이 가게 된다.

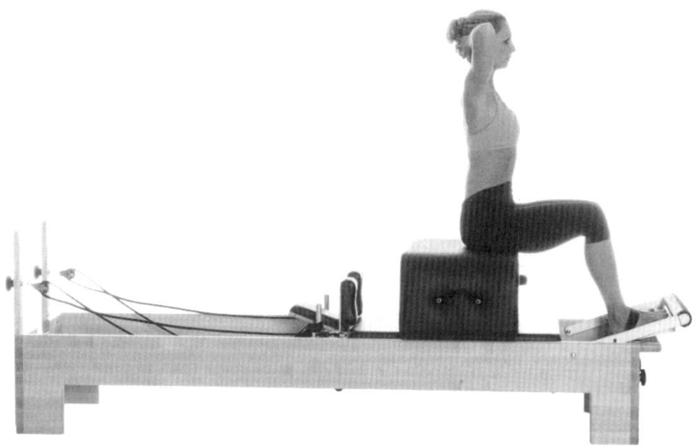

《내쉬기》 풋바를 밑으로 젖혀 놓아라. 박스 앞과 가깝게 똑바로 앉는다. 발을 풋바에 있는 풋스트랩 밑에 끼우고 발가락은 풋바에 올리고 (이것은 모든 리포머들에서 작동하지는 않을 것이다), 손은 머리 뒤에 둔다. 다리는 구부려서 고정시킨다. 하체가 운동에 관여되지 않도록 모든 노력을 기울여라.

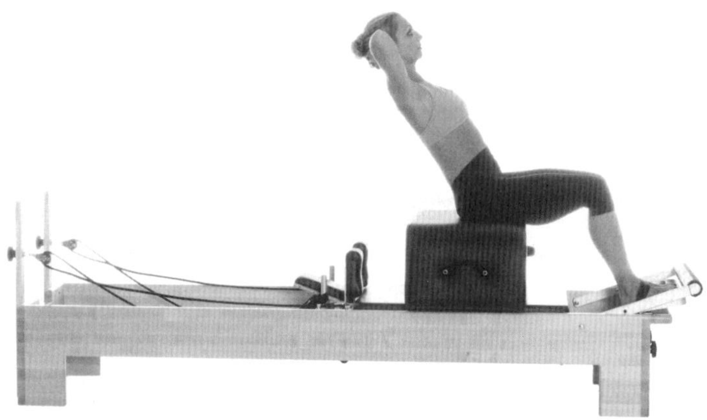

《들이쉬기》 몸통과 골반을 하나의 단일체로 움직여서 뒤로 기울여라.

이미지화 하기

옆으로 누인 닫힌 문이 힌지에서 약간 열렸다가 다시 닫히는 이미지는 올바른 움직임과 폼을 만드는 것을 돕는다.

- □ 복근과 등 폄근을 협력-수축해라.
- □ 골반과 몸통을 하나의 단일체로 움직이는데, 힙 관절에서 힌지를 만든다.
- □ 머리와 척추의 선을 맞춰라.

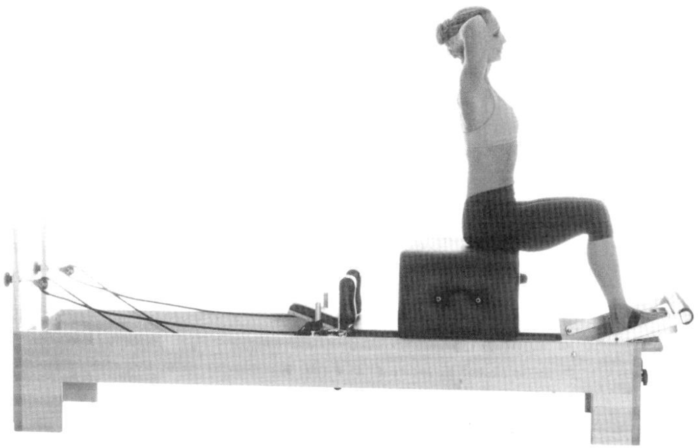

《내쉬기》 몸통을 들어 올려, 출발 자세로 되돌아간다.

변형 / VARIATION

다른 방법으로, 편평 등-쇼트박스는 막대기를 쥐고 팔을 머리 위로 두고 시행될 수 있다. 이것은 지렛대 팔을 크게 늘려주어서, 그 결과, 난이도를 기하급수적으로 늘려준다.

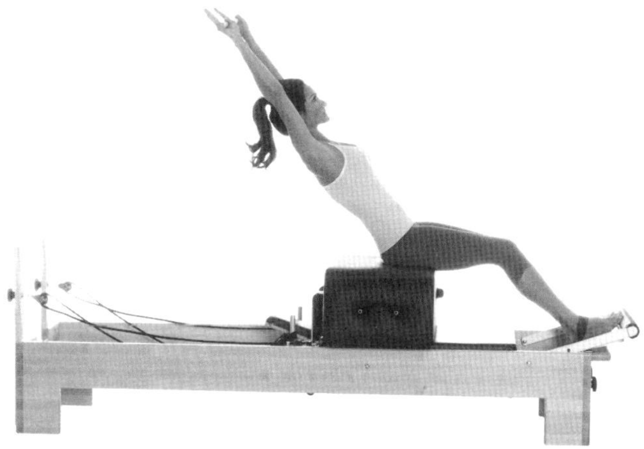

클라잉 어 트리—롱박스(나무타기—롱박스)

Climb-a-Tree–Long Box

근육 포커스

- 복근

목적

- 복근의 강화
- 등 폄근의 조절 개발
- 햄스트링과 가슴의 스트레치

저항 Resistance

약 — 중 — 강

이 운동의 고전적인 형태에서 그것이 쇼트박스에서(박스 옆을 캐리지에) 시행되고, 쇼트박스 시리즈 운동들의 일부로서 간주되지만, 나는 그것을 롱박스에서(박스 길이대로 캐리지에) 배울 것을 추천한다 (그리고 그것을 연습하는 것을 좋아한다). 롱박스는 허리에 더 큰 지지를 제공하고 흉곽 부위에 더 좋은 스트레치를 용이하게 만든다. 반면에 그것을 쇼트박스 위에서 실행할 때 힌지 포인트가 요추에 자리잡게 되어, 요추에 절단력을 만들 가능성이 있다. 나는 이 운동을 쇼트박스에서 시도하기 전에 롱박스에서 마스터할 것을 추천한다.

나는 당신에게 앉은 자세에서 햄스트링 스트레치를 극대화 시킬 것을 권장하는데, 그 다리는 등 폄근을 인게이지 시켜서 펴 있으며 몸통은 가급적 똑바로일 때이다. 운동 내내 복부 수축을 유지하는 것이 중요한데 특히, 팔로 원을 그리는 단계 동안, 이 시점에서 허리로 과도한 압력이 갈 가능성이 있기 때문이다. 당신이 "나무(다리)"를 타고 밑으로 갔다가 위로 올라가는 동안 몸통의 깊은 굽힘을 이루는데, 복근 활성화를 강조하는 것이다. 다리를 박스에 수직으로 있게 하는 것이 중요하다. 그것이 충분히 높지 않을 때 엉덩이 굽힘근에 과도한 하중이 가고, 허리를 과다폄시키는 경향이

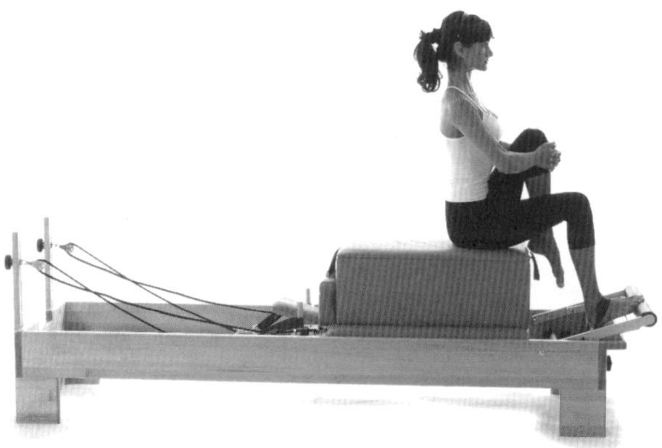

《들이쉬기》 박스 앞과 가깝게 똑바로 앉는다. 한 발을 풋바에 있는 풋스트랩 밑에 끼우고 발가락은 풋바에 올려라 (이것은 모든 리포머들에서 작동하지는 않을 것이다). 다른 다리를 굽혀서, 무릎을 잡고, 넙다리를 가슴으로 당겨라.

《내쉬기》 넙다리를 가슴으로 당기고 세 번 더 당기는데, 당길 때마다 등을 늘리고 더 똑바로 앉아라.

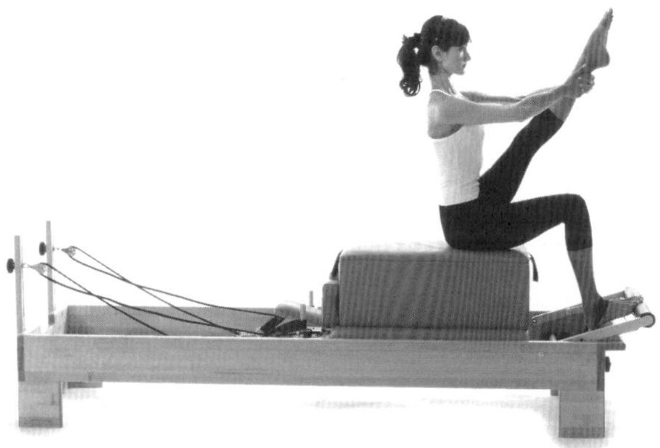

《들이쉬기》 발목을 잡고 다리를 펴라. 그 동안 등을 가급적 똑바로 유지해라.

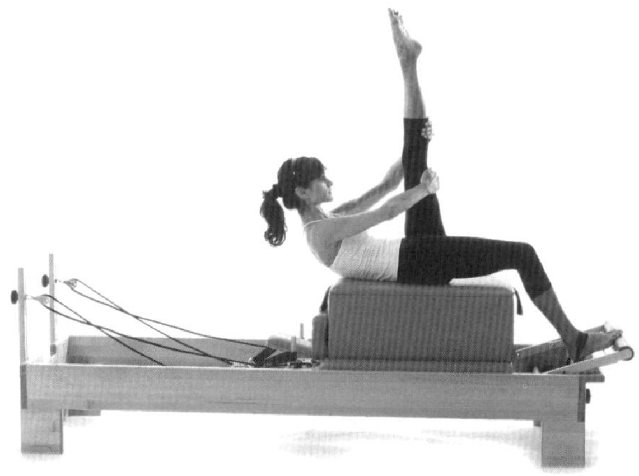

《내쉬기》 손으로 다리를 따라 아래쪽으로 짚으면서 내려 가라. 몸통을 굽혀서 박스로 내려라. 바로 선 다리를 박스와 수직된 자세로 움직인 다음, 가만히 잡고 있어라 (나무 몸통처럼).

있다. 이것은 일반적으로 햄스트링이 뭉쳐 있을 때 생긴다.
그 다리가 수직을 넘어서 갈 때, 다리를 꽉 붙잡는 경향이 있다.
이 시나리오는 햄스트링이 매우 유연할 때 생긴다.

이미지화 하기

나무를 타고 내려갔다가 올라가는 것을 상상하고, 척추 굽힘을 극대화 시켜서 몸을 나무 몸통과 가급적 가깝게 유지해라. 나무(다리)는 똑바른 자세에서 단단하고 안정돼야만 하며, 천장을 향해서 뻗어 있다.

- □ 등 폄근을 인게이지 시켜서 똑바로 앉아서 움직임을 시작해라.
- □ 다리를 타고 내려갔다 올라갈 때 몸통 굽힘을 강조해라.
- □ 갈비뼈들을 앞쪽으로 내미는 것을 피하기 위해서 특히, 팔로 원을 그리는 동안 복근을 인게이지 시키고 있어라.

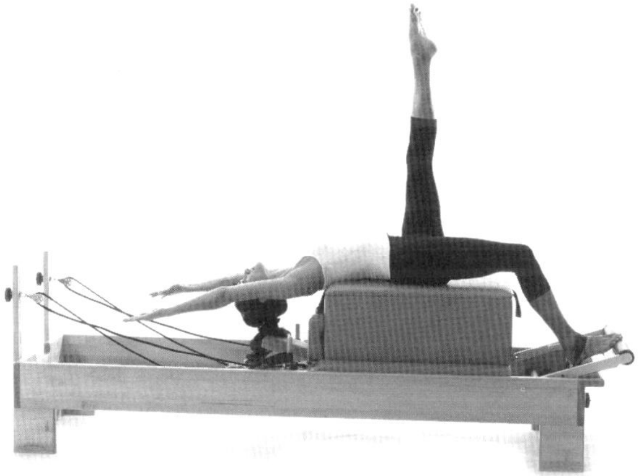

《들이쉬기》 중간과 상부 등을 박스를 넘어가게 아치 모양을 만들면서 팔을 머리 위로 뻗는데 박스 옆 주위로 원을 그려라.

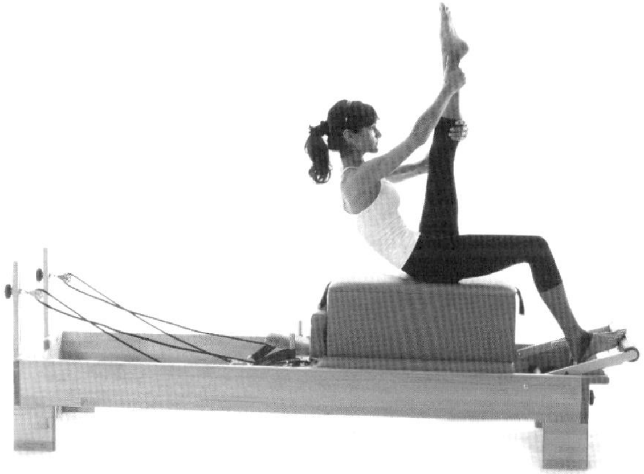

《내쉬기》 몸통 굽힘으로 되돌아 가서 손으로 다리 뒤를 잡아라. 다리를 따라 올라가고, 몸통의 굽힘을 유지해라.

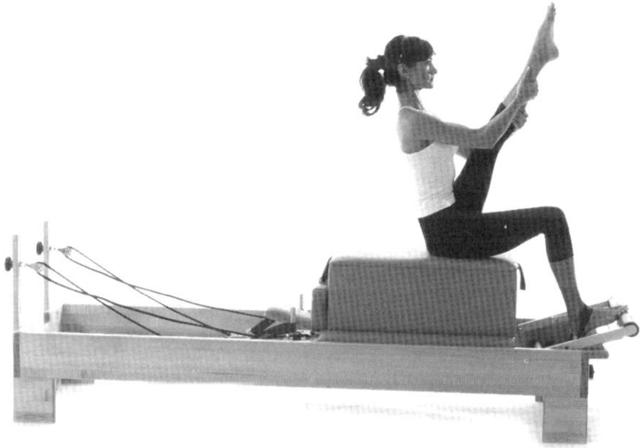

《들이쉬기》 다리를 편 채로 척추를 펴라. 숨을 계속 들이마시면서, 다리를 구부리고, 출발 자세로 되돌아 가라.

상급

근육 포커스

- 복근

목적

- 복근의 강화
- 골반-허리 안정 개발
- 어깨 조절 개발

저항
Resistance

약 중 강

백스트로크—롱박스(배영—롱박스)

Backstroke - Long Box

배영은 복잡한, 난이도 높은 운동으로, 조화와 체력을 요구한다. 이 운동은 지나친 목 부하를 줄 가능성이 큰데, 박스 위에서 위태롭게 자리 잡은 자세 때문이며, 견갑대가 가장자리 밖으로 매달려 있고, 줄이 당기고 있어서 그렇다. 이것은 복근에 막대한 부하를 준다. 팔과 다리가 독립적으로 움직이는 동안 몸통과 목을 안정되게 유지하고 있는 것이 이 운동의 성공으로 가는 핵심이다. 많은 경우에서, 이 운동을 매트 또는 스트랩 없는 박스에서 하는 것이 도움이 되는데, 오직 좋은 조화, 근육 동원 및 체력을 확립했을 때만 저항을 더 하여라. 그 운동 내내 눈은 전방에 초점을 두고 있어야만 하는데, 팔을 천장 쪽으로 편 다음 주위로 원을 그리는 동안 팔을 따라가지 말아라.

이미지화 하기

몸통을 견고하고 안정된 노 젓는 보트라고 상상해라. 팔과 다리를 몸통과 독립적으로 원형 동작으로 움직이는 노라고 생각한다. 팔과 다리로 원을 그린 다음 팔로 다리를 누르면서 잠시 멈추고 있는 것은 몸을 유선형 자세로 만든다. 노를 힘차게 저은 다음, 물을 가로질러 미끄러지는 보트처럼 몸이 느껴지는 시점이다.

- □ 운동 내내 눈을 바로 전방에 초점을 두고 있어라.
- □ 머리와 척추의 선을 맞춘 최대 몸통 굽힘을 유지해라.
- □ 팔과 다리의 움직임을 동시에 발생하게 해라.

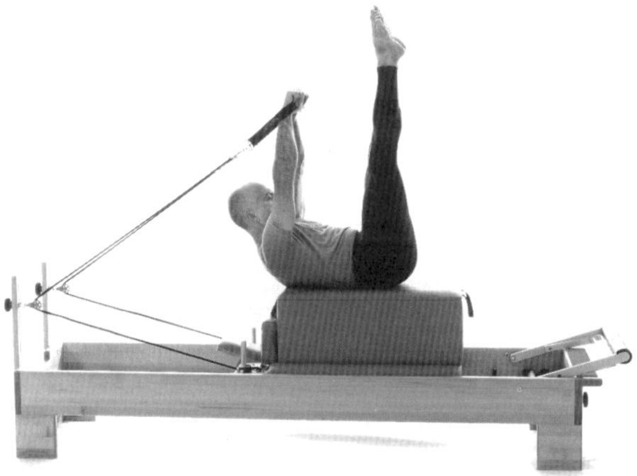

《내쉬기》 풋바를 바라보게 롱박스에 바로 누워서, 어깨 기저를 박스의 뒤쪽 가장자리에 두어라. 몸통을 최대 척추 굽힘이 되고 다리를 테이블탑 자세로 들어 올려라. 스트랩을 주먹으로 쥐고, 손바닥은 위를 보고 팔꿈치는 바깥을 가리켜라. 손은 이마 맞은 편에서 두는데 복장뼈 위에 있다. 눈은 전방을 향해라.

《들이쉬기》 팔과 다리를 천장을 향해서 바로 위로 펴라 (박스에 직각).

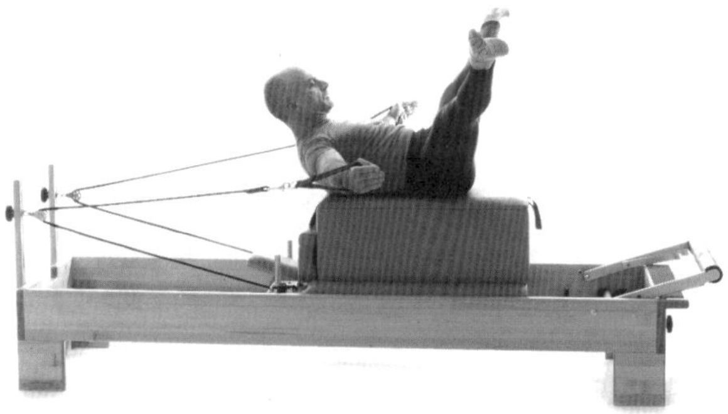

다리를 외회전 시켜라 (턴아웃).

《내쉬기》 팔과 다리를 밖으로 주위로 원을 그려라.

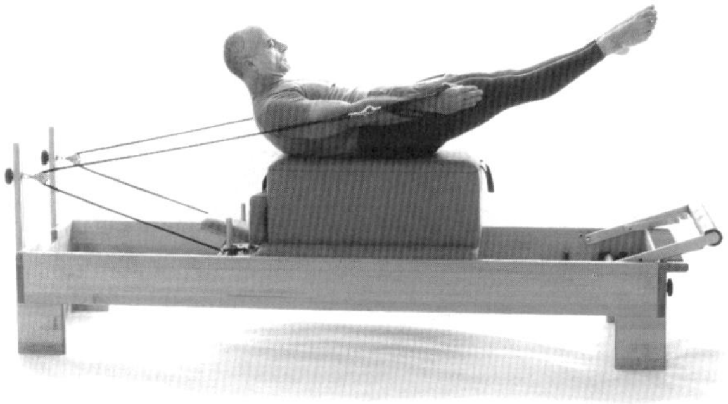

계속 숨을 내쉬면서, 다리를 모으고 팔을 다리 옆으로 보내서 원을 그리는 것을 마친다.

다리를 눈 높이에서 펴서 두고 팔은 바깥 허벅지를 누르고 있으면서 잠시 멈춰라.

《들이쉬기》 다리와 팔을 굽히고, 동시에 힙을 뒤로 돌려 평행 자세로 돌려라. 출발 자세로 되돌아 가라.

앱다미널 위드 레그 인 스트랩(다리 스트랩 복근)

Abdominals With Legs in Straps

중급

근육 포커스

- 복근

목적

- 복근의 강화
- 엉덩이 굽힘근의 강화
- 골반-허리 안정 개발

저항 Resistance

약 중 강

몸통 안정과 힙 분리의 개념에 대한 이해는 이 운동을 올바르게 실행하기 위한 필수 조건이다. 이미 이 장 뒤에 기술된 **리포머:스쿠터**와 **리포머: 무릎 스트레치**를 배웠다면 (그리고 나는 당신이 할 것을 강력히 추천하는데), 이전에 배운 움직임 패턴을 이 운동에 적용할 수 있는데, 그것은 본질적으로 바로 누운 자세에서 무릎 스트레치이다.

엉덩이 굽힘근으로 가는 상당한 부하 때문에 이 운동은 척추에 잠재적으로 해로운 스트레스를 만들 수 있는데, 특히 복근에 의해서 주로 제공되는 척추 안정이 불충분한 경우에서다. 이것은 그 운동을 매우 힘들게 만든다. 엉덩이 굽힘근과 복근 사이에 좋은 체력 비율을 개발하는 것이 중요하다. 한 그룹이 (일반적으로 엉덩이 굽힘근) 다른 그룹을 압도할 때 문제가 발생한다.

두 관절 엉덩이 굽힘근인 넙다리곧은근과 단 관절 엉덩이 굽힘근들인 허리근 및 엉덩허리근 사이의 구분이 만들어져야만 한다. 목적은 후자에 초점을 두는 것인데, 그것은 종종 전자에 의해서 빛을 잃기 때문이다. 허리근과 엉덩허리근의 사용을 위해서, 그 느낌은 다리에서라기보다 골반의 우묵한 부위 깊숙이서 나오는 움직임이어야만 한다. 때때로 다리가 무게가 거의 없으며 복근이 다리를 안으로 당긴다고 상상하는 것이 도움이 된다 (실제로 복근은 오로지 고정시킨다).

이미지화 하기

두 이미지를 합쳐라: 움푹 파인 그릇을 만드는 복근은 캐리지에 고정되고, 피스톤처럼 움직이는 다리는 〔몸을 향한 "안(in)" 단계에 중점을 두고〕 안팎으로 펌핑한다. 발은 눈높이에 있으며, 수평면을 따라 움직인다.

- □ 무릎을 이마를 향해서 안으로 당겨라.
- □ 수평면을 따라 발을 움직이는데, 그것을 밑으로 떨구거나 무릎을 과도하게 굽히지 말아라.
- □ 골반-허리 안정을 유지하면서 허리를 캐리지로 내리 눌러라.

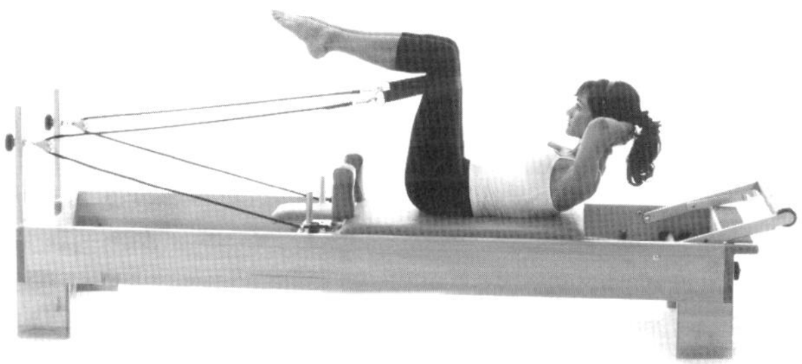

《들이쉬기》 머리 뒤를 풋바에 가깝게 바로 누워라 (풋바를 내리는 것이 더 편안하게 느낄 것이다). 골반은 어깨레스트 앞에 있어야만 하고, 손가락 끝이 어깨레스트에 닿게 자리 잡아라. 팔은 편다. 스트랩 사이로 다리를 끼운 다음, 스트랩을 무릎 바로 위에 걸고, 다리를 테이블탑 자세로 만들어라. 몸통을 전방 굽힘하고 손을 머리 뒤에 두어라.

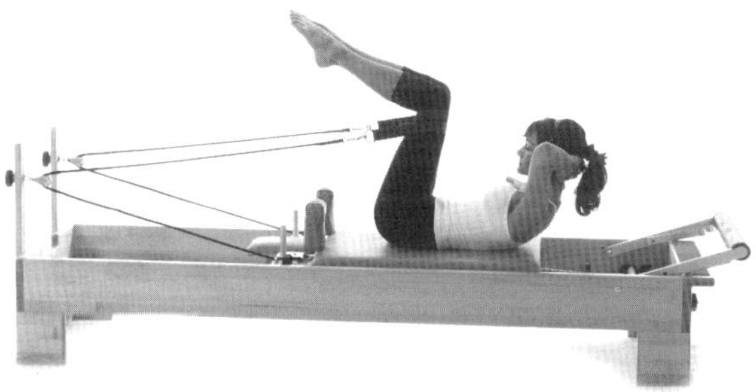

《내쉬기》 허벅지를 가슴을 향해서 당겨라.

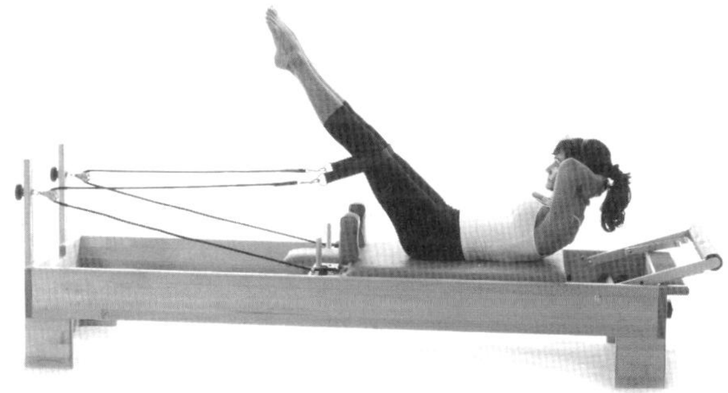

《들이쉬기》 다리를 펴고, 골반-허리 안정을 유지해라.

《내쉬기》 5-10회 반복을 한 다음 출발 자세로 되돌아 가라.

리포머

복부 운동 / Abdominal work

중급

오블릭 앱다미널 위드 레그 인 스트랩(다리 스트랩 배빗근)

Oblique Abdominals With Legs in Straps

근육 포커스

- 복근

목적

- 배빗근과 엉덩이 굽힘근의 강화
- 골반-허리 안정 개발

저항
Resistance
약 중 강

이 운동은 **리포머: 다리 스트랩 복근**과 매우 유사한데, 그러나 몸통 회전이라는 추가된 구성요소를 갖고 있다. 회전 요소는 골반 안정을 유지하는 난이도를 증가시킨다 - 그리고 배빗근을 강력하게 운동시킨다. 상체는 하나의 단일체로 움직여야만 하는데, 팔꿈치는 완전히 고정되어 바깥쪽을 향한다. 비록 척추뼈들의 회전이 흉추에서 주로 생기지만, 그 감각은 하체가 고정되어 있는 동안 상체를 하나의 단일체로 움직이며, 그 움직임은 허리에서 생긴다는 것이어야만 한다. 몸을 일련의 디스크들이라고 생각해라; 하부 디스크(골반)가 고정되어 있는 동안 상부 디스크(몸통)는 중심인 허리 주위에서 돌아간다. **매트 운동: 크리스크로스**를 마스터하는 것이 이 변형을 위해서 추천되는 필요 조건이다.

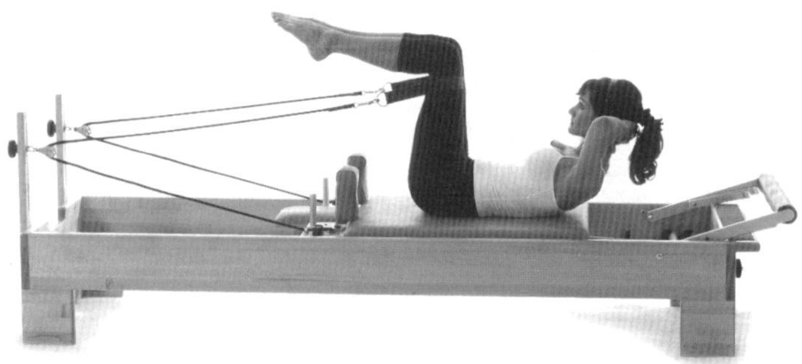

《들이쉬기》 머리 뒤를 풋바에 가깝게 바로 누워라 (풋바를 내리는 것이 더 편안하게 느낄 것이다). 골반은 어깨레스트 앞에 있어야만 하고, 손가락 끝이 어깨레스트에 닿게 자리 잡아라. 팔은 편다. 스트랩 사이로 다리를 끼운 다음, 스트랩을 무릎 바로 위에 걸고, 다리를 테이블탑 자세로 만들어라. 몸통을 전방 굽힘하고 손을 머리 뒤에 두어라.

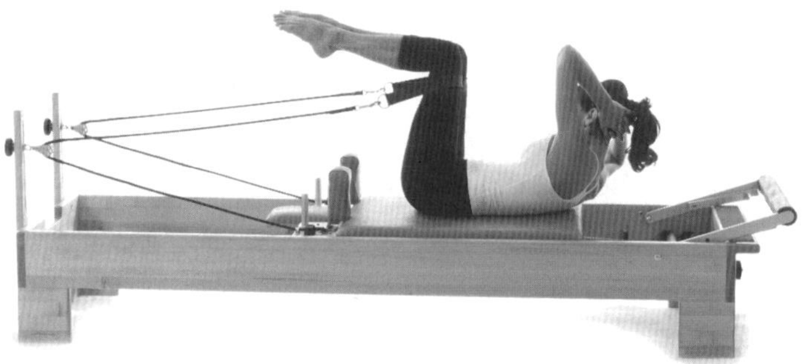

《내쉬기》 허벅지를 가슴을 향해서 당기고, 동시에 몸통을 돌리고, 위쪽 어깨를 무릎 쪽으로 보내라.

이미지화 하기

리포머: 다리 스트랩 복근에서처럼, 복부 부위를 움푹 파인 그릇, 그리고 다리를 엔진의 움직이는 피스톤이라고 생각해라. 다리가 몸을 향해서 안쪽으로 움직이는 것에 중점을 두어라.

- □ 몸통을 회전시켜라, 그것을 가쪽 굽힘 시키는 것이 아니다.
- □ 회전을 하는 동안 아래쪽 어깨뼈를 캐리지에서 떼고 있어라.
- □ 팔꿈치를 넓게 벌려 고정하고 어깨의 긴장을 풀어라.
- □ 골반-허리 안정을 유지해라.

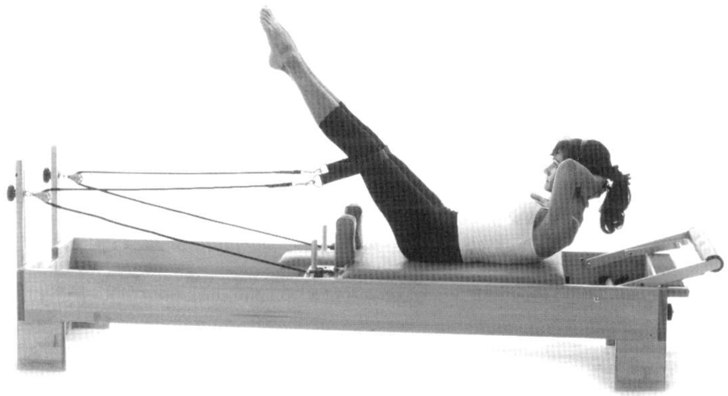

《들이쉬기》 다리를 펴고, 몸통이 중앙으로 되돌아 오는 동안 발을 눈 높이에 유지하고, 반대 쪽으로 돌아갈 준비를 해라.

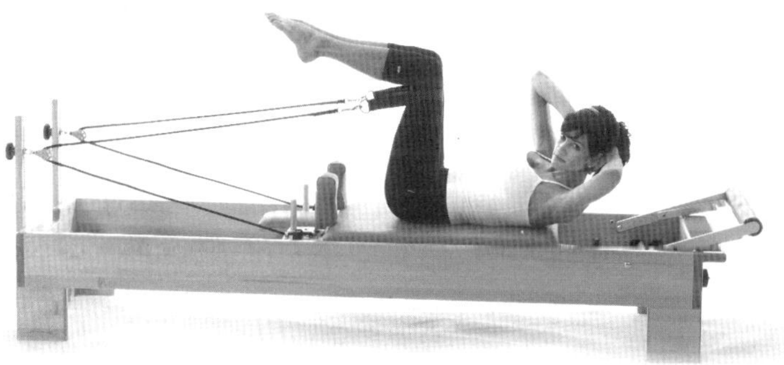

《내쉬기》 허벅지를 가슴 쪽으로 당기는 동시에 몸통을 다른 쪽으로 돌리고, 위쪽 어깨를 무릎 쪽으로 보내라. 다른 쪽으로 번갈아 계속 하는데, 각각의 회전 이전에 다리를 펴고 상체를 중앙으로 보내라. 5-10회 반복을 한 다음 출발 자세로 되돌아 가라.

힙 운동
Hip Work

힙 운동은 특별히 고려할 가치가 있어서 독립적으로 다루게 되었다. 그것이 골반과 매우 가깝고 골반에 상당한 영향을 주기 때문에 운동 체인의 위 · 아래로 전신에 영향을 준다. 힙은 걸음 걸이, 사이클 그리고 계단을 올라가는 것부터 의자에 앉고 서는 것까지 많은 다른 일상 활동들에서 중요한 역할을 한다. 많은 근육군들이 힙 관절에 작용을 하므로, 그들은 불균형이 되기가 쉽다. 예를 들어, 힙 지지와 골반 정렬에 필수적인 중간볼기근은 다른 볼기근들과 비교해서 약해지기가 쉽다. 엉덩이 굽힘근들은 자주 긴장하게 되는 반면, 힙 폄근들은 비교적 약해지기가 쉬운데, 부분적으로 우리의 상당 수가 낮에 앉아서 일을 하는 현대 생활 스타일 때문이다. 이 부위에 있는 근육들의 불균형은 사이클링, 러닝뿐만 아니라, 많은 시간을 힙 관절이 외회전(턴아웃) 상태에 있는 무용 (특히, 고전 발레) 따위 같은 매우 반복적인 동작을 갖고 있는 활동들에 의해서 더 악화된다.

힙 운동 블록에서 강조된 개념은 *힙 분리(hip disassociation)* 이다—인접한 골반이 완벽하게 안정되어 있는 동안 부드럽고, 방해받지 않은 힙 관절 움직임의 퍼포먼스. 분리라는 개념을 마스터하는 것은 중요한데, 힙 관절에 대해서 뿐만 아니라, 어깨 관절 같은 인체의 다른 부분에 대해서 그렇다.

힙 관절은 냄비 속에 있는 커다란 스푼으로 볼 수 있다. 냄비를 저을 때 사용되는 동작은 힙 관절을 가동시킬 때 원하는 부드러운 동작과 비슷하다. 근육들 사이의 균형은 매우 중요하고, 좋은 이미지의 선택은 다른 근육군과 함께 움직이고 안정시키는 복잡한 과정을 마스터하는 것을 도울 수 있다.

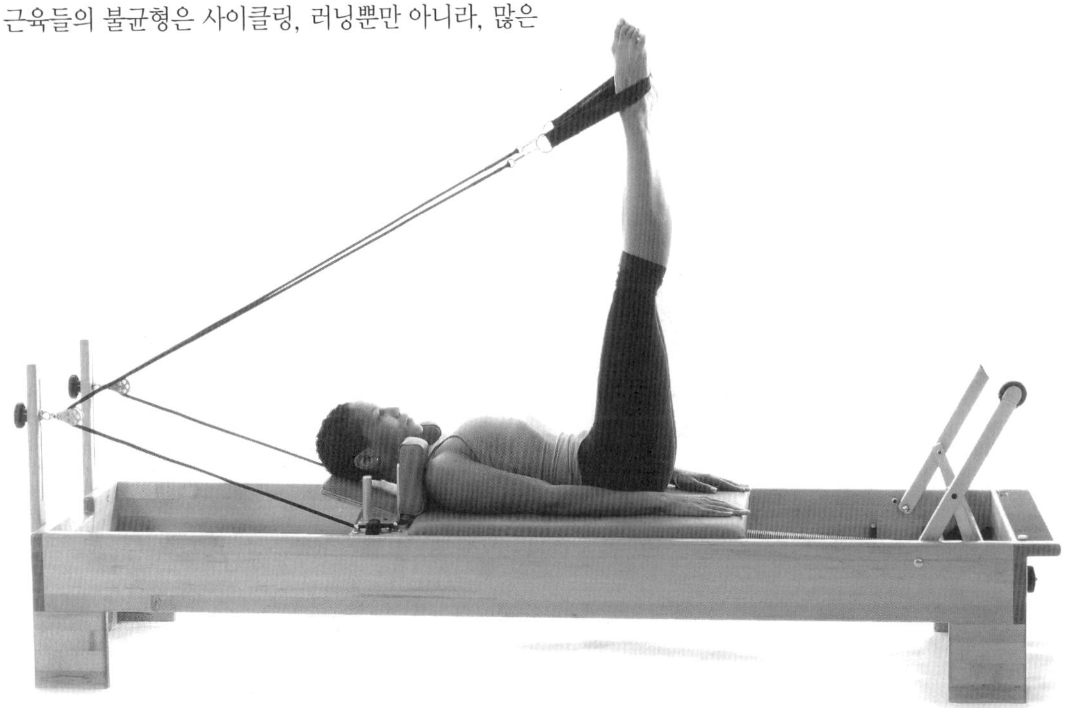

프로그(개구리)

Frog

근육 포커스

- 힙 모음근

목적

- 힙 모음근의 강화
- 골반-허리 안정 개발

저항 Resistance

약 | 중 | 강

개구리는 발 운동의 V-자세와 비슷하다: 몸통과 골반의 안정과 정렬은 유지되고, 다리의 기본 동작은 동일하다. 그러나, 여기서 초점은 힙 모음근뿐만 아니라, 이에 더해 무릎 폄근들과 힙 폄근들에 있다. 힙 운동 블록에 있는 모든 운동들에서처럼, 개구리는 고도의 골반 안정을 요구하는데 그 이유는 발이 안정된 풋바에 있는 대신 스트랩 안에 있기 때문이다. 저항은 약해서, 그 운동을 힘이 아닌 안정을 향해서 맞추고 힙 관절의 더 약한 근육군들이 그 일을 더 많이 하도록 요구한다는 것을 주목해라.

저항이 클 때, 더 크고 더 강한 네갈래근이 우세하게 될 경향이 있어서 골반-허리 안정근들은 아주 힘든 일을 하게 요구되지 않는다.

이미지화 하기

비록 그 운동의 역학이 비교적 느리지만, 개구리가 점프하는 이미지가 잘 들어 맞는다. 무릎을 펴면서 다리를 서로 조이는데 초점을 맞춰라. 마치 다리 사이에 커다란 풍선을 잡고 있는 듯하다. 이러한 조이는 것은 힙 모음근의 활성화를 조장하며 무릎 폄근들을 지나치게 강조하는 것을 막아준다.

- □ 운동 내내 골반-허리 부위를 안정시켜라.
- □ 무릎을 가슴과 너무 가깝게 보내서 꼬리뼈가 들어올라가면 안 된다.
- □ 계속 뒤꿈치를 서로 조여라.

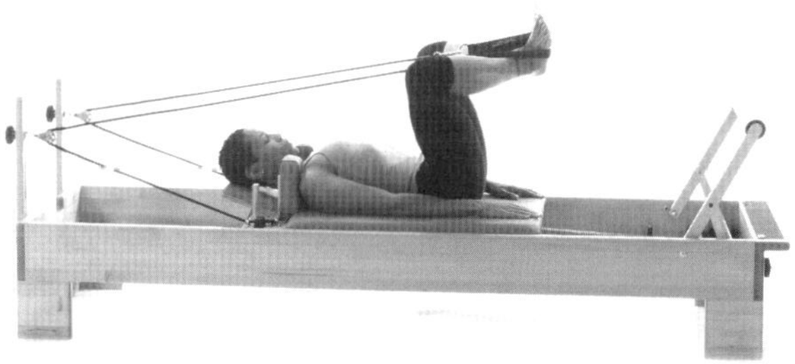

《들이쉬기》 바로 누워 척추를 중립 자세로 두어라. 발을 스트랩에 걸고 무릎을 구부리며, 힙을 외회전 시킨다. 발을 부드럽게 발등굽힘 시키고 뒤꿈치를 서로 눌러라.

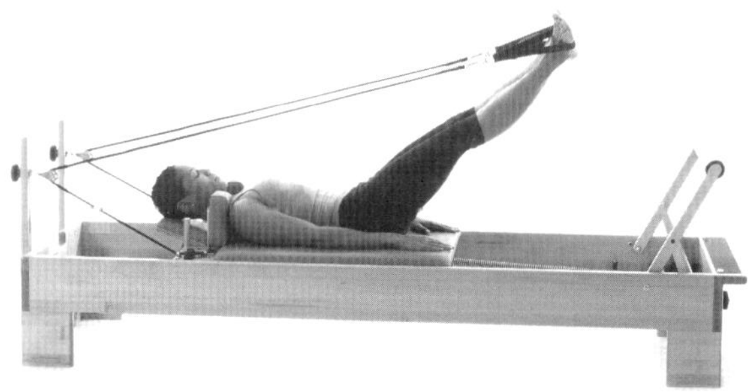

《내쉬기》 다리를 대각선으로 펴는데, 캐리지와 대략 45°의 각도를 만든다.

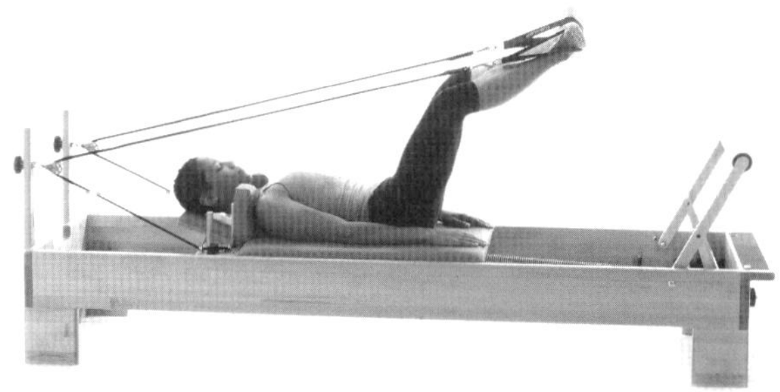

《들이쉬기》 무릎을 구부려서 출발 자세로 되돌아 가라.

힙 서클 다운
Hip Circle Down

근육 포커스
- 힙 모음근
- 힙 폄근

목적
- 힙 모음근과 힙 폄근의 강화
- 골반-허리 안정 개발

저항 Resistance
약 — 중 — 강

힙 서클은 힙 분리 개념을 강조하고 아주 큰 기술을 요구한다. 또한 그것은 힙 모음근을 두드러지게 활성화 시키고, 조절과 정확성을 강조한다. 무릎을 부드럽게 또는 심지어 약간 굽히는 것이 이득이 되는데, 넙다리네갈래근의 강조를 배제하고 힙 모음근들을 강조하기 위함이다. 골반을 안정되게 그리고 중립 자세로 유지하는 것은 올바른 근육 활성화를 조장하는데, 힙 모음근과 햄스트링 사이의 좋은 균형도 함께 한다. 그 운동의 어떤 시점에서 햄스트링이 모음근을 능가하는 경향이 있는데, 대부분의 사람들이 햄스트링을 사용하는데 익숙해져 있으며 그것들은 일반적으로 더 잘 단련되어 있기 때문이다. 이런 경향을 잘 알고 있어라.

이미지화 하기

발로 공간에 올바른 원 모양을 (두 개의 진짜 원이 아니라 마주한 두 개의 반원) 그리는 것을 상상해라. 다리는 중앙을 따라 선을 그리는 동안 서로 조이며 그 다음 반원을 그리는 동안 떨어지고, 꼭대기에서 만난다. 그 원의 크기는 더 많은 조절을 이룸에 따라 더 커질 수 있다. 움직임은 물 흐르는 듯하고 그리는 선은 부드럽고 연속적이어야만 한다.

- □ 힙 모음근 운동을 극대화 시켜라.
- □ 다리를 중앙을 따라 내리는 동안 햄스트링과 모음근을 함께 인게이지 시켜라.
- □ 안정된 중립골반 자세를 유지해라.

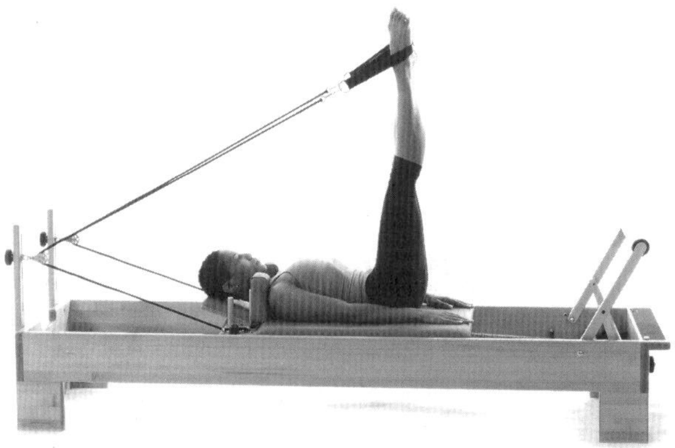

《들이쉬기》 바로 누워 척추를 중립 자세로 두어라. 발을 스트랩에 걸고 다리를 천장을 향해서 펴는데, 가급적 수직에 가깝게, 골반을 기울이지 말아라. 힙을 외회전 시키고 발을 부드럽게 발바닥굽힘 시켜라.

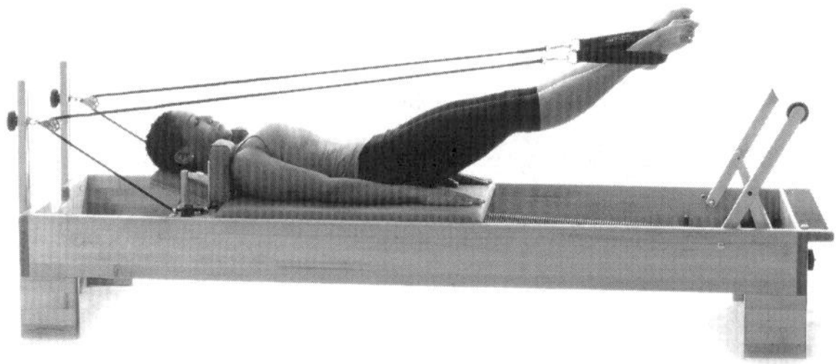

《내쉬기》 중앙을 따라 다리를 똑바로 내려라.

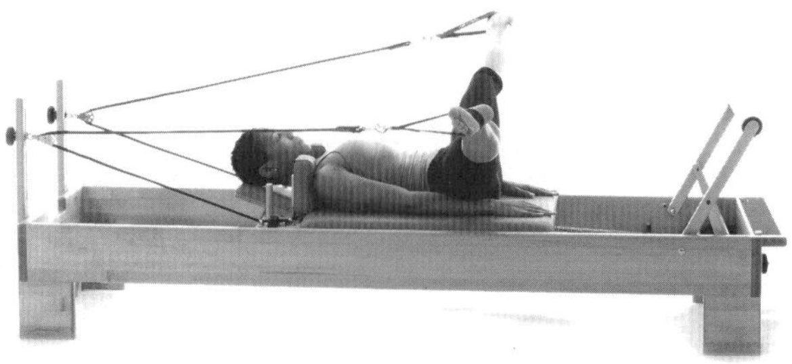

《들이쉬기》 다리를 벌리면서 주위로 위로 원을 그리면서 출발 자세로 올라가라. 다리를 벌리면서 주위로 위로 원을 그리면서 출발 자세로 올라가라.

힙 서클 업
Hip Circle Up

리포머
힙 운동 / Hip work

초급

근육 포커스
- 힙 모음근
- 힙 폄근

목적
- 힙 모음근과 힙 폄근의 강화
- 골반-허리 안정 개발

저항
Resistance

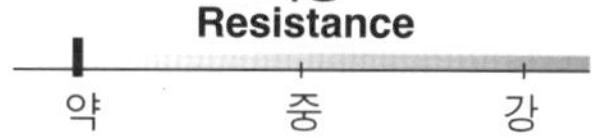

종종 서클 다운 형태에서보다 이 형태의 힙 서클에서 모음근들을 운동시킨다고 느끼기가 더 쉽다. 모음근들로 가는 하중은 그 운동의 동심(concentric) 단계 동안 다리가 저항에 맞서서 서로 누르는 동안 명백히 느껴진다. **리포머: 힙 서클 다운**에서, 모음근들은 이 단계 동안 원심으로 일을 해서, 그것들이 벌어지는 동안 스프링의 당김에 저항을 한다. 두 형태에서, 다리가 중앙선을 따라 위·아래로 움직일 때 서로를 향해서 누르는 동안, 모음근들은 등척성으로 일을 해야만 한다.

이미지화 하기

발로 공간에 올바른 원 모양을 (두 개의 진짜 원이 아니라 마주한 두 개의 반원) 그리는 것을 상상해라. 힙을 운동할 때 내가 종종 사용하는 이미지는 끈끈한 시럽 또는 죽을 젓는 커다란 스푼의 이미지인데, 스푼은 넙다리뼈와 그 머리이다. 이것은 긴장 없는 부드럽고 흐르는 듯한 동작을 장려한다. 힙 관절의 긴장은 종종 힙 움직임을 제한한다. 힙 관절의 움직임이 제한될 경우, 골반은 힙의 제한된 동작 범위를 보상하기 위해서 주위로 움직이는 경향일 것이다.

□ 힙 모음근 운동을 극대화 시켜라.

□ 다리를 중앙을 따라 올리는 동안 햄스트링과 모음근을 함께 인게이지 시켜라.

□ 안정된 중립골반 자세를 유지해라.

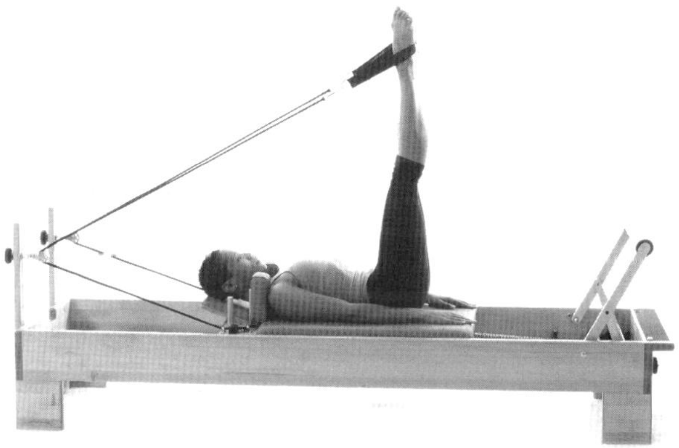

《내쉬기》 바로 누워 척추를 중립 자세로 두어라. 발을 스트랩에 걸고 다리를 천장을 향해서 펴는데, 가급적 수직에 가깝게, 골반을 기울이지 말아라. 힙을 외회전 시키고 (턴아웃), 발을 부드럽게 발바닥굽힘 시켜라.

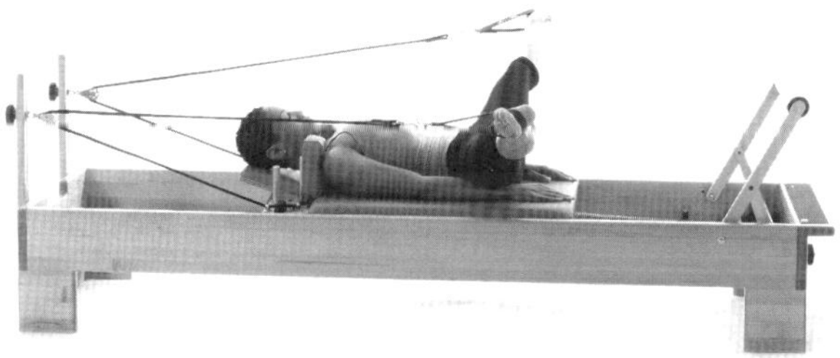

《들이쉬기》 다리를 옆으로 벌려라.

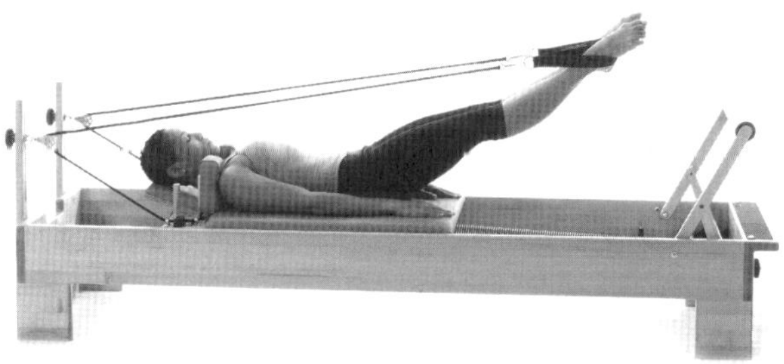

《내쉬기》 다리로 밑으로 주위로 원을 그리고, 서로를 함께 붙이고서, 다리를 들어 올려 출발 자세로 올라가라.

오프닝
Opening

근육 포커스
• 힙 모음근

목적
• 힙 모음근의 강화
• 힙 모음근 유연성 개발
• 골반-허리 안정 개발

저항
Resistance
약 중 강

이 운동은 특히 휫트-인-스트랩(feet-in-straps) 시리즈에서 유용한 부분인데, 그것이 몸을 최적 자세로 두어서 힙 관절의 기능적 동작 범위(range of motion; ROM)를 찾게 해주기 때문이다; 골반과 척추 정렬을 유지하면서 최대 ROM을 이룰 수 있다. 이 운동은 이 극단적인 범위들 내에서 조절과 체력을 개발시키는 잠재력을 갖고 있는데 특히, 무용수, 피겨스케이트 선수 및 체조선수들에게 중요한 자질이다. 이러한 시도에 관여된 운동선수들은 일반적으로 극단적인 유연성을 갖고 있지만, 그들은 때때로 확장된 동작 범위를 지지할 근육 힘이 부족해서, 부상을 입기가 쉽다.

이미지화 하기

발로 커다란 풍선을 조이는 상상을 해라.

□ 다리를 잘 지탱해서 바닥 쪽으로 떨어지지 않도록 해라.

□ 안정된 중립골반 자세를 유지해라.

□ 힙 모음근 ROM과 활성화를 극대화 시켜라.

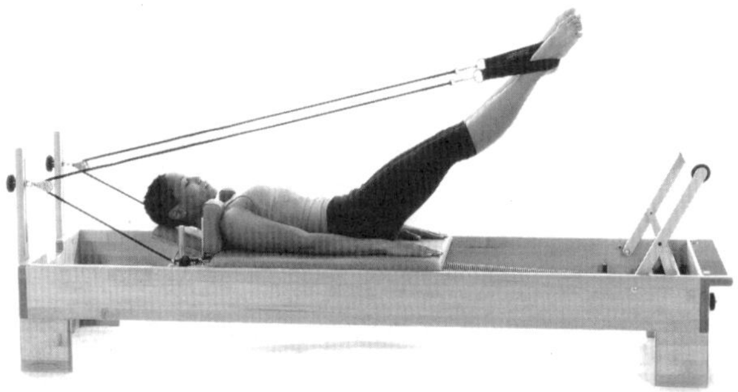

《내쉬기》 바로 누워 척추를 중립 자세로 두어라. 발을 스트랩에 걸고 다리를 대략 45° 대각선으로 펴라. 힙을 외회전 시키고 발을 발등굽힘 시키고, 무릎을 부드럽게 유지해라.

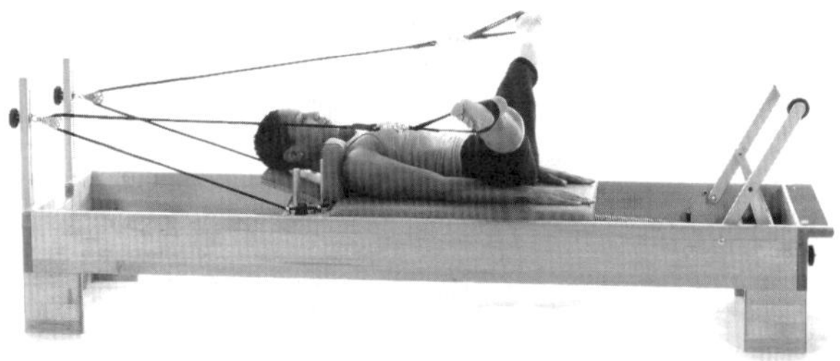

《들이쉬기》 다리를 넓게 벌려라.

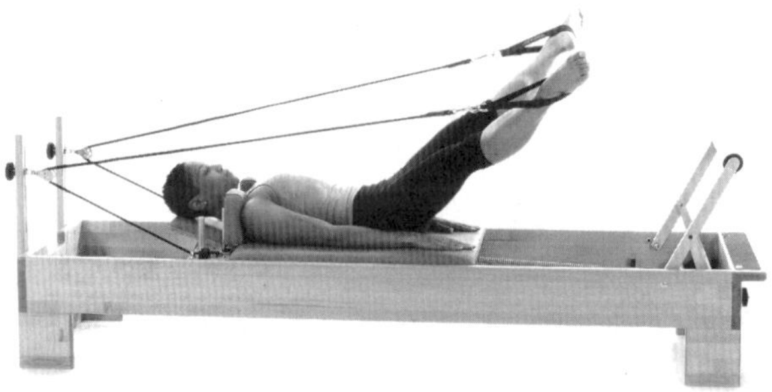

《내쉬기》 다리를 오므려서 출발 자세로 올라가라.

익스텐디드 프로그(펼친 개구리)

Extended Frog

펼친 개구리는 리포머: 개구리와 리포머: 오프닝을 합한 것인데, 그러나 그 둘보다 더 많은 조절과 조화를 요구한다. 마지막 단계의 벌린 다리 자세에서 개구리 자세로 다리를 굽히는 동안 햄스트링을 인게이지 시켜서 캐리지를 멈추고 있게 해서 스트랩 장력을 유지하라. 나는 힙 관절에서 시작하는 선보다는 원형 움직임을 생각하기를 좋아한다. 골반 자세와 안정은 매우 중요하다; 그것은 그 운동을 위한 기초를 제공하고, 하나의 고정체로 사용되어 그 스트레치를 수용한다.

이미지화 하기

마치 거대한 죽 냄비를 젓듯이, 발과 다리로 커다란 원형 동작을 만든다고 느껴야만 한다.

- □ 다리를 벌린 자세에서 굽히는 동안 캐리지를 가만히 유지해라.
- □ 운동 내내 골반을 안정된 중립 자세로 유지해라.
- □ 다리를 굽히는 동안 힙 폄근 인게이지를 유지해서, 다리가 가슴으로 너무 가깝게 가서 골반을 밀어 넣지 못하게 해라.

근육 포커스

- 힙 모음근

목적

- 힙 모음근의 강화
- 힙 모음근 유연성 개발
- 골반-허리 안정 개발

저항
Resistance

약 중 강

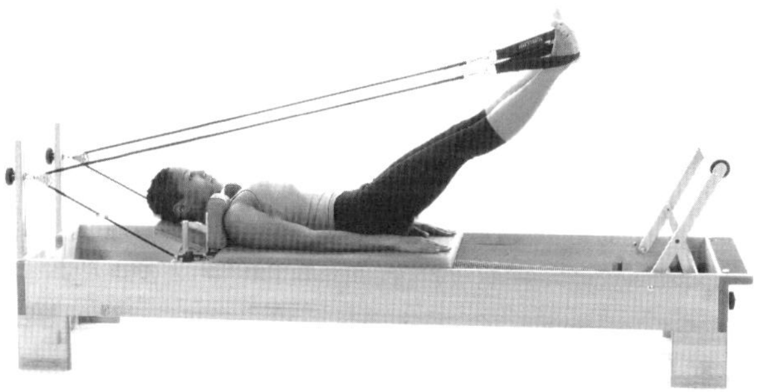

《내쉬기》 바로 누워 척추를 중립 자세로 두어라. 발을 스트랩에 걸고 다리를 대략 45° 대각선으로 펴라. 힙을 외회전 시키고 발을 발등굽힘 시켜라.

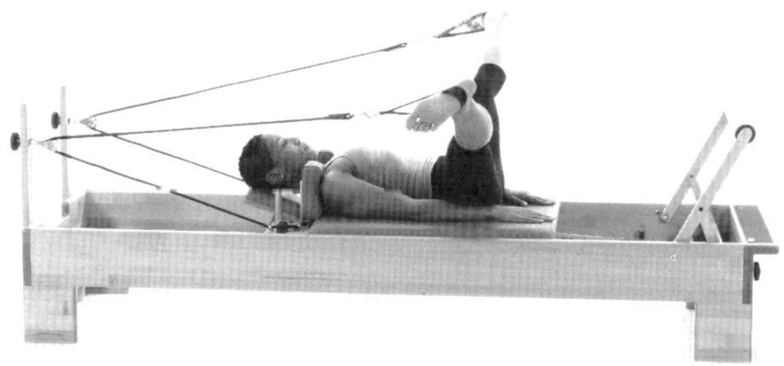

《들이쉬기》 골반의 선을 따라 다리를 넓게 벌려라.

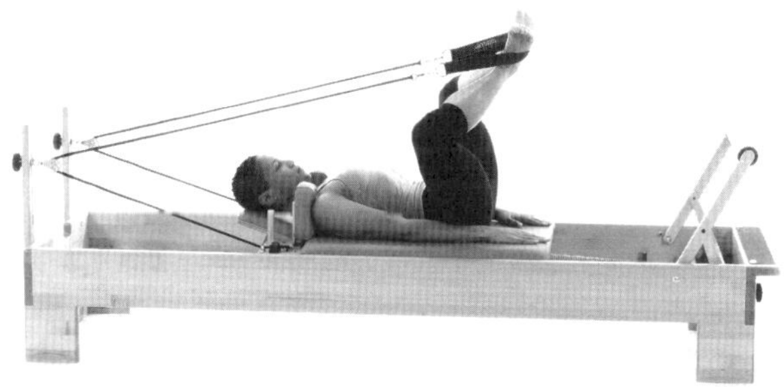

《내쉬기》 무릎을 굽히고, 뒤꿈치를 서로 붙여서 개구리 자세로 가서, 스트랩의 장력을 유지해라. 뒤꿈치가 붙을 때, 다리를 펴서 출발 자세로 가라.

익스텐디드 프로그—리벌스(펼친 개구리—역)

Extended Frog-Reverse

근육 포커스
- 힙 모음근

목적
- 힙 모음근과 강화
- 힙 모음근 유연성 개발
- 골반-허리 안정 개발

저항
Resistance
약 중 강

펼친 개구리-역은, 비록 그것의 형제인 펼친 개구리와 매우 비슷하지만, 아주 다르게 느껴진다. 다리를 바깥 옆으로 펴는 동안 모음근의 스트레치는 더 강하며, 다리를 서로 모으는 동안 모음근의 운동은 더욱 더 난이도가 높다. 개구리 자세에서 벌린 자세로, 다리를 바깥 옆으로 펴는 동안 스트랩의 장력과 캐리지를 가만히 유지하는 것은 중요하다. 햄스트링(hamstring) 인게이지를 유지하는 것은 스트랩의 장력을 유지하는 것을 돕는다. 힙 관절에서 생기는 원형 동작을 강조해라. 골반의 자세와 안정은 손상 받아서는 안 된다.

이미지화 하기

마치 거대한 죽 냄비를 한 방향으로 젓고, 젓은 방향을 바로 바꾸듯이, 발과 다리로 커다란 원형 동작을 만든다고 느껴야만 한다.

- □ 다리를 바깥 옆으로 펴는 동안 캐리지를 가만히 유지해라.
- □ 다리를 오므리는 동안 무릎을 부드럽게 유지하며, 힙 모음근의 운동에 초점을 두어라.
- □ 운동 내내 골반을 안정된 중립 자세로 유지해라.

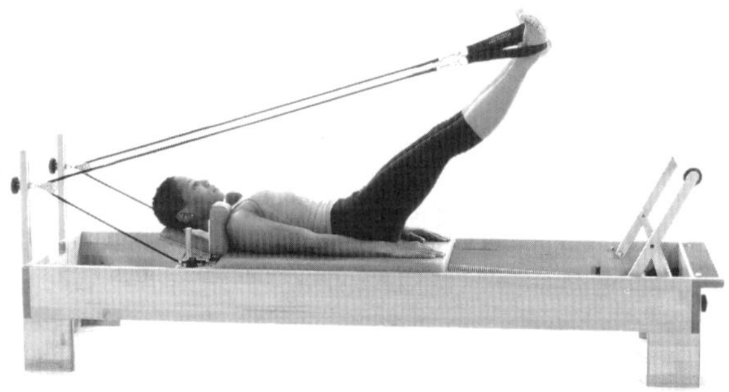

《내쉬기》 바로 누워 척추를 중립 자세로 두어라. 발을 스트랩에 걸고 다리를 대략 45° 대각선으로 펴라. 힙을 외회전 시키고 발을 발등굽힘 시켜라.

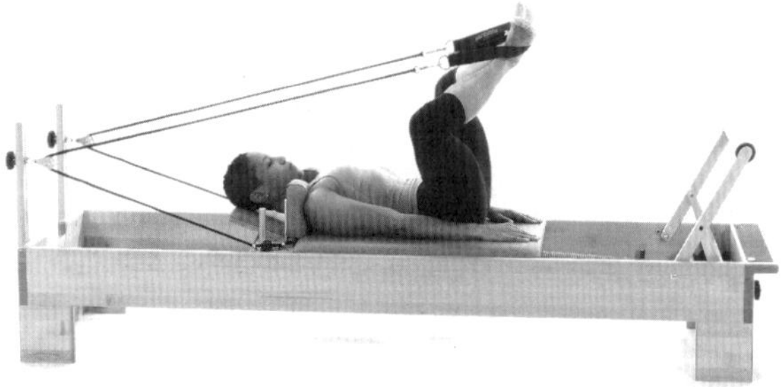

《들이쉬기》 무릎을 굽혀서 개구리 자세로 가서 뒤꿈치를 서로 붙이고 있어라.

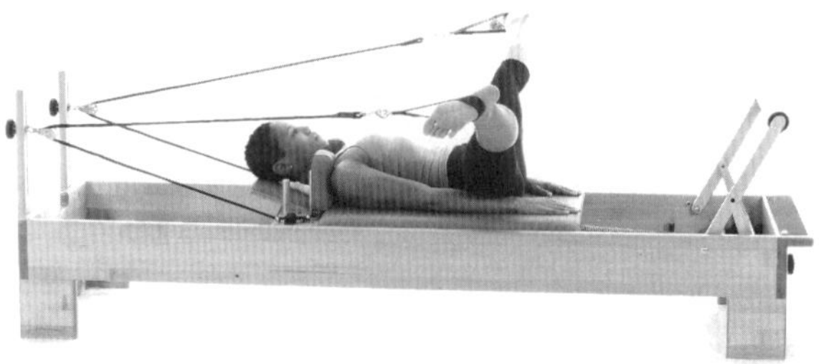

《내쉬기》 다리를 옆으로 펴서 벌린 자세로 가는데, 캐리지를 움직이지 말아라. 다리를 서로 오므려서, 출발 자세로 가라.

척추 분절 움직임
Spinal Articulation

척추 분절 움직임 블록은 기본 원칙들을 포함하고, 필라테스에서 기초가 되는 근육 그룹들을 목표로 한다. 척추는 몸의 중심 기둥인데, 뼈 구조 면뿐만 아니라 근육 지지와 신경학적 웰빙 면에서도 그렇다. 조셉 필라테스가 *〈조절학을 통한 삶으로의 회귀〉*에서 썼듯이, "당신의 척추가 30세에 신축성 없이 뻣뻣하다면, 당신은 늙었다; 60세에 완전히 유연하다면, 당신은 젊었다." 척추의 구획 사이 복잡한 움직임에 대한 인지와 조절 개발은 평생 동안의 과정이다. 조셉 필라테스는 *〈삶으로의 회귀〉*에서 척추의 척추뼈로-척추뼈(vertebra-by-vertebra) 움직임을 특별히 다루고, 이러한 "굴리고(rolling)", "펴는(unrolling)" 움직임은 점차적으로 그러나 틀림없이 척추를 그것의 정상적인 출생 시 자세로 되돌린다고 주장한다.

바람직한 흐르는 움직임을 이루기 위해서, 당신은 작은 척추사이 근육들을 절실하게 인지하고 그것들을 조절할 수 있어야만 한다. 호흡 또한 척추 분절 움직임에 있어서 중요한 구성요소이다; 그것은 움직임에 리듬을 줄 뿐만 아니라, 주요 근육들을 동원하는 것을 조장한다. 게다가, 척추 분절 움직임은 호흡 과정을 증진시킬 수 있는데, 스펀지에서 그렇듯이 허파를 짜게 하는데, 그것은 차례로 허파의 최대 용량으로 가게 그것을 채우게 해 준다.

척추 분절 움직임 운동들의 대부분은 척추 굽힘을 만들어서 움직이며, 그것은 일반적으로 척추 분절 움직임이라는 용어와 연관시키는 이러한 동작 범위이다. 그러나, 때때로 척추 분절 움직임을 척추를 펴는 것으로 상상함으로써 커다란 이득을 얻을 수 있다. 이것은 파악하기가 까다로운 개념이어서 모든 등 펴기 운동들 안에서 추천되지는 않지만, 제 때에 사용될 때 그것은 매우 유용한 신호로서 쓰일 수 있다.

복근은 척추 분절 움직임에 있어서 두드러진 역할을 하는데, 그것이 척추 굽힘 또는 척추 폄을 통한 분절 움직임에 상관이 없이, 그리고 복근이 작용근(movers) 이나 안정근으로서 기능하는 것과 상관 없다. 좋은 복부 조절은 성공적인 척추 분절 움직임을 위한 구성요소이다. 더욱이, TA는 효율적인 척추 분절 움직임을 용이하게 하는데 있어서 특히 중요한 역할을 한다. 이와 같이, 척추 분절 움직임은 모든 레벨의 필라테스 운동에서 연습되고 마스터 해야만 한다.

파도가 굴러가는 이미지는 척추 분절 움직임을 유난히 잘 묘사한다. 그것은 점진적으로 감는 동작을 그릴 뿐만 아니라, 파도의 연속적으로 흘러가는 느낌을 떠올려 준다. 바다를 사랑하는 사람으로서 — 나는 수영, 서핑, 윈드서핑을 한다 — 물과 관련된 어떤 이미지라도 나에게 영감을 준다. 그러나 수상 스포츠를 해 보지 않은 사람일지라도 부드럽고, 자연스럽고, 리듬감 있는 굴러가는 파도의 파워를 느낄 수 있다.

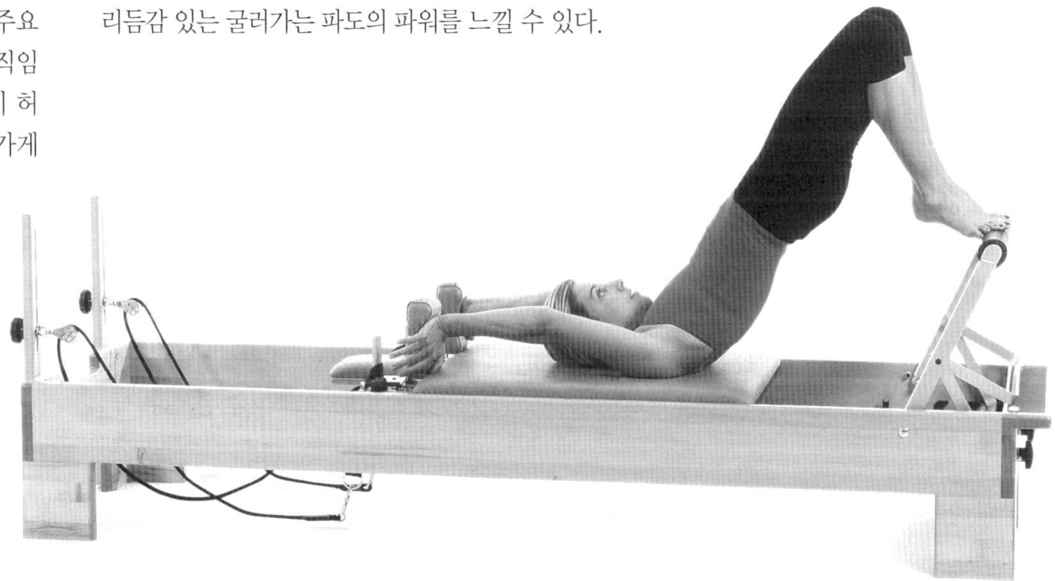

초급

버텀 리프트(바닥 들어올리기)

Bottom Lift

근육 포커스

- 복근
- 햄스트링

목적

- 척추 분절 움직임 개발
- 힙 폄근 조절 개발

저항
Resistance

약 중 강

척추 분절 움직임 블록에 있는 이 입문 운동은 본질적으로 리포머에서 실행되는 골반 컬인데, 그것은 일반적으로 매트 운동에서 첫 운동이다. 그러나, 움직이는 캐리지에 의해서 도입되는 불안정 요소가 바닥 들어올리기를 골반 컬보다 난이도를 높게 만든다. 게다가, 발이 바닥이 아닌 풋바에, 훨씬 높게 있기 때문에, 동작 범위가 훨씬 더 크다. 매트에서 골반 안정과 척추 분절 움직임을 마스터 한 다음, 리포머에서 바닥 들어올리기를 해야만 한다. 골반의 들어올리기와 내리기에 있어서 매우 중요한 햄스트링은 이 형태에서 훨씬 더 커다란 역할을 한다; 그것은 캐리지를 제 자리에 두기 위해서 폄근으로서 뿐만 아니라 무릎 굽힘근으로서 작용을 한다. 캐리지의 움직임은 최소한이어야만 한다; 그것을 스토퍼에 가깝게 가만히 두려고 노력 하라. 스프링 장력이 낮게 정해질수록, 캐리지를 스토퍼에 가깝게 유지하는 것이 더 힘들다; 또한 햄스트링에 더 많이 일을 해야만 할 것이다. 편안한 스프링 세팅으로 시작을 하고, 이 운동을 점차적으로 잘 해나감에 따라, 장력을 낮춰라. 발의 볼에 있는 체중에 주목해라. 그것은 좋은 정렬을 유지하기 위해서 발 안정과 발목 및 목말밑관절의 예외적인 조절을 요구한다.

이미지화 하기

바나나가 벗겨져 나오는 것과 똑같이 척추가 리포머에서 벗겨져 나오는 이미지와, 그런 다음 척추가 내려지는 동안 바나나가 껍질 속으로 되돌아 가는 이미지를 사용해라.

- □ 캐리지의 움직임을 최소화 시켜라.
- □ 운동 내내 발의 선을 맞추고, 뒤꿈치를 가만히 유지해라.
- □ 다리를 평행으로 그리고 힙 모음근을 인게이지 시키고 있어라.

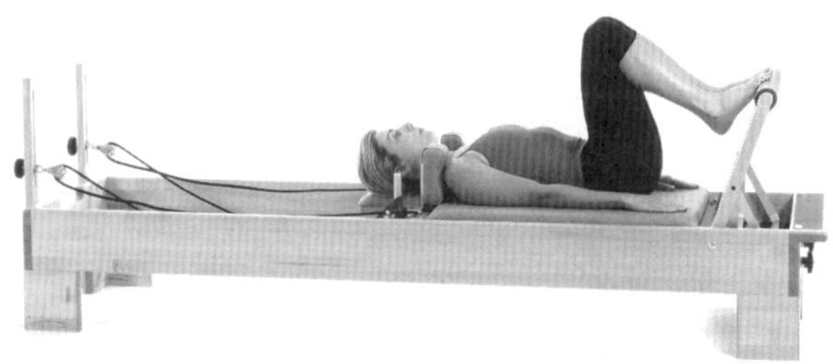

《들이쉬기》 바로 누워 척추를 중립 자세로 두고, 헤드레스트를 내린다(평탄). 발의 볼을 풋바에 대고 다리를 평행하게 무릎은 굽힌다.

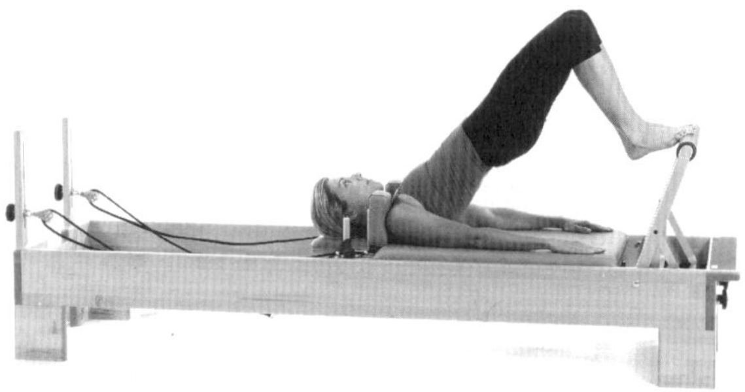

《내쉬기》 복근을 당겨서 골반을 뒤쪽 방향으로 기울여라. 척추를 상방으로 분절 움직임을 만들어라. 한 번에 한 척추뼈씩, 힙을 펴면서 들어올려 견갑대로 지지해라. 어깨부터 무릎까지 몸을 직선으로 정렬하고, 과다전만을 피해라.

《들이쉬기》 잠시 멈춰서 이 자세를 유지해라.

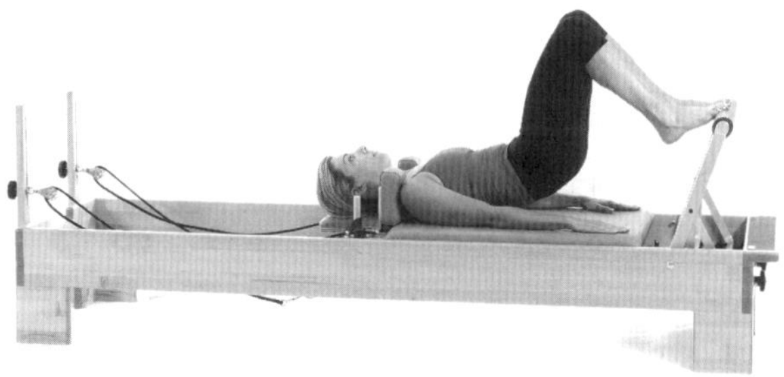

《내쉬기》 척추를 밑으로 분절 움직임을 만들면서, 출발 자세로 되돌아 가라.

버텀 리프트 위드 익스텐션(바닥 들어올려 펴기)

Bottom Lift With Extension

리포머

척추 분절 움직임

중급

근육 포커스

- 복근
- 햄스트링

목적

- 척추 분절 움직임 개발
- 힙 폄근 조절 개발

저항
Resistance

약 중 강

바닥 들어올리기에 무릎 폄을 더하는 것은 그 운동의 힙 폄 구성요소를 강조시키고 멋진 골반-허리 안정을 요구한다. 힙 폄근과 무릎 폄근을 활성화 시키는 것은 다리를 펴는 것을 용이하게 만들고, 떠 있는 브리지 자세를 만든다. 비록 그 자세의 지지를 돕기 위해서 볼기근들이 동원될 수 있지만, 주된 초점은 아니다. 힙을 펴는 동안 볼기근들 이전에 햄스트링을 인게이지시키려는 노력이 만들어져야만 하는데, 볼기근들이 햄스트링을 보호하는 경향이 있기 때문이다.

다리를 완전히 펴는 것을 피해야 하는데, 이것이 허리에 부당한 스트레스를 줄 수 있기 때문이다. 스토퍼로 되돌아 갈 때, 어깨에서 몸통을 거쳐 무릎으로 가는 강한 에너지 선을 유지해라; 이것은 골반을 떨구고 힙 관절을 굽히는 자연적인 경향을 상쇄시킨다.

이미지화 하기

편 자세는 현수교를 닮았다 — 잘 지지되고 안정되어, 발에서 어깨까지 몸 선의 중단이 없다.

- □ 움직임 내내 뒤꿈치를 가만히 유지해라.
- □ 무릎을 부드럽게 유지해라; 완전히 펴지 말아라.
- □ 캐리지를 스토퍼 쪽으로 보내는 동안 골반을 들어올리고 힙을 더 펴라.

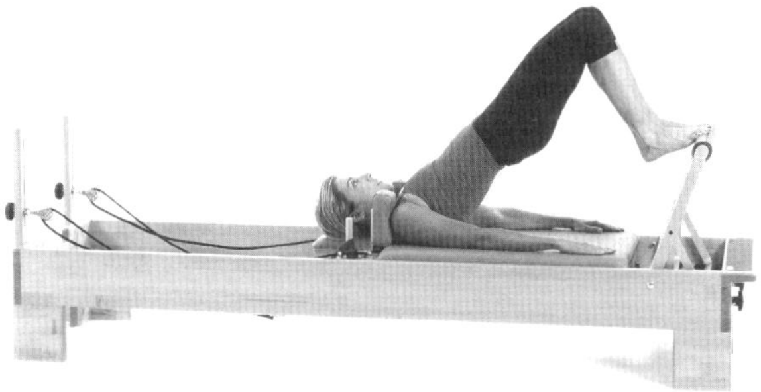

《들이쉬기》 바로 누워 척추를 중립 자세로 두고, 헤드레스트를 내린다(평탄). 발가락을 풋바에 대고 다리를 평행하게 무릎은 굽힌다.

《내쉬기》 복근을 당겨서 골반을 뒤쪽 방향으로 기울여라. 척추를 상방으로 분절 움직임을 만들어라. 한 번에 한 척추뼈씩, 힙을 펴면서 들어올려 견갑대로 지지해라. 어깨부터 무릎까지 몸을 직선으로 정렬하고, 과다전만을 피해라.

《들이쉬기》 이 자세에서 잠시 멈춰라.

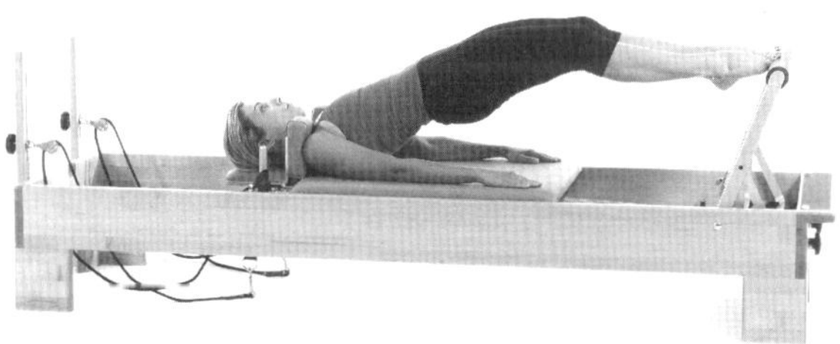

《내쉬기》 골반을 내리지 않고서 무릎과 (완전히 펴지 않는다) 힙을 펴라.

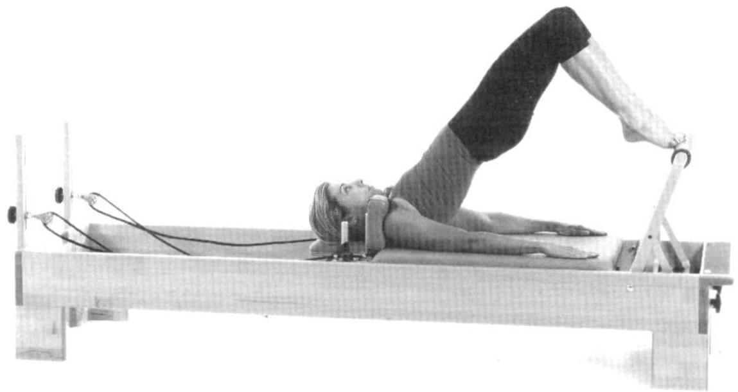

《들이쉬기》 무릎을 굽히고, 골반을 높게 다리를 평행으로 유지해라. 이 움직임을 5–10회 반복한다.

《내쉬기》 밑으로 척추의 분절 움직임을 만들면서, 출발 자세로 되돌아 가라.

리포머
척추 분절 움직임

중급

근육 포커스
- 복근
- 햄스트링

목적
- 척추 분절 움직임 개발
- 힙 폄근 강화
- 상부 등과 어깨 유연성 증진

저항 Resistance

약 — 중 — 강

세미써클(반원)
Semicircle

반원은 바닥 들어올려 펴기의 연속인데, 그러나 자세는 더 난이도가 높고 동작 범위는 더욱 더 부담이 된다. 더 커진 조절과 여러 부가적인 근육군들의 동원이 요구된다. 골반의 올린 자세와 다리의 V 자세는 엉덩이 굽힘근을 스트레치시켜서 유지하고, 다리의 선을 잘 맞추기 위해서 증가된 힙 모음근 및 폄근 조절을 요구한다. (뭉친 엉덩이 굽힘근과 볼기근의 과사용으로 인해서 다리가 벌어지는 경향이 있다.) 캐리지가 스토퍼로 되돌아 가는 동안 골반을 들어올려 유지하고 다리를 적당한 V 자세로 유지하는 것은 엉덩이 굽힘근의 효과적인 스트레치를 반드시 하게 해준다.

이 운동은 동작 범위를 이용할 기회를 제공하는데, 척추를 중립 자세에서 멈추는 것이 아니라, 과다폄으로 계속 가게 해서 그렇다. 증가된 범위는 하체뿐만 아니라, 상체에도 이득이 된다. 그것은 어깨 안정과 유연성뿐만 아니라, 흉추의 폄을 강조한다. 이러한 흉곽 부위의 스트레치는 뭉친 어깨 및 가슴 근육을 가진 사람들과 오늘날 아주 만연한 둥근 어깨 자세를 가진 사람들에게 특히 효과적이다.

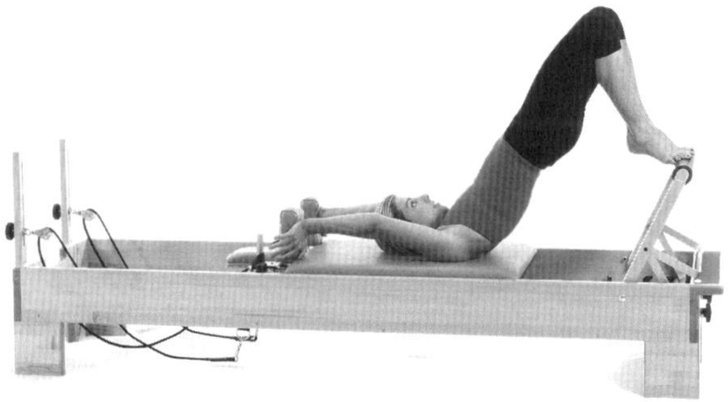

《들이쉬기》 바로 누워 발을 작은 V자세로 해서, 발가락을 풋바에 올리고 뒤꿈치는 붙인다. 골반을 들어올려서 힙을 완전히 펴라. 손으로 어깨레스트를 밀어서 팔을 펴고, 견갑대로 받히고서 몸을 들어 올려, 골반을 올린 채로 유지해라.

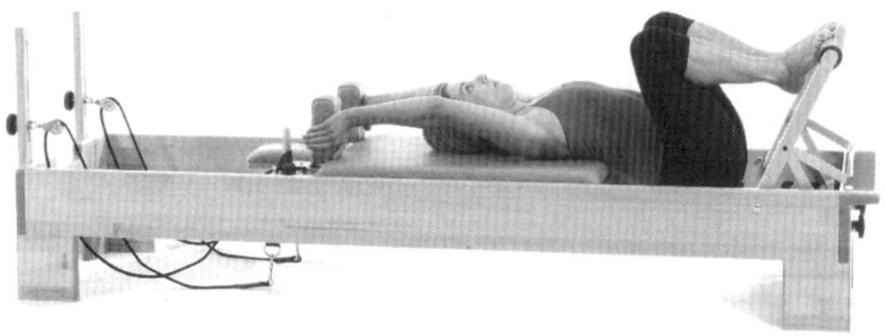

《내쉬기》 척추를 아래쪽으로 분절 움직임을 시키는데, 흉추 꼭대기에서 움직임을 시작해서 계속하는데, 골반이 스프링에 닿을 때까지 움직임을 계속해라. 이 단계 동안 가급적 캐리지를 가만히 유지해라.

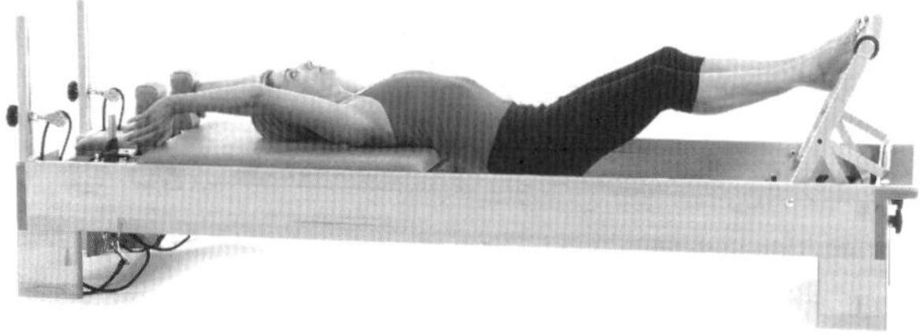

《들이쉬기》 다리를 완전히 펴지 않고서 무릎을 펴며, 스프링 바로 위로 골반을 유지하며 척추를 과다폄 시킨다.

이미지화 하기

반원 움직임은 시작과 끝이 없는 굴러가는 파도처럼 느껴야만 한다. 흐름의 감각은 매우 엄청나다. 그것은 하는 것과 보는 것이 멋진 운동이다.

- □ 척추를 위 · 아래로 분절 움직임을 만들 때 캐리지의 움직임을 최소화 시켜라.
- □ 운동 내내 뒤꿈치를 서로 조이고, 발의 작은 V 자세를 유지해라.
- □ 팔을 펴고 있어라.

변형 / VARIATION

이 절차의 방향은 바뀔 수 있다. 출발 자세에서, 무릎을 뻗으나 완전히 펴지는 말아라. 캐리지를 움직이지 않고서 척추를 말아 내려서, 골반을 스프링과 가깝게 두어라. 그 다음 무릎을 굽혀서, 캐리지를 스토퍼 쪽으로 보낸 다음, 출발 자세로 말아 올린다.

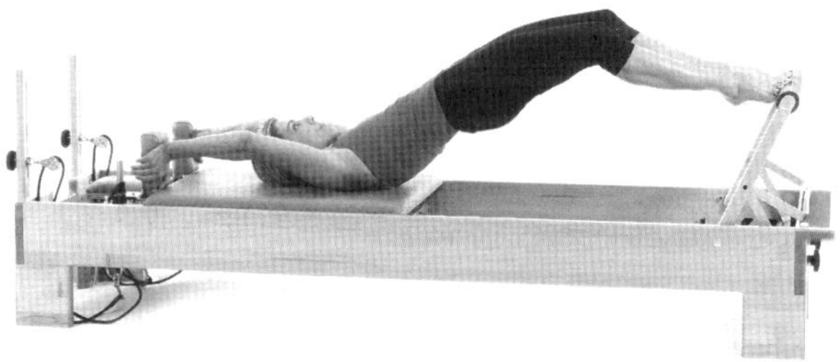

《내쉬기》 복근을 안으로 당겨서, 골반을 뒤쪽 방향으로 기울이면서, 척추뼈를 한 번에 하나씩, 위쪽으로 척추의 분절 움직임을 만들고, 견갑대로 지지하게 들어 올리고 완전한 힙 폄에 도달하라. 이 단계 동안 가급적 캐리지를 가만히 유지하라.

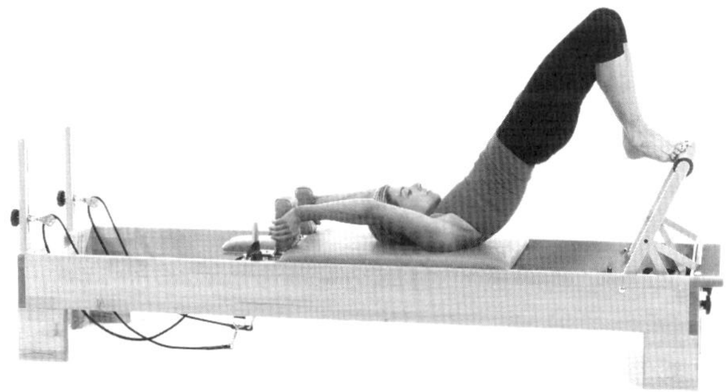

《들이쉬기》 무릎을 구부리고, 힙은 펴고 골반은 들어 올려 유지하라. 출발 자세로 되돌아 가라.

리포머

척추 분절 움직임

중급

근육 포커스

- 복근

목적

- 척추 분절 움직임 개발
- 허리와 햄스트링의 유연성 증가

저항 Resistance

약 중 강

쇼트 스파인

Short Spine

이 짧은 척추 형태는 조셉 필라테스가 실행한 운동과 약간 다르다. 고전적 형태에서, 캐리지가 스토퍼 쪽으로 가는 동안 위로 굴러 어깨로 간다. 이 형태에서 위로 구르는 것은 캐리지가 스토퍼에 굳건히 멈춰 자리잡고 있을 때 실행된다. 위로 구르는 동안 스프링 또는 스트랩에 의존하지 않는 것은 더 큰 복부 조절과 유연한 척추를 요구한다. 게다가, 먼저 캐리지를 스토퍼로 완전히 가있게 함으로써, 다리를 얼굴 위로 보내는 동안 당신은 보다 효과적인 햄스트링 스트레치를 얻을 것이다. 이 단계 동안, 가급적 골반을 안정되게 유지하고 엉치뼈를 가급적 캐리지와 가깝게 유지해라. 대부분의 사람들은 다리가 위로 가는 동안 골반을 중립 자세로 유지시키는 것이 불가능 하다는 것을 아는데, 그러나 엉치뼈를 캐리지 쪽으로 끌어 당겨서 엉치뼈를 고정시키고 있는 것은 골반을 안정시키는 것을 돕고 상당한 햄스트링 스트레치를 보장한다.

다리가 머리 위에 있을 때, 무릎을 구부리고, 스트랩의 장력을 유지하고 몸통을 안정시켜라. (무너지지 않게). 척추가 밑으로, 척추뼈 하나씩, 캐리지로 굴러가는 동안, 발을 얼굴 위로 자리잡고 있고 다리를 다이아몬드 모양을 유지해라. 이것은 허리에 멋진 스트레치를 제공한다. 일단 골반이 더 이상 움직일 수 없다면, 발을

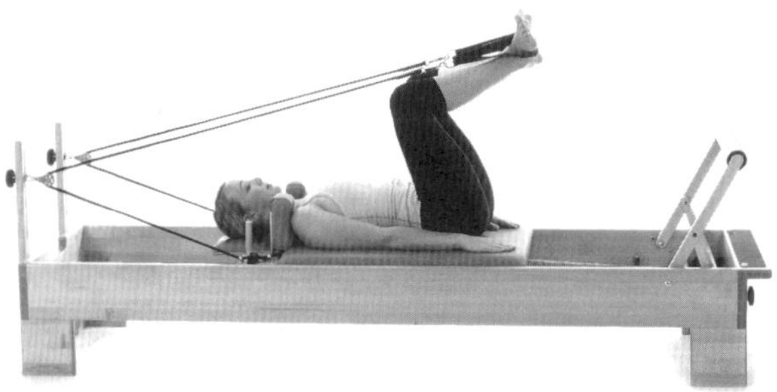

〈들이쉬기〉 바로 누워, 발을 스트랩에 걸고 개구리 자세를 만들고, 힙을 외회전하고, 무릎을 굽히고, 뒤꿈치는 붙이고, 발은 발등굽힘을 만들어라. 헤드레스트가 내려져 있어야만 함을 주목해라.

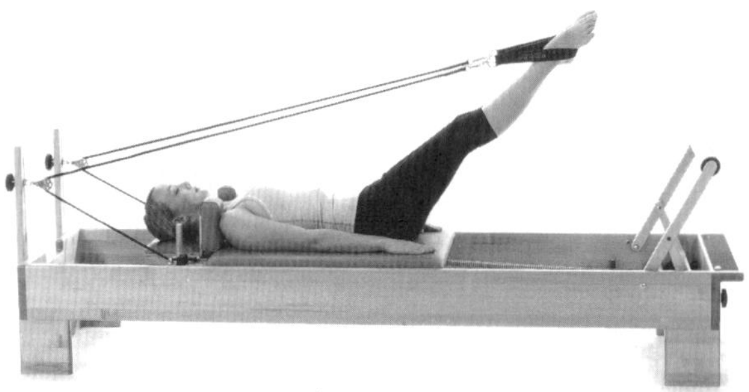

〈내쉬기〉 다리를 펴고 발을 발바닥굽힘으로 만든다.

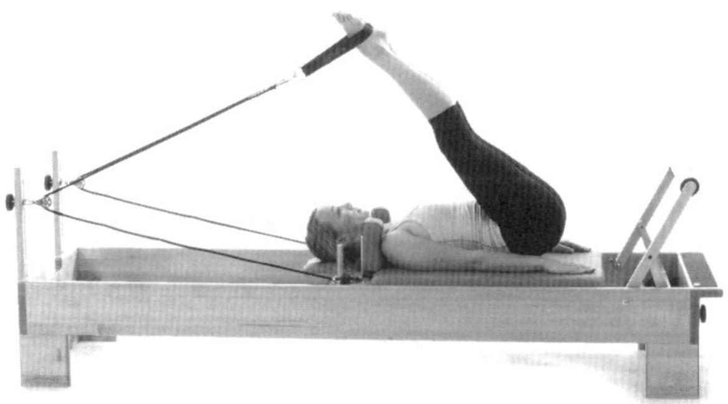

〈들이쉬기〉 다리를 머리 위로 보내면서, 캐리지를 스토퍼로 움직여라.

발등굽힘하고 다리를 몸을 가로질러 두고, 무릎을 더 굽히지 않고서 힙을 펴고 다이아몬드 모양을 유지해라. 마지막으로, 골반을 중립 자세로 두고서, 출발 자세로 되돌아 가라.

척추의 극심한 굽힘, 이에 더해서 경추로 가는 잠재적인 체중으로 인해서, 등과 목 장애를 가진 사람들에게 특히 디스크가 관여된—이 운동을 시키면 안 된다는 것을 주목해라.

이미지화 하기

이 운동의 흐르는 파도 같은 동작을 즐겨라. 그 에너지는 원형이며, 끝이 없다고 느껴야만 한다. 그 감각은 **리포머: 반원**과 비슷하다.

- □ 위로 구르기 전에 캐리지를 스토퍼로 완전히 보내라.
- □ 위로 굴러 어깨로 갈 때 스트랩의 장력을 유지하고 다리를 다이아몬드 모양으로 굽혀라.
- □ 마지막 단계 동안 다리의 다이아몬드 모양을 유지하고, 힙 폄을 강조하고 무릎을 굽히지 말아라.

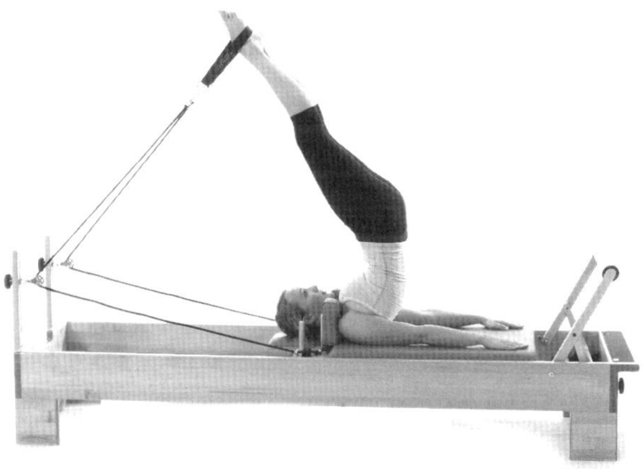

《내쉬기》 척추의 분절 움직임을 만들면서, 위로 굴러 어깨로 가라.

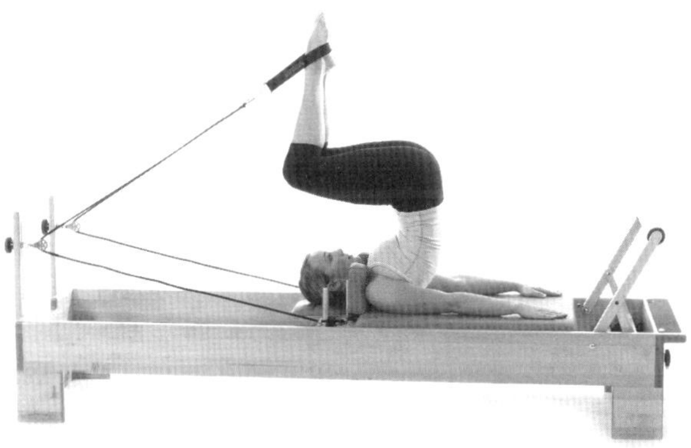

《들이쉬기》 무릎을 구부리고, 다리로 다이아몬드 모양을 만들어라.

《내쉬기》 척추를 아래쪽으로 분절 움직임을 만들고, 얼굴 위로 발을 두어라.

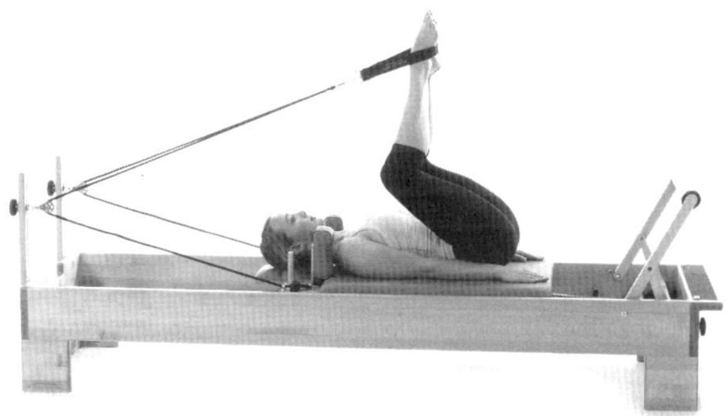

《들이쉬기》 발을 발등굽힘으로 만들고, 다리를 몸을 가로질러 보내기 위해서 힙을 펴고, 캐리지에 골반을 대라. 출발 자세로 되돌아 가라.

근육 포커스

- 복근
- 햄스트링

목적

- 척추 분절 움직임 개발
- 힙 폄근 조절 개발

저항
Resistance
약 중 강

롱 스파인
Long Spine

긴 척추의 이 형태는 고전적 필라테스 운동과 다른데, 거기서 위로 굴러 어깨로 가는 동안 캐리지는 스토퍼에 고정되고, 스트랩은 이 자세를 수용하기 위해서 늘어난다. 이 형태에서, 위로 구르고 밑으로 구르는 동안 균형과 안정에 초점을 둔다. 캐리지는 가만히 있지만, 그러나 스토퍼에 붙어 있지 않고, 스프링은 장력을 가진 상태에 있다. 이 방식으로 그 운동을 수행하는 것은 등 폄근들과 어깨 폄근들의 도움과 함께, ISS와 힙 폄근들의 많은 조절을 요구한다.

바닥과 거의 수직인, 다리의 똑바로 선 자세를 유지하는 것은 위로 올라 가는데 커다란 조절을 요구하며, 아래로 내려 갈 때는 더 큰 조절을 요구한다. 내려가는 단계에서, 힙과 등 폄근들의 원심 수축은 캐리지의 어떤 움직임 없이 척추의 부드러운 분절 움직임을 하게 해준다. 이것은 어마어마한 난이도이며, 특히 저항이 약할 때이다.

당신이 시작할 때 중간 저항으로 하기를 추천한다, 그리고 숙달됨에 따라 저항을 내려서 난이도를 더욱 높인다. 이 운동이 잠재적

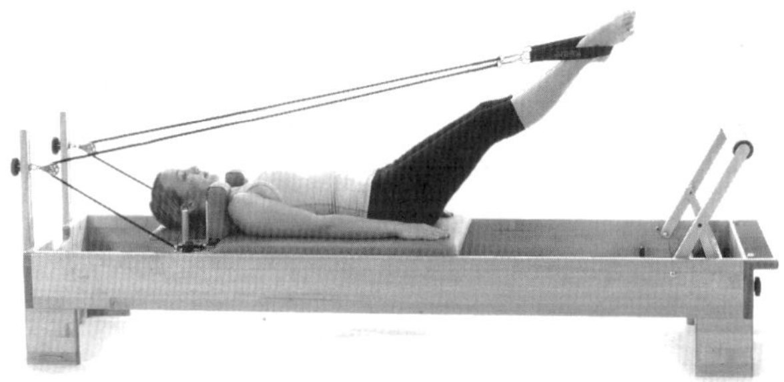

《내쉬기》 캐리지에 바로 누워, 발을 스트랩에 걸고 다리를 펴서 붙이고, 캐리지에 대략 45° 각도인 대각선을 만들어라. 헤드레스트는 내려 있어야만 한다.

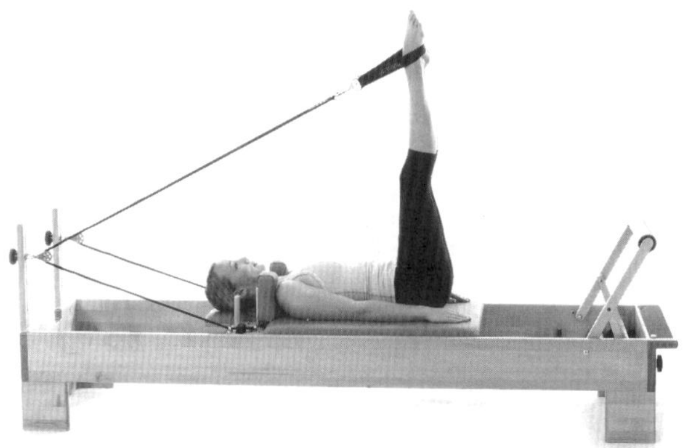

《들이쉬기》 다리를 들어올려서 수직 자세를 만들고, 엉치뼈를 캐리지에 붙이고 있어라.

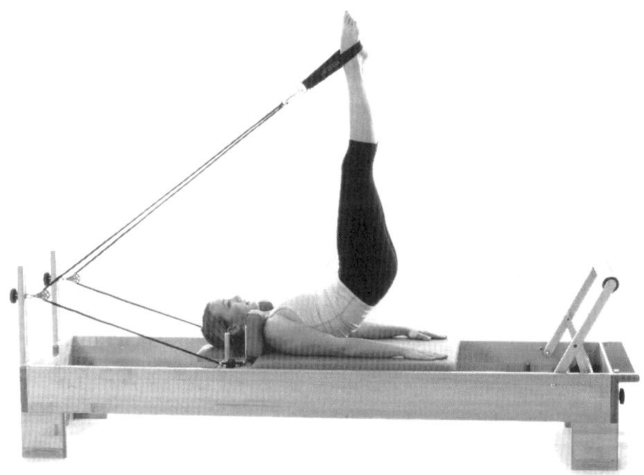

《내쉬기》 척추의 분절 움직임으로 위로 굴러 견갑대로 가라. 이 단계 동안 캐리지를 가만히 유지해라.

으로 목뼈(경추)뿐만 아니라, 등에 체중을 줄 수 있기 때문에, 등과 목 장애가 — 특히 디스크가 포함된 — 있는 사람들에게 이 운동을 시키면 절대 안 된다.

개인적으로 이것은 내가 좋아하는 운동들 중의 하나인데, 그러나 일단 난이도가 낮은 척추 분절 움직임에 고도로 능숙하게 된 이후에만 그것을 잘 시행할 수 있다.

이 운동에는 명백히 위험 요소가 있으며 이 사실을 인식하는 것이 중요하다. 당신이 어깨로 올라갈 때 조절을 잃는다면, 스프링은 당신을 목으로 가게 당길 것이며, 경추에 커다란 스트레스를 줄 것이다.

이미지화 하기

다리가 돛처럼 배의 돛대 위로 당겨진다고 상상해라. 일단 꼭대기에서, 몸은 돛대처럼 똑바로 유지된다. 그 다음 몸은 내려지는데, 돛이 돛대에서 밑으로 내려지는 것과 같다.

- □ 척추가 위 · 아래로 분절 움직임을 만드는 동안, 캐리지를 가만히 유지하고, 완전히 균형을 잡아라.
- □ 밑으로 굴리는 단계 동안 햄스트링을 원심으로 사용해라.
- □ 출발 자세로 되돌아 가기 전에, 골반을 밑으로 밀어서, 엉치뼈를 캐리지에 붙여라.

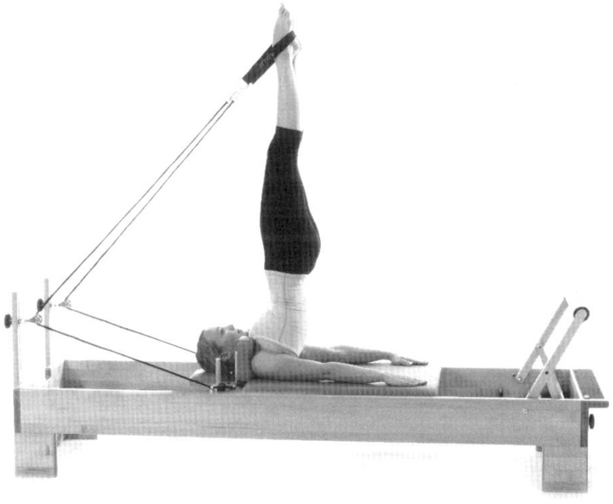

《들이쉬기》 다리를 약간 벌리고서, 몸의 똑바로 선 자세를 유지하라.

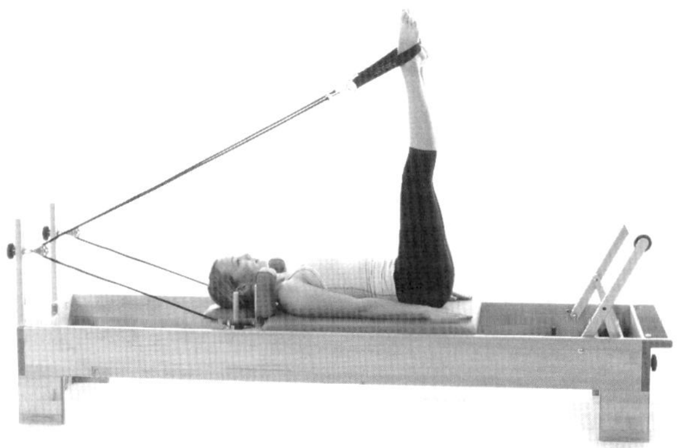

《내쉬기》 척추의 분절 움직임으로 밑으로 굴러 캐리지로 가라. 이 단계 동안 캐리지를 가만히 유지해라.

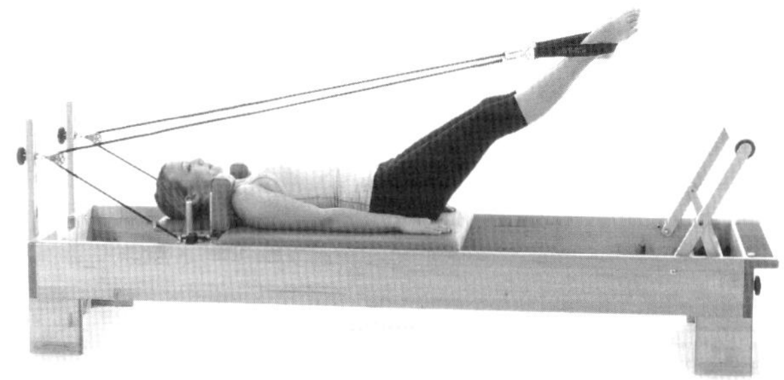

엉치뼈를 붙인 다음, 다리를 밑으로 주위로 원을 그리면서 출발 자세로 가라.

스트레칭
Stretching

유연성은 어떤 피트니스와 컨디셔닝 요법에서 하나의 중요한 측면이라는 것을 문제 삼는 사람들은 거의 없다. 스트레치 블록은 잘 균형 잡힌 세션 안에 항상 포함돼야만 한다. 유연성 면에서 몸의 어떤 부분이 강조돼야만 하는 가를 결정하는 것은 당신에게 달려 있다. 나는 엉덩이 굽힘근과 햄스트링을 위한 스트레치에 포함시킬 것을 제안한다; 이 두 근육 그룹은 많은 사람들에게 긴장되기가 쉽고 그래서 그것들은 골반의 정렬과 기능에 심각한 영향을 준다. 골반 부위의 균형은 매우 중요하다. 비록 한 사람이 굉장히 유연하다고 하더라도, 엉덩이 굽힘근과 햄스트링 사이에 불균형이 있기가 쉬운데, 그래서 초점은 유연성에서 조절로 이동될 수 있다.

유연성 면에서 특별한 주위를 기울일 가치가 있는 또 다른 부위는 견갑대이다. 어깨는 긴장되기가 쉬우며, 상체와 목에 심각한 영향을 주어서, 기능에 장애를 일으키고 종종 통증과 불쾌감을 만든다. 나는 종종 몸의 이 부위를 위한 스트레치 처방을 더한다.

물론, 척추 유연성은 척추 분절 움직임 블록에서 다뤄진다. 전반적인 유연성, 그러나 특히 척추의 그것은 나이가 들면서 나빠져서 꼭 손봐야만 하는 피트니스의 한 요소로 만든다. 어떠한 수준의 활동에 있어서 최적 기능을 위해서, 유연성과 기능적인 동작 범위가 핵심다.

스트레치는 스트레치되는 근육뿐만 아니라 전반적인 몸의 이완을 얻기 위해서 비교적 긴 시간 동안 유지될 필요가 있다. 스트레치의 최적 기간은 논란이 많지만, 일반적으로 나는 3-5회 호흡 사이클 동안 스트레치를 유지하라고 처방한다. 고무밴드처럼 근육이 늘어나는 시각적 이미지를 사용하는 것이 상당히 도움이 된다. 게다가, 길고 깊은 호흡에 초점을 맞추는 것이 그 근육을 이완시키고 깊게 스트레치 되는 느낌을 얻는데 유용하다.

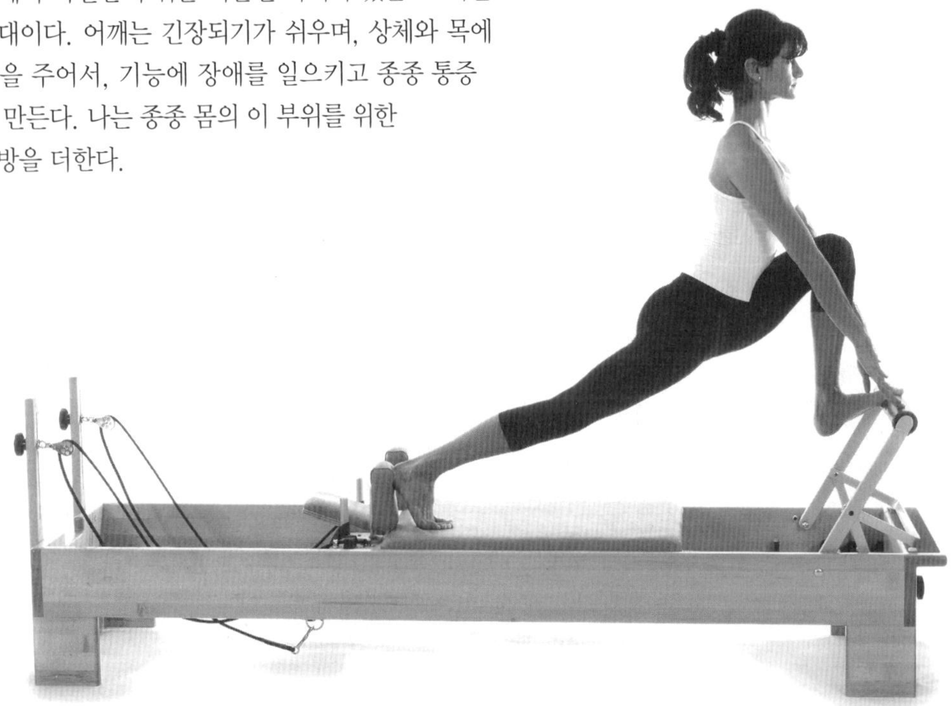

스탠딩 런지(서서 런지)

Standing Lunge

초급

이것은 엉덩이 굽힘근–햄스트링 스트레치 시리즈의 첫 번째이다. 이 운동의 일차적 초점은 유연성인데, 두 가지 명백한 단계에서 수행된다: 엉덩이 굽힘근 스트레치와 햄스트링 스트레치. 이 두 근육군들의 조화로운 동작은 골반 정렬과 기능 균형을 만드는 것을 돕는다. 엉덩이 굽힘근 스트레치 동안, (두덩결합을 들어 올리도록) 복근들과 (궁둥결절을 밑으로 당기도록) 햄스트링을 수축시켜서 골반을 후방 기울기를 향해서 치우쳐라. 이 자세는 엉덩이 굽힘근들의 스트레치를 증가시키고 허리로 가는 압력을 줄여준다.

햄스트링 스트레치 동안, 등 폄근들의 수축을 유지하는데, 그것은 골반을 전방으로 당겨서 더 깊은 햄스트링 스트레치를 만든다. 또한 그것은 등 근육, 특히 중간 등 근육을 강화시키는데, 건강한 자세를 위해서 아주 중요한데도 종종 도외시 된다. 이 시리즈 전체에 걸쳐서, 주목해야 할 것은, 엉덩이 굽힘근 스트레치 자세에 있는 동안 무릎이 절대로 발목을 넘어 가서는 안 되며, 앞쪽 다리를 펴고 햄스트링이 스트레치 되는 동안 골반은 일관된 수평선을 따라서 (떨구거나 들어올리지 않고서) 가야 한다.

이미지화 하기

모든 스트레치의 기본은 안정된 고정점이다. 엉덩이 굽힘근과 햄스트링을 위해서, 고정점은 골반이다. 스트레치를 극대화시키기 위해서 골반은 스트레치 방향과 맞서는 자세로 고정된다. 엉덩이 굽힘근 스트레치를 위해서 골반은 후방 자세로 배열되어, 강한 힘이 골반을 몸 전방 위로 당기는 느낌을 만들어서 몸통을 아크 모양으로 만든다. 햄스트링 스트레치를 위해서 골반은 전방 자세로 배열되어, 골반 뒤에서 나오는 직선 에너지 선을 만들어서 척추를 따라 위로 달려 머리 꼭대기 밖으로 가서, 평편한 등을 만든다. 이러한 두 가지 모양을 생각하는 것이 — 엉덩이 굽힘근을 위해서 아크 모양을 만들고, 햄스트링을 위해서 평편한 직선인 등 — 올바른 자세를 이루고, 스트레치를 극대화시키는 것을 쉽게 만든다.

- □ 엉덩이 굽힘근 스트레치 동안 골반을 뒤쪽으로 기울이고, 등 상부를 펴라.
- □ 햄스트링 스트레치를 위해서 앞쪽 다리를 펼 때 골반을 수평으로 이동시켜라.
- □ 햄스트링 스트레치 동안, 골반을 앞쪽으로 기울이고, 등과 머리를 펴라.

근육 포커스

- 엉덩이 굽힘근
- 햄스트링

목적

- 엉덩이 굽힘근과 햄스트링 유연성 증진
- 등 폄근 조절 증진
- 골반–허리 안정 개발

저항
Resistance

약 중 강

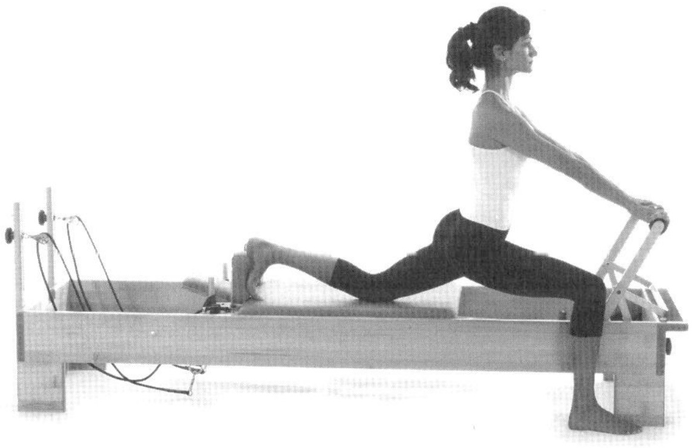

리포머 옆에 서서 손은 풋바를 잡고, 발은 어깨–너비로 벌리고, 팔은 편다. 바닥에 있는 바깥쪽 발은 풋바와 선을 맞추고 그리고 캐리지에 있는 다른 발은 어깨레스트에 대고 무릎은 캐리지에 대라. 다른 무릎을 구부려서 그것이 발목 바로 위로 가게 하고, 몸통의 똑바로 선 자세를 유지해라. 엉덩이 굽힘근 스트레치에 초점을 맞추고 3–5 호흡 사이클 동안 그 자세로 있어라.

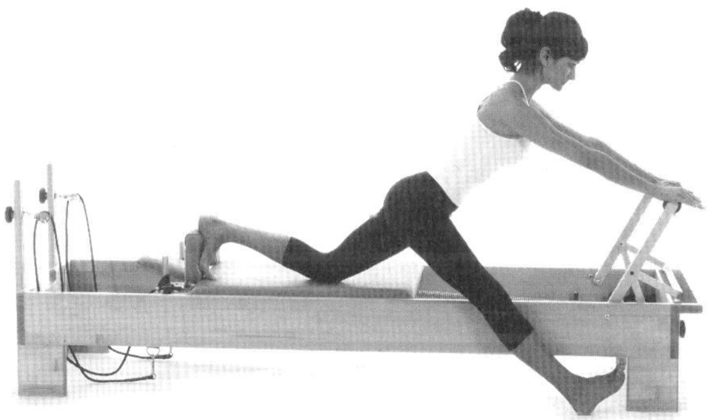

선 다리의 발가락을 들어올려 발등굽힘으로 만들고서, 뒤꿈치로 바닥을 밀어라: 무릎을 펴고, 골반이 뒤로 가는 동안 그것을 동일한 수평선 위에 있게 하고, 몸통을 앞쪽으로 숙여라(힌지). 등을 가급적 평탄하게 유지하고 등 폄근들을 인게이지시켜서, 햄스트링 스트레치에 초점을 맞추며, 3–5 호흡 사이클 동안 그 자세로 있어라.

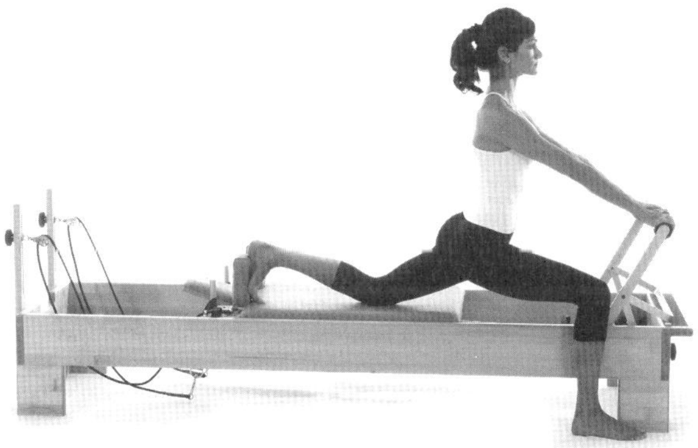

앞쪽 무릎을 굽히고 몸통을 들어올려라. 골반은 수평선을 따라 앞쪽으로 이동한다. 출발 자세로 되돌아 가라. 같은 쪽에서 그 절차를 두 번 시행한 다음, 다른 쪽으로 가서 두 번 시행해라.

닐링 런지(무릎 꿇고 런지)
Kneeling Lunge

근육 포커스
- 엉덩이 굽힘근
- 햄스트링

목적
- 엉덩이 굽힘근과 햄스트링 유연성 증진
- 등 폄근 조절 증가
- 골반–허리 안정 개발

저항 Resistance: 약 – 중 – 강

엉덩이 굽힘근–햄스트링 스트레치의 주요 기본 원칙은 시리즈 전체에 걸친 일관성이다. 엉덩이 굽힘근의 스트레치를 극대화 시키기 위해서, 복근을 활성화 시키고 골반을 후방으로 기울이고, 뒤쪽 무릎부터 넙다리, 골반, 몸통과 머리까지 아크 모양을 만드는 것에 초점을 맞춰라. 햄스트링 스트레치를 극대화 시키기 위해서, 하부 등 폄근을 활성화 시키고, 골반을 전방으로 기울이고 골반과 몸통을 직각으로 유지하는 것에 초점을 맞춰라. 중심선을 따라 척추 정렬을 유지하는 것이 중요하다. 척추를 편 다리 위로 맞추는 경향이 있는데, 이것은 몸통의 가쪽 만곡을 만들게 된다.

처음 자세에서 앞쪽 무릎은 발목 바로 위에 선을 이루는데, 그것은 이 시리즈 안에 있는 모든 변형들에서 변함 없다. 몸이 햄스트링 스트레치로 변환될 때, 골반은 일관된 수평선을 따라 움직이며 캐리지 쪽으로 떨어지지 않는다; 동시에, 무릎 꿇은 다리와 캐리지 사이의 각도는 변함 없이 유지된다. 무릎 꿇고 런지 자세는 서서 런지보다 훨씬 더 큰 안정성과 더 큰 유연성을 필요로 한다. 잘못 정렬되고, 불안정한 골반은 고정점으로서의 그것의 효율성을 손상 시켜서 결과적으로 스트레치 자체를 손상시킨다.

이미지화 하기

엉덩이 굽힘근 또는 햄스트링을 스트레치하는 것에 상관이 없이, 골반이 스트레치의 고정점이다. 스트레치를 극대화 시키기 위해서 골반을 정렬해서, 그것이 근육을 당기고, 고무밴드처럼 늘어나는 것을 느껴라.

- □ 엉덩이 굽힘근 스트레치 동안 골반을 후방으로 기울이고 상부 등을 펴라.
- □ 햄스트링 스트레치를 위해서 앞쪽 다리를 펼 때 수평선을 따라 골반을 움직여라.
- □ 햄스트링 스트레치 동안 등 폄근을 인게이지시키고 머리를 척추와 선을 맞춰라.
- □ 햄스트링 스트레치 동안 골반을 전방으로 기울이고, 등을 평탄하게 유지하고 머리를 척추와 선을 맞춰라.

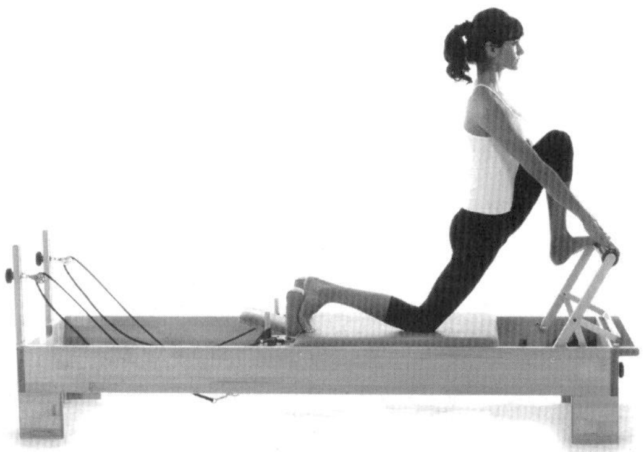

캐리지에 무릎을 꿇고, 발 하나를 풋바로 올리고, 무릎이 발목 바로 위로 가게 한다. 다른 무릎은 캐리지에 둔 채로 발을 어깨레스트에 댄다. 손은 어깨 너비로 풋바를 잡고, 몸통은 똑바로 선 자세를 유지해라. 무릎 꿇은 다리의 엉덩이 굽힘근 스트레치에 초점을 맞추면서 3–5 호흡 주기 동안 그 자세로 유지하라.

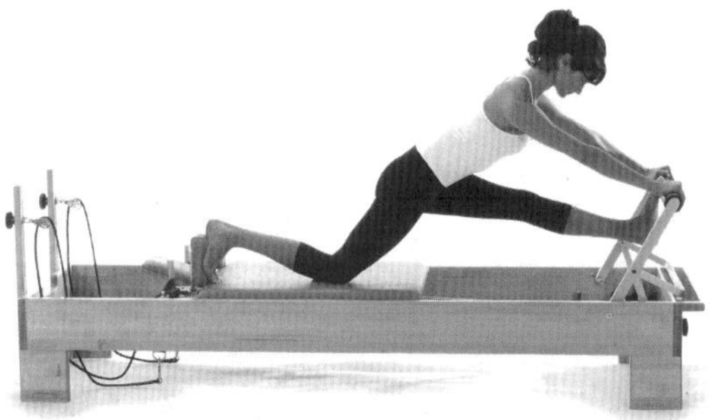

풋바에 있는 다리를 펴면서, 일관된 수평선을 따라 골반을 움직이면서 몸통을 앞으로 힌지를 시켜 힙관절에서 뒤쪽 다리와 골반 사이에 "주름"을 만들어라. 캐리지에 대한 뒷다리의 각도는 일정하게 유지해라. 등 폄근들을 인게이지시키고 있으면서, 햄스트링 스트레치에 초점을 맞추고, 3–5 호흡 사이클 동안 그 자세로 있어라.

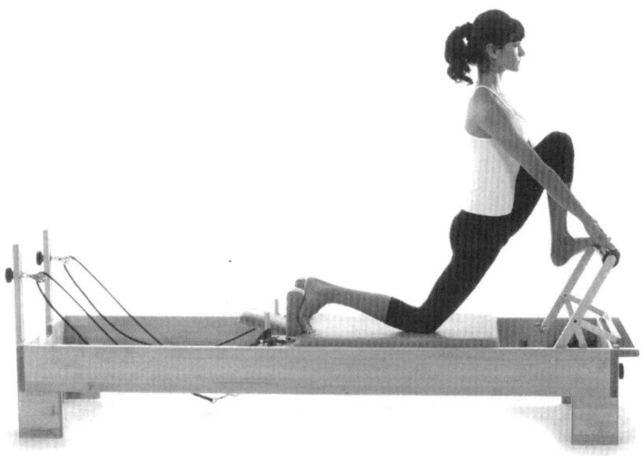

출발 자세로 되돌아 가라.

풀 런지
Full Lunge

시리즈 세 번째 스트레치는 매우 난이도가 있는데 균형 요소를 포함하기 때문이다. 앞쪽 무릎은 다시 발목 위에 선을 이루지만, 이 형태에서 뒤쪽 다리는 완전히 펴서 반공중에 있다. 몸이 엉덩이 굽힘근 스트레치에서 햄스트링 스트레치로 변환될 때, 골반은 일관된 수평선을 따라 움직인다. 이 스트레치는 고도로 유연한 사람들에게 조절하기가 특히 까다로운데, 그들은 매우 유연함에도 불구하고, 그들의 특정한 동작 범위를 지탱할 체력이 부족할 수 있다. 이 불균형은 부상을 이끌 수 있다. 풀 런지는 체력과 유연성을 동시에 개발시켜, 둘 사이에 건강한 균형을 만든다.

엉덩이 굽힘근 스트레치 동안, 복근을 활성화 시키고, 골반을 후방으로 기울여서 그 스트레치를 극대화 시키고, 허리를 보호해라. 햄스트링 스트레치 동안 등 폄근의 인게이지를 강조하고, 골반을 전방으로 기울여라.

변형 섹션에서 기술된 추가된 단계들은 조절을 더 개발하고, 코어에 대한 인지, 햄스트링과 엉덩이 굽힘근의 기능적 체력 및 유연성, 그리고 몰론, 균형을 고조시킨다.

이미지화 하기

이 자세는 매우 파워풀한 것으로 특히, 몸통을 똑바로 한 런지 자세로 균형을 잡고 있을 때가 그렇다. 나는 그것을 요가의 전사 포즈와 연관 짓기를 좋아한다; 자세가 약간 다르지만, 체력과 파워의 감각은 아주 비슷하다. 모든 필라테스 운동들에서처럼 파워하우스가 중요하지만, 이 자세에서는 다리에서 뻗어 나오는 막대한 힘의 느낌이 있다.

변형 / VARIATION

난이도 증가를 위해서, 당신이 풀 런지를 마스터 했다면, 강한 출발 자세를 만들고, 풋바에서 손을 떼고, 팔을 옆으로 뻗어서, 몸통을 똑바로 균형을 잡아라. 앞쪽 다리를 3-5회 펴고 굽힌 다음 손으로 풋바를 잡고 햄스트링 스트레치 풀 런지를 계속해라.

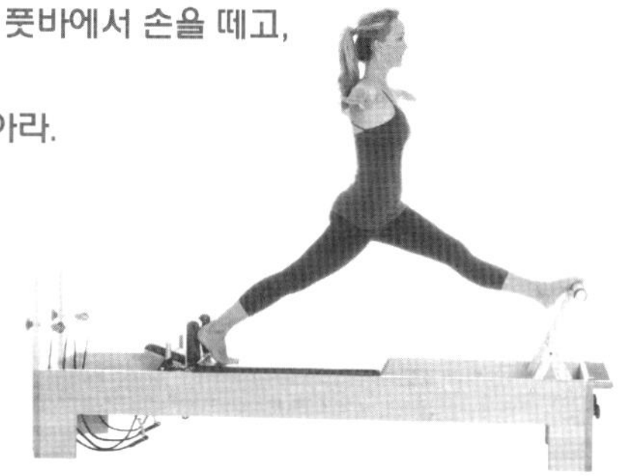

- □ 뒤쪽 다리의 뒤꿈치로 어깨레스트를 눌러라.
- □ 운동 내내 뒤쪽 다리의 무릎을 펴고 있어라.
- □ 앞쪽 발을 같은 쪽의 힙 관절과 선을 맞춰라.

근육 포커스
- 햄스트링
- 엉덩이 굽힘근

목적
- 엉덩이 굽힘근과 햄스트링 유연성 증진
- 엉덩이 굽힘근과 햄스트링 조절 개발

저항 Resistance: 약 — 중 — 강

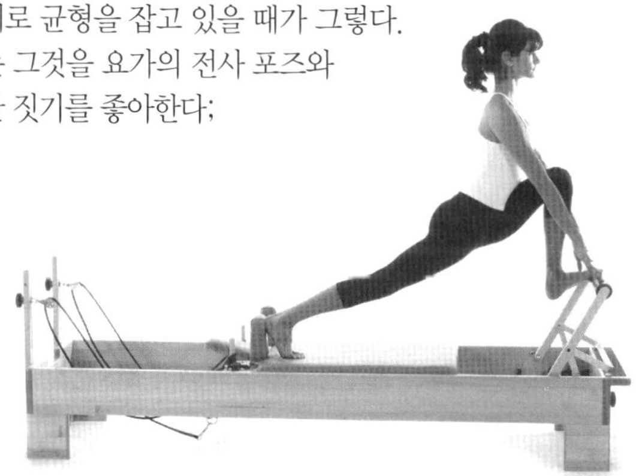

캐리지에 서서, 손으로 어깨 너비로 풋바를 잡아라. 발 하나의 뒤꿈치로 어깨레스트를 밀고, 발가락은 약간 앞으로 두고, 다른 발의 앞부분을 풋바에 대고, 앞 무릎을 발목 바로 위로 둔다. 몸통의 들어올린 자세를 유지하고 등을 똑바로 펴라. 뒤쪽 다리의 엉덩이 굽힘근 스트레치에 초점을 맞추면서 3-5 호흡 사이클 동안 그 자세로 있어라.

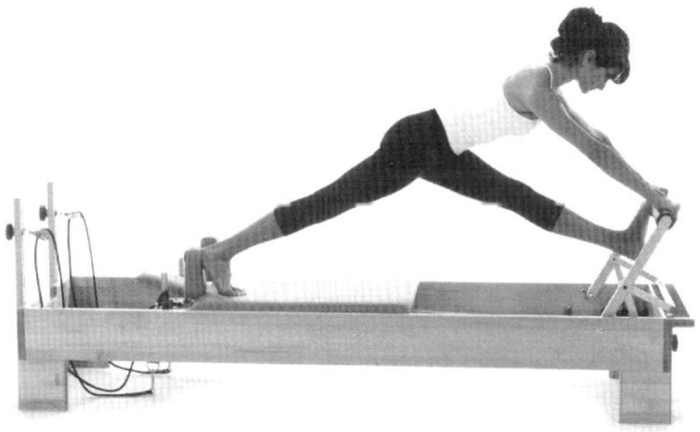

앞쪽 다리를 펴고, 몸통을 앞으로 힌지 시킨다. 등 폄근 인게이지를 유지하면서, 골반을 전방으로 기울여라. 몸통과 골반을 직각으로 유지하고, 머리를 몸 중심선에 선을 맞춰라. 햄스트링 스트레치에 초점을 맞추고, 3-5 호흡 사이클 동안 그 자세로 있어라.

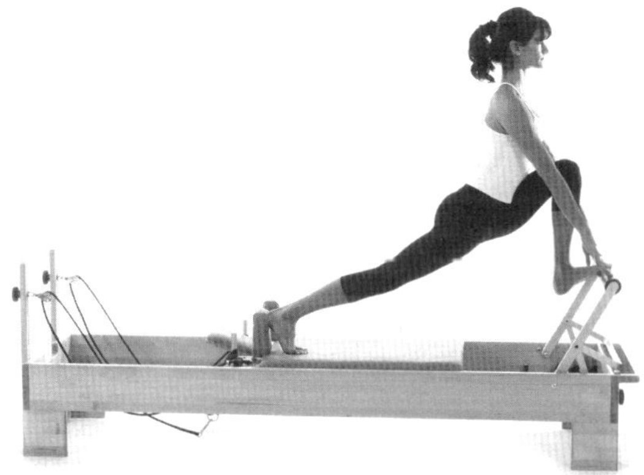

출발 자세로 되돌아 가라.

전신 통합
Full-Body Integration: FBI

이 블록은 다른 어떤 것보다 더 좋은 필라테스 철학의 전형적인 예가 된다. 그것은 통합된, 기름이 잘 쳐진, 잘 조정된 기계처럼 작동하는 몸에 관한 것이다. 모든 필라테스 운동들은 하나의 통합된 단일체로 작동을 하는 몸에 관한 것이지만, 이 블록에 있는 운동들은 부위에 의해서 몸을 구분하지 않는다. 이 블록에 있는 운동들은 퍼포먼스를 위한 전신의 통합에 의존한다.

이 블록에 있는 많은 운동들은 난이도와 복잡성에 따라 더 분류된다. 전신 통합 I(초급/중급)은 초급에서 중급-레벨 운동들을 포함한다. 전신 통합 II(상급/마스터)는 중상급에서 상급, 마스터-레벨 운동까지 포함한다. FBI I에 있는 모든 운동들은 더높은 운동 레벨인 FBI II로 나아가기 전에 마스터 해야만 한다. 필라테스는 난이도 높은 운동을 배운 다음, 기초적인 운동들을 다시 시행하기도 한다. 세션들은 그 운동의 다른 레벨들의 조합이며 다양한 운동들을 포함해야만 한다. 모든 FBI 운동들은 높은 수준의 인체 인지를 요구한다; 그 운동을 더 잘 이해할수록, 그 결과는 더 깊어지고 더 심오해질 것이다.

몇몇 FBI 운동들은 그 움직임의 *안(in, 전방: forward)* 단계를 강조한다. 많은 경우에서, 이것은 스프링이 짧아져서 저항이 줄어들 때 생길 것이다. 그러나 호흡 패턴은 당신이 숨을 내쉬는 것을 명령하는데, 우리가 보통 힘을 쓸 때이다. 그러므로, 그것은 일반적인 것과 반대이다. 나는 다리가 뒤로 가는 것을 다리가 앞으로 오기 위한 와인드-업으로 간주하는데, 그것은 동작*(action)*이다. 다리를 전방으로 당기는 동안 (힙 굽힘), 당신은 스프링 당김에 저항하는데, 힙과 무릎 폄근들을 원심으로 작용시켜서, 그 근육들 안에서 저항을 만든다. 그 운동의 일부는, 무릎 스트레치-역 같은, 엉덩이 굽힘근들이 동심으로 작용을 해서 다리를 몸통 쪽으로 움직이는 동안, 저항이 실제로 증가하는 반면에, 이 그룹에 있는 다른 많은 운동들에서, 다리가 전방으로 가는 동안 저항은 줄어들어서 당신은 그것을 그 힘 또는 충격을 (원심 수축) 흡수하고 있는 것처럼 느껴야만 한다.

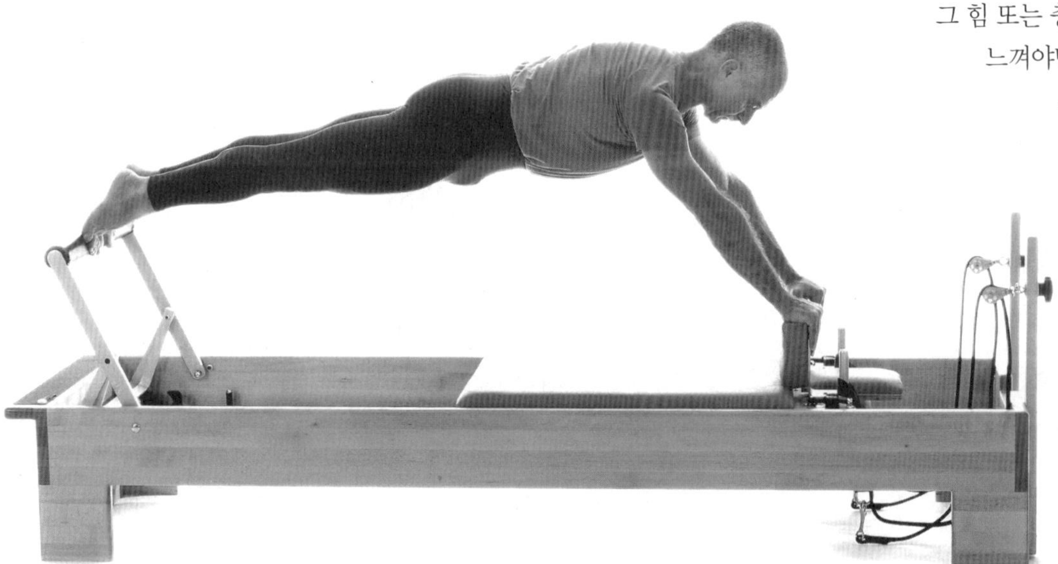

스프링들의 저항은 그 운동의 목적에 일치해야만 한다: 체력 또는 안정 어디에 강조를 하는 것에 따라 다르다. 장력을 다르게 하는 것은 매우 다른 결과를 만들 것이다. 스프링들의 장력을 늘리는 것은 다리 운동 또는 팔 운동을 강조하고 사지에 있는 근육들을 강화시킨다. 반면에 장력을 줄이는 것은 골반과 몸통 안정을 강조한다. 일반적으로 안정에 강조를 두고서 시작하라고 추천하며, 비교적 가벼운 저항으로 운동하라.

스쿠터

Scooter

리포머

전신 통합 (FBI) I

초급

근육 포커스

- 배 근육
- 힙과 무릎 폄근

목적

- 골반과 몸통 안정의 개발
- 힙과 무릎 폄근 강화

저항
Resistance

약 중 강

스쿠터는 분리의 개념을 강조하는데, 거기서 몸의 한 부위는 안정되게 남아있고, 움직이고 있는 몸의 또 다른 부분을 지탱한다. 이 운동에서, 몸통, 지지 다리 및 골반은 안정되게 남아 있는 반면, 다른 쪽 다리는 앞뒤로 움직인다. 그 의도는 골반의 안정을 해치지 않고서 움직이는 다리를 완전한 힙 폄이 되는 점까지 펴는 것이다. 골반이 후방 기울기가 되게 자세를 잡을 경우, 엉덩이 굽힘근의 유연성에 따라서, 무릎이 완전히 펴지지 않은 것을 나타낼 수 있다.

몸통의 자세를 잡을 때, 첫 단계는 복근을 안으로 당기고 등을 둥그렇게 만드는 것이다. 비록 전체 척추가 명백히 굽힘으로 되지만, 요추의 굽힘이 초점이다. 허리 부위에서 굽힘을 시작해서 골반, 상부 등 및 머리가 이 동작에 반응하게 하는 것이 원하는 모양을 만들고 원하는 근육 활성화를 끌어 낸다.

볼기근들을 과도하게 동원하는 경향이 있는데, 골반 자세 때문이다. 이 운동에서 힙 관절은 자유롭게 움직여야만 하며, 과도한 볼기근 동원은 종종 힙 관절의 움직임을 방해한다. 또한 상부 등을 과도하게 둥그렇게 만드는 경향도 있다. 이러한 경향은 부분적으로 흉추의 자연적인 모양으로 인한다. 이 운동 동안 과도하게 둥그렇게 만드는 것은 피해야만 하는데, 그것이 허리 부위와 복부 동원에 대한 초점을 감소시키며, 어깨 올림을 조장하기 때문이다. 더 나쁜 것으로, 그것은 일상 활동 동안 바람직하지 않고, 건강하지 않은 둥근–어깨 자세를 취하는 경향을 강화시키기 때문이다.

이미지화 하기

스쿠터를 위한 자세는 경기 전에 스타트 블록을 뒤로 미는 스프린터와 닮았다. 그것은 방출되려고 하는 파워의 전형적인 예가 된다. 그 파워는 다리가 앞으로 가는 동안 급등한다.

- □ 머리를 포함한, 척추 전체를 따라 일관된 C 커브를 유지해라.
- □ 어깨를 올리지 말아라.
- □ 힙 분리와 골반 안정에 초점을 맞춰라.

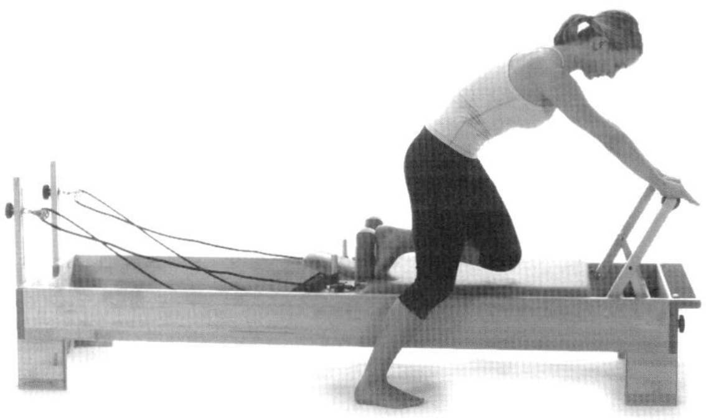

《내쉬기》 손을 어깨 너비로 풋바에 놓고 팔을 편다. 한 발로 어깨레스트를 밀고, 무릎을 캐리지에서 살짝 떼라. 다른 발을 리포머 옆의 바닥에 놓는다. 선 다리를 굽히고, 그 뒤꿈치를 어깨레스트에 댄 뒤꿈치와 선을 맞춰라 (직각으로). 복근을 안으로 당겨서 등을 둥그렇게 만든다.

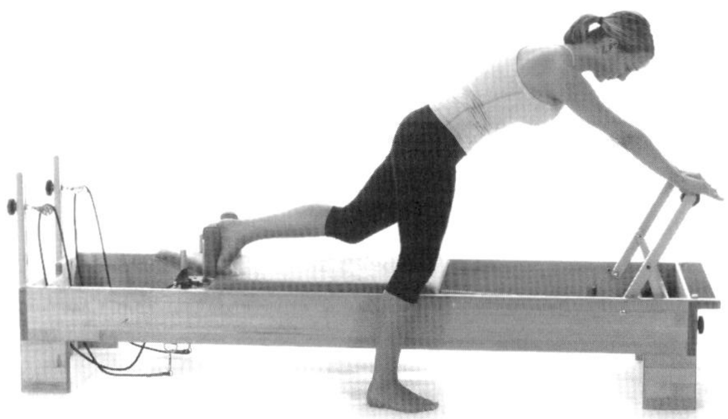

《들이쉬기》 캐리지에 있는 다리를 펴서, 캐리지를 스토퍼에서 멀리 움직여라. 골반이 전방으로 움직이기 시작하는 곳 전에서 잠시 멈춰라.

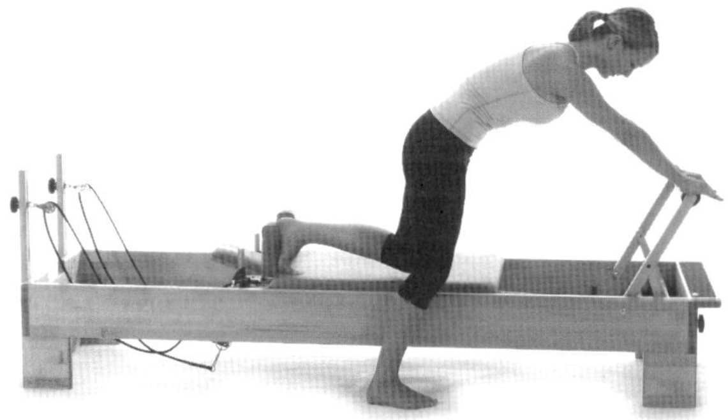

《내쉬기》 다리를 앞으로 당겨서, 캐리지를 스토퍼 쪽으로 가게 한다. 안쪽 동작을 강조하면서, 어깨, 몸통 및 골반의 안정을 유지해라.

니이 스트레치—라운드 백(무릎 스트레치-둥근 등)

Knee Stretch-Round Back

근육 포커스

- 배 근육

목적

- 골반 안정과 몸통 안정의 개발
- 힙과 무릎 폄근 강화 (중간 저항)

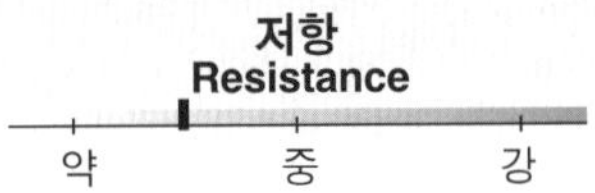

이 운동 역시 분리의 개념을 활용하는데 – 몸통이 **리포머: 스쿠터**에서와 같은 자세– 다른 것은 이제 양 무릎을 캐리지에 놓고서 양 다리를 움직이는 것이다. 몸은 더 이상 바닥에 견고하게 고정된 한 발로 지탱되지 않는다. 이것은 훨씬 덜 안정된 자세를 만들어서, 운동의 난이도를 상당히 늘려준다. 다리가 앞 뒤로 움직이는 동안, 골반을 포함한 몸통의 안정을 유지하는 것은 매우 중요하다. 이 운동에서 다리의 폄은 **리포머: 스쿠터**에서 보다 작다는 것에 주목해라.

척추의 원하는 정렬을 얻는 것은 요추를 둥그렇게 하고(굽힘) 상부 등과 골반이 반응하게 허용해서, (머리를 포함한) 전체 척추가 부드러운 만곡을 만드는 것이다. 나는 골반을 밀어 넣거나 볼기근을 과도하게 수축하지 말라고 조언한다; 그렇게 하는 것은 힙 관절의 움직임을 제한시키고, 그것은 차례로 움직임의 피벗점을 힙에서 요추로 전환시킨다.

이미지화 하기

약간 사선으로 놓인 시계추처럼, 다리가 앞 · 뒤로 흔들리고 있다고 상상해라. 시계추가 중력에 맞서서 흔들리면 움직임은 약간 느려지며, 그것이 중력과 함께 되돌아 가는 동안 움직임은 더 다이내믹해진다.

□ 머리를 포함한, 척추 전체를 따라 변함 없는 C 커브를 유지해라.

□ 움직임의 안쪽 단계를 강조해라.

□ 캐리지를 앞쪽으로 당기는데, 가급적 스토퍼에 가깝게 당겨라.

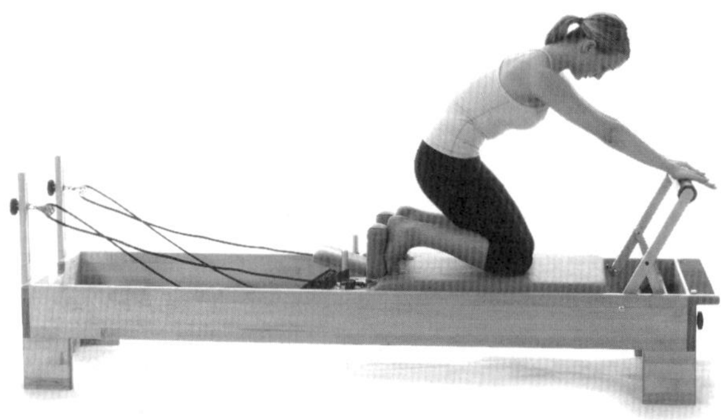

《내쉬기》 캐리지에 무릎을 꿇고 뒤꿈치에 앉아서, 발을 어깨레스트에 대라. 손을 풋바에 어깨-너비로 놓고, 팔을 펴라. 복근을 안으로 당겨서, 몸통을 둥그렇게 만들고 뒤꿈치에서 골반을 살짝 들어올려라.

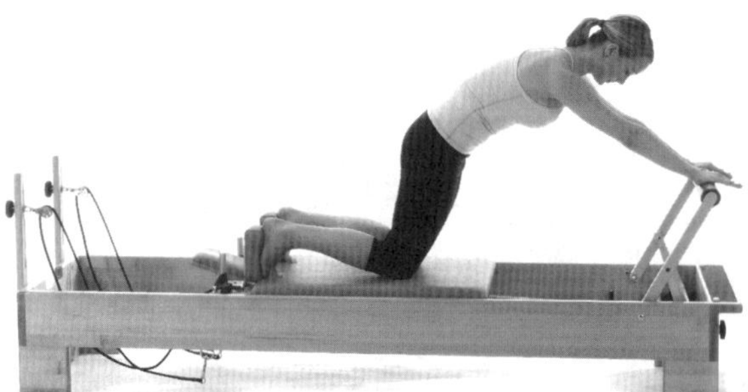

《들이쉬기》 힙을 펴서, 캐리지를 스토퍼에서 멀리 움직이고, 팔과 몸통을 안정되게 유지해라.

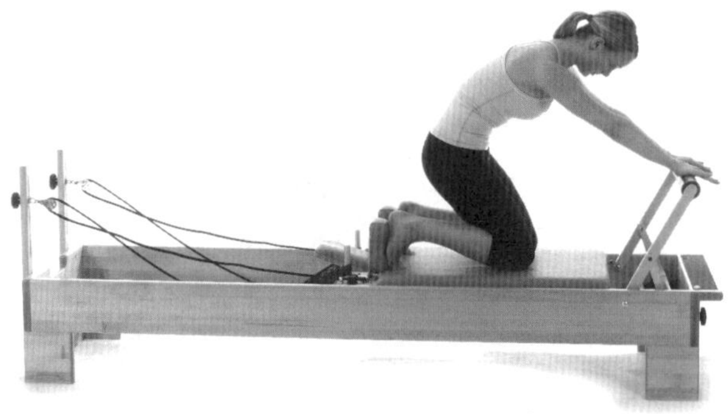

《내쉬기》 힙을 굽히고, 다리를 앞으로 당겨서, 캐리지를 스토퍼 쪽으로 가게 한다. 안쪽 동작을 강조하면서, 어깨, 몸통 및 골반의 안정을 유지해라.

니이 스트레치—플랫 백(무릎 스트레치—편평 등)

Knee Stretch-Flat Back

중급

근육 포커스

- 배 근육
- 등 폄근

목적

- 몸통 안정의 개발
- 힙 폄근과 무릎 폄근 강화

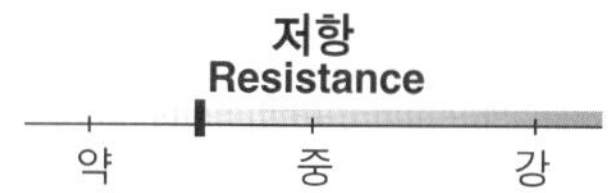

리포머: 편평 등– 쇼트박스에서처럼 이 운동에서, *편평 등*은 중립 척추 자세를 뜻하는데, 실제로 편평 등이 아닌데, 거기서 척추의 자연적인 커브는 없어진다. 복근과 등 폄근의 협력 수축은 척추를 중립 자세로 유지시키는데, **리포머: 무릎 스트레치–둥근 등**에서 보는 척추의 굽힘은 아니다. 그러나, 다른 모든 요소들은 동일한데, 특히 몸통 안정과 힙 분리를 강조한다. 꼬리뼈에서 뻗어 나가서, 몸통을 거쳐서 머리로 가는 강한 에너지 선의 느낌은 안정과 척추 정렬을 유지하는 것을 돕는다.

이미지화 하기

당나귀가 앞 다리로 균형을 잡고 상체를 가만히 유지하면서 뒷 다리로 차고, 그런 다음 다리를 안으로 격렬하게 당겨 다시 차려는 준비를 하는 것을 상상해라.

- □ 중립척추 자세를 유지해라.
- □ 힙 관절에서 다리의 힌지 동작을 강조해라.
- □ 손목을 중립으로 고정시키고, 엄지와 손가락을 붙여서 펴라.

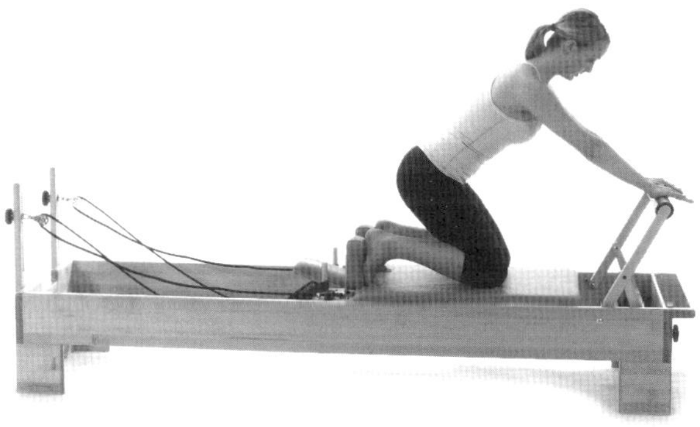

《내쉬기》 캐리지에 무릎을 꿇고 뒤꿈치에 앉아서, 발을 어깨 레스트에 대라. 손을 풋바에 어깨-너비로 놓고, 팔을 펴라. 어깨를 고정하고, 중립 척추를 유지하면서, 뒤꿈치에서 골반을 살짝 들어 올려라.

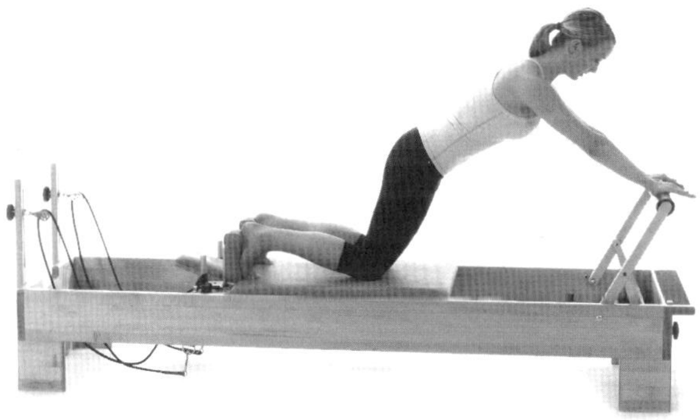

《들이쉬기》 힙을 펴서, 캐리지를 스토퍼에서 멀리 움직이고, 팔과 몸통을 안정되게 유지해라.

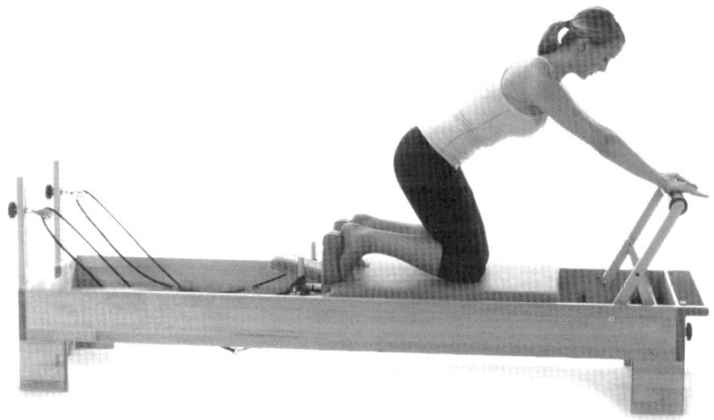

《내쉬기》 힙을 굽히고, 다리를 앞으로 당겨서, 캐리지를 스토퍼 쪽으로 가게 한다. 안쪽 동작을 강조하면서, 어깨, 몸통 및 골반의 안정을 유지해라.

스토먹 마사지—라운드 백(배 마사지—둥근 등)

Stomach Massage-Round Back

리포머

전신 통합 (FBI) I

중급

근육 포커스

- 배 근육
- 등 폄근

목적

- 몸통 안정의 개발
- 무릎 폄근과 발바닥 굽힘근의 강화

저항
Resistance

약 중 강

이 운동은 몸통이 안정되어 있는 동안 (발을 포함한) 다리의 격렬하고 강력한 운동을 보인다. 발 운동에 사용되는 바로 누운 자세와는 대조적으로, 앉은 자세는 몸통 근육 특히, 등 폄근들의 요구를 심화 시키며, 난이도를 급격하게 증가시킨다. 몸통이 바로 누워 있을 때보다 똑바로 세운 자세에서, 그 운동은 더욱 기능적이다 — 보통의 똑바로 선 움직임을 더욱 긴밀하게 흉내 내며 자세 근육 개발을 늘려주는 방식으로 근육들이 사용된다. 의자에 앉아있기, 걷기, 및 달리기 같은 매일 활동들은 적절한 근육 활성화와 지지를 위한 적절한 의도 없이 자주 실행되어, 몸통의 배열이상과 근육 불균형 및 부하를 일으키기가 쉽다. 이 운동의 올바른 실행은 몸통의 안정근들을 발달시키고 올바른 척추 정렬에 대한 인지를 만들어 준다.

이미지화 하기

다리로 무거운 박스를 밀어 버리거나 무거운 물체를 공중으로 날려보내 듯이 풋바를 밀어 보내라.

- □ 손으로 캐리지 전면을 부드럽게 눌러라.
- □ 몸통의 적당한 C 커브를 유지하고, 머리는 척추의 선을 따른다.
- □ 운동 내내 어깨를 힙 위로 유지해라.

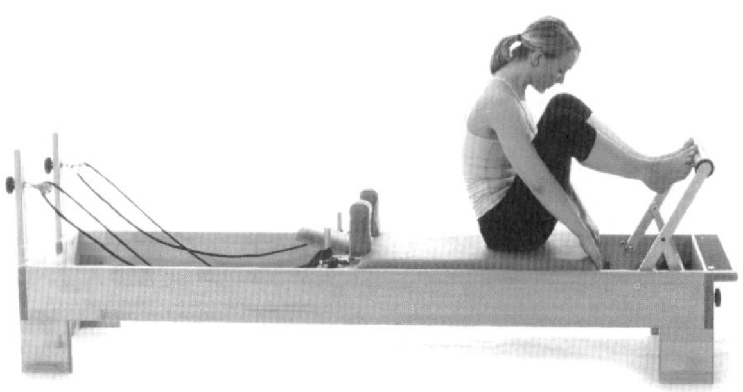

《들이쉬기》 풋바를 보고 리포머에 앉는다. 좌골을 캐리지의 중앙 또는 가급적 풋바와 가깝게 놓아라. 발가락을 풋바에 올리고, 발을 V 자세로 두고, 뒤꿈치를 서로 붙여라. 손으로 캐리지 앞을 눌러서 몸통을 둥그렇게 만들고, 어깨가 힙 바로 위로 가게 자세를 잡아라.

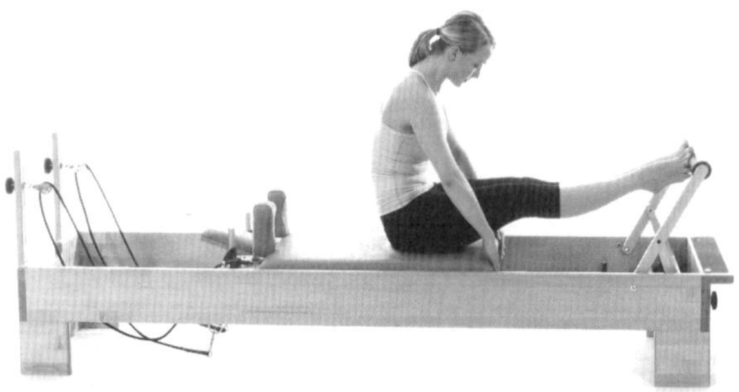

《내쉬기》 다리를 완전히 펴고, 발을 발등굽힘 하고 난 다음 발바닥굽힘을 만들어라.

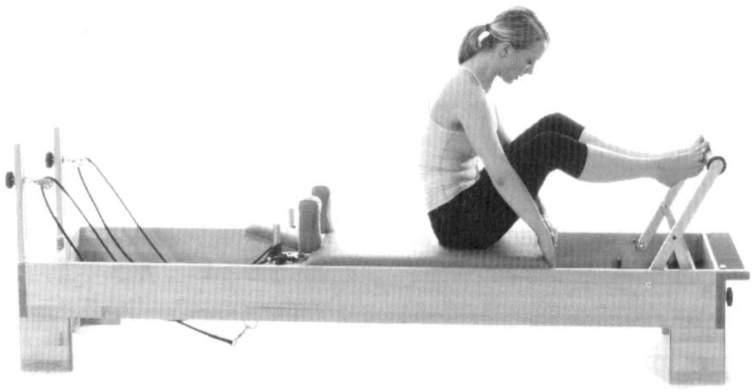

《들이쉬기》 무릎을 굽히고, 출발 자세로 되돌아 가라.

스토먹 마사지—플랫 백(배 마사지—편평 등)

Stomach Massage-Flat Back

배 마사지의 이 형태는 리포머: 배 마사지-둥근 등의 움직임 절차를 같이 한다: 발로 풋바를 누르고, 다리를 펴고, 발을 발등굽힘과 발바닥굽힘을 만들고, 몸통을 안정적으로 유지하는 것. 몸통이 편평 등으로 있는 것이 주요한 차이인데, 이 맥락에서 그것은 중립 척추 자세 또는 가급적 가깝게 있으라고 해석된다. 몸통은 팔보다는 근육들에 의해서 완전히 지지된다. 팔 자세는 마치 교각의 플라잉 버트레스처럼, 그냥 지지를 제공하는 몸을 위한 프레임을 만들고, 가슴 앞을 가로지른 스트레치를 더해 준다 (또한 어깨 전면에서도 느껴진다). 팔꿈치를 바로 뒤를 향하게, 서로 평행으로 그리고 약간 굽혀서 유지해라.

이미지화 하기

움직임은 벽에 기대서 커다란 물체를 밀어 버리거나 바닥에 바로 누워 다리로 큰 가방을 공중으로 날려 보내는 것과 비유된다.

□ 등 폄근과 복근의 협력-수축을 극대화 시켜라.

□ 팔꿈치를 평행하게, 약간 굽혀서, 뒤쪽으로 뻗고 있어라.

□ 움직임 내내 몸통을 안정되게 똑바로 유지해라.

변형 / VARIATION

기술한 것처럼 움직임을 시행해라. 그러나 손을 어깨레스트에 놓는 대신, 전상방 대각선으로 뻗어서, 팔을 어깨-너비로 벌려라. 이것은 그 운동의 난이도를 증가시키며, 팔이 더 이상 어떤 지지를 제공하지 않기 때문이며, 그것은 몸통을 안정시키는데 더 큰 부담을 준다.

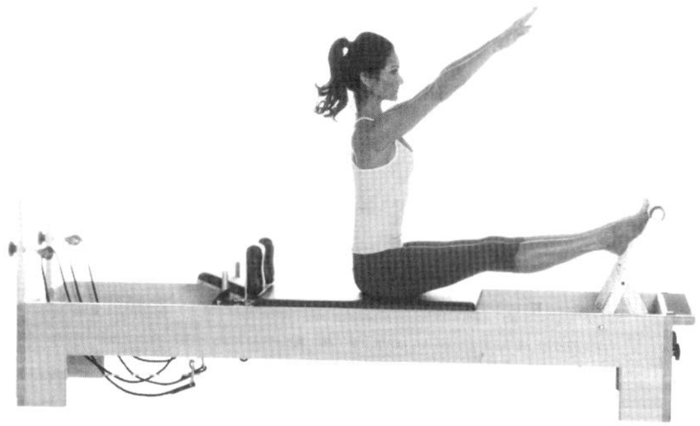

근육 포커스

- 등 폄근
- 배 근육

목적

- 몸통 안정의 개발
- 등 폄근, 무릎 폄근, 및 발바닥굽힘근의 강화

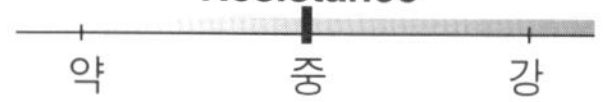

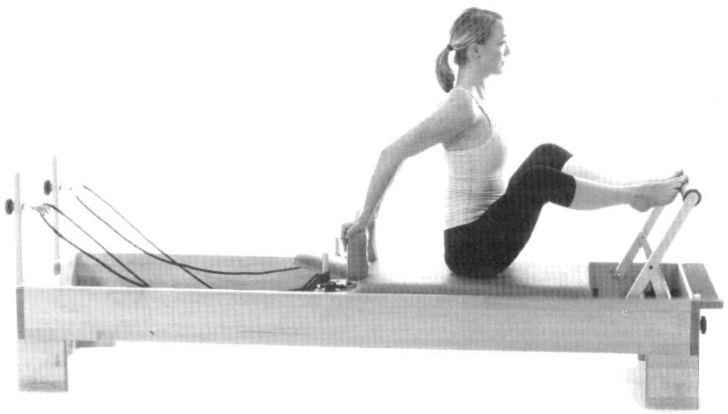

《들이쉬기》 풋바를 보고 리포머에 앉는다. 좌골을 캐리지 중앙 또는 가급적 풋바와 가깝게 놓아라. 발가락을 풋바에 올리고, 발을 V 자세로 두고, 뒤꿈치를 서로 붙여라. 손을 어깨레스트에 두는데, 손가락과 팔꿈치는 등을 보고 팔꿈치는 약간 굽혀라. 가급적 중립 척추와 가까운 자세로 몸통을 똑바로 유지해라.

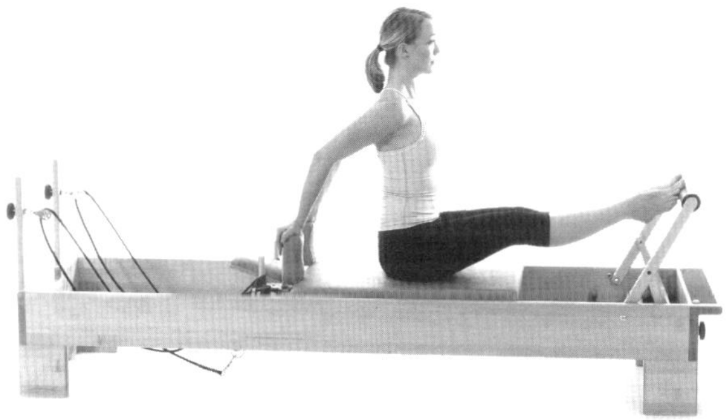

《내쉬기》 다리를 완전히 펴고, 발을 발등굽힘 하고 난 다음 발바닥굽힘을 만들어라.

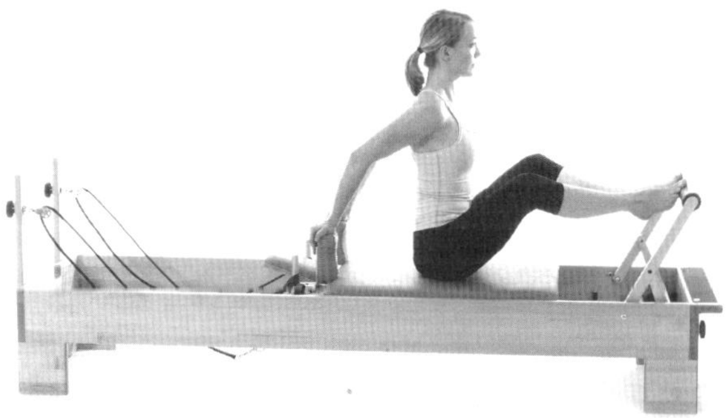

《들이쉬기》 무릎을 굽히고, 출발 자세로 되돌아 가라.

중급

근육 포커스

- 복근
- 엉덩이 굽힘근

목적

- 몸통 안정의 개발
- 복근 및 엉덩이 굽힘근의 강화

저항
Resistance
약 중 강

니이 스트레치—리벌스(무릎 스트레치—역)

Knee Stretch-Reverse

이 운동은 세 가지 중심 기본 원칙에 초점을 둔다: 골반-허리 안정, 견갑대 안정, 엉덩이 굽힘근 활성화. 허리로 가는 과도한 부하, 및 혹사의 가능성을 막고, 골반과 몸통을 안정되게 유지하는데 복부 지지가 절대적이다. 다리가 앞뒤로 움직이는 동안 상체와 골반이 가만히 남아 있는 병치된 동작들은 효율적인 힙 분리를 용이하게 만든다. 대부분의 필라테스 운동들에서처럼, 이것은 등척성 수축에 의한 한 부위의 안정 그리고 원심 및 동심 수축 둘 다의 사용을 통한 또 다른 것의 움직임으로 나뉘어 질 수 있다.

이 운동에서, 엉덩이 굽힘근 수축인 동심 단계를 수행하는 것은 (여기서 다리는 가슴 쪽으로 앞으로 간다) 원심 단계를 하는 것보다(다리는 뒤쪽으로 움직이고, 엉덩이 굽힘근이 인게이지한다) 쉽다. 그 다음 단계는 다리가 뒤쪽으로 움직임에 따라 엉덩이 굽힘근의 당김에 대응하는 동시에 골반-허리 안정을 유지하기 위해서 강한 복부 지지를 요구한다. 복근이 적절하게 단련되어 있지 않고 엉덩이 굽힘근이 늘어나지 않고 등척성 수축으로 남아 있다면, 다리가 뒤쪽으로 움직이는 동안 등은 아치 모양을 만들기 시작할 것이다.

이 운동을 시행할 때 주의를 기울여야만 하는데, 엉덩이 굽힘근이 저항으로 부하를 받기 때문인데, 그것은 허리에 잠재적인 스트레스를 줄 수 있다. 이러한 이유로 나는 이 운동을 중립척추 자세로 하지 않고, 척추 굽힘으로 하는 것을 좋아하는데, 이것은 척추를 보호하는데 있어서 복근에 역학적인 이점을 준다.

이미지화 하기

엔진의 피스톤이 앞쪽 동작에서 몰고 나간 다음 되돌아 가면서 조절을 하듯이 다리가 앞뒤로 움직인다. 엔진은 인체 코어인, 파워하우스이며, 거기서 움직임이 시작된다.

- □ 움직임 내내 척추 굽힘을 유지해라.
- □ 어깨뼈를 올리지 말아라.
- □ 팔을 약간 사선으로, 어깨가 손의 앞에 있도록 두어라.

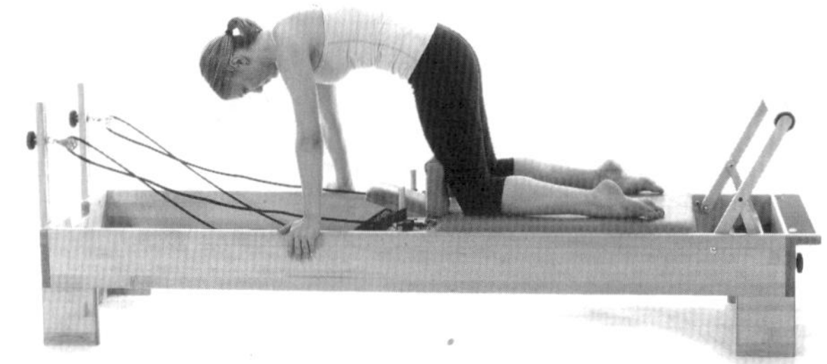

《들이쉬기》 사지 자세로 무릎을 꿇고, 무릎을 어깨레스트에 대고 손은 리포머 프레임을 잡는데, 손가락을 레일 바깥쪽으로 가게 한다. 어깨를 손보다 약간 앞에 둔다. 견갑대를 안정시키고, 몸통을 둥그렇게 만들어라.

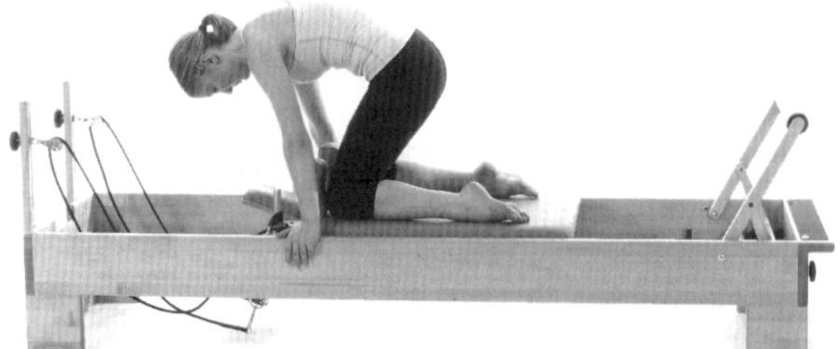

《내쉬기》 힙을 굽혀서, 무릎을 가슴 쪽으로 당기고, 골반을 가만히 두고서, 몸통의 C 커브를 유지해라.

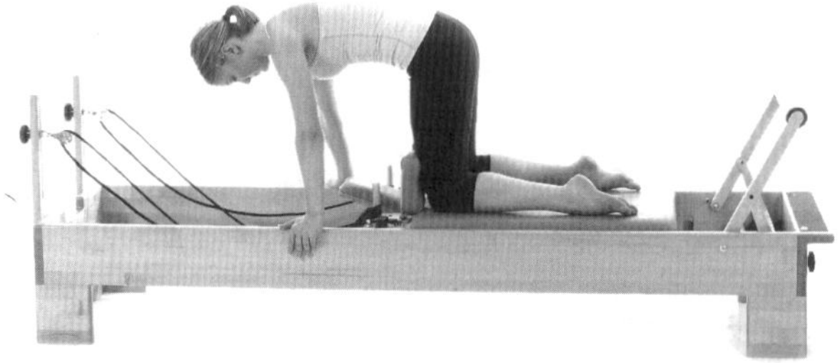

《들이쉬기》 척추 또는 골반의 자세를 바꾸지 않고서 힙을 펴서, 출발 자세로 되돌아 가라.

다운 스트레치
Down Stretch

이 운동이 비교적 간단하게 보일지라도, 그것은 상당한 조절과 체력을 요구한다. 그것은 여러 주요 부위들(몸통, 골반-허리 부위 및 어깨뼈) 안에서 생기는 안정 개념을 당장 강조한다. 힙은 편 자세로 있으며, 그리고 골반을 후방 기울기를 향한 경향으로 안정되게 유지하기 위해 복근은(그것은 두덩결합을 위쪽으로 당긴다) 햄스트링(그것은 좌골을 아래쪽으로 당긴다)과 함께 운동을 한다. 골반의 안정된 자세는, 강한 복근 운동과 함께, 요추를 과도한 압력으로부터 보호를 하고 엉덩이 굽힘근 스트레치를 증대 시킨다.

어깨 관절은 움직임을 위한 하나의 피벗점으로 작용을 한다. 어깨 굽힘근은 중력과 함께, 캐리지를 밖으로 움직이고, 어깨 폄근은 스프링의 도움과 함께, 몸을 아래쪽 단계에서 스토퍼 쪽으로 들어 올린다. 위쪽 단계에서 몸이 올라가는 동안 흉추의 폄을 강조해라. 저항이 가벼울수록, 그 운동은 더 난이도가 높다.

이미지화 하기

내가 이 운동에서 수년 간 사용한 이미지는 오래된 목선의 선수상이다. 배가 바다의 거대한 물결 위로 항해하는 동안 그것이 위 아래로 롤링하는 것을 상상해라. 복장뼈에 걸린 낚싯줄을 상상하기를 좋아한다. 낚싯줄을 위에서 감는 동안 그것은 몸을 특히, 가슴을 들어 올리는 것을 돕는데, 움직임의 위 단계 동안이다.

- □ 몸을 약간 아크 모양으로 유지해라.
- □ 등과 힙과 어깨 폄근들을 운동 내내 작용시키고 있어라.
- □ 다리를 평행으로 해서, 발로 어깨레스트를 밀어라.

근육 포커스

- 복근
- 상부 등 폄근

목적

- 몸통 안정의 개발
- 어깨 폄근 및 상부 등 폄근 조절 개발

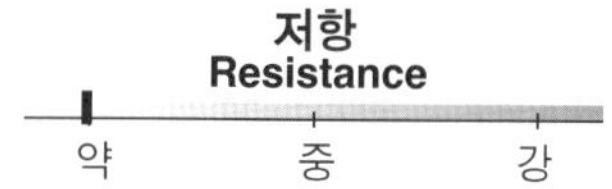

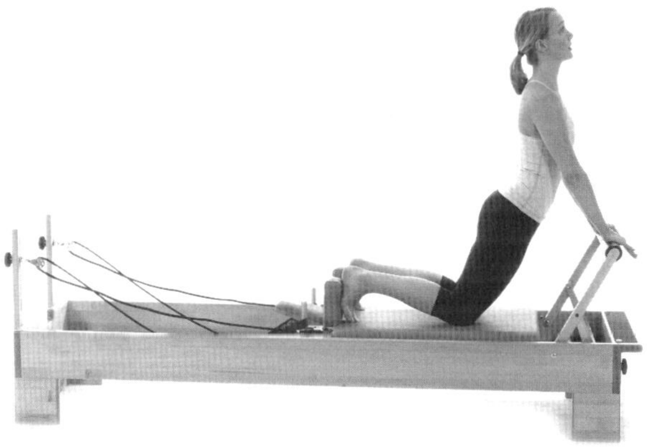

《들이쉬기》 풋바를 보고 캐리지에 무릎을 꿇는다. 손을 어깨-너비로 풋바에 대고 팔은 편다. 다리를 평행으로 하고 발을 어깨레스트에 댄다. 무릎에서부터, 허벅지, 힙, 몸통 및 어깨를 통해서 머리 꼭대기 밖으로 달리는 선을 만들어라.

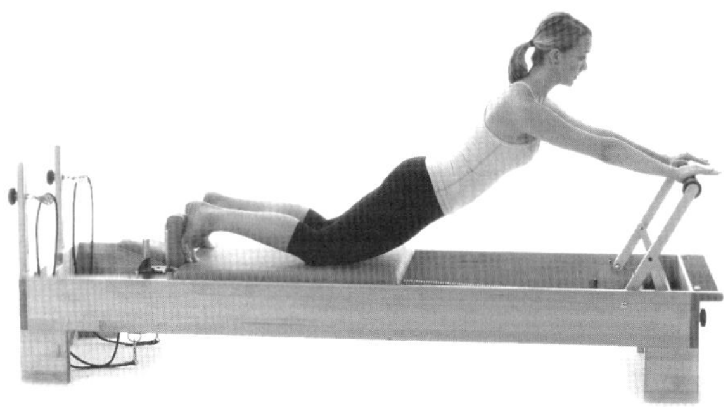

《내쉬기》 캐리지를 뒤로 미는데, 어깨에서 피벗 움직임을 만들고 몸의 아크 모양을 유지해라.

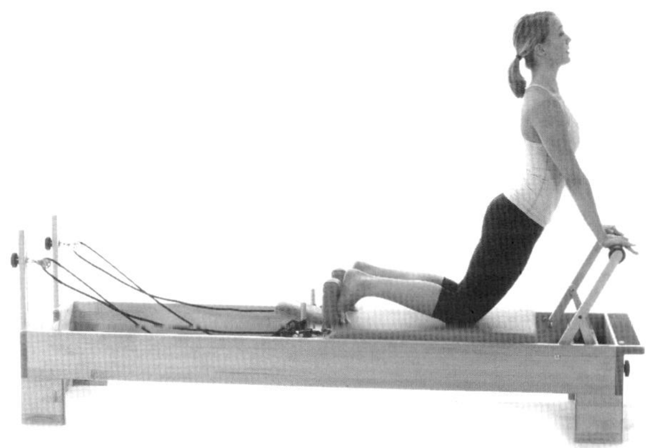

《들이쉬기》 어깨를 펴서, 몸을 출발 자세인 위로 보내기 위해서 풋바를 밑으로 눌러라. 반복하기 전에 캐리지를 스토퍼에 대고 잠시 멈춰 있어라.

리포머

전신 통합 (FBI) I

중급

근육 포커스

- 복근
- 등 폄근

목적

- 몸통과 어깨뼈 안정의 개발
- 햄스트링과 어깨 유연성의 증진
- 코어 체력의 개발

저항
Resistance

약 중 강

엘레펀트(코끼리)

Elephant

코끼리와 **리포머: 업 스트레치는** 코끼리가 발을 붙이고 하는 것을 제외하고는 거의 동일하다. 이 조정은 다리의 뒤를 따라 스트레치를 늘려주는데, 그것은 발가락을 들어 올려서 더 커질 수 있다. 이 운동은 간혹 등을 둥글게 만들어서 실행되기도 하지만, 엉덩 관절에서 몸통을 통해서 어깨와 팔 및 손까지 하나의 긴 선을 만드는, 등을 펴서 유지하는 것이 내가 선호하는 방법이다. 이것은 등 폄근이 (배 근육과 함께 수축해서) 강한 일을 하게 하는데, 특히 중간과 상부 등의 폄근들이다. 또한 등을 펴서 유지하는 것은 어깨 깊은 스트레치를 제공하고 등 폄근의 활성화에 의해서, 골반을 앞쪽 방향으로 당겨서 햄스트링 스트레치를 두드러지게 해준다.

다리는 물 흐르듯이 앞뒤로 움직여야만 하는데, 힙 관절에서 회전을 하고, 안쪽 단계를 강조해라. 움직임의 동작 범위 및 캐리지가 움직이는 거리는 비교적 작아야만 한다. 2개의 에너지 선이 내내 존재한다: 하나는 힙에서 몸통을 통해서 어깨 및 팔로 가고; 다른 것은 힙에서 다리를 따라 뒤꿈치로 간다. 그들은 함께 피라미드를 형성하는데, 꼬리뼈는 꼭대기 점에서 천장을 향해서 위로 뻗는다. 캐리지는 피라미드의 견고한 기초를 형성한다.

이미지화 하기

다리는 힙 관절에서 흔들리는 추처럼 움직인다. 움직임은 골반과 몸통에서 분리돼야만 한다. 다리를 안으로 당기기 위해서 복근을 사용하는 이미지는 배 근육 작용을 심화시킨다. 물론, 생리학적으로 배근육은 다리를 안으로 당기지 않는다; 그것은 몸통을 안정시키는 것을 돕는다. 다리는 스프링과 엉덩이 굽힘근에 의해서 안으로 당겨진다 (저항에 따라서).

- □ 팔, 어깨 및 몸통의 안정을 유지해라.
- □ 머리를 척추와 선을 이루게 하고 운동 내내 피라미드 모양을 유지해라.
- □ 발뒤꿈치에 체중을 두어서 다리 뒤를 따른 스트레치를 극대화 시켜라.

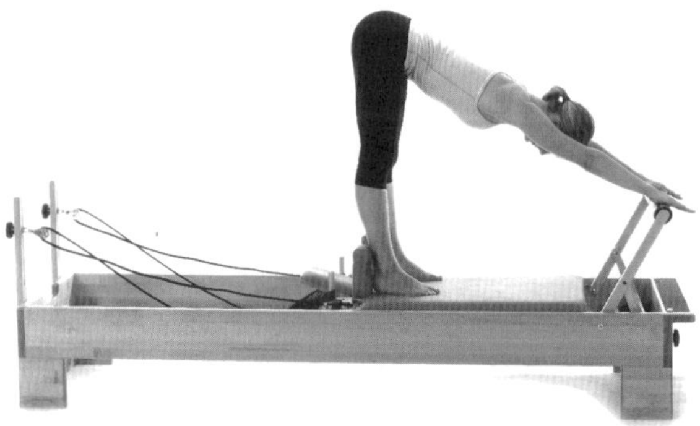

《내쉬기》 캐리지 위에 올라 서서, 몸을 피라미드 모양으로 둔다: 골반을 공중으로 높게; 손은 어깨-너비로 풋바에; 발바닥은 캐리지에 붙이고, 뒤꿈치는 어깨레스트에 댄다. (옵션: 발가락을 약간 들어 올린다.)

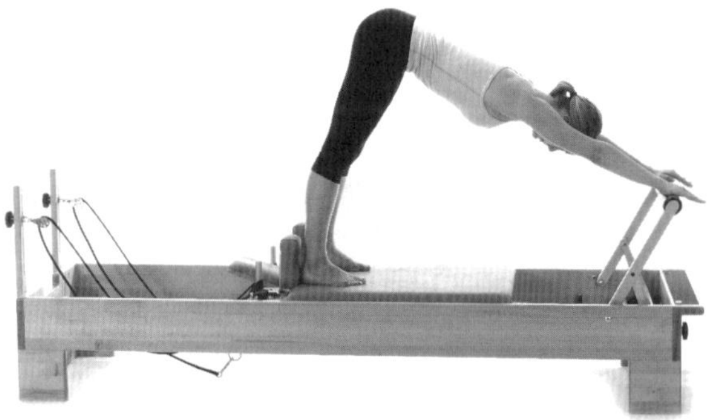

《들이쉬기》 힙을 펴는데, 힙 관절에서 힌지하고 캐리지를 뒤로 움직인다.

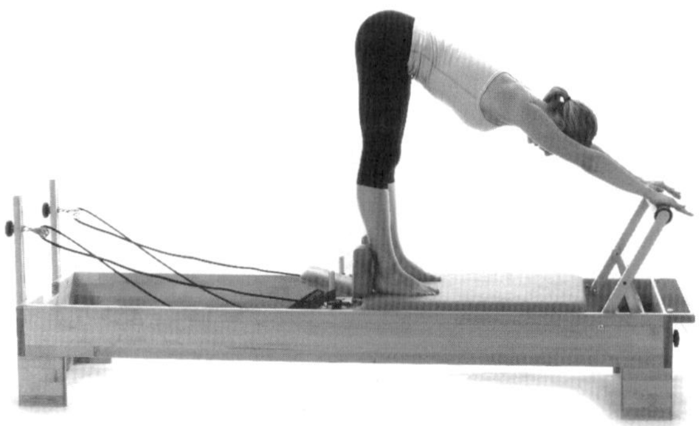

《내쉬기》 힙을 굽혀서, 캐리지를 스토퍼를 향해서 앞쪽으로 움직여라. 시작 위치로 되돌아간다.

반드시 스토퍼에 실제로 닿지 않아도 된다. 만약 유연성과 조절이 허용한다면 그렇게 해도 되지만, 완벽한 정렬을 유지하면서 캐리지를 가능한 스토퍼와 가깝게 옮기는 것이 목적이다.

업 스트레치
Up Stretch

피라미드 자세에 기초를 둔 이 운동 및 그것과 비슷한 다른 것들은 직선들을 만들려고 하고 있으며 특정 관절에서 피벗 움직임을 한다. 몸의 선은 힙에서 뻗어가서, 몸통, 어깨, 팔을 거쳐서 손으로 간다. 이 선을 견고한 기초로 삼아서, 다리는 마치 진자처럼 단지 안팎으로 움직여서, 두 번째 직선을 만든다. 몸통 안정과 코어 체력은 복근 및 등 폄근의 조화로운 수축과 함께 이 운동의 본질이다; 복근은 캐리지가 밖으로 움직이는 동안 과도전만을 막아주고, 등 폄근은 캐리지가 스토퍼 쪽으로 되돌아 갈 때 척추 굽힘을 막아 준다. 어깨는 견고하고 안정되게 남아 있어야만 하며, 몸통과 강한 연결을 확립한다.

FBI 운동들의 대부분에서 그렇듯이, 약한 저항을 사용하는 것은 난이도를 높이는데, 특히 인체의 코어 체력과 안정에 난이도를 높인다.

이미지화 하기

리포머: 코끼리에서처럼, 복근이 다리를 안으로 당기는 느낌이 있다. 나는 피라미드를 상상하는 것을 좋아하는데, 꼬리뼈가 그것의 꼭대기이며, 발과 손은 그것의 기초의 끝들이다. 다리가 앞뒤로 감에 따라, 기초의 크기는 바뀌지만, 그러나 피라미드 모양은 변치 않고 남아 있으며, 꼬리뼈는 하늘 쪽으로 계속 뻗어간다.

- □ 팔, 어깨 및 몸통의 안정을 유지해라.
- □ 머리를 척추와 선을 이루게 해라.
- □ 뒤꿈치로 어깨레스트를 밀어라.

근육 포커스

- 복근
- 등 폄근

목적

- 몸통과 어깨뼈 안정의 개발
- 햄스트링과 어깨 유연성의 증진
- 코어 체력의 개발

저항
Resistance
약 중 강

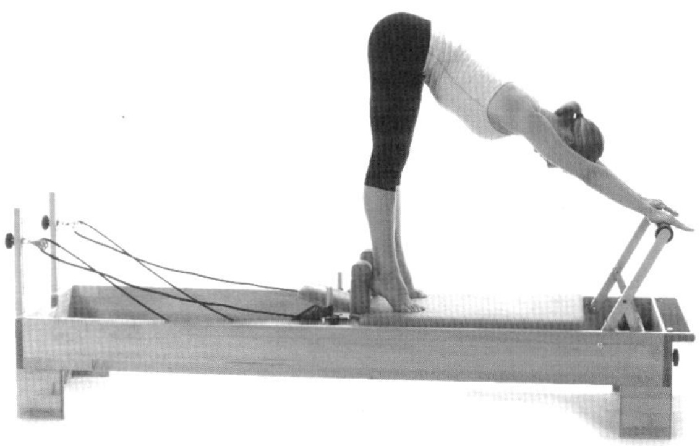

《내쉬기》 캐리지 위에 올라 서서, 손을 어깨–너비로 풋바에 댄다. 골반은 공중으로 높게, 그리고 뒤꿈치는 어깨레스트 중간 정도를 밀어라.

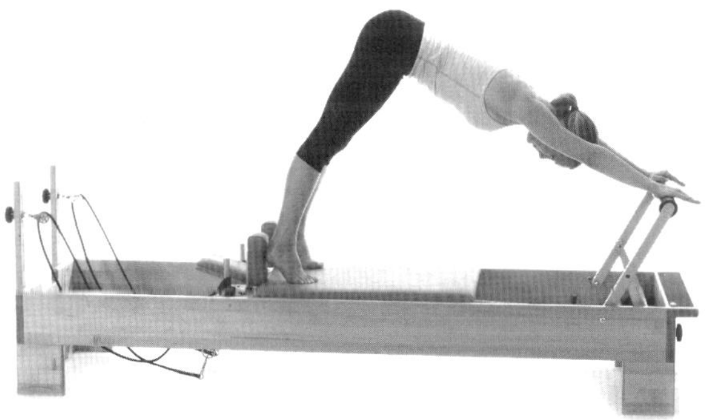

《들이쉬기》 힙을 펴고, 힙 관절에서 힌지를 하고, 몸통과 어깨를 안정시키고, 캐리지를 뒤로 움직인다.

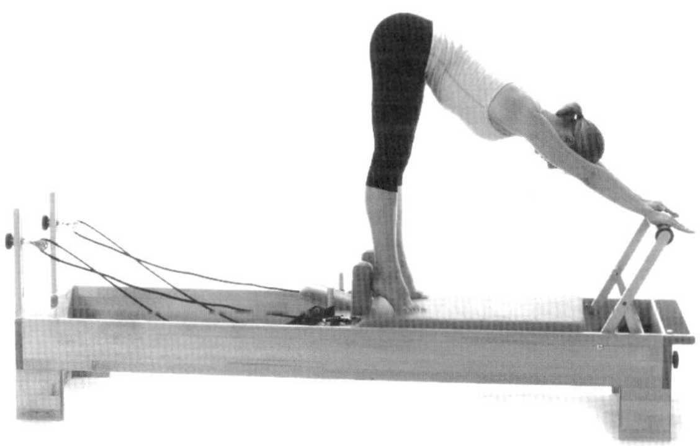

《내쉬기》 힙을 굽혀서, 힙 관절에서 힌지를 만들고, 캐리지를 스토퍼를 향해서 앞쪽으로 움직여라. 시작 위치로 되돌아간다.

롱 스트레치
Long Stretch

근육 포커스
- 복근
- 어깨뼈 안정근

목적
- 몸통과 어깨뼈 안정의 개발
- 코어 체력의 개발
- 어깨 굽힘근 강화

저항
Resistance

약 중 강

롱 스트레치는 **리포머: 업 스트레치** 자세에서 시작한다. 골반은 이 높은 점부터 **매트 운동: 프런트 서포트** 자세로 내려지는데, 흔히 푸쉬-업 자세로 간주된다. 이것은 팔을 안정되게 유지하고 어깨와 힙 관절을 피벗 시켜서 만들어진다. 그 다음 몸의 자세를 바꾸지 않고서 팔로 움직임을 조절하는데, 몸은 풋바 위인 앞쪽으로 미끄러져서, 캐리지를 스토퍼까지 쭉 움직이고, (또는 가급적 가깝게) 그런 다음 출발 자세로 되돌아간다.

리포머의 높이를 조절하지 않는다면, 키가 큰 사람은 운동 역학을 바꾸거나 몸 자세를 바꾸지 않고서 캐리지를 스토퍼로 움직일 수 없을 수 있다. 리포머가 높이 조절을 못한다면, 키가 큰 사람은 몸 자세가 바뀌기 시작해서 보상이 명백하게 되는 점에서 움직임을 멈춰야만 하지만, 가급적 최대 범위로 계속 도달하려고 노력해라. 출발 자세로 뒤로 밀기 전에, 어깨는 적어도 풋바를 약간 넘어 가지 않더라도, 수직으로 있어야만 한다. 푸쉬-업을 수백 번까지 할 수 있는 피트니스 열성가들은 일반적인 푸쉬-업을 완전히 새로운 난이도로 갖고 가는 것을 곧 알 것이다.

롱 스트레치에서 확립된 정밀, 조절 및 코어 체력은 모든 형태의 푸쉬-업 안으로 포함될 수 있어서, 그것의 정렬 완전성 및 강도 둘 다를 강조한다.

변형 / VARIATION

롱 스트레치의 첫 단계를 반복함 — 피라미드 자세에서 몸을 떨궈서 푸쉬-업 자세로 갔다가 다시 피라미드의 삼각형 모양으로 되돌아가는 것 — 우리는 본질적으로 새로운 운동을 창안하는데, 나는 그것을 업 스트레치 2라고 부른다. 당신은 본질적으로 어깨와 힙에서 힌지를 만들고, 팔을 절대적으로 안정되게 유지하는 것을 주목해라. 시소가 위-아래로 움직이는 것처럼 느껴질 것이다.

이미지화 하기

대포가 발사하는 것을 상상해라. 이 파워풀한 이미지는 처음에 불안정하고 아마도 겁나게 여겨진다. 그러나 일단 몸으로 강하고 안정된 플랫폼을 확립한다면, 이 이미지를 사용하는데 있어서 확신은 그리고 난이도 높은 움직임을 시행하는 즐거움이 커져갈 것이다. 비록 몸의 역학과 높이가 실제로 그렇게 하는 것을 막을지라도, 캐리지를 스토퍼까지 쭉 보내는 것을 생각해라.

- □ 몸통 안정을 유지해라.
- □ 어깨뼈 안정을 유지하는데, 어깨 내리기와 벌림에 초점을 맞춰라.
  - 머리를 척추와 선을 이루게 해라.
  - 골반을 약간 후방 기울기로 만들어서 복부 인게이지를 시키고, 허리를 보호하고, 가라 앉는 것을 피해라.

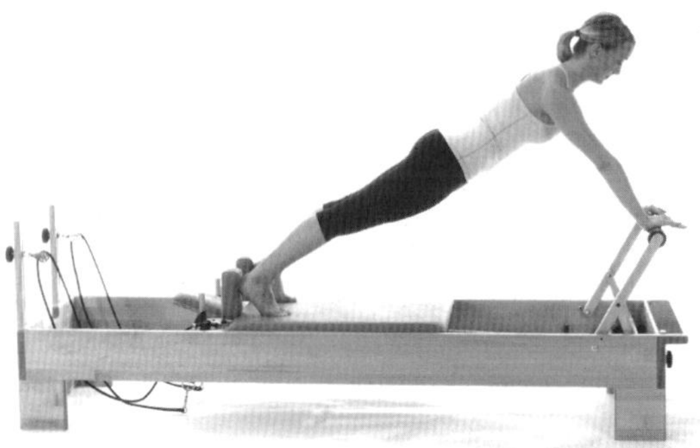

《내쉬기》 캐리지 위에 올라 서서, 손을 어깨-너비로 풋바에 댄다. 골반은 공중에 높게, 그리고 뒤꿈치는 어깨레스트 중간 정도를 밀어라.

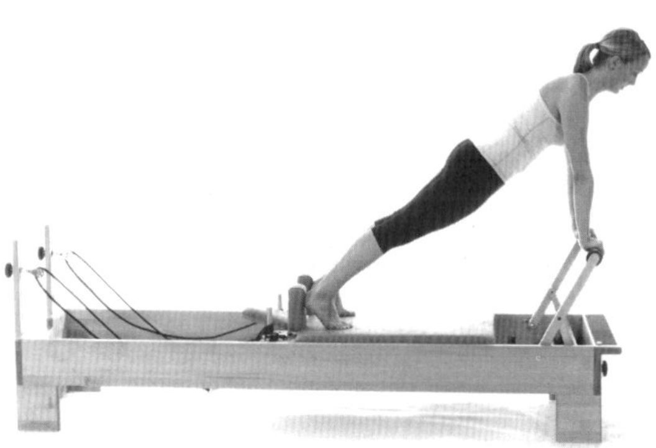

몸을 푸쉬업 자세로 내리는데, 팔의 각도를 바꾸거나 어깨를 이동하지 말아라.

《들이쉬기》 캐리지가 스토퍼에 닿을 때까지 (가능하다면), 어깨를 풋바 위인 앞쪽으로 미끄러뜨려라.

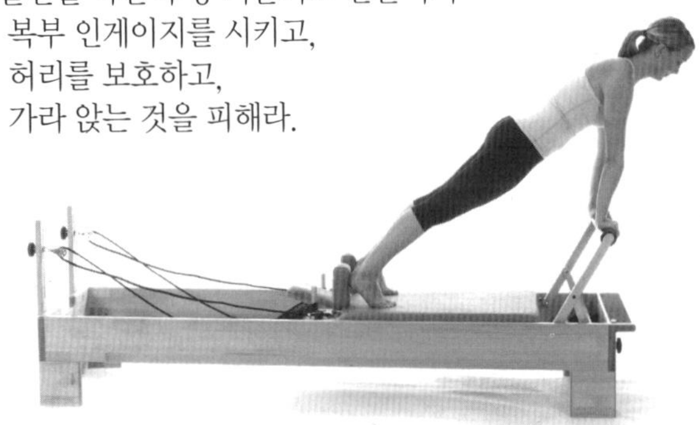

《내쉬기》 캐리지를 뒤로 밀어서 출발 자세로 되돌아간다.

밸런스 컨트롤 프론트(전면 균형 조절)

Balance Control Front

이 운동은 고전적인 푸쉬-업 자세를 연상시키며 리포머: 롱 스트레치를 닮았다. 그러나, 그것은 몸을 더 불안정하고 약간 위태로운 자세로 두어서, 난이도를 상당하게 올린다. 복근과 등 폄근들의 협력-수축은 몸통과 골반의 필요한 안정을 만들고, 이 움직임을 위한 지지도 만들고, 코어 체력이라는 뜻의 전형적인 예가 된다. 게다가, 이 운동에서의 적절한 폼은 어깨 안정 및 견갑대에 대한 빈틈 없는 조절을 요구한다.

나는 골반을 후방 기울기를 향해서 배열시키는 것을 추천하는데, 그것은 복근에 역학적인 이점을 제공하고, 골반이 가라 앉는 것을 막아서 허리에 잠재적인 압력을 주는 것을 막는다. 골반을 떨구는 것은 전체 구조의 안정을 손상시켜 부상을 초래할 수도 있다. 유사하게, 어깨뼈가 내리기와 벌림을 향해서 치우친 것은 견갑대의 안정을 보강한다. 이 부위를 무너지게 하는 것은 피로와 부상을 만들 수 있다. 나는 이 운동 자세에 발의 발바닥굽힘을 더하는데, 그것은 전통적으로 발을 중립자세 또는 발등굽힘으로 해서 시행되어 왔었다. 발바닥굽힘 자세는 그 운동에 아름다운 선을 줄 뿐만 아니라, 부가적인 차원의 도전을 더해준다.

이미지화 하기

몸이 도개교처럼 떠 있다고 상상해라. 팔의 움직임은, 교각의 움직이는 부분처럼, 몸의 나머지와 독립적으로 생긴다. 떠 있는 느낌이 있어야만 한다—긴장을 더 풀고 있다고 느낄수록, 더 좋다. 게다가, 하나의 강한 에너지 선이 발가락 끝에서 머리 꼭대기로 몸을 통해서 달리고, 두 번째 선은 어깨에서 팔, 손을 통해 손가락으로 달린다고 상상해라.

- □ 몸통의 안정을 유지해라.
- □ 어깨뼈 내리기와 벌림 쪽으로 치우친 어깨뼈 안정을 유지해라.
- □ 머리를 척추와 선을 이루게 해라.
- □ 골반을 약간 후방 기울기로 만들어서 복부 인게이지를 시키고, 허리를 보호하고, 가라 앉는 것을 피해라.
- □ 발바닥굽힘을 유지해라.

리포머

전신 통합 (FBI) II

상급

근육 포커스

- 복근
- 어깨뼈 안정근

목적

- 몸통과 어깨뼈 안정의 개발
- 코어 체력의 개발
- 어깨 굽힘근 강화

저항 Resistance

약 — 중 — 강

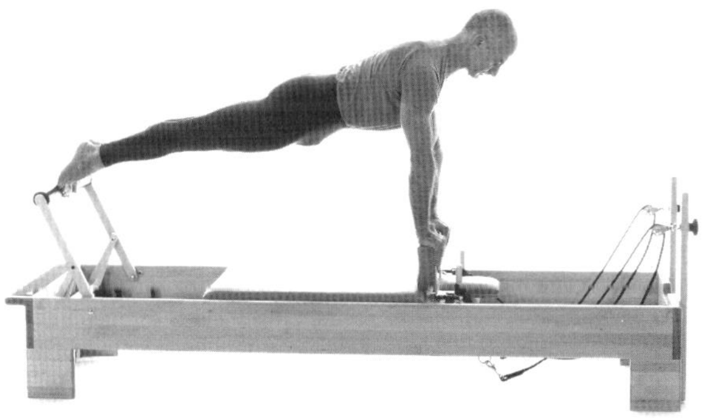

《들이쉬기》 리포머의 뒤를 보고 캐리지에 올라 선다. 손으로 어깨레스트를 잡고 어깨를 레스트 바로 위로 가게 해라. 한 발을 풋바에 발바닥굽힘 자세로 놓아라. 그 다리를 펴고 몸을 널판 자세로 내려서, 안정과 지지를 확립해라; 그 다음 다른 다리를 들어올려 그 발을 발바닥굽힘 시켜 풋바에 놓는데 최소한으로 체중이 이동되게 해라. 몸이 하나의 직선으로 있는 것을 확인해라.

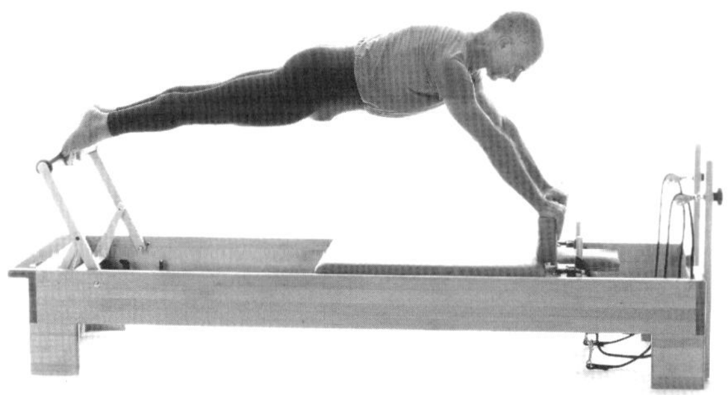

《내쉬기》 어깨를 굽혀서, 캐리지를 리포머 뒤로 밀면서, 널판 같은 안정된 자세로 몸을 유지해라. 움직임은 어깨관절에서 힌지로 분리된다.

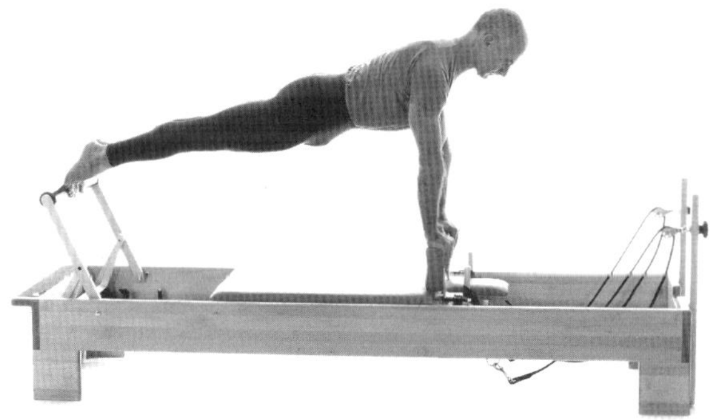

《들이쉬기》 어깨를 펴면서 캐리지가 출발 자세로 되돌아가는 동안 그것을 조정해라.

밸런스 컨트롤 백 프렙(후면 균형 조절 준비)

Balance Control Back Prep

근육 포커스

- 어깨 폄근
- 팔꿈치 폄근

목적

- 몸통과 어깨뼈 안정의 개발
- 어깨 및 팔꿈치 폄근 강화

저항
Resistance

약 — 중 — 강

이 운동은 기능이라는 면에서 몸을 두 개의 분리된 단위체로 나눈다: 몸통은 윗부분이고, 다리는 아랫부분이다. 힌지 동작은 힙과 어깨 관절에서 일어난다. 움직임은 비교적 작으므로 초점은 일차적으로 몸통과 다리에 의해 형성된 L-모양 유지에 있다. L-모양은 어깨를 펴서 캐리지가 뒤로 움직이는 동안 약간 열리지만, 그러나 그것은 캐리지가 스토퍼를 향해 앞으로 움직이는 동안 곧 닫힌다.

등 폄근과 어깨뼈 내림근들은 복근에 의해 강화되어, 어깨와 몸통을 안정시킨다. 움직임은 어깨 폄근들에 의해서 시작된다. 힙 폄근들은 하체를 안정시키고 몸을 올려 유지하는데 중요한 역할을 한다; 그것들은 운동 내내 인게이지하고 있어야만 한다. 흔한 경향으로, 특히 가슴근이 긴장되어 있을 때, 등을 둥그렇게 만드는 것은 L-모양과 똑바른 몸통을 없앤다. 둥글게 만드는 것은 비록 그것이 움직임 정도를 작게 만드는 것을 뜻하더라도 피해야 한다.

변형 / VARIATION

움직임을 더 취함으로써 더욱 난이도가 있는 상급 운동인 후면 균형 조절을 할 수 있다. 기술한 것처럼 어깨, 힙 및 등 폄근들로 움직임을 시작해라. L-모양으로 바로 가지 말고, 몸이 교각처럼 떠 있는 긴 직선이 될 때까지, 움직임을 계속해라.

어깨의 움직임을 더 허용하기 위해서, 손으로 어깨레스트 옆을 잡아서 더 열린 어깨 자세를 취해라.

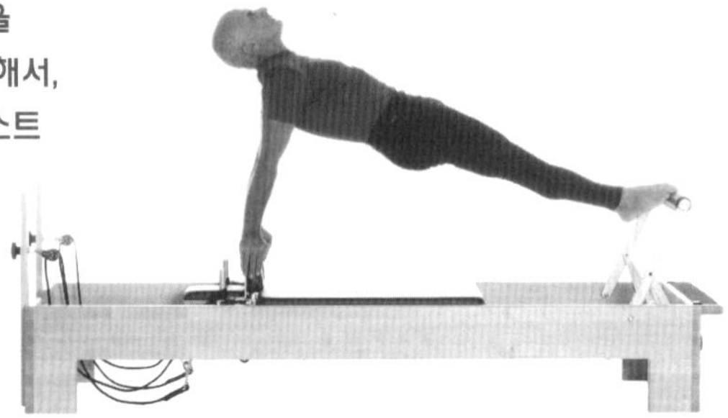

이미지화 하기

L자는 시작 자세로서 좋은 이미지를 제공한다. 2개의 스프링 경첩을 상상해라: 하나는 어깨관절이고, 하나는 힙 관절이다. 이 포인트들은 약간 열린 다음 원위치로 되돌아간다.

- □ 중립척추 자세를 유지해라.
- □ 등 폄근들을 계속 활성화 시켜라.
- □ 어깨뼈 내리기에 치우친 어깨뼈 안정을 유지해라.

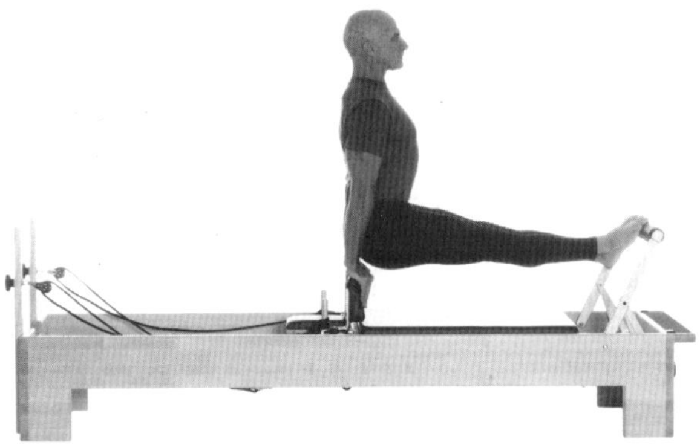

《들이쉬기》 풋바를 보고 손을 어깨레스트에 둔다. 다리를 평행으로 해서 발을 풋바에 올린다.

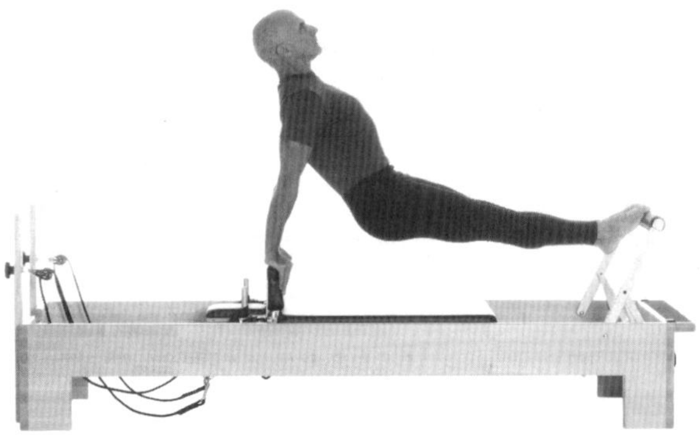

《내쉬기》 어깨를 펴면서 캐리지를 뒤로 밀고, 등을 직선으로 유지해라.

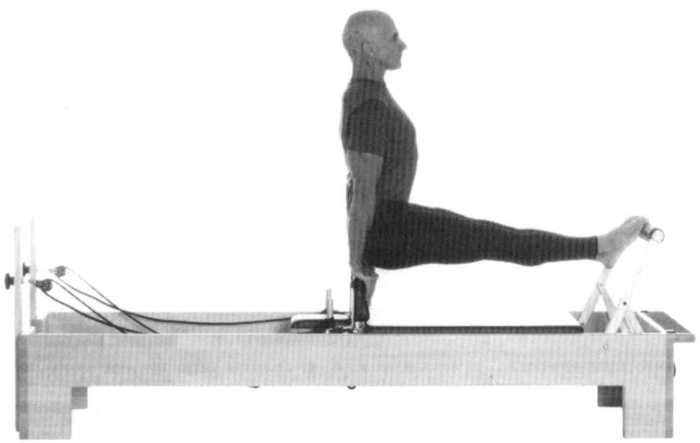

《들이쉬기》 어깨를 굽히면서, 캐리지가 출발 자세로 되돌아오는 동안 그것을 조정해라.

팔 운동
Arm Work

필라테스에는 수많은 상체 운동이 있으며, 많은 것들이 팔의 특정 움직임을 통해서 시작되거나 이루어진다. 종종 남자들은 그들의 상체에 대한 신체적 트레이닝에 초점을 두므로 아마도 이러한 전반적인 경향이 이 부위를 개발하기 위한 수많은 옵션들을 만들기 위한 조셉 필라테스의 결정에 중요한 역할을 했다. 나는 많은 팔 운동들을 시리즈 또는 그룹으로 배열을 시켜서, 그 세션의 조직화를 간단히 하고 증진시킨다. 개별적 운동들의 나열을 선택하는 것보다, 당신은 전체 시리즈를 선택할 수 있다. 각각은 잘 균형 잡힌 상체 운동을 제공해서 몸을 다른 방식으로 시험하고 실행 및 효과 모두에 다양성을 제공한다.

팔 운동에 있어서 아주 중요한 요소는 분명히 어깨이다. 어깨는 놀라울 정도로 가동성 있는 관절이지만, 동시에 그것은 잠재적으로 매우 불안정하다. 그것은 지지를 위해서 뼈 구조가 아니라, 주로 근육에 의존하므로, 종종 *근육-의존 관절*이라고 불린다. 어깨 역학에 대한 오류가 전혀 없는 조절이 팔 운동의 이점을 거두기 위해서 요구된다. 당신이 상급 또는 마스터 레벨 목록에 들어감에 따라, 이 사실은 점점 더 딱 들어 맞는다. 난이도 높은 운동의 대부분은 어깨 지지에 상당히 의존한다.

올바른 어깨 역학은 조화로운 위팔뼈와 어깨뼈가 조화롭게 연계된 *어깨위팔뼈 리듬*이라 불리는 움직임을 포함한다. 팔 움직임의 상당수는 어깨뼈 근육들의 복잡한 조화를 요구하는데, 어깨뼈의 바람직하지 않은 움직임을 막기 위함이다. 어깨뼈는 안정된 기초를 제공하고, 그것 위에서 팔이 움직인다. 게다가, 팔을 올릴 때 회선건개의 조화로운 사용은 위팔뼈 머리를 덮고 있는 구조 안으로 그 머리의 바람직하지 않은 상방 동작(충돌)을 막는데 필수적이다. 올바른 역학이 없다면, 어떤 시기에 어깨, 목 또는 등에서 조차 문제가 생기기 쉬울 것이다.

나는 인체의 한 부위가 안정되어 있으면서 다른 부위가 자유롭게 움직이는 (분리; disassociation)개념을 사용하는 것을 좋아한다. 어깨의 경우, 어깨뼈가 지지 기초를 제공하는 동안 팔은 방해 받지 않고 움직인다. 어깨뼈는 팔의 움직임에 대비해서 움직여야만 하지만, 움직임 양과 방향은 비례적이고 조절되어야만 한다. 힙 운동에서 사용된 죽 또는 시럽 냄비를 젓고 있는 스푼 이미지가 어깨에서도 사용될 수 있다. 팔의 움직임은 부드럽고 방해 받아서는 안 되며, 어깨뼈는 이 움직임을 수용하기 위해서 작고, 복잡한 조정을 만든다.

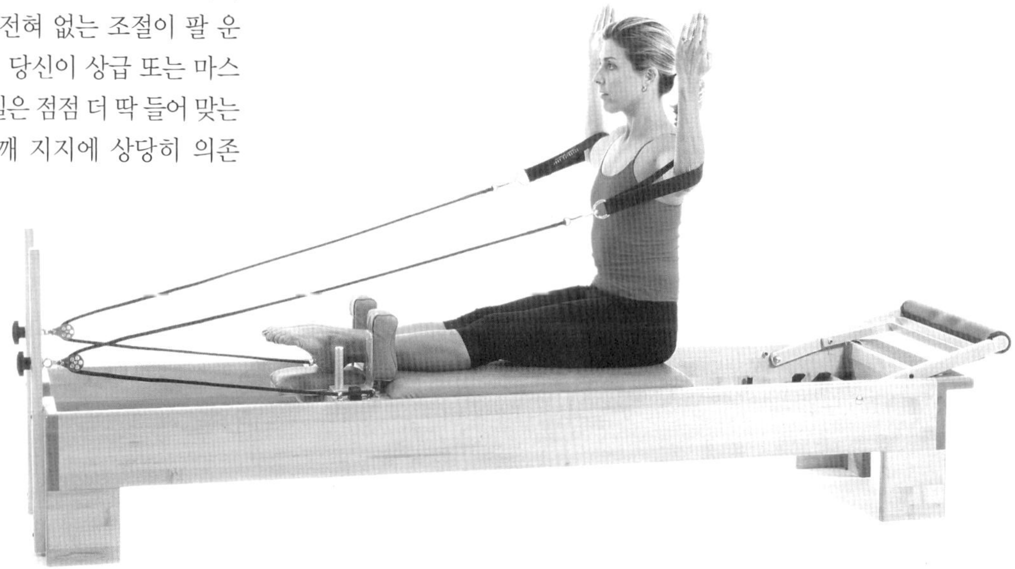

리포머

팔 운동 / Arm work

초급

근육 포커스

- 넓은등근(광배근)

목적

- 어깨 폄근 강화
- 몸통 및 어깨뼈 안정 개발

저항
Resistance

약 중 강

숄더 익스텐션—수파인(어깨 폄—바로 누워)

Shoulder Extension—Supine

중립 자세인 척추로 시행하는데, 바로 누운 팔 운동 시리즈는 코어 안정근들의 폭 넓은 사용을 요구한다. 어깨뼈 안정근들 특히, 하부 등세모근과 팔을 움직이는 근육들 특히, 넓은등근의 율동적인 조화를 개발하는 것이 중점이다; 어깨 안정근들에서 특히 등세모근은 어깨뼈 내림을 유지하고, 앞톱니근은 어깨뼈 벌림을 유지한다. 건강한 어깨 위팔 리듬은 팔을 움직이는 동안 어깨뼈의 과도한 올림과 모음을 막아 준다.

바로 누운 시리즈는 특히 유용한데 그 이유는 그것이 몸을 안전하고 편안하며, 체중을 받지 않는 자세로 두어서, 팔과 어깨 체력을 몸통 안정과 함께 발달시키기 때문이다. 모든 운동은 어깨 높이 아래의 동작 범위 내에서 일어 나는데, 그것은 어깨 충돌 같은 통증 상황을 가진 사람들에게 유용하다. 어깨 충돌 경우에서 팔을 어깨보다 높이 들어올리는 것은 종종 금기된다.

이미지화 하기

등을 대고 수영을 한다고 생각해라; 팔은 커다란 물갈퀴 같아서, 팔을 움직일 때마다 몸이 물을 가르며 나아가게 한다. 움직임을 부드럽게 통합시키며, 몸은 안정되게 남아 있는다. 나는 항상 내 학생들에게 좋은 안정은 더 좋은 가동성을 만든다고 말한다. 이 경우에서, 움직임의 초점은 오목위팔관절에 있으며 안정은 몸통과 어깨뼈에 있다.

- □ 골반-허리 및 어깨뼈 안정을 유지해라.
- □ 팔을 움직이는 동심뿐만 아니라 원심 단계 동안 부드럽고 균등한 역학을 맞춰라.
- □ 팔을 펴서 유지하는데, 팔꿈치에 과도한 힘을 주지 말아라.

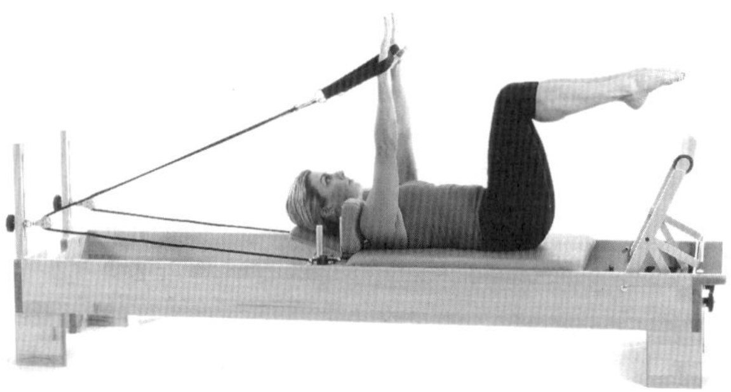

《들이쉬기》 리포머에 바로 누워 척추를 중립 자세로, 무릎과 힙을 90˚로 (테이블탑 자세) 만든다. 팔을 캐리지와 직각으로 유지하는데, 어깨를 고정하고 손으로 스트랩을 잡는다. 스트랩에 약간의 장력을 유지하며, 손바닥은 무릎을 바라 본다.

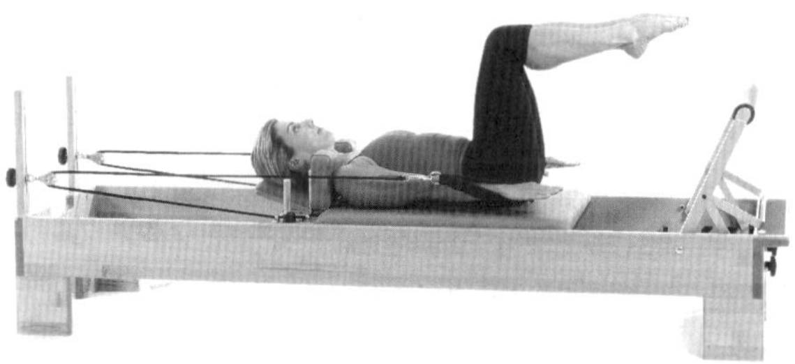

《내쉬기》 어깨를 펴면서, 팔을 캐리지를 향해서 똑바로 밑으로 내린다. 팔이 몸 옆에 도달하면 잠시 멈춰서, 어깨와 선을 맞추고 캐리지와 평행으로 있어라.

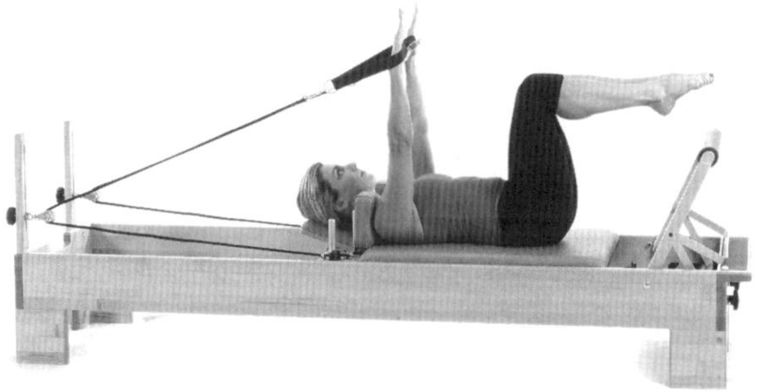

《들이쉬기》 어깨를 굽히면서, 팔을 들어 올린다. 출발 자세로 되돌아간다.

숄더 어덕션—수파인(어깨 모음—바로 누워)

Shoulder Adduction—Supine

이 운동은 리포머: 어깨 폄-바로 누워와 비슷한데, 다른 것은 어깨를 모으고 팔을 몸통 옆으로 움직이는 것이다. 어깨 폄 시리즈 안에서처럼 동일한 점들을 강조하는데, 팔과 어깨의 율동 있는 조화와 중립 척추, 몸통 안정 및 어깨뼈 안정을 포함한다. 이 운동에서, 어깨뼈들은 자연적으로 모아지거나 서로 스퀴즈하는 경향을 가진다. 바로 누운 자세로 있는 것이 캐리지를 누르고 있는 어깨뼈를 느끼고, 다이내믹하게 그것들을 안정시키게 해준다.

이미지화 하기

이전 운동에서 기술된 등을 대고 수영하는 이미지를 사용해라. 커다란 물갈퀴 같은 팔이 몸을 향해서 움직이는 느낌은 몸을 물 또는 부드러운 겔을 통과해서 밀고 나가는 것과 같다.

- □ 골반-허리 안정을 유지해라.
- □ 어깨뼈를 올리거나 모으지 말아라.
- □ 팔을 펴서 유지하는데, 두갈래근을 활성화 시키고, 팔꿈치로 과도한 힘이 가지 않도록 해라.

근육 포커스

- 넓은등근(광배근)

목적

- 어깨 폄근 강화
- 몸통 및 어깨뼈 안정 개발

저항
Resistance
약 중 강

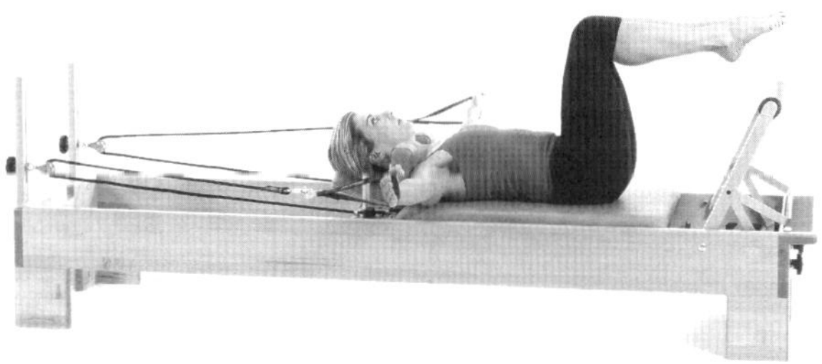

《들이쉬기》 리포머에 바로 누워 척추를 중립 자세로, 다리를 테이블탑 자세로 만든다. 팔을 몸 옆으로 뻗어 T-자세를 잡고 있는데, 어깨를 고정하고 손은 스트랩을 잡는다. 스트랩에 약간의 장력을 유지하며, 손바닥은 몸 옆을 바라 본다.

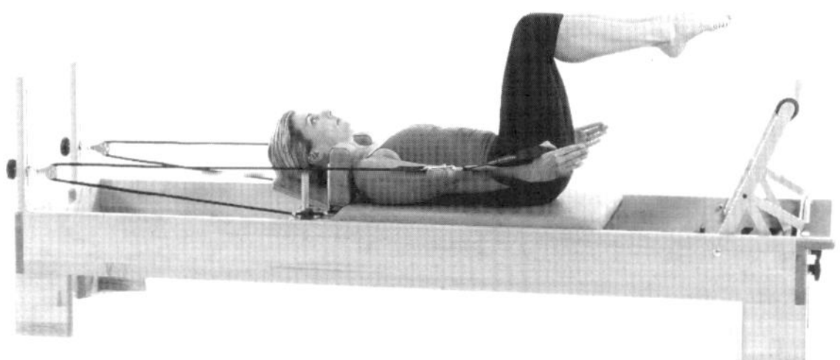

《내쉬기》 어깨를 모으고, 팔로 몸 옆을 부드럽게 누른다.

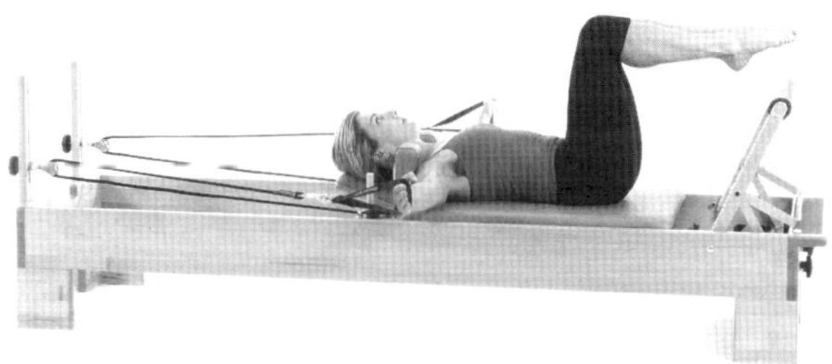

《들이쉬기》 어깨를 벌리면서, 팔을 벌린다. 출발 자세로 되돌아간다.

리포머

팔 운동 / Arm work

초급

근육 포커스

- 넓은등근(광배근)

목적

- 어깨 폄근과 모음근 강화
- 몸통 및 어깨뼈 안정 개발
- 어깨 가동성 증진

저항
Resistance

약 중 강

암 서클 업—수파인

Arm Circle Up—Supine

이 운동은 리포머: 어깨 모음-바로 누워와 리포머: 어깨 폄-바로 누워 운동들의 조합이다. 그 이름은 오해를 불러 일으킬 수 있다. 진정한 원을 그리기 보다는, 팔은 두 개의 반원을 그리는데, 모음 및 폄 운동들의 움직임 선들을 합쳐서 만들어진다. 움직임을 가급적 크고 명확하게 만들어라.

이미지화 하기

서클들에 있는 팔 움직임은 물 흐르듯 하고 가급적 커야만 하므로, 반원의 각 점을 뻗으며, 이에 맞춰 돌려라. 그 느낌은 겔을 통과해서 나아가는 것과 같아서, 줄곧 저항감을 만들어 준다. 동심과 원심 단계들 사이에 감각 또는 프레젠테이션에 있어서 아무런 차이가 없어야만 한다.

변형 / VARIATION

이 움직임은 역순으로 시행될 수 있다 (암 서클 다운). 시작하기 위해서 팔을 캐리지를 향해서 밑으로 누른 다음, T-자세인 옆으로 벌리고, 마지막으로 수직 자세로 가게 한다. 어깨의 동작 범위를 극대화시키고, 폄과 벌림 운동들에서 배운 움직임 패턴을 사용하고, 이 경우에서, 폄과 함께 시작하는 동일한 기본 원칙들을 관찰해라.

□ 팔을 어깨 높이 위로 올리지 말아라.

□ 줄곧 흐르는 움직임을 유지해라.

□ 아크 모양을 그리는 정확한 점들을 분명히 나타내어라.

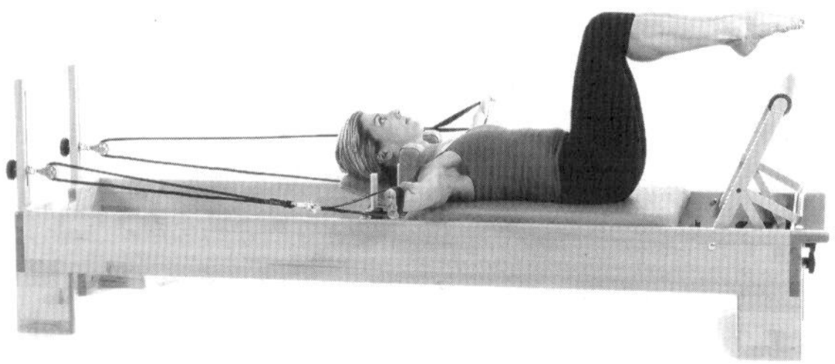

《들이쉬기》 리포머에 바로 누워 척추를 중립 자세로, 다리를 테이블탑 자세로 만든다. 팔을 몸 옆으로 뻗어 T-자세를 잡고 있는데, 어깨를 고정하고 손은 스트랩을 잡는다. 스트랩에 약간의 장력을 유지하며, 손바닥은 몸 옆을 바라본다.

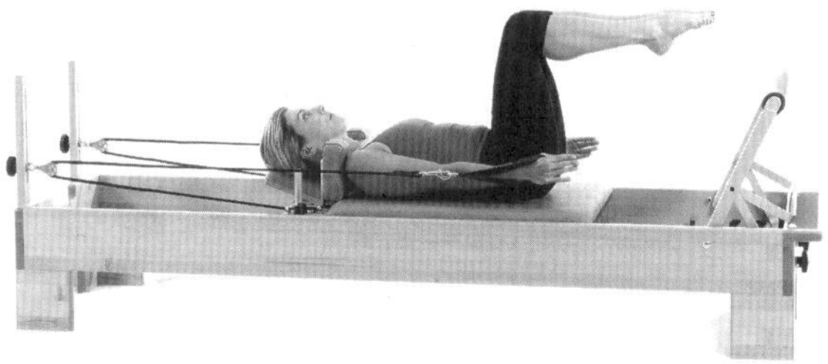

《내쉬기》 어깨를 모으고, 팔은 몸 옆을 부드럽게 누른다. 어깨를 내회전 시켜서 손바닥이 캐리지를 보게 해라.

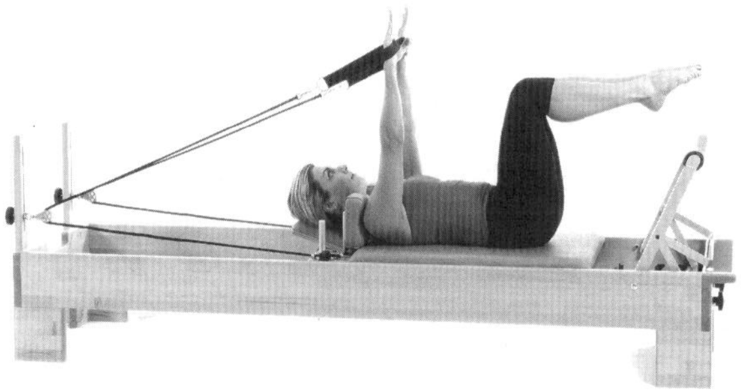

《들이쉬기》 어깨를 굽히면서, 팔을 캐리지와 직각인 자세로 위로 들어올린다. 팔을 T-자세로 밖으로 벌려 출발 자세로 되돌아간다.

트라이셉스—수파인(세갈래근—바로 누워)

Triceps—Supine

이 운동에 있는 동작은 팔꿈치의 움직임을 분리하는, 세갈래근(삼두근)에 오직 초점을 둔다. 손목은 직선으로 굳건하게 남아 있어서, 팔꿈치에서 손가락으로 가는 선을 만든다. 위팔은 줄곧 몸 옆을 누르고 있어야만 하는데 어깨를 안정되게 유지하고 좋은 정렬을 유지하는 것을 돕는다. 팔꿈치를 90° 로 하고 손가락은 천장을 향해서 똑바로 위를 보고서 움직임을 시작한다. 그것은 팔꿈치가 180° 이고, 팔과 함께 어깨부터 손가락까지 직선을 만들면서 끝이 난다. 위팔은 바닥에 평행인 채로 남아있고 캐리지를 누르면 안 된다. (팔꿈치로 캐리지를 내리 누르는 것은, 흔한 잘못으로, 어깨의 모음과 올림을 만들고 갈비뼈들을 전방으로 내밀게 만든다.)

이미지화 하기

뒤집힌 개 헤엄처럼, 앞팔만을 사용해서 물을 밀고 자신을 나아가게 하는 것을 상상해라.

- □ 운동 내내 위팔을 캐리지와 평행으로 유지해라.
- □ 팔꿈치로 몸 옆을 밀고 위팔을 가만히 유지해라.
- □ 손목을 (팔과 직선인) 중립 자세로 고정해라.

리포머

팔 운동 / Arm work

초급

근육 포커스

- 위팔세갈래근 (삼두박근)

목적

- 팔꿈치 폄근 강화
- 몸통 및 어깨뼈 안정 개발

저항
Resistance
약 중 강

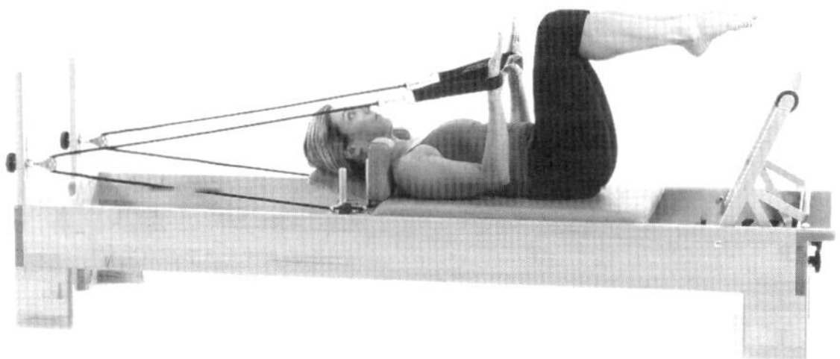

《들이쉬기》 리포머에 바로 누워 척추를 중립 자세로, 다리를 테이블탑 자세로 만든다. 팔을 바닥과 평행하게 몸 옆으로 두고, 손은 스트랩을 잡고, 팔꿈치는 90° 로 둔다. 스트랩에 약간의 장력을 유지하며, 손바닥은 풋바를 바라 본다.

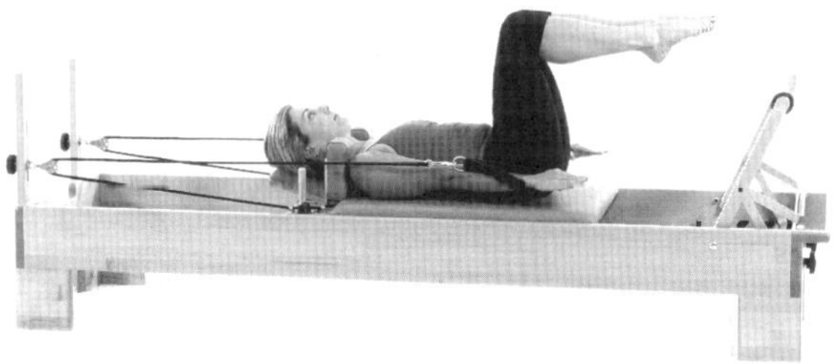

《내쉬기》 어깨를 펴고, 팔을 펴서 손으로 캐리지를 밑으로 눌러라. 팔이 직선이고 캐리지와 평행일 때 잠시 멈춰라.

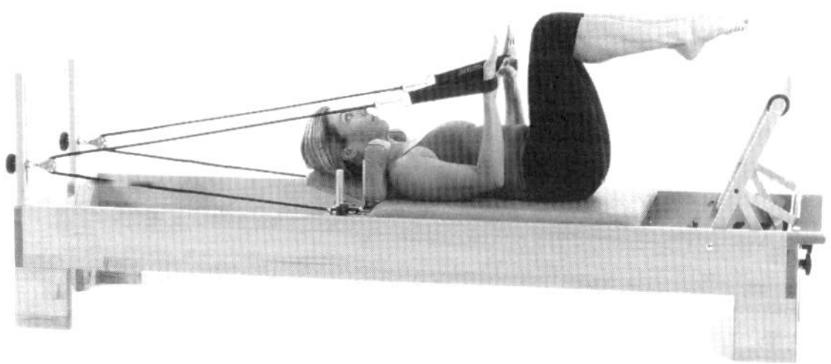

《들이쉬기》 팔꿈치를 굽히고, 팔을 구부린다 (90° 가 넘게 가는 것은 선택사항이다).

리포머

팔 운동 / Arm work

중급

근육 포커스

- 넓은등근(광배근)

목적

- 어깨 폄근 강화
- 몸통 및 어깨뼈 안정 개발

저항
Resistance

약 중 강

체스트 익스팬션—싯티드(가슴 펴기—앉아서)

Chest Expansion—Seated

이 시리즈의 요점은 몸통을 똑바로 그리고 가급적 중립 정렬과 가깝게 유지하는 것이다. 상체를 둥글게 만들거나 반대로, 갈비뼈를 앞쪽으로 내미는 흔한 경향을 피해라. 팔이 어깨레스트에서 멀어지게 움직이는 동안, 어깨는 펴서 몸의 중심선을 넘어간다. 어깨의 중심선을 넘어 얼마나 정확히 멀리 펴는 것은 체력, 유연성, 및 올바른 몸통 정렬을 유지하는 능력에 좌우된다. 일단 정렬이 손상을 받으면, 그 운동은 그것의 기능적 동작 범위를 넘어선다. 이 점을 넘어서 어깨를 펴는 것은 보상을 만드는데, 어깨 올림 및 부정확한 근육 동원을 포함한다.

이미지화 하기

많은 사람들은 이 운동에서 팔을 수평으로 앞뒤로 움직이는 것을 상상한다. 나는 손가락 끝을 밑으로 뻗어서 바닥을 따라서 선을 그리고, 그 동안 머리는 동시에 천장을 향해서 위로 뻗는 것을 상상하는 것을 좋아한다. 이 이미지는 보다 수직인 느낌을 준다.

- □ 몸통을 똑바로 안정되게 유지해라.
- □ 손가락 끝이 바닥을 따라 뻗는 것에 초점을 맞춰라.
- □ 갈비뼈를 앞쪽으로 내밀지 말아라.

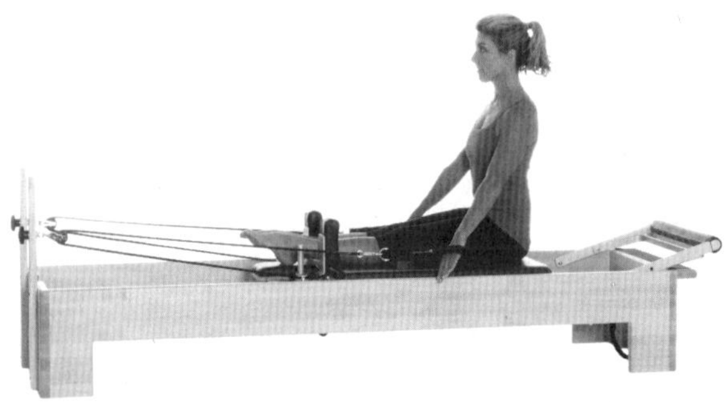

《들이쉬기》 리포머의 뒤를 보고 풋바에 가까운 캐리지 가장자리에 똑바로 앉아서, 다리를 어깨레스트 사이로 편다. 손바닥을 뒤를 보게 해서 스트랩을 잡고 손가락 끝을 바닥 쪽으로 뻗는다. 팔을 몸 옆 가깝게 유지하는데, 추선에서 약 20-30° 앞쪽으로 두어라.

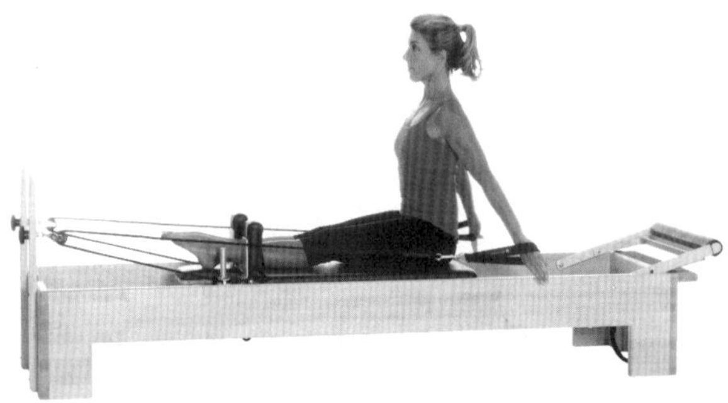

《내쉬기》 몸통의 똑바른 정렬을 손상시키지 않고서 어깨를 가급적 뒤로 멀리 펴라 (추선을 지나서 10-20°).

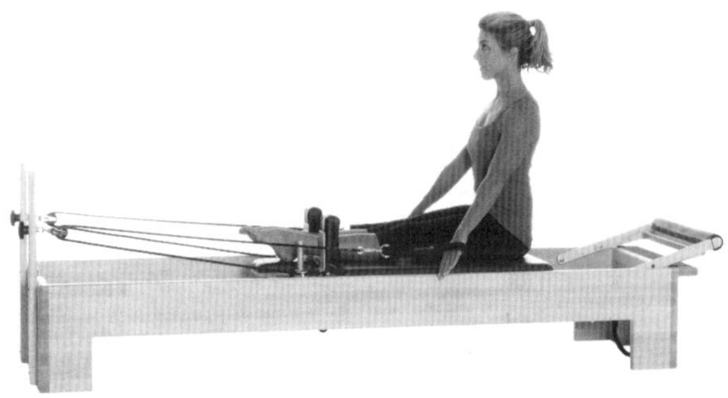

《들이쉬기》 팔꿈치를 굽히고, 팔을 앞쪽으로 보내라. 출발 자세로 되돌아간다.

바이셉스—싯티드(두갈래근—앉아서)

Biceps—Seated

리포머

팔 운동 / Arm work

중급

리포머: 가슴 펴기-앉아서처럼, 몸통을 정확하게 바로 세워 정렬한 강하고 균형 잡힌 중립척추 자세를 유지해라. 당신은 모든 몸통 안정근들이 일을 하는 것을 느껴야만 한다. 뒤로 몸을 기울이는 것을 피하는데, 그것은 이 운동의 흔한 잘못이다.

위팔은 이 운동의 올바른 시행에 있어서 중대한 역할을 한다. 그것은 아래팔이 움직이는 동안 고정되어 남아 있는 안정된 기초다. 팔을 바로 앞으로 펴고 바닥과 평행하게 극도로 안정되게 유지해라. 그것을 굽히고 펴는 동안 떨구거나 들어 올리면 절대 안 된다. 어떠한 탈선은 부적절한 근육 동원과 바람직하지 않은 어깨뼈 올림의 가능성을 포함한다. 이것은 차례로, 팔꿈치의 분리된 움직임과 두갈래근의 수축을 손상시킨다.

이미지화 하기

몸통과 위팔은 아래팔이 움직이기 위한 안정된 플랫폼을 만들어야만 한다. 그 감각은 위팔을 테이블에 올린 것과 같을 것이다; 앞팔 움직임은 위팔에서 완전히 분리된다. 이 이미지는 팔을 들어 올리려는 경향에 대응하는데, 바람직하게 분리된 팔꿈치 굽힘이 아니라 어깨 굽힘을 만드는 경향이다.

- □ 운동 내내 위팔을 캐리지와 서로서로 평행되게 유지해라.
- □ 각 반복 이후 팔꿈치를 완전히 펴라.
- □ 몸통의 똑바른 정렬을 유지해라.

근육 포커스

- 위팔두갈래근 (이두박근)

목적

- 팔꿈치 굽힘근 강화
- 몸통 안정 개발

저항
Resistance

약 — 중 — 강

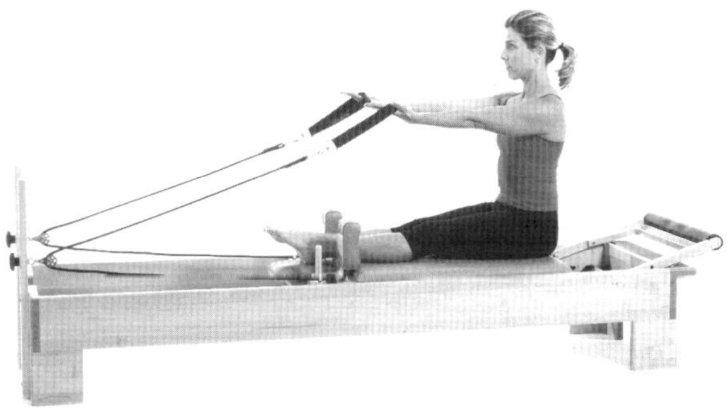

《들이쉬기》 리포머의 뒤를 보고 풋바에 가까운 캐리지 가장 자리에 똑바로 앉아서, 다리를 어깨레스트 사이로 편다. 스트랩을 잡고, 팔을 어깨 높이로 펴고, 캐리지와 평행하게 하고, 손바닥이위를 보게 해라.

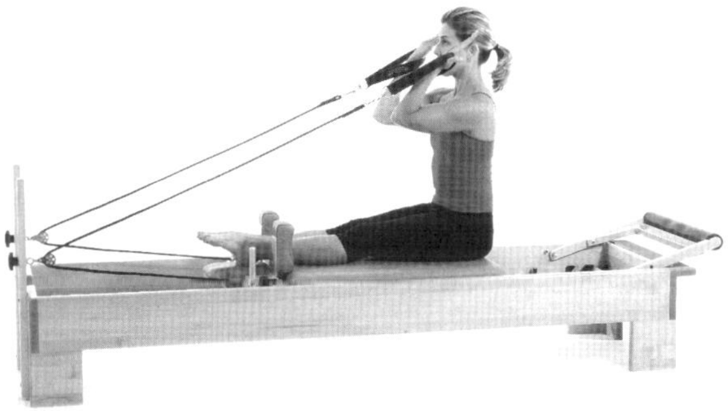

《내쉬기》 팔꿈치를 굽혀서, 팔을 90° 또는 그 이상 굽혀라 (올바른 정렬이 유지되는 한). 위팔을 안정되게 유지해라.

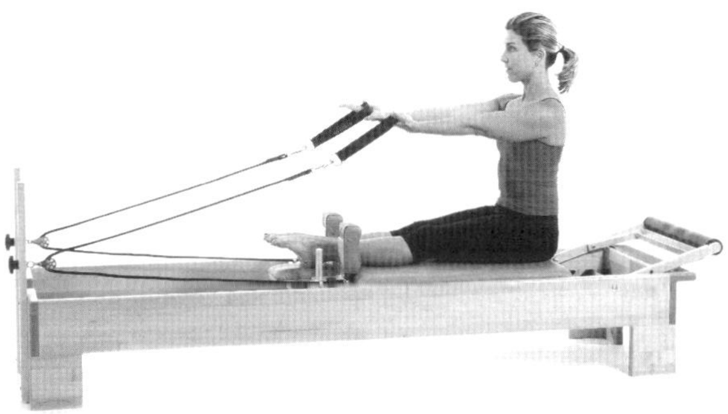

《들이쉬기》 팔꿈치를 펴서, 팔을 펴라. 출발 자세로 되돌아간다.

리포머

팔 운동 / Arm work

중급

럼버이드—싯티드(마름근—앉아서)

Rhomboid—Seated

근육 포커스

- 후방 어깨세모근 (삼각근)
- 마름근(능형근)

목적

- 어깨 수평 벌림근 강화
- 어깨뼈 모음근 강화
- 몸통 안정 개발

저항 Resistance

약 중 강

비록 이 운동 이름이 마름근을 지목하지만, 그 중점은 처음에 어깨뼈 안정과 어깨의 수평 벌림에 있다. 리포머: 두갈래근—앉아서에서처럼, 위팔을 몸과 90° 각도로 유지하고, 팔꿈치를 90° 로 해서 캐리지와 평행되게 만들어라. 어깨를 수평으로 벌리는데 어깨뼈가 벌어지거나, 뒤당기기 하려는 (그러나 어깨뼈를 뒤당기지 말아라) 곳까지만 가고, 그런 다음 팔을 앞쪽으로 보내서 출발 자세로 되돌아간다. 어깨뼈 사이에 있는 마름근을 인지하고 그곳에 있는 에너지에 초점을 맞춰라.

이미지화 하기

손바닥은 얼굴을 향해서 번쩍이는 빛을 내뿜는 2개의 조명등과 같다. 팔 자세가 더욱 더 안정될수록, 오목위팔관절의 움직임은 더 분리되고 궁극적으로 어깨뼈 미끄러짐은 더욱 더 분명해질 것이다.

□ 어깨의 내회전을 피하기 위해서 약간 외회전 시켜라.

변형(VARIATION)

나중 단계에서, 좋은 폼과 조절을 이룬 다음, 당신은 어깨뼈 모음을 더할 수 있다. 당신이 위팔뼈를 수평 벌림의 끝 범위로 도달했을 때에만 모음이 생긴다. 어깨뼈 모음은 어깨뼈의 분리된 동작으로 보아야만 하며 위팔뼈의 움직임 일부가 아니다. 어깨뼈 모음 이후, 그 어깨뼈는 팔이 출발 자세로 되돌아 가기 전에 벌려진다 (앞당기기).

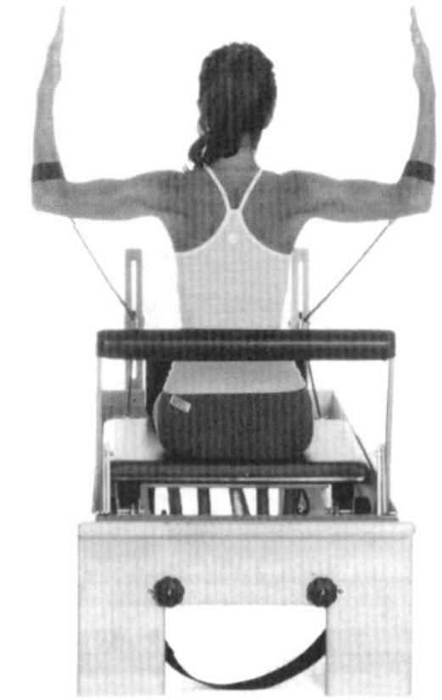

□ 움직임 내내 위팔뼈를 바닥과 평행되게 유지해라.

□ 어깨를 올리지 말아라.

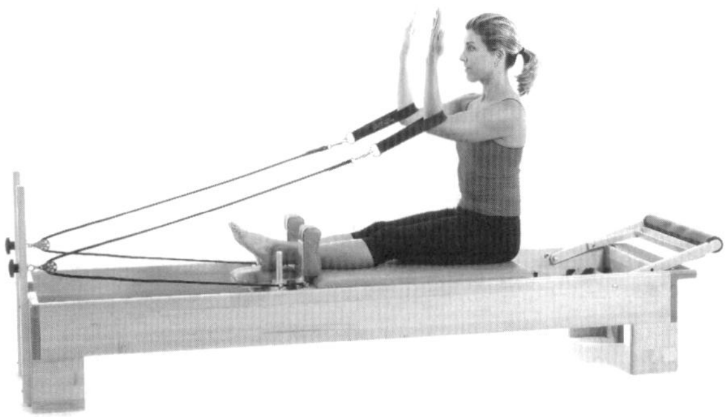

《들이쉬기》 리포머의 뒤를 보고 풋바에 가까운 캐리지 가장자리에 똑바로 앉아서, 다리를 어깨레스트 사이로 편다. 스트랩에 팔을 끼우고, 팔꿈치를 90°로 굽히고 스트랩을 팔꿈치 가까운 앞팔에 건다. 위팔은 어깨 높이로, 캐리지 및 서로와 평행되게, 손바닥은 몸을 바라보는지를 확실히 해라.

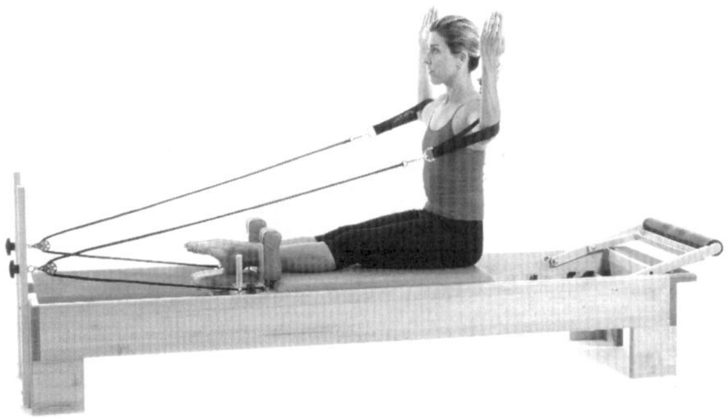

《내쉬기》 어깨를 수평으로 벌리는데, 위팔을 변함 없는 수평면에 두고, 팔꿈치와 90° 각도를 유지해라.

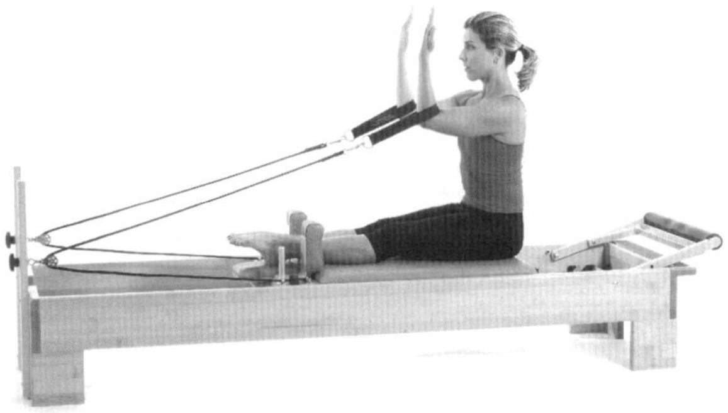

《들이쉬기》 어깨를 수평으로 모으면서, 팔을 앞쪽으로 보낸다. 출발 자세로 되돌아간다.

허그 어 트리—싯티드(나무 껴안기—앉아서)

Hug-a-Tree — Seated

중급

근육 포커스

- 가슴근

목적

- 어깨 수평 모음근 강화
- 몸통 안정 개발

나무를 껴안는 이미지는 종종 팔과 어깨를 과도하게 둥글게 만드는데, 그것은 이 운동의 목표와는 다르다. 어깨를 수평으로 모으는 동안, 나는 중간 및 상부 등 폄근에 초점을 맞추라고 권하는데, 그것은 상부 흉추의 굽힘과 무너짐을 막아 준다. 팔을 둥글게 하지 말고 옆으로 늘려서 올바른 근육 동원을 시키고, 동작 범위 내내 저항을 계속 인게이지 시켜서, 긴 지레팔을 만드는데, 그것은 그 운동의 난이도를 높힌다. 똑바로 선 강한 자세와 안정된 몸통의 중요성을 충분히 강조하지 않을 수 없다. 팔 운동이 아니라, 가슴 운동에 초점을 두고, 팔을 여는 동안 가슴을 가로지른 멋진 스트레치를 느껴라.

이미지화 하기

마치 큰 날개 폭을 가진 독수리가 날개를 펼친다고 상상해라. 나무 이미지는 몸통에 잘 들어 맞는데, 강하고, 굳건한 나무 몸통처럼 느껴져야만 한다.

- □ 등과 어깨를 넓게 그리고 어깨뼈를 벌려서 유지해라.
- □ 팔을 벌릴 때 주변 시야 범위 내에 손을 두어라.
- □ 어깨를 약간 외회전 시키는데, 새끼 손가락으로 움직임을 이끈다고 느껴라.

저항
Resistance

약 중 강

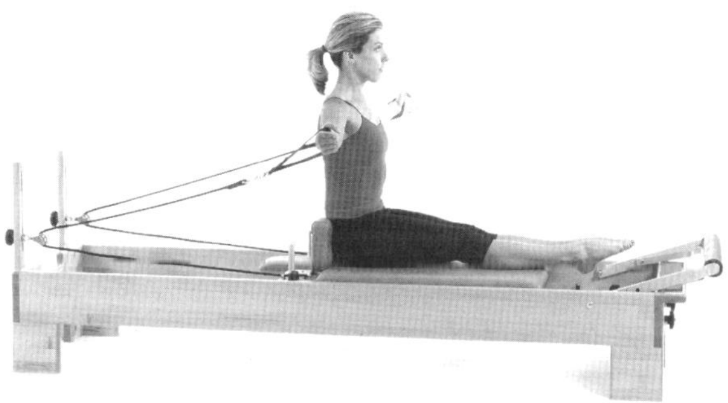

《들이쉬기》 리포머의 앞을 보고 캐리지에 똑바로 앉는데, 골반의 뒤를 어깨레스트에 대고 다리를 바로 앞으로 둔다. 팔을 몸 옆으로 벌려 T-자세를 유지하고, 팔꿈치를 아주 약간 굽혀서 팔을 늘려라.

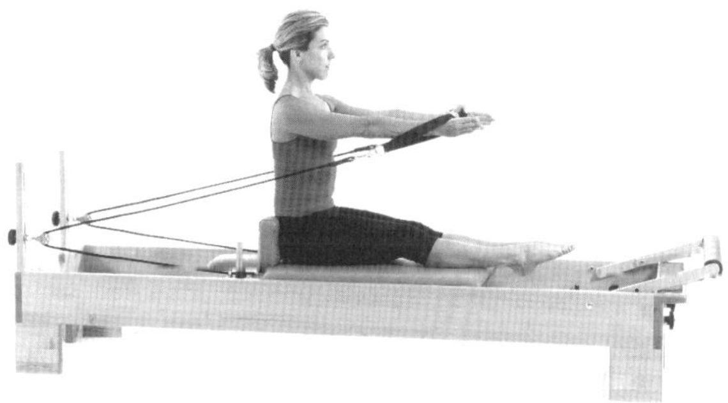

《내쉬기》 팔이 서로 평행이 되고 어깨와 선을 이룰 때까지 어깨를 수평으로 모아라.

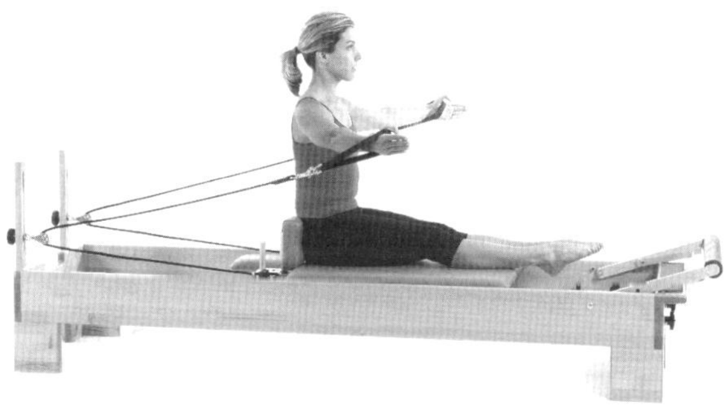

《들이쉬기》 어깨를 수평으로 벌리는데, 팔이 T-자세로 되돌아 가는 동안, 어깨뼈를 움직이지 말고, 가슴 근육들의 원심 수축을 극대화 시켜라.

리포머

팔 운동 / Arm work

중급

근육 포커스

- 위팔세갈래근 (삼두박근)

목적

- 팔꿈치 폄근 강화
- 몸통 및 어깨뼈 안정 개발

저항 Resistance

약 중 강

살루트—싯티드(경례—앉아서)

Salute—Seated

비록 이 운동의 초점이 세갈래근(삼두근)이지만, 앉아서 하는 팔 운동 시리즈 전체는 몸통 안정과 어깨뼈의 올바른 자세에 중점을 둔다. 이 운동에서, 특히, 상체를 둥글게 만들고 어깨를 올리는 경향이 있다. 시작할 때 팔의 정확한 높이를 위한 좋은 지표는 손이 관자놀이를 따라 있고 로프가 어깨보다 약간 위에 있는 것인데, 그러나 그것에 닿으면 안 된다. 손가락은 사선을 따라 움직이는 팔을 안내하기 위해서 앞쪽을 보아야만 한다.

이미지화 하기

팔이 수평선 약간 위에 있는 경사로를 따라 미끄러진다고 상상해라. 그 수평선이 길고, 끝없이 보이는 선을 조장한다고 상상해라.

- □ 운동 내내 어깨뼈 안정을 유지해라.
- □ 팔꿈치를 들어올려 유지하면서 구부릴 때 옆으로 뻗어라.
- □ 움직임의 선을 따라 손가락을 가리켜라.

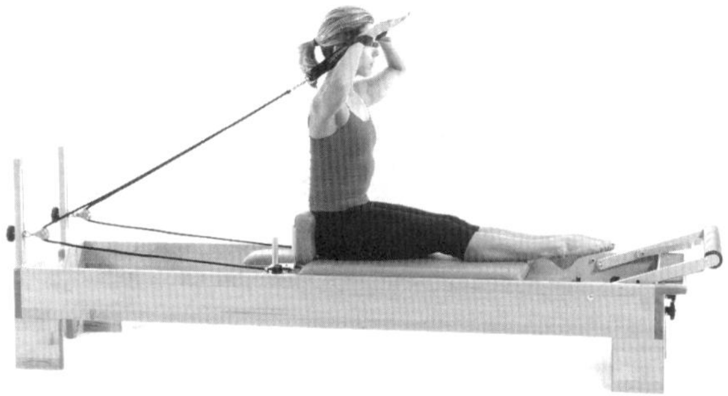

《들이쉬기》 리포머의 앞을 보고 캐리지에 똑바로 앉는데, 골반의 뒤를 어깨레스트에 대고 다리를 바로 앞으로 둔다. 손으로 스트랩을 잡고, 관자놀이 옆에 두고, 팔꿈치는 옆으로 벌린다. 손가락은 움직임의 방향인 앞쪽 약간 위쪽을 본다.

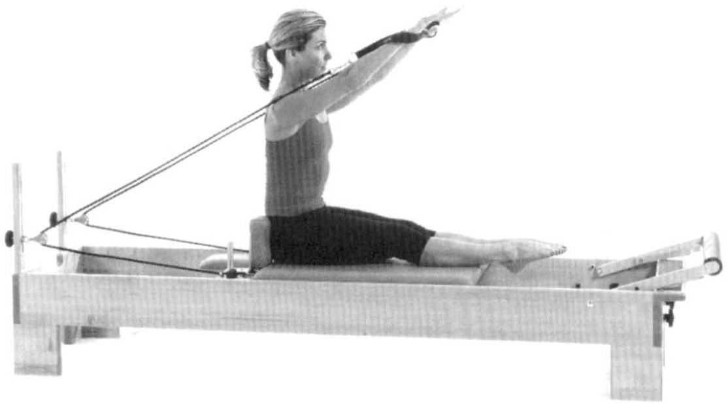

《내쉬기》 팔꿈치를 뻗어서, 팔을 사선으로 펴는데, 수평선 위로 20–30° 다.

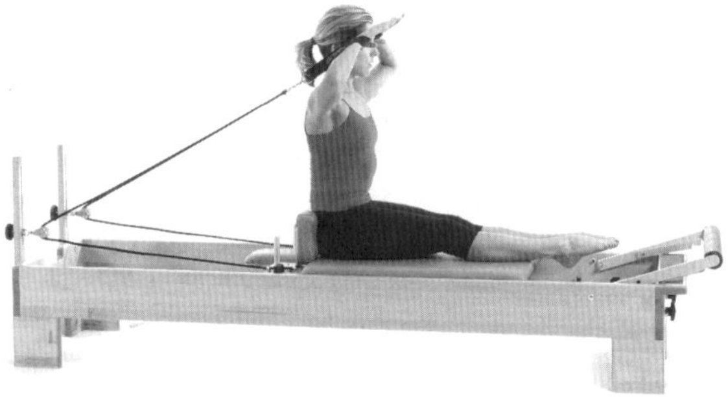

《들이쉬기》 팔꿈치를 굽혀서, 팔을 구부리는 동안 옆 바깥으로 움직인다. 출발 자세로 되돌아 가는데, 손가락은 여전히 앞을 본다.

체스트 익스팬션—닐링(가슴 펴기—무릎 꿇고)

Chest Expansion—Kneeling

리포머

팔 운동 / Arm work

중급

근육 포커스

- 넓은등근(광배근)

목적

- 어깨 폄근 강화
- 세갈래근(삼두근) 강화
- 몸통 안정 개발

이 운동은 앉은 형태, 캐딜락에서 선 형태 또는 암체어 형태보다 훨씬 더 난이도가 높은데, 일차적으로 이 형태의 불안정 요소 때문이다. 그것은 매우 높은 수준의 몸통 안정과 균형, 조절 및 집중을 요구한다. 그 운동의 원심 단계에서 조절이 특히 요구되는데, 팔이 출발 자세로 되돌아 가는 동안이다. 이 단계를 너무 빨리 할 경우, 캐리지가 스토퍼 쪽인 뒤로 너무 빨리 미끄러져서 몸이 앞으로 넘어질 수 있다. 여러 요인들이 불안정을 조장한다: 무릎 자세 자체, 이 자세에서 몸의 높은 중력중심, 긴 지렛대 팔 (몸통) 및 작은 지지 기초이다.

이러한 잠재적 불안정성은 몸의 정렬이 틀어졌을 때 즉각적인 피드백을 제공한다. 몸이 움직임의 원심 단계를 조절하고 몸통을 안정시키는 법을 빨리 배우기 위해서 당신이 앞쪽으로 발사된다는 것을 한 번 느끼기만 하면 된다. 나는 이 까다로운 운동을 임산부에게 시키지 않는데, 그들의 중력 중심의 변화, 추가된 체중, 감소된 균형 및 낙상의 명백한 위험 때문이다.

비록 중립 척추가 이상적인 자세이지만, 나는 종종 골반을 약간 후방 기울기로 만들라고 추천하는데, 그것이 복부 활성화를 조장하기 때문이다. 이것은 차례로 힙에서 굽혀서, 골반을 전방으로 기울이고, 갈비뼈를 앞쪽으로 내밀고, 등을 과다폄시키는 경향을 막아준다.

변형(VARIATION)

팔의 움직임과 몸통의 안정을 마스터한 다음, 어깨가 안전한 폄에 있을 때, 당신은 머리 회전을 더할 수 있으나, 오직 팔의 움직임과 몸통의 안정을 마스터하고, 어깨 또는 목에 긴장 없이 그 운동을 행할 수 있게 된 다음에 해야 한다.

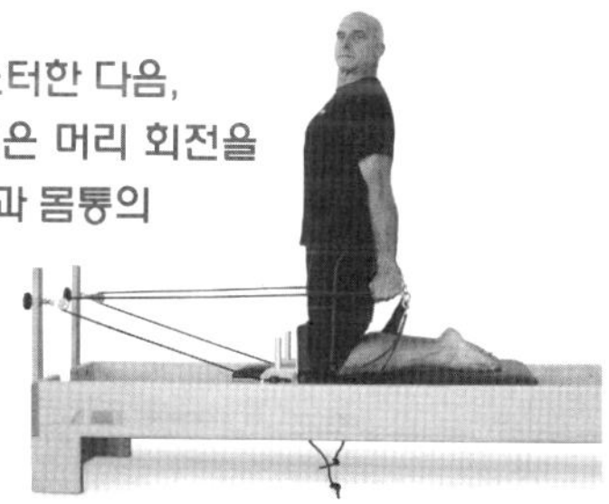

이미지화 하기

몸통을 나무 몸통처럼 느껴야 한다; 높고, 똑바로 서서 팔을 앞뒤로 움직일 때 생기는 미묘한 이동에 적응할 수 있다. 손이 바닥 쪽으로 밑으로 뻗고 있는 동안 머리는 동시에 천장을 향해 뻗는다.

- □ 몸통을 똑바로 안정되게 유지해라.
- □ 엉덩이 굽힘근을 인게이지 시켜서, 허벅지 전체의 스트레치를 느껴라.
- □ 갈비뼈를 앞쪽으로 내밀지 말아라.

저항 Resistance: 약 — 중 — 강

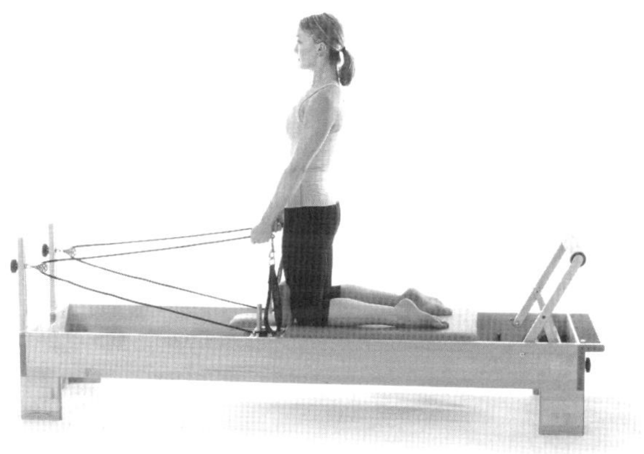

《들이쉬기》 리포머의 뒤를 보고 무릎을 꿇는데, 무릎을 어깨 레스트에 대고 몸을 세운다. 손으로 스트랩 바로 위의 로프를 잡고, 손바닥은 서로 마주 본다. 팔을 몸 앞에 두는데, 추선에서 약 20–30° 앞쪽으로 두어라.

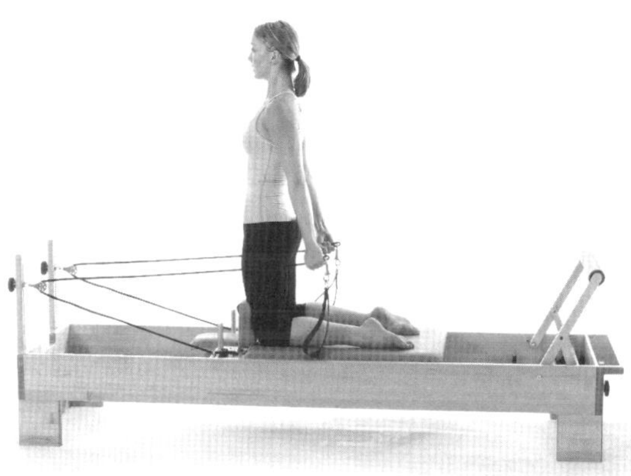

《내쉬기》 어깨를 펴는데, 몸통의 똑바른 정렬을 손상시키지 않고서 팔을 가급적 멀리 뒤로 보낸다 (추선을 지나서 10–20°).

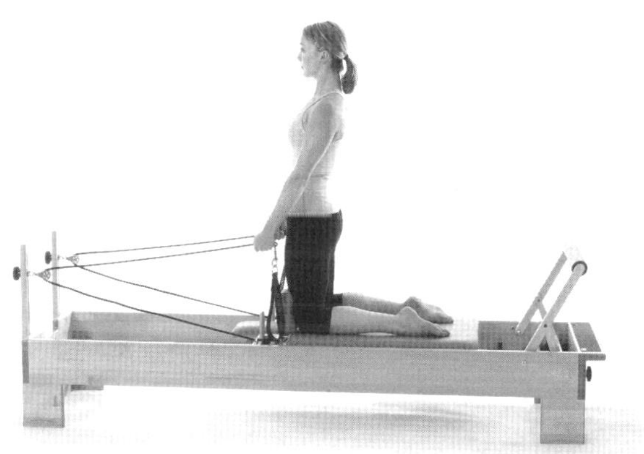

《들이쉬기》 어깨를 굽혀서, 팔을 앞쪽으로 보내라. 출발 자세로 되돌아간다.

암 서클 업—닐링
Arm Circle Up—Kneeling

근육 포커스
- 어깨 굽힘근(서클 업)

목적
- 어깨 굽힘근 및 어깨 벌림근 강화
- 몸통과 어깨뼈 안정 개발

저항
Resistance
약 중 강

무릎 꿇고 팔 운동 시리즈만큼 상체와 몸통을 극심하게 난이도를 높이는 운동 시리즈는 거의 없다. 나는 이 운동들을 많은 분야의 운동선수들에게 가르쳐 왔는데 그들 모두는 이 운동들이 난이도가 높고 상당히 이득을 준다는 것을 알았다. 수영선수들은 특히 이 운동을 하는 것을 즐기는데, 그들이 수영에 기본적인 근육 패턴들을 다루기 때문이다.

넙다리네갈래근을 과다 사용하는 경향이 있어서 종종 다리가 팔보다 더 피로해 진다. 코어와 몸통 근육들을 더 안정되게 활용하는 법을 배움에 따라, 지지를 위해서 다리에 덜 의존해도 될 것이다. **리포머: 가슴 펴기-무릎 꿇고**에서처럼, 골반을 약간 후방 기울기로 유지하고, 엉덩이 굽힘근과 허벅지의 늘리기에 초점을 맞춰라. 어깨가 허용하는 높이 이상으로 팔을 올리지 말아야 하는데, 어깨뼈 올림과 목의 긴장을 만들기 때문이다.

이미지화 하기

초기 단계에서, 커다랗고, 가벼운 비치 볼을 각각의 손으로 들어 올리는데, 마치 공중으로 그것을 토스한다고 상상하는 것을 좋아한다. 꼭대기에서 팔을 돌려, 손바닥은 앞을 보고, 새끼 손가락이 몸통 아래로 곧게 이어지는 모양을 나타낸다. 이것은 팔에 가볍고 수월한 느낌을 준다.

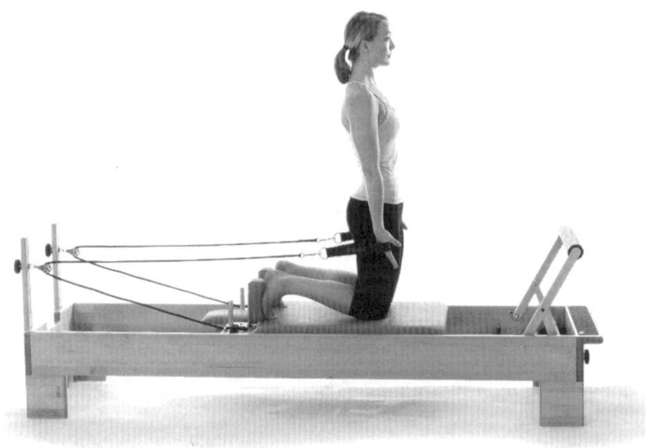

《들이쉬기》 풋바를 보고 무릎을 꿇는데, 발을 어깨레스트에 대고 몸통을 세운다. 손으로 스트랩을 잡고, 손바닥은 앞을 보고 팔은 몸 옆에 둔다.

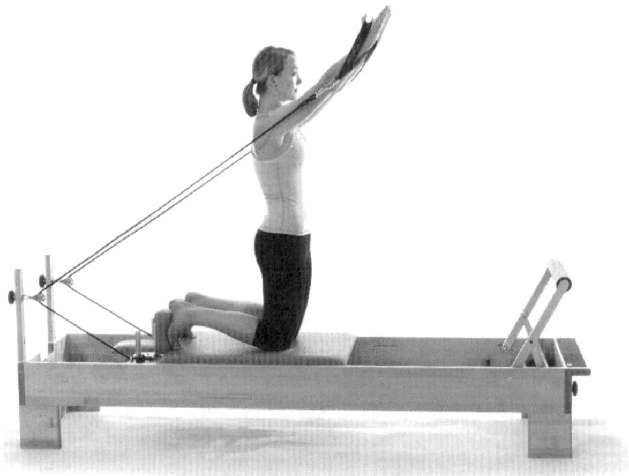

《내쉬기》 어깨를 굽혀서, 팔을 앞쪽 위쪽으로 뻗고, 손바닥은 계속 위를 보아라.

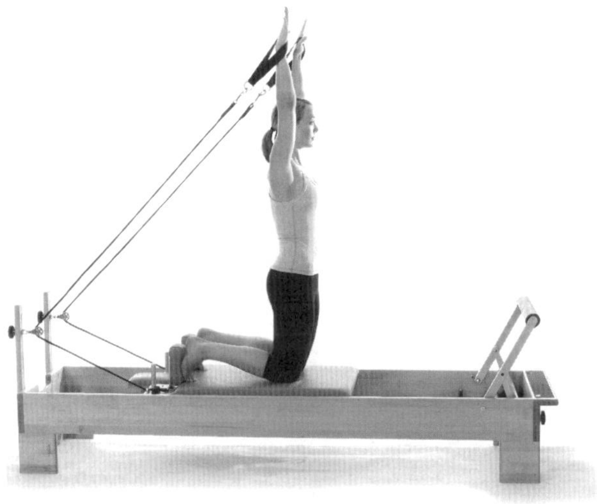

《들이쉬기》 팔을 머리 위로 뻗는 동안 손바닥이 앞을 바라보도록 팔을 돌려라.

□ 손바닥을 앞을 보게 한 다음, 어깨 굽힘 동안 위를 보게 해라.

□ 팔이 엉구리 주위로 원을 그리는 동안 주변 시야 안으로 팔을 두어라.

□ 팔을 어깨 높이 위로 올리는 동안 어깨뼈를 올리지 말아라.

변형 / VARIATION

이 움직임은 역순으로 시행될 수 있다 (암 서클 다운—무릎 꿇고라고 불린다). 어깨를 벌리고 팔을 옆으로 뻗었다가 머리 위로 뻗고, 손바닥은 앞을 본다. 팔이 머리 위에 있을 때, 어깨를 돌려서, 손바닥이 위를 보게 한 다음, 팔을 출발 자세로 내린다. 어깨 동작 범위를 극대화시켜라. 반대 방향은 어깨뼈 안정과 어깨 벌림근에 대한 요구에 있어서 난이도가 더 높다; 필요 시, 저항을 줄여라.

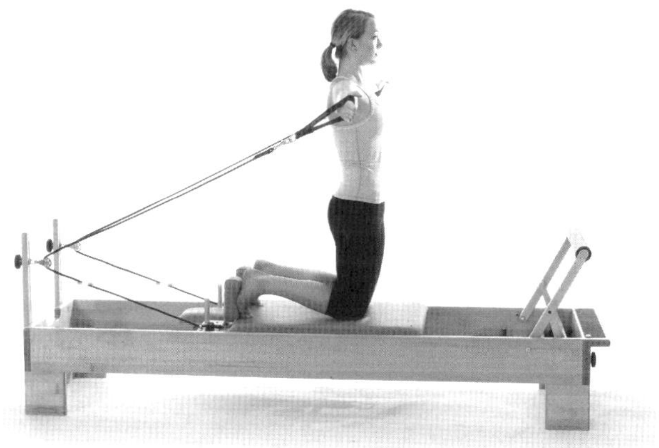

여전히 숨을 들이 마시면서, 팔로 몸 옆 바깥으로 원을 그려라.

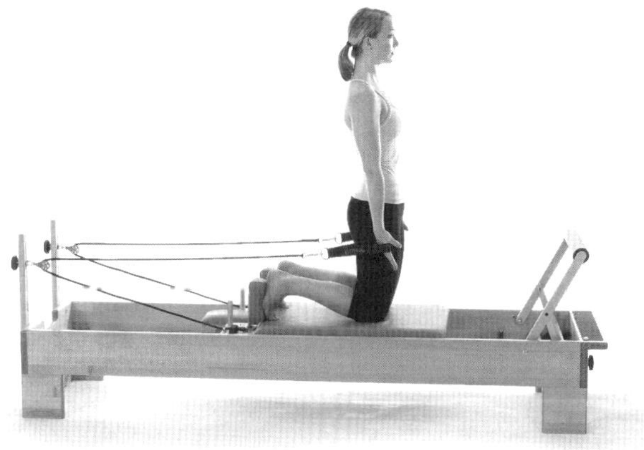

팔을 밑으로 내려서, 출발 자세로 되돌아간다.

중급

근육 포커스

- 위팔세갈래근
  (상완삼두박근)

목적

- 팔꿈치 폄근 및
  어깨 벌림근 강화
- 몸통 안정 개발

저항
Resistance
약 중 강

트라이셉스—닐링(세갈래근—무릎 꿇고)

Triceps— Kneeling

이 운동 초점은 위팔세갈래근이며, 리포머: 경례(salute)–앉아서와 암체어: 경례와 비슷하다. 그러나, 중력중심이 높고, 손이 앞쪽이 아니라 위쪽으로 가는 불안정을 고려할 때, 그것은 훨씬 난이도가 높다. 상체를 둥그렇게 만들고, 어깨를 올리고, 손을 앞쪽으로 뻗는 강한 경향이 있다. 이 모든 부정적인 패턴들을 피해야만 한다.

이 운동의 느낌은 극도로 똑바로 선 것이다. 무릎에서 몸통을 통해서, 마지막으로 팔을 펴서 손이 천장을 향해서 뻗는 동안 직선인 팔을 통과 하는 직선인 에너지 선이 있다.

이미지화 하기

팔을 펴고 굽히는 동안 손으로 머리 뒤를 면도하는 것을 상상해라. 팔을 펴는 동안 창 끝처럼 움직임을 이끄는 손가락에 의해서 만들어지는 삼각형 모양을 생각해라.

- □ 운동 내내 어깨뼈 안정을 유지해라.
- □ 팔꿈치를 들어 올리면서 옆을 보게 해라.
- □ 움직임 선을 따라 손가락을 향해라.

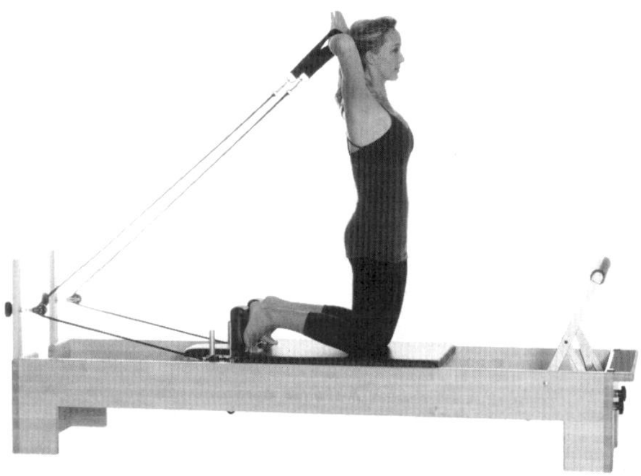

《들이쉬기》 풋바를 보고 무릎을 꿇는데, 발을 어깨레스트에 대고 몸통을 세운다. 손으로 스트랩을 잡고 머리 뒤에 두는데, 엄지와 검지를 서로 붙여서 삼각형을 만들어라. 팔꿈치를 몸 옆으로 넓게 뻗고 있어라.

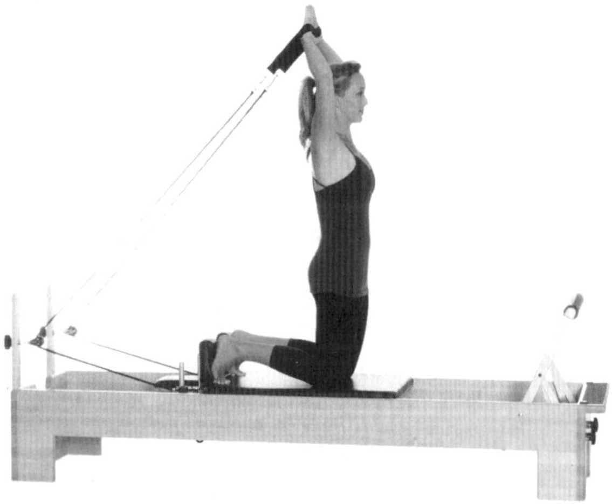

《내쉬기》 팔꿈치를 뻗어, 팔을 펴고 어깨를 벌려라. 천장으로 뻗는 동안 손가락을 붙이고 있어라.

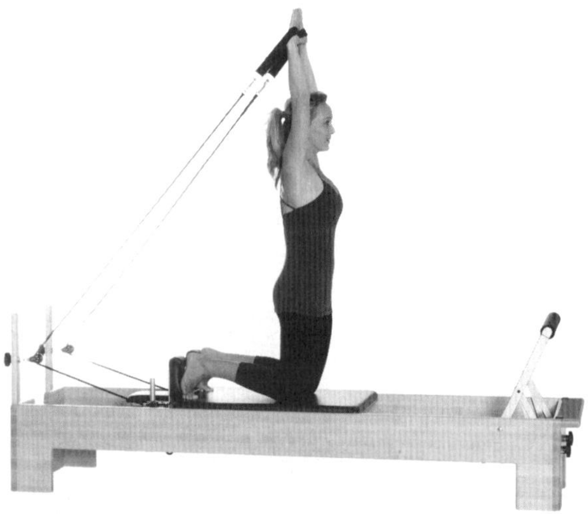

《들이쉬기》 팔꿈치를 굽혀서, 팔을 굽혀라. 출발 자세로 되돌아 가라.

바이셉스—닐링(두갈래근—무릎 꿇고)

Biceps— Kneeling

이것은 조셉 필라테스가 창안한 원래 팔 운동에 내가 추가한 운동이다. 그것은 여러 방식에서 캐딜락: 두갈래근-서서 운동과 비슷한데 가슴을 가로지른 스트레치뿐만 아니라, 어깨 꼭대기에 상당한 스트레치를 제공한다. 두갈래근이 완전히 스트레치된 자세는 특수하게 두갈래근 그리고 전반적인 어깨 부위의 체력과 유연성의 개발을 위해서 독특하며 매우 효과적이다. 특히 남자들은 두갈래근과 가슴을 가로지른 긴장을 보이는데, 그것은 동작 범위를 제한하고 어깨의 정상 기능을 방해한다. 나는 개인적으로 이 운동을 좋아하는데, 특히 사이클링, 서핑 또는 온 종일 일한 다음에 하고 있다.

이미지화 하기

나는 몸을 오래된 위풍당당한 목선 앞에 있는 돛대 꼭대기, 작은 조작상이라고 생각하기를 좋아한다. 팔을 구부릴 때마다, 가슴은 더욱 더 벌려져야 하는데, 가슴을 앞쪽으로 뻗는 느낌이다. 복근을 인게이지시키는 것이 중요한데 그래야 하부 갈비뼈를 앞쪽으로 내밀지 않고서 가슴이 벌어진다.

□ 움직임 내내 위팔을 안정되게 유지해라.

□ 팔을 서로서로 평행되게 두어라.

□ 어깨뼈 안정을 유지해라.

근육 포커스

- 위팔두갈래근 (상완이두박근)

목적

- 팔꿈치 굽힘근 강화
- 가슴 및 어깨 앞면 스트레치
- 몸통 안정 개발

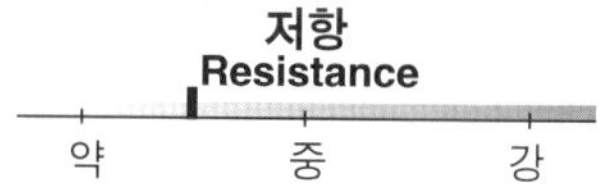

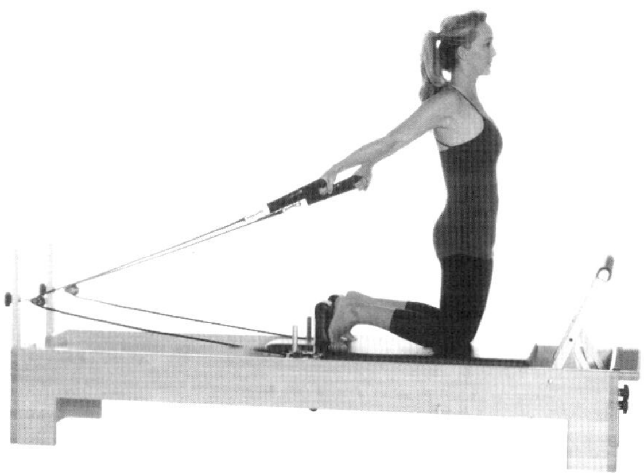

《들이쉬기》 풋바를 보고 무릎을 꿇는데, 발을 어깨레스트에 대고 몸통을 세운다. 어깨를 펴고 팔을 뒤로 뻗어서 손으로 스트랩을 잡아라.

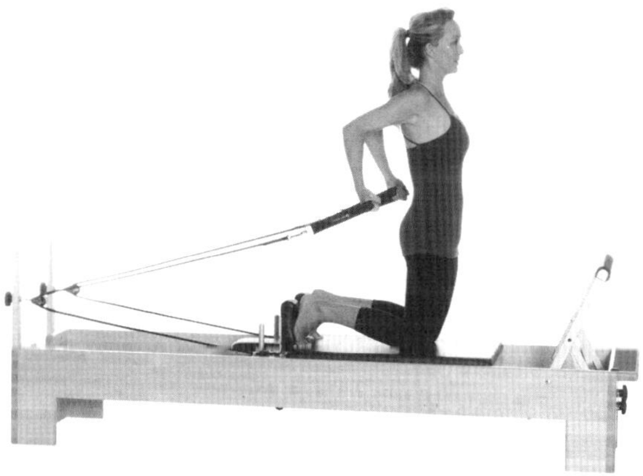

《내쉬기》 팔꿈치를 굽히고, 위팔은 절대로 가만히 유지하고 있으면서 팔을 굽혀라.

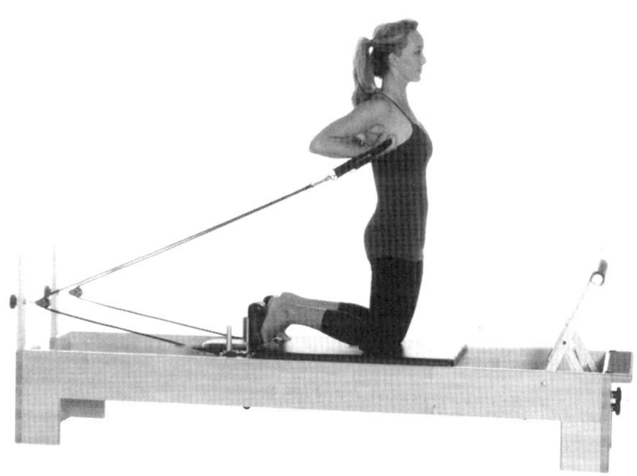

《들이쉬기》 팔꿈치를 펴서 팔을 펴라. 출발 자세로 되돌아간다.

로윙 백 I (뒤로 노젓기 I)
Rowing Back I

근육 포커스
- 후방 어깨세모근(삼각근)과 마름근(능형근)

목적
- 어깨 수평 벌림근 강화
- 어깨 가동성 및 안정 개발
- 복부 조절 증진

저항 Resistance
약 중 강

이 운동으로 시작하는 노젓기 시리즈는 필라테스의 모든 멋진 요소들을 효율적으로 통합하고 보여준다. 이 시리즈를 이해하면, 그 방식 자체의 복잡성에 관한 직관을 제공할 것이다. 조화로운 근육 활성화가 핵심인데, 전신이 통합된 단일체로 운동을 한다. 사실상, 이 시리즈는 전신통합 블록에 편안하게 맞을 수 있겠지만, 그러나 상체에 대한 요구로 인해서 나는 이것을 팔 운동 블록에 포함시키기로 결정했다. 상체 지지와 어깨 가동성의 조합은, 몸통의 최대 안정과 함께, 기능적인 동작 범위의 원칙을 분명히 한다. 목 긴장과 어깨 올림을 피해야 하는데, 이것은 상체에 주어지는 막대한 요구 때문에 종종 생긴다.

노 젓기 시리즈에서 그 운동들의 복잡성으로 인해서, 그것을 시행하기 전에 좋은 기초를 쌓을 것을 강력히 추천한다. 리포머에서 앉은 자세로 실행하는 팔 운동들과 **매트 운동: 롤-업**을 마스터하는 것이 이 목표를 이루는데 도움이 될 것이다. 일단 이 운동들에 대한 요소를 배우고 연습했다면, 흐름에 대해 주의를 기울여라. 멋있게 보이고 느껴지는, 매듭 없는 움직임 흐름이어야 한다. 롤-다운 단계에서, 하부 등으로 캐리지를 내리 누르는데, 골반의 후방 기울기 편향을 만든다.

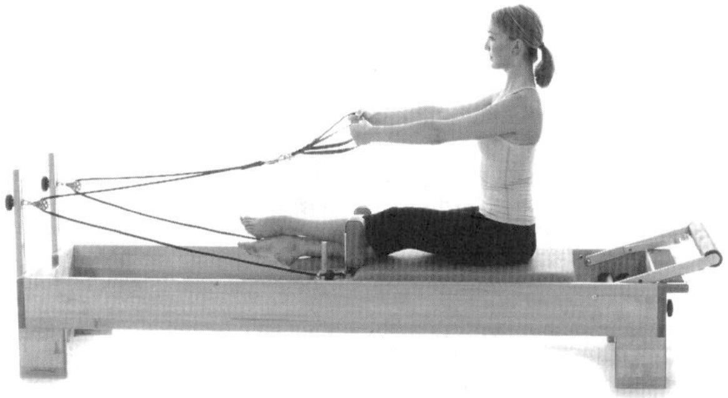

《내쉬기》 풋바를 밑으로 두어라. 리포머 뒤를 보고 똑바로 앉는데, 대략 캐리지를 따라 1/3 정도이다. (바로 누울 때 허리를 지지하기 위해서 몸 뒤의 캐리지에 충분한 공간을 남겨라). 다리를 펴서 어깨레스트 사이에 두고 (다리를 꼴 수도 있다), 팔을 앞으로 펴서 바닥과 서로를 평행하게 만들어라. 손으로 스트랩을 잡고, 손을 서로 마주 본다.

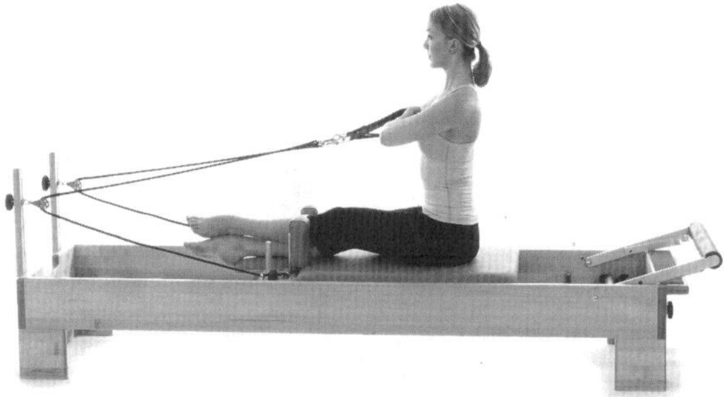

《들이쉬기》 팔꿈치를 굽혀서, 팔을 굽히면서 손을 복장뼈로 보내는데, 팔꿈치는 넓게 벌린다.

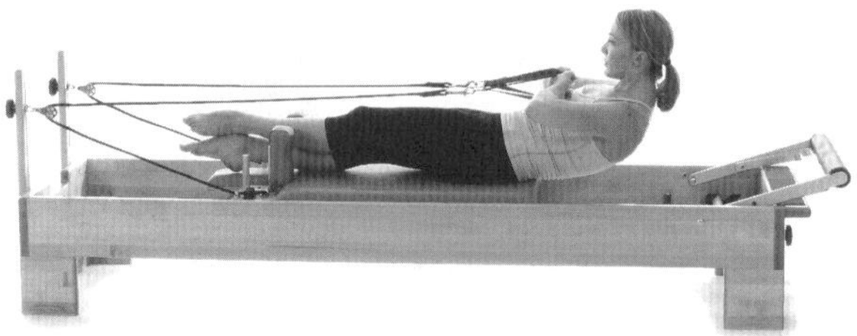

《내쉬기》 바로 누운 자세로 뒤로 구르는데, 손을 복장뼈 앞에 두고 몸통의 굽힘을 유지한다.

이미지화 하기

노를 젓는 것은 이 운동 동작을 위한 훌륭한 시각적 이미지다. 잔잔한 물을 가로질러 미끄러져 나가는 길고, 날렵한 보트를 상상하기를 좋아하는데, 길고 다이내믹한 팔로 스트로크를 해서 추진된다.

- □ 운동의 첫 단계에 있는 뒤로 몸통 굴리기를(롤-다운) 하기 전에 손을 가슴에 갖다 댄다.
- □ 팔을 T-자세로 하고, 바로 누운 자세에서 손을 등 뒤로 닿게 하는 자세로 전방 굽힘으로 움직일 때 캐리지를 가만히 유지해라.
- □ 앉은 자세로 척추를 위로 굴려 올라가기 전에, 팔을 앞쪽 주위로 원을 그리며, 마치 접영을 하듯이, 가급적 높이 유지해라.

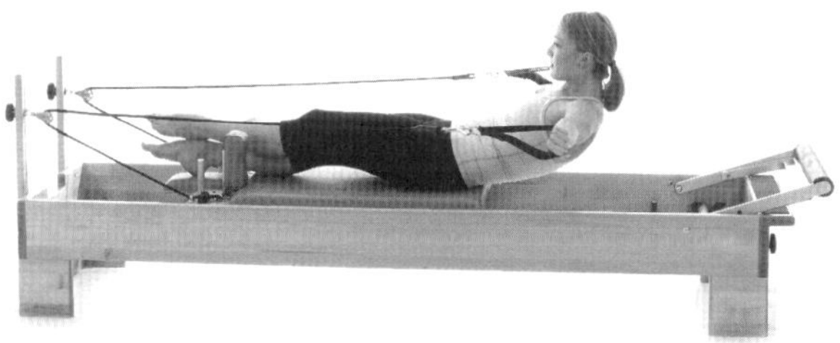

《들이쉬기》 바로 누운 자세를 유지해라. 어깨를 내회전 시키면서 팔을 몸 옆 바깥으로 펴서, 팔로 T-자세를 만들어라. 잠시 그대로 있어라.

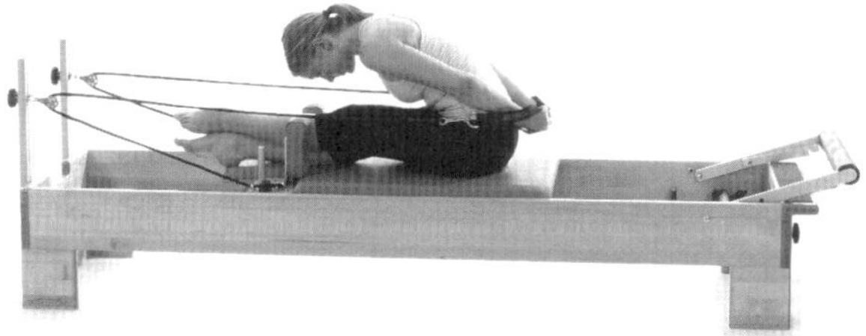

《내쉬기》 몸통을 다리 위로 전방 굽힘으로 바꾸는 동안, 팔을 몸 뒤로 뻗어 손을 서로 닿게 해라. 이 단계 내내 캐리지를 가만히 유지하고 스트랩의 장력을 유지해라.

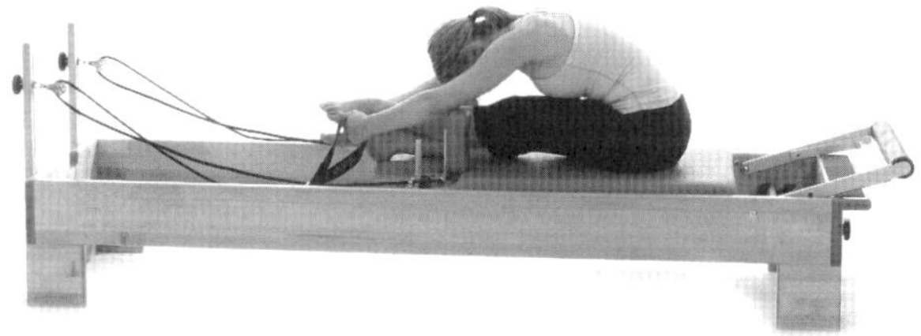

《들이쉬기》 전방 굽힘을 유지한 채로, 햄스트링을 스트레치 해라. 팔로 다리 위 앞쪽 주위로 원을 그려라. 마치 접영을 하듯이.

《내쉬기》 몸통을 위로 굴려 올리면서, 출발 자세로 되돌아가라.

리포머

팔 운동 / Arm work

중급

근육 포커스
- 위팔두갈래근 (상완이두박근)

목적
- 팔꿈치 굽힘근의 강화
- 복부 및 등 조절 개발

저항 Resistance

약 중 강

로윙-백 II (뒤로 노 젓기 II)

Rowing-Back II

전신 통합과 흐름에 대한 강조는 이 운동에서 계속된다. 팔 운동이라는 면에서, 초점은 이제 두갈래근으로 맞춰진다. **리포머: 두갈래근–앉아서**는 이 운동을 위한 멋진 준비이므로, 나는 그것을 필수 조건으로 보고 있다. 운동의 대부분에서 두갈래근의 등척성 수축으로, 팔꿈치는 90° 각도를 유지한다. 이 각도를 절대적으로 일관되게 유지하는 것은 그 운동에 대한 난이도를 더욱 크게 만드는데, 그 움직임에 관여되는 전신의 조화가 함께 인게이지된다.

복근과 등 폄근의 조화로운 수축에 초점을 둔다. 특히, 바로 누운 자세에서 앉은 자세로 들어올릴 때이다. 이 시점에서 골반을 앞쪽으로 던지는 경향이 있어서, 골반의 전방 기울기와 과다전만을 만들어서, 허리에 부하를 줄 수 있다. 이 운동의 고전적인 형태에서, 몸통은 움직임 내내 폄으로 유지된다. 나는 뒤로 굴리는 것(롤–다운)을 좋아하는데, 척추 분절 움직임이라는 친숙한 패턴을 강조하고 허리에 부하를 줄 가능성을 줄이기 때문이다.

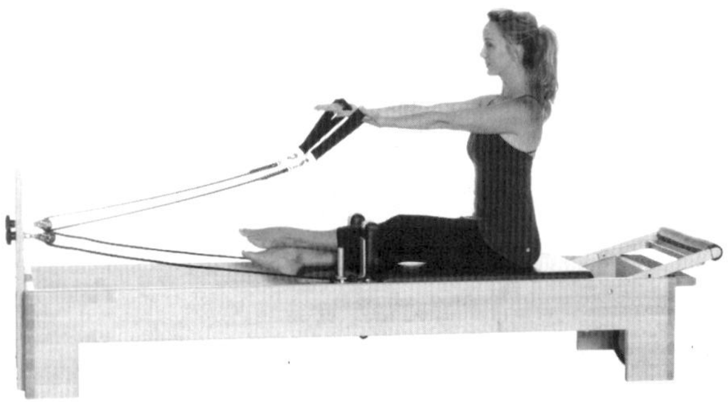

《내쉬기》 풋바를 밑으로 두어라. 리포머 뒤를 보고 똑바로 앉는데, 캐리지를 따라 약 1/3 정도이다. (바로 누울 때 허리를 지지하기 위해서 몸 뒤의 캐리지에 충분한 공간을 남겨라). 다리를 펴서 어깨레스트 사이에 두고 (다리를 꼴 수도 있다), 팔을 앞으로 펴서 바닥과 서로를 평행하게 만들어라. 손으로 스트랩을 잡고, 손을 서로 마주 본다.

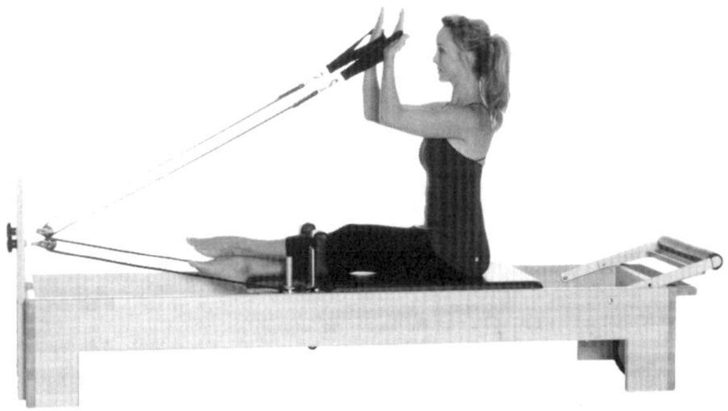

《들이쉬기》 팔꿈치를 굽혀서, 팔을 90°로 굽혀라.

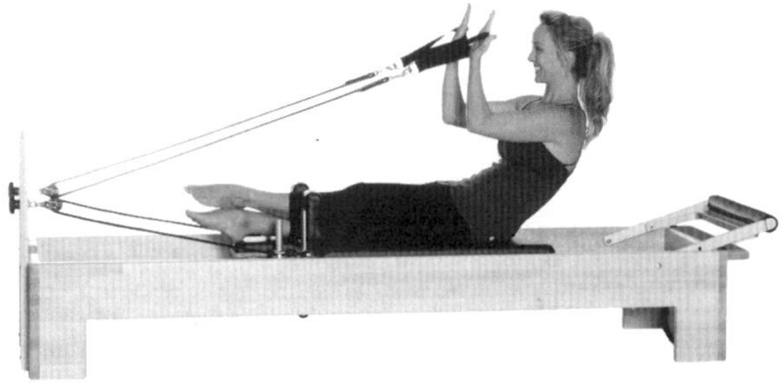

《내쉬기》 바로 누운 자세로 뒤로 구르면서, 팔을 몸 옆으로 내리는데, 팔꿈치의 90° 각도를 유지해라.

이미지화 하기

나는 전체 몸통을 아래로 굴린(롤-다운) 다음, 파로처럼 다시 위로 굴리는(롤-업) 동안 전체 몸통의 파도 모양, 원형 동작을 느끼는 것을 즐긴다. 팔 움직임과 몸통의 그것을 조화롭게 하는 것은 구르는 감각 그리고 몸통과 팔 움직임 사이의 강한 연계를 강조한다. 흐르는 듯하고 리듬을 가진 동작을 생각하는 것은 이 운동에서 바람직한 역학을 이루는 것을 도울 것이다.

- □ 바로 누운 자세로 뒤로 구를 때 팔꿈치를 90° 로 유지해라.
- □ 바로 누워 있을 때 팔꿈치를 몸 옆에 꽉 붙이고 있어라.
- □ 척추 폄으로 바꾸기 전에 약간의 요추 굽힘을 만들고서 들어올림을 시작해라.

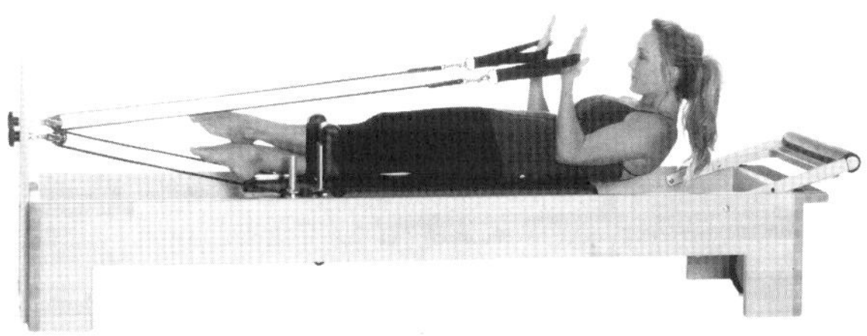

《들이쉬기》 바로 누운 자세에 잠시 멈춰서, 안정된 몸통과 팔 자세를 유지해라.

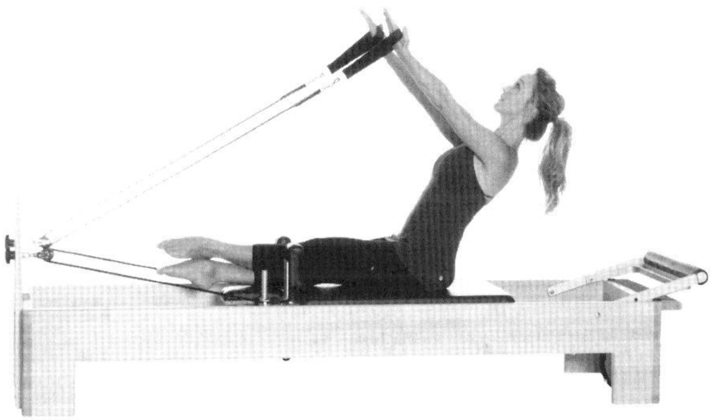

《내쉬기》 몸통을 들어 올리고, 복근을 안으로 당기고 척추 굽힘을 깊게 해서 움직임을 시작한다. 똑바로 앉은 자세로 도달하기 위해서 복근과 등 폄근의 조화로운 수축을 통해서 척추를 펴라. 동시에, 팔을 위로 사선으로 뻗고 그 다음 앞으로 뻗어서 출발 자세로 간다. 몸통이 척추 굽힘으로 바로 누운 자세에서 똑바로 앉은 자세로 바꾸는 동안 팔 동작은 몸통에서 팔이 자라나듯이 느껴야만 한다.

로윙 프런트 I(앞으로 노젓기 I)

Rowing Front I

근육 포커스

- 어깨세모근(삼각근)
- 위팔세갈래근
(상완삼두박근)

목적

- 어깨 굽힘근과 팔꿈치
폄근의 강화
- 몸통 및 어깨뼈 안정
개발

저항
Resistance
약 중 강

이 운동에서 몸통은 똑바르며 풋바를 보고 있다. 몸통은 앉은 팔 운동 시리즈에 있는 리포머: 나무 껴안기-앉아서와 비슷하게, 커다란 나무의 몸통처럼 견고하게 느껴져야만 한다. 노 젓기 운동을 시작하기 전에 앉은 팔 운동 시리즈에 매우 친숙해져 있어야 하는 것을 추천한다. 강하고 견고한 몸통이라는 감각은 복근과 등 폄근의 협력-수축에 의해서 얻어진다.

몸통의 조용함과 어깨의 가동성에 초점을 두어라. 뒤에서부터 저항이 당기게 하는 것은 그 움직임의 난이도를 더욱 높이고 몸이 뒤쪽에서 잡아 당겨지는 느낌을 준다.

햄스트링이 긴장되어 있고 등 근육이 약하다면, 엉덩이 굽힘근이 과도하게 일을 해서 피로해지기 쉬운 경향이 있다. 패드 또는 작은 박스에 앉아서 몸을 올리는 것이 추천된다; 이것은 햄스트링과 엉덩이 굽힘근의 부하를 줄여 주어서 초점을 등 폄근으로 옮기게 해 준다. 또한 그것은 이 운동에서 요구되는 몸통의 똑바로 선 자세를 만들도록 해준다.

뒤로 몸을 기울이지 말고, 어떤 시점에서라도 팔을 몸 뒤로 보내지 말아라. 이것은 팔이 머리 위에서부터 몸 옆으로 원을 그리는 동안 주변 시야 안에 팔을 두는 것으로 막을 수 있다.

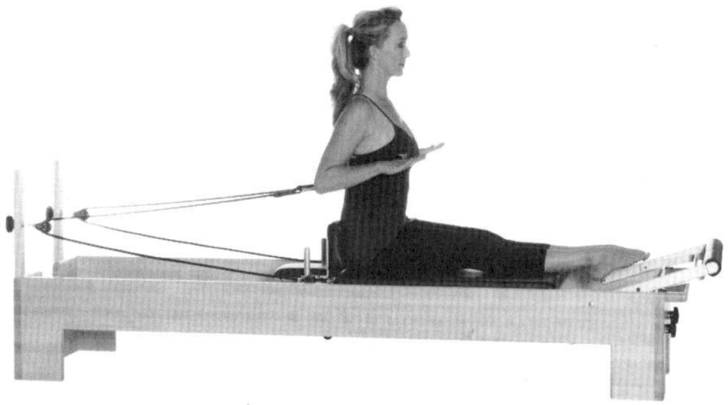

《들이쉬기》 풋바를 바라보고 똑바로 앉는데, 골반의 뒤를 어깨 레스트에 대고 다리를 앞으로 편다. 엄지를 스트랩에 걸고, 로프를 겨드랑이 밑으로 지나가게 한다. 팔을 굽혀서, 손을 가슴 옆에 대고, 손바닥은 밑을 보고 팔꿈치는 옆으로 뻗어라.

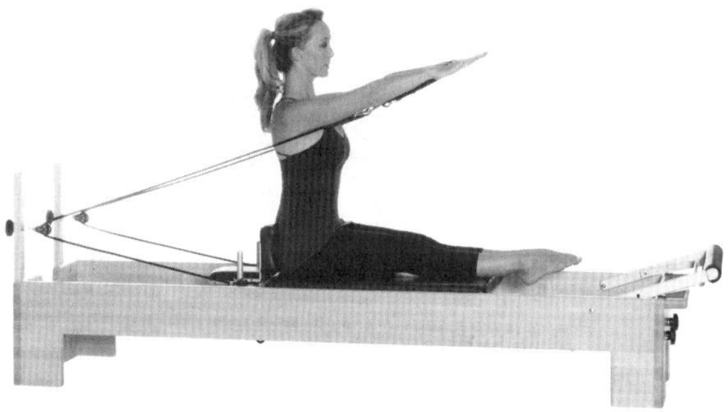

《내쉬기》 팔꿈치를 뻗는데, 팔을 약간 상방 사선 상으로 앞으로 펴라.

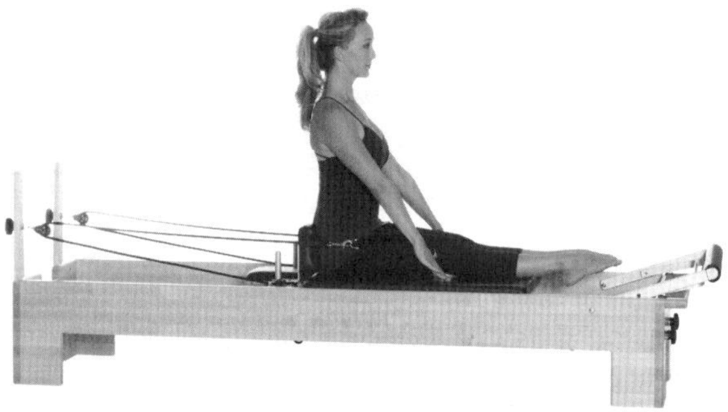

《들이쉬기》 팔을 캐리지로 내리는데, 가급적 앞으로 멀리 뻗으면서, 손가락 끝을 캐리지에 대라.

이미지화 하기

당신의 팔로 이러한 여러 방향의 움직임을 만들고, 모든 방향에서 범위를 극대화 시키는 동안 손끝으로 레이저 빔을 쏜다고 상상을 해라. 출발 자세에 있을 때, 팔 밑에 공기가 있어서 마치 그것이 떠 있다고 상상을 해라. 이것은 로프가 편안하게 팔 밑을 지나가게 해준다.

□ 운동 내내 몸통을 안정시키고 똑바로 선 자세를 유지해라.

□ 움직임 전에 어깨뼈를 안정시켜라.

□ 약간 사선 상으로 팔을 폈다가 내린 다음, 팔이 길어진다는 느낌을 강조시키기 위해서 가급적 앞으로 멀리 캐리지로 뻗어라.

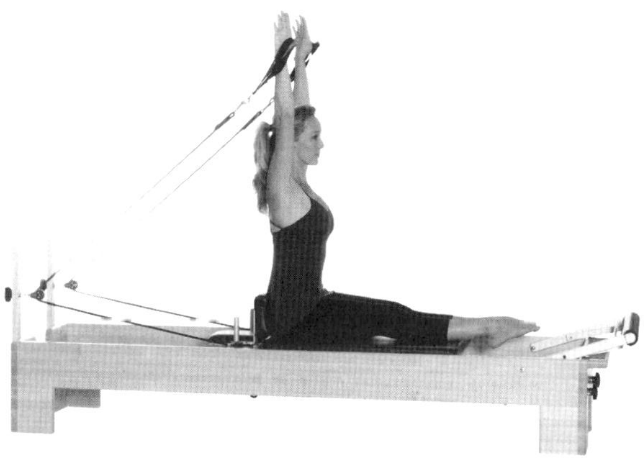

《내쉬기》 팔을 머리 위로 들어올리고, 어깨를 내회전시켜서 로프가 팔을 방해하지 않고 지나가게 만들어라.

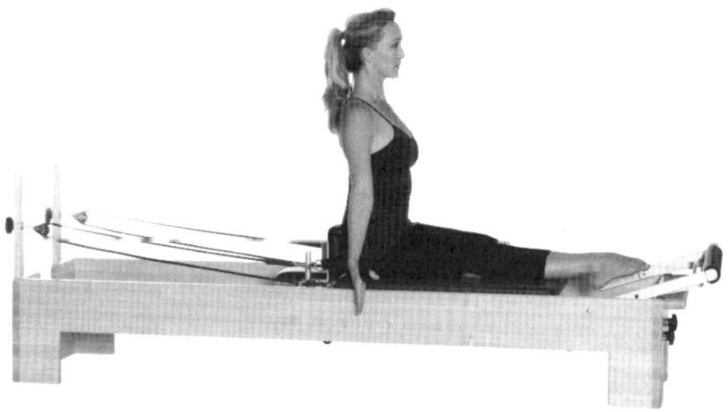

손바닥이 앞을 보게 해서, 팔로 몸 옆 주위로 원을 그려라.

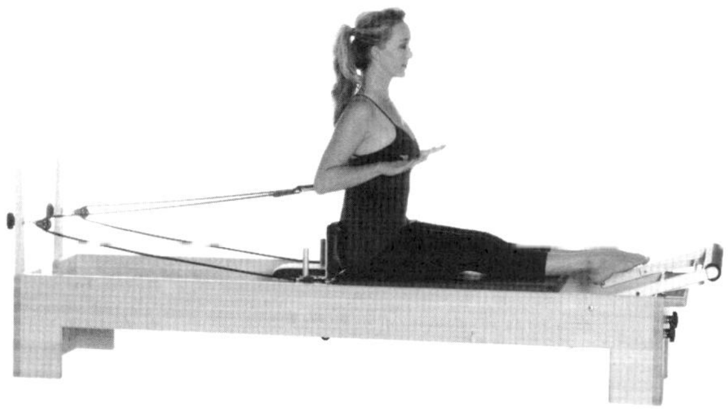

《들이쉬기》 팔꿈치를 굽혀서, 팔을 굽혀 위로 들어올려라. 출발 자세로 되돌아간다.

리포머

팔 운동 / Arm work

중급

로윙 프런트 II (앞으로 노젓기 II)

Rowing Front II

근육 포커스

- 등 펌근
- 어깨세모근(삼각근)

목적

- 등 폄근, 팔꿈치 폄근 및 어깨 굽힘근 강화
- 햄스트링 스트레치

저항
Resistance

약 중 강

이 운동은 특히 가치가 있는데, 그 이유는 몸통이 엄청나게 관여를 하고, 그것을 잘 하기 위해서 요구되는 몸통 및 팔의 조화로운 움직임 때문이다. 제대로 된 시행을 위해서 몸통 체력 및 안정뿐만 아니라 햄스트링 유연성을 포함한다. 몸통의 굽힘에서 폄으로의 전환은 허리에서 시작해야만 하며, 그 에너지는 몸통을 통해서 위로 흘러 올라가서 팔까지 그 다음 손가락으로 간다. 팔을 펴기 바로 전에 척추를 펴서, 몸통으로 똑바른 사선을 만드는 것에 초점을 둠으로써, 당신은 어깨 올림 및 몸통의 부적절한 폄과 같은 흔한 잘못을 피하기 쉬울 것이다. 내가 추천하는 것은 똑바로 앉기 전에 몸통과 팔이 강력한 사선을 만드는 바로 그 때 잠시 멈추는 것이다. 몸통을 전방 굽힘으로 숙이는 동안 팔을 몸과 함께 앞쪽으로 보내는 것은 작지만 매우 중요한 움직임으로 종종 간과되는 것이다. 이것은 팔을 강한 자세로 두었다가 사선 상으로 펴게 한다.

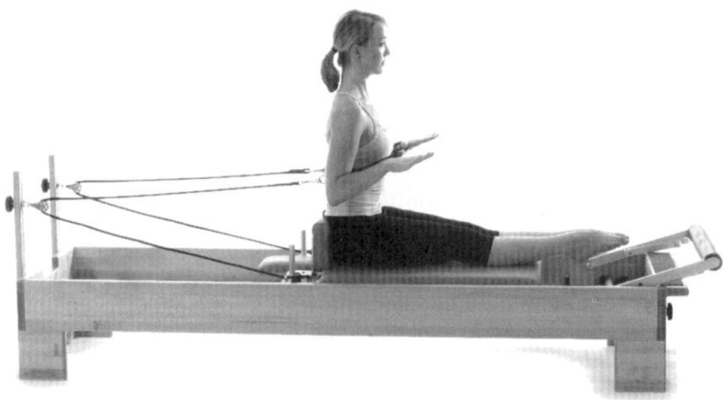

《들이쉬기》 풋바를 바라보고 똑바로 앉는데, 골반 뒤를 어깨레스트에 대고 다리를 앞으로 편다. 엄지를 스트랩에 걸고, 로프를 겨드랑이 밑으로 지나가게 한다. 팔을 굽혀서, 손을 가슴 옆에 대고, 손바닥은 밑을 보고 팔꿈치는 밑을 가리킨다.

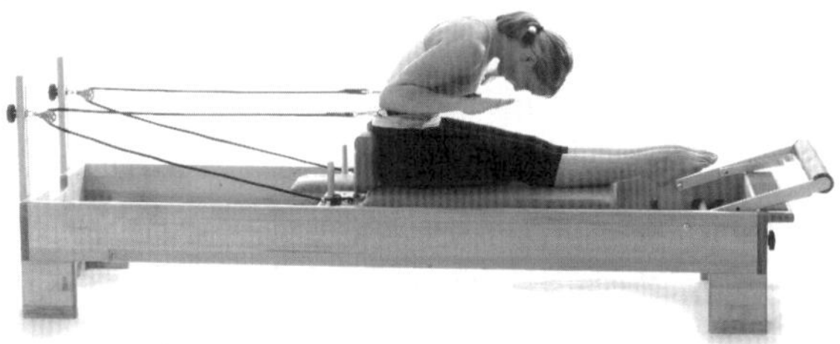

《내쉬기》 몸통을 허벅지 위로 전방 굽힘으로 숙이고, 팔을 몸 옆과 가깝게 붙이고 손은 어깨 바로 밑에 둔다.

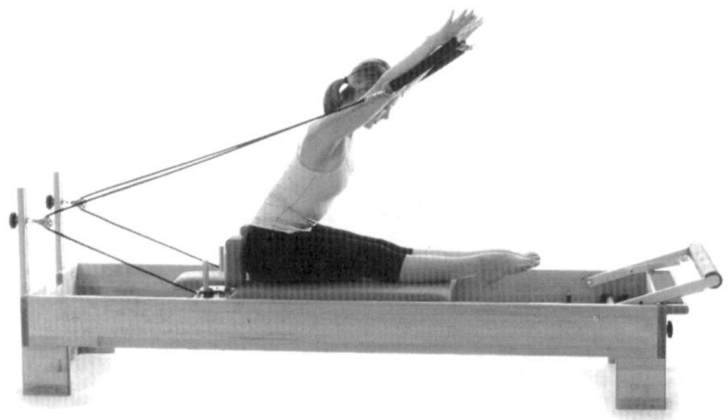

《들이쉬기》 평탄한 사선 자세로 등을 펴라. 이 다음 동일한 사선 상으로 팔을 펴고, 어깨를 내회전 시켜서 로프가 팔을 방해하지 않고 지나가게 만들어라.

이미지화 하기

전류처럼, 에너지의 파도가 순차적으로 등에서 팔과 손가락으로 위로 움직인다. 리트머스 종이가 색을 바꾸듯이, 칼라 잉크가 등 위로 올라간다고 생각해라.

□ 펌이 요추에서 시작한 다음, 팔 움직임을 시작하기 전에, 중간 및 상부 등을 거쳐 움직인다.

□ 똑바로 앉기 전에 직선인 사선 등 자세에서 잠시 멈춰라.

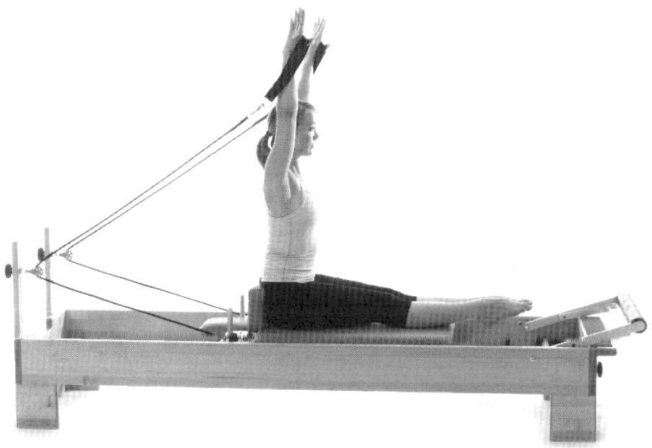

들이쉬기를 계속해라. 잠시 멈춰 있은 다음, 똑바로 선 자세로 몸을 들어 올리고, 팔을 머리 위로, 어깨를 내회전으로 유지해라.

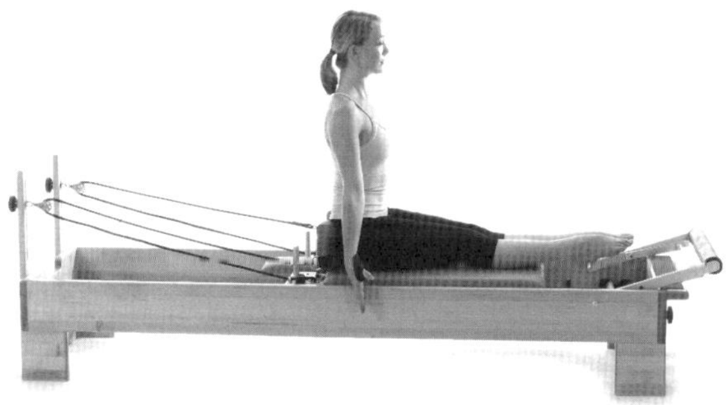

《내쉬기》 손바닥이 앞을 보게 해서, 팔로 몸 옆 주위로 원을 그려라.

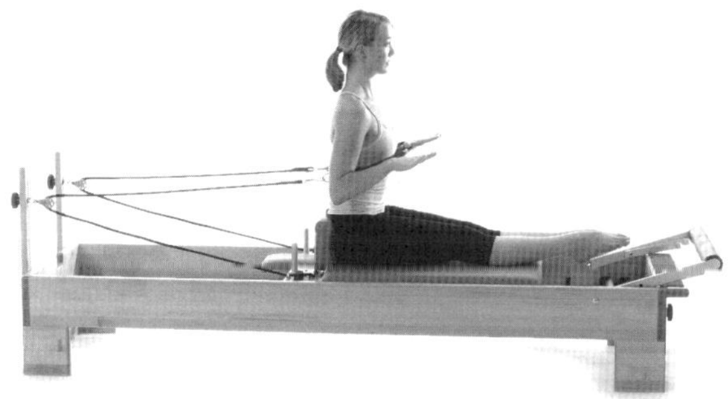

《들이쉬기》 팔꿈치를 굽히고, 팔을 굽혀 위로 들어올려라. 출발 자세로 되돌아간다.

다리 운동
Leg Work

이 운동 블록은 발 운동 블록을 보완한다. 발 운동 블록처럼, 그것은 다리와 하체에 초점을 둔 운동을 위한 세션 안에서 기회를 제공한다. 이 단원의 의도는 개개인의 목표에 달려있다. 프로 축구선수, 달리기선수, 사이클선수, 체조선수, 무용수 및 좋은 전반적 피트니스 만을 유지하기를 원하는 누군가를 위해서 프로그램된 운동은 어떤 면에서 유일무이하고 다른 면에서 비슷할 것이다. 각각의 활동은 특별한 기술을 요하는데 그것은 특수한 근육 및 근육군들의 동원과 연관되어 있다. 이 블록은 그러한 근육들로의 운동에 맞출 기회를 제공한다.

일반적으로 우리는 이 블록을 (중간볼기근에 중점을 두고) 힙 모음근 및 벌림근을 운동하기 위해서 사용하는데, 다리에 있는 더 큰 근육들인, 넙다리네갈래근(대퇴사두근)과 햄스트링에 비해서 약한 경향이 있기 때문이다. 다리를 발달시키기 위한 운동들은 저항, 균형, 특수한 기술(skill), 또는 세 가지 모두의 조합을 포함할 수 있다.

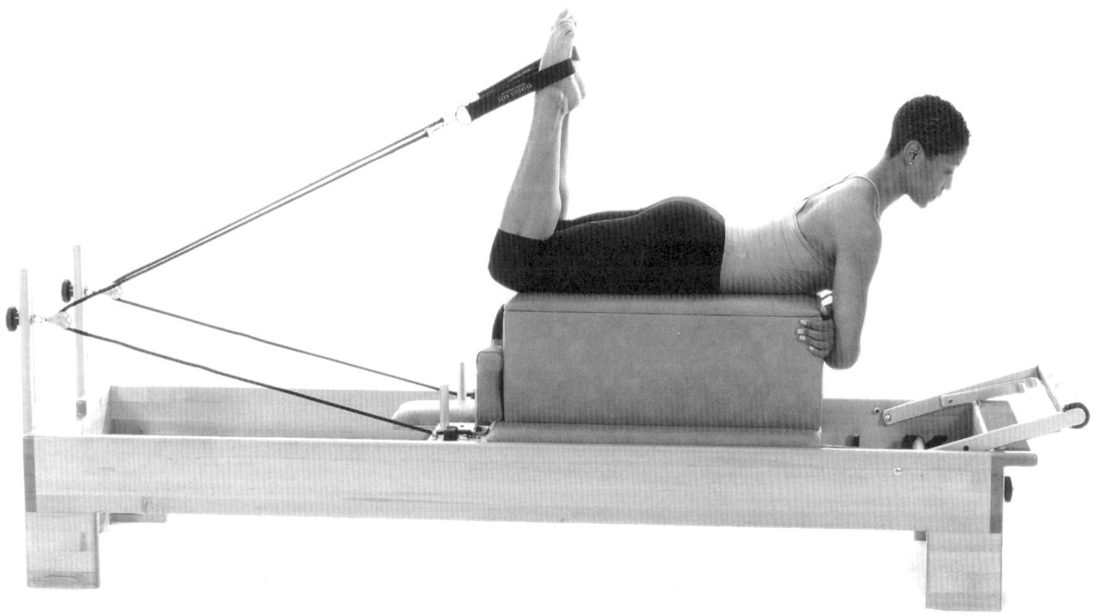

사이드 스플릿
Side Split

아마도 다른 어떤 운동도 이것이 하는 것만큼 기능적 동작 범위의 개념을 보여주지 못할 것이다. 스플릿은 체력과 유연성의 복잡한 균형을 요구한다. 체력이나 유연성 어느 하나의 부족은 동작 범위를 제한하고 정렬의 완전성에 영향을 줄 것이다.

두 단계들 모두 일차적으로 힙 모음근, 복근 및 등 폄근의 조화로운 근육 활성화를 요구한다: "바깥" 단계는 힙 모음근의 원심 수축을 포함하고, "안" 단계는 동일한 근육들의 동심 수축을 포함한다. ISS의 인게이지가 필라테스 운동 전체에 추정되지만, 골반 바닥에 대한 특수한 관심이 사이드 스플릿과 특별히 관련이 있는 것처럼 보인다. 골반 바닥은 ISS의 기초를 형성하므로, 그것은 다리를 가급적 넓게 벌리는 동안 내장을 보호하고 지지한다. 복부 인게이지는 과다전만과 골반의 전방 기울기를 막아주는데, 그것은 힙이 최대 벌림에 있는 곳에서 특히 흔하다. 등 폄근은 똑바른 정렬을 유지하고 골반의 후방 기울기를 피하는 것을 돕는다. 동심 단계의 시작은 다리가 안으로 당기기 시작하는 동안, 그 운동에서 매우 불안정한 순간이다. 몸을 앞쪽으로 기울이면 절대 안 된다. 저항은 난이도를 주어야만 한다(가벼운 저항을 뜻함). 너무 큰 저항이 걸리면, 힙 모음근 대신 힙 벌림근이 동원될 것이다.

변형 / VARIATION

처음에, 조절을 배우는 동안, 안전이 최선이므로 발을 어깨레스트에 대는 것보다 캐리지 중간에 놓아라. 발이 미끄러지는 것을 막기 위해서 나는 캐리지 위에 있는 발의 바깥 부분 밑에 고무패드를 놓으라고 제안한다. 대부분의 체중은 발 안쪽에 있을 것이다.
더욱 능숙해 짐에 따라 점차적으로 발을 어깨레스트와 가깝게 움직여라.

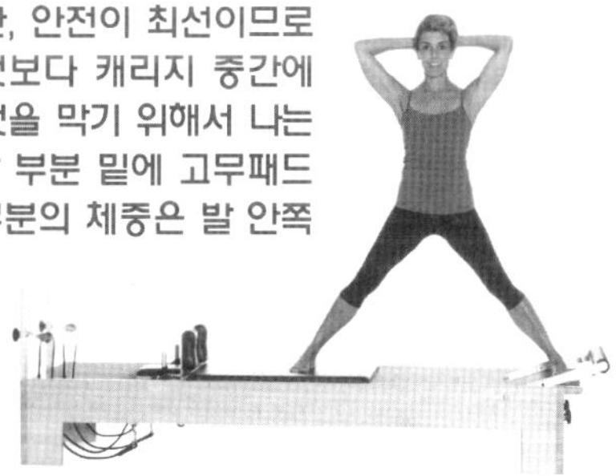

이미지화 하기

꼭두각시가 골반의 기저에서부터 달려서, 몸을 통해서 머리 꼭대기 밖으로 가는 줄에 의해서 들어올려지고 있는 이미지를 선호한다. 다리를 벌리는 동안 조절된 해방의 느낌과 다리가 서로 모아질 때 빨아 들이는 감각이 있을 것이다.

- □ 중립골반 자세를 얻고 유지할 때까지 골반을 약간 후방 기울기로 치우치게 해라.
- □ 운동 내내 몸통을 똑바로 유지해라.
- □ 팔과 어깨를 이완되게 해주는 팔 자세를 사용해라.

근육 포커스
- 힙 모음근

목적
- 힙 모음근 강화
- 골반-허리 안정 개발

저항 Resistance
약 — 중 — 강

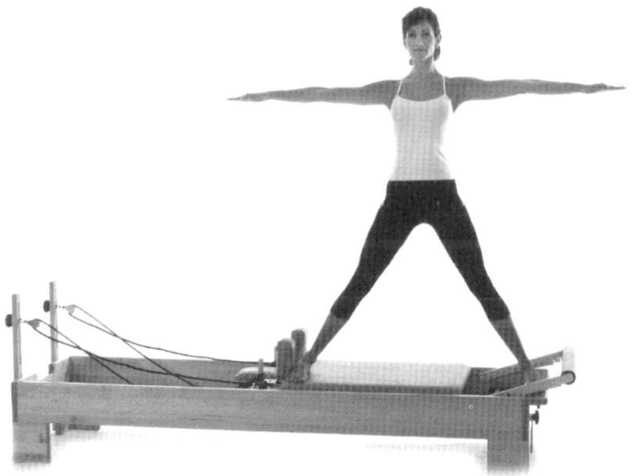

《내쉬기》 풋 플랫폼에 선다. 한 발을 캐리지의 가급적 먼 곳에 (가능하다면 어깨레스트에) 놓아라. 팔을 T-자세로 유지해라.

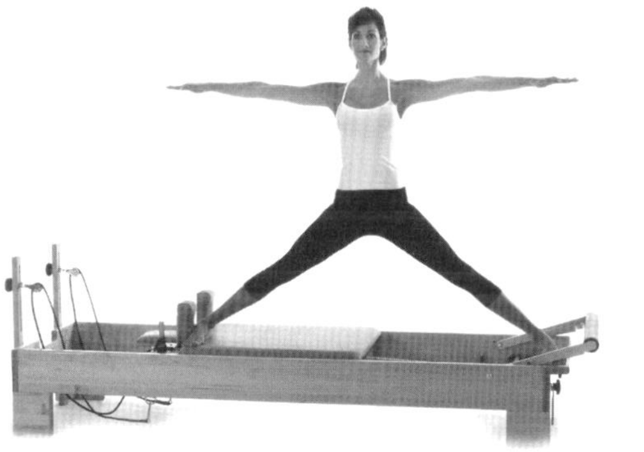

《들이쉬기》 힙을 벌려서, 다리를 벌려 캐리지를 바깥쪽으로 움직이게 해라. 힙 모음근으로 움직임을 조절해라. 동작 범위 끝에서 잠시 멈춰라.

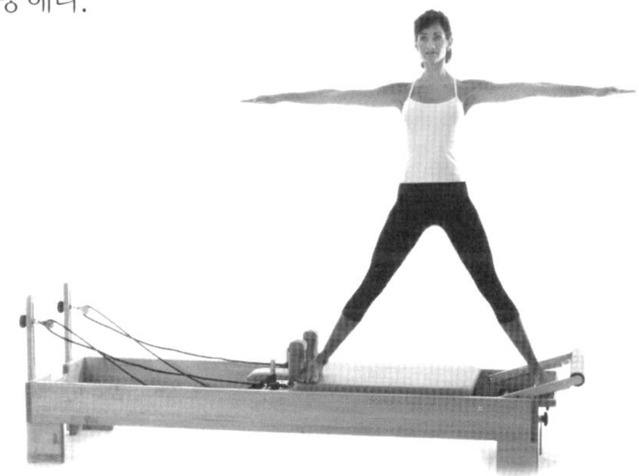

《내쉬기》 힙을 모아서, 다리를 서로를 향해서 보내라. 출발 자세로 되돌아 가서, 캐리지를 스토퍼에 대고 잠시 멈춰라. 5회 반복 이후 힙 모음근은 일하는 것을 느낄 것이다.

중급

근육 포커스

- 중간볼기근(중둔근)

목적

- 힙 벌림근 강화
- 골반-허리 안정 개발

저항 Resistance
약 중 강

스케이팅

Skating

이것은 훌륭한 힙 벌림근 운동이다. 중간볼기근에 특별한 초점이 주어지는데, 그것은 건강한 힙 기능을 위한 중요한 근육이다. 중간볼기근은 걷고, 달리고, 앉고, 일어서는 매일의 움직임에서 중요한 역할을 한다.

서 있는 다리와 일하는 다리를 구분하는 것이 중요한데, 그것들이 매우 다른 기능을 수행하기 때문이다. 서 있는 다리는 그것에서부터 일을 하는 견고한 기초를 만든다. 그것은 그 단어의 모든 의미에 있어서 안정을 시키고 있다. 움직이는 다리는 동작을 수행하는데, 다른 다리가 밀어서 생기는 안정된 플랫폼에 의존을 한다. 작동하는 다리가 움직임을 만들지만, 같은 양의 주의를 서 있는 다리에 기울여야만 하며, 그것은 골반과 함께 안정되게 유지된다. 작동하는 다리와 동일한 시기에 서 있는 다리로 미는 흔한 실수를 하지 말아라. 이것은 종종 저항이 너무 크거나 아니면 다리가 약한 것을 나타낸다. 일하는 다리를 펴는 동안 몸이 들어올려진다면 저항이 너무 크다는 것을 나타낸다. 마지막으로, 움직이는 다리를 완전한 폄에 못 미치게 멈추지 말고 완전히 펴는 것이 중요하다. 힙 벌림근이 제일 힘들게 일하는 때는 무릎 폄의 마지막 5–10° 일 때이다; 또한, 이 시점에서 저항이 제일 크다.

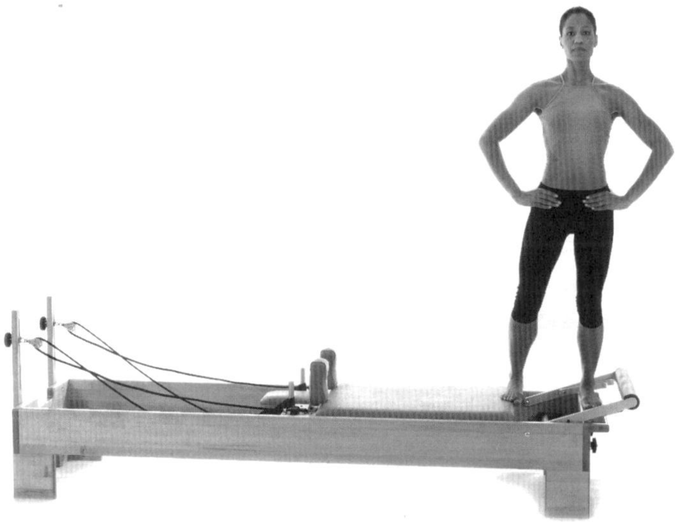

《들이쉬기》 풋 플랫폼에 선 다음, 한 발을 캐리지의 앞쪽 가장자리에 놓고, 체중을 서 있는(바깥쪽) 다리에 전부 놓아라. 손을 힙 또는 머리 뒤에 놓고, 몸통을 똑바로 세워라. 서 있는 다리를 깊은 스쿼트로 가게 구부리는데, 이 시점에서 움직이는(안쪽) 다리에 체중을 싣지 말아라.

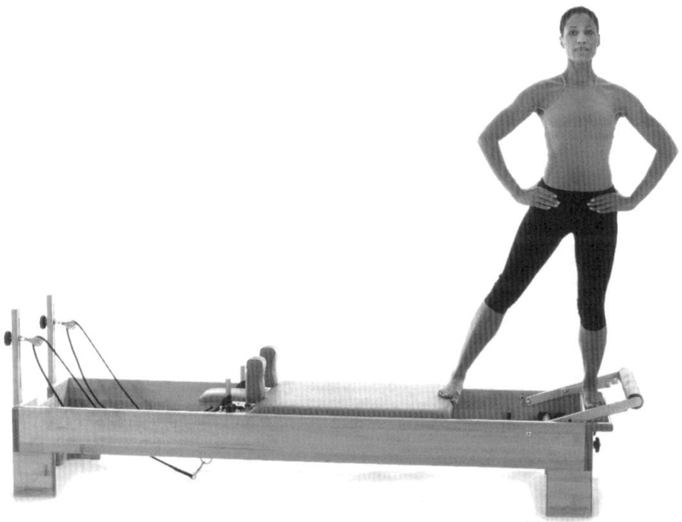

《내쉬기》 안쪽 무릎을 펴면서, 다리를 완전히 펴서 캐리지를 바깥쪽으로 밀어라.

이미지화 하기

나는 가라데의 옆차기 이미지를 사용하기를 좋아하는데, 한쪽 다리 스케이팅 운동을 수행할 때 파워풀하고 방향성을 갖고 있다. 이것은 아주 파워풀한 이미지로서, 내가 가라데를 훈련해 왔기 때문에 그것은 나에게 특별한 연관성이 있다.

- □ 체중을 서 있는 다리에 두며, 그것으로 밀지 말아라.
- □ 몸통을 똑바로 유지해라.
- □ 줄곧 중립적이고 안정된 골반을 유지해라.
- □ 일하는 다리를 완전히 펴라. 그리고 그것이 출발 자세로 되돌아 오는 것을 조절해라.

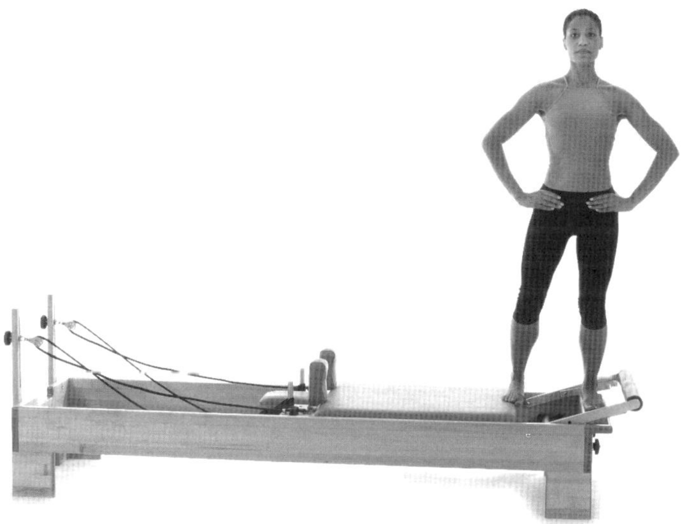

《들이쉬기》 안쪽 무릎을 굽히고, 다리를 굽힌다. 출발 자세로 되돌아간다. 다른 다리로 바꾸기 전에 여러 번 반복해라.

변형 / VARIATION

스케이팅은 양 다리를 동시에 밖으로 밀고 몸을 앞쪽으로 숙여서 (양-다리 스케이팅) 행할 수 있다. 몸을 앞쪽으로 숙여서 더 커진 동작 범위를 얻을 수 있으며, 이에 더해서 등 펌근은 똑바른 자세보다 더 도전을 받는다. 시작하기 위해서, 캐리지의 가장자리에서 밑으로 캐리지 1/3 정도에 다리를 놓아라. 팔은 옆구리에 두거나 골반 뒤에 놓아라. 이 형태에서 중요한 것은 양 다리를 동시에 움직이는 것이다. 등을 펴고 머리를 척추 선에 맞춰라. 스피드 스케이팅 선수의 흐르는 듯한 가쪽 힘이 최고 속도로 미끄러지지만, 부드럽게 얼음을 가로지르는 것을 상상해라.

한쪽 다리 형태를 익숙히 한 다음에 양-다리 스케이팅을 하는 것을 강력히 권한다.

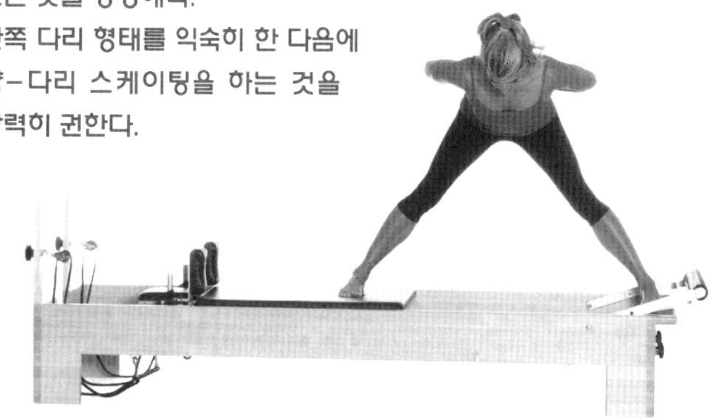

리포머
다리 운동 / Leg work

중급

근육 포커스
- 햄스트링

목적
- 무릎 굽힘근과 힙 폄근 강화

저항
Resistance

약 중 강

햄스트링 컬
Hamstring Curl

이름이 뜻하듯이, 이 운동은 일차적으로 무릎 굽힘에 초점을 둔다. 우리는 무릎 굽힘에 힙 폄을 더해서, 햄스트링의 운동을 극대화 시킨다. 무릎을 굽히기 전에 힙 폄근을 인게이지시키는 것은 햄스트링의 더 강한 관여를 확실히 하며, 그것들 둘 다 무릎을 굽히고 힙을 펴기 때문이다. 또한 힙 폄근을 인게이지 시키는 것은 엉덩이 굽힘근의 작용을 방해한다. 엉덩이 굽힘근은 종종 무릎을 굽힐 때 자주 관여되는데, 특히 넙다리곧은근이 긴장한 경우, 그래서 골반을 전방기울기로 당겨서 과다전만을 만든다. 이것은 피해야만 한다. 복근의 동원 또한 과다전만을 막는 것을 돕고, 등 폄근의 인게이지는 흉추를 둥그렇게 하는 것을 막는다. 골반은 복근 및 등 폄근과 함께, 그 운동을 위한 안정된 기초를 만든다. 박스 앞을 껴안는 것은 추가로 좋은 지지를 제공한다.

이미지화 하기

몸을 활로 생각하는 것은 파워풀한 것이다. 이것은 실제적인 컬(무릎 굽힘) 이전에 몸이 취해야만 한다. 다음으로 무릎의 굽힘은 시위를 당겨서 활에 장력을 준다고 생각해라. 그러나, 이 이미지는 등 특히, 허리의 과도한 폄이 되어서는 안 된다.
중간 등과 상부 등의 폄에 초점을 맞춰라.

- □ 운동 내내 힙 폄을 유지해라.
- □ 중간 및 상부 등을 펴서 유지해라.
- □ 허리를 보호하고 과다전만을 막기 위해서 복근을 사용해라.

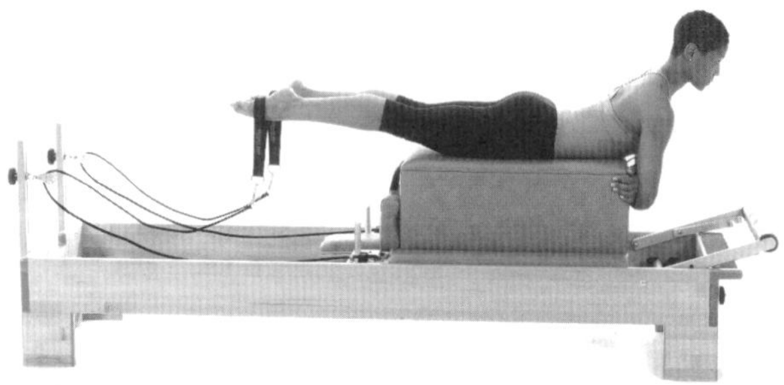

《들이쉬기》 풋바를 보고, 롱박스에 엎드린다. 중간 및 상부 등을 펴고 복근을 인게이지시킨다. 발을 스트랩에 걸고, 힙을 펴고 다리를 똑바로 해서 박스에서 약간 들어올린다. 박스 앞을 팔로 껴안아라.

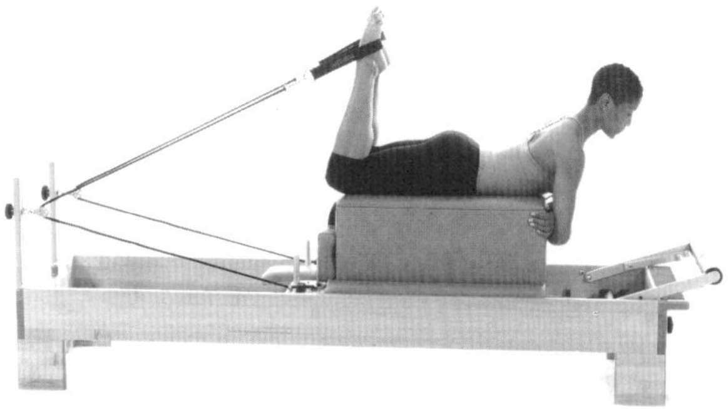

《내쉬기》 다리를 굽히고 두덩결합으로 박스를 눌러라. 힙을 내내 펴서 유지해라.

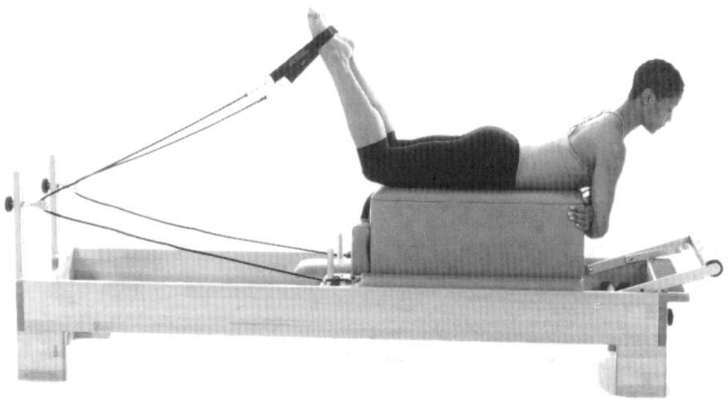

《들이쉬기》 다리를 펴라. 출발 자세로 되돌아 가라.

가쪽 굽힘과 회전
Lateral Flexion and Rotation

가쪽 굽힘과 회전은 둘 다 매일 활동 및 운동 추구에 중요하다. 그러나, 그것들은 많은 피트니스 프로그램들 안에서 소홀히 된다. 그것이 복근을 훈련하는 것으로 갈 때, 많은 트레이너들이 사용하고 있는 우세한 작용은 전방 굽힘인데, 그것은 오직 전체의 작은 일부이다. 복근을 완전히 훈련하는 것은 몸통에 있는 이러한 파워풀한 근육들이 시작하는 많은 동작(예: 골프 스윙)뿐만 아니라, 척추를 보호하는 척추 안정 기전까지 상당히 기여를 한다. 척추 가쪽 굽힘 및 회전이 없다면, 복근은 그것들의 전체 잠재력까지 훈련되지 않는다. 이것은 최적 퍼포먼스를 만들지 못하고, 궁극적으로 질병 및 부상으로 갈 수가 있다.

모든 프로그램은 적절한 레벨에 따라서, 가쪽 굽힘과 회전을 포함해야만 한다. 근육은 체력뿐만 아니라 유연성 면에서 돌봐야만 한다. 종종, 회전 활동에서, 팔과 어깨는 몸통 회전 부족을 보완한다; 이것은 몸의 과도한 마모를 만들고 퍼포먼스를 손상시킨다. 그 파워가 몸통에서 나올 때, 강한 복근이 몸통의 다른 근육들과 함께 작동을 해서, 그 움직임은 무한정으로 더 파워풀 해진다. 필라테스에서 이것을 파워하우스의 힘이라고 부른다.

원형 에너지가 가쪽 굽힘을 위한 이미지의 기초를 이룬다. 종종 그것은 완전한 원이라기보다는 하나의 아크이지만, 그 모양은 원형이다. 회전을 수행할 때 그 에너지는 보다 원형이다. 이러한 원형 및 나선형 에너지 자국은 부드럽고 흐른 듯한 움직임을 조장한다. 가쪽 굽힘을 하고 있을 때, 나는 그것을 나선이 그 길을 따라 에너지를 모으는 나선형, 또는 스프링이 감기는 것으로 본다. 나선형이 되 풀리면서 무한정한 에너지가 있을 깃이다.

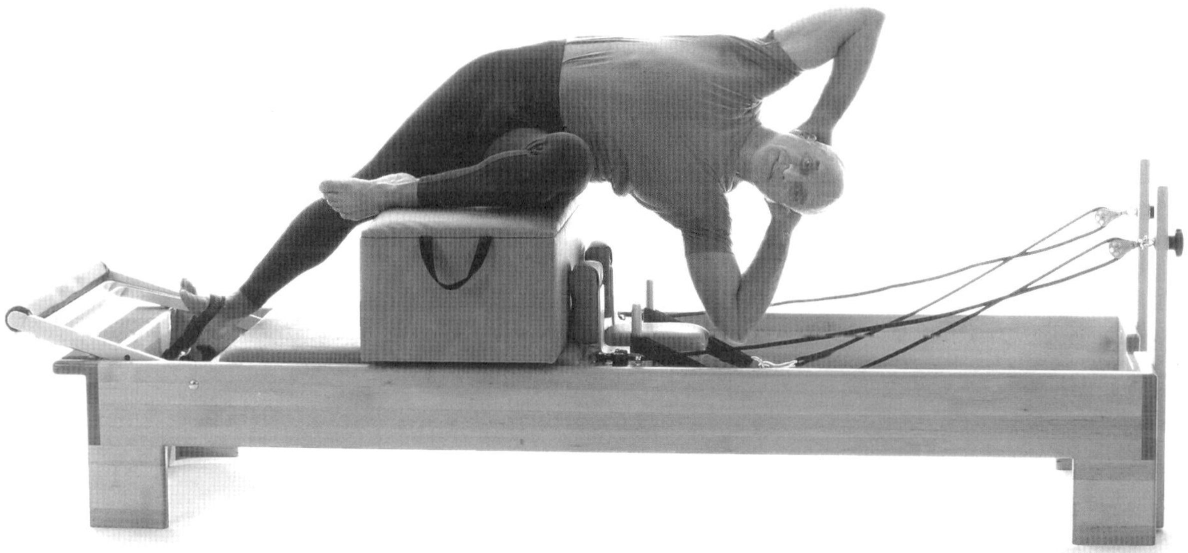

틸트—쇼트박스(기울이기—쇼트박스)

Tilt— Short Box

근육 포커스

- 배빗근(복사근)

목적

- 배빗근 스트레치
- 배빗근 조절 개발

저항
Resistance

약 중 강

기울이기는 쇼트박스 시리즈의 일부이다. 특히 난이도가 있는 운동은 아니더라도, 그것은 가쪽 굽힘을 위해서 올바른 정렬과 근육 동원을 가르쳐서 보다 힘든 운동들을 위해 몸을 준비 시킨다. 이 운동의 중요한 양상은 허리 부위에서 가쪽 동작을 시작하는 것인데, 그러는 동안 골반을 안정되게 유지하고 체중을 좌골에 균등하게 배분되게 한다.

움직임은 골반에서 척추를 따라 위로 올라가며 일을 한다; 그것은 절대로 어깨 또는 팔꿈치에서 시작하지 않는다. 머리를 척추와 선을 맞춰 유지하는 것을 기억해라. 최대 동작 범위를 이루는 것을 목표로 하고, 커다란 아크 모양을 만들기 위해서 가급적 멀리 움직이며, 그러는 동안 골반을 박스에 고정시키고 있어라. 하체는 이 운동을 위한 기초를 제공하며 줄곧 가만히 그대로 있는다.

이미지화 하기

싱싱하고, 녹색인 나무 몸통이 당겨졌다가 똑바른 자세로 되튕겨지는 이미지가 늘어나고, 부드러운 원하는 커브를 보여준다. (그러나, 이 경우에서 동작은 꼭대기가 아니라 기초에서 시작한다). 움직임은 시상면에서 생기므로, 2개의 유리판 사이에서 움직이는 이미지 역시 도움이 된다.

- □ 복근과 등 폄근을 협력-수축해라.
- □ 줄곧 좌골을 박스에 붙이고 있어라.
- □ 갈비뼈를 앞으로 내밀거나 등을 아치 모양으로 만들지 말아라.

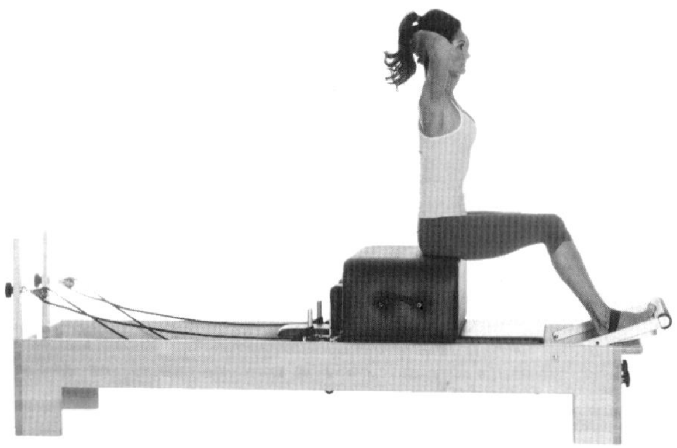

《내쉬기》 박스 앞쪽과 가깝게 똑바로 앉는다. 발을 풋 스트랩 밑에 끼우고, 발가락은 (가능하다면) 풋바에 올려 놓아서, 리포머 앞쪽 끝에 세게 고정하고, 무릎을 굽히고, 손가락을 깍지 껴서 머리 뒤로 두어라.

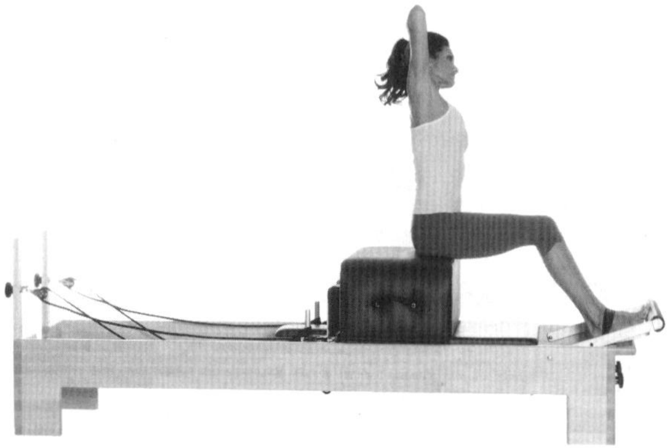

《들이쉬기》 몸통을 한쪽 옆으로 내리는데, 밖으로 넘어가게 뻗으며, 허리에서 움직이며 골반을 안정되게 유지해라.

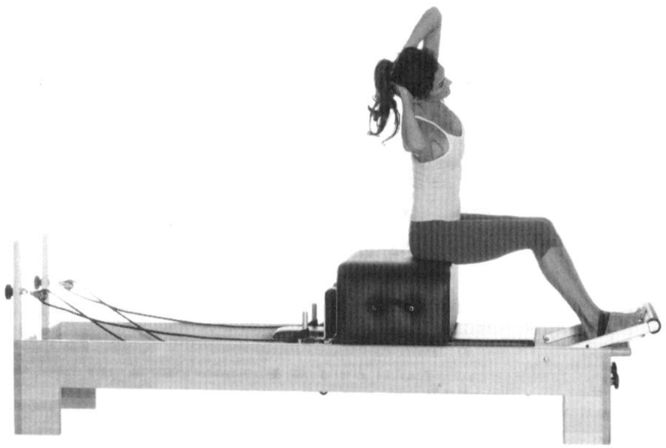

《내쉬기》 몸통을 들어올리는데, 다시 허리부터 움직여서, 출발 자세로 되돌아간다. 각 반복 시 좌 · 우를 번갈아 한다.

트위스트—쇼트박스(비틀기—쇼트박스)

Twist — Short Box

리포머

가쪽 굽힘 및 회전

중급

근육 포커스

- 배빗근(복사근)

목적

- 특별히 빗근에 중점을 둔 복근 강화
- 몸통 안정 개발

저항
Resistance

약 — 중 — 강

쇼트박스 시리즈에서, 이 운동은 두 개의 명백한 단계를 가진다: 첫째, 몸통을 장축 주위로 돌리고 그 다음 몸통은 하나의 단일체로 사선으로 뒤로 미끄러지는데, 힙에서 힌지를 만든다. 이 절차는 당신이 출발 자세로 되돌아 가는 동안 반대로 반복된다.

두 번째 단계 동안, 등을 과다폄으로 만드는 흔한 잘못을 막기 위해서 복근과 등 폄근의 조화로운 수축에 초점을 맞춰라. 리포머: 기울이기에서처럼, 동작 범위는 좌골을 박스에 고정시키고 있는 능력에 의해서 좌우된다. 골반은 몸통과 함께 움직여야만 한다. 일단 골반이 그것의 최대 범위에 도달했다면, 상부 몸통은 움직임을 멈춰야만 한다. 골반이 멈췄을 때 상부 몸통이 계속 움직인다면, 과다전만과 허리에 과도한 압력을 만들 가능성이 있다.

변형 / VARIATION

우회(Round-About)를 하려면, 런지 자세에서, 사선으로 리포머: 편평 등을 진행해라. 반대쪽으로 틀고 다시 중앙으로 틀어라. 각각의 옆쪽으로의 변환은 코어 조절을 요구한다.

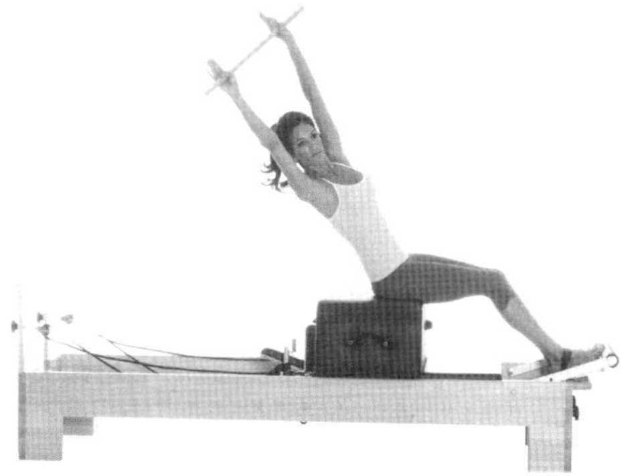

이미지화 하기

장축 주위로의 회전 — 초기와 마지막 단계에서 — 이 운동을 정확하게 수행하는 핵심이다. 회전문의 이미지를 사용한다. 몸이 돈 다음 사선 경로로 뒤로 런지할 때, 나는 전체 문이 그것의 옆으로 기울어지는 것을 상상한다.

- □ 복근과 등 폄근을 협력-수축해라.
- □ 뒤쪽으로 미끄러지기 전에 장축 주위로 돌아라.
- □ 다시 전방을 보기 위해서 돌리기 전에 몸통을 다시 장축으로 들어 올려라.

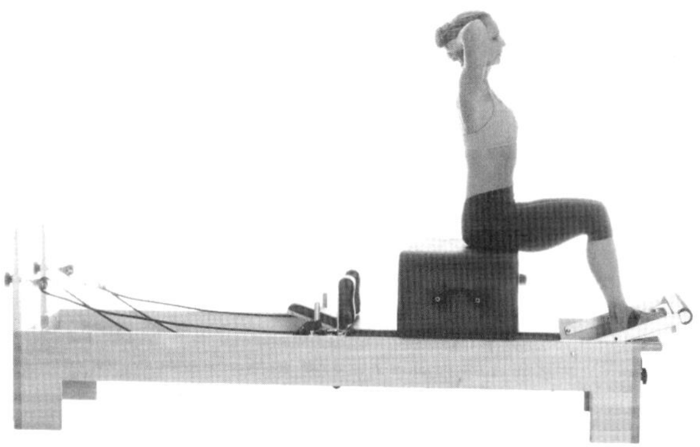

《내쉬기》 박스 앞쪽과 가깝게 똑바로 앉는다. 발을 풋 스트랩 밑에 끼우고, 발가락은 (가능하다면) 풋바에 올려 놓아서, 리포머의 앞쪽 끝에 세게 고정하고, 무릎을 굽히고, 손가락을 깍지 껴서 머리 뒤로 두어라.

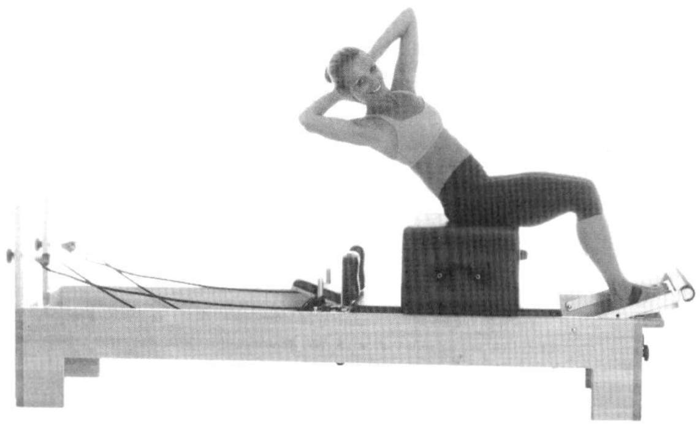

《들이쉬기》 척추의 신장에 초점을 맞춰서, 장축 주위로 돌려라; 그 다음 힙 관절에서 힌지 동작을 만들어서, 골반과 몸통을 약간 사선으로 뒤쪽으로 내려라.

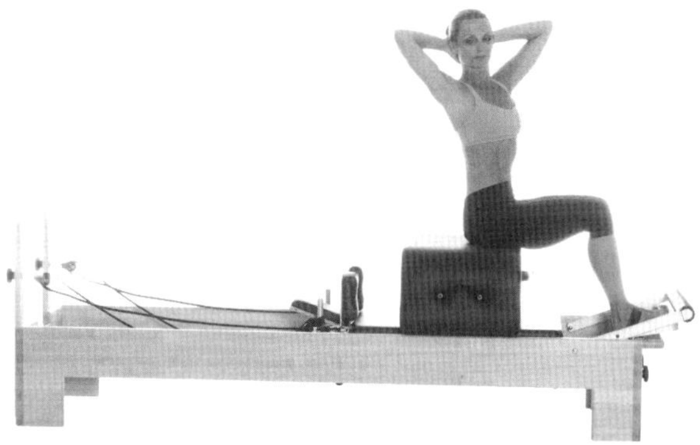

《내쉬기》 몸통을 돌리면서 들어올려 똑바른 자세로 되돌아가서 앞을 보아라. 각 반복 시 좌 · 우를 번갈아 한다.

중급

근육 포커스

- 배빗근(복사근)

목적

- 특별히 빗근에 중점을 둔 복근 강화
- 몸통 안정 개발

저항
Resistance

약 중 강

사이드 오버—쇼트박스

Side Over—Short Box

나는 이것을 가쪽 굽힘 운동에서 가장 중요한 것으로 생각한다 — 내가 제일 좋아하는 것이다. 발에서 뻗어나가 다리를 통과한 다음 척추와 머리 꼭대기 바깥으로 가는 에너지 선을 생각하는 것은 특히 이 움직임에 적절하다. 몸을 똑바로 해서, 사선으로 방향을 가진 출발 자세로 두고, 허리 부위에서 움직임이 시작된다. 몸통이 고무줄처럼 머리 꼭대기부터 늘어나서 위로 당겨지는 듯이, 밖으로 뻗어서 넘어갈 때, 에너지 선은 휘기 시작하고, 그 동안 골반과 하체는 고정되어 남아 있는다.

머리가 척추의 연장이며 몸의 선을 늘린다고 생각해라. 몸이 가쪽 굽힘에 있을 때, 머리로 다시 들어올리려고 하는 흔한 경향을 피해야 하는데, 그것은 목에 긴장을 만든다; 머리는 들어 올리는 것과 아무 상관이 없다. 유사하게, 들어올리려고 고정된 다리로 당기지 말아라. 들어올림은 몸통의 가쪽 굽힘근에서 나와야만 한다. 여러 가쪽 굽힘 운동들에서처럼, 복근과 등 폄근들의 협력-수축은 몸의 정렬을 유지하고 관상면에서 움직임을 유지하는 것을 돕는다. 복근은 과다폄을 막고, 등 폄근은 몸통 굽힘을 막는다; 그것들은 함께 작용해서 올바른 근육들인 가쪽 굽힘근들의 활성화를 조장한다. 골반을 고정시켜서 가급적 조용히 유지해라. 골반을 앞쪽 또는 뒤쪽으로 약간 기울이는 것은 배빗근의 최적 활성화를 얻고 보상을 극복하기 위해서 필요할 수도 있다. 게다가, 몸의 아래쪽에 있는 배빗근을 인지해라. 척추의 늘어난 정렬을 얻는데 중요하다는 것을 입증할 것이다.

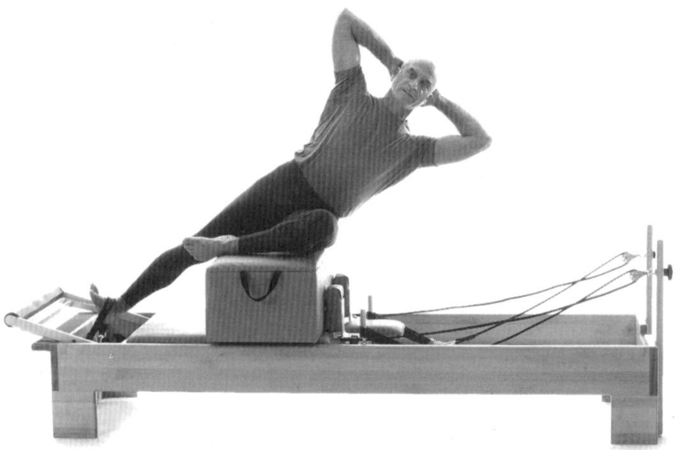

《내쉬기》 박스를 캐리지에 쇼트박스 위치로 둔다. 박스 옆에 앉아서 풋바에서 더 가깝게 또는 멀게 놓아서 개인의 키에 맞춰라. 가이드라인은 고정된 다리가 직선이고 당신이 박스에 편안하게 앉아서 풋 스트랩에 발을 뻗을 수 있는 것이다. 중립 힙 정렬 (힙 외회전의 최소화) 자세로 다리를 펴서 풋 스트랩 밑에 발을 발등굽힘 시켜서 건다. 다른 다리를 구부려서 몸 앞에서 박스 꼭대기에 올린다. 손가락을 깍지 껴서 머리 뒤로 두어라. 스트랩 밑에 있는 발에서부터 머리로 달리는 사선을 만들어라.

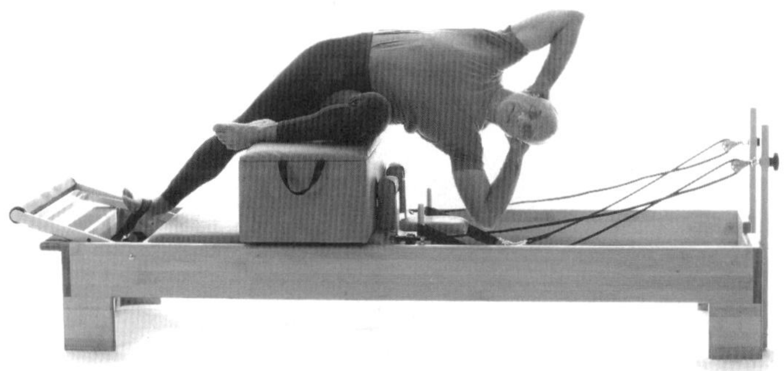

《들이쉬기》 커다란 아크 모양 경로를 따라 박스를 넘어 몸통을 내린다. 골반과 양 다리를 가만히 유지해라.

이미지화 하기

나무의 몸통이 당겨졌다가 똑바른 자세로 되돌아가는 리포머: 기울이기 이미지는 올바른 역학과 모양의 이미지를 제공한다. 두 개의 유리판 사이에서 움직이는 감각을 갖는 것 또한 이 운동을 위해서 적절하다.

- □ 복근과 등 폄근을 협력-수축해라.
- □ 출발 자세에서 편 다리로 만든 사선보다 몸통을 더 높게 들어 올리지 말아라.
- □ 척추 전체에 걸쳐서 가쪽 굽힘을 배분시켜서, 몸으로 아크 모양을 만들어라.

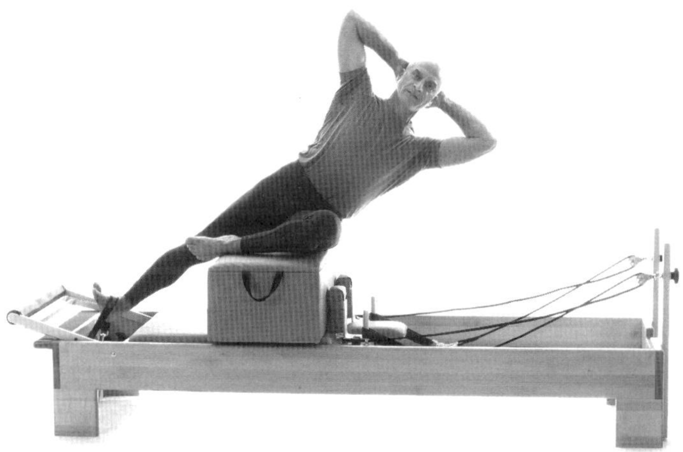

《내쉬기》 몸통을 들어올려, 출발 자세인 사선으로 되돌아간다.

변형 / VARIATION

운동 강도를 증가시키기를 원한다면(해봐야 알겠지만), 지렛대 팔의 길이를 늘리기 위해서 양팔을 머리위로 뻗어라. 그 운동에 이어서, 출발 자세로 되돌아 가기 전에, 아래 팔을 캐리지에 놓고 위 팔을 머리 위로 뻗어서 몸통의 가쪽 굽힘근과 어깨 모음근의 이완된 스트레치를 즐겨라.

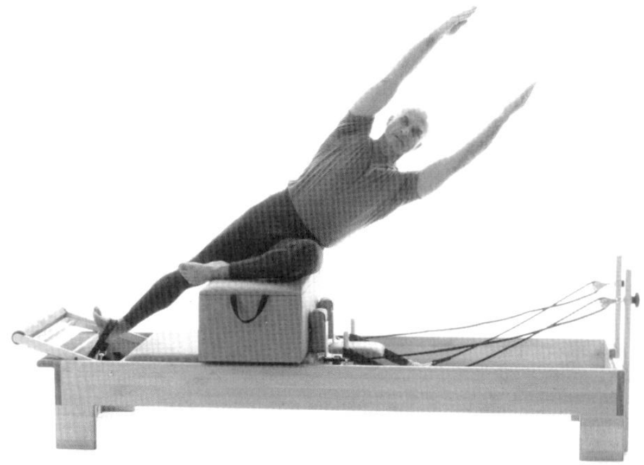

리포머

가쪽 굽힘 및 회전

중급

근육 포커스

- 배빗근(복사근)

목적

- 척추 가동성의 증가
- 배빗근 조절 개발
- 좋은 어깨 가동성과 안정성의 증진

저항
Resistance

약 중 강

머메이드(인어)

Mermaid

인어는 아름다운 흐름이며 필라테스 안에 포함된 안무적 복잡성의 전형적인 예가 된다. 그것은 세 개의 명백한 자세 또는 부분으로 된 움직임 절차로 볼 수 있다. 첫째, 몸통의 안정된 자세는 처음부터 만들어진다. 둘째, 캐리지는 가급적 멀리 밀려나고 몸통은 바닥 쪽으로 가라 앉는다. 어깨 벌림근들이 움직임을 만들지만, 그 움직임은 몸통이 하나의 안정된 단일체로 움직이는 것과 함께, 마치 팔 밑에서 나오는 것처럼 느껴야 한다. 이 시점에서 일하는 팔은 바닥과 평행이어야만 한다.

셋째, 몸은 어깨 주위로 돌아간다. 이 단계 동안, 등 폄근들은 계속 인게이지돼야만 한다; 몸통이 골반에서 분리되고 막대기 주위로 몸통을 돌린다는 느낌이 있어야만 한다. 우리가 양 좌골이 캐리어에 붙어있게, 골반을 가만히 유지하려고 하더라도, 몸의 유연성에 따라서 골반은 움직일 것이고 한 좌골은 약간 들어올려질 것이다. 이 시점에서 어깨는 직각이고, 서로가 선을 이루며 바닥과 평행이다.

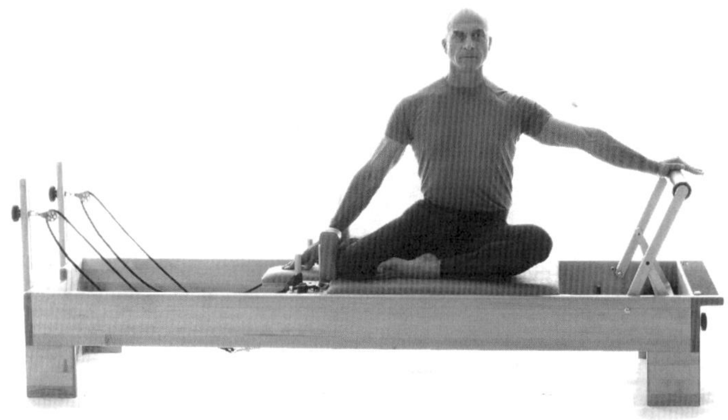

《내쉬기》 캐리지에 옆으로 앉아서, 풋바에 가까운 다리는 굽혀서 골반 앞에 두고, 다른 다리는 옆으로 구부려서 정강이를 어깨레스트에 댄다. 풋바와 가까운 손은 어깨 바로 맞은 편에서 풋바에 두고 팔을 편다. 다른 팔을 옆으로 내려서, 손가락을 헤드레스트를 향해서 뻗어라.

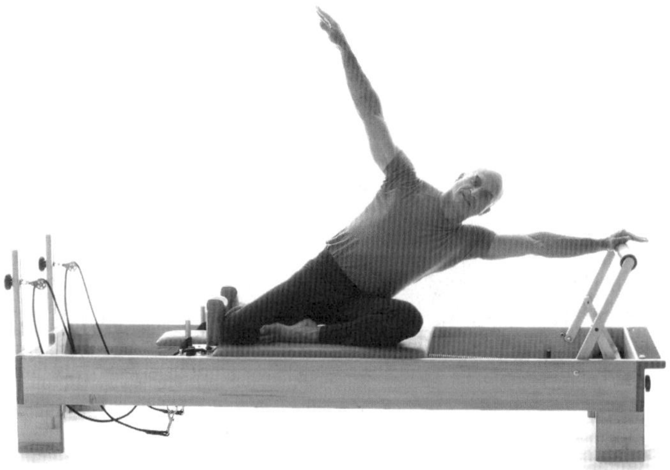

《들이쉬기》 미는 팔이 바닥과 평행이 되고 몸통이 거의 평행에 될 때까지 캐리지를 풋바에서 멀리 밀어라. 몸통은 캐리지를 향해서 한 단일체로 움직여야만 하며, 머리는 척추와 선을 이루고 있는다. 동시에, 사선을 만들기 위해서 호흡 팔을 위쪽으로 들어 올려라 (어깨보다 높지 않게).

세 번째 회전된 자세에서 두 번째 자세로 되돌아 가는 것은 몸통이 어깨관절 주위로 피벗을 만드는 것과 함께, 정확하고 명백해야만 한다. 마지막으로 출발 자세로 되돌아 가는 것은 점진적이어야만 한다; 지지 팔을 구부러뜨리거나 어깨를 올려서는 안 된다. 캐리지는 출발 위치로 다시 움직이지만 그러나 스토퍼에 닿을 필요는 없다. 자세들 사이의 각각의 전환은 명확성과 조절로서 만들어져야만 한다. 위쪽 팔을 과도하게 움직이지 말아라. 나는 그것을 "호흡 팔" 이라고 부른다; 그것은 가벼운 깃털처럼 떠 있어서, 호흡과 몸통의 움직임에 반응한다.

이미지화 하기

몸을 스프링으로 생각해서 조절이 되면서 정확하게 감겼다가 다시 풀린다고 상상해라.

- □ 줄곧 지지 팔을 펴서 유지해라.
- □ 회전 동안 지지 어깨 주위로 피벗 움직임을 만들어라.
- □ 호흡 팔이 몸통의 움직임과 함께 무게감이 없이 움직이게 해라.

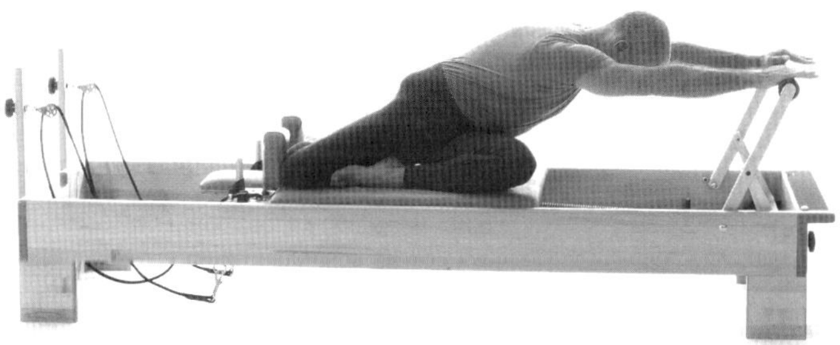

《내쉬기》 몸통을 돌리고, 복근을 안으로 당겨서 어깨 주위로 피벗 움직임을 만들면서, 호흡 팔을 돌려 풋바를 잡아라. 몸통과 견갑대는 이제 직각이고 바닥과 평행이어야만 한다. 이 전환 동안 캐리지를 움직이지 말아라.

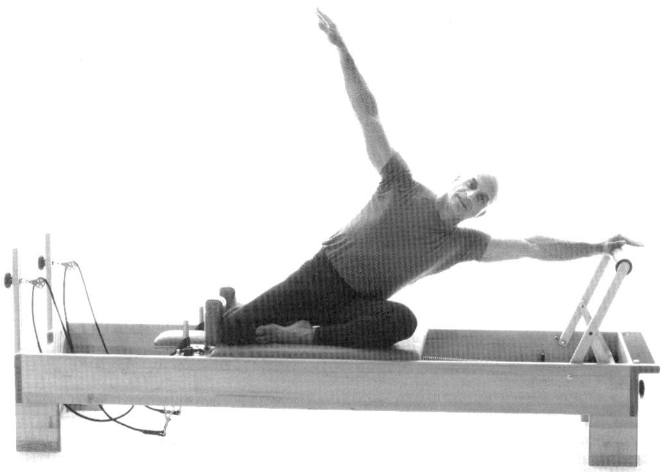

《들이쉬기》 이전 자세로 되돌아 가는데, 다시 어깨 주위에서 피벗 움직임을 만들고 호흡 팔을 위쪽으로 들어올려 사선을 만들어라. 캐리지를 움직이지 말아라.

《내쉬기》 몸통을 들어올리고 호흡 팔을 내리면서, 미는 팔을 펴서 유지한 채로, 캐리지를 출발 자세로 되돌리기 위해서 움직여라.

등 펴기
Back Extension

나는 아마도 내가 등 펴기 광신도로 간주되고 있는 것 같다. 내가 이 타이틀을 붙인 많은 이유가 있는데, 가장 분명한 것은 나는 사실상 한 세션에서 등 펴기를 한 번도 빼먹을 때가 없다는 것이다. 나는 우리 현대 라이프스타일이, 피할 수 없는 중력 당김과 척추가 전방으로 접히는 자연적인 경향과 더불어, 우리에게 전방-기울기 자세 성향을 만들고 궁극적으로 척추를 펴는 범위 손실을 만든다는 것을 너무나 잘 알고 있다. 내 나이가 60이 되어감에 따라, 내가 함께 운동해 온 고객들에게서 수 없이 관찰해온 것처럼, 나는 노화가 척추 폄에 주는 영향을 매일 경험한다.

필라테스는 복근에 아주 많은 중점을 두며 그래서 척추 굽힘에 중점을 두는데, 종종 등 폄을 잃어버린다; 적어도, 등 펴기에 대한 복근 운동의 비율은 종종 균형이 맞지 않는다. 우리가 잃어버리면 안되는 것은 우리를 똑바로 유지시키는 것은 복근이 아니라 폄근들이다. 복근이 부가적인 지지를 제공하는데 분명히 중요하더라도, 폄근들이 일차적인 작동을 한다.

또한 등에는 명백한 부위들이 있으며, 다른 운동들이 다른 부위들과 다른 근육들을 목표로 한다는 것을 인식하는 것이 중요하다. 일반적으로, 초급 레벨 움직임을 가르칠 때, 허리를 고정하고 안정시키는 것과 중간과 상부 등에서의 움직임에 집중하는 것에 초점을 둔다. 이렇게 하는 주된 이유는 대부분의 사람들이 자동적으로 그들의 허리 부위에서 펴기 때문인데, 왜냐하면 하부 척추의 자연적인 만곡이 펴는 방향으로 있기 때문이다. 굽히는 방향으로 자연적인 만곡을 가진 상부 등은 그래서 종종 방치된다. 이것은 중간 및 상부 등 폄근들의 허약으로 귀결되며, 그것들의 길항근인, 가슴 부위의 굽힘근들이 긴장된다. 이러한 경향은 현대 생활 스타일에 의해서 악화된다; 컴퓨터 작업, 운전, 사이클링, 골프들이며, 상체의 전방 기울기, 둥근 어깨 및 척추후만 자세를 권장한다 (또는 요구한다). 허리 부위를 안정시키는 것을 배우는 동안, 소홀히 해 왔던 중간 및 상부 등근육들을 다시 익히는데 시간이 걸린다. 중간 및 상부 등의 활성화를 용이하게 하기 위해서, 프로그램은 가슴과 복부 근육들을 스트레칭시키기 위한 운동들에 의해서

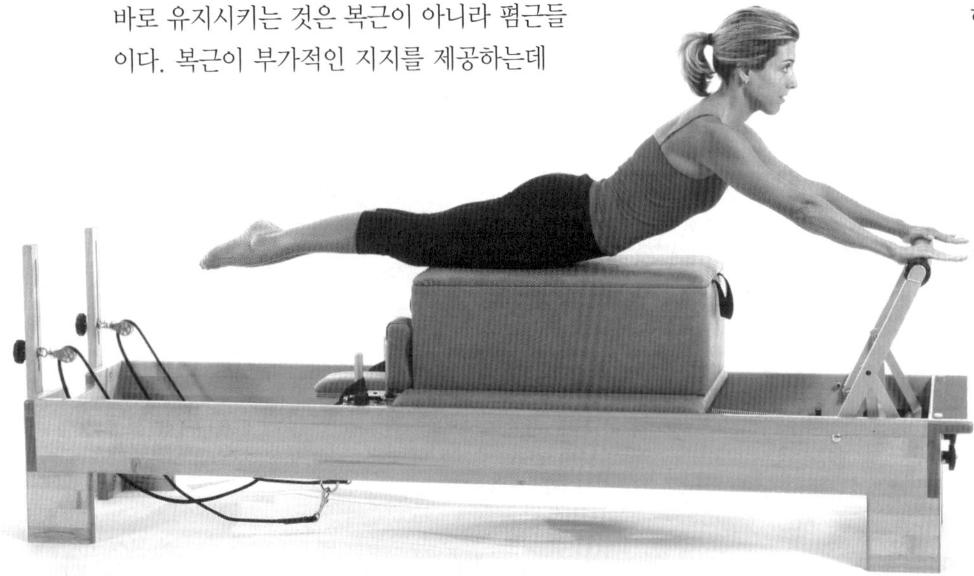

증대돼야만 한다. 가슴 근육이 긴장되었다면, 흉곽 펴기와 어깨 뒤당기기가 제한되며, 복근이 긴장되어 있다면, 전체 척추의 폄이 제한된다.

필라테스의 학생들이 기초적인 등 펴기 운동들을 완수하게 되면, 그들은 보다 극단적인 동작 범위로 옮겨갈 수 있는데, 그들은 허리 폄근들 및 힙 폄근 까지도 참여를 요구하는 동작들이다.

세 가지 명백한 이미지들이 펴기 운동들과 연관되며, 각각은 다른 근육들을 동원하고 다른 결과를 만든다.

목표가 중간 및 상부 등일 때 첫째가 사용되는데, 펴는 높이를 중간 정도로 만든다. *늘림(Elongation)*이 적절한 이미지이다; 머리 꼭대기부터 밖으로 뻗고 다리와 볼기근들을 이완시키는 것은 이것을 이루는 것을 도울 것이다.

일차적 목표들 중의 하나가 높이일 때 두 번째 이미지가 사용된다. 이 경우 나는 *활의* 이미지를 사용하는데, 그것의 발사될 준비가 된 활이다. 폄의 안팎으로 움직이는 운동들뿐만 아니라, 매트 운동: 백조 다이빙 같은 아치 모양의 안정된 자세를 유지하고 있는 것이 중요한 운동들을 위해서 잘 듣는다.

세 번째 이미지는 매우 복잡한 실행을 요구한다. 목표는 아주 매끄러운 움직임으로서 그것은 움직임의 온전함과 척추의 안정으로 가는데 필수적인 깊이 있는 척추사이 근육들을 활용한다. 역방향의 척추 분절 움직임이 이 목표에 부응하기 위해서 사용된다. 머리의 제일 끝에서 시작해서, 척추는 폄으로 분절 움직임을 한다. 이것은 골반 컬(curl) 같은, 굽힘에서의 척추 분절 움직임보다 훨씬 더 난이도가 있다.

마지막으로, 나는 호흡의 역할을 강조해야만 한다. 나는 모든 등 펴기 운동들에서 몸통을 펴는 동안 들이쉬기를 하는데, 매트와 여러 기구에서, 외적 저항이 있고 없고에 상관이 없다. 이것은 두 가지 이유 때문이다: 첫째, 개념적으로 들이쉬기는 몸을 올리는 것을 도우며, 두 번째, 들이쉬기 과정을 돕는 몇몇 근육들은 척추 폄 또한 돕는다. 그러므로 들이쉬기가 폄을 위해서 선호된다. 그러나 폄 동안 내쉬기가 전혀 사용되지 않는 다는 것을 뜻하는 것은 아니다. 처방된 호흡 패턴은 배워야만 하지만, 그러나 한 운동을 마스터 했다면, 그 움직임의 질을 훼손함이 없이 호흡 패턴을 바꾸는 것이 가능할 것이다.

근육 포커스

- 등 폄근

목적

- 등 폄근의 강화
- 어깨뼈 안정 개발
- 복부 조절 개발

저항
Resistance

약 중 강

브레스트스트로그 프렙(평영 준비)

Breaststroke Prep

이것은 모든 연령 그룹 및 피트니스 레벨에 있는 사람들을 위한 훌륭한 등 폄근 운동이다. 그것은 비교적으로 약한 저항을 사용하며 커다란 지지 기반을 갖고 있어서, 운동을 안전하고 하기 쉽게 만든다. 그것은 등 폄근과 함께 팔과 어깨를 운동하며, 폄의 정도는 쉽게 조정될 수 있다.

이미지화 하기

풋바를 밀어 내는 동안, 얼음 또는 아주 미끄러운 바닥 같은, 부드러운 면을 가로질러 수월하게 활주하는 이미지는 그 운동에 흘러가는 성질을 준다. 추가된 폄을 가진 변형을 할 때, 동일한 활주 성질을 만들어야만 한다; 그러나, 에너지 선들은 몸이 아치를 만드는 동안 수평으로 그리고 수직으로 움직일 것이다.

- □ 캐리지를 움직이기 전에 등 폄근을 인게이지 시켜라.
- □ 손목을 고정하고 손가락은 전방을 향해라.
- □ 머리를 그대로 유지해라.

변형 / VARIATION

일단 당신이 출발 자세와 늘림 단계에서 근육의 좋은 활성화와 올바른 폼을 만들었다면, 팔을 펴면서 몸통을 적당한 아치 모양으로 펼쳐라. 당신은 몸통을 아치 자세로 뻗고 동시에 팔을 완전히 편 자세이어야 한다. 그 다음 몸을 내리고 팔을 굽혀서, 출발 자세로 되돌아 가라.

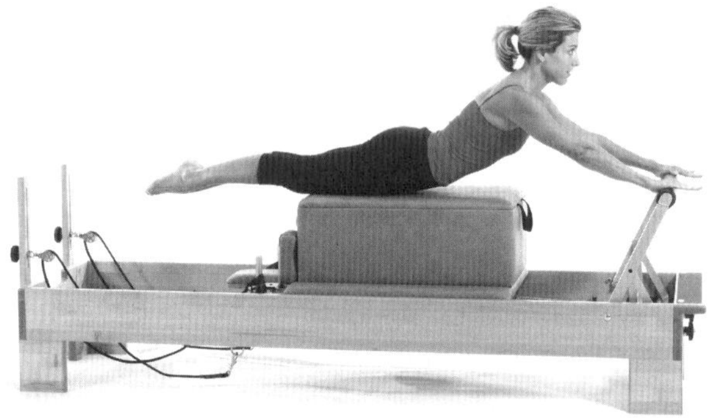

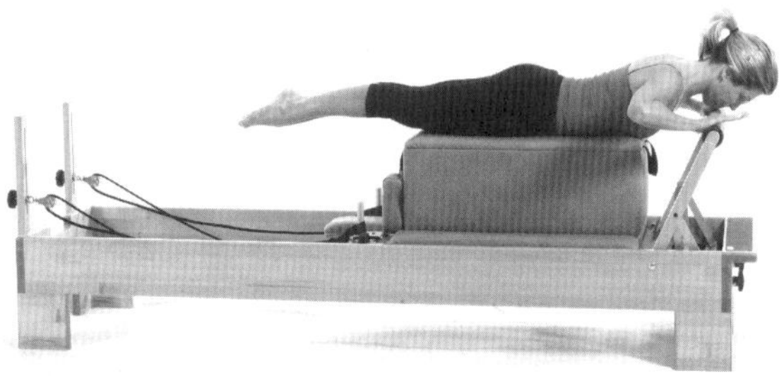

《내쉬기》 롱박스에 엎드려서, 풋바를 마주 보고, 복장뼈를 앞쪽 가장자리에 둔다. 손은 어깨 너비로 풋바에 둔다.

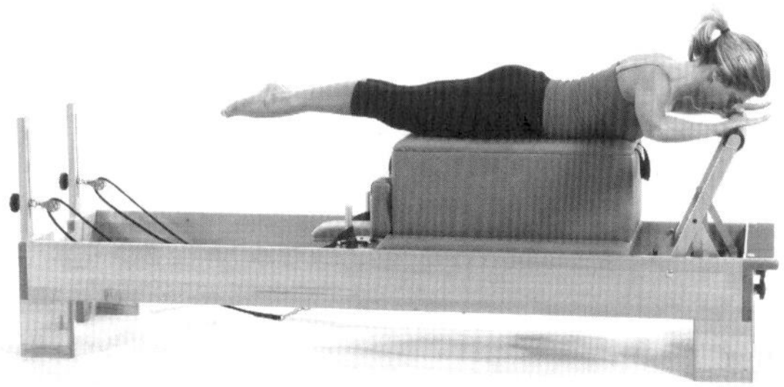

팔이 마치 평탄한 면에 있는 것처럼 팔꿈치를 바깥 옆으로 향하고, 등 폄근과 힙 폄근을 인게이지 시켜서 몸을 수평으로 (바닥과 평행) 유지해라.

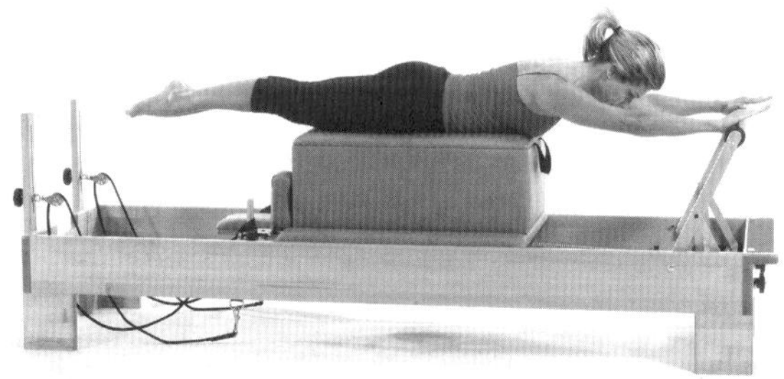

《들이쉬기》 팔을 펴면서 전신을 늘려서 수평으로 움직여라.

브레스트스트로크(평영)
Breaststroke

이 운동은 등 폄근과 함께 어깨와 팔의 조화로운 움직임을 강조한다. 움직임은 척추 기저에서 나오며, 등과 팔은 이끄는 것이 아니라, 항상 등 폄근의 활성화를 따라야만 한다. 그 움직임은 순차적으로 척추를 따라 위로 흘러 간다. 폄의 정도는 처음에 중간 정도이어야 하며 등 전체에 균등하게 배분된다.

등을 펴고 팔을 편 다음, 팔이 몸 옆 주위로 원을 그릴 때까지, 팔을 펴고 있고 등을 뻗고 있어라; 이 단계 동안 팔꿈치를 구부리지 말아라. 팔이 몸 옆에 도달하면, 팔을 굽히고 몸통을 내려라. 팔꿈치를 굽히는 동안 위팔을 조용히 유지하고 어깨 외회전을 극대화 시켜라; 앞팔은 평탄한 면을 가로질러 미끄러지듯이 움직여야만 한다.

누구라도 이 운동에서 이득을 얻을 수 있다. 등을 펴는 높이는 특수한 목적에 따라 정해져야만 한다. 중간 및 상부 등 폄근들은 몸통이 낮게 유지되어 그 움직임이 수평 성향일 경우, 더 열심히 일을 한다. 나는 종종 사람들을 그들의 편안한 존 바깥에서 운동을 시킨다. 예를 들어, 무용수들이 극단적인 과다폄을 선호한다. 이것은 그들의 편안한 존 안에 있다. 그러므로, 나는 그들을 더 낮게 유지시켜서 등 전체에 걸친 균등한 폄의 배분을 강조한다.

이미지화 하기

나는 물 표면에서 또는 물이 거의 없는 풀에서 평영을 하는 이미지를 사용하라고 권장하는데, 팔의 움직임을 관상면에서 거의 이차원적으로 유지하는 것이다. 이 운동은 등 폄에서 강한 수평 성분이 몸통을 비교적으로 낮게 유지하게 일을 하는 개념을 조장하며, 이러한 경향은 곧바로 가급적 높게 들어 올려진다.

- □ 팔을 몸통의 연장이라고 생각하면서 팔을 움직여라.
- □ 마지막 단계에서 팔꿈치를 굽히는 동안 어깨의 외회전을 유지해라.
- □ 과도한 힙 폄 없이 등 폄에 초점을 맞춰라; 다리를 바닥과 평행으로 유지해라.
- □ 줄곧 손바닥은 밑을 보고 있어라.

리포머
등 펴기 / Back extension

중급

근육 포커스

- 등 폄근

목적

- 등 폄근, 어깨 벌림근 및 팔꿈치 폄근의 강화

저항 Resistance

약 — 중 — 강

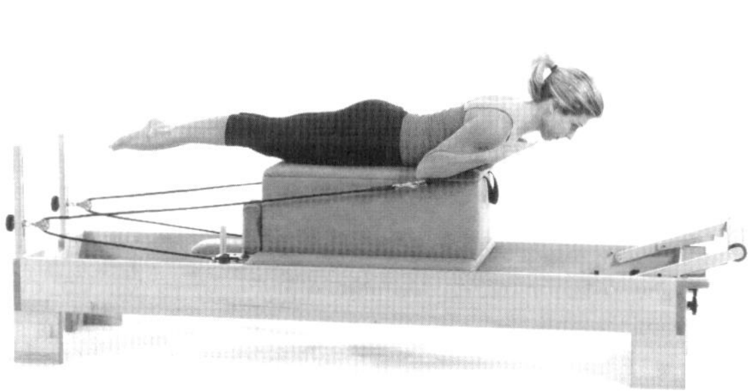

《내쉬기》 롱박스에 엎드려서, 풋바를 마주 보고, 복장뼈를 앞쪽 가장자리에 둔다. 엄지를 스트랩에 걸어 로프가 팔 밑으로 지나가게 해라. 팔꿈치는 몸 옆에서 구부려서, 바깥을 보고, 어깨는 외회전 경향으로 만든다. 손가락은 전방을 보고, 손은 팔꿈치 보다 약간 높게 둔다.

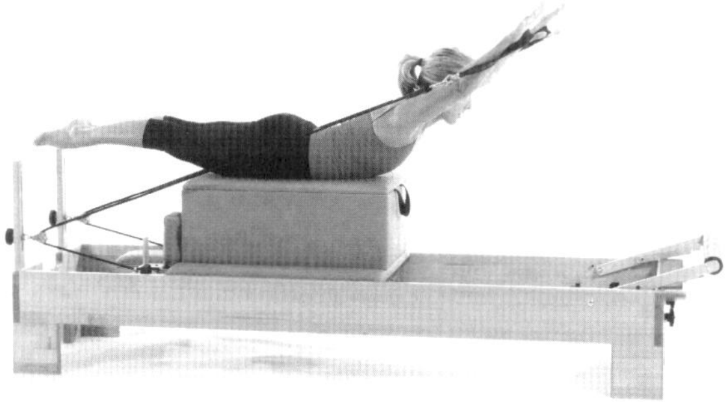

《들이쉬기》 몸통을 편 다음, 곧바로 대각선을 따라 팔을 앞쪽 위쪽으로 펴라.

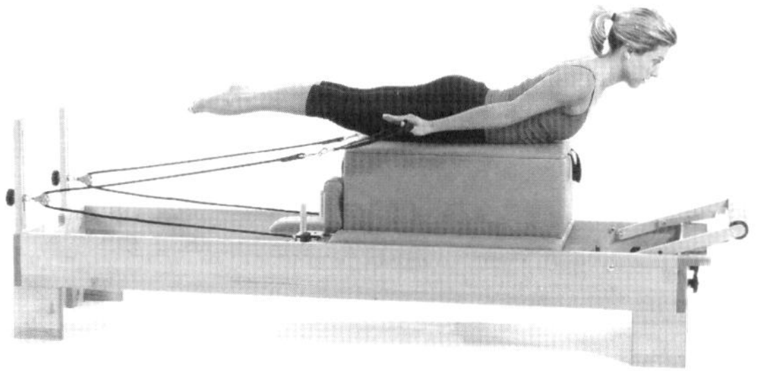

계속 숨을 들이쉬면서, 몸 옆 주위로 팔로 원을 그리면서 몸통을 편 채로 안정되게 유지한다.

《내쉬기》 팔꿈치를 구부려서 몸 옆 가깝게 두고, 손을 팔꿈치 보다 높게 둔다. 어깨의 외회전을 유지하고 앞팔이 평탄한 면 위로 미끄러지듯이 앞팔을 움직여라. 동시에 몸을 내려서, 출발 자세로 되돌아 가라.

리포머

등 펴기 / Back extension

중급

근육 포커스

• 등 폄근

목적

• 등 및 어깨 폄근의 강화

저항
Resistance

약 중 강

풀링 스트랩 I (스트랩 당기기 I)

Pulling Strap I

스트랩 당기기 시리즈는 팔과 어깨 운동과 함께, 등 폄근 복합체와 올바른 근육 활성화를 강조한다. 반대 방향을 보고서 **리포머: 평영**을 한다고 생각해라. 머리 꼭대기에서 시작해서 허리를 향해서 근육들이 차례로 동원된다. 스트랩을 뒤로 당기는 동안 등 폄이 어깨 폄과 동반된다 파워풀한 조합이다. 폄이 생기는 동안, 다리는 바닥과 평행되게 안정된 자세로 남아 있는다. 등 폄의 정도는 당신이 목표로 하기를 원하는 등 부위에 달려 있다. 아치가 더 높을수록, 허리 폄은 더욱 더 활성화될 것이다. 손바닥은 줄곧 리포머를 보고 있어야 하며, 어깨의 내회전과 가슴을 둥글게 만들려는 유혹을 피해라. 팔을 뒤로 당기는 동안 우선 흉추를 아치 모양으로 만들고 가슴을 벌리는 것에 초점을 맞추고, 이어서, 원할 경우, 팔이 그것의 끝 범위로 도달함에 따라 폄을 증가시켜라.

이미지화 하기

서핑을 하는 사람으로서, 나는 서핑보드를 저어나가는 이미지를 사용하지 않을 수 없는데, 그것은 등, 어깨 및 팔 체력을 조화로운 패턴 안에서 조합한다. 서퍼에게 완벽한 파도를 위해서 이 보다 잘 준비시키는 운동은 없다.

□ 처음부터 등 폄근을 인게이지 시켜라.

□ 계속 팔꿈치를 펴고 손바닥은 리포머를 바라본다.

□ 어깨 폄의 마지막에서 손으로 넙다리를 눌러라.

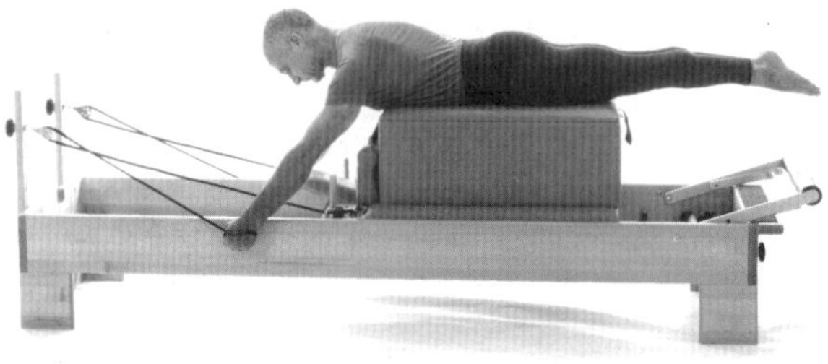

《내쉬기》 풋바가 뒤로 가게 박스에 엎드려서, 복장뼈를 박스 가장자리에 둔다. 팔로 로프를 잡고 어깨에서 밑으로 내린 수직선에서 약 20˚ 전방으로 펴라.

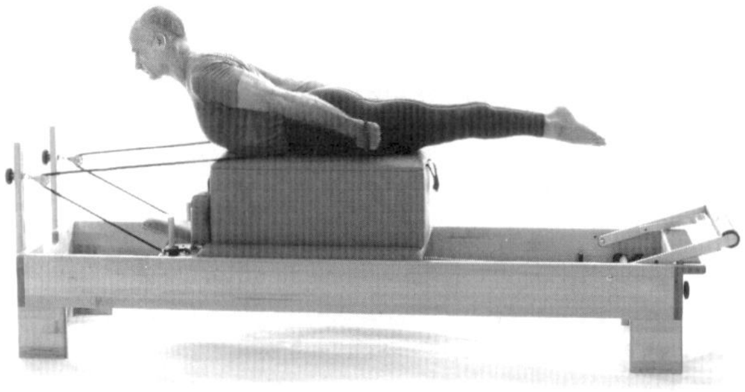

《들이쉬기》 몸통을 펴서 등을 아치 모양으로 만들고, 손바닥은 몸을 바라보게 해서, 스트랩을 허벅지 옆으로 당겨라.

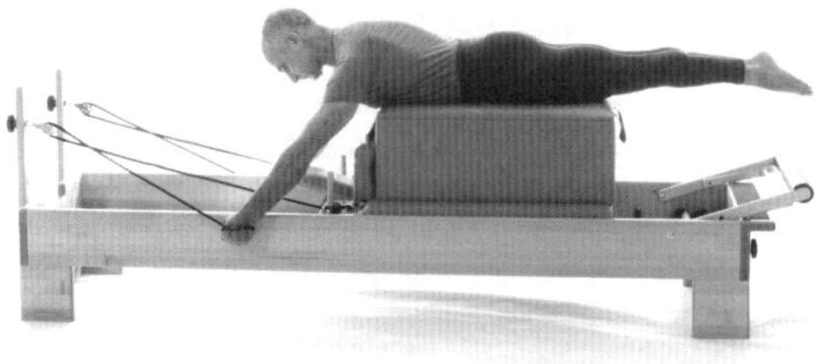

《내쉬기》 몸을 내리면서 팔을 앞쪽으로 움직여서 출발 자세로 되돌아 가라.

풀링 스트랩 II (스트랩 당기기 II)

Pulling Strap II

근육 포커스

- 등 폄근

목적

- 등 폄근의 강화
- 어깨 모음근 및 수평 벌림근의 강화

저항 Resistance

약 중 강

리포머: 스트랩 당기기 I처럼, 이 운동은 등 폄근 복합체의 중요성을 강조하고, 등과 어깨의 조화로운 근육 활성화에 초점을 둔다. 그러나, 이 경우에서 등 폄은 어깨 폄이 아니라, 어깨 모음과 동반된다. 이것은 보다 복잡하고 어려운 움직임으로, 등 폄근들의 아주 큰 힘을 요구하는데, 그것은 팔이 그 위에서 움직일 기반으로 작용한다.

스트랩 당기기 시리즈들은 넓은등근(광배근)의 강한 동원을 요구하는데, 그것은 처음 운동에서 어깨를 펴고, 이 운동에서 어깨를 모은다. 그렇지만, 넓은등근 역시 어깨의 강한 내회전근이어서, 내회전 동작은 두 운동에서 바람직하지 않다. 넓은등근의 이 동작은 어깨 외회전근들에 의해서 중화되는데, 그것은 이 두 스트랩 당기기 운동에서 협력근으로 기능을 해서, 어깨를 내회전 시키는 경향에 대응한다. 어깨 외회전근들과 등 폄근들 특히, 중간 및 상부 폄근들 사이의 밀접한 관계는 이 운동에서 강조된다. 손바닥을 바닥으로 보게 유지함으로써 어깨 외회전근들 그리고 중간 및 상부 폄근들의 동원이 조장된다. 수평면을 따라 팔을 움직여라.

어깨의 후방 양상, 특히 후방 어깨세모근은 팔을 들어 올려서 수평면을 따라 움직일 수 있게 유지하는데 매우 힘들게 작동을 해야만 한다. 이것을 이루기 위해서 매우 가벼운 저항으로 운동을 할 필요가 있다.

이미지화 하기

팔을 어깨 높이 위로 올리거나 그 밑으로 떨구지 않고서 두 개의 레일 또는 케이블을 따라 몸의 어느 한쪽 앞쪽으로 몸을 당긴다고 상상을 해라. 비록 동작이 일차적으로 수평이고, 그 수평 에너지 선이 매우 파워풀 하더라도, 몸통이 들어 올려져 펴지게 되면서 수직 에너지 선이 나타난다.

- □ 어깨 외회전을 유지해라.
- □ 운동 내내 팔을 몸과 같은 높이로 유지해라.
- □ 각각의 반복 이후 T-자세에서 팔을 잠시 멈춰라.
- □ 줄곧 손은 밑을 보고 있어라.

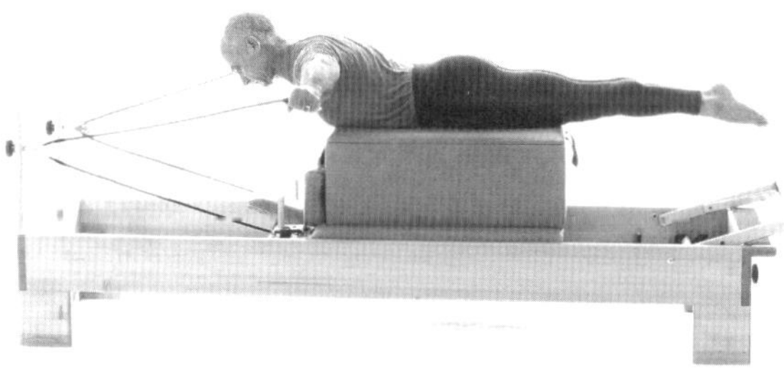

《내쉬기》 풋바가 뒤로 가게 박스에 엎드려서, 복장뼈를 박스 가장자리에 둔다. 팔로 로프를 T-자세로 잡는데, 바닥과 평행하고 손바닥은 바닥을 본다.

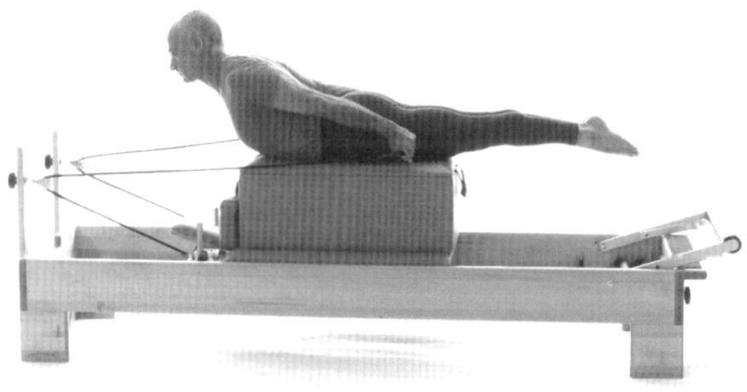

《들이쉬기》 등을 펴고 팔을 넙다리 옆으로 당기는데, 손바닥은 계속 바닥을 보아라. 새끼 손가락으로 팔의 움직임을 이끌어라.

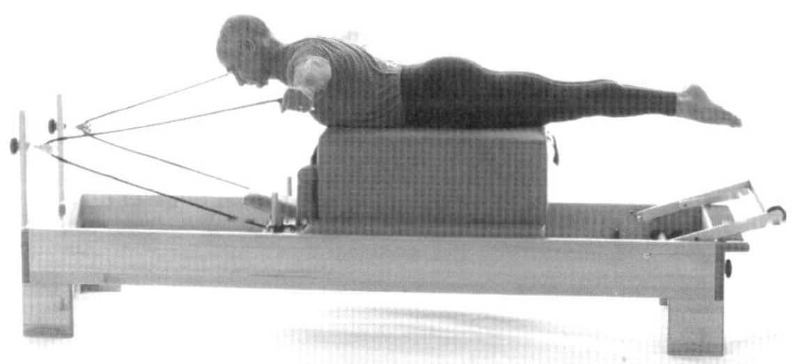

《내쉬기》 몸을 내리면서 팔을 바닥과 평행하게 수평면을 따라 앞쪽으로 움직여라. 출발 자세로 되돌아 가라.

6

| 제 6 장 | 캐딜락 / Cadillac

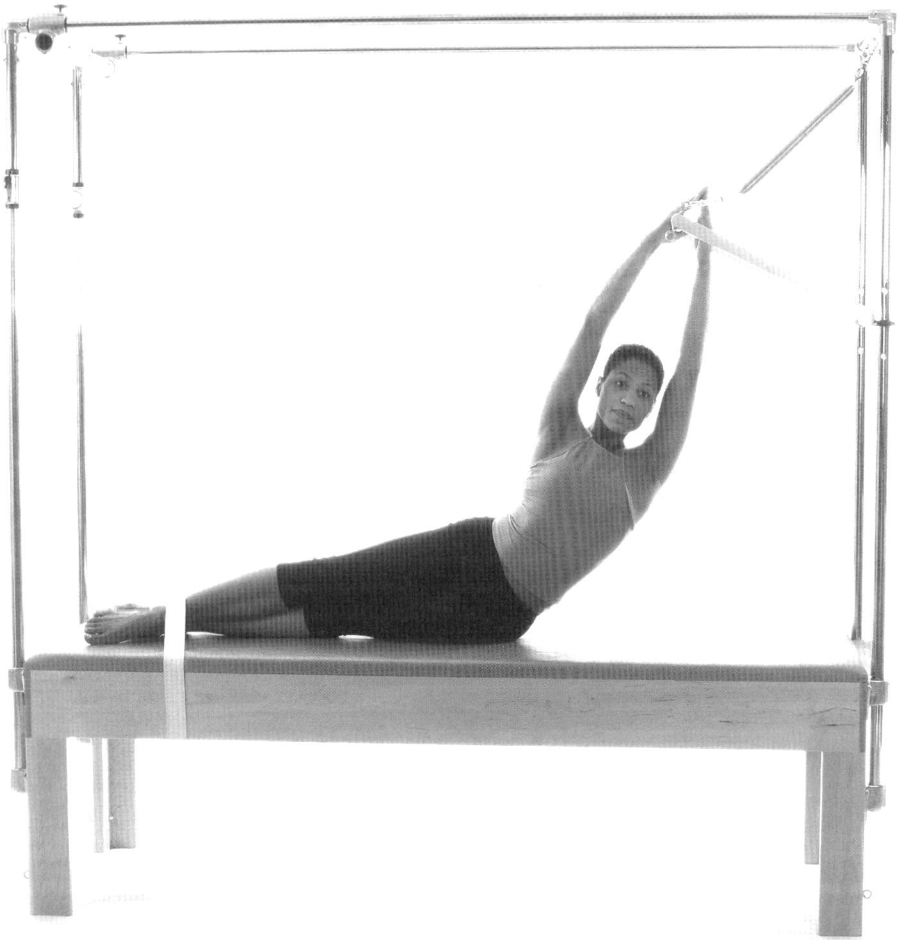

사람들과 함께한 조셉 필라테스의 노력에 관해서 쓰여진 것이 많다. 그는 많은 이들의 재활을 도왔고, 차례로 그들에게서 영감을 받았다. 캐딜락을 (*트랩* 또는 *트랩 테이블*이라고도 불린다) 볼 때, 이 기구 부분을 위한 영감은 병원용 침대라는 것이 분명하다.

모든 필라테스 기구처럼, 캐딜락은 무한한 적용과 함께, 독특하고 다재 다양하다. 예를 들어, 캐딜락에서 발 운동은 유연성뿐만 아니라, 체력 면에서 햄스트링을 강조한다. 이것은 리포머에서의 발 운동과 아주 다르며 많은 이점을 제공하는데, 당신이 올바른 자세를 유지하고 정렬을 손상시키지 않는 한에서 그렇다. 햄스트링은 처음부터 인게이지*되는데 특히 스트레치 상태로, 그리고 그 스트레치는 운동이 진행됨에 따라 증가된다.

또한 캐딜락 구조는 매달리는 운동을 하게 해 주어서, 상체와 하체를 위한 막대한 가능성을 열어 준다. 이 운동들은 곡예-타입의 움직임을 통해서 균형, 조화, 유연성과 체력을 개발시켜, 수많은 이점뿐만 아니라 재미있게 할 수 있는 많은 것을 제공한다.

캐딜락이 움직이지 않는 대신 안정된 지지 기반을 제공한다는 사실은 어르신과 부상을 입은 사람들같이 균형과 안정성이 부족한 사람들을 위해서 장점이 된다. 게다가, 그것이 비교적 지면에서 높이 떨어져 있어서, 오르 내리는데 제한을 가진 사람들을 편하게 만들어 준다. 이러한 특징들은 선생이 가까이서 운동을 하고 신체적 지지를 제공해 주기 편하게 만들어 준다.

캐딜락은 리포머의 동작 범위를 능가하는 그것을 용이하게 하는데, 특히 다리의 스프링 운동에서, 그것은 바로 누워, 옆으로 누워, 엎드려서, 그리고 서서 모든 방향을 바라보면서 수행할 수 있다. 캐딜락은 그 단어의 모든 의미에서 삼차원적인 기구이다. 마지막으로, 리포머가 다른 장비에서 흉내 낼 수 없는 다리를 위한 스트레치를 제공하는 것과 똑같이, 캐딜락은 캐딜락에서만 수행할 수 있는 상체를 위한 독특한 스트레치를 제공한다. 이러한 아주 흥미로운 장비를 즐겨라 — 그것은 항상 나를 어린아이처럼 느끼게 만들어서, 정글짐에서 많은 시간을 보낸다!

패럴러 힐 앤드 토우(뒤꿈치/발가락 평행)

Parallel Heels and Toes

캐딜락에서의 발 운동은 리포머에서 했던 것을 다시 하며 동일한 모든 신호와 지시가 적용된다. 비록 발 자세가 동일하더라도, 다리의 자세는 다르다: 리포머에서 다리는 몸통과 동일한 평면으로 수평으로 움직인다; 캐딜락에서 그들은 몸통에 직각인 수직으로 움직인다. 캐딜락에서 다리가 펴져 있을 때, 이것은 대략 90° 힙 굽힘이라고 해석된다. 추천된 자세를 유지할 수 없는 긴장된 햄스트링을 갖고 있는 사람들은 머리가 다른 방향을 바라보게 해서 누워있을 수 있고, 힙 관절이 풋바의 크로스바 바로 밑에 있다기 보다는 힙 관절이 훨씬 뒤로 둘 수 있다. 이것은 힙 굽힘 각도뿐만 아니라, 햄스트링에 대한 당김을 상당히 줄여 주어서 올바른 정렬을 허용해준다. 동일한 이점이 이 자세에서 여전히 거둬들여질 것이다.

캐딜락에서 (리포머에서와 비교해서) 더 많이 제한된 무릎 굽힘 범위가 하나의 이점이라고 볼 수 있는데, 그 이유는 이 더 작은 무릎 굽힘 정도는 사실상 점프할 때 무릎의 "파워 범위"이기 때문이다. 무릎에 잠재적으로 손상을 주는 힘은 피해야만 하므로, 우리는 보다 기능적인 동작 범위 안에서 훈련을 하고 있다.

뒤꿈치 자세가 힙 폄근들에서 느껴지는 스트레치와 운동을 증폭시키는 반면, 발가락 자세는 더 큰 저항을 만들어 낸다. 발바닥굽힘인 발을 유지하는 것이 저항을 일정하게 유지하기 위해서 중요하다. 다리 뒤에서 느껴지는 스트레치는 뒤꿈치 자세만큼 발가락 자세에서 깊지는 않지만, 다리 뒤로 올라가는 신장의 감각은 두드러지게 남아 있는다.

이미지화 하기

다리를 큰 빌딩의 천장을 받히고 있는 기둥이라고 상상해라. 매번 무릎을 펼 때마다 천장을 약간 더 높게 들어 올리고 무릎을 굽힐 때마다 그것을 약간 내린다. 당신은 다리의 막대한 파워를 느껴야만 한다.

- □ 골반을 내밀지 않고서 가급적 많이 무릎을 굽혀라.
- □ 움직임 내내 힙 폄근을 인게이지 시키고 있어라.
- □ 매 번 반복할 때마다 다리를 펴는데, 무릎을 완전히 편다.

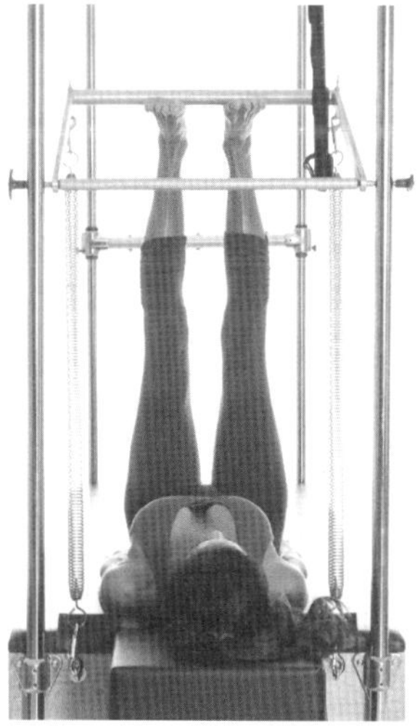

뒤꿈치 평행 자세 전면

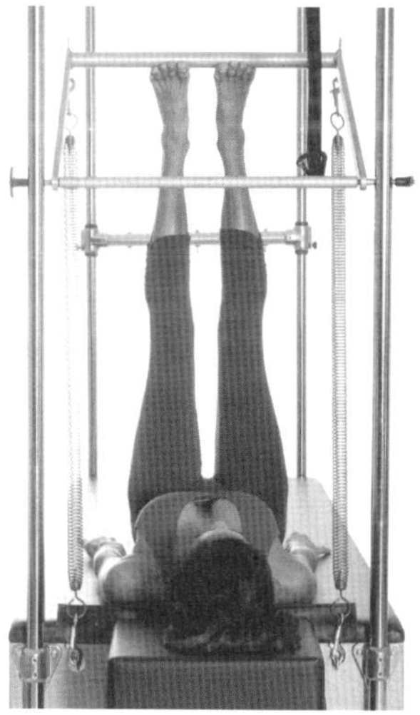

발가락 평행 자세 전면

근육 포커스

- 햄스트링
- 넙다리네갈래근 (대퇴사두근)

목적

- 힙 폄근과 무릎 폄근의 강화
- 햄스트링 유연성 증진
- 골반-허리 안정 개발

저항 Resistance

약 중 강

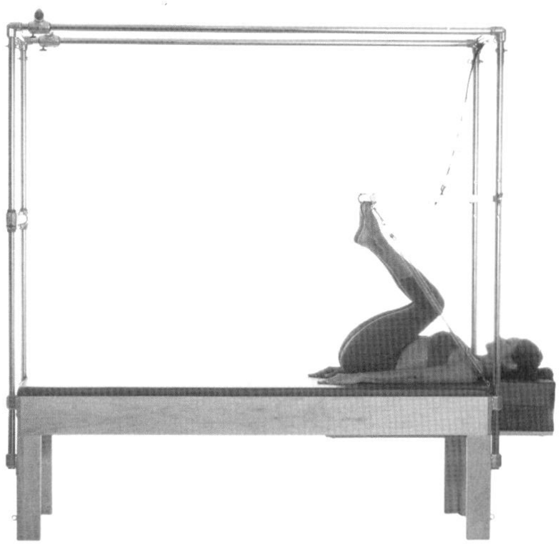

《들이쉬기》 등을 대고 바로 누워, 팔을 몸 옆에 두고, 무릎은 굽히고, 다리는 뒤꿈치 또는 발가락 모두가 바와 평행이 되게 놓는다.

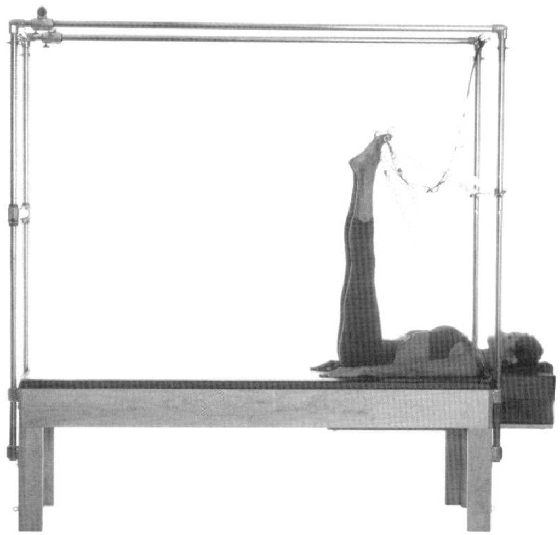

《내쉬기》 무릎을 펴서 힙을 뻗어라.

《들이쉬기》 무릎을 구부리고 힙을 굽혀라.

캐딜락

발 운동/ Foot work

초급

브이 포지션 토우 (발가락 V-자세)

V-Position Toes

근육 포커스

- 햄스트링
- 넙다리네갈래근 (대퇴사두근)

목적

- 힙 폄근과 모음근, 무릎 폄근의 강화
- 햄스트링 유연성 증진
- 골반-허리 안정 개발

저항 Resistance

약 중 강

평행 자세에서 간단히 뒤꿈치를 붙여서 적당한 V-자세를 만들어라. 이 자세에서, 가슴에 댄 넙다리 제한은 크지 않다. 무릎을 굽히는 동안 넙다리는 가슴 옆을 껴안으므로, 무릎 굽힘은 평행 자세에서보다 약간 더 클 수 있다.

줄곧 뒤꿈치를 능동적으로 서로 밀고 있는 것이 중요하다. 이것은 차례로 힙 외회전근과 모음근을 인게이지 시킬 것이다. 발의 발바닥 굽힘을 유지하는 것은 저항을 일정하게 유지시키기 위해서 중요하다. 비록 캐딜락에 있는 풋바가 리포머보다 일반적으로 좁지만, 모든 발가락을 풋바에 인게이지하고 있는 것이 여전히 중요한데, 심지어 새끼조차도 인게이지 시켜라.

캐딜락의 한 이점은 발 운동을 위한 자세인데, ISS를 인게이지 시키고 있으면서, 과다전만의 가능성을 최소화시키고, 사실상, 허리를 스트레치 시킨다. 그러나, 골반을 위로 말아 올리게 만들어서 (후방 기울기), 엉치뼈를 매트에서 들어올리는 흔한 오류를 피해야만 한다. 엉치뼈와 골반은 전체로서 하나의 고정체, 안정된 플랫폼으로서 작용해야만 하는데, 거기서부터 다리가 움직일 수 있다. 골반의 자세를 손상시키는 것은 차례로 발 운동 효과를 줄일 것인데, 특히 햄스트링의 엄청난 운동을 줄인다.

이미지화 하기

개구리가 뛰어오르는 이미지가 이 자세에 좋다. V-모양을 아주 적당히 유지해라; 다리를 벌리려는 유혹이 크더라도 참아라.

- □ 골반을 밀어 넣지 않고서 가급적 많이 무릎을 굽혀라.
- □ 뒤꿈치를 서로 밀어라.
- □ 움직임 내내 발바닥굽힘을 유지해라 (발가락 자세에서).

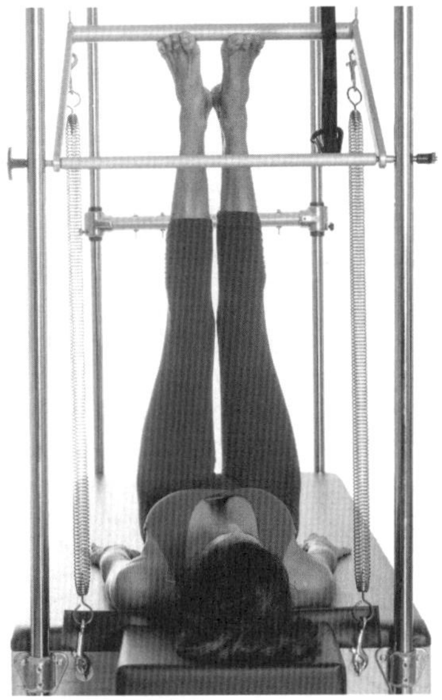

발가락 V-자세 전면

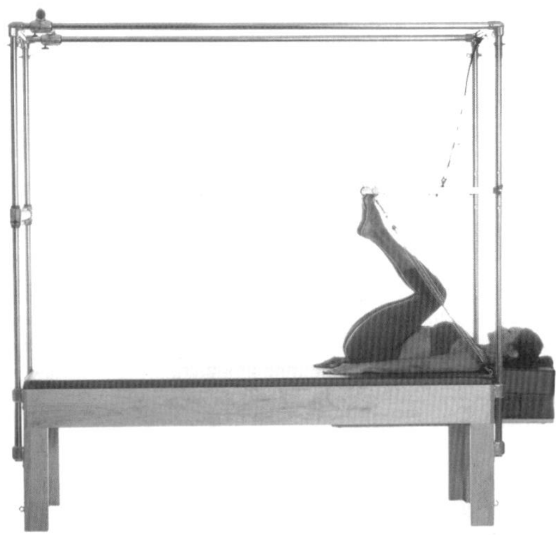

《들이쉬기》 등을 대고 바로 누워, 팔을 몸 옆에 두고, 무릎은 굽히고, 발가락을 풋바에, 발은 뒤꿈치를 붙여서 작은 V-자세를 만들어라.

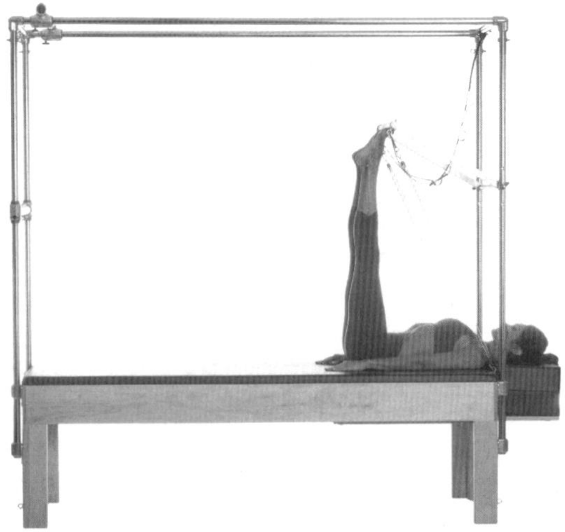

《내쉬기》 무릎을 펴고 힙을 펴라.

《들이쉬기》 무릎을 구부리고 힙을 굽혀라.

와이드 브이 포지션 힐 앤드 토우 (넓은 V-자세 뒤꿈치/발가락)

Wide V-Position Heels and Toes

근육 포커스

- 햄스트링
- 넙다리네갈래근 (대퇴사두근)

목적

- 힙 폄근과 모음근, 무릎 폄근의 강화
- 햄스트링 유연성의 증진
- 골반-허리 안정 개발

저항 Resistance

약 중 강

두 개의 넓은 V-자세에서 힙 외회전 정도는 이제 다리가 벌어진 것을 제외하고, V-자세와 동일하게 남아 있다. 이 자세에서 무릎을 제한 없이 훨씬 더 많이 굽힐 수 있고, 힙의 막대한 스트레치를 얻을 수 있다. 그러나, 엉치뼈를 여전히 붙이고 있는 것을 기억해라.

뒤꿈치 자세는 두 가지 옵션이 있다. 선호하는 첫째 옵션은 장딴지 근육과 아킬레스건의 유연성을 요구한다. 뒤꿈치는 바에, 양쪽 발가락은 사이드바에 놓는다. 이 자세에서 당김이 너무 강하다면, 두 번째 옵션을 사용해라. 간단히 뒤꿈치를 바에 올리고, 발로 적당한 발등굽힘을 유지해라. 넓은 V-발가락 자세는 힙 관절의 모든 자세에 제일 깊은 스트레치를 제공한다. 일관성 있는 저항을 확실히 하기 위해 움직임 내내 발바닥굽힘을 유지해라.

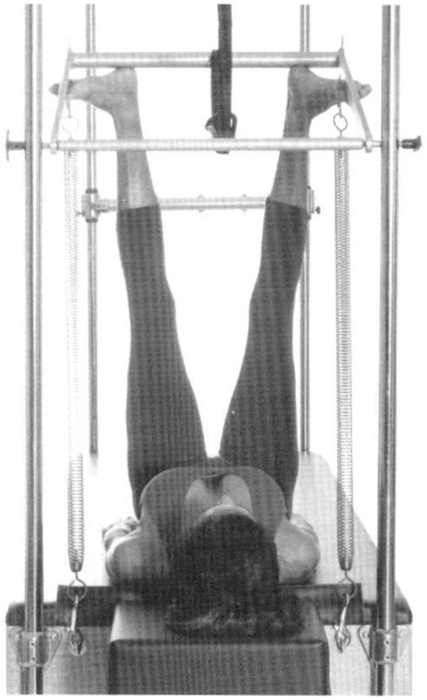

넓은 V-자세 뒤꿈치 전면

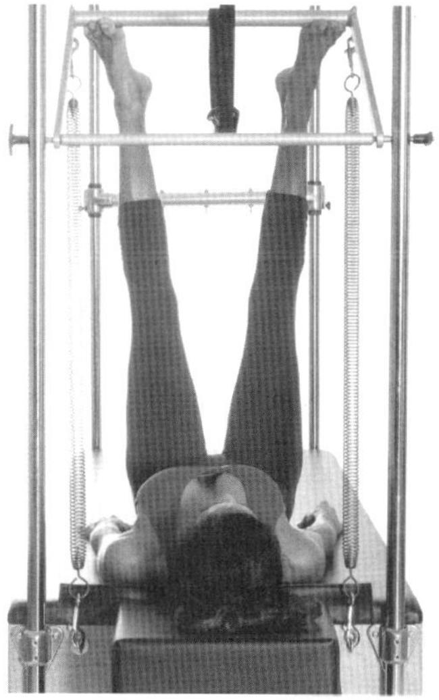

넓은 V-자세 발가락 전면

이미지화 하기

V-자세에서 사용된 개구리가 뛰어오르는 이미지가 여기서도 잘 적용된다. 이 자세에서 다리를 넓게 벌리는데, 엉치뼈가 붙어있는 한 그 스트레치를 최대화 시키고, 즐길 수 있다.

□ 골반을 밀어 넣지 않고서 가급적 많이 무릎을 굽혀라.

□ 뒤꿈치로 바를 계속 누르고 있어라 (뒤꿈치 자세에서).

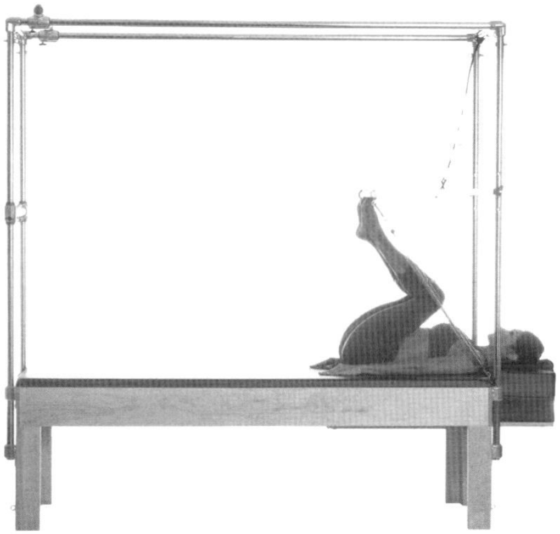

《들이쉬기》 등을 대고 바로 누워, 팔을 몸 옆에 두고, 무릎은 굽히고, 발가락을 풋바에, 뒤꿈치 또는 발가락을 붙여서 발로 넓은 V-자세를 만들어라.

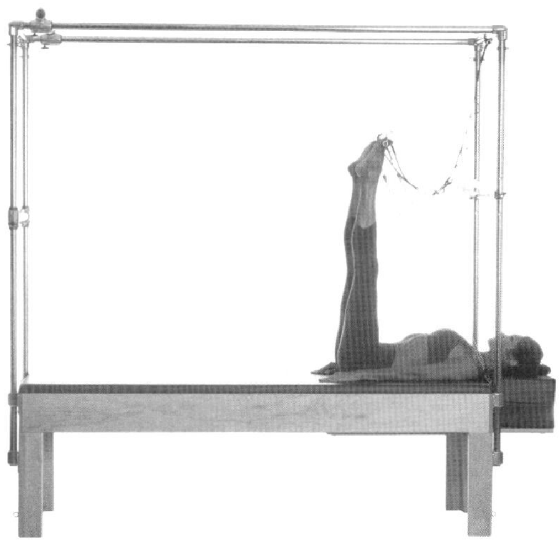

《내쉬기》 무릎을 펴고 힙을 펴라.

《들이쉬기》 무릎을 구부리고 힙을 굽혀라.

카프 레이즈 (장딴지 올리기)
Calf Raise

근육 포커스
- 발바닥굽힘근

목적
- 발 안정근과 발바닥굽힘근의 강화
- 발바닥굽힘근과 햄스트링의 스트레치

저항
Resistance
약 중 강

장딴지 올리기 운동은 다리 뒤를 따라서 위로 완전한 스트레치를 이용할 수 있는데 그것은 몸통을 따라서 심지어 목까지 느낄 수 있다. 캐딜락에서의 스트레치는 리포머에서보다 더 강한데 그 이유는 다리의 똑바른 자세 때문이다. 이 자세로 있는 또 다른 장점은 운동 동안 발을 실제로 보는 기회이다. 시각적인 피드백은 정렬을 관찰하고 교정하는 것을 돕는다.

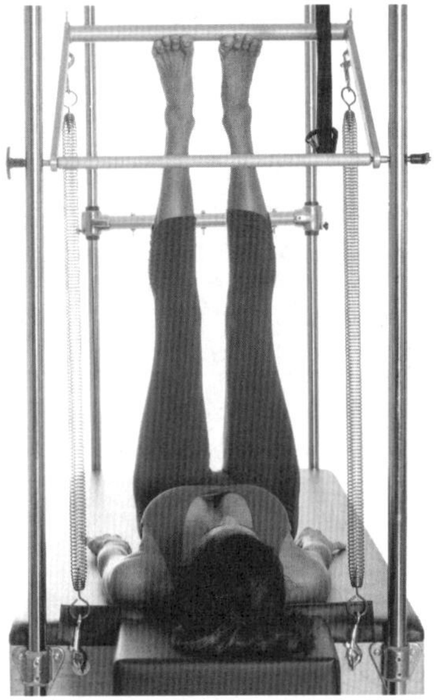

장딴지 올리기 출발 자세에 있는 발의 전면

이미지화 하기

나는 발의 가벼움을 상상하려고 노력하는데, 마치 발로 공을 공중으로 살짝 찼다가 공이 가볍게 발로 떨어지게 공을 잡는 것과 같다.

- □ 발목과 발의 완전한 동작 범위를 사용해라.
- □ 스프링의 당김에만 의존하지 말고, 발로 능동적으로 발등굽힘을 만들어라.
- □ 무릎을 펴서 유지해라.

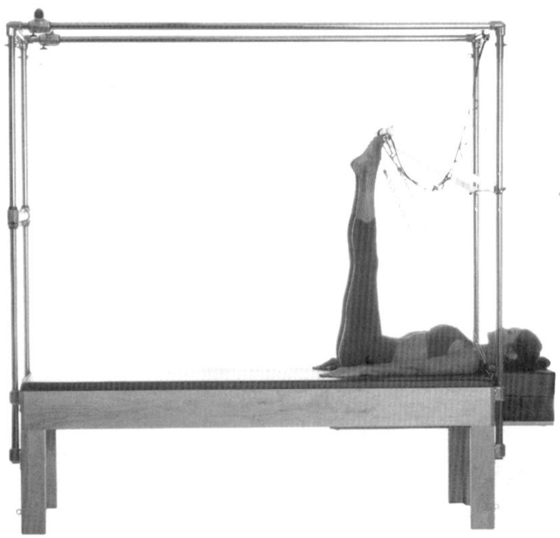

《내쉬기》 등을 대고 바로 누워, 팔을 몸 옆에 두고, 발가락을 풋바에, 다리를 힙-너비로 벌려서 평행되게, 무릎을 펴고, 발은 발바닥굽힘으로 만들어라.

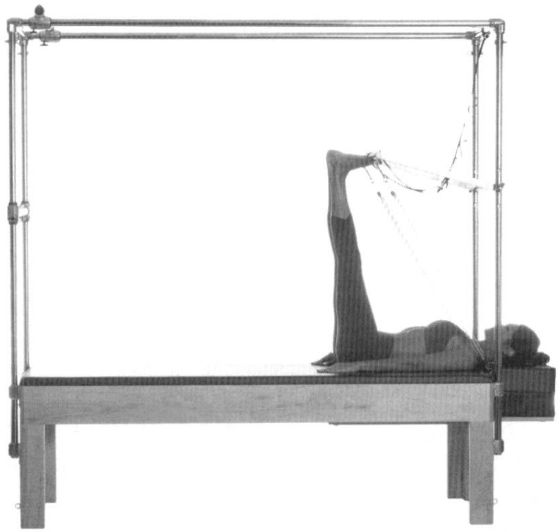

《들이쉬기》 양발을 발등굽힘으로 만든다.

《내쉬기》 양발을 발바닥굽힘으로 만들고, 내쉬는 동안 하나의 완전한 사이클을, 그리고 들이쉬는 동안 하나의 완전한 사이클을 번갈아 시행해라.

프랜스 (활보)
Prance

캐딜락에서 활보 운동을 실행할 때, **리포머: 프랜스**에서 요구되는 동일한 흐름과 부드러운 전환이 만연해야만 한다. 골반의 고정된 자세는 그것을 안정시키는 것을 도와서, 골반을 좌 · 우로 기울이는 경향을 줄여준다.

이미지화 하기

나는 발의 가벼움을 상상하려고 노력하는데, 마치 내가 발로 공을 공중으로 살짝 찾다가 공이 가볍게 발로 떨어지게 공을 잡는 것과 같다.

□ 발목과 발의 완전한 동작 범위를 사용해라.

□ 한 발을 능동적으로 발등굽힘을 만드는 동안 다른 발로 발바닥굽힘을 극대화 시켜라.

□ 각각의 반복 이후 완전한 발바닥굽힘을 통해서 전환해라.

캐딜락

발 운동 / Foot work

초급

근육 포커스

- 발바닥굽힘근

목적

- 발 안정근과 발바닥굽힘근의 강화
- 발바닥굽힘근과 햄스트링의 스트레치

저항
Resistance
약 중 강

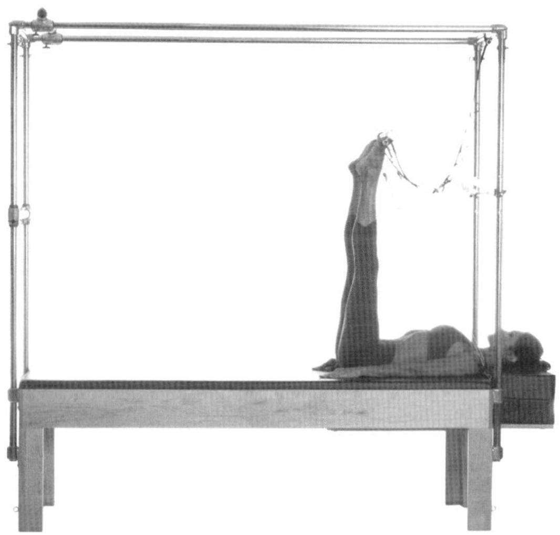

《내쉬기》 등을 대고 바로 누워, 팔을 몸 옆에 두고, 발가락을 풋바에, 다리를 힙-너비로 벌려서 평행되게, 무릎을 펴고, 발은 발바닥굽힘으로 만들어라.

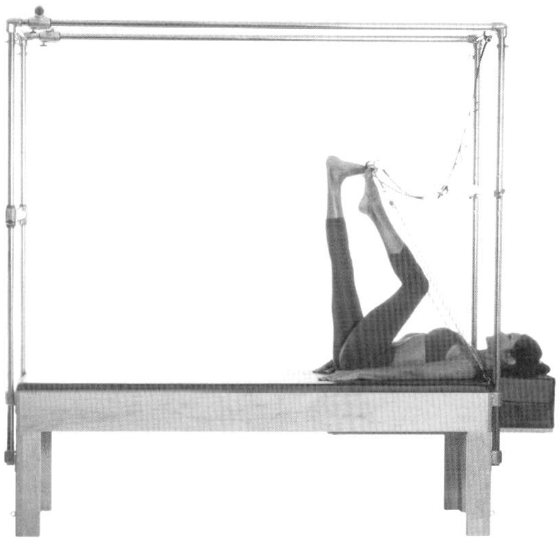

《들이쉬기》 한 발을 발바닥굽힘을 만드는 동안 다른 무릎을 굽히고 발을 발등굽힘을 만들어라. 다른 다리로 전환하기 전에, 굽힌 다리를 펴서 발을 발바닥굽힘으로 만들어서 양 다리를 펴고 양발을 발바닥굽힘으로 만들어라.

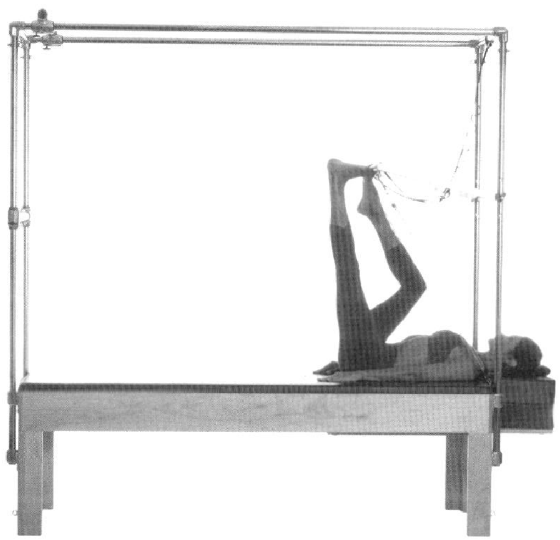

《내쉬기》 한 발을 발바닥굽힘으로 만드는 동안 다른 무릎을 굽히고 그 발을 발등굽힘으로 만들어라.

번갈아 한다: 내쉬는 동안 하나의 완전한 사이클 그리고 들이쉬는 동안 하나의 완전한 사이클.

싱글-레그 힐 (한-다리 뒤꿈치)
Single-Leg Heel

근육 포커스
- 햄스트링
- 넙다리네갈래근 (대퇴사두근)

목적
- 힙 펌근과 무릎 펌근의 강화
- 햄스트링 유연성 증진
- 골반-허리 안정 개발

저항 Resistance
약 중 강

한-다리 자세는 운동 다리의 햄스트링을 스트레치 시키고, 지지 다리의 엉덩이 굽힘근들을 스트레치 시키기 위한 최적 정렬로 몸을 둔다. 운동 다리의 체력과 유연성 사이의 상호 작용은 필라테스 내의 *균형* 원칙을 강조한다. 이 뒤꿈치 자세에서, 당신은 다리 뒤를 따라 올라가는 스트레치와 힙 펌근들의 일을 곧바로 느낄 수 있다. 지지 다리는 힙 관절과 선을 이뤄서 매트에 편평하게 있어야만 한다. 지지 다리가 가쪽으로 "뜨고(float)" 무릎을 굽히는 경향이 있는데, 특히 엉덩이 굽힘근이 긴장되어 있을 때다. 만약 이 경향을 조절할 수 없다면, 지지 다리를 구부려서 발바닥을 매트에 꽉 붙이고 있어라. 이것은 지지 다리의 엉덩이 굽힘근과 운동 다리의 힙 펌근의 당김을 풀어준다.

이미지화 하기

에너지 선들이 이 자세를 위한 엄청난 이미지를 제공하는데, 한 선은 운동 다리의 힙 관절에서 수직으로 위로 뻗어 다리를 거쳐 발을 통과해 간다. 다른 다리는 지지 다리의 힙 관절에서 수평으로 뻗어가서, 다리를 거쳐 발가락을 통과해 가고, 다른 방향에서 몸통을 거쳐 머리를 통과해 간다. 이 이미지는 최적 정렬을 유지하는 것을 돕는다.

- □ 골반을 안정되게 유지해라.
- □ 햄스트링과 엉덩이 굽힘근들이 긴장되어 있다면 지지 다리를 구부려라.

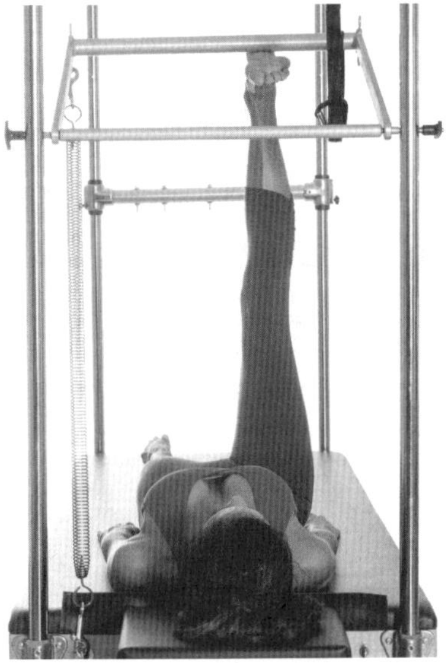

뒤꿈치를 바에 대고 무릎과 힘을 편 전면

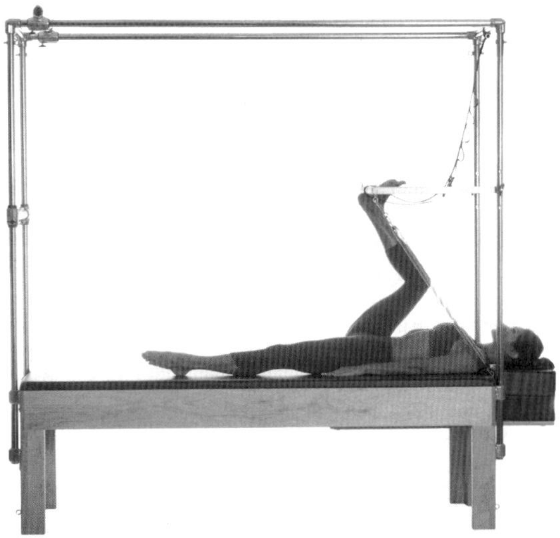

등을 대고 누워, 팔을 몸 옆에 둔다. 한 다리의 뒤꿈치를 바에 대고, 무릎을 굽힌다. 다른 (지지) 다리는 펴서 매트에 붙이고 있는다.

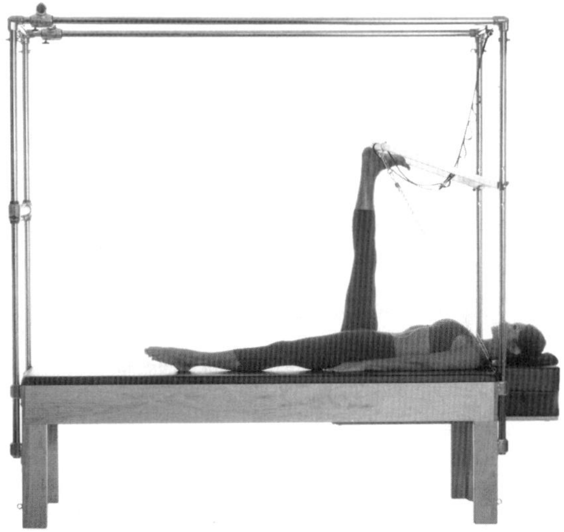

《내쉬기》 무릎과 힙을 편다.

《들이쉬기》 무릎과 힙을 굽힌다. 다른 다리로 절차를 반복한다.

싱글-레그 토우 (한-다리 발가락)

Single-Leg Toes

발가락 자세에서 저항이 약간 커지는데, 스프링이 조금 더 당겨지기 때문이다. 발바닥굽힘근들은 엎침과 뒤침을 조절하는 근육들과 마찬가지로, 이 형태에서 매우 두드러진 역할을 한다. 뒤꿈치 형태에서처럼, 지지 다리가 가쪽으로 "떠 있고," 무릎을 굽히는 경향이 있다. 이 경향을 조절할 수 없다면, 지지 다리를 구부리고 발바닥을 매트에 꽉 붙이고 있어라.

이미지화 하기

에너지 선들이 이 자세를 위한 엄청난 이미지를 제공하는데, 한 선은 운동 다리의 힙 관절에서 수직으로 위로 뻗어 다리를 거쳐 발을 통과해 간다. 다른 다리는 지지 다리의 힙 관절에서 수평으로 뻗어 가서, 다리를 거쳐 발가락을 통과해 가고, 다른 방향에서 몸통을 거쳐 머리를 통과해 간다. 이러한 이미지는 최적 정렬을 유지하는 것을 돕는다.

- □ 골반을 안정되게 유지해라.
- □ 햄스트링이 긴장되어 있다면 지지 다리를 구부려라.
- □ 움직임 내내 발바닥굽힘을 유지해라.

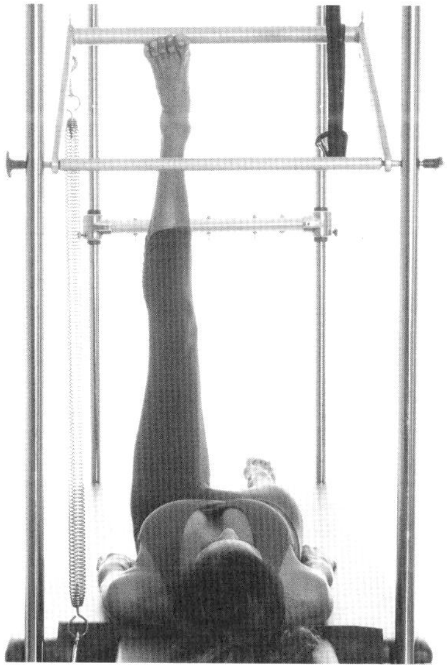

발가락을 바에 대고 무릎과 힙을 편 전면

근육 포커스

- 햄스트링
- 넙다리네갈래근 (대퇴사두근)

목적

- 힙 폄근과 무릎 폄근의 강화
- 발목 조절 증진
- 골반-허리 안정 개발

저항
Resistance

약 중 강

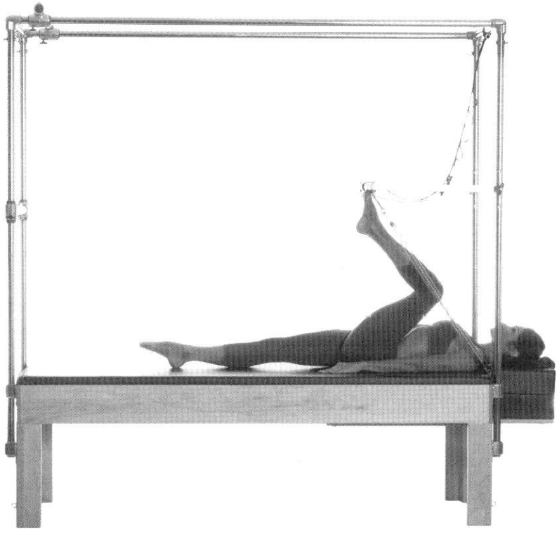

등을 대고 누워, 팔을 몸 옆에 둔다. 한 다리의 발가락을 바에 대고, 무릎을 굽힌다. 다른 (지지) 다리는 펴서 매트에 붙이고 있는다.

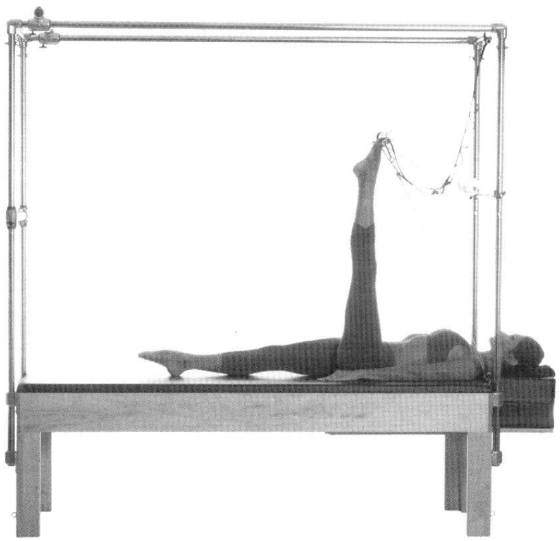

《내쉬기》 무릎과 힙을 편다.

《들이쉬기》 무릎과 힙을 굽힌다. 다른 다리로 절차를 반복한다.

캐딜락

복부 운동 / Abdominal work

초급

근육 포커스

- 복근

목적

- 복근 강화
- 등 근육 스트레치
- 몸통 안정 개발

저항
Resistance

약 중 강

롤-업
Roll-Up

이것은 본질적으로 스프링-보조 롤-업으로, **매트 운동: 롤-업**과 많이 닮았다. 이 운동은 매트에서 롤-업을 제대로 하지 못하는 사람들에게 종종 도움이 되며, 또한 캐딜락에서 웜업에 포함되는 멋진 옵션이다. 스프링들은 복근을 도와서, 정확한 순서로 정확한 근육을 쉽게 동원하는 과외의 부양책이다. 그 결과는 좋은 폼이다. 스프링들의 보조는 이 운동을 정확하게 수행하지 못하게 할 수 있는 근육의 과도한 긴장을 풀게 돕는데 특히, 엉덩이 굽힘근과 하부 등 근육이다.

이미지화 하기

스프링-보조 운동들의 대부분처럼, 스프링이 외적 힘이라기보다 몸과 근육의 필수적인 부분이라고 여기고 운동을 해야만 한다.
그것을 복근의 연장 또는 또 다른 복근이라고 생각해라.

□ 복근으로 움직임을 시작하는데, 그것은 머리와 견갑대를 굽히기 시작하는 동안 몸통을 안정시킨다.
그 다음 엉덩이 굽힘근이 활성화 되어서 몸통과 골반이 굽혀지게 들어 올린다.

□ 복근은 처음에 몸통을 안정시키고 복근을 딥 스쿠핑(할로윙)을 한다. 그 다음 복근은 엉덩이 굽힘근과 함께 몸통과 골반이 굽혀지게 들어 올린다.

□ 다리를 펴는 동안 무릎을 부드럽게 유지해라.

□ 운동 내내 모음근을 인게이지 시켜라.

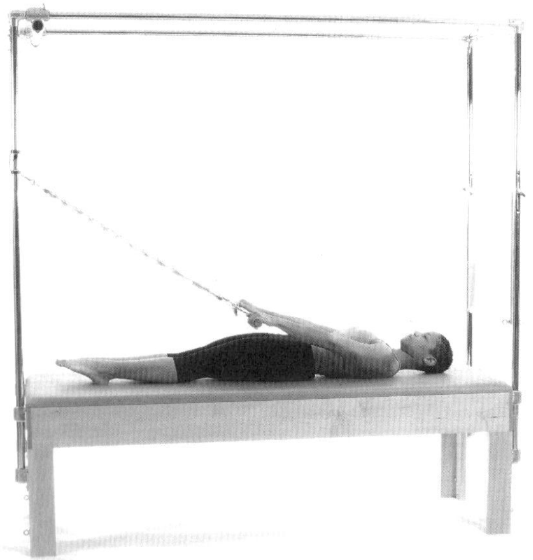

《내쉬기》 다리를 펴고 바로 눕는다. 손으로 롤-업바를 어깨 너비로 잡고, 몸을 캐딜락 베드의 뒤로 충분히 가게 해서 스프링에 장력을 만들어라.

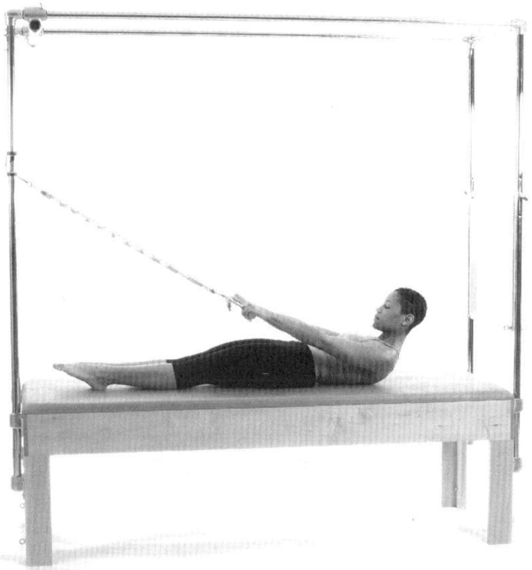

《들이쉬기》 머리와 견갑대를 들어올려 C 커브 모양으로 척추 굽힘을 만들어라.

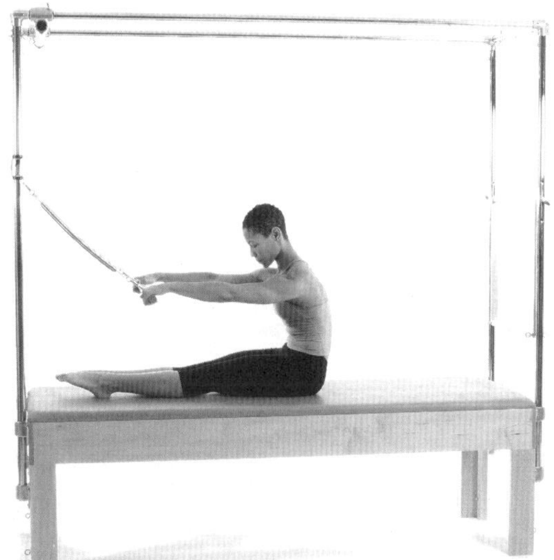

《내쉬기》 천천히 몸을 말아 올리는데 몸통의 C 커브를 유지해라. 숨을 들이 쉬면서, 어깨가 힙 관절 위에 있을 때 멈춰라.

《내쉬기》 척추를 하나씩 뒤로 말아 내리면서 출발 자세로 가라.

미니 롤-업
Mini Roll-Up

이것은 **스프링-보조 매트 운동: 가슴 들어올리기**이다. 나는 스프링을 복근의 한 연장으로서, 그것의 힘을 보완한다고 보고 있다. 스프링은 복근을 도와서 그것의 기능을 수행하고, 보상을 극복하고 완벽한 폼을 이룬다. 이 경우에서 보조는 주로 복근 안정과 관련이 있으며 허리 폄근들 안의 불필요한 긴장을 풀게 해 주는데, 불필요한 긴장은 종종 몸통이 적절한 전방 굽힘을 얻는 것을 막고 복근이 완전히 수축하는 것을 막는다. 줄곧 몸통이 전방 굽힘으로 유지돼야 함을 주목하고, 그 느낌은 몸의 둥근 모양이 변함 없이 남아 있는 것에서 **매트 운동: 공처럼 굴리기** 운동의 그것과 비슷해야만 한다. 그 움직임은 어깨뼈 기저와 엉치뼈 사이에서 생기는데, 척추를 매트에서, 척추뼈를 하나씩 분절시키며, 그후에 뒤로 말아 내려간다.

이미지화 하기

바퀴 또는 공이 작은 아크 안에서 앞 뒤로 구르는 것을 상상해라. 매번 구를 때마다 움푹 파인 복부 그릇을 깊게 만드는데 초점을 두어라.

- □ 척추 굽힘을 유지하는데 초점을 맞춰라.
- □ 어깨를 이완되게 유지해라.
- □ 가급적, 운동 내내 중립골반을 유지해라.
  (골반을 약간 후방 기울기로 만드는 것이 원하는 목표를 얻는 것을 돕는다면, 특히 과다전만이 있을 때, 그렇게 해라.)

캐딜락

복부 운동 / Abdominal work

초급

근육 포커스

- 복근

목적

- 복근 강화
- 하부 등 근육 스트레치
- 복부 운동 동안
  중립골반 사용 교습

저항
Resistance
약 중 강

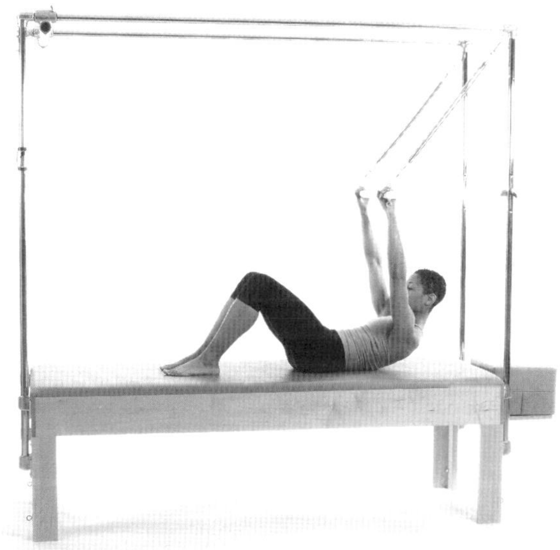

《들이쉬기》 바로 누워 무릎을 구부리고 힙-너비로 발을 바닥에 붙인다. 오버핸드 그립으로 푸쉬바를 잡고, 손을 어깨와 선을 맞춘다. 머리와 견갑대를 들어올려 척추를 굽힌다.

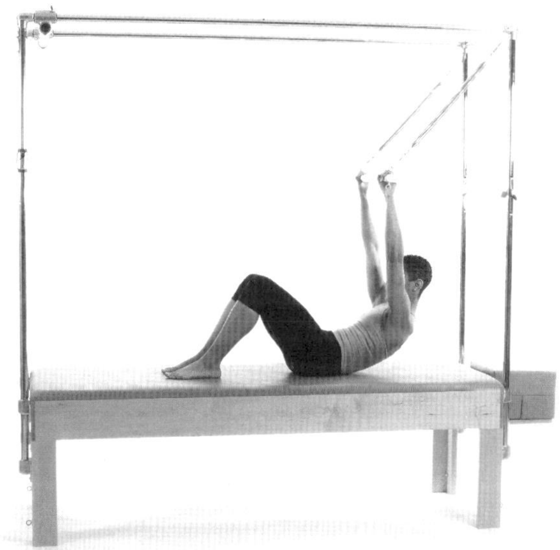

《내쉬기》 몸통의 C 커브를 유지하면서 천천히 위로 말아 올라가라. 이 시점에서 어깨는 푸쉬바 바로 밑에 있어야만 한다.

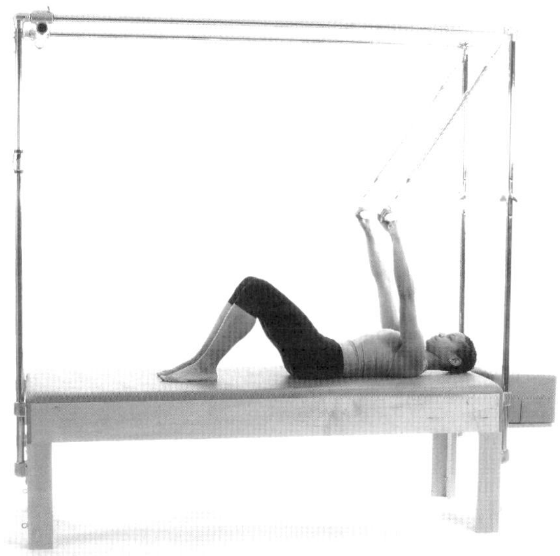

《들이쉬기》 출발 자세로 내려라. 바로 누운 자세로 낮추기 전에 5-10회 반복한다.

중급

근육 포커스

- 복근

목적

- 복근 강화
- 팔 강화와 어깨 스트레치

저항
Resistance

약 중 강

롤-업 - 탑 로우디드

Roll-Up - Top Loaded

이 운동의 절차는 스프링-보조 캐딜락: 롤-업과 비슷한데, 그러나, 이 탑-로드 형태는 척추 굽힘에서 척추 폄을 거쳐서 똑바로 앉은 자세로 바뀌는 것을 포함한다. 그것은 팔을 펴는 팔 움직임, 어깨 스트레치 및 몸통의 똑바른 정렬을 시험한다. (똑바른 정렬에서 갈비뼈를 전방으로 밀어내는 경향이 있는데, 특히 팔 움직임 동안, 그것은 피해야만 한다.) 팔꿈치를 굽히는 동안, 어깨 외회전과 어깨뼈 벌림을 강조해라.

이미지화 하기

기둥이 빌딩을 지탱하듯이, 천장을 위로 밀어서 그것을 내 팔로 받히고 있는 감각을 항상 느낀다. 팔꿈치가 구부러지면, 그것이 강한 스프링에 의해서 옆 바깥으로 당겨진다고 상상해라. 팔꿈치를 안으로 당겨 펴는 동안, 상상의 스프링의 당김에 저항해서 일을 한다고 생각하고, 다시 천장을 위로 밀어라.

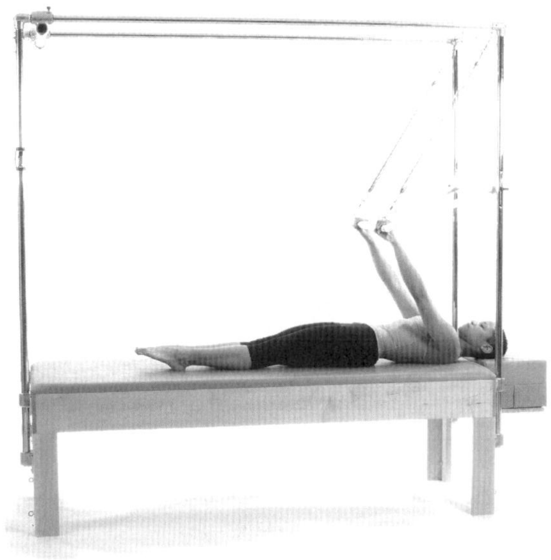

《내쉬기》 바로 누워 다리를 편다. 팔이 몸과 약 45°가 되게 푸쉬바를 잡아라. 머리는 캐딜락의 가장자리를 넘어 헤드레스트에 둔다. (캐딜락이 내장된 헤드레스트가 없는 경우, 기구의 머리쪽에 쿠션을 깐 의자를 놓아서 그것을 만들 수 있다.)

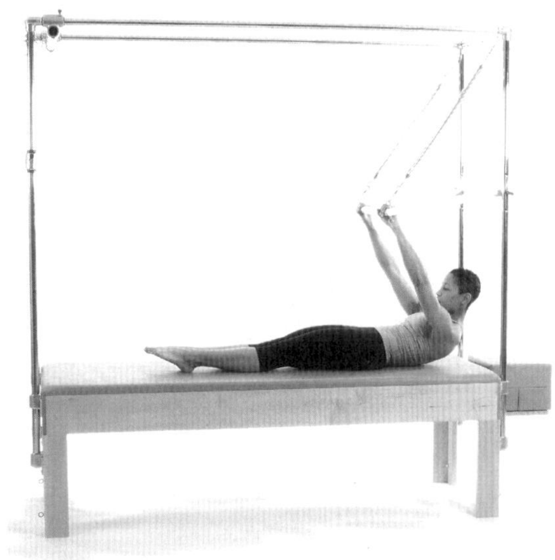

《들이쉬기》 머리와 견갑대를 올려서 척추 굽힘을 만든다.

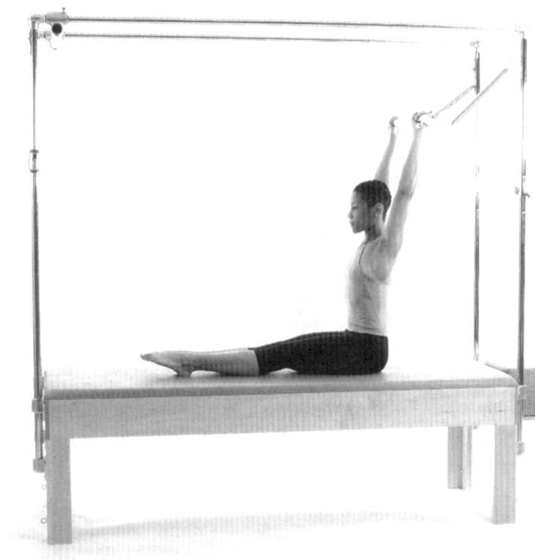

《내쉬기》 척추의 분절 움직임을 만들면서 천천히 말아 올라가라. 몸통을 앉은 수직 자세로 뻗고 팔을 머리 위로 뻗어서, 푸쉬바를 위로 밀어라.

□ 몸통이 팔을 머리 위로 둔 마지막 앉은 자세로 도달할 때 그것이 매트와 직각이 되도록 캐딜락에서 몸을 위치 시켜라.

□ 똑바로 앉아 있을 때 복근과 등 폄근의 협력-수축이 몸통을 안정시켜라.

□ 팔꿈치를 굽히는 동안 약간의 어깨 외회전을 유지해라.

변형 / VARIATION

이 운동은 스프링을 꼭대기가 아니고 아래에 걸어서 할 수 있는데 (안전 스트랩을 사용하는 것을 기억해라), 그 경우 스프링이 동작을 돕는다기 보다 저항을 해서, 복근, 등 폄근, 팔 및 어깨에 증가된 도전을 만든다. 이 형태는 롤업—보텀—로우디드라고 불린다.

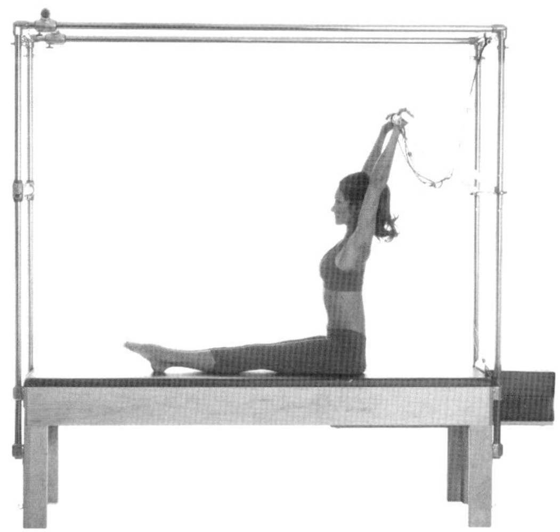

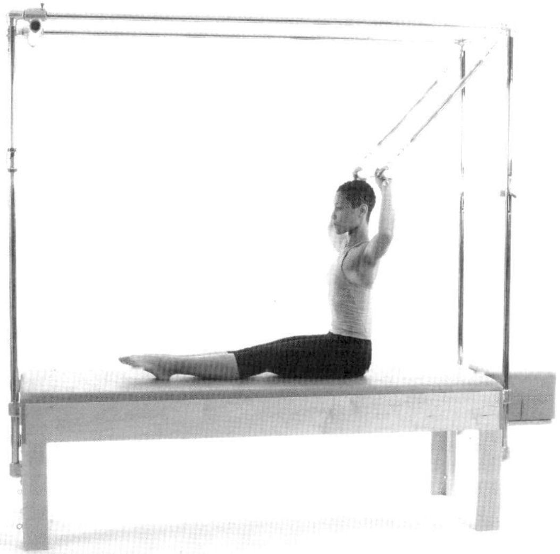

《들이쉬기》 팔꿈치를 옆으로 그리고 약간 전방으로 (어깨 외회전) 구부리고, 어깨뼈를 벌린 다음, 팔꿈치를 펴라.

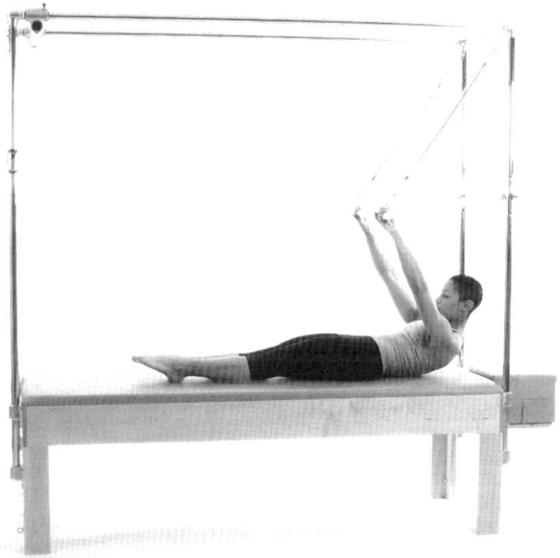

《내쉬기》 뒤로 굴러 출발 자세로 되돌아가라.

미니 롤-업 오블릭
Mini Roll-Up Oblique

근육 포커스
• 배빗근(복사근)

목적
• 배빗근에 중점을 둔 복근 강화
• 허리 부위 근육의 스트레치
• 복근 운동 동안 중립골반 사용 확립

저항
Resistance
약 중 강

이 운동은 캐딜락: 미니 롤–업과 동일한 폼과 자세를 사용하지만, 그러나 척추 굽힘에 회전적 성분을 더해서 더욱 난이도를 높힌다. 몸통이 돌아가기 때문에, 골반은 가쪽으로 기울어져서 한쪽이 들어올려지는 경향이 있다; 골반을 안정시키고, 발에 힘을 균등히 유지시켜 이것에 저항해라. 또한, 어깨도 올라가는 경향이 있다. 언더핸드 그립으로 바꾸는 것이 어깨뼈 안정과 이완된 어깨를 유지하는 것을 돕는다. 갈비뼈를 한쪽에서 (일반적으로 당신이 돌아가려는 쪽) 튀어 나오게 하는 것을 피해라. 튀어 나오는 것은 몸통의 진정한 회전이라기 보다는 가쪽 굽힘(swivel)을 만든다.

마지막으로, 팔꿈치를 굽혀서 팔을 당겨 올리려는 유혹을 피해라. 그 팔은 그냥 몸통과 푸쉬바 사이의 연결 막대기로서 기능을 하며 똑바로 유지돼야만 한다.

이미지화 하기

움직임을 만드는 곳을 팔 또는 발이 아니라, 복부 부위라고 의식적으로 생각해라. 또한 하부 갈비뼈와 엉덩뼈능선 사이의 거리를 양쪽에서 똑같이 유지한다고 생각해라. 이것은 가쪽 굽힘(스위블)이 아닌 회전을 만든다.

□ 몸의 양쪽에서 배속빗근과 배바깥빗근을 인게이지 시켜라.

□ 줄곧 척추 굽힘을 유지해라.

□ 잡고 있는 팔을 펴고 어깨를 이완되게 유지해라.

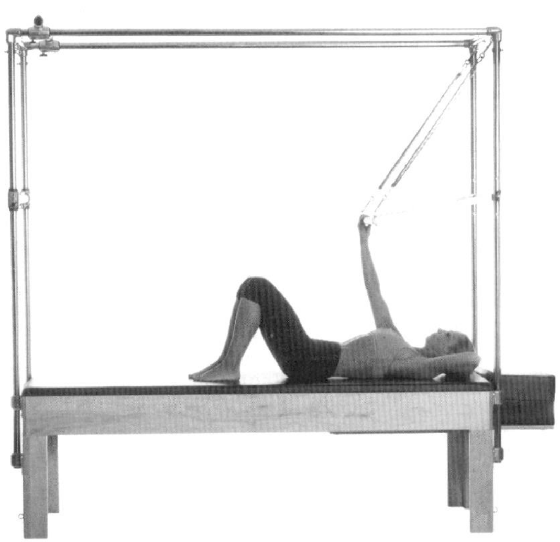

《들이쉬기》 바로 누워 무릎을 구부리고 힙–너비로 발을 바닥에 붙인다. 손을 어깨–너비로 벌려 언더핸드 그립으로 푸쉬바를 잡아라. 한 손을 머리 뒤로 둔다.

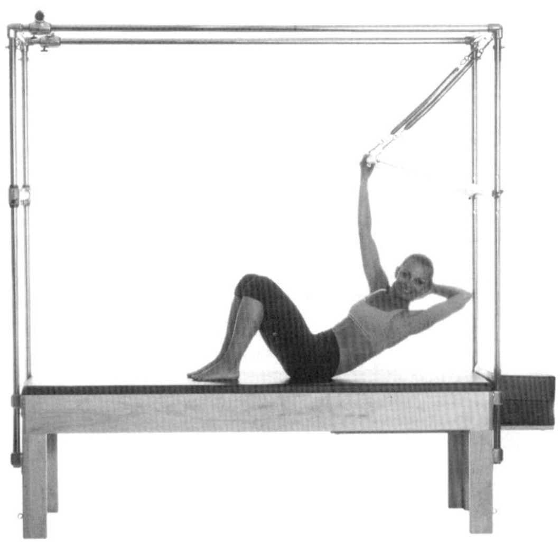

《내쉬기》 척추 굽힘이 되도록 머리와 견갑대를 올려서, 푸쉬바를 잡고 있는 손에서 멀리 몸통을 돌려라. 몸통의 C–커브 자세를 유지하고 몸통의 회전을 유지하면서 위로 말아 올라가라.

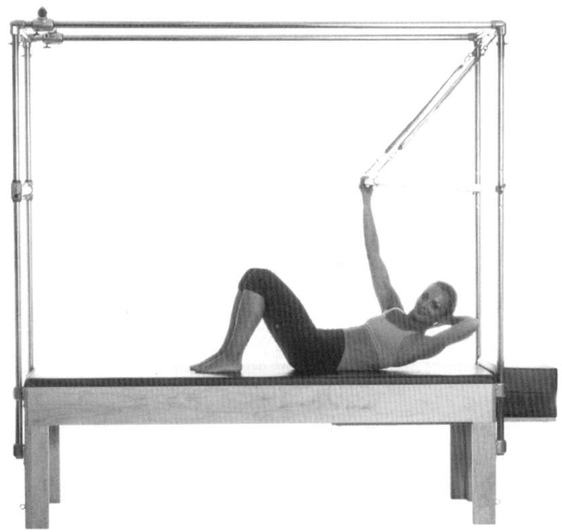

《들이쉬기》 출발 자세로 내리는데, 몸통의 회전을 유지해라. 중앙으로 되돌아가서 바로 누운 자세로 내려가기 전에 5–10회 반복해라.

티저
Teaser

캐딜락
복부 운동 / Abdominal work

중급

근육 포커스
- 복근
- 등 펌근

목적
- 복근과 등 펌근의 강화
- 엉덩이 굽힘근 조절 개발
- 몸통 안정 개발

저항 Resistance: 약 — 중 — 강

티저는 매트, 리포머, 바렐, 캐딜락에서 여러 폼으로 실행된다. 아주 부담이 큰 캐딜락 운동에서 스프링에 의해서 제공되는 지지는 복근과 등 펌근을 보충해서, 움직임의 개선과 근육 동원을 용이하게 만든다. 푸쉬바는 가장 기본적인 형태부터 가장 고급 형태까지, 티저의 모든 캐딜락 형태에서 돕기 위해서 사용될 수 있다. 보조를 크게 하려면 스프링 두 개를 쓰고, 난이도를 더 향상하기 위해 한 개, 그리고 가장 높은 난이도와 오직 최소한의 저항을 위해서는 스프링을 쓰지 않는다.

출발 자세는 V자로 앉은 자세에 있을 때 팔이 몸통과 직선으로 사선을 형성하게 정렬될 수 있는 것에 기초를 둬야만 한다. 내가 제안하는 것은 바로 누워 있을 때, 어깨가 푸쉬바 바로 밑에 있게 해서 시작하는 것이다.

이미지화 하기

당신이 스프링이 달린 막대기에 매달려 있다는 사실이 깃털 같은 느낌을 갖게 만들어 준다; 위로 떠 있는 듯 그리고 천천히 밑으로 구르는 느낌. 우리는 티저에서 이러한 움직임 성질을 추구하는데, 매트, 리포머, 스텝바렐 또는 캐딜락의 어디에서 하든지 마찬가지이다.

□ 롤-업과 롤-다운 단계 동안 척추의 분절 움직임을 만들어라.

□ 마지막 V-자세에서 등을 완전히 펴라.

□ 다리를 가급적 높게 유지시키지만, 운동 내내 유지하고 있을 수 있는 높이어야 한다.

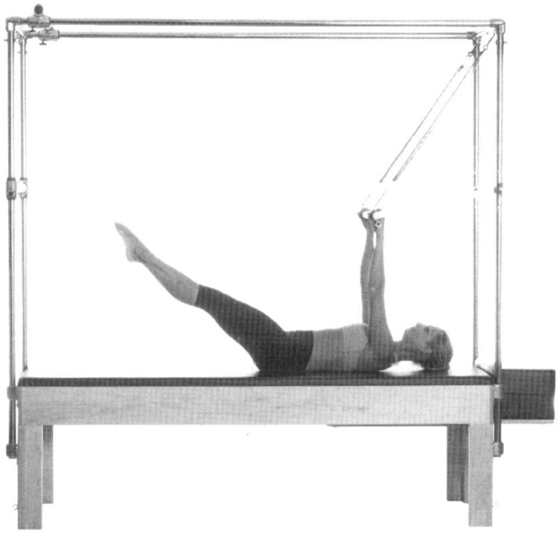

《내쉬기》 바로 누워, 푸쉬바를 잡아라. 어깨를 손 바로 밑에 둔다. 다리를 약 45° 각도가 되게 펴서 유지해라.

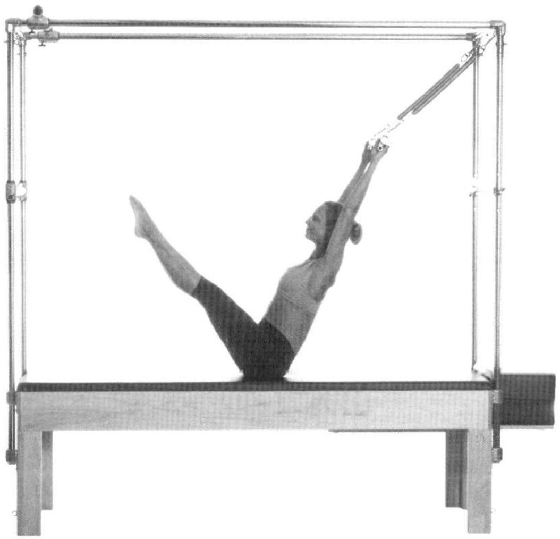

《들이쉬기》 머리부터 척추를 거쳐 위로 굴러 올라가라. 척추 굽힘에서 폄으로 바꿔서, 몸으로 V 모양을 만들고, 팔은 머리 위에서 사선으로 몸통과 선을 이룬다.

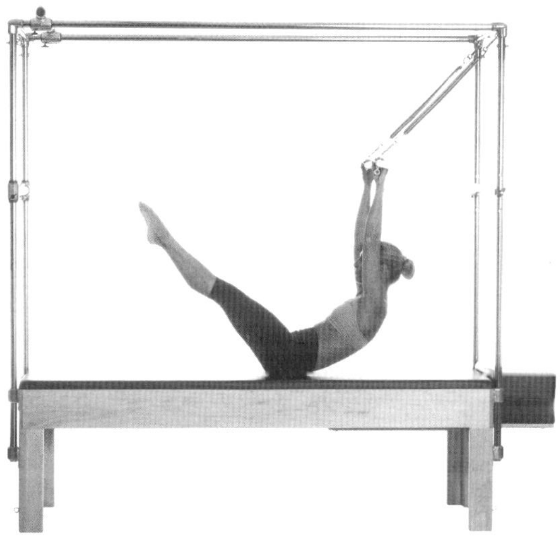

《내쉬기》 척추를 거쳐 출발 자세로 밑으로 구르는데, 다리를 가만히 유지해라.

근육 포커스
- 힙 모음근

목적
- 힙 모음근과
  힙 폄근의 강화
- 골반-허리 안정 개발

저항
Resistance
약 중 강

프로그 (개구리)

Frog

캐딜락에서 실행되는 힙 운동들은 리포머에서 행해지는 동일한 운동들과 비교해서 여러 이점을 가진다. 첫째, 캐딜락에 누워 있는 것이 안정감을 조장한다. 둘째, 캐딜락의 높이가 리포머에 비해서 오르 내리는 것을 쉽게 만든다. 마지막으로, 캐딜락에서 각각의 다리는 분리된 스프링을 사용하는데, 그것이 다리 운동을 개별적으로 용이하게 하는 반면, 리포머에서는 우세한 쪽이 더 많은 하중을 받을 수 있다. 이러한 이점이 다리와 몸 전체에 있을 수 있는 몇몇 불균형을 손 보는데 사용될 수 있다.

비록 개구리의 캐딜락 형태가 리포머에서 행해지는 것과 비슷하지만, 근육 동작은 약간 다른데 저항의 각도 때문이다. 넓은 의미에서, 더 커다란 하중이 힙 폄근들에게 부과된다. 리포머에서 뒤꿈치들이 따르는 사선 경로와 대조적으로 수평 경로를 따르는 그것들의 움직임을 고려해라.

이미지화 하기

리포머: 개구리를 위해서 사용된 점프하는 개구리의 이미지는 좋은 출발점이지만, 캐딜락의 개구리는 명백하게 다른 느낌을 갖고, 있다. 발로 벽을 미는데, 몸이 움직이는 동안 발은 한 자리에 남아 있는 것을 상상한다. 이것은 변함 없는 수평면에 남아있는 것으로 해석되며 내적 저항감을 만들어 준다.

- □ 움직임 내내 중립척추를 유지해라.
- □ 변함 없는 수평면을 따라 발을 움직여라.
- □ 햄스트링과 모음근으로 움직임을 시작해라.

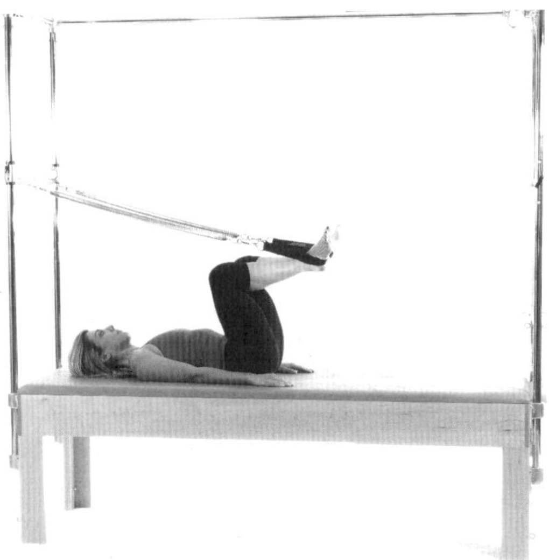

《들이쉬기》 바로 누워, 발을 각각 스트랩에 끼우고, 뒤꿈치는 붙이고, 발을 V-자세로 발등굽힘으로 만들고, 무릎을 구부린다. 팔과 손바닥을 아래로 가게 캐딜락에 대거나 기둥을 잡고, 어깨를 이완시킨다.

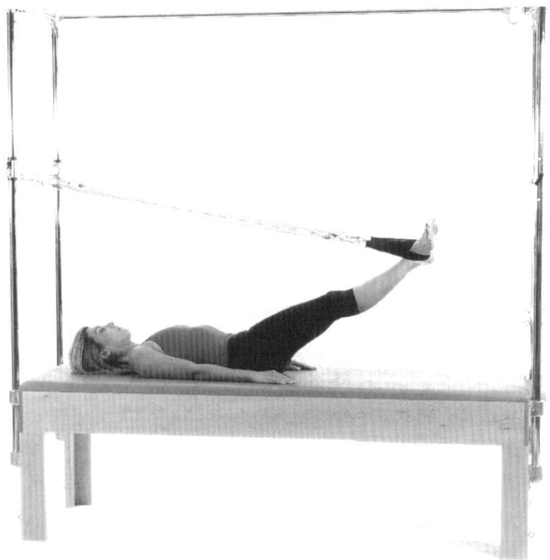

《내쉬기》 무릎을 펴고, 뒤꿈치를 서로 조여라.

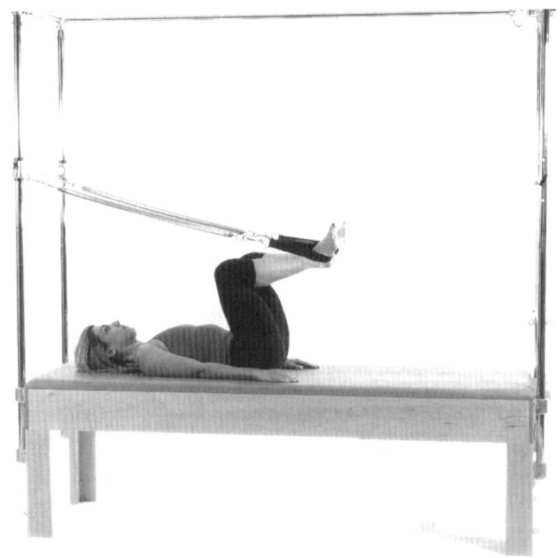

《들이쉬기》 무릎을 굽혀서 출발 자세로 되돌아가라.

힙 서클
Hip Circle

초급

근육 포커스

- 햄스트링
- 힙 모음근

목적

- 힙 폄근의 강화
- 힙 모음근 조절 개발
- 힙 분리 증진

저항 Resistance

약 중 강

리포머의 힙 운동처럼, 이 운동은 힙 분리와 힙 관절 가동성의 기본 원칙을 강조한다. 그러나, 캐딜락에서, 주된 강조는 힙 모음근에서 힙 폄근으로 옮겨가는데 왜냐하면 저항의 각도 때문이다. 게다가, **캐딜락: 개구리**에서처럼, 각각의 다리는 개개 스프링을 가지므로 독립적으로 일을 해서, 종종 리포머에서 생기는 우세한 쪽이 약한 쪽보다 힘을 더 써서 많은 일을 하는 것을 막아 준다. 이것은 이점으로, 특히 상당한 불균형이 있을 때이다.

이미지화 하기

리포머에서처럼, 당신은 등을 댄 두 개의 D자(또는 반원)를 그리는 일을 해야 하는데, 당신의 조절이 증진함에 따라 크기를 늘려라. 캐딜락의 중심선을 따라 밑으로 움직일 때, 나는 그 다리들이, 내전근 운동을 강조하기 위해서, 서로 조일 뿐만 아니라, 밑으로 민다고 상상하는데, 마치 큰 공 또는 풍선을 누르는 것과 같다.

- □ 힙 분리를 극대화 시켜라.
- □ 힙 관절의 외회전을 유지해라.
- □ 편안하게 조절될 수 있는 범위 안에서 원의 크기를 유지해라.

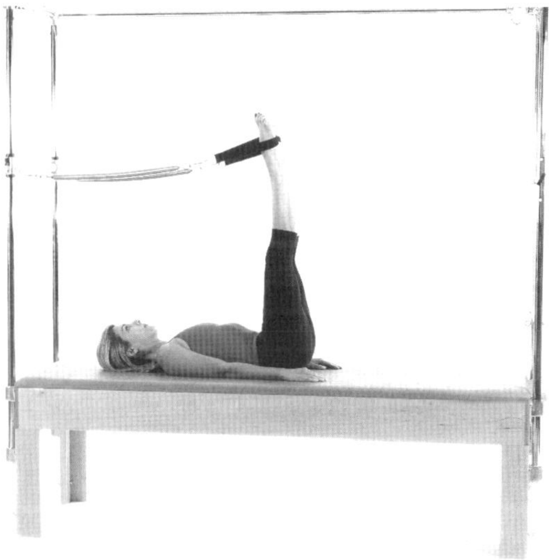

《들이쉬기》 바로 누워, 발을 각각 스트랩에 끼우고, 다리를 펴서 붙이고, 매트에 직각으로 두어라. 힙을 외회전 시키고 발을 발바닥굽힘으로 만들어라. 팔을 몸 옆에 두거나 기둥을 잡고, 어깨를 이완시킨다.

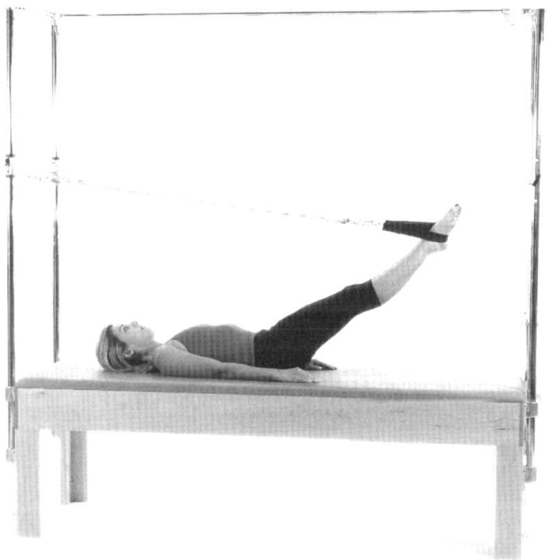

《내쉬기》 힙을 펴고, 다리를 중심선을 따라 밀면서 서로 조여라.

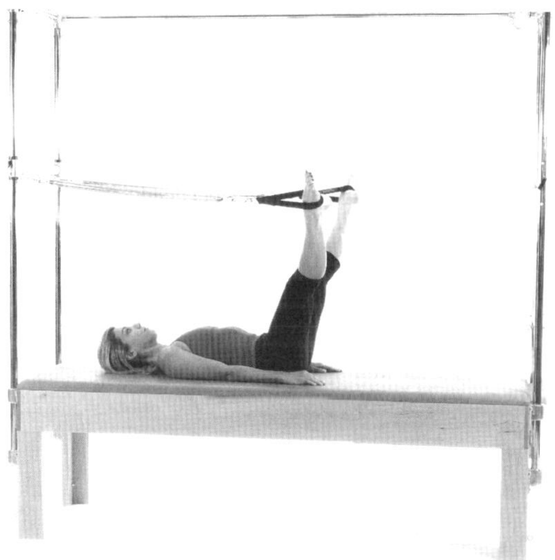

《들이쉬기》 다리를 벌려 주위로 옆으로 원을 그리면서 출발 자세로 되돌아가라. 5-10회 반복하고 역 방향을 한다.

워킹
Walking

근육 포커스
- 햄스트링

목적
- 햄스트링 강화
- 힙 분리 개발
- 골반-허리 안정 개발

저항 Resistance

약 중 강

이 운동에서의 강조는 개구리와 서클에서 운동한 힙 폄근과 모음근에서 힙 폄근만으로 전환된다. 햄스트링의 작용이 일차적 초점이기 때문에, 힙은 외회전 된 자세에서 평행한 자세로 바뀐다. 이것은 햄스트링의 보다 균형잡힌 동원을 용이하게 만든다.

두 종류의 움직임이 동시에 일어난다. 첫째는 다리의 연속적인 바꿈으로, 서로 마주해서 10cm 정도를 위 아래로 움직이는 것이다; 둘째는 다리를 캐딜락의 매트 쪽으로 내리고 (힙 관절의 열림) 이어서 직각 자세로(힙 관절의 90°) 올리는 것이다. 비록 움직임의 어느 형태도 자체는 힘들지 않지만, 동시에 둘을 하는 것은 큰 조화를 요구하고 아주 힘들 수 있다. 작고, 격렬히 다리를 차는 것을 끊임없이 계속하는 동안 커다란 스케일의, 점진적인 내렸다 들어올림이 일어난다.

이미지화 하기

이것을 걷기라고 생각하는 것보다, 나는 수영을 하는 것처럼 발로 차는 것을 상상하기를 좋아한다. 움직임은 실제 걸음걸이의 더 커다란 움직임에 비교해서, 작고 조절된 것이어야 한다.

- □ 다리를 작게 바꿔라.
- □ 운동 내내 스프링의 장력을 유지해라.
- □ 안정된 골반을 유지해라.

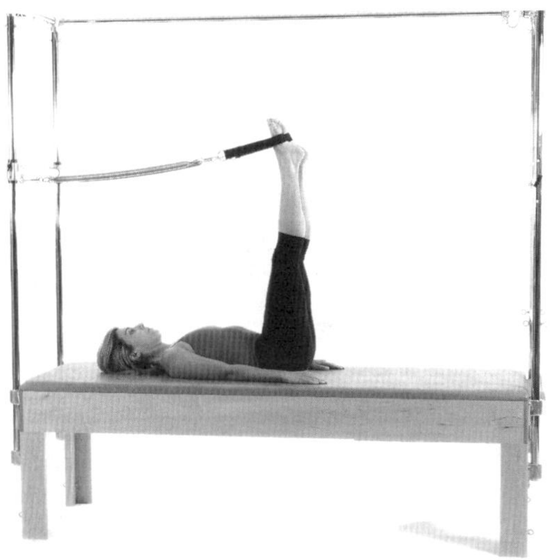

《들이쉬기》 바로 누워, 발을 각각 스트랩에 끼우고, 다리를 펴서 침대와 직각으로 서로 평행을 만들어라. 팔을 몸 옆에 두거나 기둥을 잡고, 어깨를 이완시킨다.

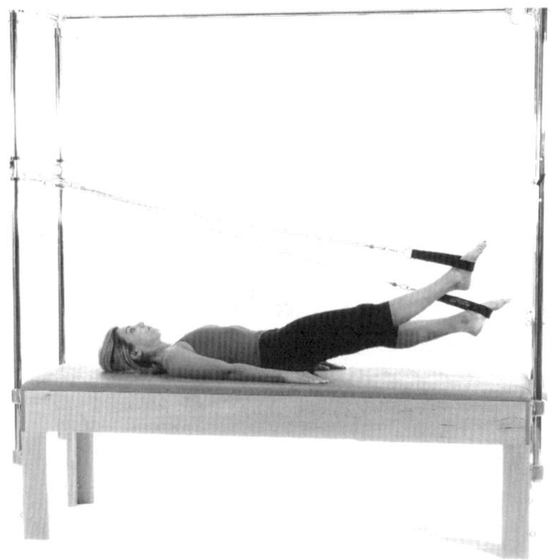

《내쉬기》 작은 가위질 같은 동작으로 다리를 위 아래로 번갈아 바꾸면서, 동시에 힙을 펴면서 다섯을 세는 동안 다리를 매트 쪽으로 밑으로 눌러라.

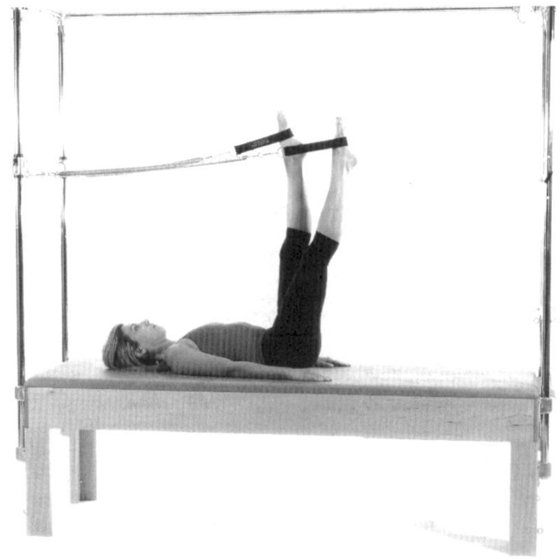

《들이쉬기》 동일한 가위질 같은 동작을 계속하면서, 힙을 굽히면서 다섯을 세는 동안 스프링에 저항하면서 그것이 매트와 직각이 될 때까지 다리를 들어올려라. 출발 자세로 되돌아가라.

바이씨클 (자전거)
Bicycle

중급

근육 포커스
- 햄스트링

목적
- 힙 폄근의 강화
- 힙 분리 개발
- 골반-허리 안정 개발

이 운동을 위해서 요구되는 조화는 난이도가 있다. 다리로 커다랗게 자전거 타는 동작을 만드는데 초점을 두어라. 움직임은 물 흐르듯 부드럽고, 늘어나는 감각이어야 하고 힙 폄근들이 줄곧 동원돼야만 한다. 다리를 평행되게 유지하는 것은 햄스트링을 인게이지 시키는 것을 돕는다. 베드 쪽으로 밑으로 누르는 다리의 무릎을 약간 굽혀서 안정되게 유지하는 것은 햄스트링의 강한 수축을 조장하는데, 그것은 무릎 굽힘근뿐만 아니라 무릎 폄근으로서 작용을 한다.

힙과 무릎 관절의 이러한 커다란 움직임 동안, 골반은 반드시 붙어 있는 채로 있어서 다리에 안정된 플랫폼을 제공해야 한다.

변형(VARIATION)

당신은 방향을 바꿀 수 있는데, 그것은 근육 작용과 조화를 상당히 바꿔줘서, 본질적으로 다른 운동을 만든다 (역 자전거라고 불린다). 힙 폄근들이 원심으로 수축하는 동안 그것들의 스트레치를 느껴라.

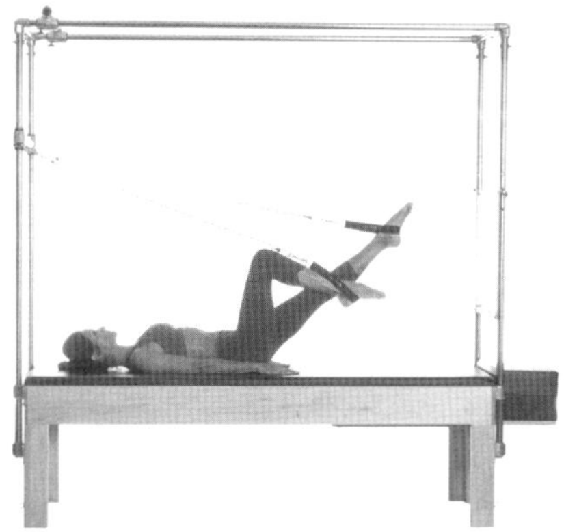

이미지화 하기

내가 자주 쓰는 이미지는 페니파딩 자전거인데, 구형 자전거의 앞 바퀴는 크고 뒷바퀴는 작은 것이다. 작은 바퀴가 (골반) 자전거를 안정시키는 동안 큰 바퀴 (다리)는 움직임을 제공한다.

- □ 양 다리를 펴서, L-자세를 만드는데, 한 다리는 베드(bed)와 가깝게 다른 다리는 그것과 직각으로 둔다.
- □ 운동 내내 골반 안정과 스프링 장력을 유지해라.

저항
Resistance
약 중 강

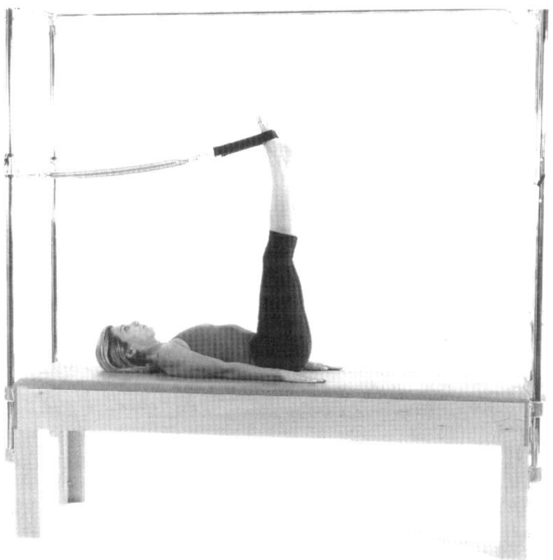

《들이쉬기》 바로 누워, 발을 각각 스트랩에 끼우고, 다리는 매트에 약 90°로 펴서, 매트와 직각으로 서로 평행되게 만들어라. 팔을 몸 옆에 두거나 기둥을 잡고, 어깨를 이완시킨다.

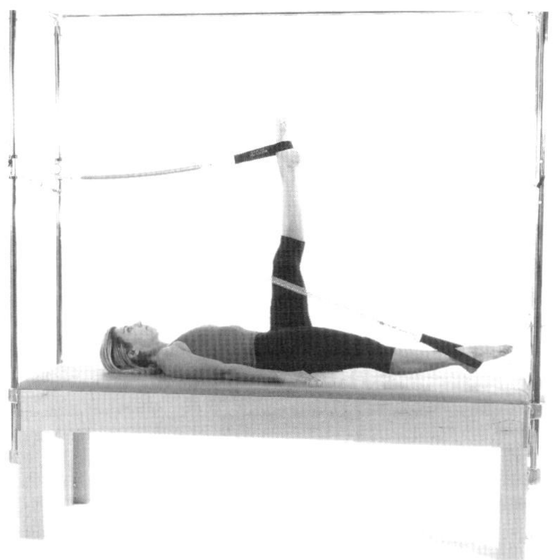

《내쉬기》 한쪽 다리를 펴서, 베드를 향해서 밑으로 똑바로 눌러라.

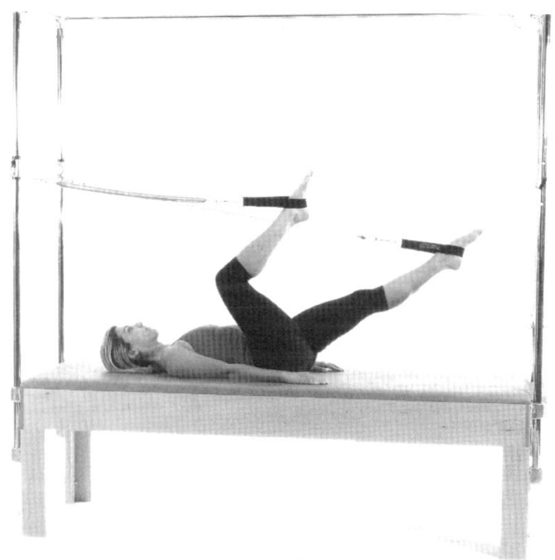

《들이쉬기》 뻗은 다리를 가슴 쪽인 안으로 굽히는데, 발가락을 베드에 대거나 약간 위에서 미끄러뜨린 다음 그 다리를 천장을 향해서 펴라. 동시에 다른 다리를 펴서 캐딜락의 베드를 향해서 밑으로 똑바로 내리는데, 줄곧 스프링의 장력을 유지해라. 10회 반복을 한 다음, 방향을 바꿔라.

몽키 (원숭이)
Monkey

근육 포커스
- 복근
- 등 폄근
- 햄스트링

목적
- 복부 조절 개발
- 척추 가동성 증가
- 햄스트링과 장딴지근들의 유연성 증진

저항
Resistance

약 중 강

척추 분절 움직임과 햄스트링 유연성에 초점을 둔 이 운동은 이 시리즈의 다음 운동인 **캐딜락: 타워를 위한** 멋진 준비로 쓰인다. 또한 그것은 모든 기구에 있는, 특히 운다체어(제7장), 많은 굽힘 운동들에서 사용되는 깊은 산봉우리(deep pike) 자세를 강화한다. 척추 굽힘을 만들기 위해서 복근을 사용해라. 그 다음 등 폄근이 뒤따르는데, 그것은 햄스트링 스트레치를 확대하는 것을 돕는다. 팔은 오직 지지를 위해서만 사용되는데, 몸통과 푸쉬바를 연결하는 막대기와 같다.

이미지화 하기

이 운동의 꼭대기 단계는 스프링보드 다이빙 선수가 공중에서 꽉 조인 산봉우리 자세로 몸을 접은 것을 상기시킨다. 이 파워풀한 이미지는 올바른 근육 동원과 이 운동의 역학을 조장하는데, 그것은 차례로 비슷한 자세를 사용하는 모든 운동들을 위한 견고한 기초를 확립한다.

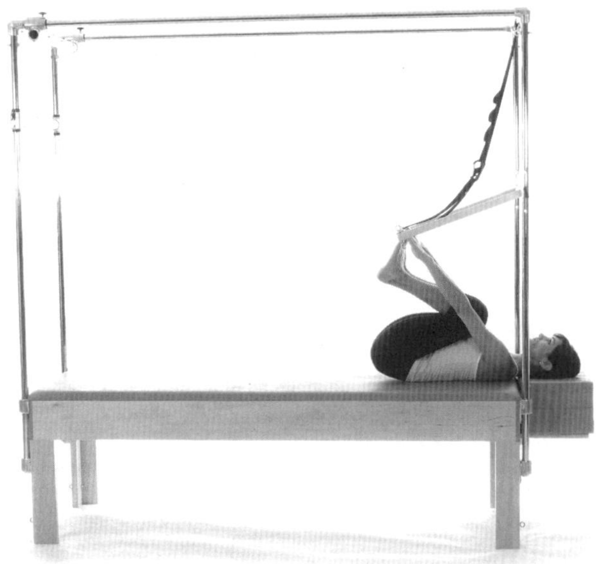

《들이쉬기》 바로 누워, 머리를 헤드레스트에 두고, 푸쉬바를 바라본다. (당신의 캐딜락이 내장된 헤드레스트가 없는 경우, 기구의 머리쪽에 쿠션을 깐 의자를 놓아서 그것을 만들 수 있다.) 무릎을 굽혀서 발가락을 바에 올려 힙이 발 바로 밑에 있게 하고, 발은 발바닥굽힘을 만들어라. 손을 발보다 약간 넓게 벌려 바를 잡아라. 엉치뼈를 붙이고 있으려고 애를 써라.

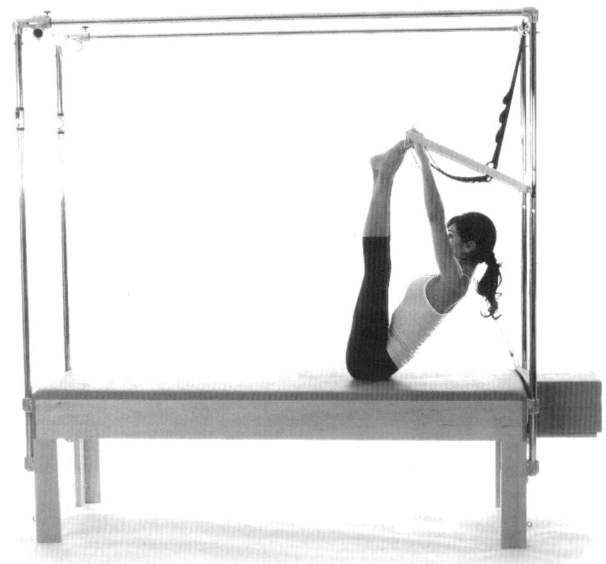

《내쉬기》 척추를 통해서 위로 굴러 올라가 산봉우리 자세를 만들면서 무릎을 펴는데 발의 발바닥굽힘을 유지해라.

□ 몸통을 굽힘으로 들어올리기 위해서 복근을 인게이지 시켜라.

□ 척추를 통해서 위 아래로 분절 움직임을 만드는 동안 발바닥굽힘을 유지해라.

□ 발을 발등굽힘을 만들 때 케그들(kegs)을 똑바로 유지해라.

□ 안정된 어깨뼈와 이완된 어깨를 유지해라.

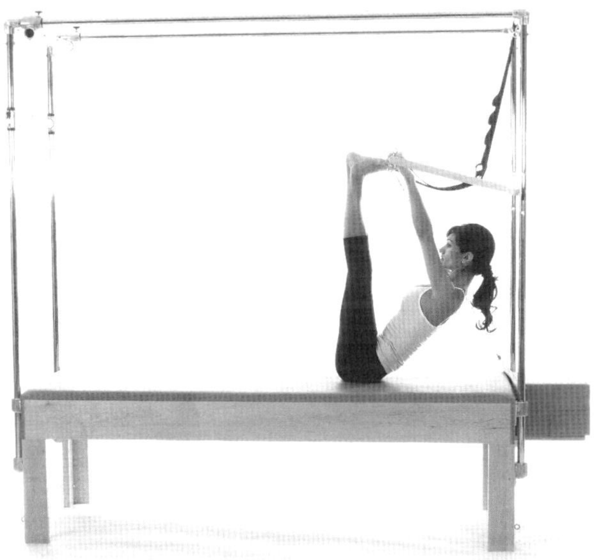

《들이쉬기》 발을 한 번 발등굽힘으로 했다가 발바닥굽힘을 만들고, 산봉우리 자세를 유지하고 어깨의 긴장을 풀어라.

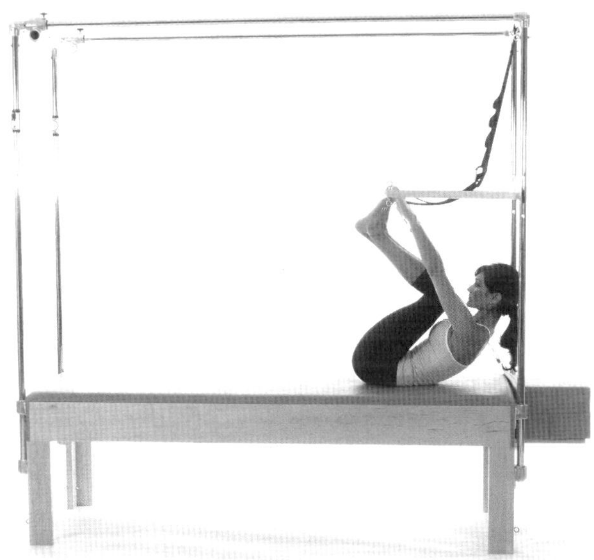

《내쉬기》 무릎을 굽히면서 출발 자세로 말아 내려가라.

타워
Tower

이 운동은 척추 분절뿐만 아니라 등과 햄스트링 유연성을 돌본다. 그것은 또한 놀랍도록 만족스럽고 즐거운 운동인데, 그러나 척추에 체중을 싣기 때문에 조심스럽게 접근해야만 한다. 팔을 펴서 기둥을 미는 것이 척추로 가는, 특히 경추, 과도한 압력을 줄이는데 도움이 된다. 게다가, 등 폄근과 함께 복근을 활성화 시켜서 몸통을 지지하는데 특히, 어깨로 롤-업할 때이다. 이것은 등과 목으로 무너져서 척추에 과도한 압력이 가는 것을 막는데 도움이 된다. 햄스트링과 장딴지근들의 스트레치를 극대화 시켜라. 특히 마지막 단계 동안 발이 발등굽힘으로 있을 때이다. 롤-다운할 때, 등 폄근의 원심 수축에 초점을 맞추고, 움직임의 끝에 엉치뼈를 매트에 붙이는데 목표를 두어라.

근육 포커스
- 복근
- 햄스트링

목적
- 척추 분절 개발
- 햄스트링과 허리근의 유연성 증진

저항
Resistance
약 중 강

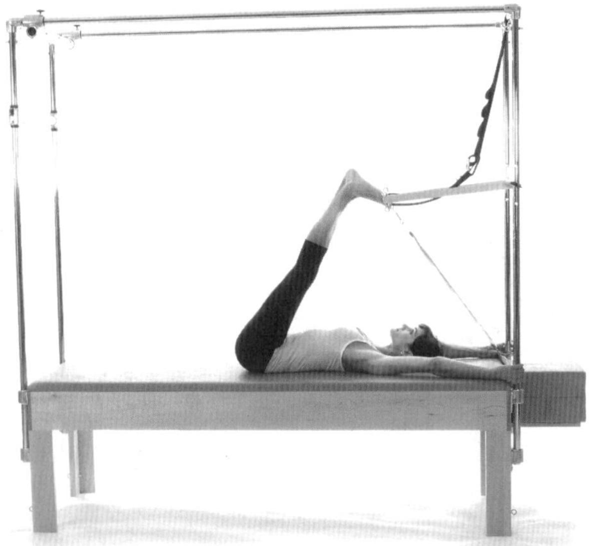

《내쉬기》 바로 누워, 팔을 똑바로 머리 위로 뻗어 기둥을 잡는다. 발가락을 푸쉬바에 대고, 발을 발등굽힘으로 만들고 다리를 펴서 평행으로 두어라.

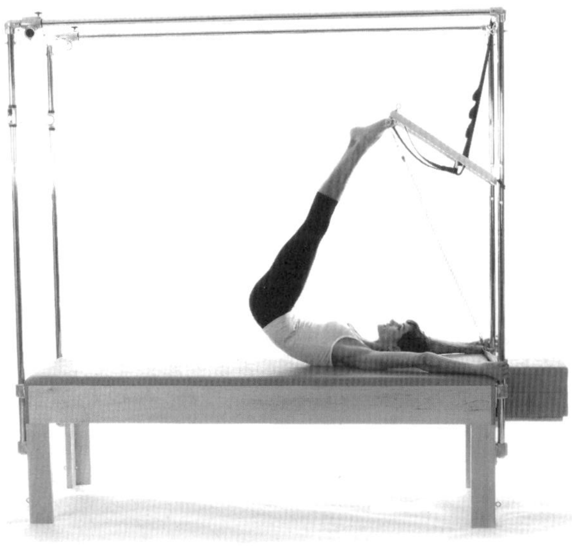

《들이쉬기》 발을 발바닥굽힘으로 만들어라.

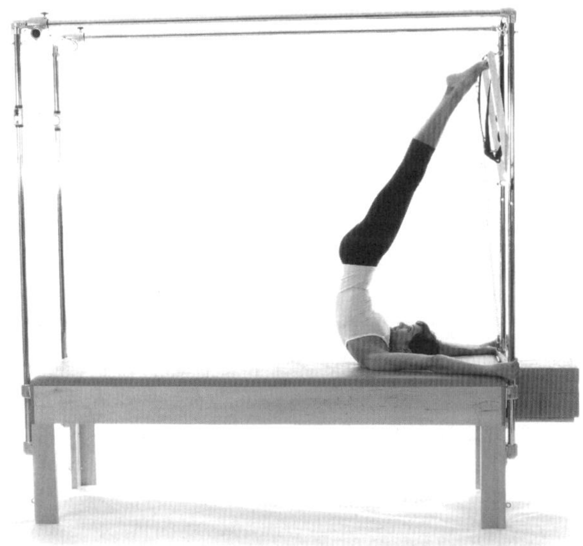

《내쉬기》 척추의 분절 움직임을 만들면서, 위로 말아 올라가서, 견갑대로 받힌다.

이미지화 하기

아코디언을 열었다 모았다하는 이미지는 이 운동에서 몸을 열고 접고 다시 여는 리듬을 담아 낸다. 비록 신체 자세들이 아코디언의 그것과는 명백하게 다르지만, 그 움직임의 역학은 비슷하다.

□ 복근의 활성화와 척추의 깊은 굽힘으로 척추 분절 움직임을 시작해라.

□ 어깨로 올라 갔을 때 힙 폄근과 등 폄근 인게이지를 유지해라.

□ 꼭대기에서 척추와 어깨로 무릎을 무너뜨리지 말고, 무릎을 적당하게 굽혀라.

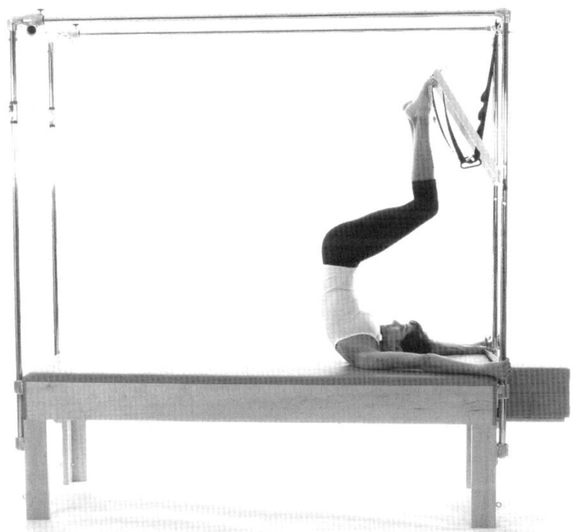

《들이쉬기》 힙 폄근을 계속 인게이지 시키면서 무릎을 굽혔다 펴라.

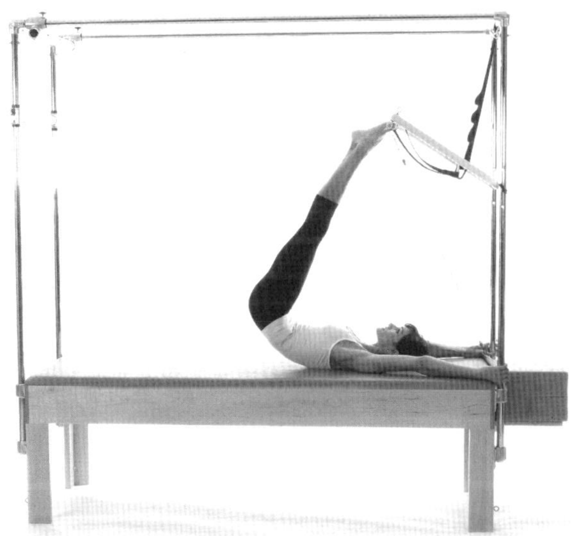

《내쉬기》 척추를 따라 밑으로 굴러 내려 출발 자세로 가는데, 마지막 단계에서 엉치뼈를 붙여라.

중급

푸쉬-스로우-싯팅 포워드 (밀어내기 —앞으로 앉아서)

Push-Through - Sitting Forward

근육 포커스

- 복근
- 등 펌근

목적

- 복근 조절 개발
- 등 펌근 조절 개발
- 어깨 펌근 조절 개발
- 햄스트링의 유연성 증진

저항
Resistance

약 중 강

이 운동은 척추 굽힘에서 척추 폄으로, 그리고 그 반대의 전환을 매우 잘 보여준다. 그것은 척추 굽힘과 함께 어깨 폄을 포함하는데, 많은 필라테스 운동에서 나타나는 근육 동원 패턴이다. 척추 굽힘 근들의 엄청난 운동과 함께, 푸쉬바를 앞쪽으로 밀 때, 척추 폄과 조화를 맞춰서 햄스트링 스트레치(hamstring stretch)을 이점을 제공한다. 그것은 여러 의미에서 진정한 전신 통합 운동이다.

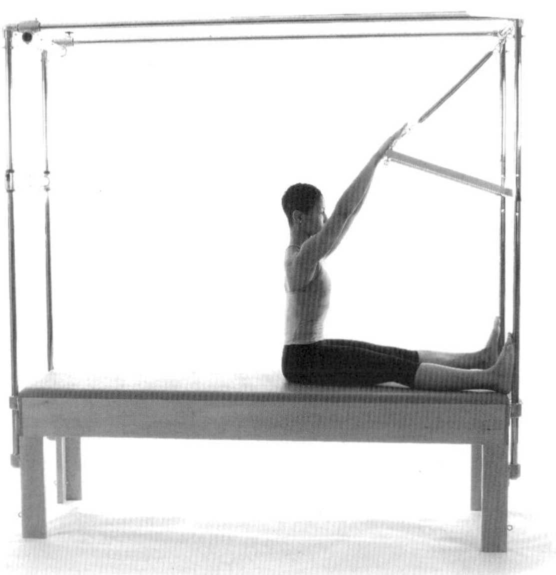

《들이쉬기》 똑바로 앉아서, 푸쉬바를 바라보고 똑바로 앉아서, 발로 기둥을 민다. 바를 잡고, 팔을 어깨-너비로 똑바로 벌린다.

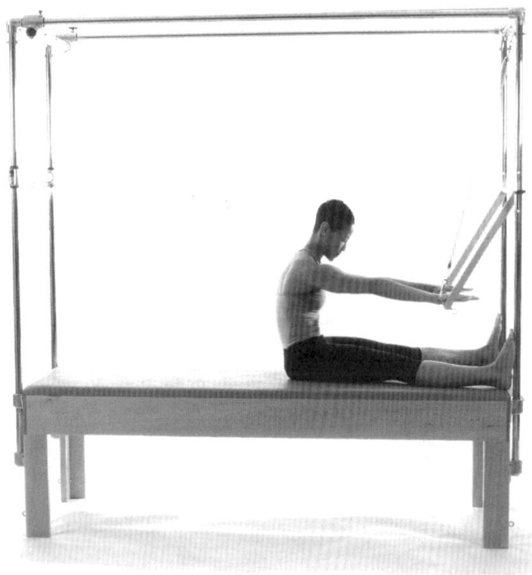

《내쉬기》 몸통을 둥그렇게 만든다. 푸쉬바를 밑으로 앞으로 밀어서, 몸을 다리 위로 뻗어라.

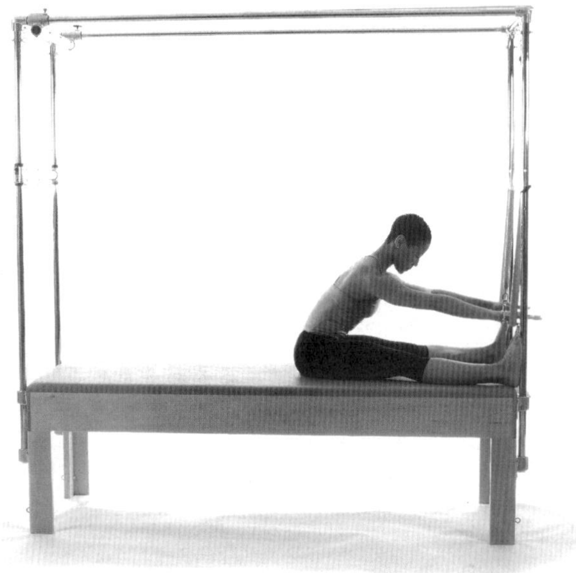

《들이쉬기》 척추를 펴서, 등을 사선으로 편평하게 만든다.

이미지화 하기

몸통의 뒤쪽 앞쪽 동작과 조절을 위해서 푸쉬바를 사용하는 것은 보트를 젓는 것을 상기 시킨다.

- □ 운동 내내 팔을 펴서 유지해라.
- □ 몸통 움직임과 팔의 움직임 사이를 구분해라.
- □ 운동 내내 뒤꿈치를 캐딜락의 수직 기둥에 대고 밀어라.

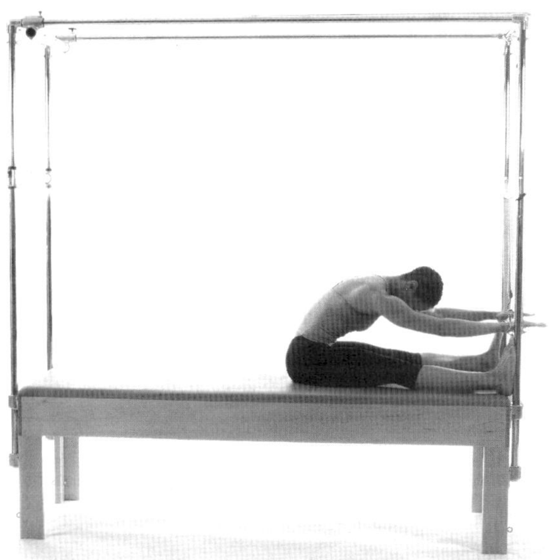

《내쉬기》 몸통을 뒤로 당겨 척추 굽힘을 만들어라.

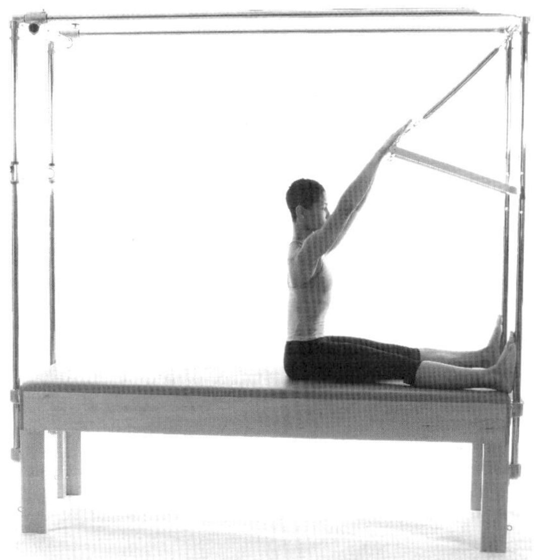

《들이쉬기》 몸통 굽힘을 유지하면서, 푸쉬바를 뒤로 위로 보내는 동안 바를 조절해라.

캐딜락

전신 통합 (FBI)

중급

근육 포커스

- 복근
- 등 폄근

목적

- 척추 분절 개발
- 어깨 유연성 증진
- 몸통 안정 개발

캣 스트레치

Cat Stretch

나는 내 자신을 행복하게 만들기를 원할 때 이 운동을 하는데, 아주 기분이 좋게 느껴지기 때문이다. 고양이 스트레치는 척추의 중립 정렬을 강화시키는데, 똑바른 자세뿐만 아니라 더 힘이 드는 전방으로 기울인 자세에서도 그렇다. 그 운동은 몸통 안정뿐만 아니라 어깨 안정과 유연성을 요구한다. 어깨-스트레치 자세는 난이도가 있으며, 어깨와 몸통의 안정을 편안하게 유지할 수 있는 범위로 그 스트레치를 제한해라. 등을 과다폄 시키고, 요추와 어깨에 과도한 스트레스를 주지 않도록 주의를 해라.

그 운동의 초기에 말아 내리고 끝에서 말아 올릴 때, 몸을 가급적 추선에 가깝게 유지하면서, 척추의 분절 움직임을 만들어라.

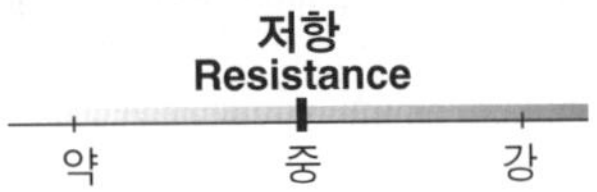

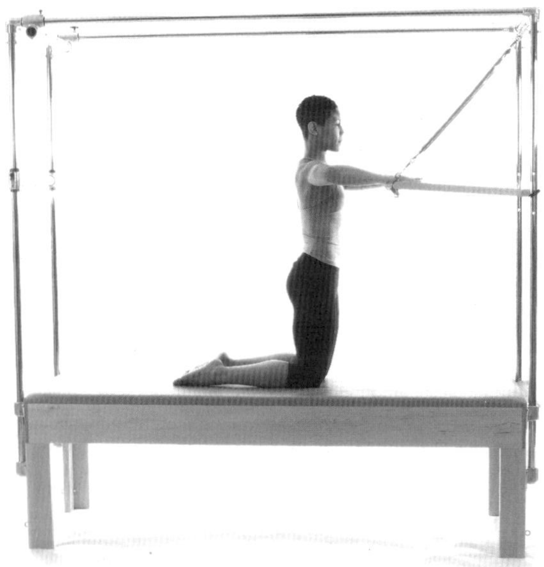

《들이쉬기》 푸쉬바를 보고 무릎을 꿇는다. 손을 어깨-너비로 벌려 바를 잡고, 팔을 굽혀서, 팔꿈치를 옆으로 뻗어라.

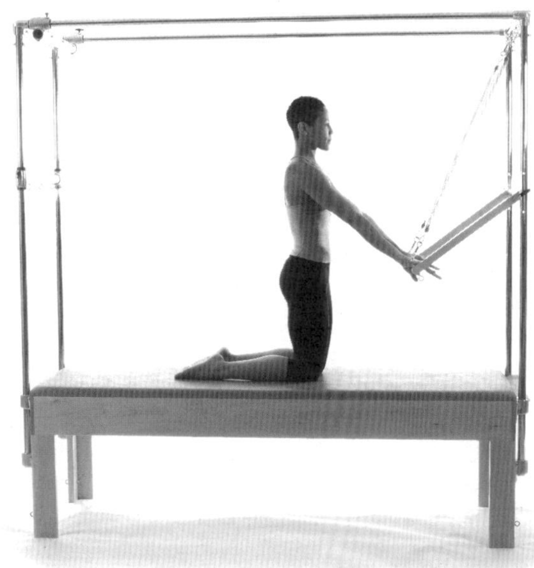

숨을 계속 들이 마시면서 팔을 밑으로 눌러서, 팔꿈치를 편다.

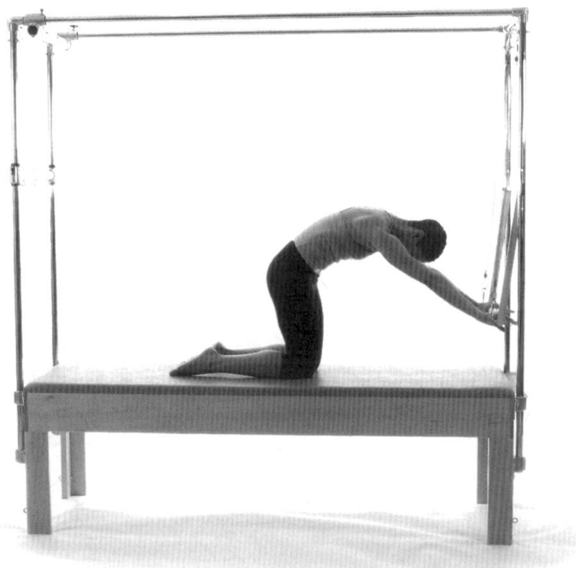

《내쉬기》 밑으로 굴러 내려가는데, 척추의 분절 움직임을 만들어라.

이미지화 하기

그 이름이 모든 것을 말하고 있다 — 고양이처럼 스트레치를 하는 것이다. 고양이는 호화로운 스트레치와 깔끔한 척추 분절 움직임의 전형적인 예이다. 물론, 고양이 같은 움직임을 가진 최대한 범위로 뻗으려고 노력하기 전에 조절을 확립하는 것이 중요하지만, 이러한 이미지가 도움이 된다.

- □ 움직임 내내 복부 지지를 유지해라.
- □ 어깨 스트레치 동안 갈비뼈를 전방으로 내밀지 말아라.
- □ 어깨 스트레치 동안 어깨뼈 안정을 유지해라.
- □ 첫 단계와 전방으로 기울여서 어깨를 스트레치하는 동안 척추를 중립 자세로 신을 맞춰라.

변형 / VARIATION

몸통을 바닥과 평행으로 한, 중립척추 자세일 때, *안전하고 안정된 느낌이 들 경우*, 베드를 향해서 몸통을 밑으로 눌러서, 어깨를 더 스트레치 시켜서 어깨 굽힘으로 만들어라.

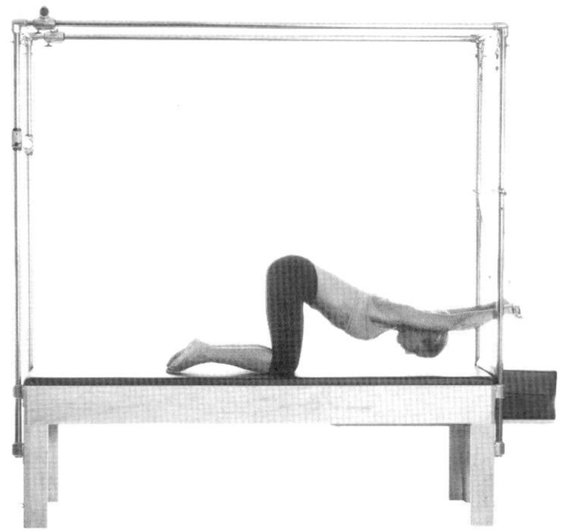

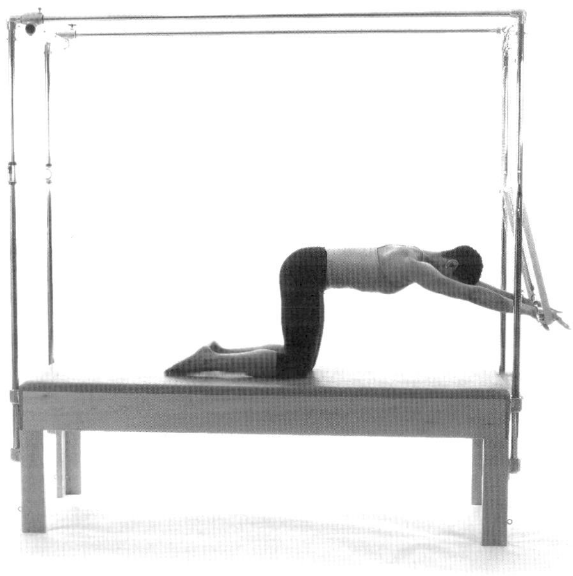

《들이쉬기》 몸통을 중립척추 자세로 가게 앞쪽으로 펴서, 바닥과 평행으로 한다. 중립 자세를 유지하고 어깨를 안정 시키면서, 척추를 늘린다.

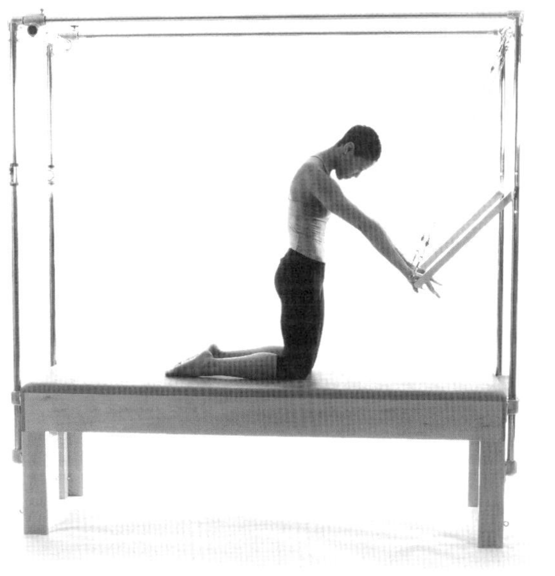

《내쉬기》 똑바로 선 자세로 되돌아가는 동안 척추의 분절 움직임을 만들면서 뒤로 당겨 척추 굽힘으로 가라. 팔꿈치를 굽히고 팔을 들어 올려 출발 자세로 가라.

체스트 익스팬션-스탠딩 (가슴 펴기—서서)

Chest Expansion - Standing

근육 포커스

- 넓은등근(광배근)

목적

- 어깨 폄근과 팔꿈치 폄근의 강화
- 몸통 안정 개발

저항
Resistance
약 중 강

고전적인 목록에서 비교적 아주 적은 수의 운동들은 똑바로 선 자세에서 시행된다; 그러므로, 그것들은 하나의 포괄적인 프로그램 속으로 완전히 활용되고 통합돼야만 한다. 그들은 매우 유용하므로, 나는 그것들을 필라테스 목록의 보석이라고 간주한다. 서서 하는 팔 운동들은 예외가 없다; 그것들은 독특하고 멀리 파급되는 이점을 제공한다. 선 자세는 어깨 체력과 유연성 및 조절을 개발할 뿐만 아니라, 코어 체력과 좋은 자세 및 정렬을 요구한다. 그 영향을 강화시키고, 난이도를 늘리고, 균형을 개발하기 위해서, 밸런스 보드 또는 회전 디스크, 또는 한 다리로 서 있는 것 같은, 불안정한 표면에서 이러한 운동들을 할 수 있다.

캐딜락과의 거리에 주목을 하는 것이 중요하다. 더 멀리 떨어져 설수록, 더 많은 장력이 생기고, 캐딜락에서 더 가깝게 설수록 장력이 덜하다. 적당하게 조정해라.

이미지화 하기

리포머에서, 이 운동은 앉아서, 무릎 꿇고, 또는 바로 누운 자세로 행해진다. 암체어에서, 그것은 앉아 있으면서 행해지고, 페드-어-풀(Ped-a-Pul)에서는 서서, 기둥에 기대서 한다. 각각의 자세는 독특한 이점을 제공하므로 다른 이미지에 적합하다. 그렇다고 하더라도 하나의 이미지는 분명히 다른 것을 위해서 사용될 수 있다.

나는 인체를 하나의 동상이라고 (미켈란젤로의 다비드상을 생각해라. 비록 약간의 정렬 문제가 있더라도 !) 상상하는 것을 좋아하는데, 그것은 하나의 움직이는 부분을 갖고 있다 -오목위팔 관절이다. 구조의 견고함과 어깨의 복잡하고 조절된 움직임을 느껴라.

- □ 손가락 끝을 바닥에 대려고 하듯이, 팔을 밑으로 뻗어라.
- □ 어깨뼈 움직임을 최소화 시켜라.
- □ 몸통 안정근들을 인게이지 시키고, 올바른 정렬을 유지해라.
- □ 어깨를 펴는 동안 상부 등 폄근 활성화를 늘려라.

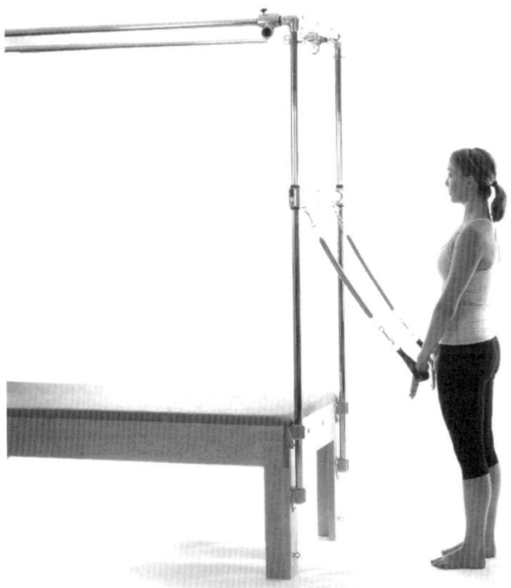

《들이쉬기》 기구를 마주보고 캐딜락에서 약 60cm 떨어져 서며, 크로스바를 어깨 높이보다 약간 높게 맞춘다. 손바닥이 뒤를 보고 스프링에 약간의 장력이 있게 핸들을 잡는다.

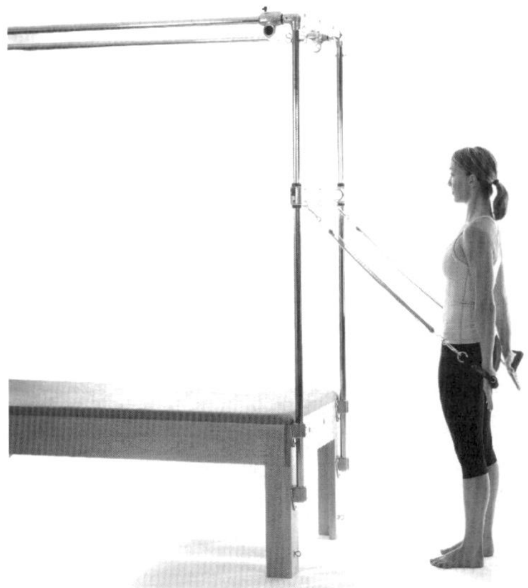

《내쉬기》 몸의 똑바른 정렬을 유지하면서, 어깨를 펴서, 팔을 뒤로 밀어라.

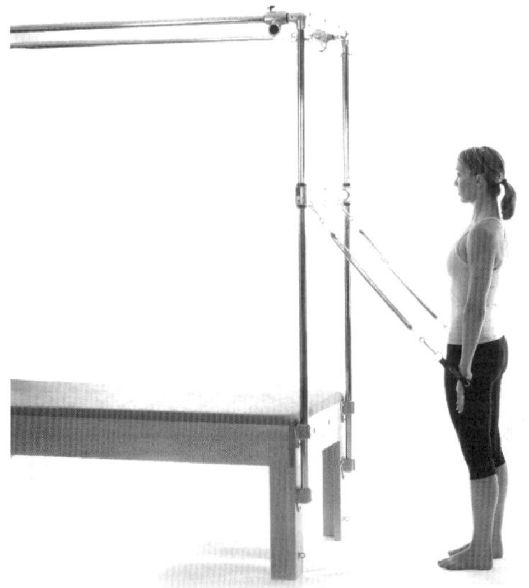

《들이쉬기》 어깨를 굽히고, 스프링의 장력을 유지하면서 팔을 천천히 출발 자세로 되돌려라.

허그-어-트리-스탠딩 (나무 껴안기—서서)

Hug-a-Tree - Standing

이 운동은 리포머: 나무 껴안기와 암체어: 나무 껴안기와 비슷하며, 그러한 운동들처럼, 몸통 안정이 매우 중요하다. 그러나, 서 있을 때, 안정은 균형이라는 요소를 통합시킴으로써 한 단계 더 나아가므로, 이것이 그 운동을 특히, 기능적으로, 난이도를 있게 만든다. 당신의 중심을 발견하기 위해서 더 좋은 운동은 거의 없다.

캐딜락: 가슴 펴기-서서처럼, 기구에서 더 멀리 설수록, 저항은 더 커진다; 거리를 적당히 조절해라.

스프링의 뒤쪽 당김에 맞설 만큼 전방으로 몸을 기울여라. 그러나 지지를 위해서 스프링에만 의존하면 안 된다. ISS를 동원하는 것이, 특히 복근, 이상적인 정렬에 필수적이다; 그것은 이 운동뿐만 아니라 전체 서서 하는 팔 운동 시리즈의 성공적인 수행의 핵심이다.

이미지화 하기

내가 여기서 제공하는 이미지는 날개를 편 커다란 새이다. 팔은 날개처럼 펼쳐서 가장 커다란 폭을 만들고, 안팎으로 우아하게 움직인다. 독수리처럼, 중심 잡고 안정되게 솟구치고 있는 느낌처럼 멋진 약간의 감각들이 있다.

- □ 등을 넓게 어깨뼈를 안정되게 유지해라.
- □ 이상적인 자세와 정렬을 유지하면서, 줄곧 약간 전방으로 몸을 기울여라.
- □ 팔꿈치를 부드럽게 하고 손가락을 밖으로 뻗어서, 팔을 길게 유지해라.

근육 포커스

- 큰가슴근(대흉근)

목적

- 어깨 수평 모음근의 강화와 유연성 증가
- 몸통과 어깨뼈 안정 개발

저항 Resistance: 약 — **중** — 강

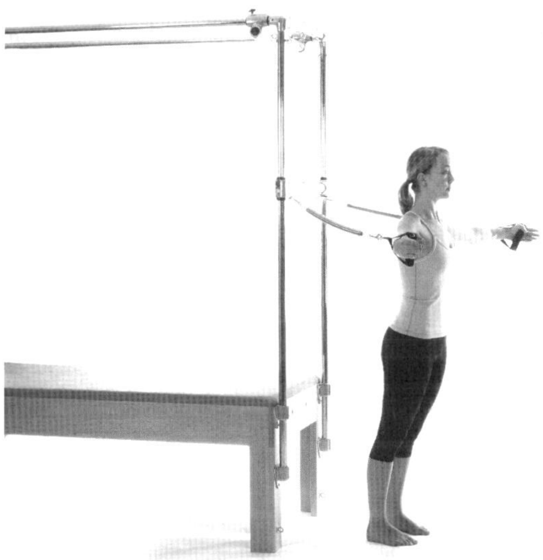

《들이쉬기》 등이 기구를 보고 캐딜락에서 약 30 cm 떨어져 서는데, 크로스바를 어깨 높이보다 약간 높게 맞춘다. 몸을 약간 앞으로 기울이고 복근을 인게이지 시킨다. 오픈 그립 또는 주먹 그립으로 핸들을 잡고 팔을 몸 옆으로 뻗어라. (나는 오픈 핸드 그립을 좋아한다.) 팔꿈치를 약간 굽히고, 손은 전방을 보게 해서, 스프링에 약간의 장력을 만들어라.

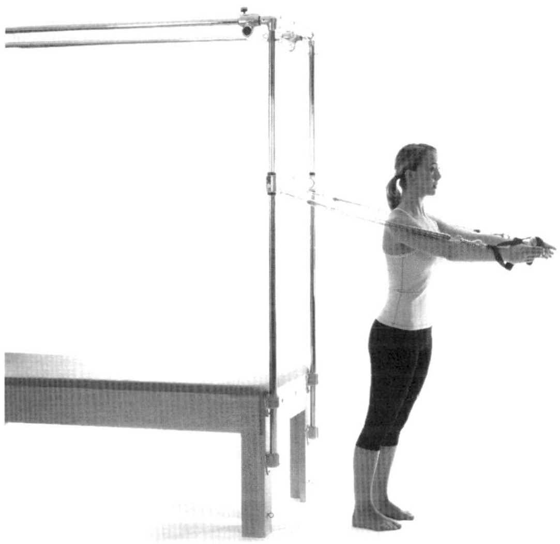

《내쉬기》 팔이 어깨와 평행되게 선을 이룰 때까지 서로를 향해서 팔을 보내라.

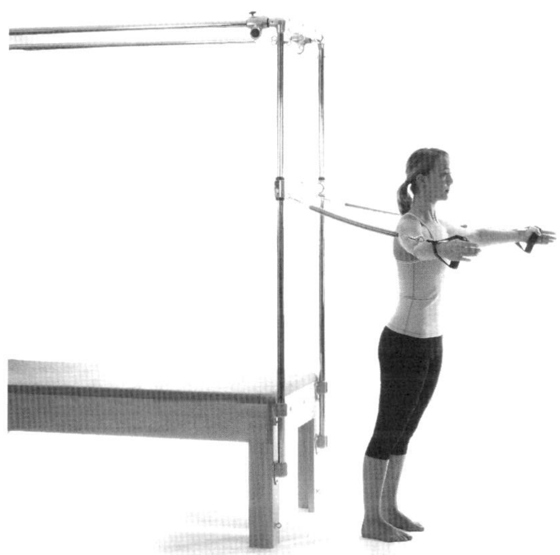

《들이쉬기》 스프링의 장력을 유지하면서 출발 자세로 되돌려라. 어깨 수평 모음근이 이렇게 원심 수축을 하는 동안, 어깨뼈를 가만히 유지하고 가슴 전면을 가로지른 스트레치를 극대화 시켜라.

중급

암 서클 — 스탠딩

Arm Circle - Standing

근육 포커스

- 어깨 폄근
- 어깨 수평 모음근

목적

- 어깨뼈 안정 개발
- 어깨 강화
- 어깨 유연성 개발
- 몸통 안정 개발

저항
Resistance

약 — **중** — 강

암 서클은 어깨 복합체의 동작 범위와 조절을 강조한다. 그것은 캐딜락: 나무 껴안기-서서의 연장으로, 동일하게 독특하고, 균형잡힌 자세에서 실행되지만, 어깨의 수평모음 다음에 머리 위로 팔로 원을 그려 뒤로 주위로 가서 T-자세를 만든다. 내가 이 운동을 위한 준비로서 배우기를 추천하는 **암체어: 서클**(제 9장)과 비슷한데, 그러나 캐딜락은 의자라는 외적 지지없이 그 자체를 지지하는 몸의 능력에 의존한다. 이것은 많은 필라테스 운동들 안에서 발전의 핵심이다. 높은 수준의 안정과 내적 지지가 요구됨에 따라서, 움직임은 더욱 더 난이도가 높아진다.

이미지화 하기

팔이 걸쭉한 젤 사이로 움직이는 것을 상상해라. 장력을 만들 정도로 걸쭉하지는 않지만, 원의 모든 점에서 일관된 저항의 느낌을 주기에 충분해야 한다.

변형 / VARIATION

근육들을 다르게 운동시키고 움직임에 다양성을 추가하기 위해서, 원을 그리는 방향을 거꾸로 할 수 있다. T-자세에서 시작해서, 머리 위로 팔을 올리고, 몸 앞으로 팔을 내려서 서로 평행으로 만들어라. 팔이 바로 몸 앞에 있을 때 그것들을 돌려서 손바닥이 서로 마주 보게 한 다음 팔을 밖으로 벌려서 T-자세를 만든다.

- □ 운동의 첫 단계에서 손바닥을 전방으로 향한 다음, 어깨를 돌려서 팔이 몸 바로 앞에 있고 머리 위로 움직일 준비가 됐을 때 손이 바닥을 보게 해라.
- □ 주변 시야 안에서 원을 유지해라.
- □ 팔이 어깨 높이 위로 올라갈 때 어깨뼈를 올리지 말아라.

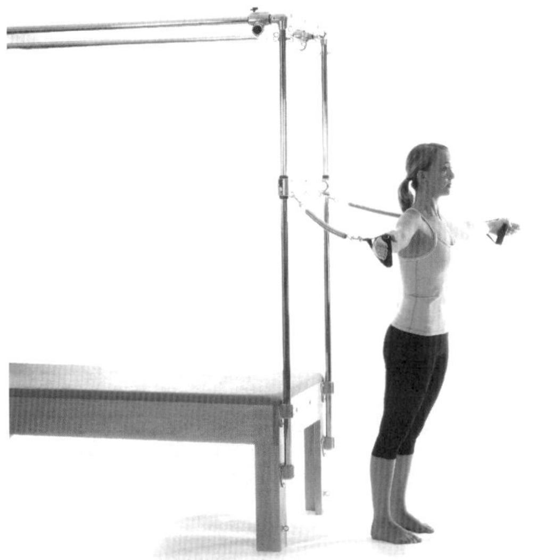

《들이쉬기》 기구를 보고 뒤돌아 캐딜락에서 약 30cm 떨어져 서는데, 크로스바를 어깨 높이보다 약간 높게 맞춘다. 몸을 약간 앞으로 기울이고 복근을 인게이지 시킨다. 오픈 그립 또는 주먹 그립으로 핸들을 잡고 팔을 몸 옆으로 뻗어라. 팔꿈치를 약간 굽히고, 손은 전방을 보게 해서, 스프링에 약간의 장력을 만들어라.

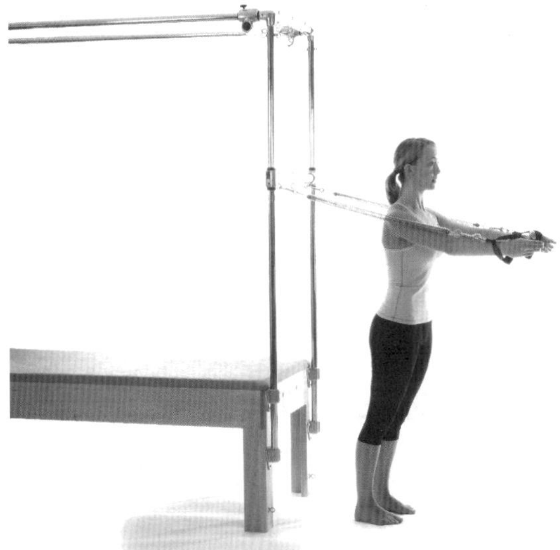

《내쉬기》 팔이 어깨와 평행되게 선을 이룰 때까지 서로를 향해서 팔을 보내라. 캐딜락: 나무 껴안기에서처럼 손바닥은 서로를 마주본다.

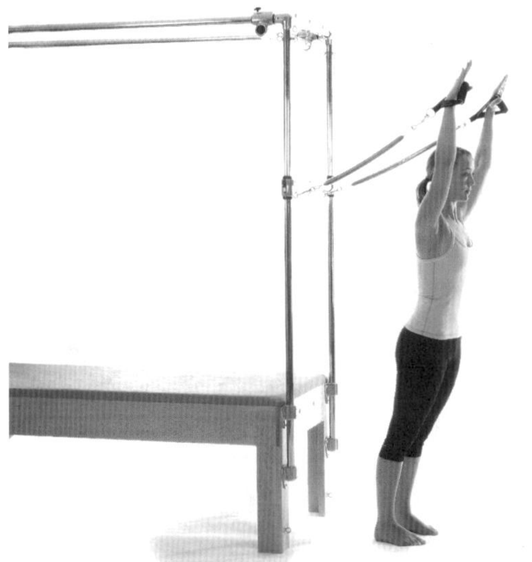

《들이쉬기》 팔을 돌려서 손바닥이 바닥을 보게 한 다음, 팔을 머리 위로 들어 올려라. 어깨뼈를 안정되게 유지하고, 팔로 옆 바깥으로 원을 그려 T-자세를 만드는데, 손바닥은 전방을 향한다 (출발 자세).

암 펀치—스탠딩
Arm Punch - Standing

중급

근육 포커스
- 세갈래근(삼두박근)
- 큰가슴근(대흉근)

목적
- 팔꿈치 폄근과 어깨 수평 모음근 강화
- 코어 체력 개발

저항 Resistance: 약 — 중 — 강 (중)

팔 힘을 개발시키는 명백한 요소뿐만 아니라, 이 움직임은 코어 체력을 개발한다. 그것은 막대한 몸통 안정을 요구하는데 매 펀치마다 몸통을 돌리려는 자연적인 경향 때문이다.

이미지화 하기

이름이 나타내듯이, 그 움직임은 펀치처럼 느껴질 것이다. 어깨와 선을 이루는, 당신 앞의 정확한 한 점을 상상해라; 매 펀치마다 손을 이 타겟으로 뻗는다고 상상해라.

- □ 팔의 움직임에 초점을 맞춰라. 그 동안 몸통과 견갑대는 가만히 유지된다.
- □ 운동 내내 움직임의 방향을 향해서 손가락을 가리켜라 (주먹을 사용한다면 이때 주먹은 줄곧 전방을 향해야만 한다).
- □ 수평선을 따라 팔을 움직여라.

변형 / VARIATION

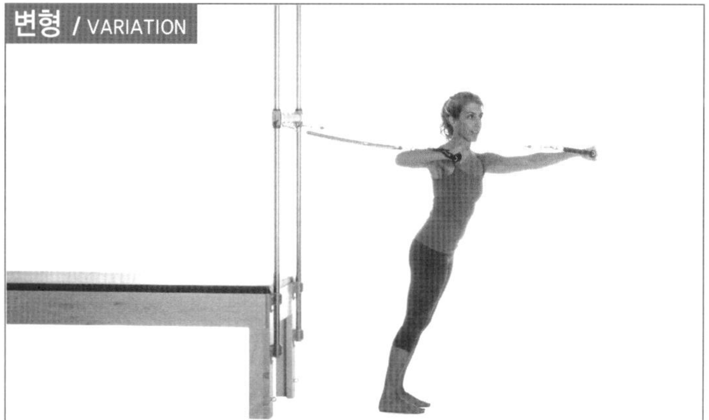

일단 고도의 안정을 이뤘다면, 각 팔을 뻗기 위해서 몸통의 회전을 더할 수 있다. 이 회전은 펀치의 파워를 상당히 늘리는데, 그 동작이 팔에서부터가 아닌 몸통의 매우 파워풀한 회전근들에서 나오기 때문이다.

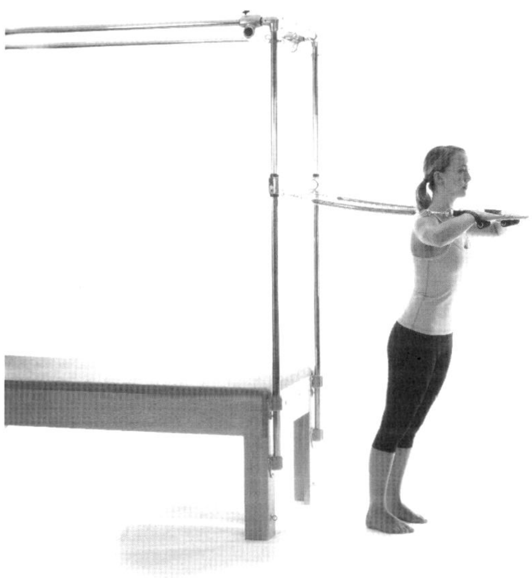

《들이쉬기》 기구를 보고 뒤돌아 캐딜락에서 약 30cm 떨어져 서는데, 크로스바를 어깨 높이보다 약간 높게 맞춘다. 몸을 약간 앞으로 기울이고 손을 어깨 바로 앞에 둔다. 팔꿈치를 옆 바깥으로 굽히고, 손바닥이 밑을 향하고 손가락이 앞을 향하게 핸들을 잡아라. 처음부터 스프링에 장력이 있어야만 한다.

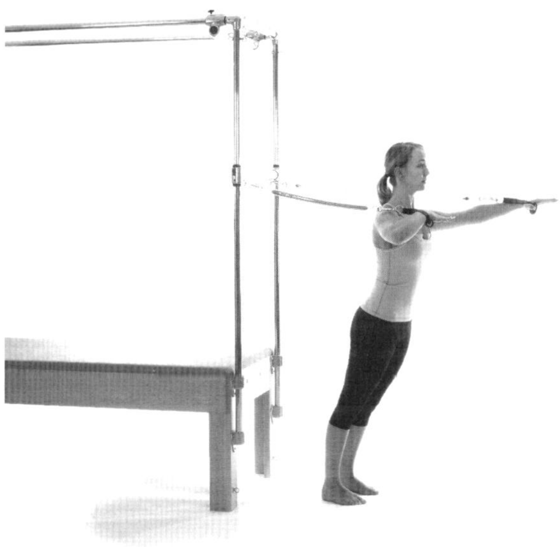

《내쉬기》 한 팔을 전방으로 뻗고, 다른 팔을 뻗는 동시에 그것을 굽혀라; 손은 서로가 각각의 경로에서 움직임의 중간에 지나간다.

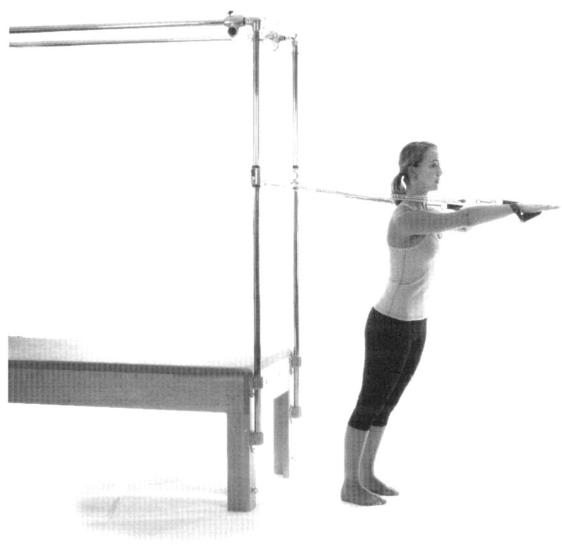

《들이쉬기》 사이클을 반복하는데, 각각의 호흡에 2-4회 펀치를 낸다.

바이셉스 스탠딩 (두갈래근—서서)

Biceps - Standing

근육 포커스

- 두갈래근(이두박근)

목적

- 팔꿈치 굽힘근 강화
- 어깨 전면과 가슴의 스트레치

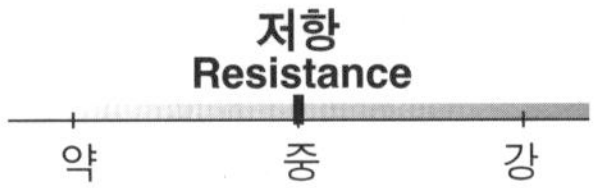

비록 이 운동이 본질적으로 표준 두갈래근 컬(curl)이지만, 팔과 몸통의 자세가 어떤 이점을 제공한다. 만약 당신이 **캐딜락: 나무 껴안기 서서**, **캐딜락: 암 서클-서서**, 그리고 **캐딜락: 암 펀치-서서**에서 어깨 수평 모음근들을 운동해 왔다면, 당신은 이 운동을 할 때, 가슴을 가로지르는 상당한 스트레치를 느낄 것이다. 게다가, 두갈래근의 긴갈래(long head)는 완전히 신장된 자세로 유지되는데, 그것은 유연성을 늘려 주고 두갈래근의 체력 개발을 위해서 독특한 각도를 제공한다.

이미지화 하기

몸 자세는 오래된 배의 선수상에 비유될 수 있다. 팔을 구부릴 때마다, 가슴은 더 열려야만 한다. 그 느낌은 (갈비뼈를 내밀거나 등을 과다폄 시키지 않고) 가슴을 전방으로 뻗는 것일 것이다.

- □ 변함 없고 일관된 어깨 폄을 유지해라.
- □ 움직임 내내 위팔을 가만히 그리고 어깨뼈를 안정되게 유지해라.
- □ 팔꿈치를 서로서로 평행으로 유지해라.

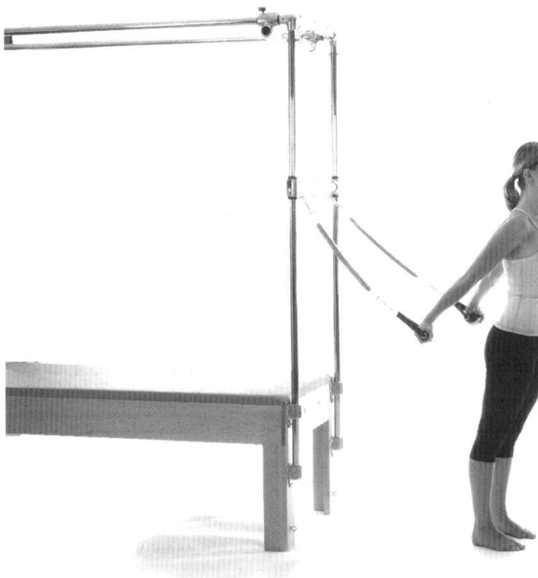

《들이쉬기》 기구를 보고 뒤돌아 캐딜락에서 약 30cm 떨어져 서는데, 크로스바를 어깨 높이보다 약간 높게 맞춘다. 몸을 약간 앞으로 기울이고 팔을 몸 뒤로 뻗어서 서로를 평행으로 두어라.
주먹 그립으로 핸들을 꽉 잡고, 어깨를 중립 자세로 둔다.

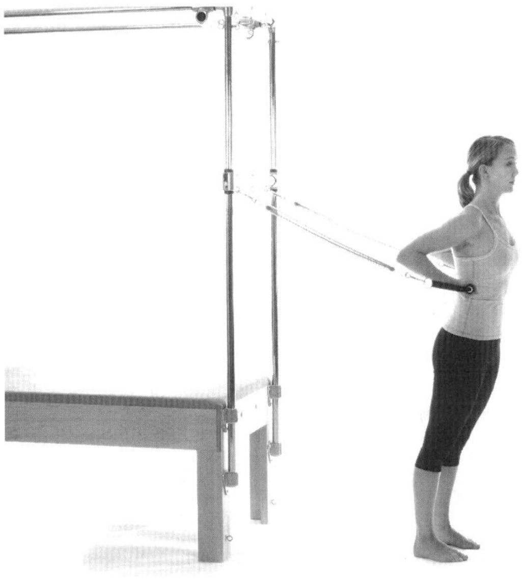

《내쉬기》 출발 자세에서, 위팔을 가만히 두고 팔꿈치를 같은 높이로 뒤쪽을 향하게 두고, 팔꿈치를 굽혀라.

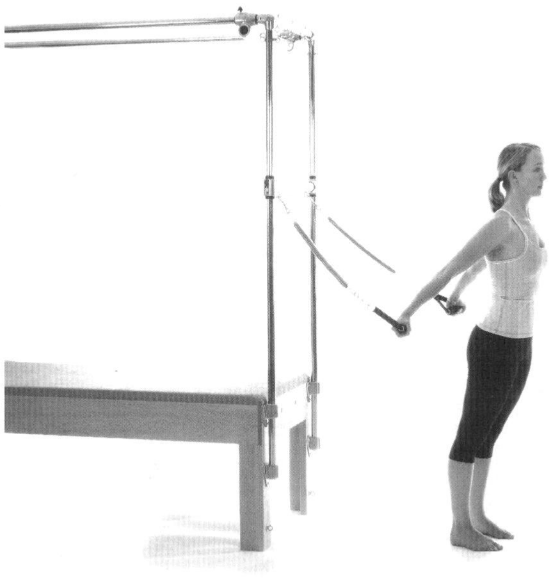

《들이쉬기》 팔을 펴서 출발 자세로 되돌아가라.

스쿼트

Squat

캐딜락

팔 운동 / Arm work

중급

다리에 대한 명백한 난이도 증가뿐만 아니라, 스쿼트는 상체에 훨씬 더 높은 난이도를 준다. 몸통은 움직임 내내 똑바로 선 자세로 유지되는데, 그것은 중립 정렬을 시키고, 그 운동을 보다 기능적으로, 그리고 덜 위험하게 만든다; 일반적인 스쿼트 자세는 허리에 과도한 부담을 줄 수 있다. 다리의 스쿼트 동작과 함께한 두갈래근의 등척성 수축은 두갈래근 체력과 다리 체력 및 코어 체력, 특히 등 폄근들을 발달시킨다.

엄청난 두갈래근 운동과 전반적인 인체 자세로 인해서, 나는 이 운동을 서서 하는 팔 운동 시리즈에 포함시켜 왔다. 그러나, 그것은 몸의 많은 부위를 다루므로 다리 운동, 힙 운동, 또는 전신 통합 블록에 적합할 수 있다. 그것은 어떠한 프로그램에도 유용하게 더해질 수 있다.

이미지화 하기

뒤쪽으로 벽에 몸을 기대고 있으면서 몸이 부드러운 면 위 아래로 미끄러지는 것을 상상해서 몸통의 좋은 정렬을 유지해라. 몸통이 부드럽게 미끄러지는 움직임에 부응하기 위해서 다리를 올바르게 선을 확실히 맞춰야 하는데, 각각의 다리가 2개의 수직으로 놓인 유리판 사이를 미끄러지고 있다고 생각해라.

- □ 중립 척추 자세로 몸통을 똑바로 유지해라.
- □ 줄곧 위팔을 안정되게 그리고 서로 그리고 바닥에 평행되게 유지해라.
- □ 다리의 정확한 주행을 유지하는데, 무릎을 굽히고 펴는 동안 그것을 발 위로 선을 맞춰라 (앞으로 가면 안 된다).

근육 포커스

- 두갈래근(이두박근)
- 넙다리네갈래근

목적

- 팔꿈치 굽힘근과 무릎 폄근의 강화
- 무릎 조절 개발
- 정렬 증진과 몸통 안정 개발

저항
Resistance

약 중 강

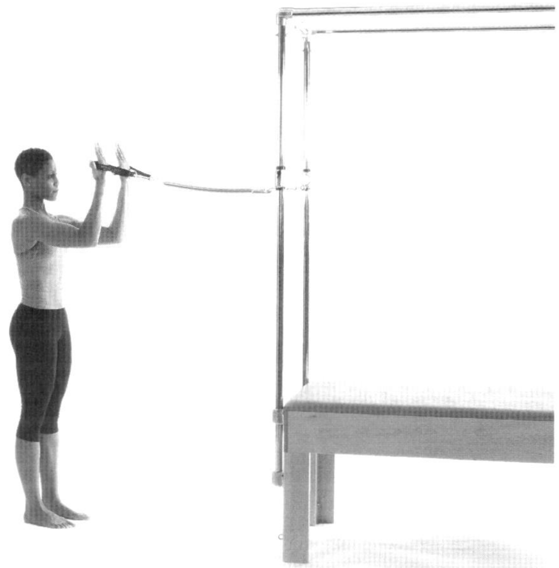

《내쉬기》 다리를 평행으로 해서 캐딜락을 보고 선다. 어깨 높이 몸 앞으로 팔을 뻗어서, 스프링이 약간의 장력을 갖게 스트랩을 잡고, 팔꿈치를 90° 각도로 굽힌다.

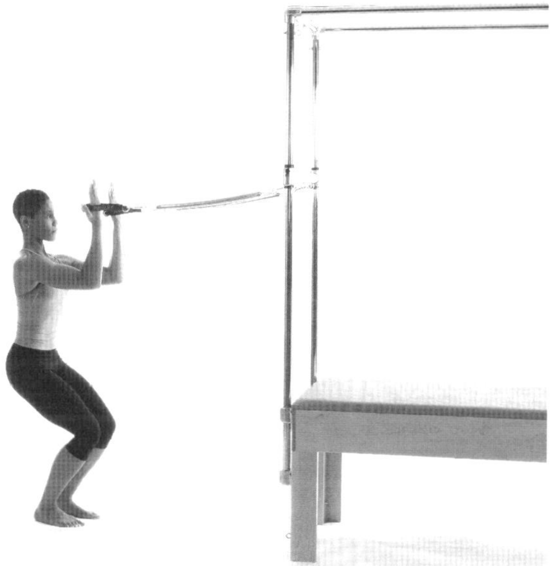

《들이쉬기》 무릎을 스쿼트로 굽히는데, 뒤꿈치는 바닥에 붙이고, 팔은 안정시키고 몸통은 똑바로 유지해라.

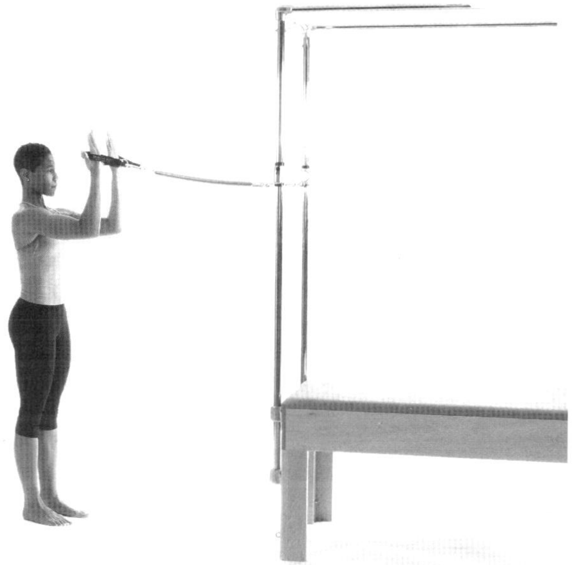

《내쉬기》 무릎을 펴고, 안정된 팔 자세를 계속 유지하면서, 출발 자세로 되돌아가라. 스쿼트를 5-10회 시행하는데, 마지막 반복 이후에만 팔을 펴라.

캐딜락

팔 운동 / Arm work

중급

버터플라이 (나비)

Butterfly

근육 포커스

- 배빗근(복사근)

목적

- 배빗근과 하부 및 중간 등 근육 스트레치
- 배빗근 조절 개발

저항
Resistance

약 중 강

아름다운 이름을 갖고 있는 이 복잡한 움직임은 가쪽 굽힘과 회전을 병행하면서, 저항과 균형이라는 요소를 이용한다. **그 움직임 패턴은 두 개의 명백한 단계를 갖고 있다:** 가쪽 굽힘, 이어지는 회전. 이 패턴은 **매트 운동: 비틀기**를 포함한, 여러 상급 필라테스 운동들뿐만 아니라, 골프와 배구 및 농구를 포함한 많은 운동 활동들에서 볼 수 있다.

첫 단계에서, 움직임은 팔을 움직이지 않는 몸통의 순수한 가쪽 굽힘이다. 팔은 정확한 T-자세로 유지되면서, 스프링 뒤쪽 당김에 저항한다. 이것은 몸통의 회전이 뒤따른다; 오직 최대로 회전을 한 시점에서, 팔은 캐딜락을 마주 보는 "뒤쪽" T-자세로 도달하기 위해 주위로 원을 그린다. 그 다음 그 움직임 패턴은 반대로 출발 자세로 되돌아 간다.

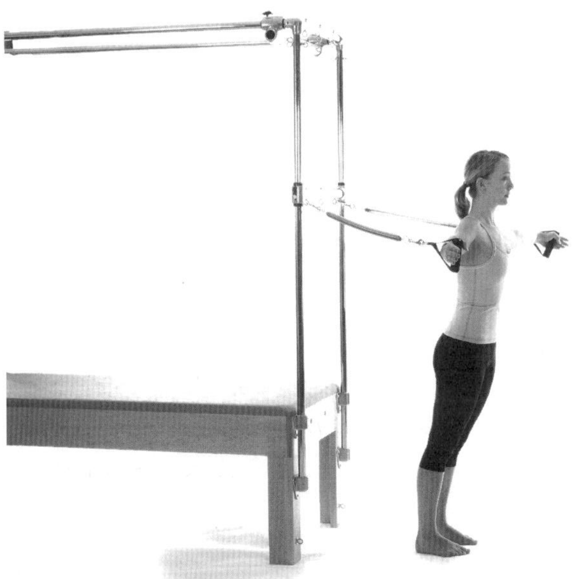

《내쉬기》 기구를 보고 뒤돌아 캐딜락에서 약 30 cm 떨어져 서는데, 크로스바를 어깨 높이보다 약간 높게 맞춘다. 몸을 앞으로 기울이고, 손으로 스트랩을 잡고, T-자세를 만든다. 손바닥은 전방을 보고 스프링에 약간의 장력이 있어야 한다.

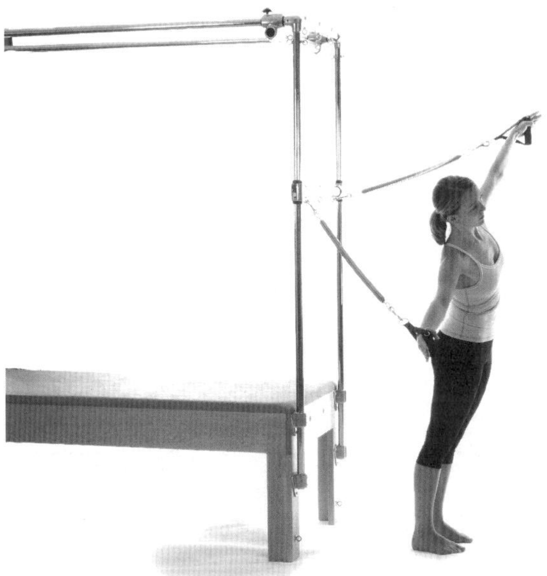

《들이쉬기》 한쪽 위로 몸을 뻗는데, 몸통을 가쪽으로 굽혀라.

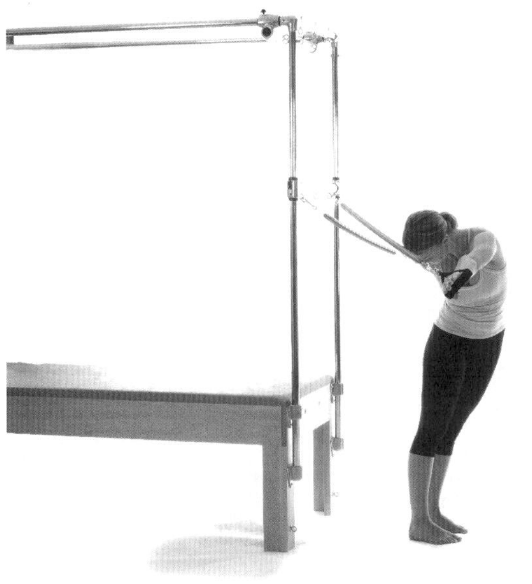

《내쉬기》 캐딜락을 향하게 상체를 돌려 둥그렇게 만드는데, 위팔을 위로 넘겨 보내고 (스프링이 머리 위로 넘어가게) 그리고 다른 팔은 밑으로 가로질러, 다시 T-자세를 만드는데, 이번에는 캐딜락을 향한다. 팔은 계속 스프링을 옆 바깥과 뒤로 당기고 있다.

이미지화 하기

이 움직임의 느낌은 스프링을 감았다가 조심스럽게 다시 푸는 것과 같은데, **리포머:** 인어의 역학과 비슷하다. 이러한 난이도 있는 운동들은 긴밀하게 연관되어 있다; 그것들 사이의 연관을 발견하는 것은 그것들 둘 다를 마스터하는데 있어서 유용하다는 것을 알 수 있다. 내가 좋아하는 또 다른 이미지는 그 운동 이름인 나비의 그것이다. 운동 내내 팔을 옆으로 뻗는 동안, 날개처럼 느껴진다.

- □ 골반이 몸통의 회전에 적응되게 하기 전에 가급적 오래 동안 골반이 전방을 향하게 유지해라.
- □ 스프링의 일관된 장력을 유지해라.
- □ 줄곧 팔을 가급적 넓게 벌리고 있어라.

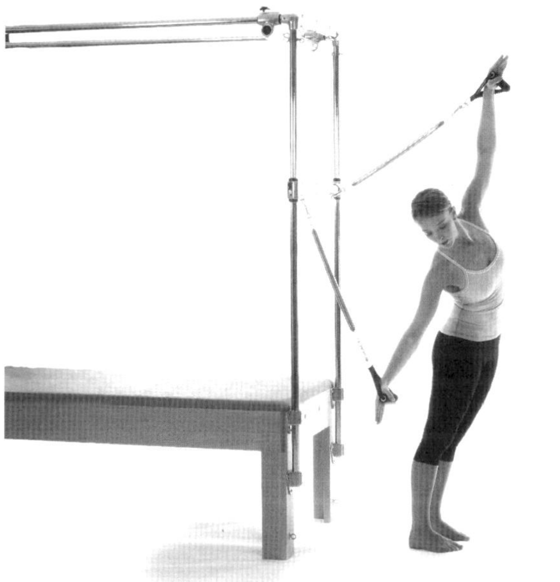

《들이쉬기》 몸을 풀어 가쪽 굽힘으로 되돌아 가는데, 반대로 몸과 팔의 정확한 경로를 따라라.

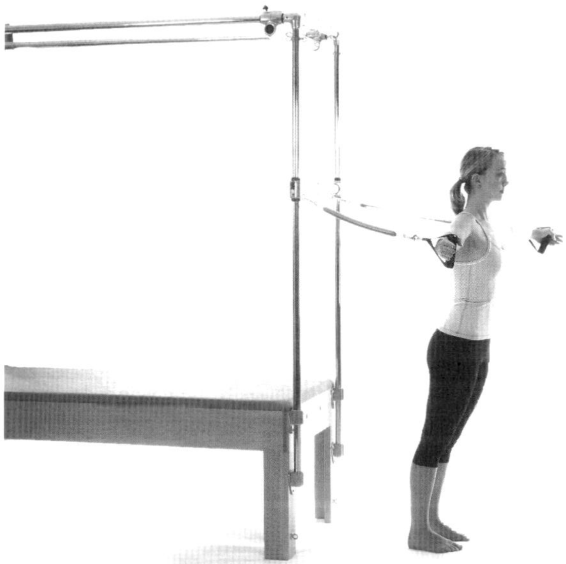

《내쉬기》 몸통을 들어올려 출발 자세로 되돌아가라.

사이드 리프트 (옆 들어올리기)

Side Lift

근육 포커스

- 배빗근 (복사근)

목적

- 가쪽 굽힘근 (상부) 강화
- 가쪽 굽힘근 (하부) 스트레치

저항
Resistance
약 중 강

이 운동은 고전적인 필라테스 목록에서 나온 것이 아니지만, 그러나 그것은 전통적 운동에서 진화해왔다. 그것은 멋진 흐름을 갖고 있으며, 게다가, 몸통의 가쪽 굽힘근들을 개발 시키기 위한 유용한 운동일 뿐만 아니라, 그것은 보기에 아름답고 즐겁게 할 수 있다.

비록 몸이 이상적으로 직선에 있더라도, 다리를 중심선의 약간 앞쪽에 놓는 것이 필요할 수 있는데, 그것은 차례로 배빗근의 활성화를 강조한다. 이것은 등 폄근 특히, 허리네모근(요방형근)이 복근을 압도하는 경향일 때 도움이 된다. 골반의 위쪽면을 약간 뒤로 기울여서도 같은 결과를 만들 수 있다.

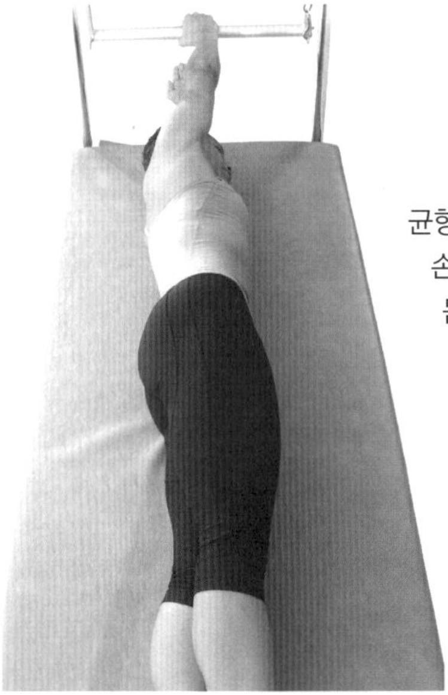

균형 잡힌 근육 활성화를 손상시키지 않고서, 몸을 가급적 직선과 가깝게 유지해라.

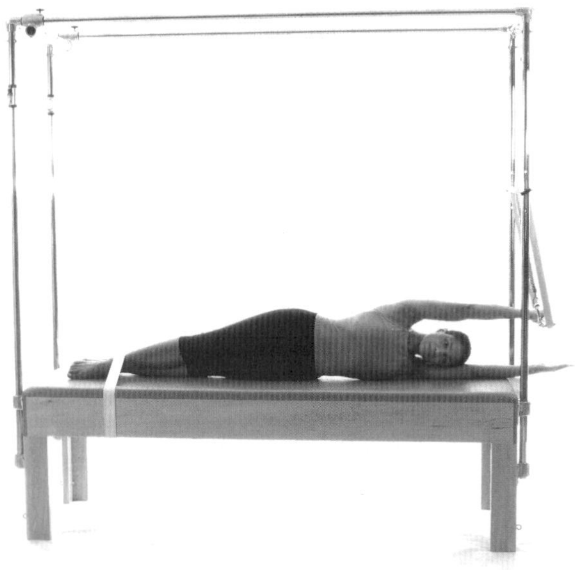

《내쉬기》 한쪽 옆으로 누워서, 다리를 펴는데 위쪽 다리를 바닥 다리 앞에 놓는다. 풋 스트랩 밑에 발을 끼운다. 바닥 팔을 머리 위로 뻗고 머리를 어깨에 댄다. 위쪽 팔 역시 머리 위로 똑바로 펴서, 푸쉬바를 잡아라.

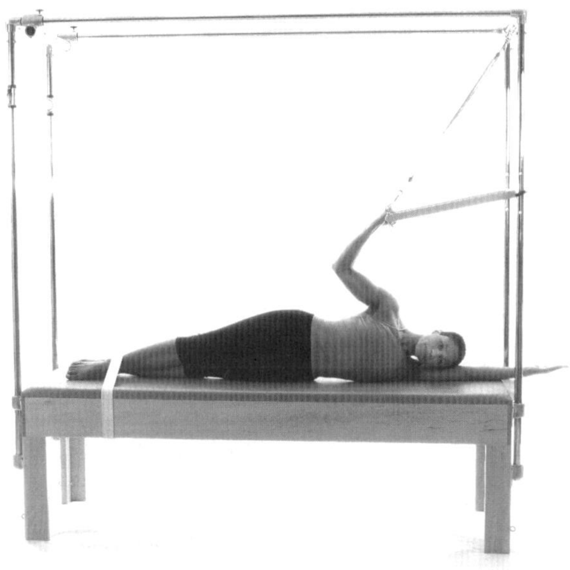

《들이쉬기》 위쪽 팔을 굽혀서, 푸쉬바를 캐딜락 프레임의 안쪽으로 보내라.

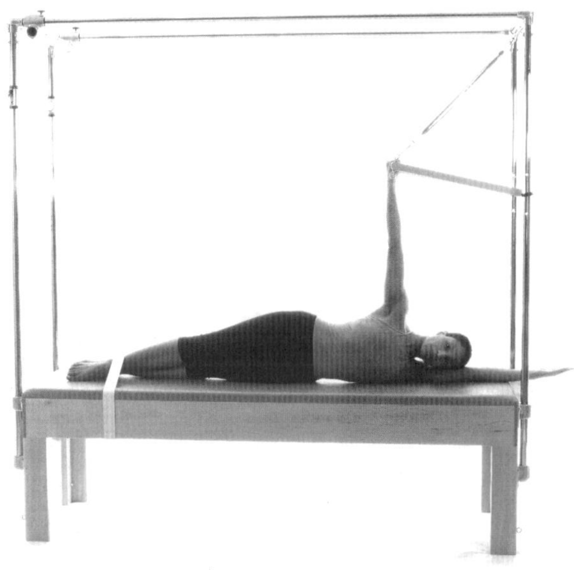

여전히 숨을 들이쉬시면서, 위쪽 팔을 상방으로 펴라.

사람들은 푸쉬-스루바를 잡고 있는 팔을 위로 당겨서 몸을 들어 올리려고 하는 경향이 있다. 위쪽 팔을 펴서 유지하고 허리를 들어 올리는 것에 초점을 맞춰서 이것을 피해라. 아래쪽 팔을 푸쉬-스루바로 들어올려 그것에 닿도록 해서 (아니면 가급적 그것과 가깝게 뻗어서) 움직임을 완료해라. 이것은 몸 아래쪽에 드라마틱한 스트레치를 만들고, 위쪽에 있는 가쪽 굽힘근을 강하게 운동시킨다. 아래쪽에 있는 가쪽 굽힘근은 몸 중앙 주위의 지지대를 만드는 것을 돕고 안정을 제공하기 위해서 운동 내내 일을 해야만 한다.

이미지화 하기

이 움직임은 항상 무용 안무를 생각나게 해 준다. 우리가 날수만 있다면, 뛰어서, 몸을 위로 솟구친 다음, 하늘을 가로질러 날아간다고 상상하는 것을 좋아한다.

- □ 가쪽 굽힘으로 들어올릴 때 푸쉬바를 잡고 있는 팔을 똑바로 유지해라.
- □ 운동 내내 복근을 인게이지 시켜라.
- □ 두 장의 유리판 사이처럼, 관상면에서 위 아래로 움직여라.

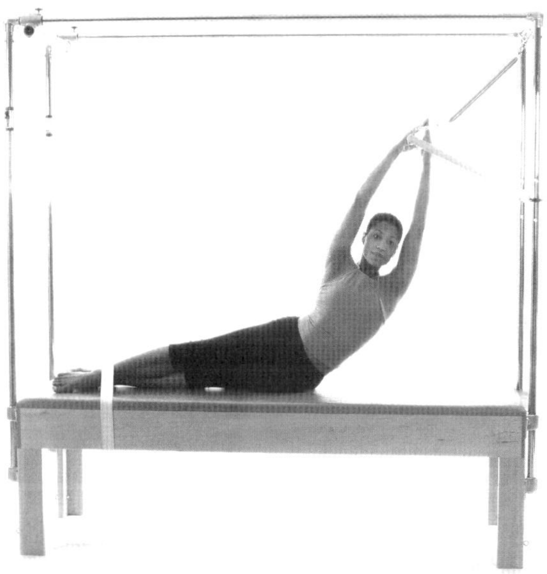

《내쉬기》 몸통을 들어올려 가쪽 굽힘을 만들고, 그 다음 바닥 팔을 들어올려 푸쉬바에 댄다.

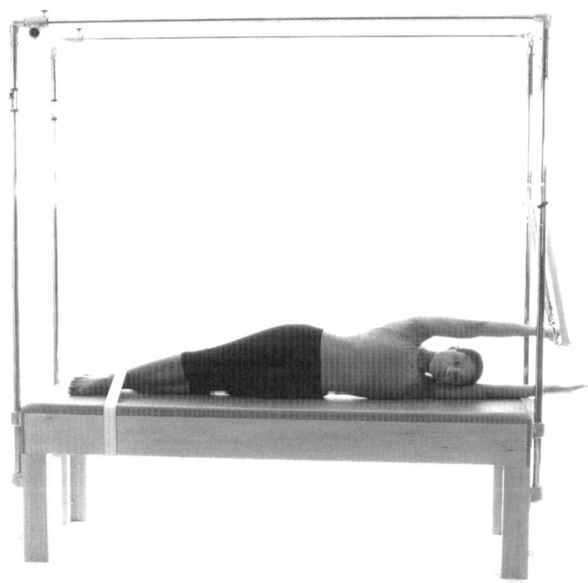

《들이쉬기》 몸을 내려라.

《내쉬기》 위쪽 팔을 굽힌 다음 머리 위로 펴라. 출발 자세로 되돌아가라.

중급

사이드 리치 (옆 뻗기)

Side Reach

근육 포커스

- 배빗근(복사근)

목적

- 복근 조절 개발
- 빗근 유연성 증진
- 어깨 모음근 스트레치

저항
Resistance
약 중 강

이것만큼 좋게 느껴지는 운동은 거의 없다. 그것은 몸통 옆과 겨드랑이에 집중된 스트레치를 제공한다. 스트레치를 극대화 시키기 위해서 다리와 골반으로 좋은 고정을 유지하는 것이 필수적이다. 이것은 독특한 자세이다; 골반 고정을 보강하기 위해서 골반-허리 부위를 굽힌 채로 있으면서, 상부 몸통이 한쪽에서 가쪽으로 굽히고 다른 쪽에서 가쪽으로 펴기 때문에, 척추의 각각의 구획 안에서 그리고 전체로서 몸 안에서 우리가 추구하는 조절을 보여준다.

이미지화 하기

움직임은 옆과 뒤로 쓸어 버리는 것일 것인데, 커다란 손부채를 열었다 닫는 듯하다. 몸 옆과 팔을 고무줄이라고 생각하는 것을 좋아하는데, 팔에 달린 외부 힘에 의해서 고무줄이 당겨진다; 힘을 주지 않을 때, 몸과 팔은 중앙으로 다시 줄어든다.

- □ 팔을 뒤로 뻗을 때 골반-허리 안정을 유지해라.
- □ 양발로 수직 기둥을 미는데, 특히 뻗는 쪽 발이다.
- □ 뒤로 뻗는 동안 천장을 향해서 자유 손의 손바닥을 돌려라.

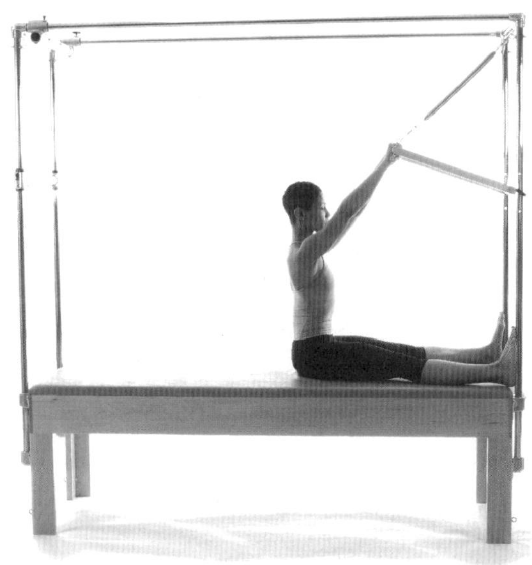

《들이쉬기》 푸쉬바를 마주보고, 똑바로 앉는다. 발을 수직 기둥에 대고 손은 어깨-너비로 푸쉬바를 잡는다. 팔은 편다.

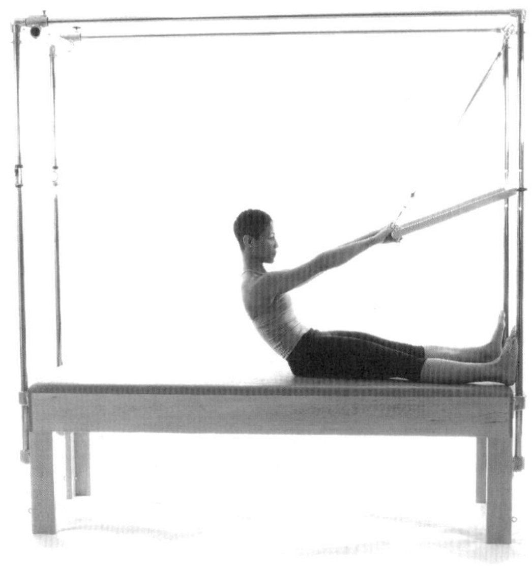

《내쉬기》 푸쉬바에 뒤로 매달리게 몸통을 둥글게 만들고, 발로 수직 기둥을 밀어라.

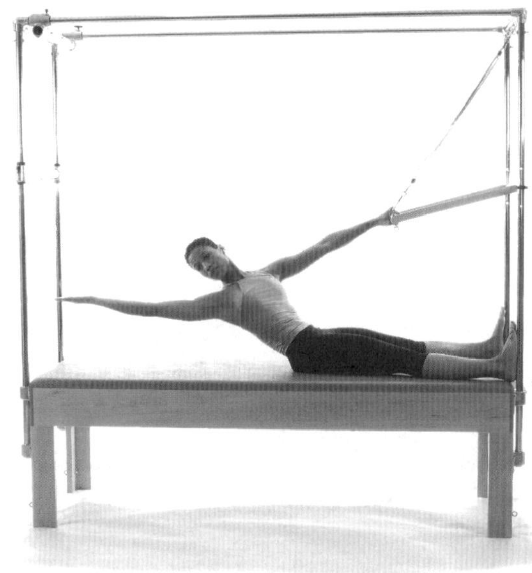

《들이쉬기》 허리 굽힘을 유지하고 있으면서, 한 손을 놓고 손바닥이 위로 가게 해서, 가급적 멀리 뒤로 옆 바깥으로 쓸듯이 보내서 스트레치를 극대화 시킨다.

《내쉬기》 이전 자세로 되돌아 가는데, 손을 다시 바에 놓고 척추 굽힘을 깊게 만든다.

《들이쉬기》 척추를 펴서 똑바로 앉은 자세로 가라. 출발 자세로 되돌아가라.

프론 I (엎드리기 I)
Prone I

엎드리기 I은 캐딜락에 있는 등 펴기 운동의 멋진 시리즈의 기초 움직임이다. 그것은 척추의 한 부위에 초점을 둔 것이 아니라, 척추 전체에 걸쳐서 폄을 배분하는 기본 원칙을 가르친다. 이것은 척추 폄근과 함께 복근을 동원해서 이루어지는데, 그것은 허리를 과도한 압력에서 보호하는 것을 돕는다. 또한 그것은 어깨뼈 안정과 척추 폄의 조화를 보강한다. 지지하는 근육들은 줄곧 인게이지 되고, 있어야만 하는데, 반복을 하는 사이도 포함한다.

이미지화 하기

활을 당겼다가 놓는 이미지가 파워풀한, 아치 모양의 몸을 만드는데 좋다. 그 에너지는 절대로 완전히 풀어지지 않는다; 그 파워는 항상 근육들 안에서 유지되고 있어서, 요구가 있을 때 곧 바로 쓰일 수 있다.

- □ 움직임을 하기 전에 어깨뼈를 등을 따라 밑으로 미끄러뜨려라.
- □ 움직임 내내 복근을 인게이지 시켜라.
- □ 팔을 펴서 푸쉬바를 연속적으로 밑으로 밀어라.

근육 포커스
- 등 폄근

목적
- 등 폄근 강화
- 견갑대와 복근 조절 개발

저항
Resistance

약 중 강

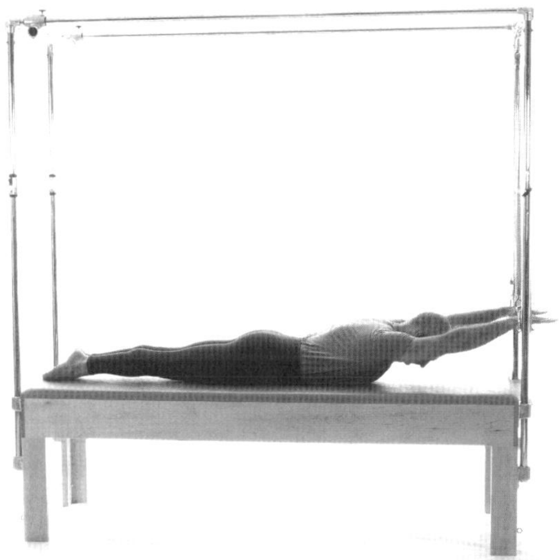

《내쉬기》 엎드려서, 팔을 머리 위로 펴서 푸쉬바를 잡는다.

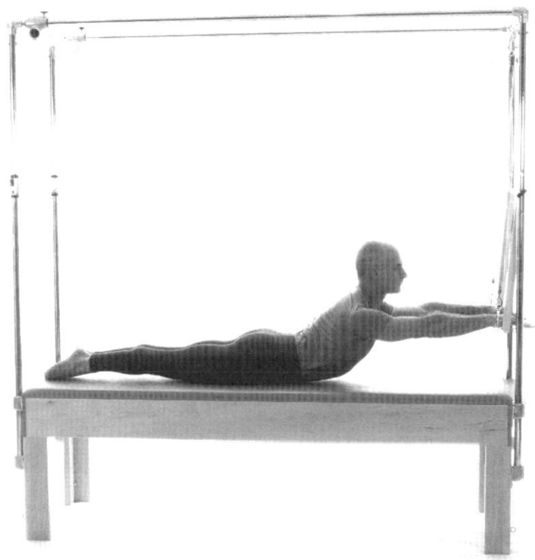

《들이쉬기》 척추 폄이 되게 몸통을 들어 올리는데, 팔로 푸쉬바를 부드럽게 밑으로 누른다.

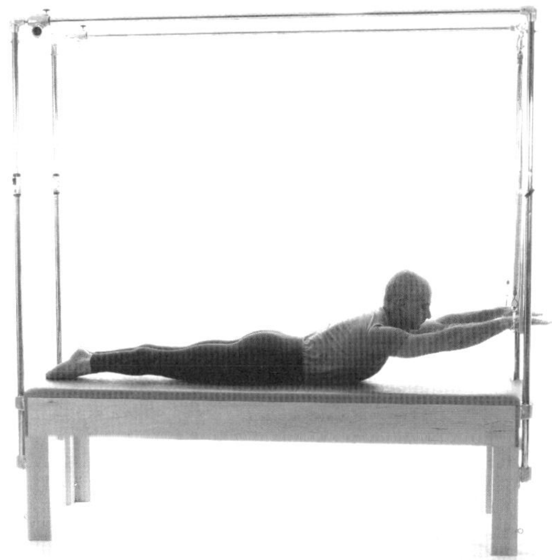

《내쉬기》 몸통을 내려서 출발 자세로 되돌아가라.

캐딜락

등 펴기 / Back extension

중급

근육 포커스

- 등 폄근

목적

- 등 폄근 강화
- 어깨와 복근 조절 개발
- 어깨 부위의 유연성 증가

저항
Resistance

약 중 강

프론 II (엎드리기 II)

Prone II

팔이음뼈(견갑대, shoulder girdle)의 체력과 유연성과 함께 척추 폄을 통합시키는 엎드리기 II만큼 아름답고 난해한 운동은 거의 없다. 어깨 스트레치와 등 폄이 연계되더라도, 2개의 분리된 움직임으로 간주돼야만 한다. 등을 펴기 전에 어깨를 가급적 많이 스트레치 하는 것이 중요하다. 그 다음 몸통이 완전한 폄에 도달했을 때, 움직임은 주로 등 폄근들로 옮겨지며, 몸통의 올림을 유지하기 위해서 팔 또는 푸쉬바에 의존하는 것이 아니다.

움직임을 반대로 할 때, 다시 푸쉬바를 밑으로 내리고 몸통을 내려서 출발 자세로 가기 전에 어깨의 스트레치를 극대화 시켜라.

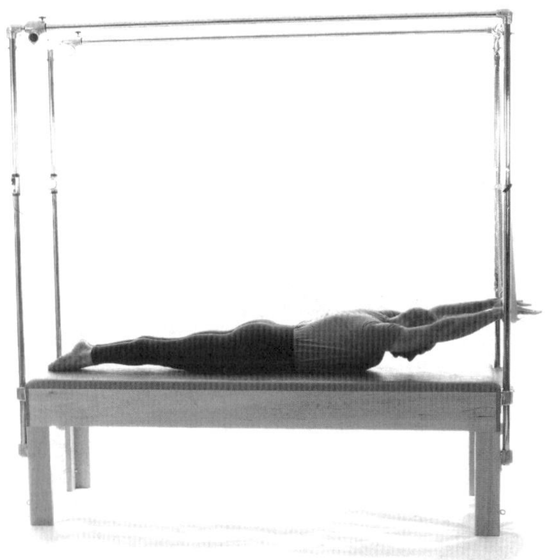

《내쉬기》 엎드려서, 팔을 머리 위로 (앞쪽) 펴서 푸쉬바를 잡는다.

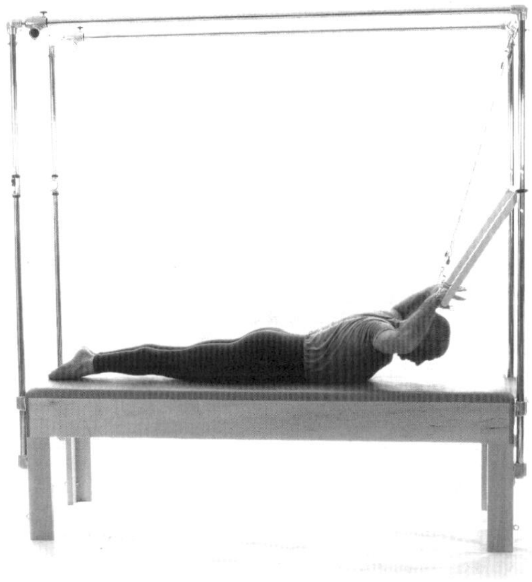

《들이쉬기》 팔꿈치를 바깥 옆으로 굽혀서, 팔을 머리 뒤로 보낸다, 팔을 위쪽으로 펴기 시작해라.

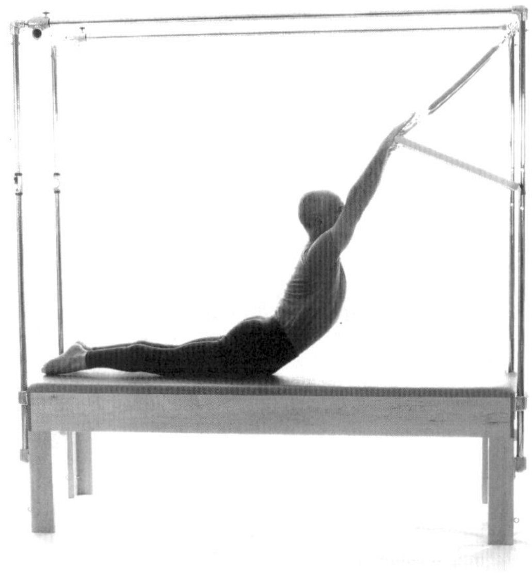

《내쉬기》 팔이 더 이상 움직일 수 없을 때, 몸통을 들어올리고 팔꿈치와 등이 완전히 펴질 때까지 팔을 계속 펴라.

이미지화 하기

캐딜락: 엎드리기 I에서 사용된 활을 당겼다가 놓는 이미지가 이 운동에서 잘 듣지만, 여기서 몸이 더 높이, 더 극단적인 활 모양으로 도달하는 동안 그것은 훨씬 더 좋다. 완전한 등 폄을 만든 다음, 몸통을 내리기 시작하는 동안, 당신이 어깨에 매달려 있는 느낌을 느껴야만 한다.

□ 몸통을 폄으로 들어 올리기 전에 어깨의 최대 스트레치를 만들어라.

□ 그 운동의 두 번째 부분에서, 움직임을 완료하기 위해서 팔을 내려 보내기 전에, 몸통을 가급적 많이 내려서 어깨를 스트레치 시켜라.

□ 움직임 내내 복근을 인게이지 시켜라.

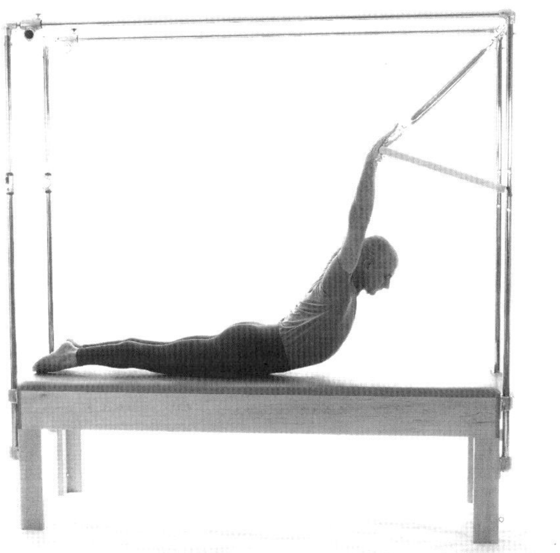

《들이쉬기》 팔을 똑바로 유지한 채로 위로 뻗은 채로, 몸통을 내려라.

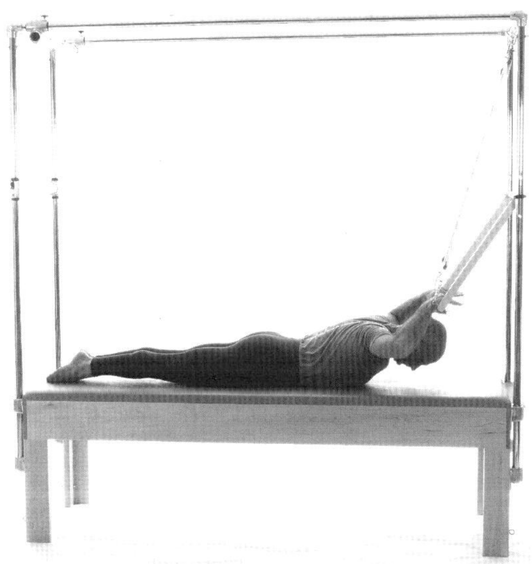

《내쉬기》 팔꿈치를 굽히고 몸통을 내리는데, 푸쉬바를 밑으로 보내고 난 다음, 팔을 바로 머리 위로 (앞쪽) 펴서 출발 자세로 되돌아가라.

캐딜락

등 펴기 / Back extension

상급

근육 포커스

- 등 폄근

목적

- 등 폄근 강화
- 가슴 근육 스트레치
- 힙 폄근 조절 개발

저항
Resistance

약 중 강

행잉 백 (뒤로 매달리기)

Hanging Back

이 운동은 보는 것은 인상적이고 하는 것은 훨씬 더 즐겁다. 상급 운동에 속해 있더라도, 그것은 많은 사람들, 심지어 그렇게 난이도 있는 움직임을 수행할 수 있다고 믿지 못하는 사람들 조차도 접할 수 있다. 그것은 척추 분절 움직임, 등 폄에서 힘의 배분, 어깨뼈 안정, 복근 지지 및 등 폄과 힙 폄 사이의 관계 같은 여러 기본 개념들을 압축한다.

나는 어깨뼈 사이와 바로 밑인, 중간-등의 움직임에 초점을 두기를 좋아한다. 당신이 몸을 펴서 바닥과 평행인 널판 자세에 도달할 때, 골반-허리 안정을 유지하고 그 다음 흉곽 폄을 극대화 시켜라. 흉추가 완전히 펴지게 될 때, 허리 폄을 더하고, 마지막으로 힙 폄을 더해서 그 움직임을 마무리 짓는 손길을 가해라.

팔은 그냥 몸과 크로스바를 연결하는 막대기 또는 지렛대로 쓰인다. 그러나, 어깨는 중요한 역할을 수행한다; 좋은 어깨 기능은 이 운동의 성공적인 수행을 위해서 필수적이다.

머리는 척추의 선을 따른다. 뒤로 매달린 자세에서 머리를 너무 뒤로 젖혀서, 경추를 과다폄 시키는 경향을 피해라. 이것은 불가피하게 목 긴장을 만든다. 대신, 머리 꼭대기가 매트를 향해서 밑으로 뻗어서, 부드러운 아치 모양을 마무리 짓는다고 느껴야만 한다.

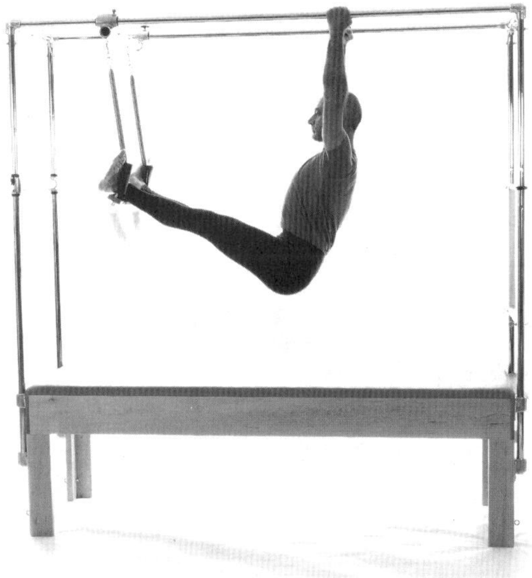

《들이쉬기》 팔을 펴서 캐딜락의 크로스바를 잡는다. 발을 공중 그네에 걸고, 발등굽힘을 만들어 외회전 시켜서, 발이 스프링 주위를 싸게 해라 (안전을 위해서). 매달려 있는 동안 척추를 가급적 중립 자세와 가깝게 유지해라.

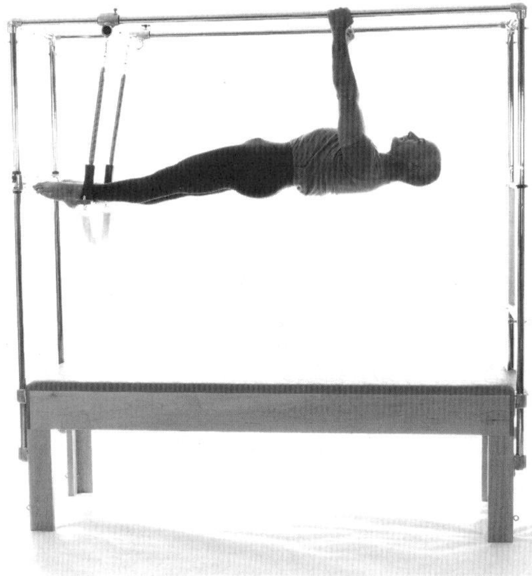

《내쉬기》 척추의 분절 움직임을 만들면서, 널판 자세가 되게 위로 굴러 올라가서, 몸이 중립 정렬로 베드와 평행으로 매달려 있게 해라. (이 시점에서 발을 발바닥굽힘으로 만드는 것은 선택적이다.)

이미지화 하기

에너지 선들을 상상하는 것이 이 운동을 위해서 잘 듣는다. 요람처럼 매달린 출발 자세에서 하나의 에너지 선이 다리를 통해서 달리고 또 다른 하나는 몸통을 통해서 달리고 있다. 그것들은 골반에서 만나서 V-모양을 만든다. 뒤로 매달린 자세에서, 하나의 긴 에너지 선은 발에서 골반까지 달리고, 그 다음 부드럽게 아치 모양으로 구부러져서 몸통과 머리를 통해서, 몸의 아치 모양을 그린다.

□ 출발 자세에서 매달려 있을 때 캐딜락의 베드를 향해서 꼬리뼈를 뻗어라.

□ 움직임을 시작하기 전에 매달린 자세에서 어깨뼈를 안정시켜라.

□ 복근을 안으로 당겨서, 깊은 척추 굽힘을 만들고, 움직임을 시작해라.

□ 움직임을 완료하기 위해서 허리와 힙 폄을 사용하기 전에, 중간 및 상부 등의 최대 폄을 만들어라.

□ 마지막 자세에서 매트를 향해서 머리 꼭대기를 뻗어라.

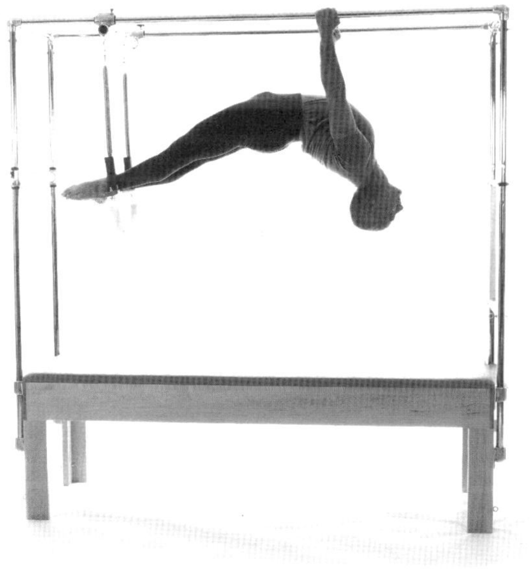

《들이쉬기》 척추를 더 뻗어서, 흉곽 팽창을 극대화 시켜라. 요추와 힙 폄을 더하는데, 어깨에서 피벗을 만들고 팔은 펴고 있어라.

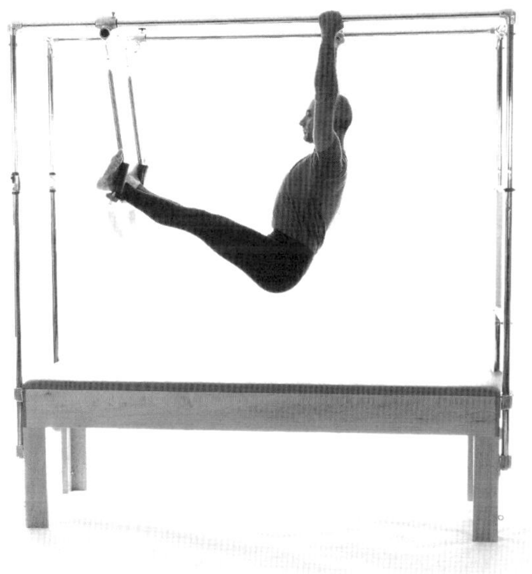

《내쉬기》 널판 자세로 되돌아간 다음, 척추를 밑으로 분절 움직임을 만들면서 V-모양 출발 자세로 가라.

7

| 제 7 장 | 운다체어 / Wunda Chair

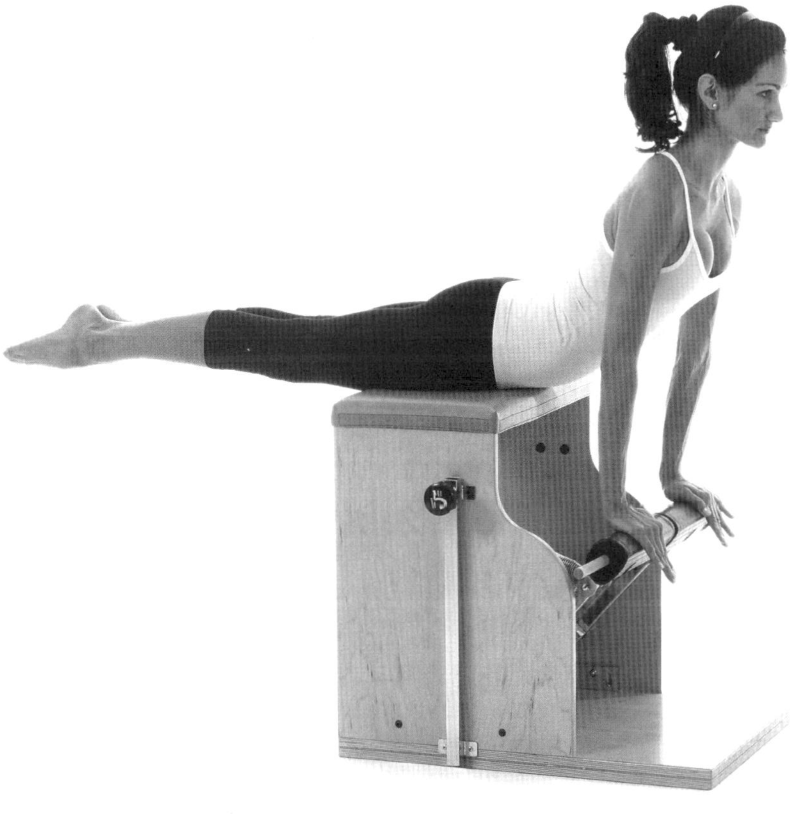

나는 운다체어

(간단히 *체어[chair]*라고도 불린다)에 대해 특별한 감정을 갖고 있다. 그것의 디자인에 대한 천재성은 끊임없이 나를 놀라게 만든다. 네 개의 스프링이 있는 이 겸손한 박스는 무한정한 가능성을 제공한다. 조셉 필라테스에 의해서 자랑스럽게 전시되었던 그것은 거의 틀림없이 처음인 홈 짐 장치의 하나였다. **오늘날도 운다체어의 능력에 견줄만한 장비를 찾아보기 힘들다:** 몸의 모든 부분과 모든 피트니스 수준을 위한 수백 가지의 운동들. 그리고, 원래 운다체어는 가구로서도 사용될 수 있었다.

이 체어는 사용하기가 쉽지 않고 때로는 아주 힘들다. 이 체어에 독특하고 특수한 방식 안에서 곧바로 불균형과 약점을 나타나게 해준다. 그러나, 그것은 정말 똑같은 불균형과 약점이 있는 사람들을 위해서 막대한 가능성을 제공한다. 전반적인 피트니스를 증진시키고 운동 수행을 향상시키기 위해서 잘 어울리는 이 체어는 다른 운동 장비보다 더 기능적인 방식 안에서 존재하는데, 심지어 다른 필라테스 기구보다도 그렇다. 예를 들어, 체어에서 발 운동을 할 때, 몸은 똑바로 선 자세로 있어서, 리포머 또는 캐딜락보다 더 큰 몸통 안정 활성화를 요구한다. 또한 똑바른 자세로 있는 것은 매일의 움직임들을 보다 가깝게 흉내 내고 있어서, 그 운동을 기능적으로 만들어준다. 운다체어는 임산부에게 굉장히 유용한데, 그 이유는 그들이 발 운동을 할 때 바로 누워서 하는 것이 아니라 앉아서 하게 해주기 때문이다.

그러나, 이러한 디자인 때문에, 운다체어는 전체 동작 범위를 곧바로 수용할 수 없다; 거기서 실행되는 움직임들은 일반적으로 적은 범위를 가진다. 이러한 이유로, 발 운동 동안 몸을 올려주고 관절의 동작 범위를 늘려 주기 위해서 패드 또는 작은 박스를 사용해서 하는 것이 이점이 될 수 있다. 또한, 그 체어는 사지 폄의 개발보다는 굽힘 개발을 위해서 훨씬 적은 가능성을 제공한다. 당신이 이러한 단점들을 숙지하고 있다면, 운다체어는 그야말로 꼭 가져야 할 항목이다. 나는 위대한 필라테스 선생님들 중 한 분인, Kathy Stanford Grant에 의해서 우리 사회를 빛내기 위해서 그 체어의 특출함에 초대받는 특권을 가졌었다. 비록 나는 Kathy를 만나기 전에 그것을 갖고서 운동을 해왔지만, 그 체어의 비상함에 진정으로 내 눈을 뜨게 만든 것은 이 통찰력 있는 선생이었다. Kathy는 Mr. 필라테스 초기 학생들 중 하나였고, 필라테스에게서 선생 자격을 받은 오직 두 사람 중의 하나였다. (다른 사람은 Lolita San Miguel인데, 아주 뛰어난 선생으로, 내가 친구라고 부르는 영예를 가진 사람이다. 그녀의 업적은 아주 많으며 푸에르토리코의 살아있는 보물로 알려져 있다.) Kathy는 운다체어의 재탄생에 특이할 정도로 책무를 느끼고 있어서, 그것을 비교적인 어둠에서 90년대 초기에 중앙 무대로 갖고 나왔다. 오늘날 그것은 필라테스 스튜디오뿐만 아니라 짐 환경에서 아마도 가장 인기 있는 기구들 중 하나로, 커다란 그룹 학급을 위해서 자주 사용된다.

나는 내가 Kathy를 만난 날을 어제처럼 회상하는데, 그 체어에서 여러 동작들을 수행하기 위해서 순진하게 자원했었다. 나는 이 기구에 대해서 약간의 경험을 갖고 있었고 필라테스를 약 12년간 해오고 있었다. 키가 작지만 풍채가 커다란 Kathy는 내 몸에 존재하는 불균형, 모든 보상 패턴, 보호 기전 및 긴장들에 관심을 쏟았다. 이것은 신의 출현이었다. 나는 내가 이전에 소홀히 했었던 운동 깊이를 인식했다. 나는 안무를 잘 수행하기 위해서 강한 몸과 운동학적 기술에 의존하고 있었다—그러나 그것은 오직 그 움직임의 외적인 것이었다. 운다체어에 대한 나의 겸손한 경험은 안에서부터의 움직임이라는 뜻을 나에게 가르쳐 주었고 내 교습을 새롭고 흥분되는 길로 안내했다. 모든 움직임을 새로 배우고 탐구하는, 출발점으로 돌아가야만 했다. 또한 그 경험은 나에게 내가 "MRI 시각" (X-ray 시각을 넘어서는) 이라고 부르는 것을 사용하게 나를 가르쳐서, 다른 사람들의 몸을 깊숙이 살피고 한 움직임이 일어나기 전 조차도 그것이 나오는 곳을 알아차리게 해주었다. 이 증가된 인지는 내가 다르게 움직이고, 다르게 말로 지시하고, 다르게 가르치고, 보다 심오한 결과를 기대하게 가르쳤다. 나는 사랑하는 멘토인 Kathy와 그녀가 나에게 준 직관이라는 선물을 자주 생각한다.

패럴러 힐 앤드 토우 (뒤꿈치/발가락 평행)

Parallel Heels and Toes

운다체어

발 운동 / Foot work

초급

근육 포커스

- 넙다리네갈래근 (대퇴사두근)
- 햄스트링

목적

- 무릎 폄근의 강화
- 힙 폄근 조절 개발
- 몸통과 골반 안정 개발

저항
Resistance

약 중 강

운다체어의 발 운동은 발 자세 면에서, 리포머와 캐딜락과 똑같다. 그러나, 몸통과 다리의 자세는 아주 다르다—운다체어에서, 몸통은 똑바로 펴고 다리는 바닥을 향해 밑으로 민다. 흥미롭게도, 이 세 가지 기구의 각각은 발 운동을 할 때 다리가 다른 방향으로 움직인다—수평(리포머), 상방(캐딜락) 및 하방(운다체어). 각각의 방향은 그것의 독특한 장점을 갖고 있으며, 다양한 근육 동작은 넓은 범위에 잠재적으로 긍정적인 결과를 제공한다.

운다체어에서 다리 움직임의 역학은 펌핑 동작과 비슷한데, 리포머 및 캐딜락에서의 전체 범위 무릎 폄과는 비교되는 비교적 짧은 동작 범위를 보여준다. 넙다리네갈래근을 더 두드러지게 느끼는 것이 운다체어에서 흔하다; 나는 이것을 "운다체어 다리"를 갖고 있다고 부르는데, 발 운동을 마칠 때 종종 경험하는 정말 기분 좋은, 흔들거리는 감각이다.

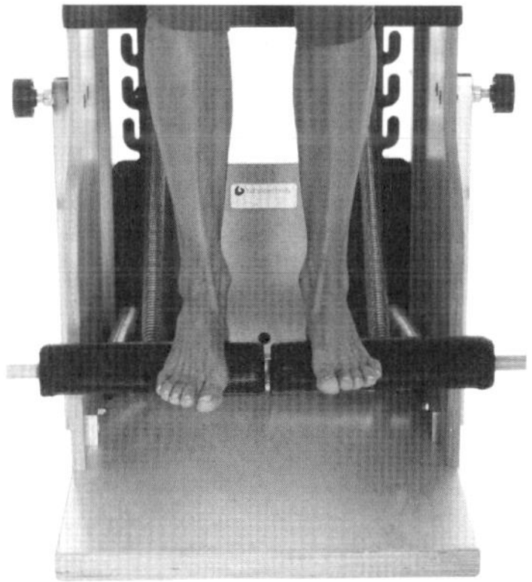

뒤꿈치 평행 자세 전면

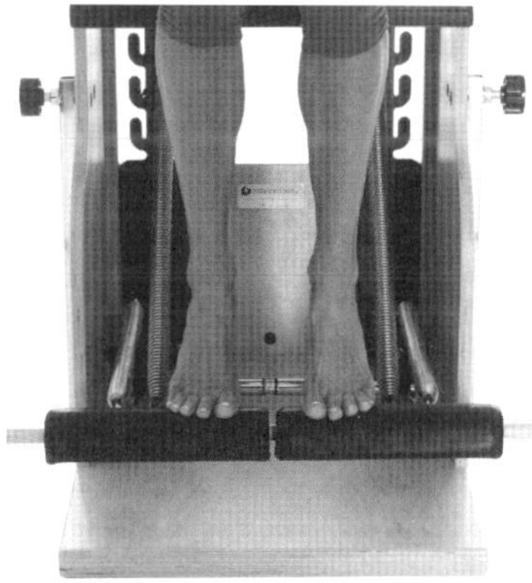

발가락 평행 자세 전면

이미지화 하기

캐딜락에서 느낌은 다리를 기둥으로 해서, 천장을 지지하는 것과 같다; 리포머에서 그것은 벽을 밀어서 수평선 상에서 자신을 추진시키는 것과 같다. 운다체어에서 느낌은 바닥을 미는 것과 같은데, 다리를 매 번 펼 때마다 키가 더 커져서, 공중 부양되는 느낌이 든다.

- □ 줄곧 안정되고 똑바른 몸통을 유지해라.
- □ 뒤꿈치 자세일 때 뒤꿈치를 통해서 밑으로 눌러라.
- □ 발가락 자세일 때 발바닥굽힘을 유지해라.

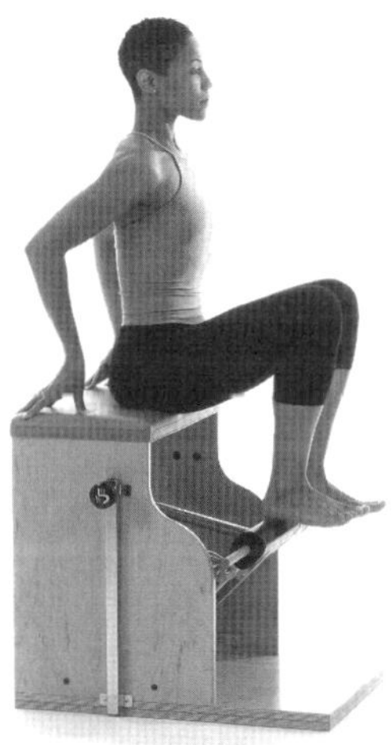

《들이쉬기》 체어의 앞 부분에 똑바로 앉아서, 플랫폼의 뒤쪽 가까이를 손가락으로 받히고, 팔꿈치는 굽혀서 뒤로 뻗어라. 다리를 평행으로 해서, 발을 페달에 대라 (뒤꿈치 또는 발가락). 허벅지를 바닥과 평행 또는 약간 높게 해서 움직임을 시작해라.

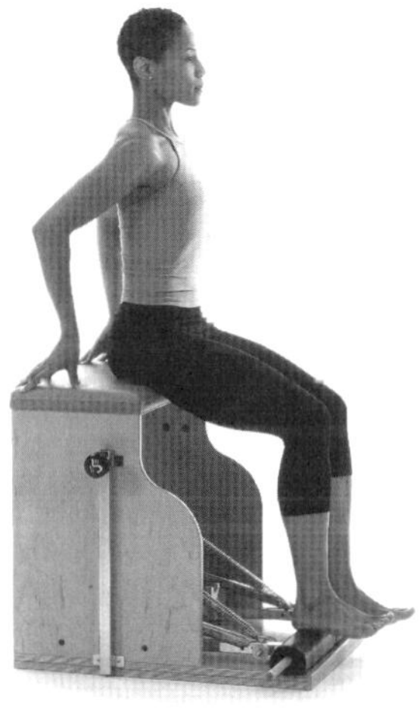

《내쉬기》 다리로 밑으로 밀어, 페달이 기저에 닿을 때까지 그것을 내려라.

《들이쉬기》 다리를 들어 올려, 페달을 출발 자세로 올려라.

초급

근육 포커스

- 넙다리네갈래근 (대퇴사두근)
- 햄스트링

목적

- 무릎 폄근의 강화
- 힙 폄근 조절 개발
- 몸통과 골반 안정 개발

저항
Resistance

약 중 강

브이 포지션 토우 (V-자세 발가락)

V-Position Toes

다른 기구에서처럼, 평행 자세에서 그냥 뒤꿈치를 붙여서 적당한 V-자세를 만들어라. 줄곧 뒤꿈치를 능동적으로 서로 밀고 있는 것이 중요하다. 동작 범위는 평행 자세에 비해서 훨씬 작은데, 바깥쪽 허벅지가 체어를 누르고 있기 때문이다. 저항을 일정하게 유지하고 있기 위해서 발의 발바닥굽힘을 유지하는데, 뒤꿈치를 떨구어서 차례로 스프링의 장력을 푸는 경향이 있기 때문이다. 모든 발가락으로 풋바를 계속 누르고 있어라.

이미지화 하기

개구리가 뛰어오르는 이미지가 이 자세를 위해 매우 좋다. 몸을 똑바로 있다는 사실이 그 이미지를 더욱 더 잘 느끼게 만든다.

- □ 안정되고, 똑바른 몸통을 유지해라.
- □ 팔꿈치를 약간 굽혀서 뒤를 향하고 있어라.
- □ 줄곧 발바닥굽힘을 유지해라.

V-자세 발가락 전면, 뒤꿈치를 서로 눌러라.

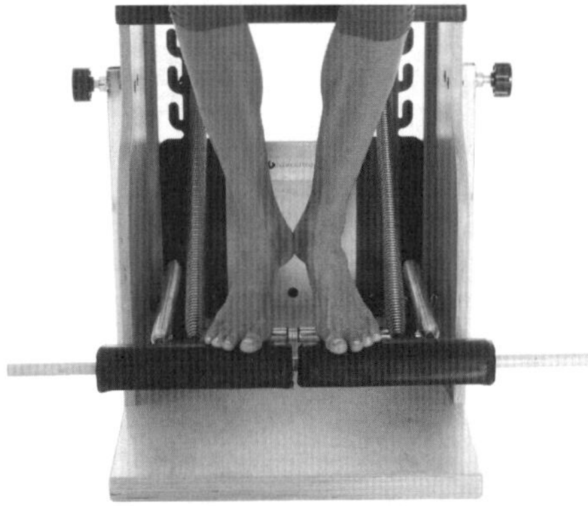

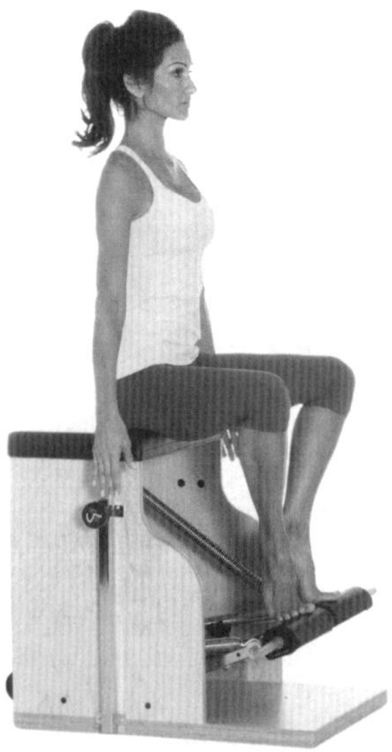

《들이쉬기》 체어의 앞 부분에 똑바로 앉아서, 팔을 몸 옆에 두고서, 손가락은 바닥 쪽으로 뻗어라. 발가락을 페달에 놓고, 뒤꿈치를 서로 밀어서 V-자세를 만들어라. 허벅지를 바닥과 평행 또는 약간 높게 해서 움직임을 시작해라.

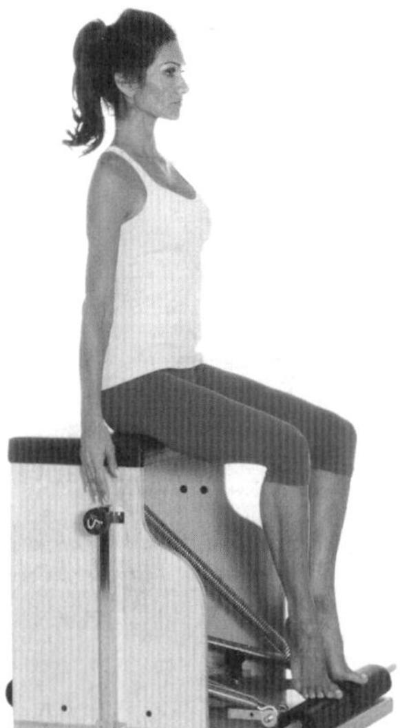

《내쉬기》 다리로 밑으로 밀어, 페달이 기저에 닿을 때까지 그것을 내려라.

《들이쉬기》 다리를 들어 올려, 페달을 출발 자세로 올려라.

와이브 브이 포지션 힐 앤드 토우 (넓은 V-자세 뒤꿈치/발가락)

Wide V-Position Heels and Toes

근육 포커스

- 넙다리네갈래근 (대퇴사두근)
- 햄스트링

목적

- 무릎 폄근의 강화
- 힙 폄근 조절 개발
- 몸통과 골반 안정 개발

저항 Resistance: 약 — 중 — 강

운다체어에서 넓은 V-자세는 리포머 또는 캐딜락에서보다 넓지 않은데, 풋바가 좁게 되어 있기 때문이다. 그러나 힙 외회전근과 힙 모음근에 대한 동일한 이점을 거둘 수 있다.

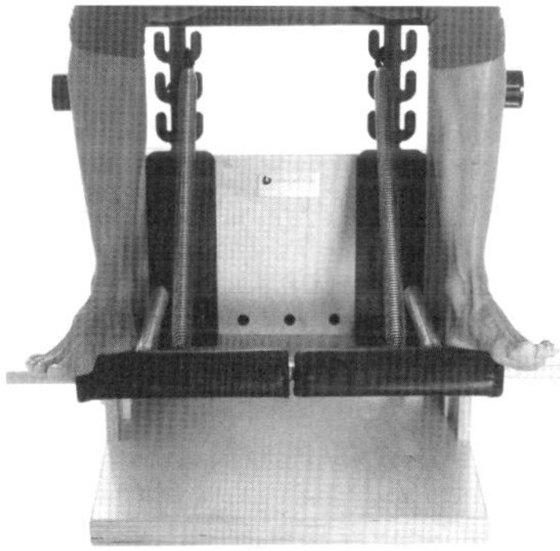

넓은 V-자세 뒤꿈치 전면.

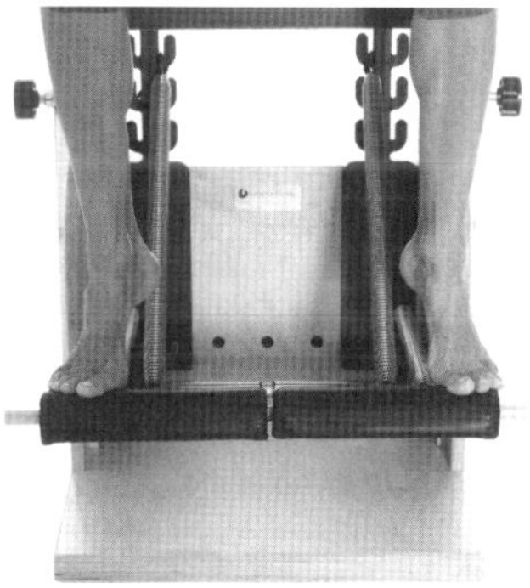

넓은 V-자세 발가락 전면.

이미지화 하기

나는 이 자세에서 에너지 선들의 개념을 사용하는 것을 좋아한다. 발로 지면을 향해서 밑으로 누르는 느낌과 동시에 머리 꼭대기를 통해서 몸통이 위로 뻗는 느낌이 있다. 나는 종종 팔을 머리 위로 뻗는데, 그것은 당신의 어깨로 세계를 지지할 수 있다는 이미지를 상기 시킨다.

□ 안정되고, 똑바른 몸통을 유지해라.

□ 팔꿈치를 약간 굽혀서 뒤를 향하고 있어라.

□ 줄곧 발바닥굽힘을 유지해라.

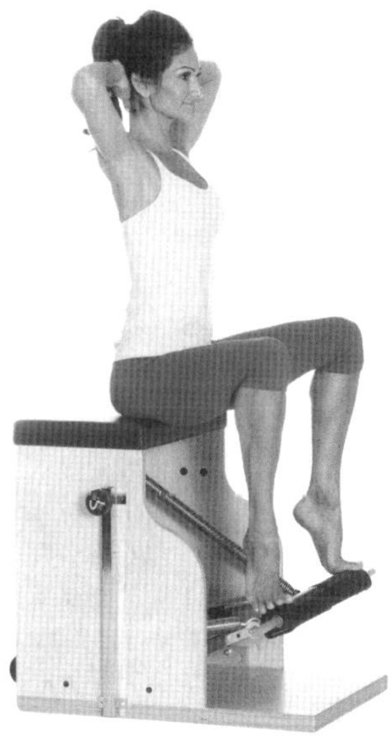

《들이쉬기》 체어의 앞 부분에 똑바로 앉아서, 플랫폼의 뒤쪽 가까이를 손가락으로 받히고, 팔꿈치는 굽혀서 뒤로 뻗어라. 뒤꿈치 또는 발가락을 페달의 양 끝에 대고, V-자세가 되게 힙을 같은 각도로 외회전 시키는데, 그러나 지금은 다리를 벌리고서 한다. 허벅지를 바닥과 평행 또는 약간 높게 해서 움직임을 시작해라(손을 깍지 껴서 머리 뒤에 두고 한다).

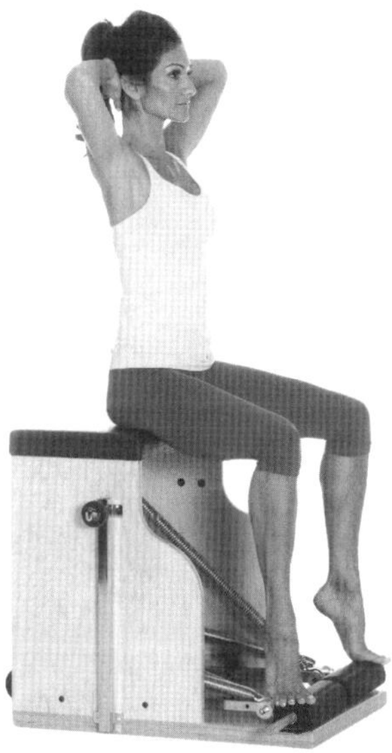

《내쉬기》 다리로 밑으로 밀어, 페달이 기저에 닿을 때까지 그것을 내려라.

《들이쉬기》 다리를 들어 올려, 페달을 출발 자세로 올려라.

카프 레이즈 (장딴지 올리기)
Calf Raise

근육 포커스
- 발바닥굽힘근 (장딴지)

목적
- 장딴지 강화
- 장딴지와 엉덩이 굽힘근 스트레치

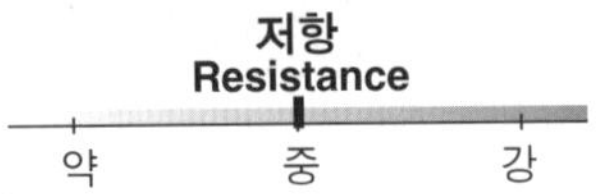

이 자세는 다차원적, 전신 통합 개념을 전형적인 예가 된다. 움직이는 다리의 장딴지가 운동의 초점이지만, 몸통 안정에 계속 난이도가 증가하며, 반대 다리의 엉덩이 굽힘근과 장딴지가 스트레치되고, 어깨 안정근 조차도 활성화된다. 이 운동은 정확한 발 정렬 뿐만 아니라 골반과 몸통 정렬을 강조하기 위해서 특출하다.

이미지화 하기

이 운동에서 인체의 대각선 자세는 나에게 스키 점프 선수가 램프를 따라 날라가는 것을 상기시켜 준다. 이 파워풀한 이미지에 더해서 발의 완전하게 분리된 움직임은 마치 자동차의 가속 페달을 밟는 것과 같다.

- □ 골반을 수평으로 유지해라.
- □ 뒤에 놓인 뒤꿈치로 바닥을 밀면서, 다리를 외회전 시키지 말고 평행으로 유지해라.
- □ 발목의 전체 동작 범위를 사용하는데, 완전한 발바닥굽힘에서 완전한 발등굽힘으로 움직여라.

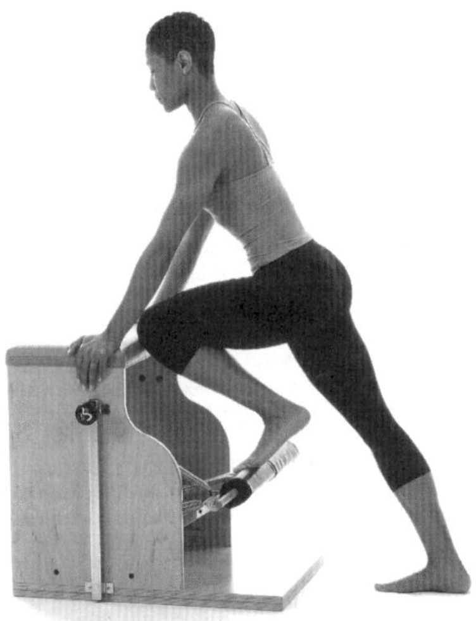

《들이쉬기》 체어를 마주 보고 서는데, 몸통을 안정된 사선 상에 두고, 손으로 플랫폼의 앞부분의 옆을 꽉 잡아라. 한 발의 발가락을 페달에 놓고 페달을 살짝 밑으로 누른다. 무릎 바로 밑의 다리로 플랫폼 앞쪽 가장자리를 세게 누른다. 뒤쪽 다리는 펴서 체어에서 상당히 뒤로 두고, 뒤꿈치로 바닥을 눌러서, 몸통으로 긴 사선을 만들어라.

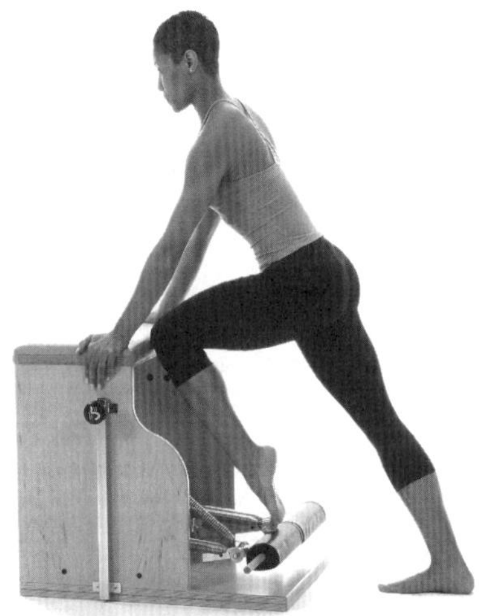

《내쉬기》 발을 발바닥굽힘으로 만들어서, 페달을 내려라.

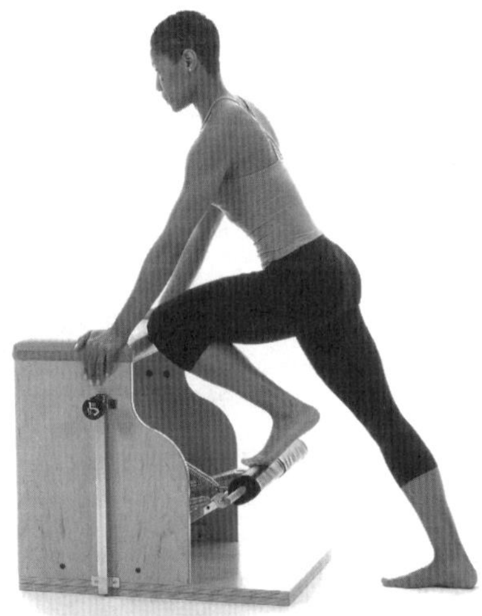

《들이쉬기》 발을 발등굽힘으로 만들어서, 페달을 올려라.

싱글-레그 힐 앤드 토우 (한-다리 뒤꿈치/발가락)

Single-Leg Heels and Toes

초급

근육 포커스

- 넙다리네갈래근 (대퇴사두근)
- 햄스트링

목적

- 무릎 폄근의 강화
- 힙 폄근 조절 개발
- 몸통과 골반 안정 개발

저항
Resistance

약 중 강

다른 기구에서 하는 한-다리 운동의 모든 장점들이 운다체어에서 확대된다. 안정화는 앉은 자세에서 시도되며, 모든 가능한 약점, 불균형 및 보상에 주목하게 된다. 몸통을 안정시키고 있으면서 다리 기능을 개발하고 발전시키기 위해서 운다체어만큼 유용한 기구는 거의 없다.

이미지화 하기

나는 몸의 나머지를 안정시키고 있으면서 발로 시동을 거는 오토바이와 비슷한 움직임을 찾았다 (나는 종종 여러 번 해 보았지만, 당신은 젊어서 오래된 오토바이로 해본 경험이 없어서, 이러한 이미지를 떠올리기가 어려울 수도 있다).

- □ 양 좌골에 균등한 체중을 두어라.
- □ 다리를 밑으로 누르는 동안 몸통을 돌리지 말고 안정시켜라.
- □ 지지 다리를 완전히 가만히 유지해라.

변형 / VARIATION

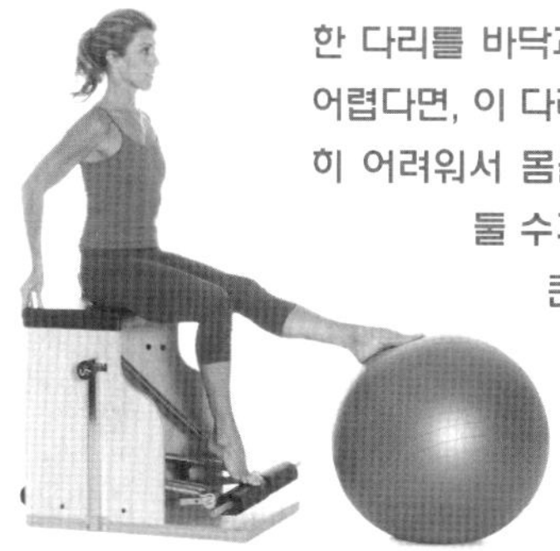

한 다리를 바닥과 평행되게 유지하고 있는 것이 어렵다면, 이 다리의 무릎을 굽혀라. 이것도 여전히 어려워서 몸을 안정시키거나 다리를 공중에 둘 수가 없다면, 크기가 대략 65cm인 큰 볼 또는 리포머 박스 위에 다리를 올려라.

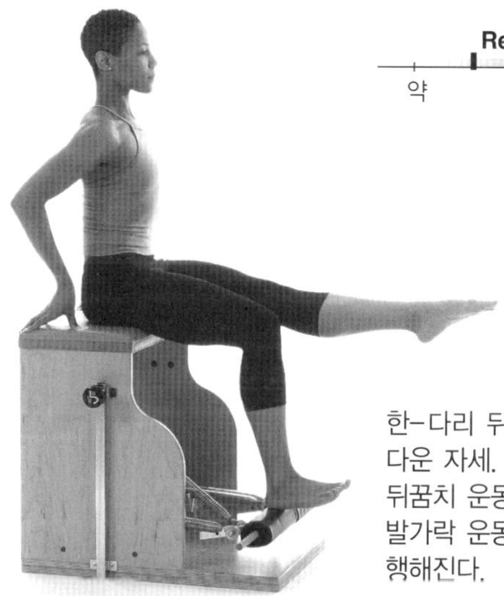

한-다리 뒤꿈치 운동, 다운 자세. 일반적으로 뒤꿈치 운동은 발가락 운동 전에 행해진다.

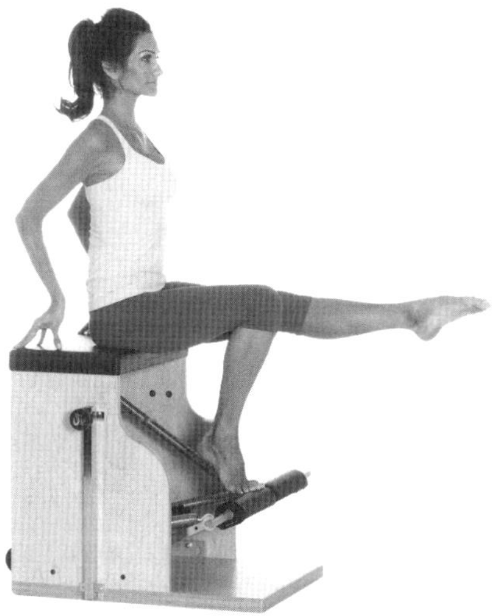

《들이쉬기》 체어의 앞 부분에 똑바로 앉아서, 플랫폼의 뒤쪽 가까이를 손가락으로 받히고, 팔꿈치는 굽혀서 뒤로 뻗어라. 한쪽 다리를 페달에 놓는데 한-다리 뒤꿈치 또는 한-다리 발가락 자세로 둔다. 다른 다리를 바닥과 평행되게 바로 앞에 둔다. 움직이는 다리의 허벅지를 바닥과 평행 또는 약간 높게 해서 움직임을 시작해라.

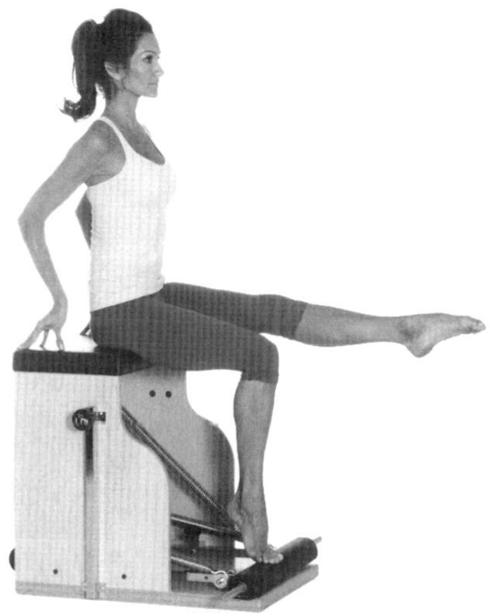

《내쉬기》 다리로 밑으로 밀어, 페달이 기저에 닿을 때까지 그것을 내려라.

《들이쉬기》 다리를 들어올려, 페달을 출발 자세로 올려라.

초급

스탠딩 파이크
Standing Pike

근육 포커스
- 복근

목적
- 복근 조절 개발
- 어깨뼈 안정 개발
- 허리 유연성 증가

저항
Resistance

약 중 강

이 운동의 움직임은 2장에서 기술한 매트 운동: 롤-다운과 비슷하지만, 그것은 스프링에 의해서 제공되는 지지의 장점을 갖고 있다. 이것은 롤-다운 동안, 특히 다리를 펴고 할 때 척추로 가는 잠재적인 부하를 덜어 준다. 파이크(창) 운동의 이 기본적인 형태는 뒤따르는 복근 운동을 위한 기초를 확립하는데, 그 복근 운동들은 점진적으로 보다 난이도를 주며 모두가 비슷한 창 자세에서 수행된다. 창 자세는 몸통의 깊은 굽힘과 건전한 어깨 안정에 의존한다.

이미지화 하기

창 운동들의 모든 형태와 변형은 척추 굽힘을 요구하고 몸이 둘로 접혀서, 허벅지와 골반을 몸통과 머리 쪽으로 보내는 이미지에 초점을 맞춘다. 완벽한 이미지는 스프링보드 다이빙선수가 중간 정도 날아가 모습이며, 파워풀한 창 자세로 접혀 있다.

- □ 최대 허리 굽힘을 목표로 해라.
- □ 어깨뼈를 안정시켜라.
- □ 무릎을 펴고 다리를 수직으로 유지해라.

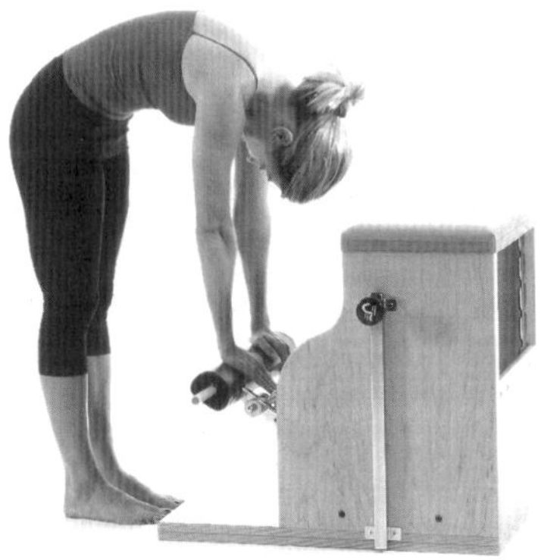

《내쉬기》 체어를 마주 보고 전면에 가깝게 서서, 다리를 평행으로 둔다. 밑으로 몸을 말아내려서, 손을 페달에 놓고, 어깨를 손 위로 선을 맞춰라.

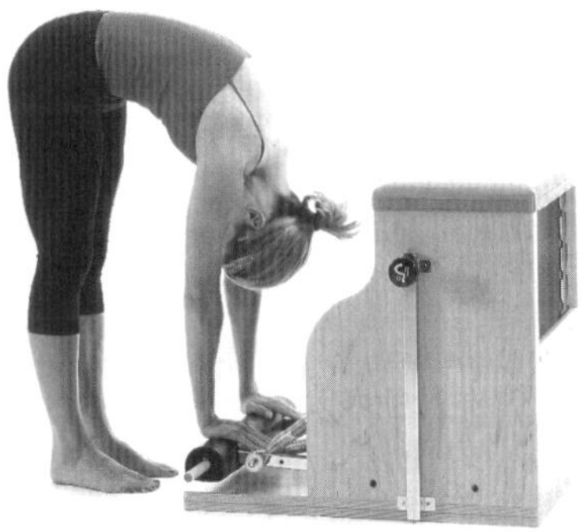

《들이쉬기》 말아내려서, 페달을 바닥 쪽으로 밀어라.

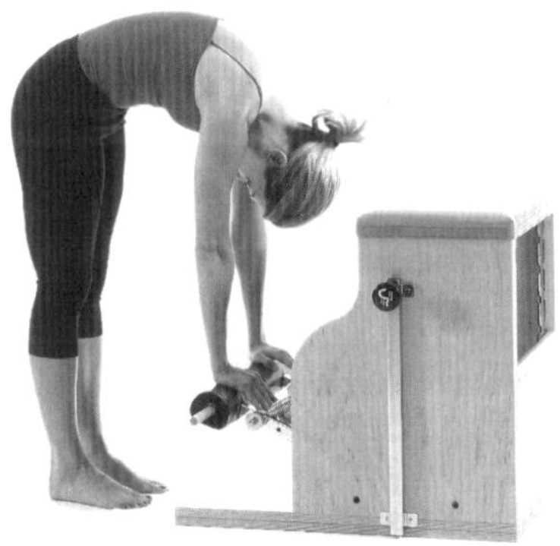

《내쉬기》 말아올려서, 척추 굽힘을 늘리면서 페달을 올려라. 다시 밑으로 굴리기 전에 스프링에 적은 장력을 유지해라. 5–10회 반복한다.

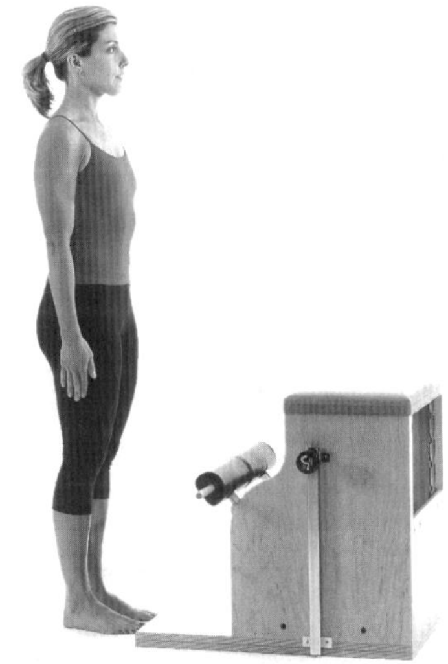

마지막 내쉬기에서, 선 출발 자세로 줄곧 굴러 올라가라.

캣 스트레치 (고양이 스트레치)
Cat Stretch

이 스트레치는 복부 운동 시리즈 중의 하나로서, 운다체어: 스탠딩 파이크와 운다체어: 풀 파이크를 포함하는데, 그것은 깊은 척추 굽힘에 초점을 맞춘다. 그러나, 이 운동은 척추 폄을 포함하고 척추 굽힘과 폄 사이의 멋진 상호 작용을 보여 준다. 척추 폄 동안, 머리를 바닥 쪽으로 뻗고 어깨의 180° 굽힘을 목표로 해서, 몸통과 팔을 가급적 직선과 가깝게 만들어라. 동시에, 힙이 무릎 위로 가게 노력을 해서 허벅지를 수직으로 유지해라. 이것은 전신을 앞뒤로 흔들어서가 아니라 움직임이 척추 안에서 일어나는 것을 확실히 돕고, 페달이 들어올려질 때, 깊고, 움푹 패인, 둥근 모양의 몸통을 권장시킨다.

이미지화 하기

이름이 모두를 말하고 있다—모양, 척추의 복잡한 분절 움직임, 유연성 및 조절—고양이가 스트레치하는 것 이상으로 좋은 이미지화 하기는 없다.

- □ 움직임 내내 힙을 무릎 위로 유지해라.
- □ 머리와 척추의 선을 맞춰라.
- □ 척추를 펴는 동안 머리를 페달 쪽으로 밑으로 뻗어라.

근육 포커스

- 복근
- 등 폄근

목적

- 복근 및 등 폄근 조절 개발
- 허리 스트레치
- 어깨뼈 안정 개발

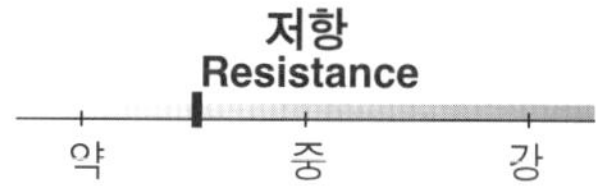

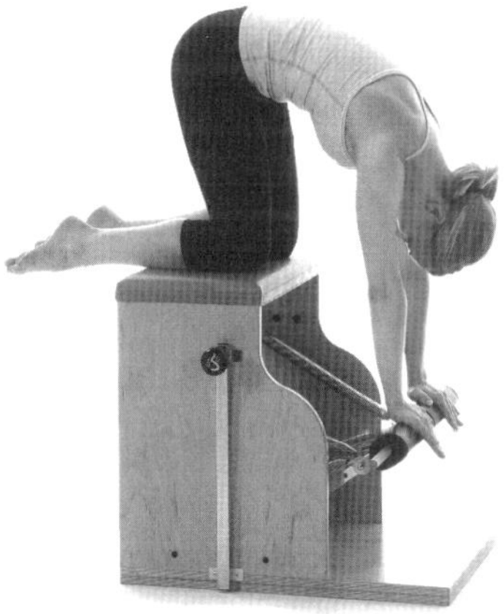

《내쉬기》 체어의 전면에 가깝게 페달을 마주 보고, 무릎을 꿇고, 몸을 똑바로 세우고 힙은 무릎 위에 둔다. 밑으로 굴러, 손을 페달에 대고 어깨는 손 위에 선을 맞춰라.

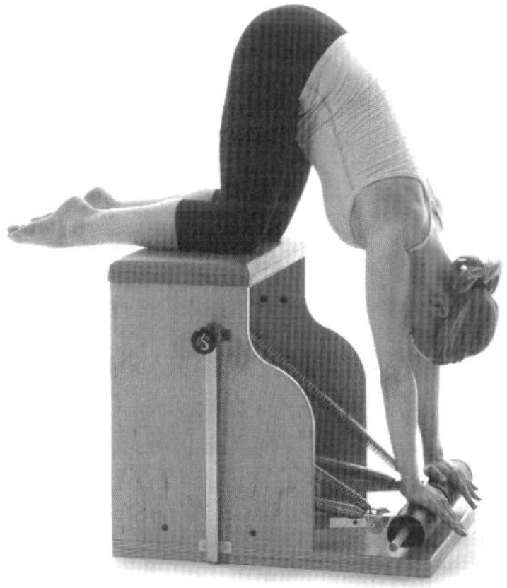

《들이쉬기》 말아 내려서, 페달을 바닥 쪽으로 밀고, 척추를 펴며 머리를 두 팔 사이에 두어라.

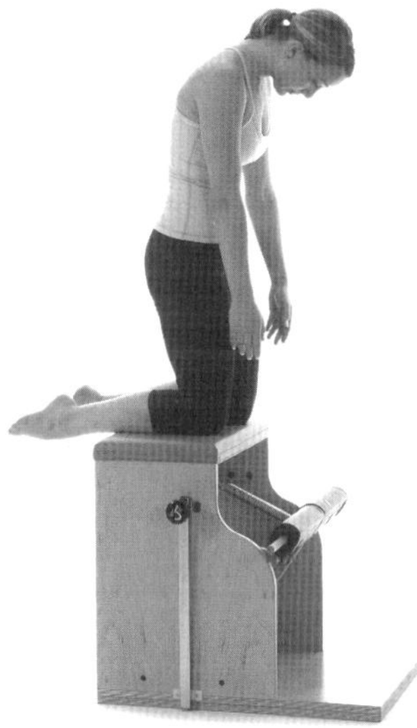

《내쉬기》 말아 올려서, 깊은 척추 굽힘으로 가게 몸통을 둥그렇게 만들고, 힙은 무릎 위에 두고 페달을 올린다. 5–10회 반복해라.

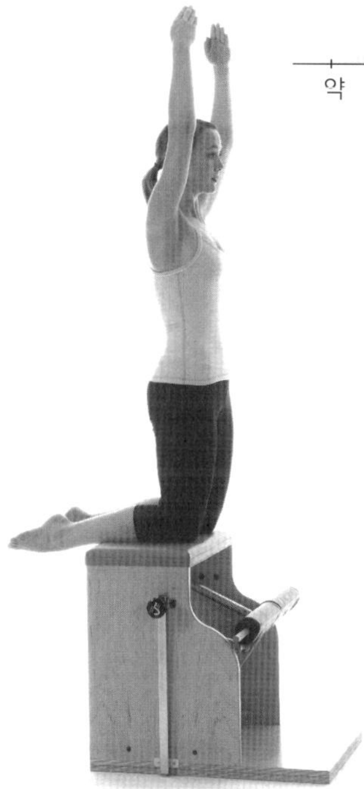

마지막 내쉬기에서, 선 출발 자세로 줄곧 말아 올라가라. 그 다음 팔을 머리 위로 들어올리고, 몸 옆 주위로 원을 그리면서 출발 자세로 되돌아 가라.

풀 파이크
Full Pike

근육 포커스
- 복근
- 앞톱니근(전거근)

목적
- 복근 조절 개발
- 어깨뼈 안정 개발
- 견갑대 강화

저항 Resistance: 약 – **중** – 강

풀 파이크보다 능숙하게 근육 조화 및 통합을 더 잘 보여주는 운동들은 거의 없다. 그리고 몸이 단련되고 가장 강한 사람 조차도 겸손하게 만드는 운동은 거의 없다. 당신은 그것이 얼마나 심오한지를 이해하기 위해서 그것을 노력해야만 한다. 방관적인 입장에서 볼 때, 그것의 전체 강도를 인정하는 것이 불가능하다; 그러나 풀 파이크를 시도하려는 사람들은 절대로 똑같지 않을 것이다. 이 운동은 당신에게 복근 속으로 깊숙이 운동하는 감각을 찾게 안내할 수 있다. 복근 운동은 엄청나며 다른 어떤 운동들이 견줄 수 없는 정도의 근육 활성화를 만든다. 그것은 비교적 가벼운 저항으로 수행돼야만 한다; 그렇지 않으면 복근의 엄청난 운동이라기 보다 스프링의 들어올림에 의존하는 경향이 있다. 복근 운동의 위에 층을 이룬 것은 강렬한 어깨 운동으로, 그것은 물구나무서기를 수행하는 것에 비유될 수 있다. 체조가 필라테스 목록의 발전에 가져온 영향은 풀 파이크에서 분명하다. 이것은 개인적으로 좋아하는 운동이다.

이미지화 하기

이 운동에서 감각은 위로 떠 있는 것일 것이다— 공중 부양— 정신적 · 육체적으로 모든 성분들이 제자리에 정렬되어 있을 때만 얻을 수 있는 느낌이다.

- □ 허리 굽힘을 극대화 시켜라.
- □ 어깨를 손 위에, 머리를 척추와 선을 이루고, 머리 꼭대기는 체어를 향해서 밑으로 뻗고 있어라.
- □ 발의 안정된 발바닥굽힘을 유지해라.

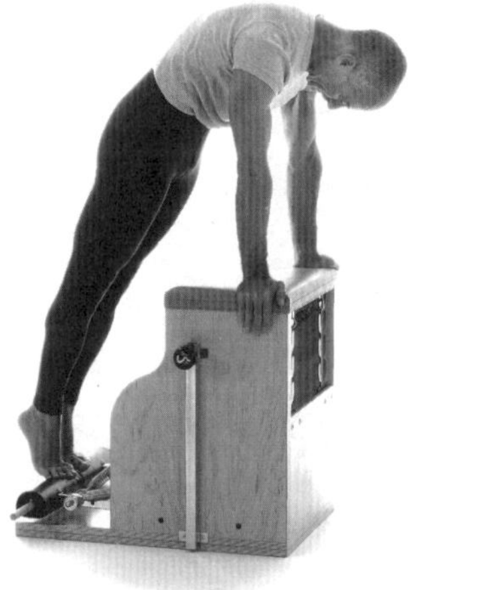

《들이쉬기》 체어를 마주보고, 페달 위에 올라 선다. 손을 플랫폼 뒷부분에 놓고, 옆에서 그것을 잡아라. 어깨가 손의 바로 위로 가게 선을 맞춰라. 어깨뼈를 안정시키고 몸통을 둥그렇게 만들어서, 견고한 창 자세를 만들어라.

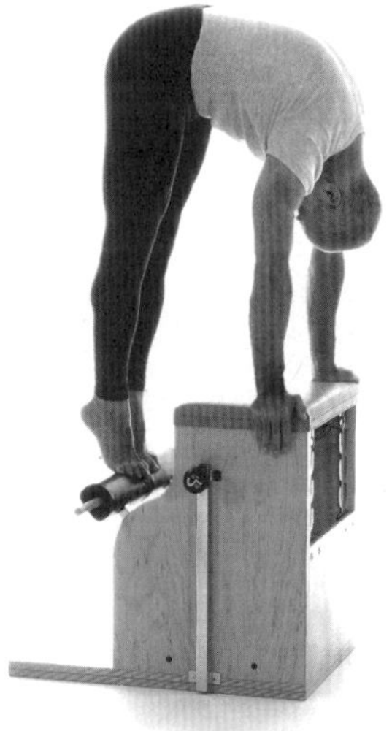

《내쉬기》 더 깊숙이 척추 굽힘으로 가게 당기면서, 페달을 그것의 위쪽 범위로 올려라.

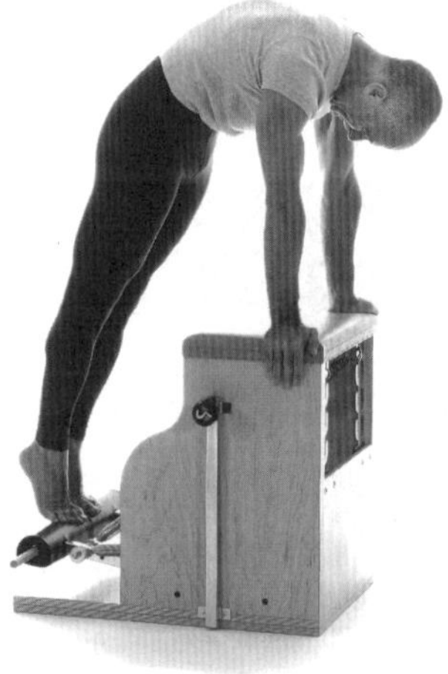

《들이쉬기》 창 자세를 유지하면서, 페달을 내려라 (바닥까지 내리지는 말아라).

토르소 프레스 싯 (앉아서 몸통 프레스)

Torso Press Sit

다리를 안정되게 가만히 두고, 몸통을 견고하게 통합된 단위체로 두고서, 이러한 운동의 움직임은 힙 관절에서 생긴다. 엉덩이 굽힘근의 조절이 중요하지만, 노력의 초점은 몸통을 안정되게 유지하기 위해 복근과 등 폄근의 운동이 협력-수축 방식으로 있게 하는 것이다. 이 운동은 근육 활성화에 있어서 고수준의 정확성과 조화를 요구한다. 그것은 다양한 기구에서 많은 형태의 티저 따위와 같은 상급 복부 운동을 위한 좋은 준비로 쓰인다 (비록 일부 사람들은 이 운동이 티저보다 더 힘들다고 하고 있지만). 팔 자세 때문에, 몸통 누르기가 어깨와 가슴에 상당한 스트레치를 제공하며, 많은 사람들이 그것에서부터 이득을 얻을 것이다.

변형 / VARIATION

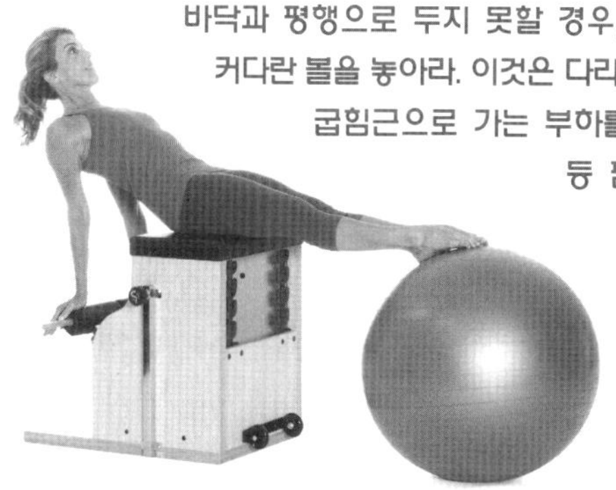

이 운동이 너무 힘들고 몸통의 안정된 자세를 유지하거나 다리를 바닥과 평행으로 두지 못할 경우, 발 밑에 65cm의 커다란 볼을 놓아라. 이것은 다리를 지지하고, 엉덩이 굽힘근으로 가는 부하를 줄여줘서, 복근과 등 폄근이 몸통 정렬을 유지하는 것을 쉽게 만들어 준다.

이미지화 하기

나는 이 자세를 배가 통과할 수 있도록 만들어진 도개교에 비유를 하는데, 처음에 평탄하게 있다가 그 다음 중앙에서 힌지를 만든다; 한 구획은 하나의 견고한 단위체로서 들어 올려지고, 그 교각의 나머지는(다리) 가만히 남아 있는다.

- □ 다리를 안정되게 바닥과 평행으로 유지해라.
- □ 움직임 내내 복근과 등 폄근의 협력-수축을 유지해라.
- □ 머리와 척추의 선을 맞춰라.
- □ 어깨를 외회전 시켜서 어깨 안정을 유지해라.

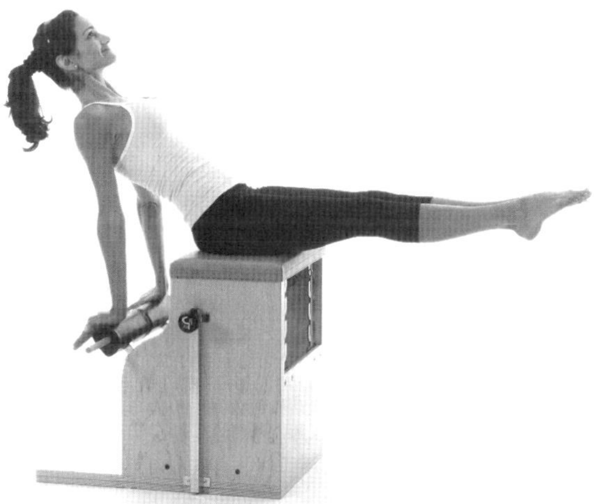

《내쉬기》 전방을 마주보고, 체어에 앉는다. 손가락이 뒤를 보게 손을 페달에 올려 놓고, 어깨가 손 위로 가게 한다. 다리를 바닥과 평행하게 바로 전방으로 유지하고, 몸통을 사선 상에서 중립척추 자세로 둔다.

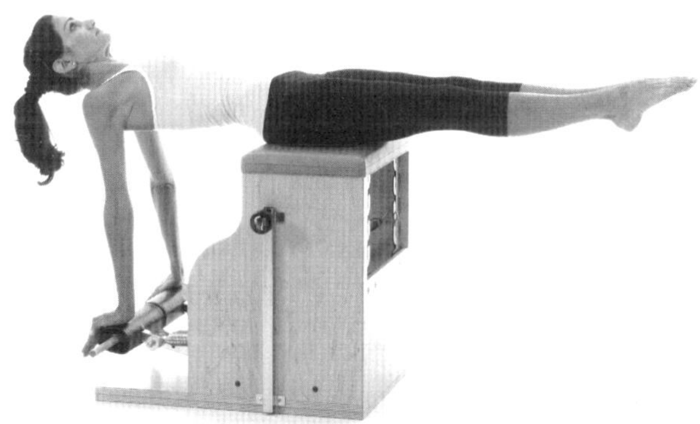

《들이쉬기》 몸통을 바닥과 평행인 평탄하게 바로 누운 자세로 내리면서, 페달을 밑으로 밀어라.

《내쉬기》 몸통을 들어올려서, 페달을 출발 자세로 올려라.

근육 포커스

- 복근
- 등 폄근

목적

- 복근 및 등 폄근 강화
- 어깨 및 가슴 스트레치
- 엉덩이 굽힘근 조절 개발

저항 Resistance

약 — 중 — 강

트라이셉스-싯티드 (세갈래근 — 앉아서)

Triceps - Seated

근육 포커스

- 위팔세갈래근 (상완삼두박근)
- 위팔두갈래근 (상완이두박근)

목적

- 팔꿈치 폄근과 어깨 굽힘근 강화
- 몸통 안정 개발
- 어깨뼈 내리기 강조

저항
Resistance

약 — **중** — 강

이 운동은 일반적으로 *딥(dip)*이라고 불리는 것의 기본을 가르쳐 준다. 훌륭한 어깨뼈 안정뿐만 아니라, 좋은 몸통 정렬과 안정의 중요성을 지나치게 강조하지 않을 수 없다. 그 움직임은 어깨 굽힘, 두갈래근의 긴갈래 강조와 세갈래근에 중점을 둔 팔꿈치 폄의 조합이다.

나는 이 운동을 어깨 으쓱거림으로 시작하는 것을 좋아하는데, 어깨를 귀 쪽으로 들어올리게 한 다음 어깨뼈 내림근, 특히 하부 등세모근을 인게이지시키기 위해서 어깨를 밑으로 미는 것이다. 이것을 줄곧 팔을 펴서 행해진다. (근육 동작이라는 면에서 이것은 일반적인 으쓱거림과는 반대하는 것을 주목하는데, 거기서 어깨는 능동적으로 들어올려지고 상부 등세모근이 인게이지된다.) 일단 몸통과 어깨뼈 안정을 확립했다면, 움직임을 위한 스테이지 세팅, 세갈래근 운동을 시작할 수 있다.

이미지화 하기

그냥 팔을 편다고 하기보다는 몸을 지면에서 떨어지게 들어 올린다고 상상해라. 등 폄근의 관여와 어깨뼈가 등을 따라 밑으로 미끄러지는 이미지는 이 움직임의 성공을 위해서 필수적이다.

- □ 팔꿈치를 서로 평행되게 해서 뒤로 뻗어라.
- □ 어깨뼈 안정을 유지해라.
- □ 똑바로 선 안정된 몸통을 유지해라.

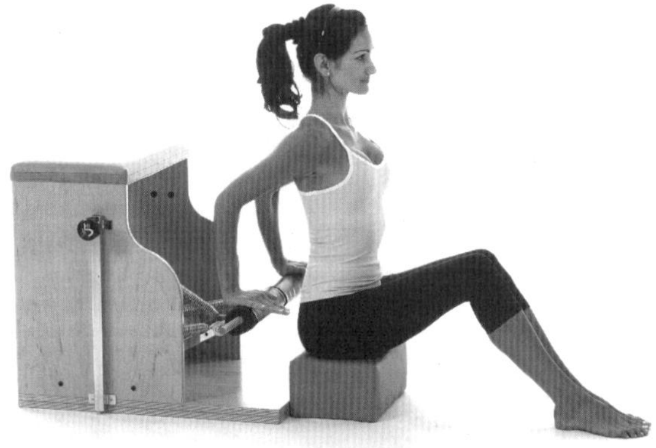

《들이쉬기》 체어에 등을 지고 약 15–30cm 높이의 작은 박스에 똑바로 앉아서, 다리를 붙이고, 무릎은 굽히고, 발은 바닥에 꽉 붙이고 있는다. 손가락이 몸을 보게 해서 손을 페달에 놓고 팔꿈치는 굽혀서 뒤로 뻗어라.

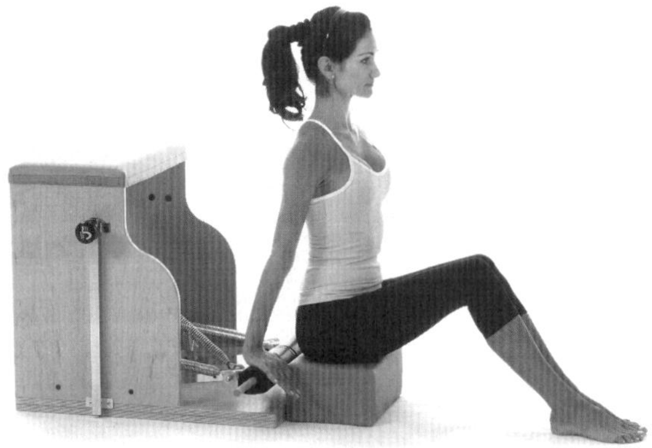

《내쉬기》 팔꿈치를 펴서, 페달을 밑으로 밀어라.

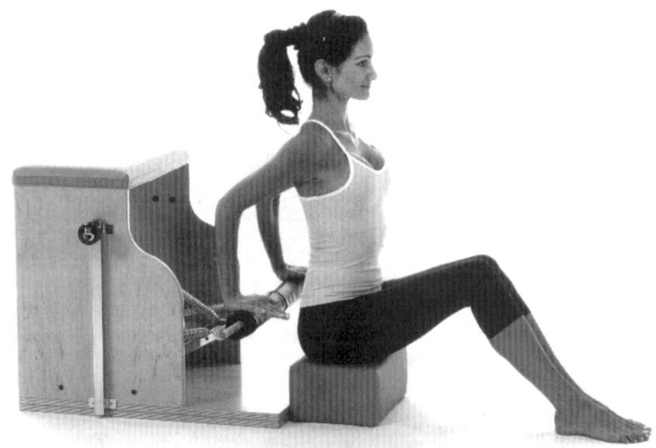

《들이쉬기》 팔꿈치를 굽혀서, 페달을 올려라.

트라이셉스 프론 (세갈래근 - 엎드려)

Triceps - Prone

이 운동은 고전적인 푸쉬-업을 닮아서, 좀처럼 볼 수 없는 올바르고 정확한 실행을 가르칠 수 있다. 두 부위가 강조돼야만 한다. 첫째는 골반-허리 부위로, 그것은 체어 플랫폼에 의해서 지지되기 때문에 일반적인 푸쉬-업 동안과 비교해서 무너질 가능성이 덜하다. 다른 부위는 어깨뼈로, 그것은 모아지고, 올라가고, 날개 모양을 만들기가 쉽다. 푸쉬-업에서 어깨뼈를 올바르게 위치시키는 것이 종종 무시된다; 푸쉬-업이 행해지는 어떤 자세에서라도 그것을 소홀히 해서는 절대 안 된다. 몸통과 어깨뼈는 절대적으로 안정되게 있어야 하며, 어깨뼈를 오로지 약간만 적합시켜서, 팔만으로 움직임을 만드는 것을 요구한다.

처음 이 운동을 할 때 내가 추천하는 것은 페달을 올릴 때 팔을 평행으로 팔꿈치를 몸 옆에 가깝게 두는 것이다. 이것은 세갈래근-주도의 푸쉬-업에 상당한다.

변형 / VARIATION

그 운동은 페달이 올라가는 동안, 팔꿈치를 옆으로 뻗어서 시행될 수 있는데, 그 경우 그것은 가슴근-주도의 푸쉬-업과 더 닮았다.

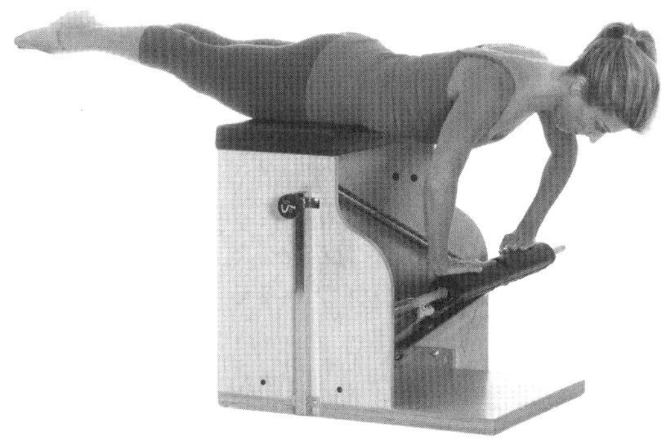

근육 포커스

- 위팔세갈래근 (상완삼두박근)

목적

- 팔꿈치 폄근 강화
- 몸통 및 어깨뼈 안정 개발

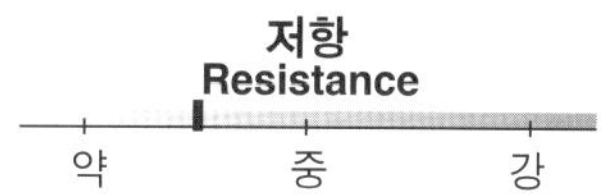

이미지화 하기

내려가고 올라가는 것은 페달이지만, 전신이, 통합되고 안정된 하나로서, 내려지고 올려진다는 느낌일 것이다.

- □ 몸을 안정되게 바닥과 평행으로 유지해라.
- □ 어깨뼈의 모음과 올림을 피해라.

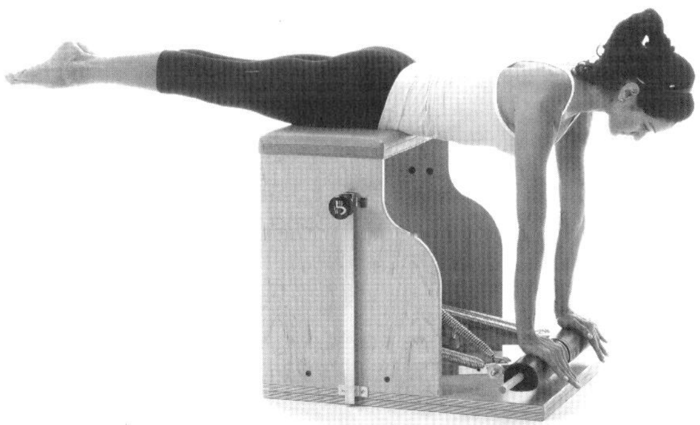

《내쉬기》 체어에 엎드려서, 다리를 펴서 붙이고 손을 페달에 놓는다. 손과 어깨의 선을 맞추고 팔을 편다. 전신은 바닥과 평행이다.

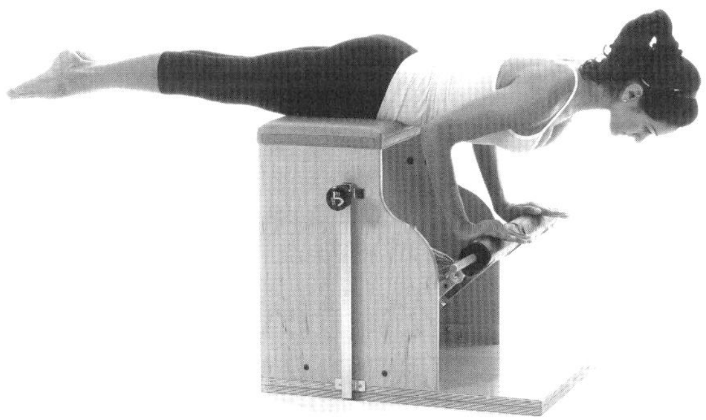

《들이쉬기》 팔꿈치를 굽혀서, 똑바로 위로 옆으로 보내서 페달을 올려라.

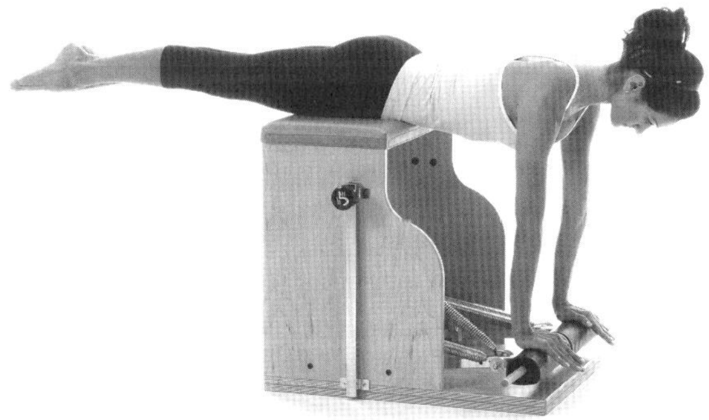

《내쉬기》 팔꿈치를 펴서, 페달을 밑으로 눌러라.

중급

백워드-페이싱 딥 (딥 - 등지고)
Backward-Facing Dip

근육 포커스
- 위팔세갈래근 (상완삼두박근)
- 위팔두갈래근 (상완이두박근)

목적
- 팔꿈치 폄근과 어깨 굽힘근 강화
- 몸통 및 어깨뼈 안정 개발

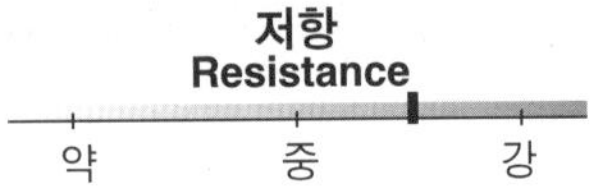

세갈래근 딥에 대한 이러한 딥들의 유사성은 그 이름으로 끝이 나는 운동에서 흔히 볼 수 있다. 딥–등지고에서 인체의 위치는 그 운동 강도를 증폭시켜서, 막대한 체력뿐만 아니라 인체 조절, 인지 및 근육 통합을 요구한다. **운다체어: 세갈래근–앉아서**(이 운동을 위한 훌륭한 준비)처럼, 좋은 몸통 정렬과 안정, 그리고 탁월한 어깨뼈 안정이 중요하다. 움직임은 전방 어깨세모근과 두갈래근 긴갈래를 강조하는 어깨 굽힘과 팔꿈치 폄을 병행하는데, 팔꿈치 폄은 세갈래근에 초점을 맞춘다. 움직임은 어깨 굽힘근들로 시작해야만 하며 그 다음 팔꿈치 폄근들로 이어진다.

몸은 페달과 수직으로 선을 이루고 있어야만 해서, 추선에 충실하게 유지된다. 몸을 뒤로 기울여서 어깨가 손을 넘어가게 하는 것은 그것을 훨씬 쉽게 만들지만, 이 운동의 주요 이점의 일부를 희생시킨다. 올바르게 실행될 때, 이 운동은 막대한 상체 체력을 개발할 뿐만 아니라, 몸통과 어깨 안정과 등 폄근 조절을 증진한다.

부드러운 **운다체어: 세갈래근–앉아서** 운동처럼, 어깨뼈 내림은 어깨뼈 올림에 맞서기 위한 실제 움직임을 앞서야만 한다. 핸들 높이는 이상적으로 시작할 때 위팔이 바닥과 평행이 되도록 정해야만 하는데, 그러나 이것은 어깨 유연성에 달려있다. 일부 운다체어는 사이드 핸들을 갖고 있지 않은데, 이 경우, 이 특별한 운동은 불가능하다.

이미지화 하기

이상적으로, 이 운동은 힘이 안 드는 것처럼 보이고, 느껴질 것인데, 마치 힘이 팔에서가 아니라 페달 밑에서 발생되어 몸이 공중 부양하고 있는 듯하다.

- □ 팔꿈치가 뒤를 향하고 서로 평행되게 유지해라.
- □ 어깨뼈 안정을 유지해라.
- □ 똑바로 선 안정된 몸통을 유지해라.

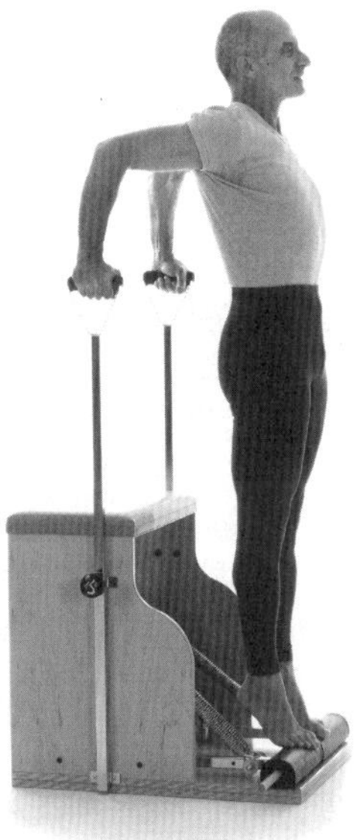

《들이쉬기》 체어를 등지고 페달에 똑바로 올라 서서 손으로 핸들을 잡고 팔꿈치는 뒤로 뻗어라.

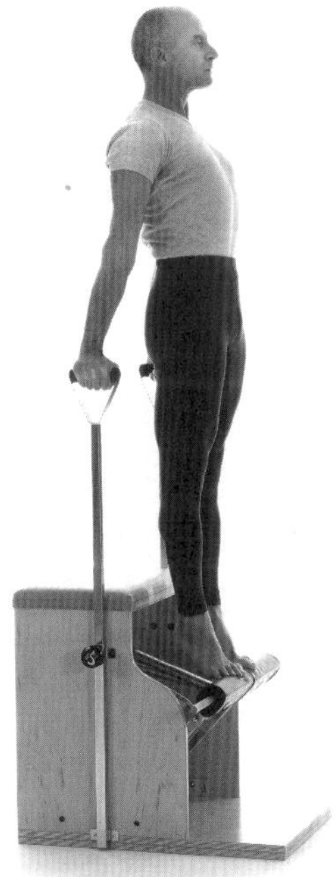

《내쉬기》 어깨를 굽혀서 팔꿈치를 완전히 펴고, 핸들을 밑으로 밀어서 몸과 페달을 올려라.

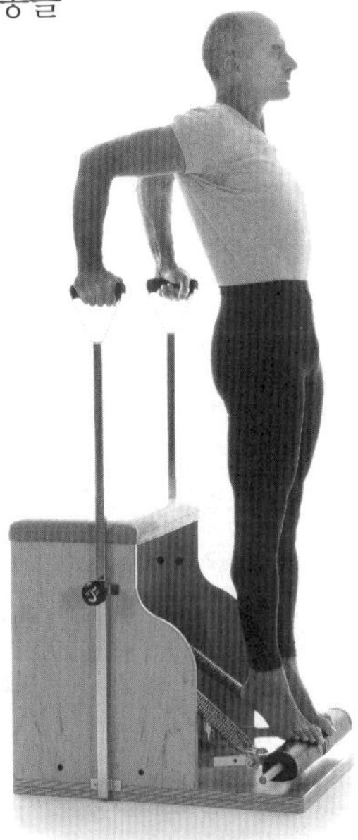

《들이쉬기》 팔꿈치를 구부려서, 몸과 페달을 출발 자세로 내려라 (바닥까지 내리지는 말아라.)

햄스트링 컬
Hamstring Curl

이 햄스트링 컬 운동은 몸을 안정되고 편안한 자세로 두는데 정확히 초점을 맞추고 있으며 효과적이다. 엎드린 자세에서 시행되는 일부 다른 햄스트링 컬 운동 경우처럼, 등이 당겨져서 과다폄 되는 위험이 없다. 또 다른 장점은 이 햄스트링 컬을 편측으로 수행하는 능력인데, 각각의 다리를 독립적으로 운동시킨다. 이것은 햄스트링 체력에 상당한 불균형이 있을 때 (한쪽이 종종 우세하다) 커다란 효과를 본다.

이 컬의 동작 범위는 제한된다; 그것은 무릎의 굽힘근을 대략 120° ~ 70° 까지 무릎 굽힘으로 운동시킨다. 페달 아크의 오직 꼭대기 부분만이 이 운동에서 활용된다. 페달이 밑으로 눌려져서 기저로 가는 그 아크의 바닥 부분은 힙 폄을 요구하는데, 그것은 이 운동의 목적이 아니므로 사용되지 않는다.

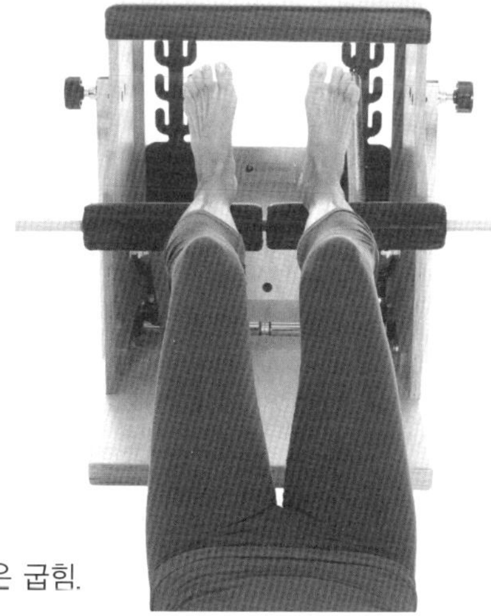

뒤꿈치는 페달에,
다리는 평행, 무릎은 굽힘.

근육 포커스

- 햄스트링

목적

- 무릎 굽힘근 체력 개발
- 골반-허리 안정 개발

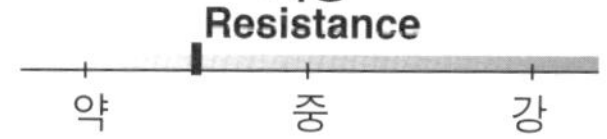

이미지화 하기

뒤꿈치를 좌골 쪽으로 당길 때 각각의 뒤꿈치를 맞은편 좌골로 연결하는 고무밴드를 상상해라. 이러한 이미지는 정확한 당김의 방향을 확실히 해준다. 무릎 굽힘을 극대화 시켰을 때 (힙을 펴기 시작하기 전), 무릎을 펴서 페달을 천천히 들어올리는데, 출발 자세로 되돌아 가는 동안 상상의 고무밴드의 당김에 저항을 해라.
절대로 장력을 완전히 풀지 말아라.

- □ 중립골반을 유지해라.
- □ 무릎을 굽히는 동작을 분리해라.
- □ 발을 안정되게 유지해라.

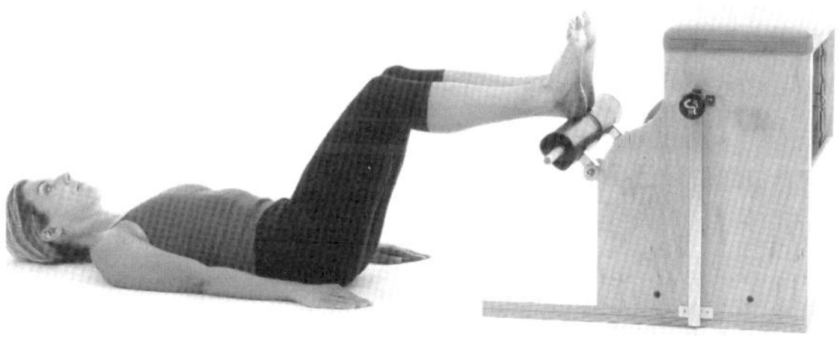

《들이쉬기》 바닥에 등을 대고 눕는다. 뒤꿈치를 페달에, 발은 중립 자세로, 다리는 평행이고 무릎은 약 120° 각도로 굽힌다.

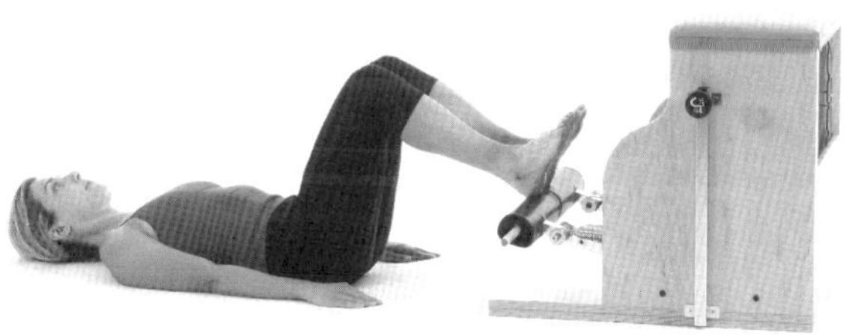

《내쉬기》 무릎을 굽히면서, 페달을 반 정도 밑으로 당신 쪽으로 당겨라.

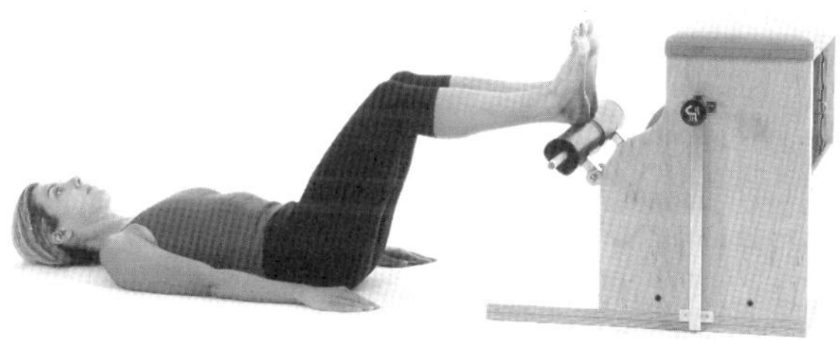

《들이쉬기》 페달을 올려서, 출발 자세로 되돌아 가라.

레그 프레스 — 스탠딩

Leg Press - Standing

근육 포커스

- 햄스트링
- 넙다리네갈래근 (대퇴사두근)

목적

- 힙 폄근 조절 개발
- 무릎 폄근 조절 개발
- 균형 개발

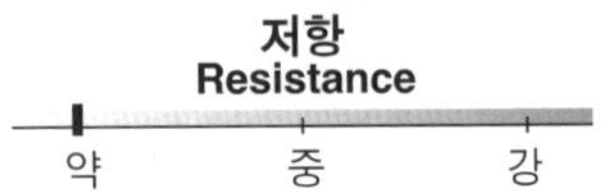

이 운동은 다리의 기능적인 움직임을 가르치고, 균형을 증진시키고, 무릎과 힙 폄에 속하는 근육 동원 패턴을 완벽하게 해 주는 점에서 중요하다. 서 있는 다리로 지지하고, 골반과 몸통을 정렬하고, 누르는 다리로 움직이는 것의 조합은 그 다리의 동작을 인체의 나머지에서 분리시켜 주고 기능적 움직임의 가치를 강조한다.

인체 정렬은 올바른 근육을 활성화시키고 성공적인 결과를 확실히 해주는 핵심이다. 힙 폄근들에 난이도를 높이기 위해서, 서 있는 다리는 체어에서 충분히 멀리 있어야만 하며, 시작은 무릎 폄근에서라기보다 힙 폄근에서 생겨야만 한다. 체어와 너무 가깝게 서거나 몸을 앞쪽으로 기울이는 경향을 피해라; 이것은 그 움직임을 바꿔서, 넙다리네갈래근에 초점을 두게 하며, 난이도를 상당부분 낮춘다.

이미지화 하기

몸을 완벽하게 똑바로 유지하면서 수직 계단을 올라간다고 상상해라. 그 감각은 달 위를 걷듯이 느껴질 것인데, 그러나 수평 방향이 아니라 수직 방향이다.

□ 햄스트링으로 움직임을 시작해라.

□ 움직임 내내 미는 발을 발바닥굽힘으로 유지해라.

□ 똑바로 선 자세를 유지해라; 몸을 앞으로 숙이지 말아라.

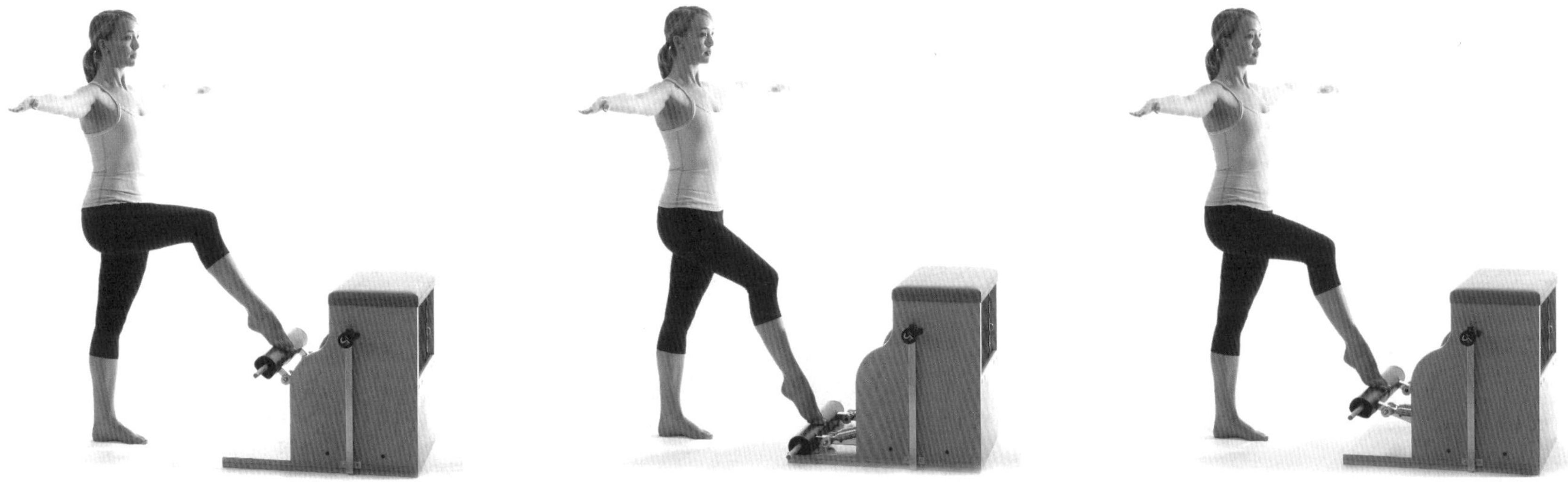

《들이쉬기》 체어 앞에서 30–60cm 떨어져서 똑바로 선다. 발 하나를 발바닥굽힘 자세로 페달에 올려 놓는다. 팔을 옆으로 벌려 T-자세로 있는다.

《내쉬기》 힙을 펴서 페달을 밑으로 눌러라.

《들이쉬기》 다리를 들어 올리는데, 페달이 출발 자세로 되돌아 오는 동안 페달을 조절해라.

포워드 런지
Forward Lunge

근육 포커스

- 햄스트링
- 힙 벌림근(외전근)
- 넙다리네갈래근(대퇴사두근)

목적

- 힙 폄근, 힙 벌림근 및 무릎 폄근 강화
- 골반-허리 안정 개발
- 최적 정렬의 인지 및 조절 증가

저항 Resistance: 약 — 중 — 강

포워드 런지는 내가 좋아하는 또 하나이다. 나는 많은 운동선수들을 달리기, 뛰어오르기, 점핑 그리고 전반적인 수행을 이 운동을 갖고 지도했다. 이것은 위대한 평형장치이다—다리가 아무리 강한 것과 상관이 없이, 이 운동은 어떤 필수 조건들이 제자리에 있지 않다면 성공적일 수 없다: 올바른 근육 활성화 패턴, 골반-허리 안정화, 균형, 전신 통합, 그리고 힙 폄근, 힙 벌림근과 무릎 폄근 사이의 최적 체력 비율.

근육 활성화의 순서가 핵심인데, 몸이 위쪽으로 움직이고 페달이 올라가는 동안 힙 폄근으로 시작해서, 뒤쪽 발이 페달에서 떨어지는 동안 힙 벌림근이 뒤따르고, 마지막으로 무릎이 완전히 펴지는 동안 넙다리네갈래근이 마무리 한다. 제일 중요한 것은 이상적인 수직 정렬을 유지하는 것이다. 처음부터 넙다리네갈래근의 힘을 이용해서 앞으로 몸을 기울이는 것은 피해야만 한다. 일단 기본적인 움직임을 마스터했다면, 선택된 인원과 활동을 위한 적용과 변형들은 매우 많다.

이미지화 하기

이 운동은 공중 부양과 같다. 출발 자세에서 떠오르는 감각을 느낄 것인데, 마치 페달 밑의 어떤 힘이 당신을 위쪽으로 밀어 올리거나 하늘에서 온 줄이 당신을 위로 들어올리는 것과 같다.

- □ 근육들을 순차적으로 활성화 시켜라: 힙 폄근, 힙 벌림근, 그 다음 무릎 폄근
- □ 운동 내내 안정되고, 수평인 골반을 유지해라.
- □ 몸을 앞으로 기울이지 말고 수직선 상에서 움직여라.

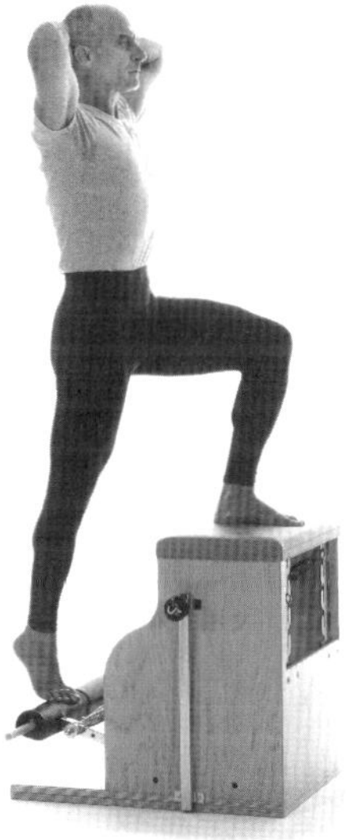

《들이쉬기》 체어를 마주보고 서서, 플랫폼의 옆을 지지를 위해서 잡는다. 발 하나를 발바닥 굽힘으로 해서 페달에 올린 다음, 페달을 밑으로 누른다. 다른 발을 체어의 플랫폼에 올려놓고 발목 위로 무릎이 가게 정렬한다. 힙 관절이 페달 바로 위로 가게 똑바로 서고 손은 머리 뒤로 두거나 옆으로 뻗어라.

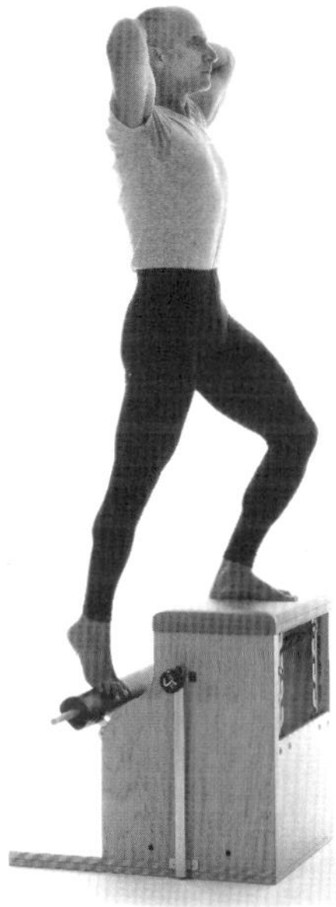

《내쉬기》 힙을 펴서 체어의 플랫폼을 누르고, 페달이 올라가는 동안 다리를 펴라.

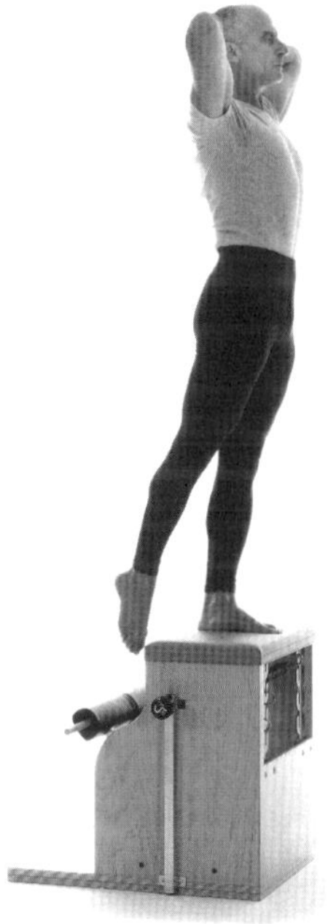

다리를 계속 펴면서 뒤쪽 발을 페달에서 떼고, 무릎 폄을 완료한다.

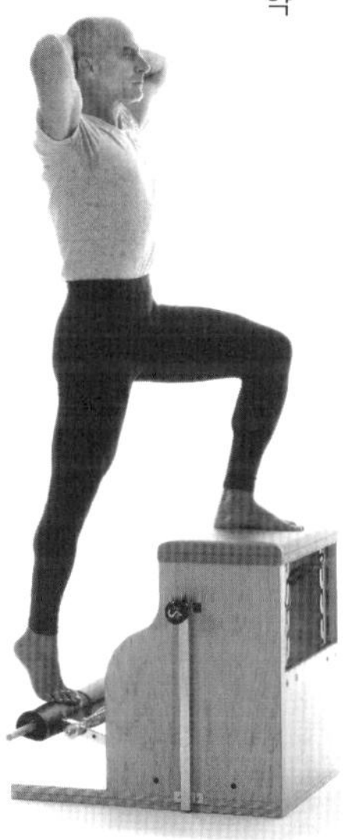

《들이쉬기》 무릎을 굽히고, 뒤쪽 발을 페달에 대서 허벅지가 대략 바닥과 평행이 되는 점까지 내려라 (페달 아래에 패드를 대서 페달이 너무 낮게 가서 무릎의 각도가 90° 보다 훨씬 작게 되는 것을 막아라. 당신의 키가 작으면 그런 일이 생길 것이다).

다른 쪽으로 전환하기 전에 같은 다리에 5회 반복한다.

사이드 오버
Side Over

근육 포커스
• 배빗근(복사근)

목적
• 가쪽 굽힘근 조절 개발 (특히 배빗근)
• 가쪽 굽힘근 스트레치

저항
Resistance
약 중 강

이것은 정확한 가쪽 굽힘과 올바른 정렬을 가르치기 위한 훌륭한 운동으로서, 나중에 다른 종류의 기구 상에서 보다 난이도 있는 자세 안에서 동일한 움직임을 수행하기 위한 기초로서 쓰인다. 필요 시, 스프링 장력을 조금씩 더함으로써, 그 운동은 덜 난이도 있는 것이 될 수 있다. 마찬가지로, 스프링 장력을 줄이면 그 운동은 더욱 난이도가 있을 것이다. 지도자의 관점에서 볼 때, 학생의 인체는 말로 지시하기에 대한 이상적인 자세이고 교정을 제공한다.

이미지화 하기

이차원에 있는 움직임을 상상하는데, 두 장의 유리판 사이가 앞쪽이나 뒤쪽으로 몸을 기울이는 것을 막아준다.

□ 편 다리와 몸통으로 만들어진 대각선보다 더 높이 들어올리지 말아라.

□ 편 다리의 발을 바닥에 붙인 채로, 다리와 골반을 안정되게 유지해라.

□ 허리 부위를 움직여라.

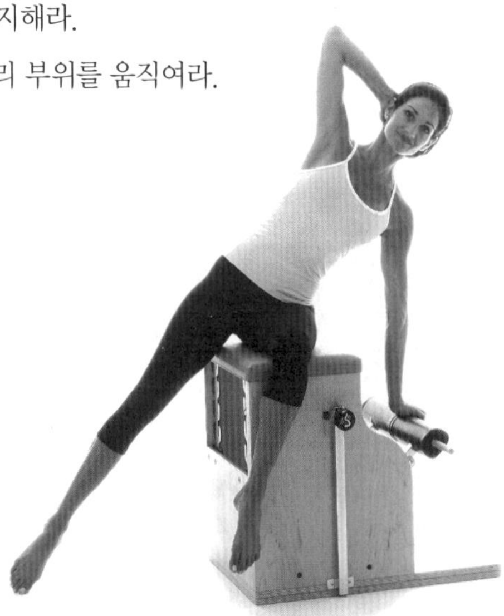

《내쉬기》 체어에 옆으로 앉아서, 아래쪽 다리를 체어 옆에 걸고 다른 다리는 펴서 몸과 선을 맞춰라. 긴 대각선 바디라인을 확립하고, 발은 바닥에 대라. 아래쪽 손은 페달을 잡고 다른 손은 머리 뒤에 둬라.

변형 / VARIATION

몸통과 겨드랑이에 있는 가쪽 근육들의 부하와 스트레치를 늘리기 위해서, 어깨를 내회전 시키고, 손바닥을 천장을 향하게 만들어서, 위쪽 팔을 머리 위로 뻗어라.

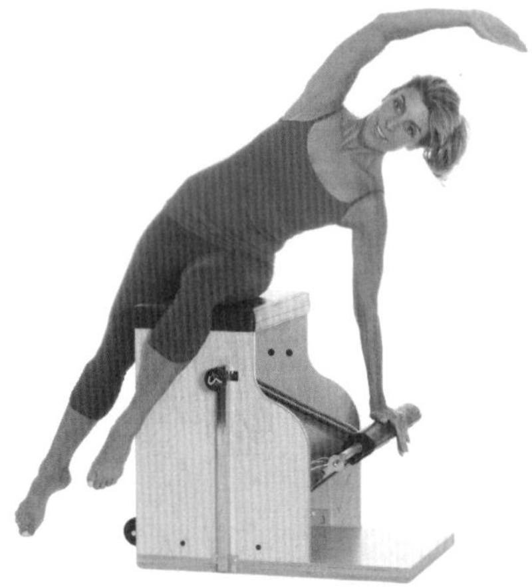

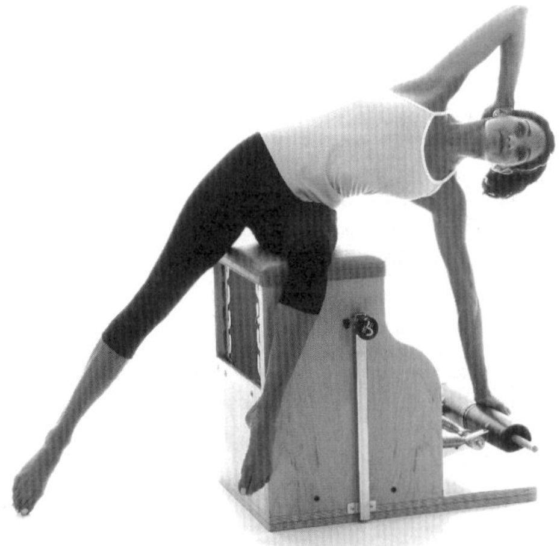

《들이쉬기》 몸통을 가쪽으로 굽혀서, 페달을 내려라.

《내쉬기》 몸통을 들어올려, 페달을 올려서 출발 자세로 되돌아 가라.

베이직 스완 (기본 백조 자세)

Basic Swan

운다체어: 사이드 오버에서처럼, 이 운동은 스프링 장력을 약간 늘려서 더 쉽게 만들거나, 아니면 스프링 장력을 줄여서 난이도를 높일 수 있다. 이 조절성은 등 문제를 다룰 때 아주 유용한데 얼마나 많은 근육 활성화가 있어야 하는 지뿐만 아니라, 몸통의 동작 범위를 조절할 수 있기 때문이다. 스프링들은 신경근육 패턴들이 재교육되는 동안 거의 수동적인 움직임을 거쳐서 미리 정한 동작 범위를 통해서 몸을 움직일 수 있으며, 그런 다음 그 근육들이 발전함에 따라, (장력을 줄임으로써) 점진적으로 난이도를 높일 수 있다.

이 운동은 척추 폄 동안 복근의 중대한 역할 그리고 등 펴기 운동을 수행할 때 척추 전체에 걸친 하중 배분의 기술을 가르치는데 있어서 유용하다. 종종, 복근들이 활성화되자마자 몸통을 굽힘으로 당기는 경향이 있다. 그 결과, 몸통이 들어 올려졌을 때, 폄의 대부분이 요추에서 생겨서, 이 부위에 과도한 부하를 준다. 이것은 우리가 추구하고 있는 효과와 완전히 반대가 된다. 올바른 복근 활성화는 척추를 위한 지지를 제공해야만 하며, 그리고 등 폄근과 함께, 몸통 전체에 걸친 길고, 균등하게 배분된 아크를 만드는 것을 보조해야만 한다.

변형 / VARIATION

난이도를 줄이기 위해서, 발을 박스 또는 볼에 올려 정렬이 여전히 수평이고 바닥과 평행이 되도록 만드는데, 그러나 발은 지지된다. 여전히 너무 힘들다면, 무릎을 굽혀서 발을 바닥에 대고 허벅지로 체어 뒷면을 누르고 해라.

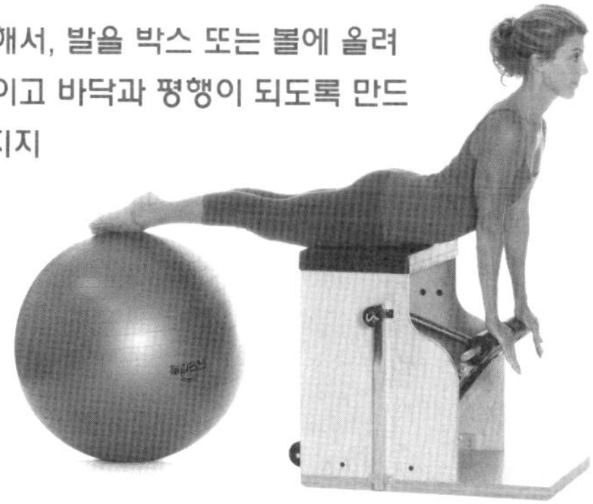

이미지화 하기

척추의 역 분절 움직임을 상상하는데, 머리부터 시작해서 척추를 따라 움직여서, 몸통을 펴되게 당겨라. 이것은 허리 부위에서 과도한 과다폄을 만들기보다는, 그 운동을 등 전체에 걸쳐서 배분되게 해 주고, 부드러운 아크 모양을 확립하게 해주기 쉽다.

- □ 줄곧 복근 인게이지를 유지해라.
- □ 다리를 바닥과 평행되게 유지해라.
- □ 몸을 들어 올리는 동안, 어깨를 펴서 손으로 페달을 누르고 있어라.

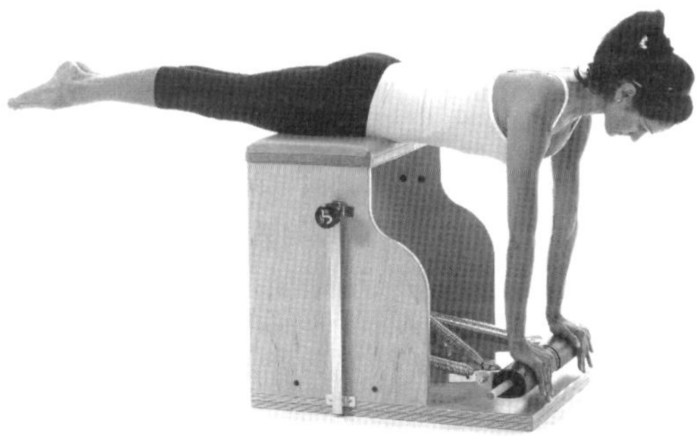

《내쉬기》 체어에 엎드려서, 다리를 펴서 붙이고, 바닥과 평행되게 만든다. 손으로 페달을 잡고, 어깨 바로 밑에 손이 오게 하고, 팔을 펴라. 페달은 체어의 기저에서 약간 떨어져 있을 수 있다.

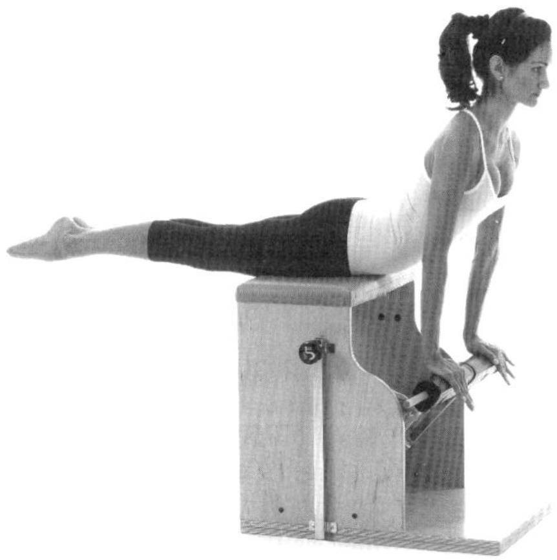

《들이쉬기》 등을 펴서, 페달을 들어올려라.

《내쉬기》 출발 자세로 내려라.

운다체어

등 펴기 / Back extension

초급

근육 포커스
- 등 폄근

목적
- 등 폄근 강화
- 어깨뼈 안정 개발
- 복근 조절 강조

저항 Resistance: 약 — 중 — 강

8

| 제 8 장 | 바렐 / Barrels

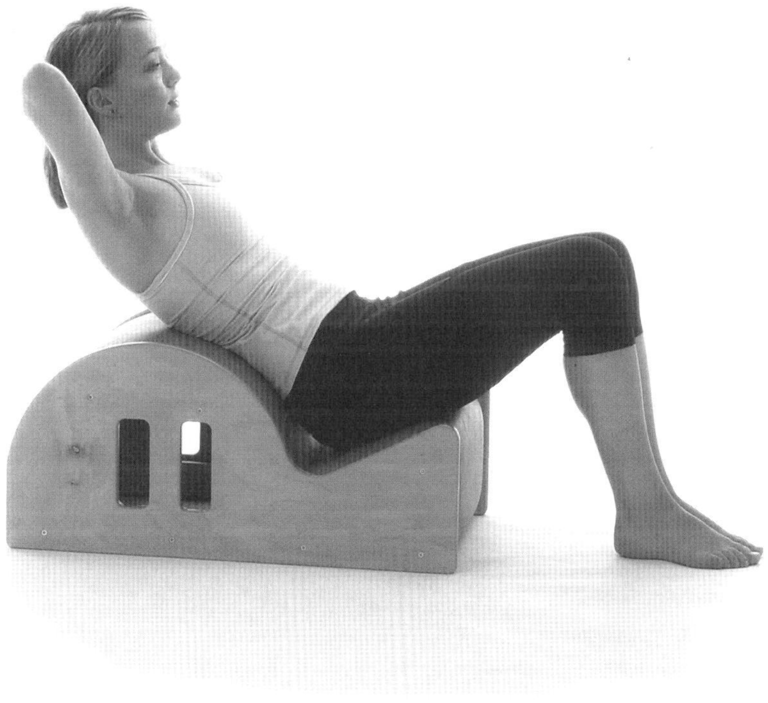

외관처럼 제공하는 것들이 독특하다. 바렐은 모든 능력 레벨에서 능동적 · 수동적 등 펴기 둘 다를 위해서 특출한 기회를 제공한다. 그러나, 그것들은 등 펴기에 한정돼 있지 않다. 필라테스 기구의 전체 라인업처럼, 바렐들은 몸을 모든 동작 범위 안에서 운동시키는 끝없는 잠재력을 갖고 있다.

바렐에는 두 가지 주요 범주가 있다: 래더바렐(ladder barrel)이라고도 알려진 하이바렐(high barrel)은 지면에서 높게 서 있으며 같은 높이의 사다리에 부착되어 있다. 스파인코렉터(spine corrector)로도 알려진 스텝바렐(step barrel)은 바닥에 낮게 놓인다.

더 가볍고 들고 다니기 좋은 스텝바렐 형태로, 아크(arc)라고도 불리는, 하프바렐(half barrel) 또한 이용 가능하다. 아크는 쓰임새가 많은데, 캐딜락 및 리포머 같은 다른 기구에 놓고 쓰거나 이러한 기구와 함께 사용한다. 이것은 창조적이고 다양한 목록을 위한 폭넓은 기회를 제공한다.

내가 사용하기를 좋아하는 스텝바렐은 아발론 스텝바렐이라고 불린다. 넓은 범위의 체형을 수용하기 위해서 바렐의 모양에 맞게 만들어진 변형들 외에도, 그것은 스프링 사용을 위한 옵션을 제공한다. 이런 방식으로 바렐에서 수행되는 목록을 넓히기 위해서, 해당하는 이점과 함께 저항이 더해질 수 있다. 이 장은 전통적인 스텝바렐에서의 운동을 위한 교습 그리고, 적절한 곳에서, 아발론 변형을 위한 교습을 포함한다.

이 책 전체에 걸쳐서 강조를 해왔듯이, 척추 폄은 등 체력과 좋은 자세를 개발하기 위해서 절대적이다; 불행스럽게도, 그것은 자주 간과된다. 등 폄근 강화를 위하고, 척추 폄 자세에서 수동적인 이완을 위해서 바렐은 특출 나게 좋은 도구들이며, 그렇게 함으로써 몸통 굽힘근들을 스트레치 시킨다. 스텝바렐에서 전방 굽힘 복부 운동할 때, 바렐은 허리를 중립 자세로 지지한다; 이것은 요추의 굽힘이 금기가 되는 상황에서 매우 중요하다. 또한 바렐은 가쪽 굽힘 운동 동안 몸통을 지지하며, 초급에서 상급까지, 체력과 유연성 둘 다의 발전을 촉진한다. 독특한 힙 및 팔 운동, 전신 통합 운동 및 스트레치가 바렐에서 행해질 수 있으며, 상당수는 다른 기구에서 쉽게 복제할 수 없다.

전통적 바렐들은 저항을 위해서 스프링보다는 중력을 활용하는데, 운동들을 덜 또는 더 어렵게 만드는데 있어서 고려해야 하는 중요한 차이이다. 나는 유연성 운동을 할 때 더 깊은 스트레치를 용이하게 하기 위해서 또는 체력을 개발할 때 난이도를 증가시키기 위해서 바렐에서 하는 운동에 발목 중량 또는 손 중량을 종종 더한다. 전에 말한 것처럼, 바렐 운동하는 동안 저항 사용을 활용하기 위한 스프링을 통합 시키는 바렐들의 라인이 개발되었다.

내가 강력하게 추천하는 것은 한 세션을 끝낼 때 몇 분간 이완을 하는 것인데, 스텝바렐 위에 등을 대고 누워 있는데, 필요할 경우 머리에 쿠션을 받혀라. 그것은 당신에게 몸을 펼쳐지게 만들어서, 정말로 기분 좋은 시원한 느낌을 준다.

이어지는 운동들에서 순서는 가르치고 실행하는데 있어서 반드시 따르지 않아도 된다. 일반적으로, 우리는 바렐에서 하나의 전체 세션을 하지는 않지만, 하나의 포괄적인 세션 안에서 다양한 블록들을 이행하기 위해서 풍부하고 다양한 목록에서 운동들을 포함하려고 한다. 운동들은 선택 과정을 편리하게 만들려고 블록에 의해서 편성된다; 예를 들어, 스트레치들은 함께 놓이며, 가쪽 굽힘 운동들은 함께 있고, 등 펴기 운동들은 함께 있다.

학생들이 종종 궁금해 하는 것은 래더바렐 또는 스텝바렐 어느 것을 먼저 하는 가이다. 내 의견으로는, 그것은 아무 상관이 없다; 둘 다 모든 레벨의 운동에서 많은 것을 제공한다.

햄스트링 스트레치
Hamstring Stretch

근육 포커스
- 햄스트링

목적
- 햄스트링 스트레치

이것은 햄스트링을 스트레치시키기 위한 편안하고, 비교적 쉬운 방법이다. 비록 이 운동이 여러 기구에서 시행될 수 있지만 (볼기근 스트레치도 그렇다), 래더바렐은 효과적인 햄스트링 스트레치를 이루기 위해서 최적 정렬 안에서 인체를 유지하는 것을 돕는다.

이미지화 하기

인체 기능을 경첩이라고 상상하는데, 몸통이 경첩의 윗부분이고 골반과 하지가 아래 부분이다. 서 있는 다리와 골반은 사다리에 붙여서 안정되게 유지해라. 다른 다리는 바렐에 올려서 안정된 구조의 일부가 된다. 몸통과 골반은 경첩의 윗부분을 형성해서 하나의 부분으로 움직여서, 스트레치 다리 위로 닫고 그 다음 다시 위로 열어라.

□ 등 폄근을 계속 인게이지시키고 스트레치 동안 골반을 전방으로 기울여라.

□ 발을 발등굽힘으로 만드는 것이 스트레치를 강화 시킨다.

□ 몸통이 마지막 단계에서 들어올려지는 동안 몸통을 더 펴라.

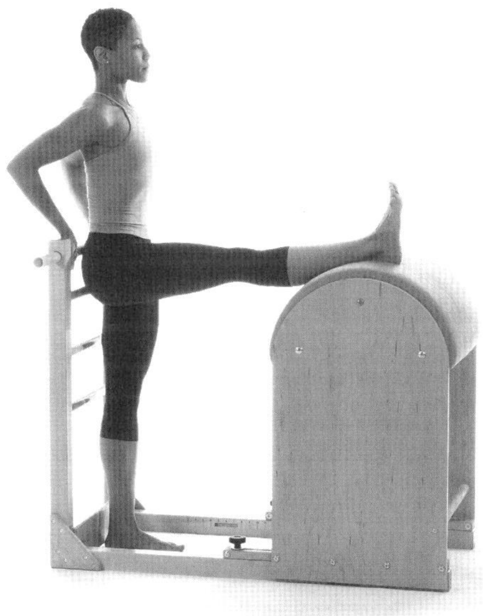

《들이쉬기》 바렐을 향해서 한 다리로 똑바로 서서, 다리를 사다리에 붙여라. 다른 다리를 바렐에 올리고, 가급적 똑바로 유지해라 (무릎을 과도하게 굽히지 말고). 손으로 사다리를 잡고, 팔은 평행, 어깨는 외회전 시키고, 팔꿈치는 뒤를 향해라.

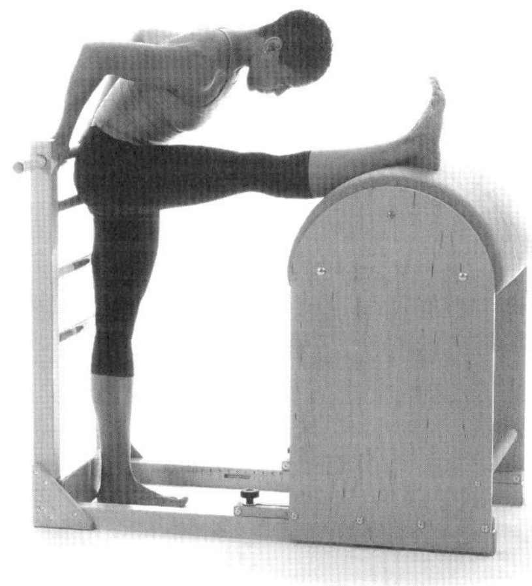

《내쉬기》 스트레치 다리 위로 앞으로 몸을 기울이는데, 등을 가급적 편평하게 유지해라. 스트레치를 강화시키기 위해서 몸통을 다리 위로 더 뻗을 동안 팔을 펴서 사다리를 밀고 발을 발등굽힘으로 만들어라. 이 자세를 3–5회 호흡 동안 유지해라.

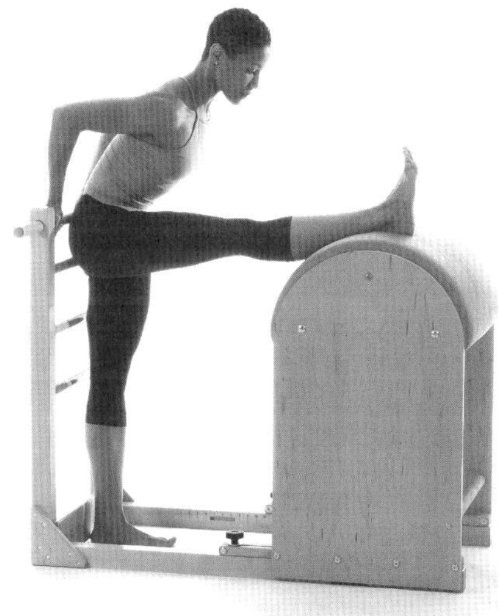

《들이쉬기》 몸통을 들어 올려 출발 자세로 되돌아가라.

글루틸 스트레치 (볼기근 스트레치)

Gluteal Stretch

근육 포커스

- 볼기근(둔근)

목적

- 볼기근 스트레치

볼기근들은 매우 긴장되기 쉽다. 게다가, 이 그룹 안에 있는 근육들의 비교적인 체력에서 종종 불균형을 보이는데, 중간볼기근이 약해지고 큰볼기근이 강해지기 쉽다. 한 포괄적 프로그램 안에서 어떠한 불균형이라도 돌보아야만 한다. 체력 외에도, 좋은 스트레치는 종종 요구되며, 스트레치를 극대화 시키기 위해서 인체를 좋은 정렬로 두는 래더바렐은 그것을 수행하기 위한 편안한 위치에 있다. 이 자세는 잠재적으로 아주 커다란 스트레스를 스트레치 되는 다리의 무릎에 주는 것을 주목해야 하는데, 특히 힙관절이 긴장되어 있고 무릎이 이 긴장을 보상하고 있을 때이다. 조심스럽게 그 자세로 들어 가라. 그리고 당신 자신의 구조의 한계를 넘지 말아라. 이 스트레치는 매우 강렬할 수 있으므로, 호흡하는 것을 잊지 말아라.

이미지화 하기

모든 스트레치처럼, 스트레치 되는 영역 위, 아래 부위의 안정에 초점을 맞추고, 그 다음 스트레치 되는 그 부위가 고무처럼 부드럽게 되고 매 호흡마다 길어진다고 상상해라.

- □ 등 폄근을 계속 인게이지 시키고, 스트레치 동안 골반을 전방으로 기울여라.
- □ 스트레치를 강화시키기 위해서 바렐에 가깝게 서라.
- □ 몸통이 마지막 단계에서 들어올려지는 동안 몸통을 더 펴라.

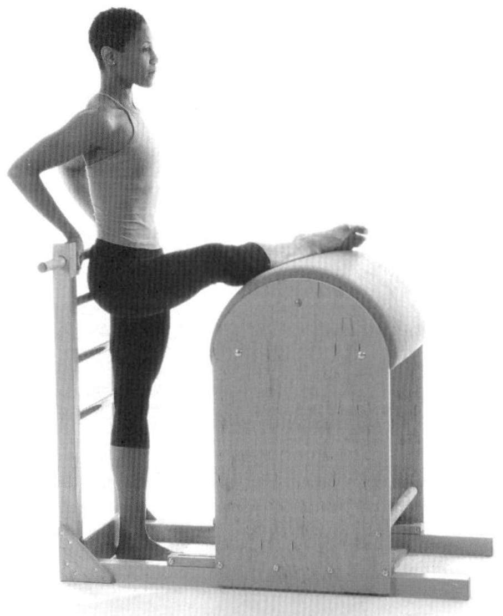

《들이쉬기》 바렐을 향해서 한 다리로 똑바로 서서, 다리를 사다리에 붙여라. 다른 다리의 가쪽면을 바렐에 올려, 무릎을 굽히고 힙을 외회전시킨다. 양손으로 사다리의 꼭대기 가로대를 잡고, 팔은 평행, 어깨는 외회전 시키고, 팔꿈치는 뒤를 향해라.

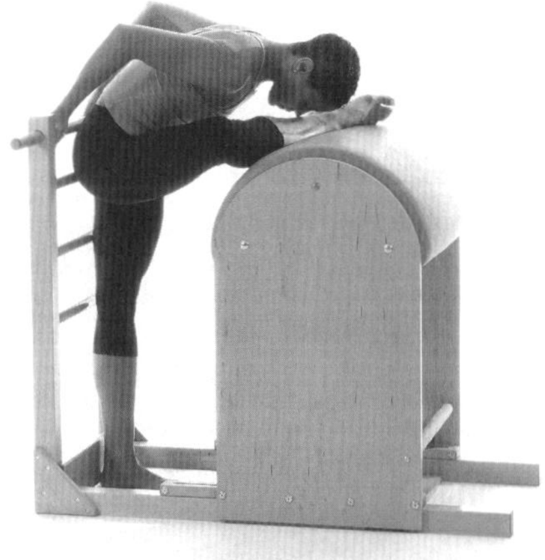

《내쉬기》 스트레치 다리 위로 앞으로 몸을 기울이는데, 등을 가급적 편평하게 유지해라. 스트레치를 강화시키기 위해서 몸통을 다리 위로 더 뻗을 동안 팔을 펴서 사다리를 밀어라. 이 자세를 3-5회의 호흡 동안 유지해라.

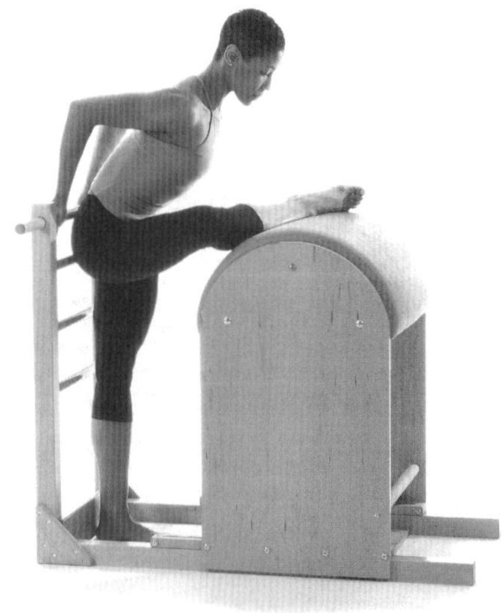

《들이쉬기》 몸통을 들어 올려 출발 자세로 되돌아가라.

어덕터 스트레치 (모음근 스트레치)

Adductor Stretch

이 스트레치는 발레에서 바 스트레치와 비슷하다. 무용수들에게 익숙한 자세인, 스트레치 다리의 힙을 밖으로 돌릴 때(외회전) 가장 효과적이다. 힙 관절 회전은 골반을 수평으로 유지하는 것을 도와서 스트레치 쪽을 위로 치켜 올리지 않게 해준다. 이 자세가 당신에게 친숙하지가 않다면, 골반의 올바른 정렬을 이루는데 특별히 신경을 써서 부당한 스트레스가 관절들로 가지 않게 해라. 특히 힙과 무릎 관절. 또한 이 운동은 몸통 윗 쪽에 있는 가쪽 굽힘근과 같은 쪽에 있는 어깨 모음근을 스트레치시킨다.

이미지화 하기

나는 위시본(wishbone)의 이미지를 사용하는 것을 좋아하는데, 스트레치 다리와 몸통이 위시본의 두 쪽을 만든다. 스트레치 다리의 발과 스트레치 팔의 손은 같은 방향으로 가급적 멀리 뻗어야만 하는데, 그 다리와 팔은 최대 스트레치에 있을 때 거의 평행이다. 몸통 위쪽에 있는 골반정과 아래쪽 갈비뼈들 사이의 부위가 열리고 늘어난다고 상상을 해라. 동시에, 스트레치 팔의 겨드랑이 아래 영역 또한 열려서, 그 팔이 머리 위로 더 뻗게 해준다. 올바르게 호흡하는 것은 어떤 스트레치에서도 중요하지만, 몸통에 있는 근육들을 스트레치할 때 특히 그렇다. 호흡을 위쪽 허파로 향한다고 생각을 하며, 몸통이 확장되고 갈비뼈들이 적당하게, 조절되면서 열린다고 느껴라.

- □ 골반을 수평으로 유지해라.
- □ 스트레치 다리의 발을 발등굽힘으로 만드는 것이 스트레치를 강화 시킨다.
- □ 몸통 위쪽 면에서 갈비뼈들을 과도하게 튀어나오게 하지 말아라.
- □ 몸통이 마지막 단계에서 들어올려지는 동안 몸통을 늘려라.

근육 포커스

- 모음근(내전근)

목적

- 힙 모음근, 햄스트링, 어깨 모음근 및 몸통의 가쪽 굽힘근 스트레치

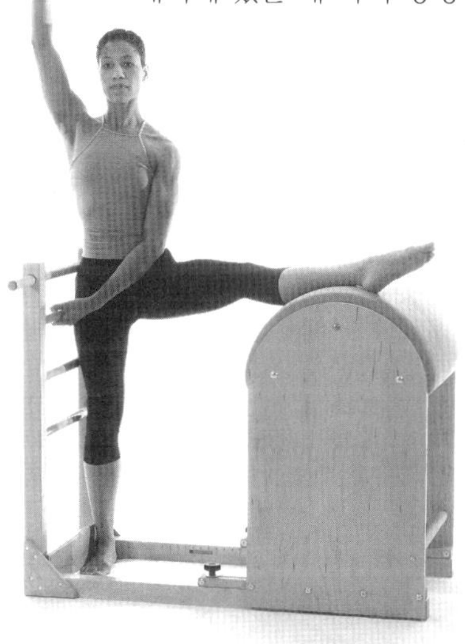

《들이쉬기》 바렐에 몸을 옆으로 해서 한 다리로 서라. 서 있는 다리를 펴고, 사다리에 평행으로 기대고 서라. 스트레치 다리 힙을 외회전시켜서 바렐에 올리고, 가급적 똑바로 유지해라 (무릎을 과도하게 굽히지 말고).

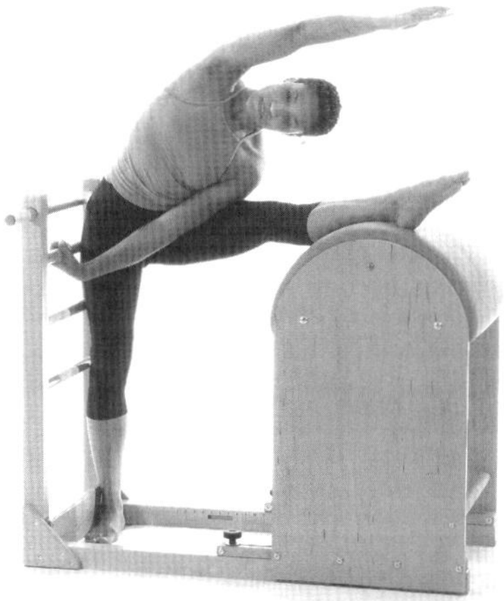

《내쉬기》 스트레치 다리와 맞서는 팔로 그 다리 위로 뻗고 (왼다리 위로 오른팔, 또 그 역 또한 그렇다), 몸통을 가쪽으로 굽혀라. 바깥 팔이 머리 위로 스트레치를 하는 동안 안쪽 팔로 사다리를 잡아라 (스트레치 바닥에 있는 팔). 이 자세를 3–5회의 호흡 동안 유지해라.

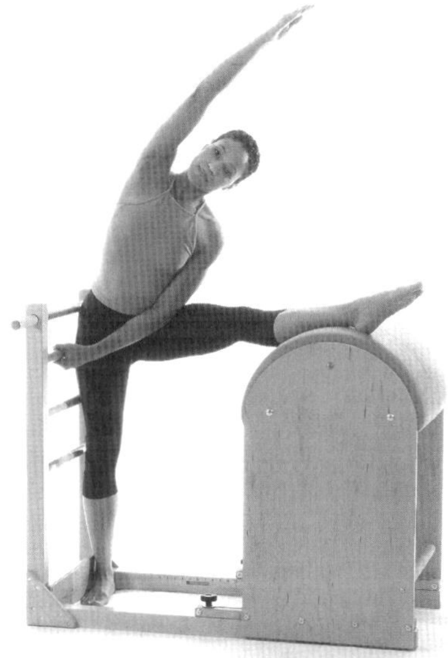

《들이쉬기》 몸통을 들어 올려 출발 자세로 되돌아가라.

사이드 오버

Side Over

근육 포커스

- 배빗근(복사근)

목적

- 가쪽 몸통 굽힘근 강화
- 가쪽 몸통 굽힘근 스트레치
- 몸통 안정 개발

이 운동은 **리포머: 사이드 오버**와 아주 닮아 있어 동일한 기본 원칙의 상당 부분을 포함한다. 둘을 위한 멋진 준비로서 **운다체어: 사이드 오버**이다. 그러나, 바렐에서 이 운동을 하는 것은 두 가지 이점을 제공한다. 이것은 더 큰 균형을 요구하는데, 안정을 위해서 코어 근육들의 더 깊은 활성화를 요구하고, 바렐의 모양이 인체를 완벽한 가쪽 정렬로 지지를 해서, 인체가 바렐 위로 걸쳐 있을 때 위쪽 면을 위한 멋진 스트레치를 용이하게 해준다.

이미지화 하기

운동을 시작할 때, 똑바른 에너지 선이 몸 길이를 따라 달려서, 길어진 모양을 강조한다. 운동의 다음 단계인 가쪽 굽힘은 커브와 탄성에 관한 것이 모두이다. 몸이 바렐 위로 걸치고 있다고 생각해라; 그것은 부드럽게, 폭포처럼 떨어지는 직물을 상기시켜 주는데, 그것은 몸이 바렐 위로 낮춰질 때 몸이 느껴지는 방식이다. 또 다른 도움이 되는 이미지는 젊고, 녹색을 띤, 유연한 가지가 휘어졌다가 원래 직선으로 다시 천천히 풀리는 것이다. 몸통의 올바른 정렬을 유지하는 것을 돕는 좋은 시각 자료는 두 장의 유리판 사이 관상면에서 생기는 움직임을 상상하는 것이다.

변형 / VARIATION

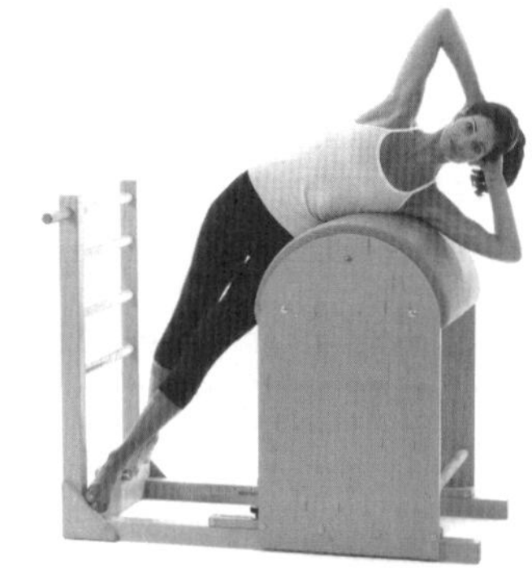

사이드 오버를 위한 준비로서, 아래쪽 발을 바닥쪽 가로대 또는 크로스바에 대고 다른 발은 바로 뒤에 둔다. 몸통으로 동일한 똑바른 사선을 만들어라. 몸통을 바렐 위로 내리고 그 다음 몸통을 들어 올려라. 이것은 본질적으로 전체 사이드 오버와 동일한 운동이지만, 몸통은 훨씬 더 큰 지지를 받아서 더 안정적이다. 게다가, 몸통에 의해서 만들어진 지레팔 그리고 지렛목에서의 그것의 거리가 더 짧아져서, 그 운동의 난이도를 낮게 만든다.

- □ 머리 뒤로 깍지를 끼고 팔꿈치를 넓게 유지하고 있어라.
- □ 몸통을 안정시키기 위한 움직임 전에 내적 지지 시스템(ISS)을 인게이지 시켜라.
- □ 위쪽 다리를 안정되게 유지하고 사다리 밑에 건 발로 위로 당기지 말아라.
- □ 마지막 단계에서 몸이 들어올려지는 동안, 몸통을 늘려서 커다란 아크를 만들어라.

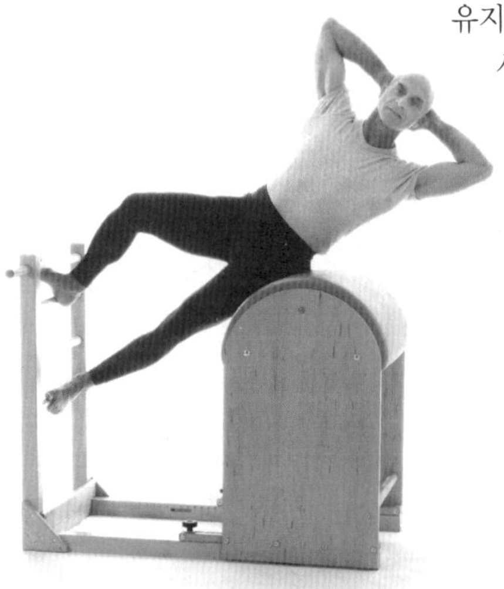

《내쉬기》 골반의 한쪽을 바렐에 올리고, 바닥쪽 발을 사다리의 첫째 가로대에 댄다. 위쪽 발을 위쪽 가로대 밑에 걸고, 뒤꿈치로 아래에 있는 가로대를 눌러라. 위쪽 힙을 외회전 시키고 무릎을 굽혀라. 아래쪽 발에서부터 전신까지 똑바른 대각선을 확립하고, 손을 머리 뒤로 두어라.

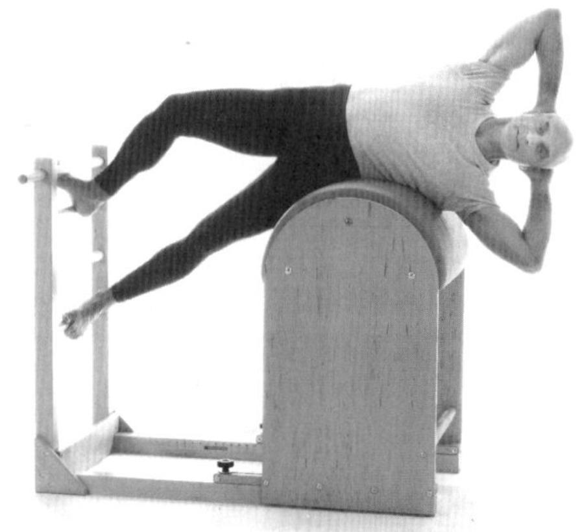

《들이쉬기》 머리가 척추의 선을 따르게 해서 바렐 위로 몸통을 내려라.

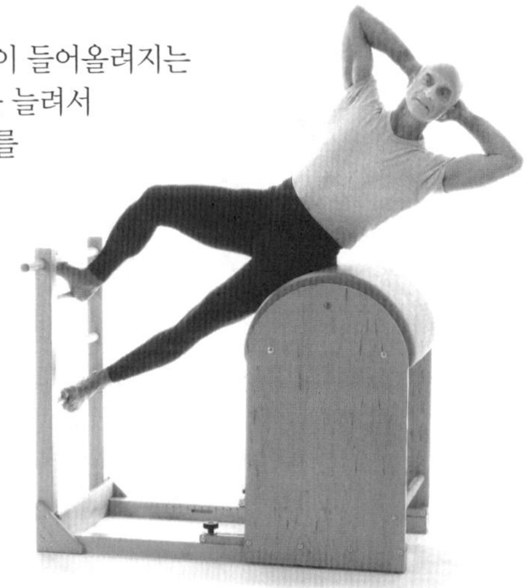

《내쉬기》 몸통을 들어 올려 출발 자세로 되돌아가라.

백 익스텐션 (등 펴기)

Back Extension

근육 포커스

- 등 폄근

목적

- 등 폄근 강화
- 몸통 안정 개발

모든 등 펴기 운동에서, 움직임 내내 복근을 인게이지 시키는 것이 필수적이다. 이것은 등을 보호해서, 올바른 근육 동원과 인체 정렬을 용이하게 해주며, 등 전체에 걸쳐서 하중을 배분한다. 래더바렐 위에 준비할 때, 바렐과 사다리 사이의 거리가 운동 초점을 맞추는 곳을 정한다는 것을 알고 있어야 한다. 그 둘이 가깝게 있을 때, 지렛목이 인체에서 낮게 있고 지레팔이 길어진다. 이 경우에서 그 운동은 등의 아래쪽에 집중된다. 중간 및 상부 등을 운동하는 것이 의도라면, 바렐을 사다리에서 멀리 맞추고 발을 사다리 아래 쪽에 놓아라. 그 때 지렛목은 몸에서 더 높아질 것이고, 지레팔은 더 짧아질 것이다. 기본적으로, 바렐이 사다리와 더 가까울수록, 등 폄근으로 가는 부하는 더 커지는데, 왜냐하면 몸통에 의해서 생긴 지레팔과 지렛목에서부터 그것의 거리가 더 길어져서 그렇다.

변형 / VARIATION

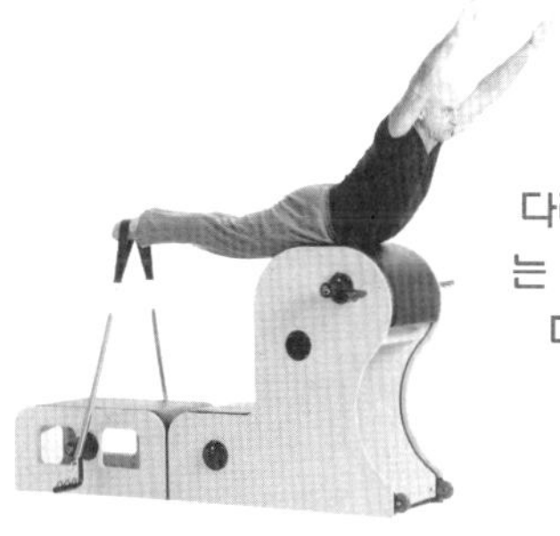

다른 방법으로,이 운동은 아발론과 사다리에서 수행될 수 있다. 가장 중요한 차이로 래더바렐에서는 다리가 안정되게 고정된 기초에 있다는 것이다. 이것은 다리가 바라는 것보다 더 많은 일을 하게 해주며, 보상이 생길 수 있다. 아발론에서 안정은 역동적이다; 다리는 스프링에 의해서 지지되어, 오로지 최소한의 지지만을 제공해서, ISS가 점화하게 조장한다. 그 운동은 깊숙이 강렬하게 느껴지는데, 등 폄근뿐만 아니라, 힙 폄근에서도 느껴진다.

이미지화 하기

역 척추 분절 움직임을 상상하라고 권장하는데, 머리를 들어올리고 난 다음 계속해서 척추를 따라서 척추가 펴지게 분절 움직임을 만들면서 중간 등을 거쳐서 마지막으로 요추와 엉치뼈까지 간다. 높이가 아니라 늘리는데 중점을 두며, 머리 꼭대기부터 밖으로 뻗어라.

- □ 등 폄근을 계속 인게이지 시키고 두덩결합을 전방으로 밀고 있어라.
- □ 머리와 척추의 선을 맞춰라.
- □ 폄으로 들어올릴 때 다리와 몸통 사이에 직선을 만들어라.
- □ 마지막 단계에서 몸통을 내리기 전에 몸통을 더 늘려라.

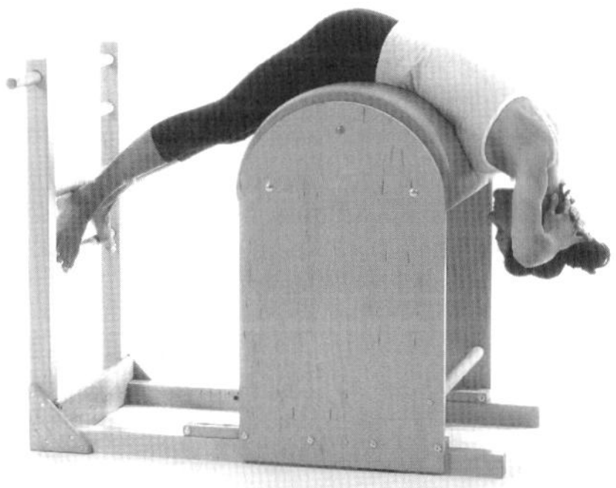

《내쉬기》 엎드려서 바렐 위로 몸통을 걸쳐라. 발가락을 사다리의 첫 번째 가로대에 대고, 뒤꿈치를 붙여서 발을 V-자세로 만들어라. 뒤꿈치를 두 번째 가로대에 걸어라. 손을 머리 뒤로 두어라.

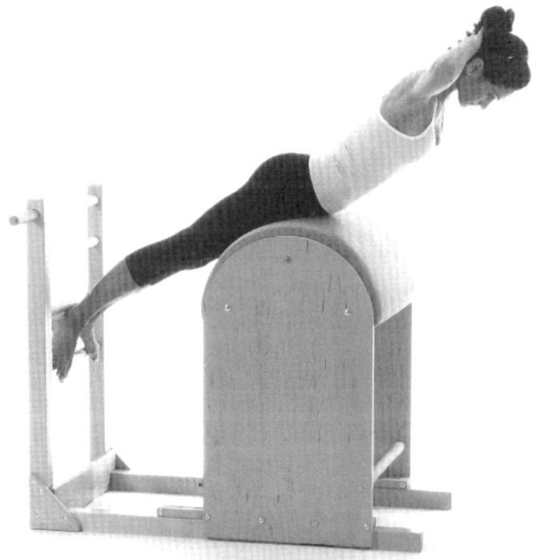

《들이쉬기》 몸통을 들어올려, 등을 펴라.

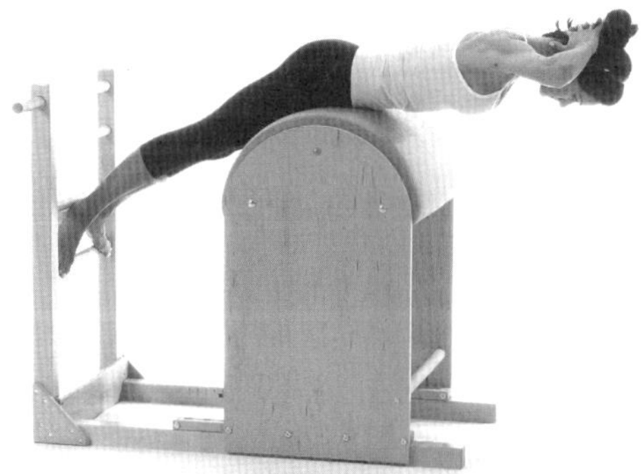

《내쉬기》 몸통을 내려서 출발 자세로 되돌아가라.

스완 (백조)
Swan

근육 포커스
- 등 폄근

목적
- 등 폄근 강화
- 엉덩이 굽힘근 스트레치
- 힙 폄근 조절 개발

백조는 목록에서 가장 미적으로 아름다운 움직임 중 하나이다. 이것은 상급 등 펴기 운동으로 체력(strength), 유연성(flexibility) 및 막대한 조절을 요구한다. 성공으로 가는 핵심은 전신을 통한 집약되고 유기적인 움직임으로서, 무릎, 힙 및 어깨 움직임의 범위뿐만 아니라 척추에 있는 모든 척추뼈관절의 전체 범위까지 활용하는 것이다. 많은 사람들은 오직 등, 특히 허리에 초점을 맞춘다. 이것은 허리에 절단력을 주게 되어 몸을 *뒤로 꺾게 만드는데*, 무릎에서 몸통을 걸쳐 손가락 끝까지 아치 모양을 만들지 못한다.

복근을 인게이지 시키는 것이 등을 보호하고 원하는 모양을 만들기 위해서 절대적이다. 이 운동은 등 펴기를 수행할 때 거의 전적으로 유연성에만 의존하는 경향이 있는, 많은 체조선수들과 무용수들을 도울 수 있는데, 체력, 유연성 및 조절이 건강하게 균형을 이루게 한다. 바렐은 사다리와 비교적 가깝게 놓여야만 한다는 것을 주목해라. 그래야 허벅지가 바렐을 누르고 있을 수 있다. 폄의 마지막 단계에서 중력이 실제로 당신을 더 폄되게 당기므로, 이 운동을 매우 난이도를 높게 만들 뿐만 아니라, 잠재적인 위험일 수도 있다. 줄곧 복근 지지를 유지하는 것이 필수적이다.

이미지화 하기

완전히 펴 있을 때 아크의 이미지는 올바른 움직임 패턴과 근육 동원 순서를 만드는데 있어서 중요하다. 많은 등 펴기 운동들에서 나는 시위를 팽팽하게 당기고 있어서 막대한 파워를 풀 준비가 된 활을 상상하기를 좋아한다.

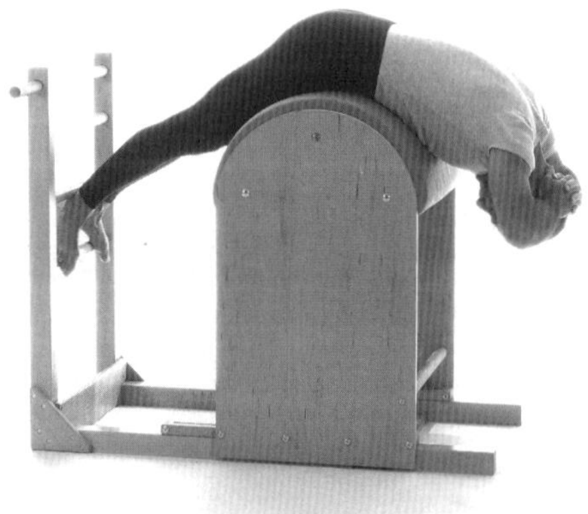

《내쉬기》 엎드려서 바렐 위로 몸통을 걸치고 허벅지로 바렐을 눌러라. 발가락을 사다리의 첫 번째 가로대에 대고, 뒤꿈치를 붙여서 발을 V-자세로 만들어라. 뒤꿈치를 두 번째 가로대에 걸어라. 손을 머리 뒤로 두어라.

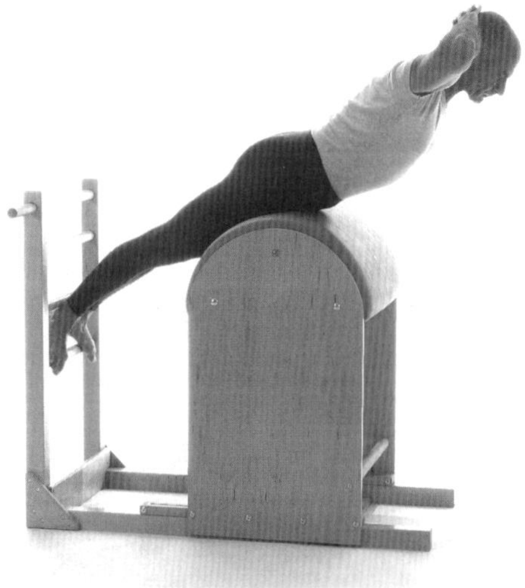

《들이쉬기》 몸통을 들어올려, 등을 펴서, 몸통과 다리로 사선을 만들어라.

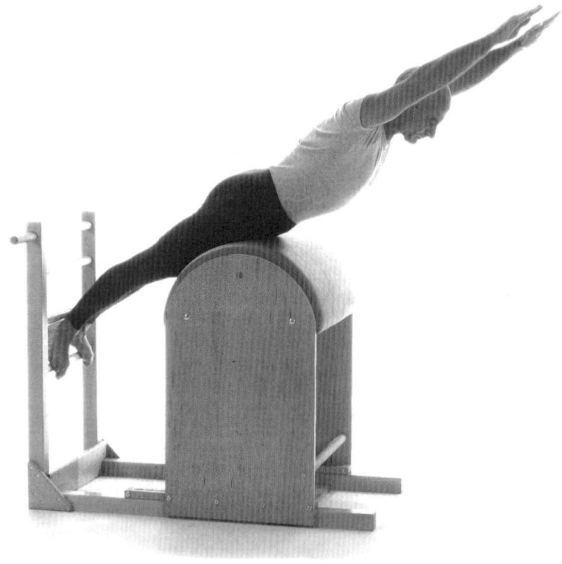

《내쉬기》 팔을 귀와 선을 맞추게 머리 위로 뻗어서, 손가락에서 발가락까지 긴 직선을 만든다.

- □ 복근을 계속 인게이지 시키고, 두덩결합을 앞에 있는 바렐을 밀고 있어라.
- □ 몸통을 뒤로 아치 모양을 만들고 힙을 펴는 동안 무릎을 굽혀라.
- □ 전체 몸통과 힙에 걸쳐서 등의 폄을 배분시키고, 그 모양을 마무리 짓기 위해서 어깨 굽힘을 더해라.
- □ 머리와 척추의 선을 맞춰라.

변형 / VARIATION

아발론 체어에서 백조를 수행하는 것은 명백한 장점을 제공한다. 첫째, 역동적인 안정을 얻으며, 사다리가 주는 정적인 안정이 아니다. 둘째, 등이 편하게 그것의 최대 동작 범위로 쉽게 가도록 손이 사용될 수 있어서, 척추 및 지지 구조에 과도한 부하를 주지 않는다.

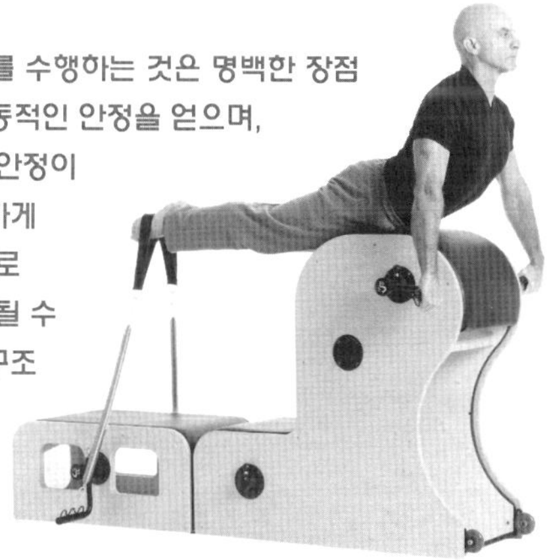

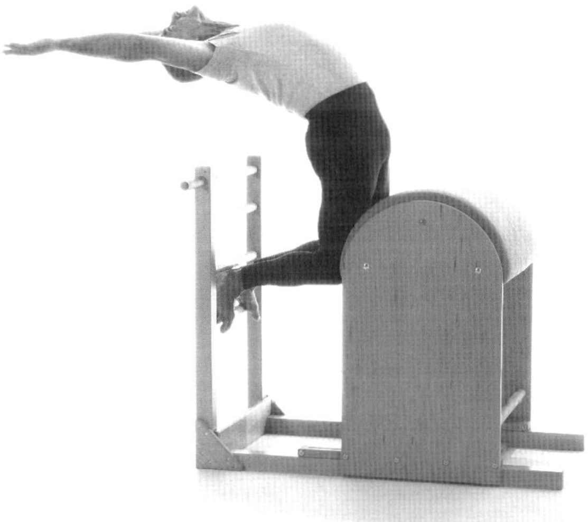

《들이쉬기》 천장을 향해서 위로 뻗어서, 몸으로 커다란 아크를 그리고, 몸을 최대로 펼 준비를 해라.

무릎을 굽히고 허벅지로 바렐을 더 미는 동안 숨을 들이쉬기를 계속해라. 힙을 최대 폄되는 점까지 펴면서 몸통과 팔 둘 다를 뒤로 보내서 그것이 바닥과 평행이 될 때까지 또는 가급적 평행에 가깝게 보내라.

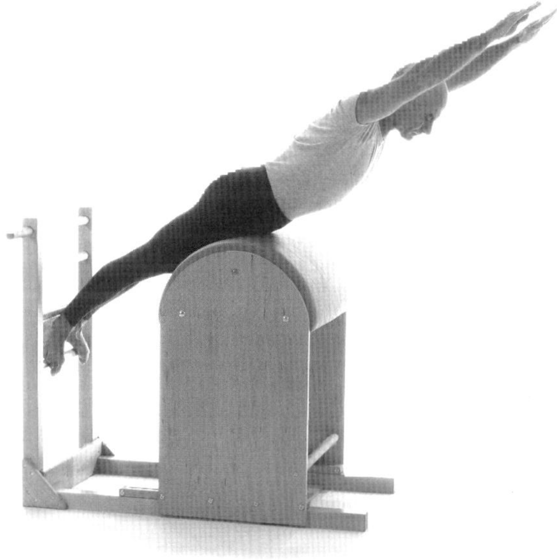

《내쉬기》 몸을 들어 올려, 천장 쪽으로 뻗었다가 긴 사선으로 되돌아가라.

《들이쉬기》 손을 머리 뒤로 놓아라.

《내쉬기》 몸을 내려서 출발 자세로 가라.

리치 (뻗기)
Reach

근육 포커스
- 복근
- 어깨 폄근 및 굽힘근

목적
- 복근 조절 개발
- 복근 및 어깨 근육 스트레치

이 운동은 어깨 스트레치라는 유용한 보너스와 함께, 깊은 척추 굽힘과 척추 폄 사이의 멋진 협력작용을 제공한다. 등, 특히 허리를 위한 스트레치는 C-커브로 있을 때 극대화돼야만 하며, 바로 누운 자세에 있을 때 어깨 스트레치가 극대화 된다.

긴장되기 쉬운 두 부위들은 특히, 오늘날 라이프스타일의 관점에서 볼 때, 허리와 어깨이다. 이 운동은 그 둘에 접근한다. 바로 누운 자세에서, 척추는 중립으로, 다리는 펴고, 팔은 똑바른 사선으로 머리 위로 뻗고, 바렐에 의해 지지되고 있어야만 한다. 이것은 어깨를 스트레치 시키기 위한 이상적인 자세이다. 그러나, 어깨로 더 많은 범위를 만들려는 노력으로 갈비뼈들을 앞쪽으로 미는 경향을 주의해라; 그렇게 하는 것은 과다전만을 만들고 허리에 스트레스를 줄 수 있을 뿐만 아니라 실제로 어깨 스트레치를 풀어 버린다. 바로 누워 있을 때 굳건하고, 늘어난 자세를 유지하는 것을 돕고, 바로 누웠다가 앉는 자세 및 그 반대로 전환할 때 보조하기 위해 ISS가 활성화돼야만 한다.

이미지화 하기

이 운동에서 두 개의 명백한 모양의 이미지를 사용한다: 앉아 있을 때, 몸통의 둥근 자세인 오목, 그리고 바로 누워 있을 때 몸의 직선이다. 노끈으로 양 끝을 묶은 (활처럼) 파란 가지가 당겨졌다가 직선 자세로 밖으로 열리는 시각적 자료가 이 운동을 위한 완벽한 역학을 상기 시킨다.

변형 / VARIATION

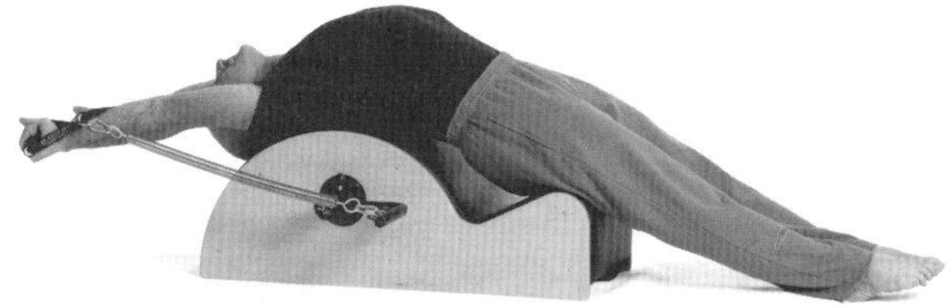

좋은 폼과 조절을 일단 만들었다면, 몸을 직선에서 폄으로 보내라. 머리 뒤를 바렐에 기대서, 목으로 가는 부하를 피하고, 계속 어깨를 뒤로 뻗어라. 출발 자세로 되돌아 가기 전에, 머리와 팔을 들어올려, 몸과 함께 명백한 직선을 다시 만들어라. 이 운동은 아발론 바렐에서 시연되는데, 아발론은 완전한 폄으로 있을 때 전통적인 바렐이 상부 등과 머리를 지지하게 해 주는 것보다 더 부드러운 커브를 갖고 있다. 이에 더해서, 아발론은 근육을 더 활성화시키고 체력을 개발하기 위해서 스프링을 사용하는 옵션을 제공한다. 또한 몸이 과다폄으로 움직이는 동안, 스프링은 어깨를 위해서 아주 커다란 스트레치를 제공한다.

- □ 앉은 자세일 때 C 커브를 극대화 시켜라.
- □ 바로 누운 자세일 때 몸으로 직선을 유지해라.
- □ 줄곧 머리와 척추의 선을 맞춰라.

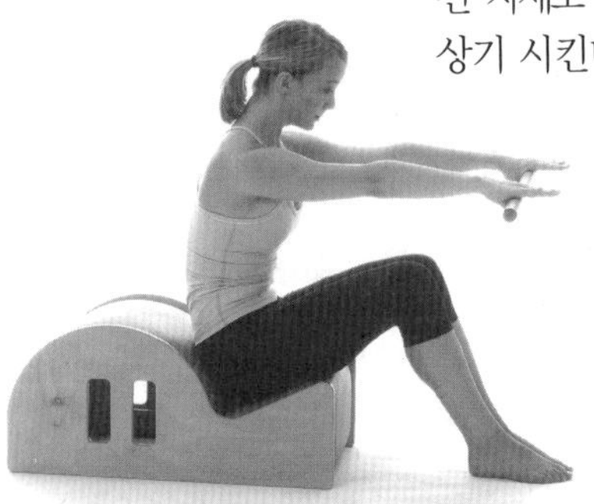

《들이쉬기》 스텝과 바렐 사이, 파인 곳(딥)에 앉아서, 몸통을 C 커브로 (깊은 척추 굽힘) 만들어라. 팔을 어깨-너비로 벌리고, 어깨 높이에서 몸 앞으로 펴서, 길이가 대략 90cm인 롤-업 막대기를 잡아라. 무릎을 굽히고, 다리를 붙이고 발을 바닥에 꽉 붙인다.

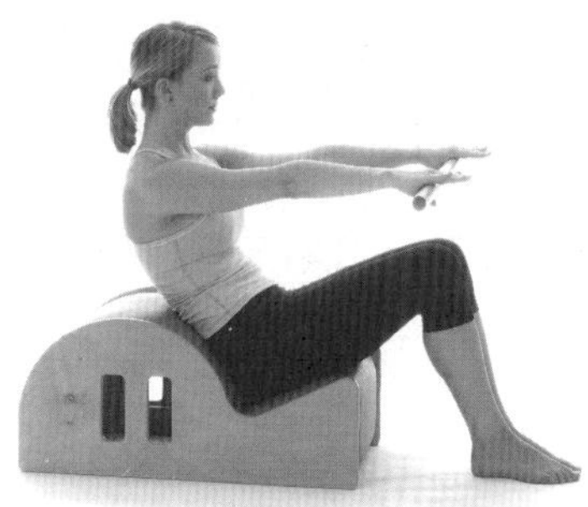

《내쉬기》 바렐 위인 밑으로 구르면서 다리를 펴라.

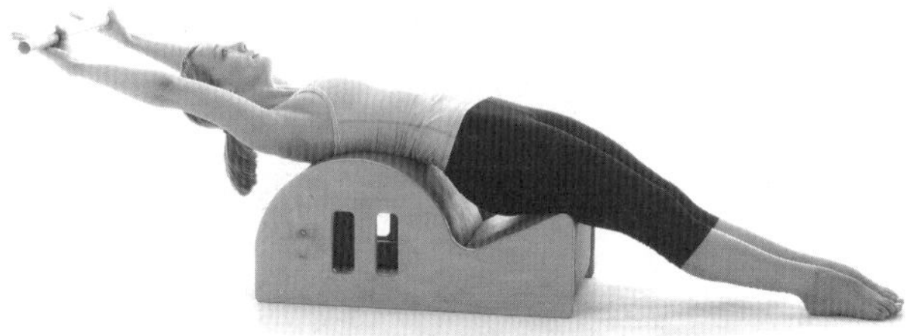

계속 《내쉬기》 몸통을 펴고 팔을 머리 위로 뻗어서 다리, 몸통 및 팔로 직선을 만든다.

《들이쉬기》 어깨를 더 스트레치 한다.

《내쉬기》 몸통을 C 커브가 되게 다시 당기고, 다리를 굽히고, 팔을 앞으로 보내서 출발 자세로 가라.

오버헤드 스트레치

Overhead Stretch

중급

근육 포커스

- 복근
- 어깨 폄근 및 굽힘근

목적

- 어깨 가동성 증가
- 가슴 스트레치
- 복근 조절 개발

이 운동은 스텝바렐: 뻗기를 닮았지만, 어깨와 가슴에 더 강렬한 스트레치를 제공한다. 그 뻗기는 바로 누웠을 때 중립 척추 자세에서 끝이 나는 반면, 이 스트레치는 몸통을 과다폄으로 보낸다. 복근은 줄곧 활성화 되어서 이 자세에 있는 허리에 과다한 스트레스를 주지 말아야만 한다. 척추를 지지하고 보호하는데 있어서 복근의 중요한 역할은 특히, 과다폄에 있을 때, 매우 중요하다. 그 기구 자체는 유용한 지지를 제공하는데, 바렐에서 하는 많은 운동들 또한 그렇다.

이 운동은 어깨 가동성을 시험하므로, 어깨가 불편한 사람은 조심스럽게 그것에 접근해야만 한다. 이 운동의 중요한 요소는 몸 전체에 걸쳐서 진행되는 순차적인 움직임이다—코어에서 시작해서, 움직임은 당신이 밑으로 구르는 동안 척추를 통해서 진행되며, 그 다음 팔로 계속된다. 그 다음 팔로 주위로 원을 그리며 다시 척추를 "집어 올리면서" 앉은 C 커브로 굴러 올라가는 것을 시작하게 한다. 이 운동의 완료는 척추를 통한 또 다른 순차적 움직임으로, 몸통 굽힘에서부터 똑바로 앉은 것으로 전환이다.

변형 / VARIATION

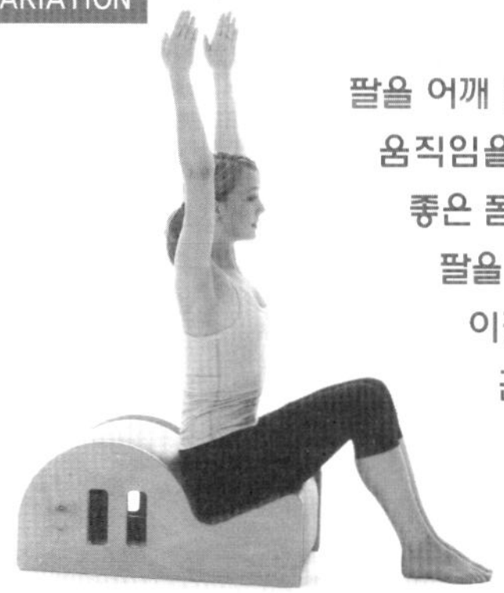

팔을 어깨 높이에서 앞으로 뻗으면서 움직임을 마무리하지 말고, 일단 좋은 폼과 조절을 확립했다면, 팔을 머리 위로 들어 올려라. 이것은 어깨 굽힘근과 등 폄근 둘 다를 상당히 운동시킬 것이다.

이미지화 하기

이 운동의 역학은 지극히 중요하며, 그 느낌은 인체를 전체에 걸쳐 퍼지고 있는 끊임없이 계속되는 파도의 하나로서, 마치 그것이 움직임 전체 범위를 통과하는 것과 같다: 폄, 과다폄 및 굽힘.

- □ 팔로 원을 그리기 전에 바렐로 몸통을 내려라.
- □ 머리와 척추의 선을 맞추고, 목의 긴장을 풀어라.
- □ 팔로 주위로 원을 그리는 동안 머리와 척추를 순차적으로 들어올려라.

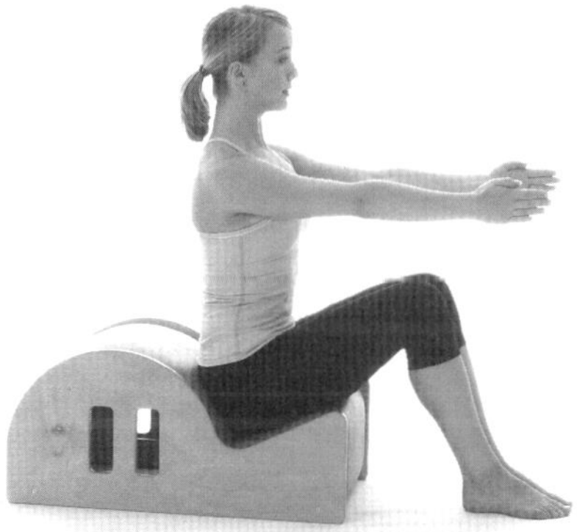

《들이쉬기》 바렐의 딥에 앉아서, 몸통을 똑바로 세우고 팔은 어깨 높이에서 몸 앞으로 뻗고 손바닥은 마주본다. 무릎을 굽히고, 다리를 붙이고 발을 바닥에 꽉 붙인다.

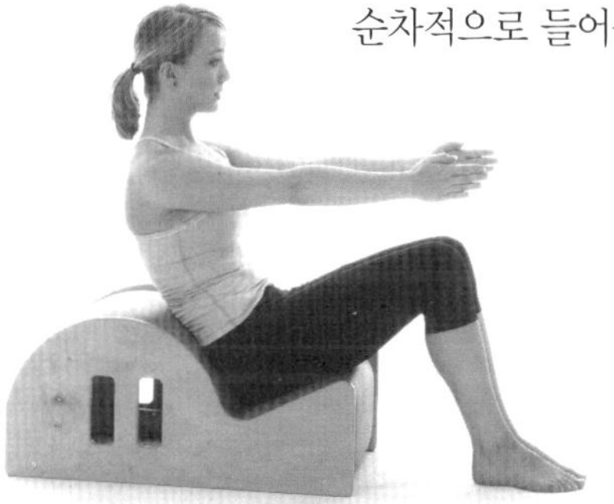

《내쉬기》 바렐 위인 밑으로 굴러라.

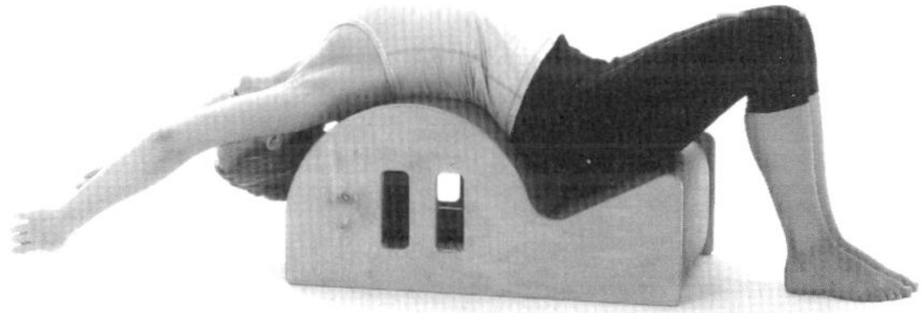

《들이쉬기》 팔을 머리 위로 뻗어서 주위로 원을 그려라.

《내쉬기》 앉은 C-커브 자세로 위로 굴러, 어깨가 힙 위에 가게 하고, 척추를 굽힌다. 척추를 펴서 출발 자세로 가라.

체스트 리프트 (가슴 들어올리기)

Chest Lift

근육 포커스

- 복근

목적

- 복근 강화와 스트레치
- 가슴 스트레치

스텝바렐에서의 이 운동은 매트 운동: 가슴 들어올리기와 비슷하지만, 두 가지가 기본적으로 다르다. 첫째, 바렐에서의 동작 범위는 더 커져서, 척추 과다폄부터 척추 굽힘까지 망라한다 (매트에서의 중립 척추부터 척추 굽힘까지와 대조적이다). 이 추가적인 동작 범위는 매우 유용한데, 그 이유는 복근이 중립 자세를 넘어 좀처럼 강화되거나 스트레치 되지 않기 때문이다.

둘째, 몸통이 들어올려질 때, 요추는 지지된 중립 자세로 (또는 중립과 가까운) 남아 있는다. 다른 기구에서 하는 비슷한 복근 운동에서, 몸통이 전방 굽힘으로 들어 올려 지는 동안 요추는 편평해진다. 이러한 요추 지지는 몇몇 환경에서 중요할 수 있다; 예를 들어, 허리에 디스크 문제를 가진 환자가 복근 체력을 증진하지만, 요추의 굽힘을 하지 말라고 의사가 요청하는 경우이다. 이 형태에서 등은 중립 자세로 남아 있으면서 바렐에 의해서 지지를 받는데, 그것이 척추를 보호하고 디스크로 가는 압력의 위험을 최소화 시킨다. 이 운동은 가슴에 상당한 스트레치를 주는 이점도 있는데, 그것은 대부분의 사람들이 필사적으로 요구하는 것으로서, 둥근-어깨 증후군, 후만증 자세 및 비슷한 상황을 막거나 극복하는 것을 돕는다.

변형 / VARIATION

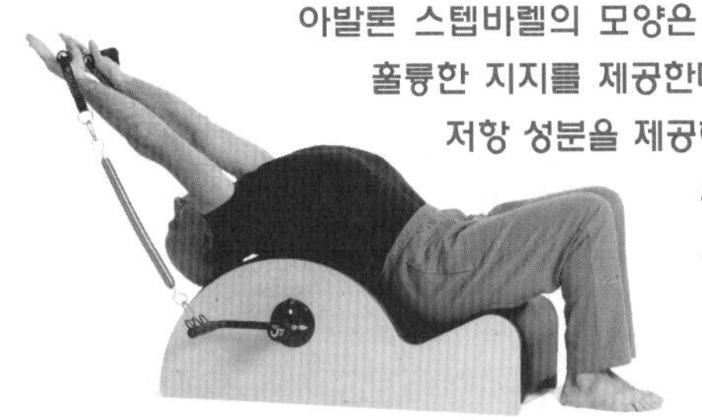

아발론 스텝바렐의 모양은 몸통이 펴 있을 때 훌륭한 지지를 제공한다. 스프링이 추가된 저항 성분을 제공하고 더 커진 체력을 위한 기회가 복근에서 얻어진다.

이미지화 하기

허리 부위를 절대로 움직이지 않는다고 상상해라. 마치 동상의 일부처럼, 그리고 복장뼈 바로 밑에 있는 경첩 또는 피벗점에서 움직임이 생긴다고 상상해라. 이에 더해서, 고무줄이 두덩뼈 결합과 복장뼈를 연결하고 있다고 상상해라. 몸이 뒤로 가서 폄이 되는 동안 고무줄은 당겨지지만, 절대로 풀어지지 않는다. 몸이 앞쪽으로 들어 올려져서 굽힘으로 가는 동안, 고무줄은 짧아져서 복근을 돕는다. 골반 그릇 안 깊숙한 곳부터 들어올림이 시작한다고 상상해라.

- □ 머리를 손으로 받혀라. (필요한 경우, 척추가 폄에 있을 때 머리 밑에 쿠션을 놓아라.)
- □ 팔꿈치를 넓게 벌리고 있어라.
- □ 줄곧 요추와 바렐 사이를 붙이고 있어라.

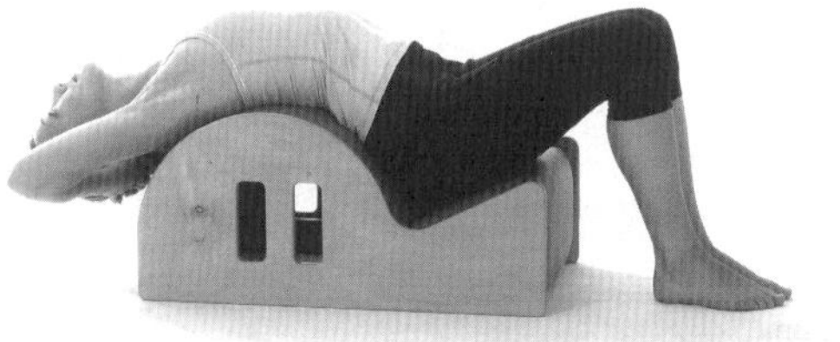

《들이쉬기》 골반을 딥에 붙이고 바렐에 바로 눕는다. 손가락을 깍지껴서 머리 뒤에 두고 바렐 위로 흉추를 스트레치 시킨다. 무릎을 굽히고, 다리를 서로 붙이고, 발은 바닥에 꽉 붙이고 있어라.

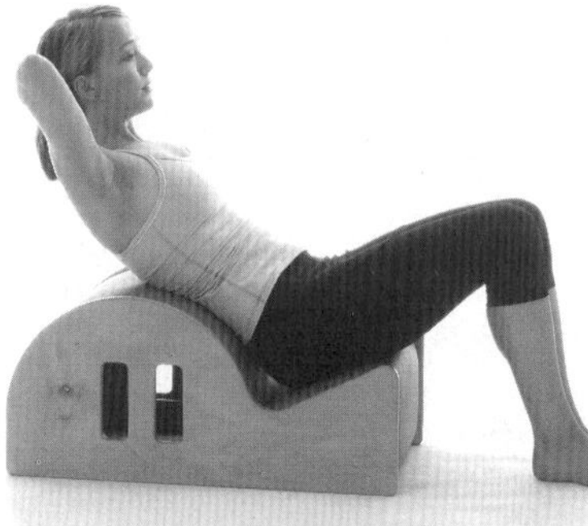

《내쉬기》 머리와 가슴을 들어올려 척추 굽힘을 만들어라.

《들이쉬기》 이 자세에서 잠시 멈추고 있어라.

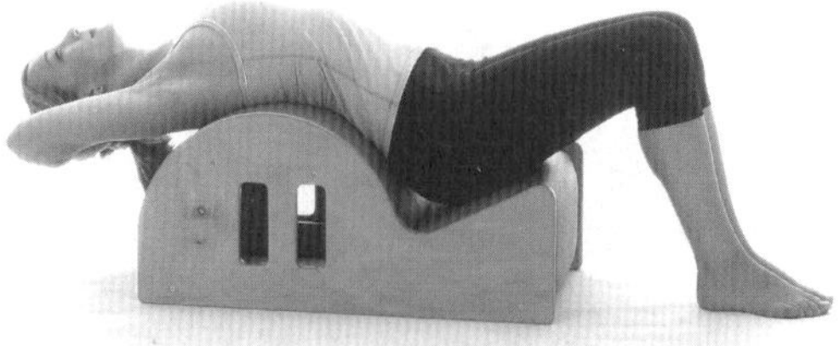

《내쉬기》 머리와 가슴을 내려서 출발 자세로 되돌아가라.

오프닝
Opening

스텝바렐

힙 운동 / Hip work

중급

근육 포커스

- 힙 모음근 (내전근)

목적

- 힙 모음근 유연성 증가
- 힙 모음근 조절 개발
- 골반-허리 안정 향상

바렐은 힙 모음근을 운동시키기에 아주 좋은 곳인데, 특히 긴장된 햄스트링을 가진 사람들에게 좋다. 바렐 위로 골반이 올려진 자세는 바닥에 바로 누워서 하는 자세보다 햄스트링을 덜 당긴다. 그 결과, 그것은 다리를 들어 올려 유지하기 위한 엉덩이 굽힘근 활성화를 덜 요하므로, 안정된 몸통을 유지시키고 힙 모음근에 초점을 최대로 두게 해준다.

이미지화 하기

저항을 사용하거나 말거나에 상관이 없이, 커다란 스프링을 누르거나 끈끈한 겔을 헤치며 움직이는 것을 상상하는데, 다리를 열고 닫는 동안 내적 저항을 만들어라.

- □ 다리를 가급적 넓게 벌리는데, 조절 또는 골반 정렬을 포기하면 안 된다.
- □ 각각의 벌림 다음에 다리를 바닥에 수직으로 잠시 멈추고 있어라.
- □ 움직임 내내 힙을 외회전 시키고 있어라.

변형 / VARIATION

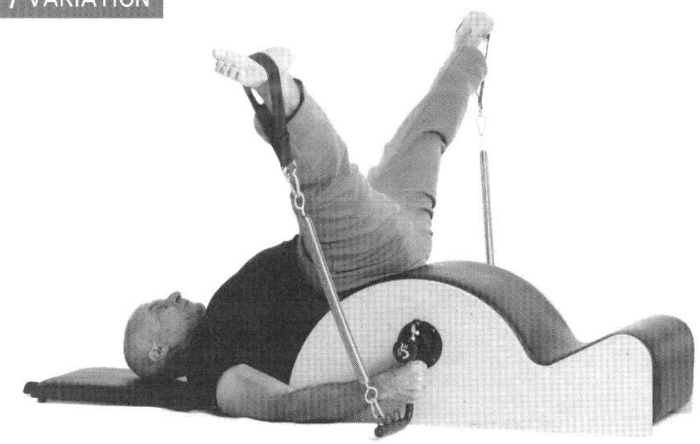

일단 조절을 잘 할 수 있게 되었다면, 당신은 이 운동에 발목 중량을 더해서 더 깊은 스트레치를 용이하게 하며 체력을 개발할 수 있다. 다른 방법으로 아발론 스텝바렐을 사용하는데, 그것은 스프링 기전을 통해서 저항을 제공한다. 저항을 사용할 때 극도로 주의를 해야만 하는데, 그것이 허리에 압력을 주는 잠재적인 위험이 될 수 있기 때문이다.

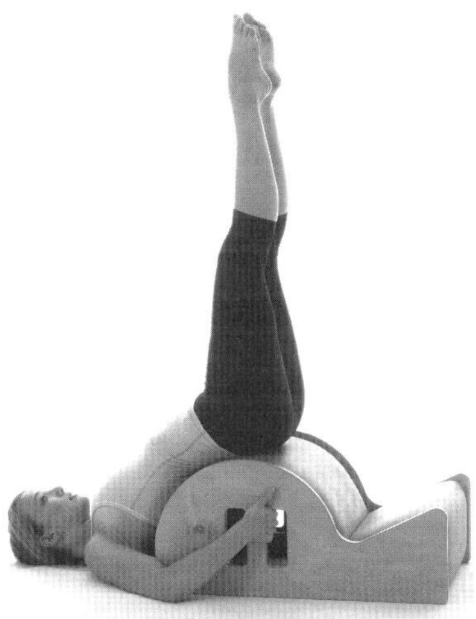

《내쉬기》 골반과 등을 바렐에 대고 누워서, 다리를 수직으로, 힙은 외회전, 그리고 견갑대는 바닥에 댄다. (필요 시, 바렐과 비교해서 몸을 올리려면, 견갑대와 머리 밑에 매트를 놓아라.)

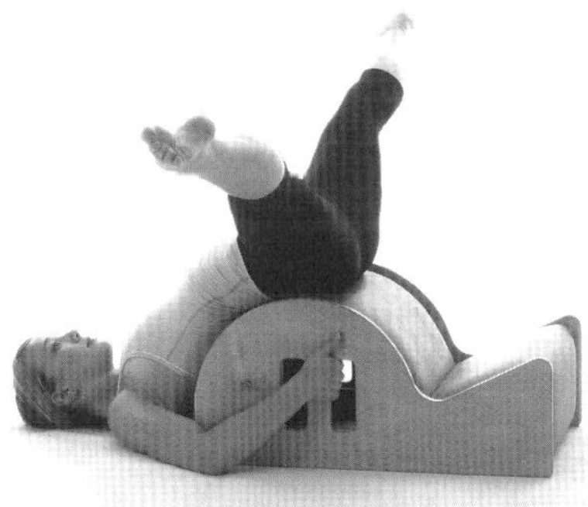

《들이쉬기》 다리를 벌려서 넓은 V 자세를 만들어라.

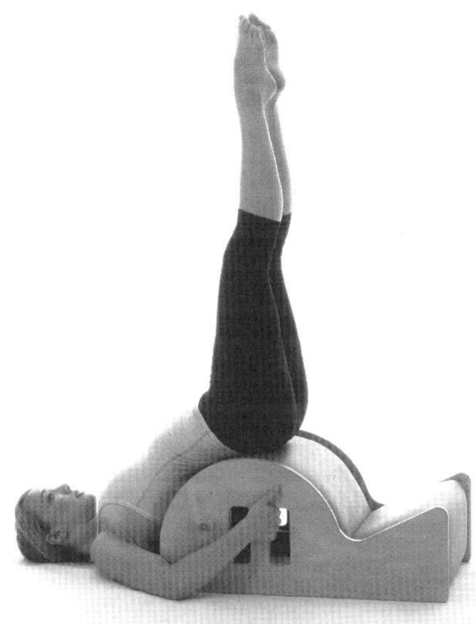

《내쉬기》 다리를 모아서 출발 자세로 가라. 10번 반복한다.

시져 (가위)

Scissors

근육 포커스

- 햄스트링
- 엉덩이 굽힘근

목적

- 햄스트링 및 엉덩이 굽힘근 유연성 증가
- 햄스트링 및 엉덩이 굽힘근 조절 개발
- 골반-허리 안정 향상

가위는 햄스트링과 엉덩이 굽힘근을 위해서 멋진 스트레치를 제공하고, 이 근육군 외에 힙 관절을 싸고 있는 모든 근육들의 조절을 개발시킨다. 척추는 과다폄 자세로 있으며, 엉덩이 굽힘근은 매우 긴 지렛대인 다리로 허리를 당기고 있다. 움직임 내내 골반을 안정되게 유지하고 복근 활성화를 유지하고 있는 것이 중요하다.
복근 지지가 없다면, 허리에 과도한 압력을 줄 위험이 있다.

이미지화 하기

이름이 모든 것을 말한다 — 긴 가위를 열었다 닫는 것을 상상해라. 움직임은 마치 가위의 그것처럼, 날카롭고, 방향을 갖고, 정확하다.

- □ 매번 연 다음에 다리가 바닥과 수직이 되게 잠시 멈추고 있어라.
- □ 다리로 V 모양을 만들고, 앞뒤로 같은 거리를 열어라.
- □ 줄곧 몸통과 골반을 바렐에 붙이고 있어라.

변형 / VARIATION

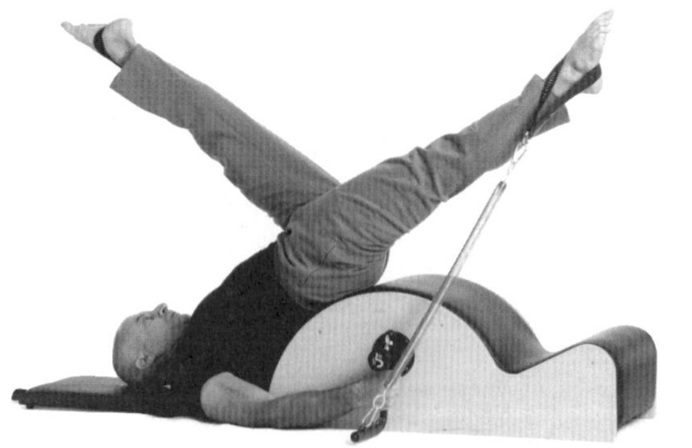

스프링을 사용할 때 힙들이 외회전 (밖으로 돌림) 되어 있는 것을 주목해라. 이것은 힙 관절에 더 커진 동작 범위를 허용해 주며, 스프링은 다리의 움직임을 방해하지 않을 것이다.

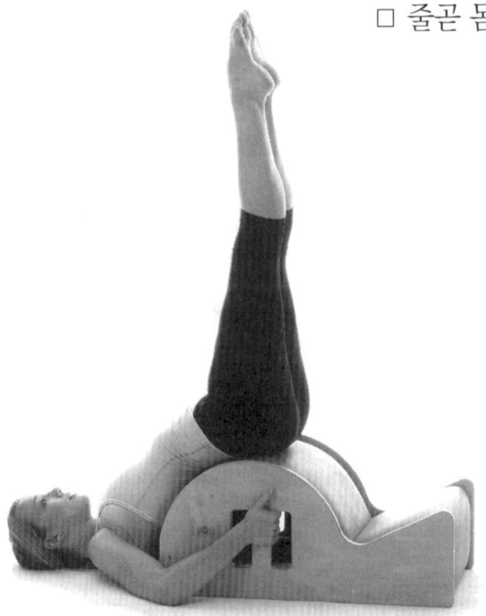

《들이쉬기》 바로 누워, 등과 골반을 바렐에 대고, 다리는 평행되게 수직으로, 그리고 견갑대는 바닥에 댄다. 필요 시, 바렐과 비교해서 몸을 올리려면, 견갑대와 머리 밑에 매트를 놓아라.

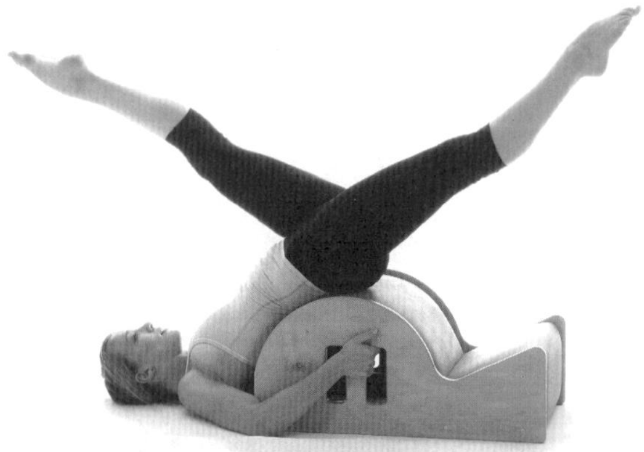

《내쉬기》 다리를 가위 같은 동작으로 앞 뒤로 가급적 넓게 벌려라. 두 번 반동을 주며 차라.

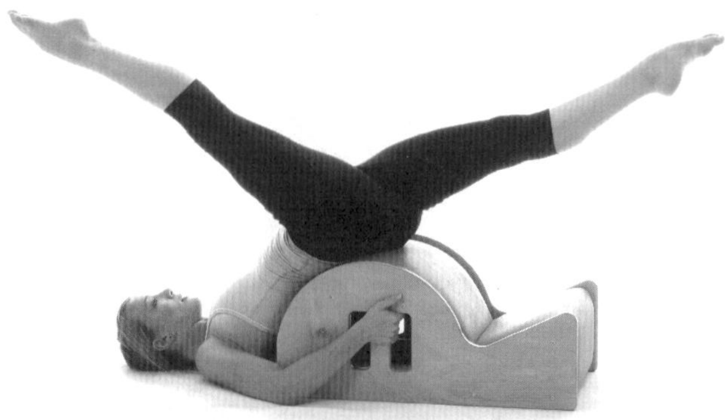

《들이쉬기》 다리를 바꾸는데, 각 반복에서 수직 자세를 지나간다. 각 다리를 10회 반복하고 수직 자세에서 끝을 내라.

헬리콥터
Helicopter

이 운동에서 조화가 필수적인 역할을 한다. 다리가 반대 방향으로 움직이는 동안, 각각의 다리는 동일한 페이스로 움직여야만 하며 각각의 동작 범위는 같아야만 한다. 이 운동은 **스텝바렐: 가위와 스텝바렐: 오프닝**을 합한 것으로, 둘 다 전제 조건이 된다.

이미지화 하기

이 운동 이름이 이미지를 잘 나타낸다 — (지면에 있는 !) 헬리콥터의 날개가 주위를 돌아서, 이륙할 준비를 하고 있는 것을 상상해라.

- □ 매번 원을 그린 다음, 다리가 수직인 자세를 지나가라.
- □ 다리가 주위를 움직이는 동안 원 둘레를 그려라.
- □ 골반을 안정되게 유지해라.

변형 / VARIATION

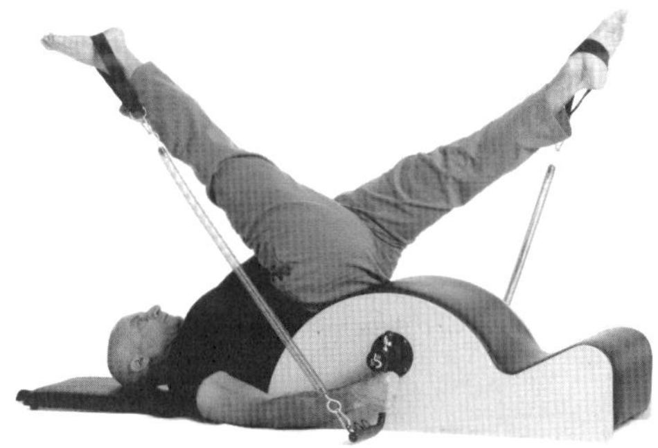

일단 멋진 조절을 확립했다면, 깊은 스트레치를 용이하게 만들고 체력을 개발하기 위해서 이 운동에 발목 중량을 더할 수 있다. 다른 방법으로 아발론 바렐을 사용하는데, 그것은 스프링 기전을 통해서 저항을 제공하고 다른 필라테스 기구들과 비슷한 느낌을 준다.

근육 포커스

- 엉덩이 굽힘근
- 햄스트링
- 모음근(내전근)

목적

- 힙 관절 가동성 증가
- 힙 근육들 강화
- 골반-허리 안정 향상

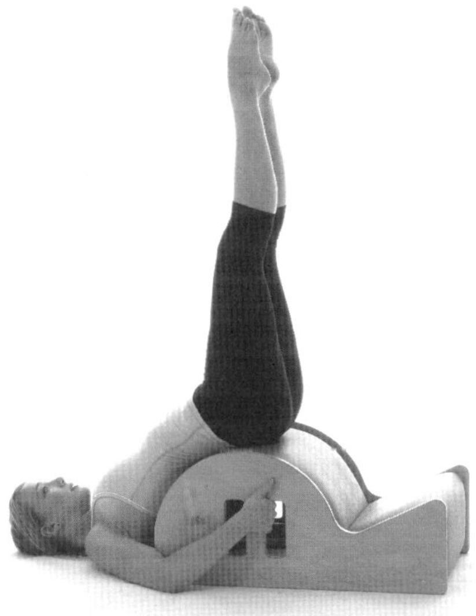

《내쉬기》 바렐에 등과 골반을 바렐에 대고 누워, 다리를 바닥과 수직으로, 힙은 외회전시키고, 그리고 견갑대는 바닥에 댄다. (필요 시, 바렐과 비교해서 몸을 올리려면, 견갑대와 머리 밑에 매트를 놓아라.)

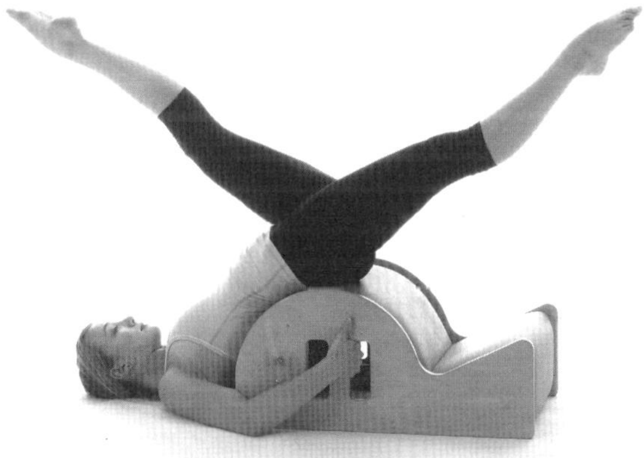

《들이쉬기》 다리를 가위질하는 동작으로 앞, 뒤로 가급적 넓게 벌려라.

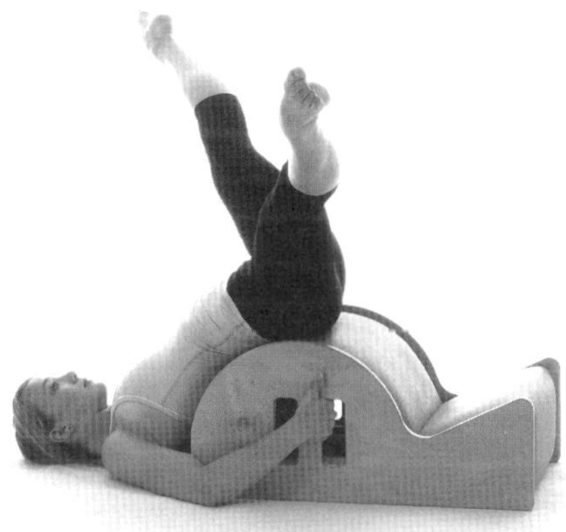

《내쉬기》 다리로 주위로 원을 그리는데, 서로 반대 방향으로 움직여라. (앞다리는 뒤로 원을 그리고; 뒷다리는 앞으로 원을 그려라.) 출발 자세로 되돌아 간다. 같은 방향으로 5회 반복한 다음, 방향을 바꿔라.

바이시클(자전거)

Bicycle

근육 포커스
- 엉덩이 굽힘근
- 햄스트링

목적
- 햄스트링과 엉덩이 굽힘근 스트레치
- 엉덩이 굽힘근 조절 개발

스텝바렐: 헬리콥터에서처럼, 이 운동에서 조화가 아마도 가장 큰 난이도일 것이다. 다리는 동시에 움직이는데, 하나가 굽히는 동안 다른 것은 펴진다. 사이클링 움직임은 가급적 커다랗고 길어진 것 이어야만 한다. 자전거는 그것 안에 가위를 포함하며, 이 자세를 통과하는 것은 중요한데 그 이유는 그것이 원형 동작이 매우 커다랗게 남아 있고 엉덩이 굽힘근과 햄스트링을 스트레치 시키는 것을 확실히 해주기 때문이다.

이 운동을 위한 멋진 준비인 **스텝바렐: 가위**에서처럼, 다리는 외회전이 되지 않고 평행이며, 그것들이 따르는 경로는 중심선에 가까워야만 한다. 이것이 엉덩이 굽힘근과 햄스트링의 스트레치를 극대화 시켜 준다. 이 형태의 자전거는 **매트 운동: 자전거**를 위한 효과적인 준비로 쓰인다; 여기서 바렐은 몸을 지지하며, 팔이 골반을 올려진 자세로 받히고 있는 것이 아니다. 매트 형태에서처럼, 이 자전거 안에서 움직임 패턴은 반대로 될 수 있다.

변형 / VARIATION

일단 멋진 조절을 확립했다면, 깊은 스트레치를 용이하게 만들고 체력을 개발하기 위해서 이 운동에 발목 중량을 더할 수 있다. 이 특별한 운동은 스프링에 잘 적합하지 않은데, 그 이유는 단지 이 자세에서 그것은 부드럽게, 흐르는 동작을 방해하기 때문이다. 움직임을 반대로 할 때 발이 스텝에 닿지 않는 것에 주목해라.

- □ 뒤쪽 다리를 굽혀서 내리는 동안 발로 바렐의 스텝에 대라.
- □ 운동 내내 골반-허리 안정을 유지해라.
- □ 다리를 서로 평행되게 유지해라; 다리를 굽히는 동안 무릎을 벌리지 말아라.

이미지화 하기

매우 커다란 바퀴와 페달을 가진 자전거를 타는 상상을 해라. 움직임은 원형이며, 선이 아닌데, 각각의 다리는 커다란 원을 그리고 있다.

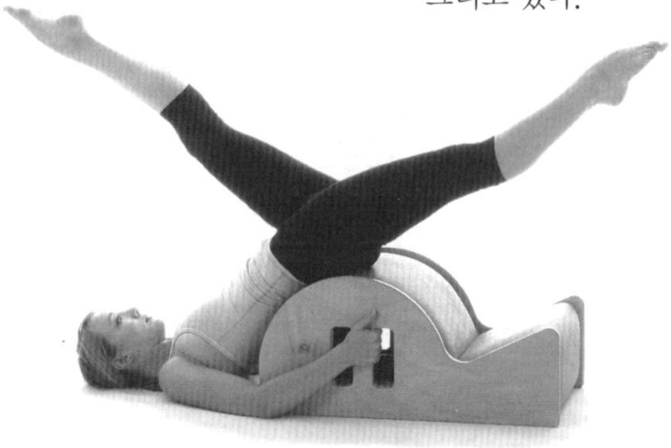

《들이쉬기》 바렐에 등과 골반을 바렐에 대고 누워, 다리를 가위 자세로, 힙은 중립으로, 그리고 견갑대는 바닥에 댄다. (필요 시, 바렐과 비교해서 몸을 올리려면, 견갑대와 머리 밑에 매트를 놓아라.)

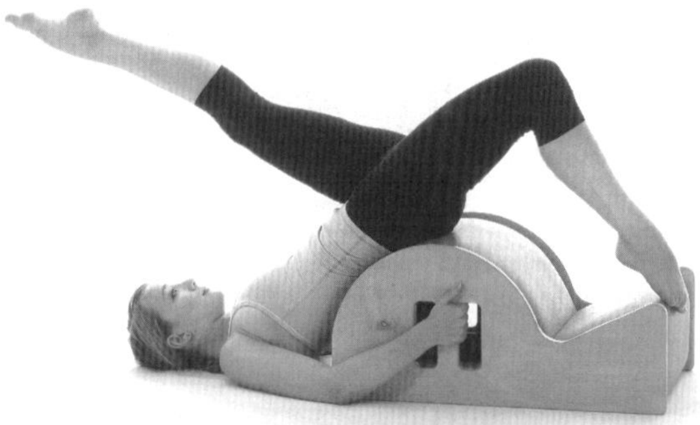

《내쉬기》 뒤쪽 다리를 굽혀서, 발을 스텝에 댄다. 동시에, 앞쪽 다리를 뻗기 시작해서, 위로 천장 쪽으로 뻗어라.

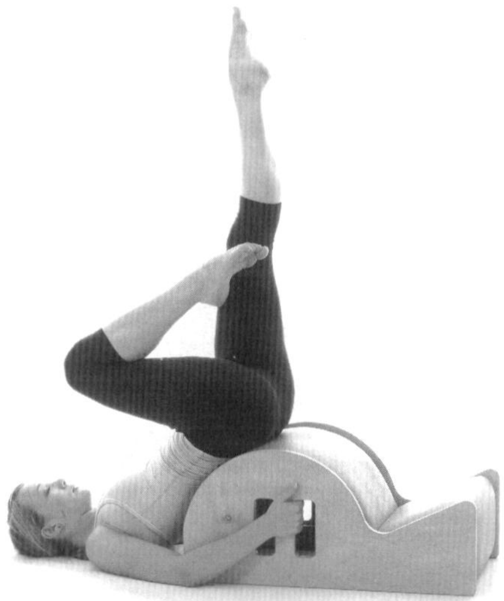

계속 숨을 내쉬면서, 굽힌 뒤쪽 다리를 가슴 쪽으로 당겨서, 다른 다리와 교차시키고, 다른 다리는 이제 수직 자세를 지나가서 뒤로 가는 중이다.

《들이쉬기》 가위 자세로 벌리는데, 지금 앞다리를 얼굴 맞은 편으로 펴라. 5회 반복한 다음, 방향을 바꿔라.

사이드 오버

Side Over

스텝바렐

가쪽 굽힘과 회전

초급

스텝바렐은 가쪽 굽힘을 위해서 올바른 정렬과 근육 동원을 이루는데 있어서 유난히 도움이 된다. 그것은 몸을 지지하고, 실제로 몸을 원하는 방향으로 안내한다. 이것은 많은 비슷한, 종종 더 난이도를 주는, 필라테스 목록에 있는 가쪽 굽힘 운동들을 위한 기초로 쓰이는데, 예를 들어, 리포머: 사이드 오버와 래더바렐: 사이드 오버 들이다. 당신은 이 운동으로 가쪽 굽힘근의 체력 및 유연성 둘 다를 돌볼 수 있다. 비록 "바렐 위로 포갠 자세"에서 시작하는 것이 가능하더라도, 똑바른 사선으로 몸을 두고 시작할 수 있는 곳까지 체력을 쌓는 것을 추천하는데, 이 운동의 리포머와 래더바렐 형태에서와 같다.

머리를 척추와 선을 맞추고 움직임에 목을 관여시키지 않는 것이 중요하다. 머리로 들어올리려는 강한 경향이 있다; 명백히 이것은 목표가 아니다. 척추 주위의 근육들은 이 통합된 움직임을 지지해서, 늘어난 아크 모양을 만든다.

이미지화 하기

부드러운 미풍에 키가 큰 풀이 옆으로 눕게 되는 것을 상상해라; 그 다음 미풍이 밑에서 불어와 풀은 다시 들어 올려진다. 나는 이러한 힘이 들지 않은, 부드러운 질을 위해 노력하라고 당신을 권장한다.

변형 / VARIATION

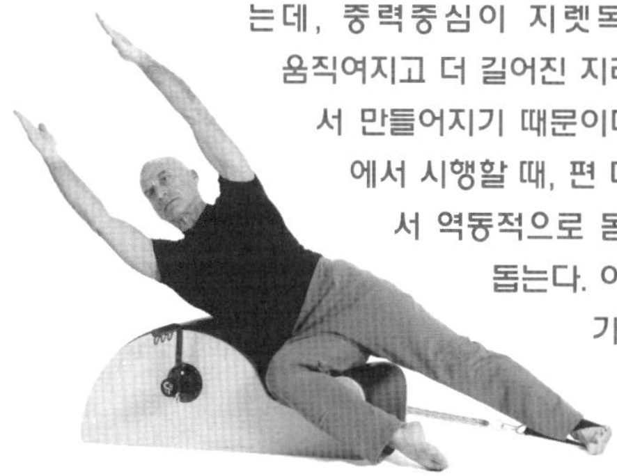

사이드 오버 움직임 패턴을 수행하지만, 손을 머리 뒤로 두는 대신, 팔을 머리 위로 뻗어라. 이것은 그 운동을 더 난이도 높게 만들어 주는데, 중력중심이 지렛목에서부터 더 멀리 움직여지고 더 길어진 지레팔이 팔과 몸통으로서 만들어지기 때문이다. 그것을 아발론 위에서 시행할 때, 편 다리에 스프링을 걸어서 역동적으로 몸을 안정시키는 것을 돕는다. 이것은 몸통의 더 커진 가쪽 굽힘을 용이하게 해준다.

□ 몸통을 들어 올리는데 오로지 몸통과 꼭대기 다리에 의해서 만들어지는 똑바른 사선만큼의 높이로 해라.

□ 코어 근육들로 안정화시키며, 움직이기 전에 코어 근육들을 인게이지 시켜라.

□ 들어 올릴 때, 움직임을 천장 쪽인 위로 향해라. 옆으로 으스러뜨리지 말고.

근육 포커스

- 배빗근(복사근)

목적

- 몸통의 가쪽 굽힘근 강화
- 몸통의 가쪽 굽힘근 스트레치

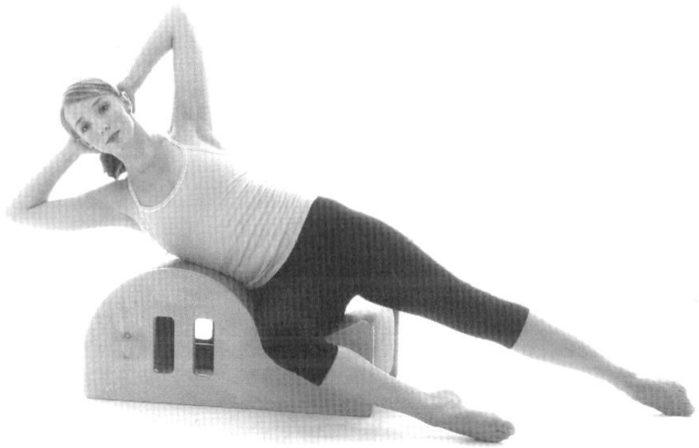

《내쉬기》 몸 한쪽 옆을 바렐에 대고 눕는다. 바닥 다리를 힙과 무릎 관절에서 90˚로 굽혀서, 바렐의 딥에 놓아라. 꼭대기 다리를 펴서 그 발을 바닥에 붙이고 있어라. 손가락을 깍지 껴서 머리 뒤로 두어라.

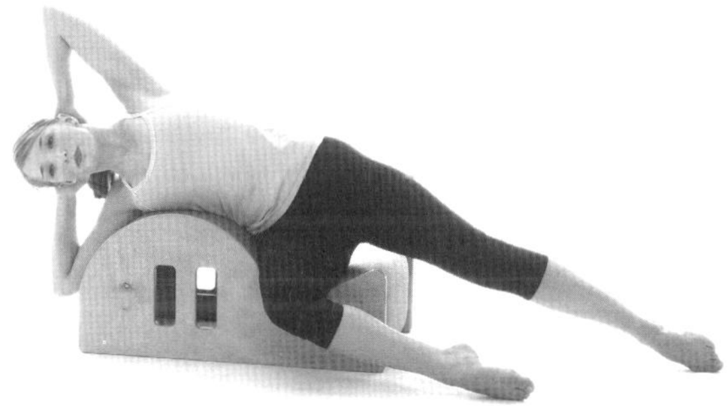

《들이쉬기》 몸통을 바렐 위로 내려라.

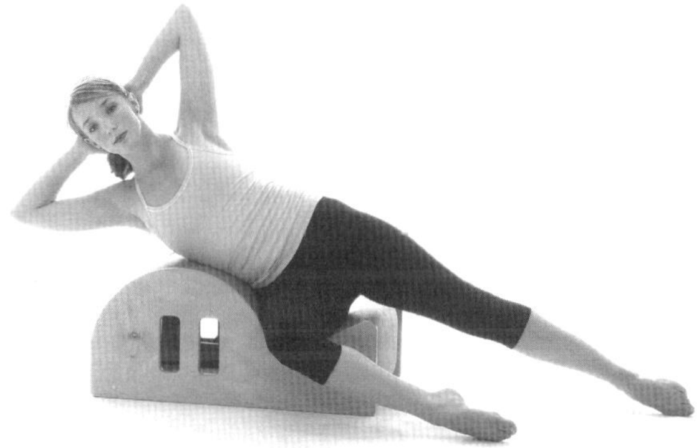

《내쉬기》 몸통을 들어 올려, 몸통과 꼭대기 다리를 똑바른 사선으로 만들면서 출발 자세로 되돌아가라. 5-10회 반복을 한 다음, 팔을 머리 위로 펴고, 바렐 위에 옆으로 이완시켜, 가쪽 굽힘근을 스트레치 시키면서 운동을 끝낸다.

스텝바렐

척추 분절 움직임

중급

근육 포커스

- 복근
- 엉덩이 굽힘근

목적

- 복근 조절 개발
- 척추 분절 움직임 증가
- 엉덩이 굽힘근 조절 개발
- 엉덩이 굽힘근, 햄스트링 및 등 폄근 스트레치

롤-오버
Roll-Over

바렐에서의 롤-오버는 **매트 운동: 롤-오버**가 까다롭거나 불가능한 사람들에게도 운동을 성공적으로 마칠 수 있게 해준다. (그런 사람들은 보통 긴장된 햄스트링, 긴장된 허리, 약한 복근, 또는 다른 어떤 이유를 갖고 있다). 바렐은 골반을 올려주어서, 햄스트링과 허리가 그것을 당기는 것을 경감시켜 주는 자세로 둔다. 또한 그것은 그 운동의 더 난이도가 있는 롤-오버 단계 안에서 중력이 복근을 보조하게 해준다.

일단 바렐에서 이 운동을 마스터 했다면, 그것을 매트에서 하기가 쉬워진다. 긴 지레팔의 역할을 하는 다리를 출발 자세로 다시 옮길 때 주의를 해야 하는데, 그 이유는 허리로 가는 압력이 과도할 수 있기 때문인데, 특히 복근 지지가 부족하고 엉덩이 굽힘근들이 긴장되어 있을 때이다. 허리는 쉽게 과다폄으로 당겨질 수 있는데, 바렐 위에서의 인체 자세 때문이다. 이러한 위험에 맞서기 위해서 복근이 줄곧 굳건하게 인게이지 돼야만 한다. 그러나, 일단 골반-허리 안정을 이뤘다면, 다리를 낮은 출발 자세로 낮추는 것은 (골반과 다리가 하나의 직선으로 있는 점까지도) 엉덩이 굽힘근을 위한 멋진 스트레치를 제공한다.

이 운동은 깊은 척추 굽힘을 요구하고 또한 경추에 압력을 줄 수 있다는 것을 주목해라. 그 운동의 이러한 양상들 모두는 어떤 상황에서 금기될 수도 있다. 만약 의심스럽다면, 의사의 자문을 구해라. 이상적으로, 경추에는 압력이 거의 가지 않아야만 한다; 체중의 대부분은 견갑대가 받아야만 한다. 등 뒤에 바렐을 두는 것은 체중을

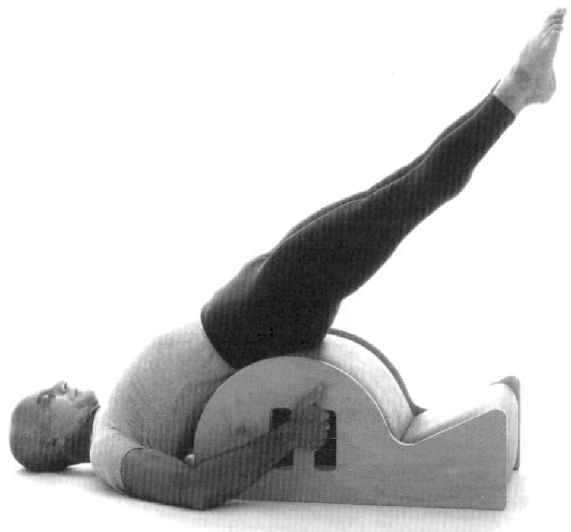

《내쉬기》 바로 누워서, 등과 골반을 바렐에 올리고, 견갑대를 바닥에 대고, 다리를 펴서 대략 60° 의 똑바른 사선을 만들거나, 당신이 적절한 골반-허리 안정을 갖고 있을 경우 내려라. (필요 시, 바렐과 비교해서 몸을 올리려면, 견갑대와 머리 밑에 매트를 놓아라.)

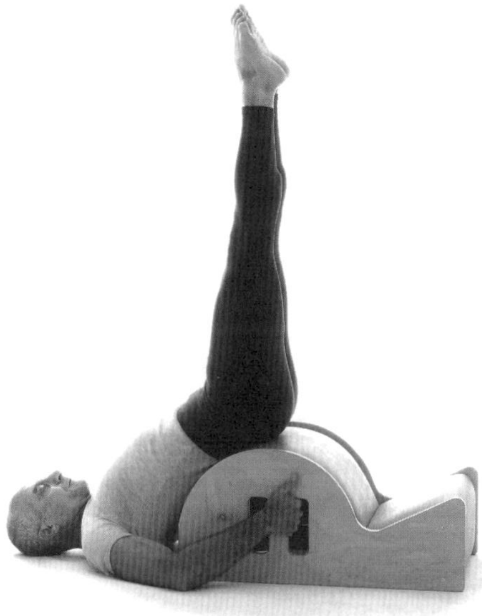

《들이쉬기》 다리를 수직 자세로 들어 올려라.

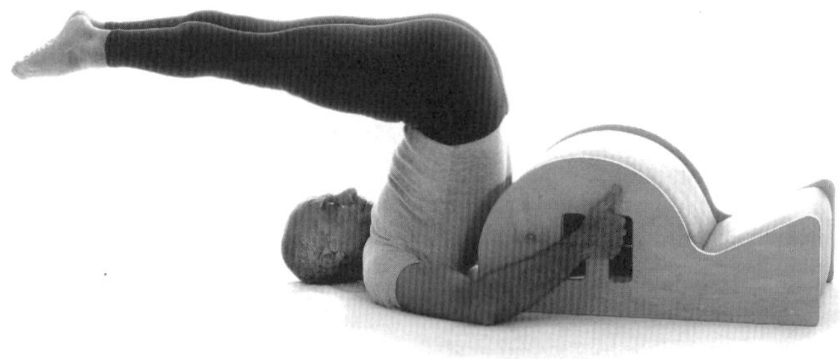

《내쉬기》 다리를 머리 위로 보내면서, 위로 굴러라. 다리가 바닥과 평행이 되게 잠시 멈추고 있어라.

배분하는 것을 도울 뿐만 아니라, 척추 굽힘의 정도를 조절하는 것을 보조한다.

이미지화 하기

척추뼈들이 바렐에서 떨어져 부드럽게 들어 올려졌다가 그 다음 보석 목걸이처럼 다시 놓이는 시각적 자료가 원하는 척추 분절 움직임을 이루는 것을 돕는다.

- □ 운동 내내 복근 지지를 유지해라.
- □ 바렐과 등을 계속 붙이고 있어라.

변형 / VARIATION

일단 멋진 조절을 확립했다면, 깊은 스트레치를 용이하게 만들고 체력을 개발하기 위해서 이 운동에 발목 중량을 더할 수 있다. 다른 방법으로 아발론 스텝바렐을 사용하는데, 그것은 스프링 기전을 통해서 저항을 제공해서 다른 필라테스 기구와 비슷한 느낌을 준다. 늘 그렇듯이, 어떤 타입의 저항을 사용할 때 극도로 조심을 해야 하는데, 허리에 압력을 주는 잠재적인 위험을 증가시키기 때문이다. 시작 자세는 막대한 복근과 엉덩이 굽힘근 조절을 요구하며, 특히 다리와 몸통이 직선을 만들 경우라는 것을 주목해라.

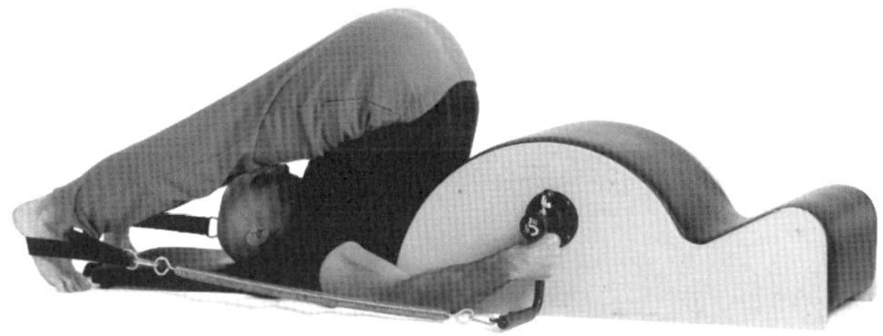

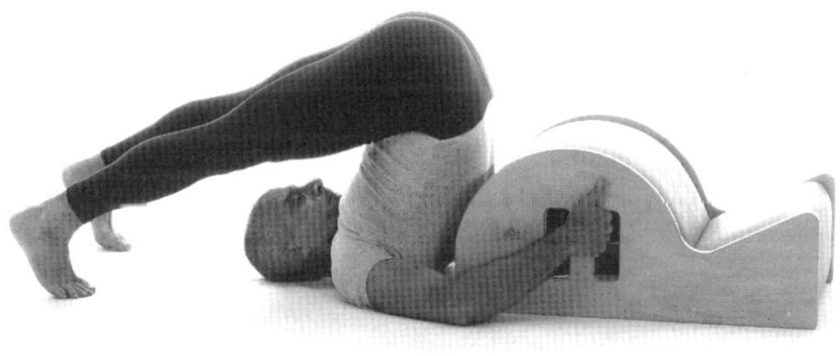

《들이쉬기》 발을 발등굽힘으로 만들고, 다리를 어깨-너비로 벌리면서 발을 바닥으로 내려라 (또는 가급적 가깝게).

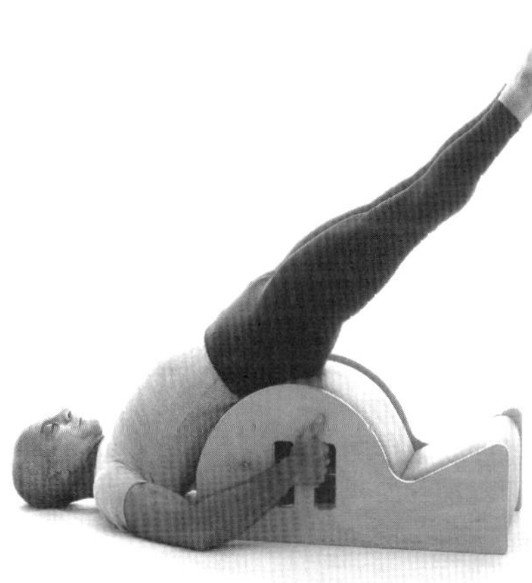

《내쉬기》 척추를 따라서 밑으로 굴러라. 골반이 붙을 때까지 각각의 척추뼈를 바렐로 놓아라. 다리 뻗음을 계속하며, 다리를 붙여서 출발 자세로 되돌려라.

스텝바렐

등 펴기 / Back extension

상급

근육 포커스

- 등 펌근
- 힙 폄근

목적

- 등 폄근 강화
- 힙 폄근 조절 개발

스완 (백조)

Swan

백조 형태들은 거의 모든 필라테스 기구에서 행해질 수 있다. 스텝바렐은 이 인기 있는 운동을 위해서 자세, 정렬 및 근육 동원을 가르치기 위한 좋은 장소이다. 바렐의 지지는 허리로 가는 잠재적인 스트레스의 일부를 경감시키고 우리가 얻기 힘든 완벽한 활 모양을 수용한다. 바렐은 몸통과 다리를 지지하므로, 등 폄근과 힙 폄근을 도와준다. 물론, 이것이 그 운동 전체에 걸쳐서 복근이 활성적으로 있어야 하는 것을 면제해 주는 것은 아니다. 복근들은 움직임을 지지하고, 올바른 폼을 얻고, 등을 보호하는데 필수적이다.

이미지화 하기

팽팽하게 당겨진 활의 이미지가 잘 듣는다. 이것은 자세와 역학을 시각화 하는 것을 돕고, 등 전체에 균등하게 운동을 배분시키는 중요한 개념을 통합하는 것을 돕는다.

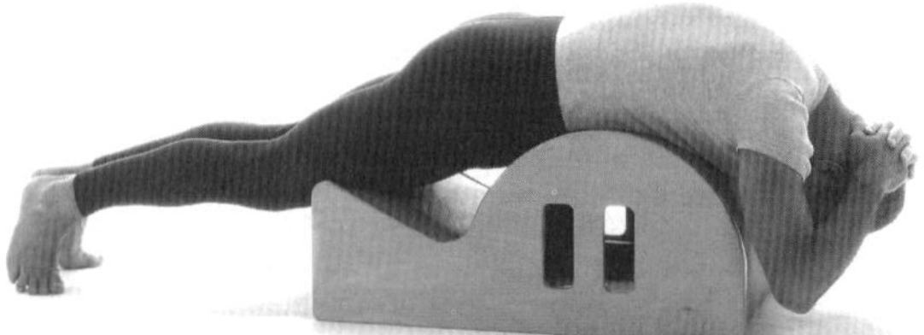

《내쉬기》 무릎을 약간 굽히고 바렐 위로 엎드려, 힙을 외회전시키고, 발을 작은 V-자세로 만들어서 발가락을 바닥에 붙이고, 손가락은 깍지 껴서 머리 뒤로 둔다.

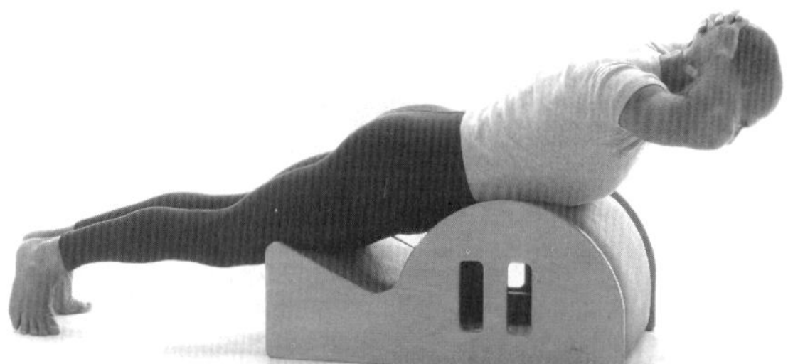

《들이쉬기》 머리와 몸통을 들어올려서, 등을 펴라.

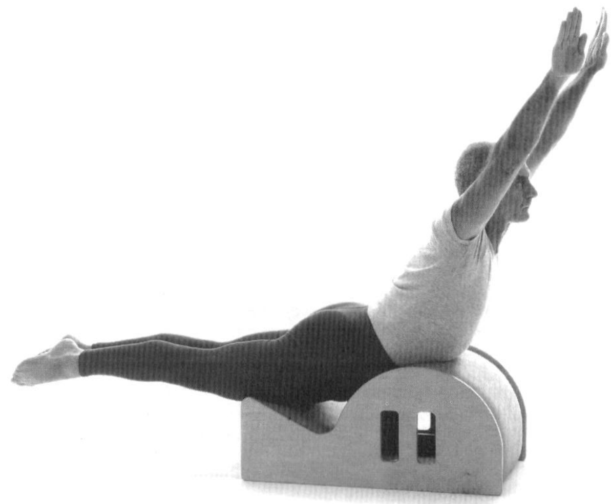

《내쉬기》 팔을 앞으로 위로 뻗으면서 어깨 폭을 약간 넘어가게 몸통을 더 높이 들어 올려라. 동시에 다리를 들어 올려 펴면서 발을 발바닥굽힘으로 만들어라.

□ 몸통을 들어 올리기 전에 어깨뼈를 등을 따라 밑으로 미끄러뜨려라.

□ 운동 내내 복근을 인게이지 시켜라.

□ 힙 폄이 되게 들어 올리는 동안 다리를 계속 모으고 있어라.

변형 / VARIATION

백조를 위해서 아발론 스텝바렐을 사용하는 것은 팔을 지지하는 이점이 있는데, 그것은 허리에 과도한 압력을 줌이 없이 당신의 척추를 전체 동작 범위로 탐색하게 해준다. 등 폄근을 활성화 시키고 팔로만 지지를 해라.

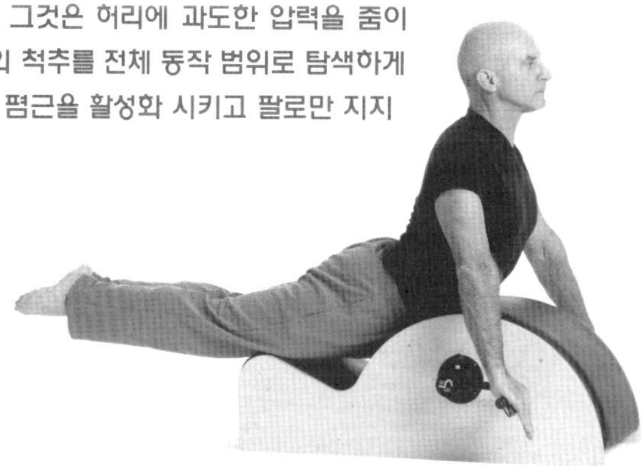

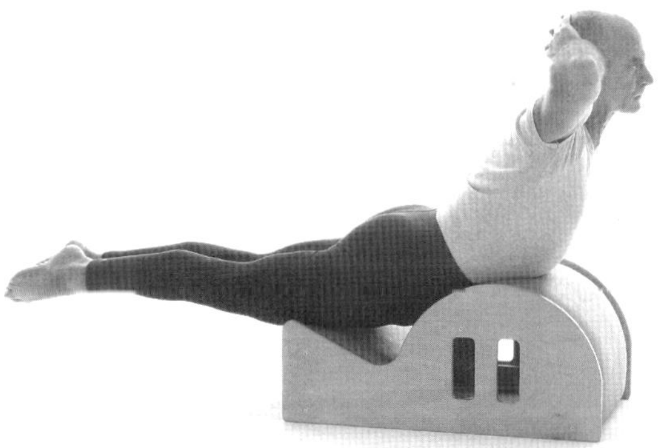

《들이쉬기》 손을 머리 뒤로 다시 두어라.

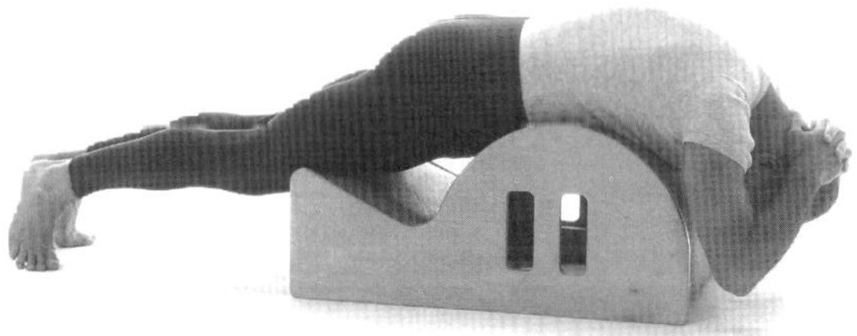

《내쉬기》 출발 자세로 몸을 내려라.

스텝바렐

전신 통합 (FBI)

중급

근육 포커스

- 복근
- 엉덩이 굽힘근

목적

- 복근 및 엉덩이 굽힘근 조절 개발
- 모든 기구에서 많은 형태의 티저를 위한 준비

티저 프렙 (티저 준비)

Teaser Prep

티저 준비는 스텝바렐을 포함한, 거의 모든 필라테스 기구에서 시행되는 티저의 여러 형태를 위한 기초를 확립하는 것을 돕는다. 또한 그것은 창(pike) 움직임을 위해 몸을 제대로 준비시키는데, 특히 운다체어에서 시행되는 움직임이다. 모든 티저에서처럼, 비록 복부 운동에 속해 있더라도, 사실상 전신을 포함하므로, 전신 통합 구획으로도 볼 수가 있다. **모든 티저에는 특히 중점을 둘 세 부위가 있다:** 복근, 등 폄근 및 엉덩이 굽힘근들이다. **바렐은 몸을 위한 독특하면서 좋은 지지를 제공한다:** 몸이 똑바른 사선에 있을 때 그것은 다리와 상부 등 뒤에 있고, 그리고 몸이 창 자세로 있을 때 그것은 허리 뒤에 있어서, 골반이 스텝 뒤에 있는 딥(dip) 안으로 가라앉게 해준다.

필라테스 방식 안에서, 다른 기구 상에서 많은 운동들 사이의 복잡한 연관을 관찰하는 것은 흥미로운 일이다. 이러한 연관은 하나의 커다란 가계도의 가지로 간주될 수 있어서, 가깝거나 먼 관계를 보여준다. 이러한 다수의 관계를 이해하는 것은 무엇이 될 지라도, 다음 단계를 위해서 몸을 준비시키는 것을 엄청나게 돕는다. 티저 준비 운동은 내가 함께 수년간 운동해온 운동 선수들에게 유용하다는 것이 증명되어 왔는데, 특히 다이빙과 체조에서이다.

변형 / VARIATION

아발론 바렐에서 티저 준비를 위한 움직임 패턴은 전통적인 스텝바렐과 동일한데, 그러나 저항을 제공하기 위해서 스프링이 사용된다. 이것은 복근의 난이도를 증가시켜 체력 증진을 위한 잠재력을 제공한다.

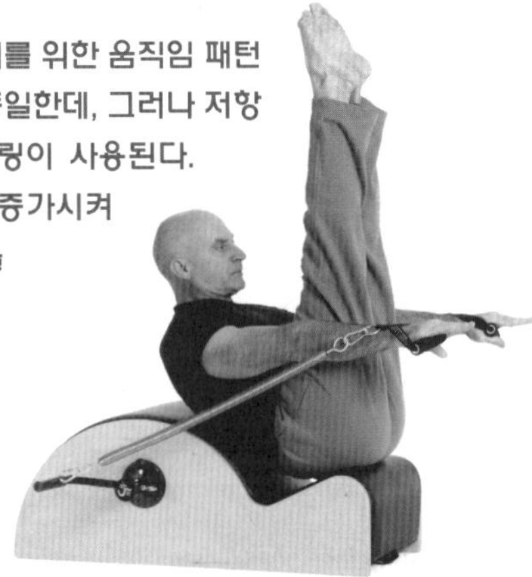

이미지화 하기

칼날이 튀어 나오는 나이프처럼 몸을 펼쳤다가 접는 것을 상상해라; 그 동작은 날카롭고, 정확하며, 조절되고 있다.

- □ 머리와 척추의 선을 맞춰라.
- □ 다리를 들어 올리기 전에 복근을 활성화 시켜라.
- □ 창 자세로 있을 때 눈을 바로 전방에 초점을 맞춰라.

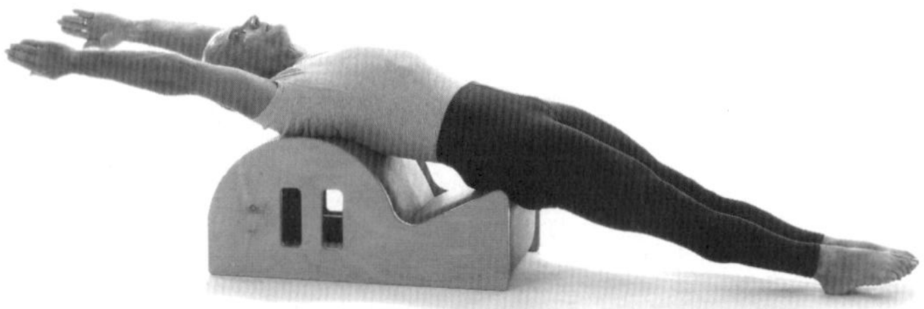

《들이쉬기》 꼬리뼈를 스텝의 가장자리에, 상부 등을 바렐에 대고 똑바로 눕는다. 팔을 머리 위로 뻗어서 발가락 끝부터 손가락 끝까지 똑바른 사선을 만들어라.

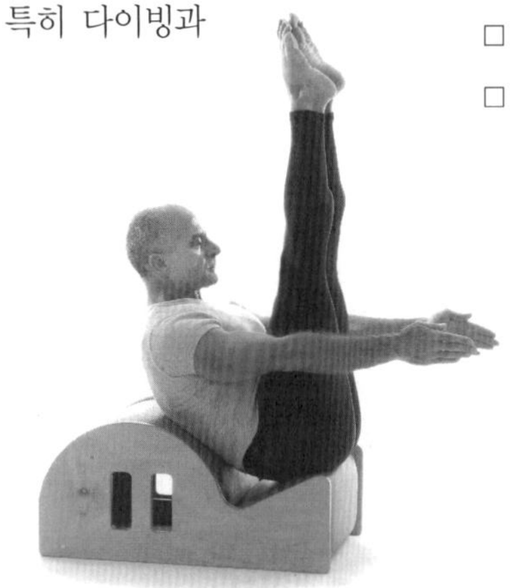

《내쉬기》 팔고 몸통을 전방으로 들어 올리는 동시에 다리를 천장 쪽으로 들어 올려서, 다리가 바닥과 수직이 되는, 깊은 창 자세를 만들어라.

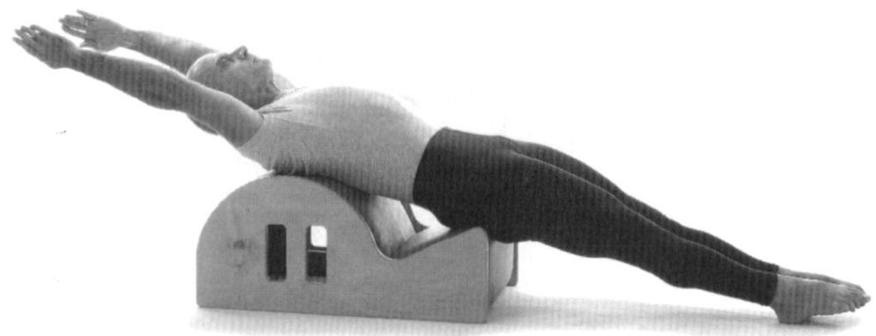

《들이쉬기》 몸통과 다리를 내려 출발 자세로 되돌아가라.

9

| 제 9 장 | 페드-어-풀
/ Ped-a-Pul

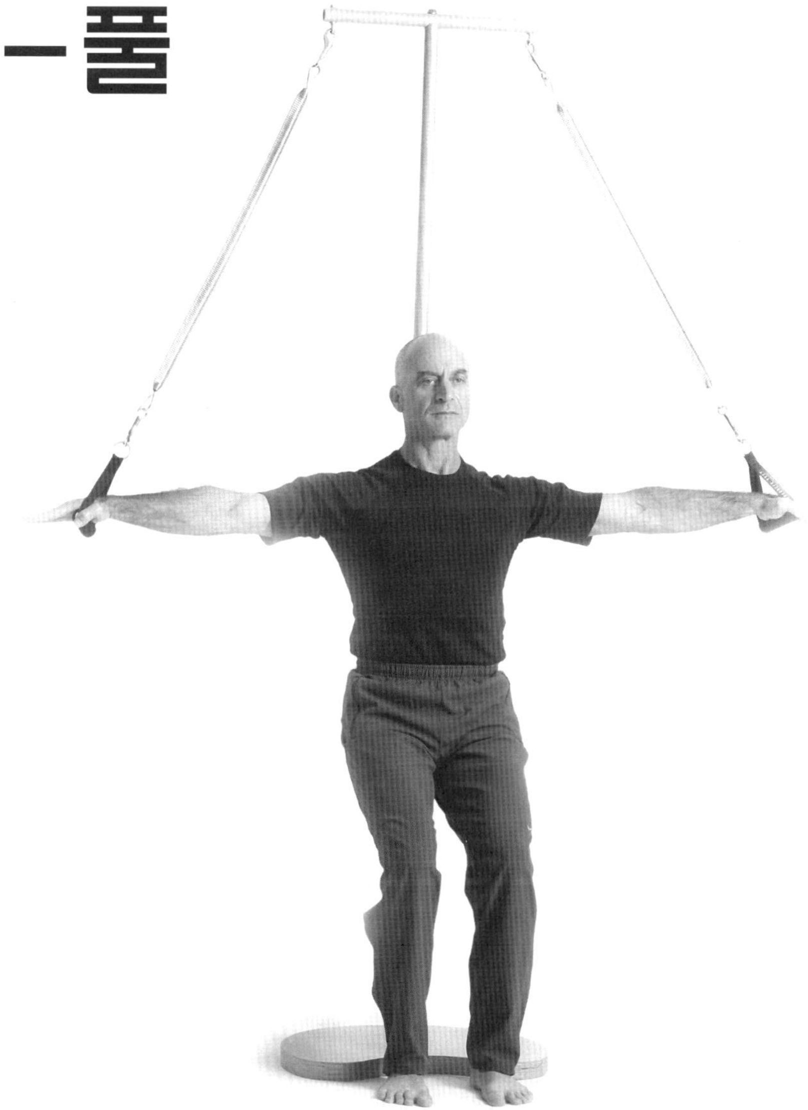

페드-어-풀(The Ped-a-Pul)은

조셉 필라테스의 원래 기구 중의 하나지만, 그것은 암체어와 마찬가지로, 캐딜락 및 리포머와 같은 다른 일부 기구처럼 흔히 사용되지는 않는다. 그러나, 그것은 다른 장비에서 쉽게 복제될 수 없는 독특한 잠재력을 갖고 있다. 페드-어-풀은 몸을 똑바로 선 정렬로 운동을 시키며 똑바로 선 정렬과 균형 개발을 위해서 훌륭하다. 게다가, 그것은 팔과 어깨 복합체에 초점을 두어서, 초급부터 상급까지의 범위를 갖는 목록을 제공한다.

나는 어깨 높이 아래의 어깨를 운동시키는 페드-어-풀에서 하는 일련의 운동들을 창안했다. 이 높이에서 운동하는 것은 특히 어깨뼈 안정을 가르칠 때와 충돌증후군 같은 어깨 질환을 갖고 있는 사람들의 운동에 이점을 갖는다. 이 운동들은 어깨를 재활시키고 상체의 전반적인 컨디셔닝에 매우 유용하다고 밝혀졌다.

일부 페드-어-풀은 조절 가능해서, 개개인의 요구에 맞는 저항을 다양하게 쓰게 해준다. 조절을 할 수 없는 것으로 운동을 할 때, 더 낮게 스쿼트하거나 의자에 앉아서 저항을 늘릴 수 있다. (몸을 낮추는 것은 스프링과 관계가 있어서, 더 많은 저항이 있게 된다.) 의자에 앉는 것은 안정을 더 제공해서, 몇몇 상황에서는 장점일 수 있다.

일부 페드-어-풀은 벽에 붙어 있고 다른 것들은 혼자 서 있다. 둘 다 아래에 제시된 목록에 독특한 이점을 제공한다. 나는 그것의 기초가 매우 안정적이지 않다면, 페드-어-풀을 벽에 붙이는 것을 좋아한다 — 그것이 더 안전하고 목록과 저항을 더하는 면에 있어서 더 커다란 가능성을 주어서, 체력에서 더 많은 잠재적 이득이 된다.

익스텐션 (펴기)
Extension

초급

이 운동은 어깨 높이와 그 밑에서 어깨 폄에 초점을 둔다. 그것은 이 특수한 동작 범위 안에서 어깨 폄근 조절을 개발하고 (적절한 저항이 있을 경우) 체력을 개발하는데, 어깨 폄근들의 구심 수축과 원심 수축 둘 다를 활용한다. 그것은 몸통 굽힘과 함께 어깨 폄을 위한 훌륭한 준비로, 몸통 굽힘과 함께한 어깨 폄은 복부 운동의 상당 수에서 볼 수 있는 필라테스 안에서 흔히 나타나는 움직임 패턴으로, **매트 운동: 헌드레드**와 **리포머: 조화**를 포함한다. 또한 그것은 **리포머: 스트랩 당기기 I** 같은 운동에서 볼 수 있는, 몸통 폄과 함께 한 어깨 폄을 위한 준비로서도 쓰인다.

여기서 보여주는 페드-어-풀을 위한 팔 운동들은 리포머에서의 바로 누운 팔 운동 시리즈들을 복제하는데, 그러나 여기서 몸은 똑바로 선 자세로 있다. 이 똑바로 선 자세는 성질상 보다 기능적이며 자세 근육들을 더 도전시킨다.

변형 / VARIATION

선 자세를 유지하기 어려울 경우, 의자 또는 커다란 볼에 앉는 것이 가능하다.

이미지화 하기

부풀린 커다란 풍선을 손으로 누르는 것을 상상해라. 다른 방법으로, 당신이 물속 깊이 있고, 몸을 위쪽으로 솟구치기 위해서 팔만을 사용해야 한다고 생각할 수 있다.

- □ 어깨뼈 안정을 유지해라.
- □ 팔을 똑바로 펴고 있어라.
- □ 팔을 서로 평행되게 직선에서 움직여라.

근육 포커스

- 넓은등근(광배근)

목적

- 어깨 폄근의 강화
- 어깨뼈 안정 개발
- 몸통 정렬 증진

저항
Resistance

약 중 강

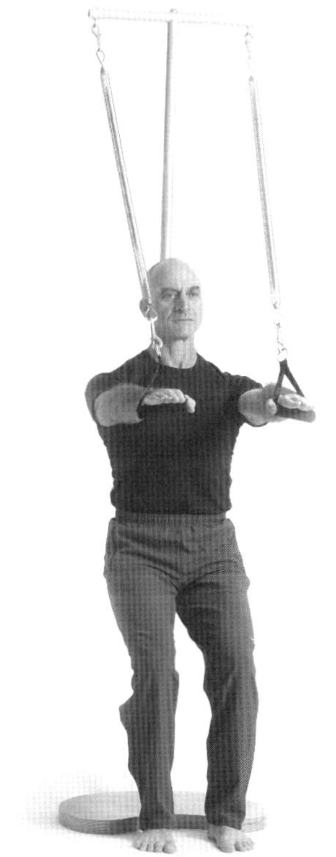

《들이쉬기》 등을 기둥에 기대고 발은 그것의 기초에서 30–60 cm 떨어져 서라. 무릎을 굽히고, 다리를 서로 평행으로 둔다. 바로 어깨 앞에서 어깨 높이로 핸들을 잡고 팔을 펴고, 손바닥은 밑을 향한다.

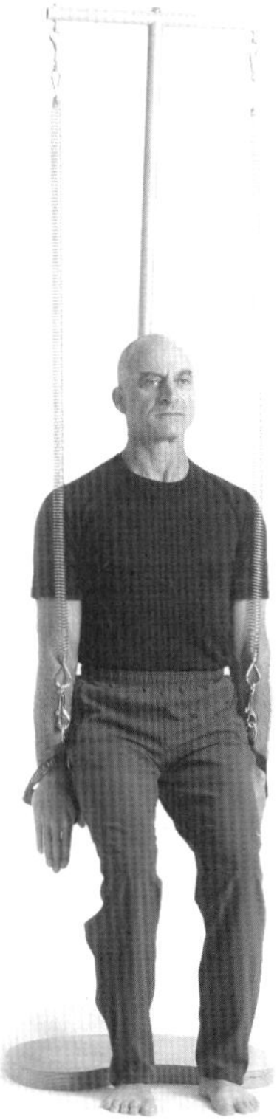

《내쉬기》 어깨를 펴서, 팔을 몸 옆인 밑으로 내려라.

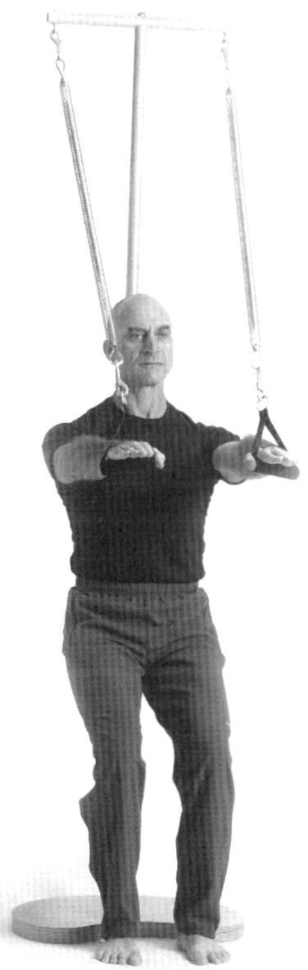

《들이쉬기》 어깨를 굽혀서, 팔을 들어 올려 출발 자세로 되돌아 간다.

초급

어덕션 (모으기)
Adduction

근육 포커스
- 넓은등근(광배근)
- 가슴근(흉근)

목적
- 어깨 모음근의 강화
- 어깨뼈 안정 개발
- 몸통 정렬 증진

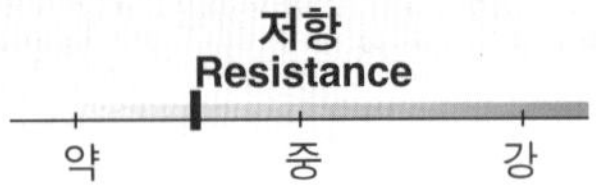

이 운동은 어깨 높이와 밑에서 어깨 모음에 초점을 둔다. 어깨 폄처럼, 어깨 모음은 많은 필라테스 운동들 안에서 몸통의 움직임과 함께 수행된다. 그것은 복부 운동 경우에서처럼, 종종 몸통 굽힘을 동반하거나, **리포머: 스트랩 당기기** II 운동에서처럼, 등 폄을 동반한다.

어깨 모음은 일차적으로 서로가 함께 작동하는 넓은등근과 큰가슴근에 의해서 만들어진다.

이미지화 하기

팔이 위 아래로 움직이는 동안, 독수리 날개처럼 팔을 펼치는 것을 상상해라. 이것은 파워풀한 이미지이다; 그 감각을 즐겨라.

- □ 어깨뼈 안정을 유지해라.
- □ 팔을 똑바로 펴고 손바닥은 바닥을 향하고 있어라.
- □ 중립 척추 자세를 유지해라.

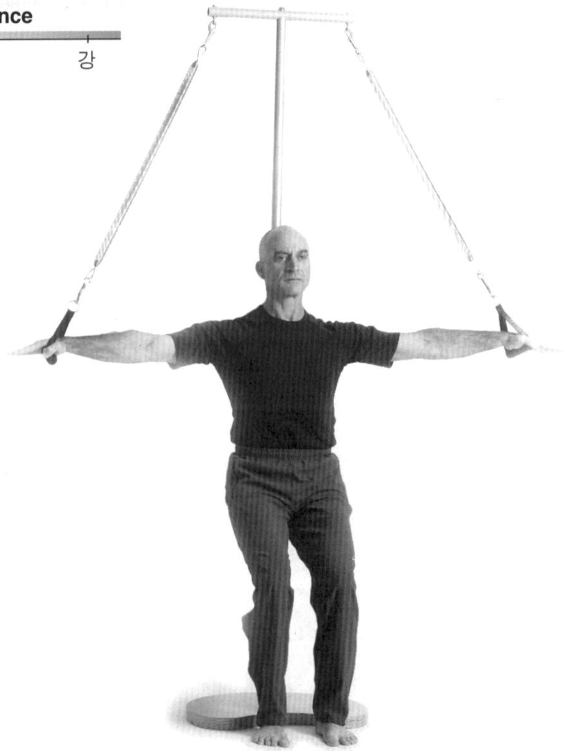

《들이쉬기》 등을 기둥에 기대고 발은 그것의 기초에서 30-60cm 떨어져 서라. 무릎을 굽히고, 다리를 서로 평행으로 둔다. 핸들을 잡고, 몸 옆으로 팔을 뻗어, T-자세를 만들고, 손바닥은 밑을 향한다.

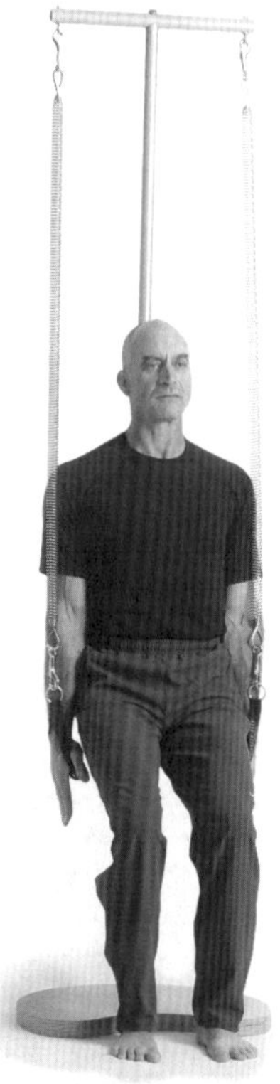

《내쉬기》 어깨를 모으고, 팔을 몸 옆인 밑으로 내려라.

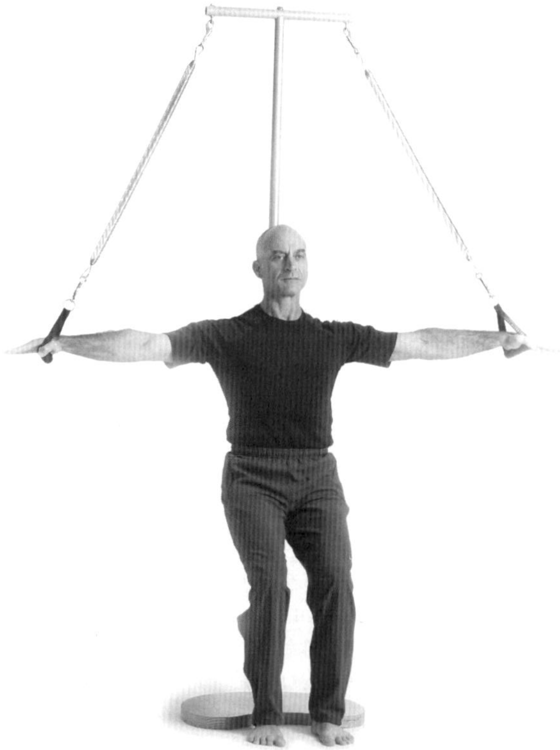

《들이쉬기》 어깨를 벌려서, 팔을 들어 올려 출발 자세로 되돌아간다.

트라이셉스 (세갈래근)

Triceps

근육 포커스

- 세갈래근 (삼두박근)

목적

- 팔꿈치 폄근의 강화
- 어깨뼈 안정 개발
- 몸통 정렬 증진

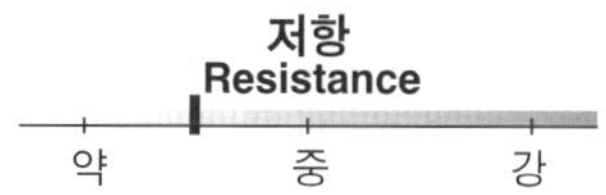

이 운동은 세갈래근을 위한 극도로 집중된 운동을 제공한다. 위팔을 안정되게 유지하고 몸 옆에 가깝게 유지하는 것이 세갈래근의 운동을 극대화시키고 팔꿈치의 움직임을 분리하는 핵심이다. 게다가, 손목을 아주 안정되게 유지하고 팔과 선을 맞추는 것이 매우 중요하다. 손목이 뒤로 굽혀지면, 그렇게 하는 경향이 많은데, 그것은 그 관절에 과도한 압력을 주고 스프링 장력의 일부를 풀어 버린다. 아래팔과 손목은 하나의 견고한 단일체로 간주돼야만 한다.

이미지화 하기

팔꿈치를 매 번 펼 때마다 몸이 공중 부양하는 것을 상상해라. 몸통은 길어지고 어깨뼈는 거기서부터 밀고 올라가는 안정된 기반을 제공한다. 아래 팔은 팔꿈치에 붙어있는 기계적인 지레팔처럼 느껴야만 하며, 그 관절은 기름이 잘 쳐진 경첩이라고 느껴라. 어깨뼈 안정을 유지해라.

- □ 어깨뼈 안정을 유지해라.
- □ 위팔을 몸 옆에 가깝게 유지해라.
- □ 아래팔의 움직임을 분리해라.

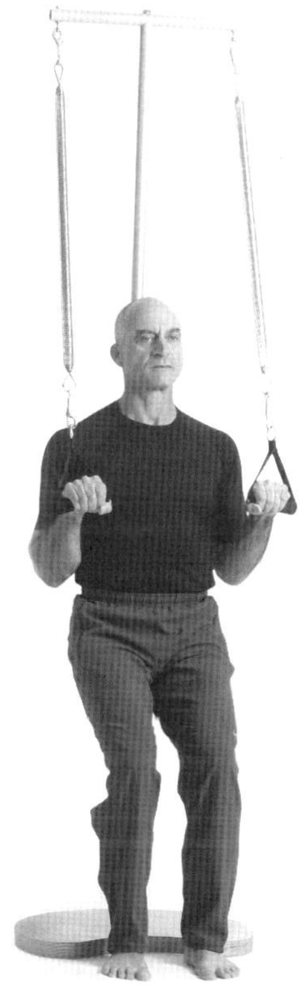

《들이쉬기》 등을 기둥에 기대고 발은 그것의 기초에서 30-60cm 떨어져 서라. 무릎을 굽히고, 다리를 서로 평행으로 둔다. 핸들을 잡는데, 팔의 선이 연속적이게 손가락을 펴고 있거나, 아니면 주먹으로 잡아라. 팔을 세게 몸 옆에 붙이고, 팔꿈치는 90°로 굽힌다.

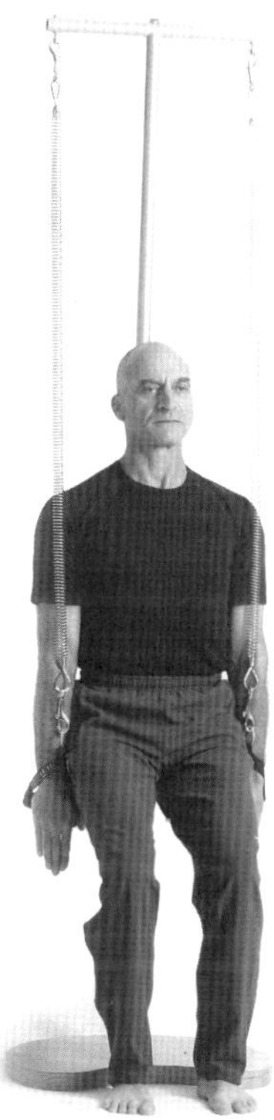

《내쉬기》 팔꿈치를 펴면서, 팔을 편다.

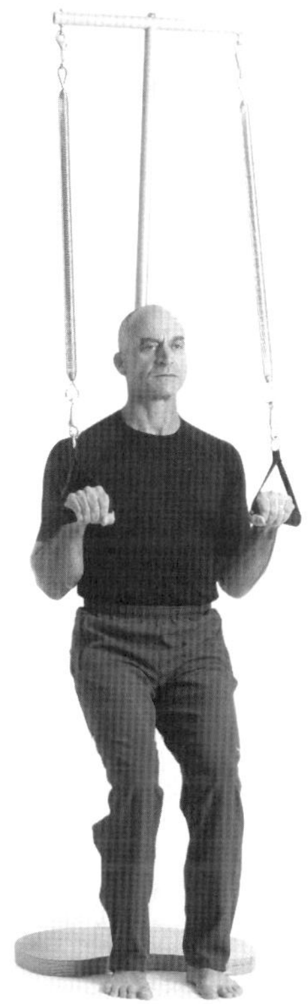

《들이쉬기》 팔꿈치를 굽히고, 더 커진 동작 범위를 운동하기 위해서 출발 자세를 넘어 가게 팔을 굽혀라.

페드-어-풀

팔 운동 / Arm work

초급

서클
Circle

근육 포커스

- 넓은등근(광배근)
- 가슴근(흉근)

목적

- 어깨 모음근 및 폄근의 강화
- 어깨 관절 가동성 증진
- 몸통 정렬 증진

저항
Resistance

약 중 강

이 운동은 어깨 모음과 어깨 굽힘을 병합한다. 팔이 허벅지 옆에 도달하고, 어깨가 손과 함께 몸을 향했다가 뒤를 향할 때, 팔을 다시 위로 들어 올리기 전에 거의 구분하지 못할 멈춤이 있어야만 한다. 어깨뼈위팔 리듬을 (위팔뼈와 어깨뼈 사이의 관계) 조절하는 것은 이 운동의 아주 중요한 양상이며 건강한 어깨 역학을 확립하는데 있어서 매우 중요하다. 어깨뼈는 위팔뼈의 움직임을 수용하기 위해서 약간 안팎으로 돌 수 있는데, 그러나 위팔뼈를 올리면 안 된다.

여기서 기술한 서클-업과 변형에서 기술된 서클-다운, 양 방향에서 원을 그리는 것을 수행하는 것은 조화와 근육 조절을 개발하는 면에서 매우 유용하다. 필라테스에서, 우리는 근육을 등척성, 동심적 및 원심적 방식으로 훈련하는데, 운동 과학 세계에서 널리 지지되는 접근법이다.

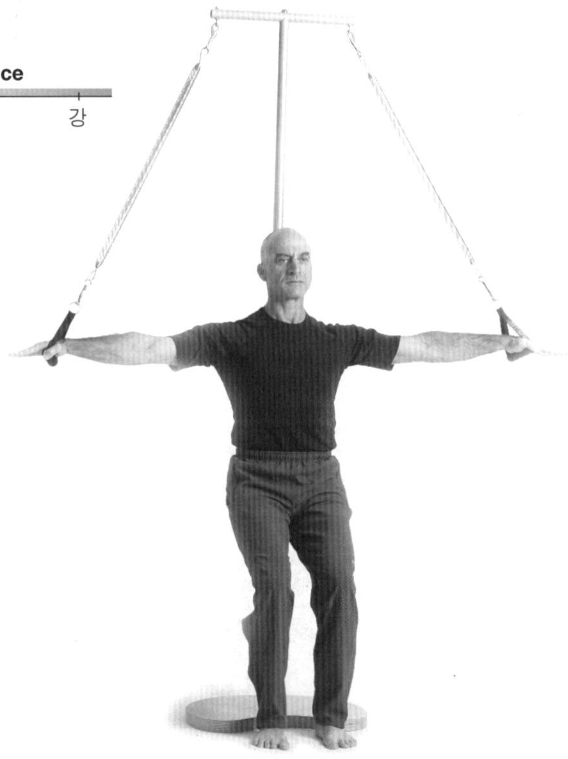

《들이쉬기》 등을 기둥에 기대고 발은 그것의 기초에서 30-60cm 떨어져 서라. 무릎을 굽히고, 다리를 서로 평행으로 둔다. 핸들을 잡고, 몸 옆으로 팔을 뻗어, T-자세를 만들고, 손바닥은 밑을 향한다.

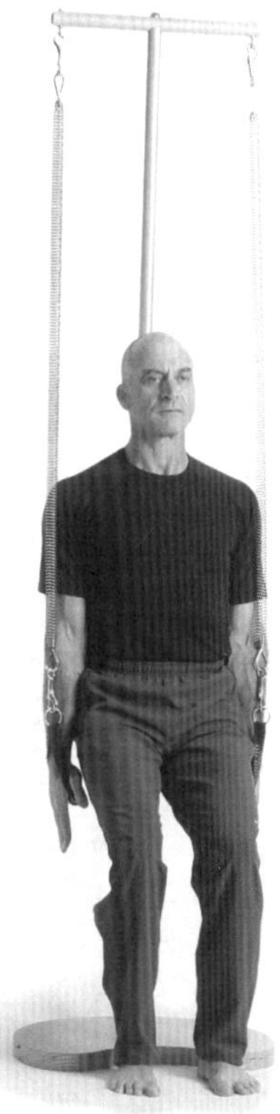

《내쉬기》 어깨를 모으고, 팔을 몸 옆인 밑으로 내려라.

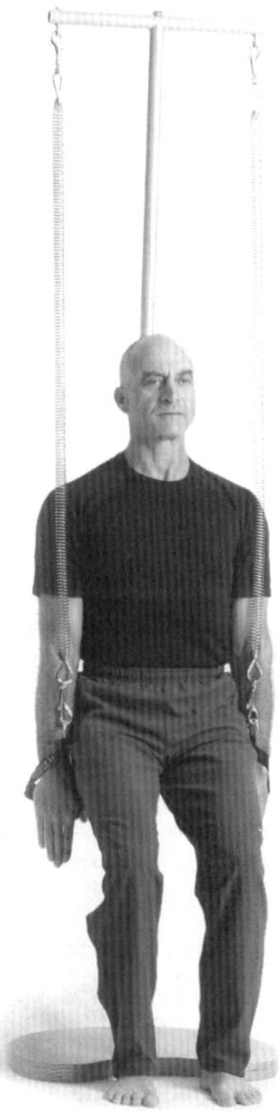

여기서 어깨를 돌려서 손바닥이 뒤를 보게 해라.

이미지화 하기

걸쭉한 죽이 든 커다란 냄비를 젓는 느낌일 것이다. 어깨가 돌면서 손이 보는 방향을 바꾸는 동안 약간의 멈춤에도 불구하고, 움직임이 멈춰서는 안 된다.

- □ 어깨뼈 안정을 유지해라.
- □ 위팔뼈의 움직임을 따라 어깨뼈가 미끄러지고 돌아가게 해라.
- □ 중립 척추 자세를 유지해라.

변형 / VARIATION

원을 그리는 방향은 반대로 할 수 있다. T-자세에서 시작해서, 팔을 몸 앞으로 똑바로 뻗고 난 다음 팔을 몸 옆으로 보내고, 서로를 평행으로 유지해라. 이 시점에서, 어깨를 돌려서 뒤를 향한 손을 몸을 향하게 바꿔라. 팔을 다시 T-자세로 들어 올려라. 그 운동의 이 바뀐 변형은 "서클-다운"이라고 불린다; 그것의 반대는 "서클-업"이라고 알려져 있다. 어깨 폄근은 "서클-다운"에서 동심적으로 운동을 하지만, "서클-업"의 같은 단계 동안 원심적으로 운동한다.

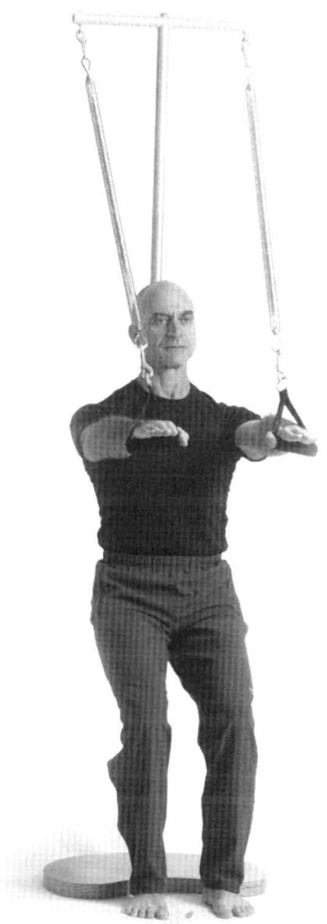

《들이쉬기》 어깨를 굽혀서, 팔을 몸 앞 어깨 높이로 올려라.

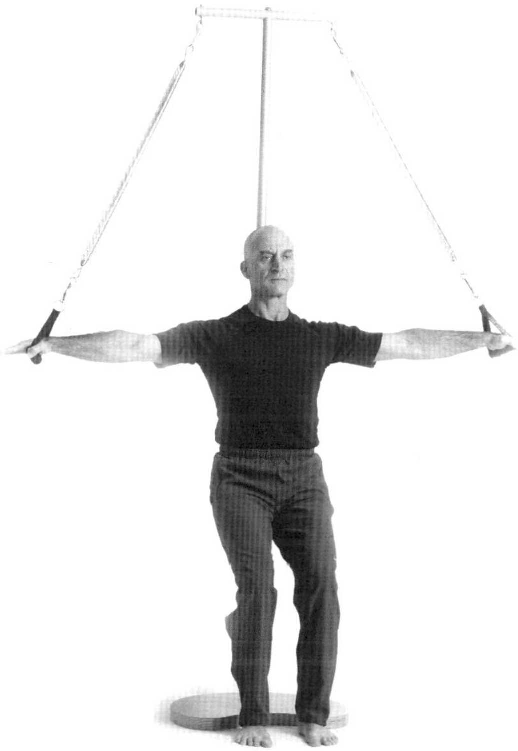

어깨를 수평으로 벌려서, T-자세로 되돌아 가라.

10

| 제 10 장 | 암체어 / Arm Chair

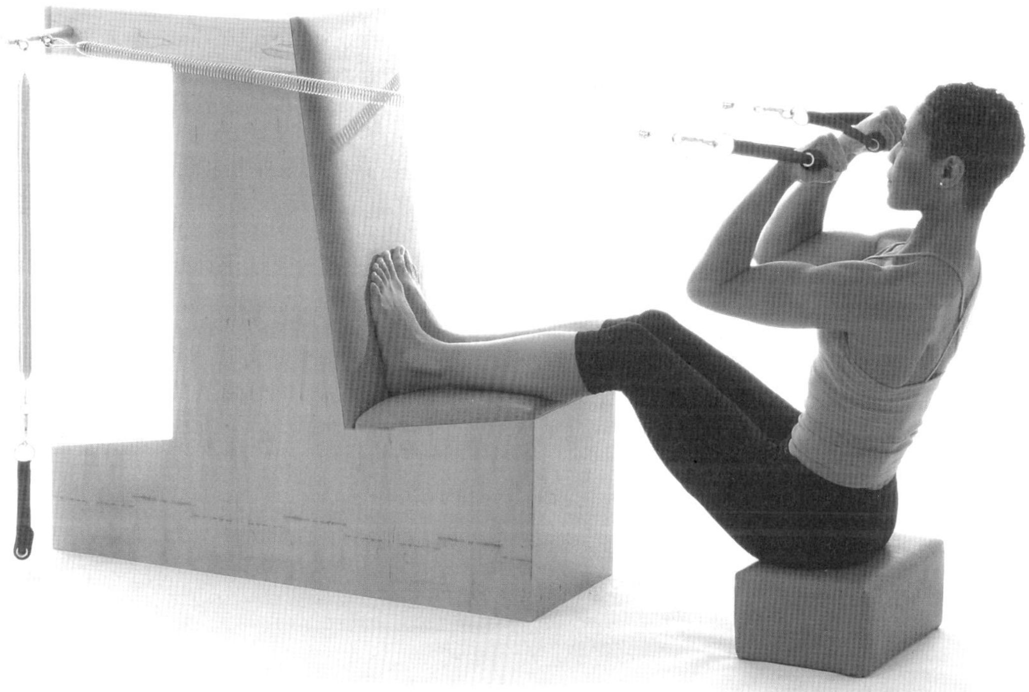

나는 알게 되었다

암체어가 필라테스 스튜디오를 운영하는데 있어서 매우 중요하다는 것을, 몇몇 설명할 수 없는 이유로 이 장비가 자주 사용되지 않고 있다; 많은 필라테스 선생들은 그것이 있는 것조차 모르고 있다. 암체어는 편안하고, 사용하기가 쉬워서, 팔 운동을 가르칠 때 지도자가 말로 지시하기가 매우 편리하다. 그것은 막대한, 아직 사용하지 않은 커다란 잠재력을 갖고 있다고 나는 믿는다.

현재 암체어는 여러 형태가 존재하며, 다양한 종류의 이점을 제공한다. 그것들 중에 아발론 체어가 있는데, 내가 디자인한 것이다. 다면적인 기구인, 아발론 체어는 전신을 돌보고 모든 가능한 자세, 동작 범위 및 동작 면(plane)에서 몸을 운동시킨다.

이름이 암시하듯이, 그것의 전통적 형태에서 암체어는 일차적으로 팔과 어깨 복합체를 위해서 사용된다. 훌륭한 어깨 역학과 팔 운동 동안 몸통의 안정 개념을 가르치는데 좋은 도움이 된다. 이것은 몸통을 위한 지지를 제공하는데, 그것은 필라테스를 배우는 초기 단계에서 매우 유용한데 특히, 상체 운동에서 그렇다.

운다체어에서처럼, 내 마음을 끄는 것은 이 기구의 간단함이다. 암체어는 비교적 작고 잘난 체하지 않지만, 그것은 전신 개발을 위한 풍부한 기회를 제공한다.

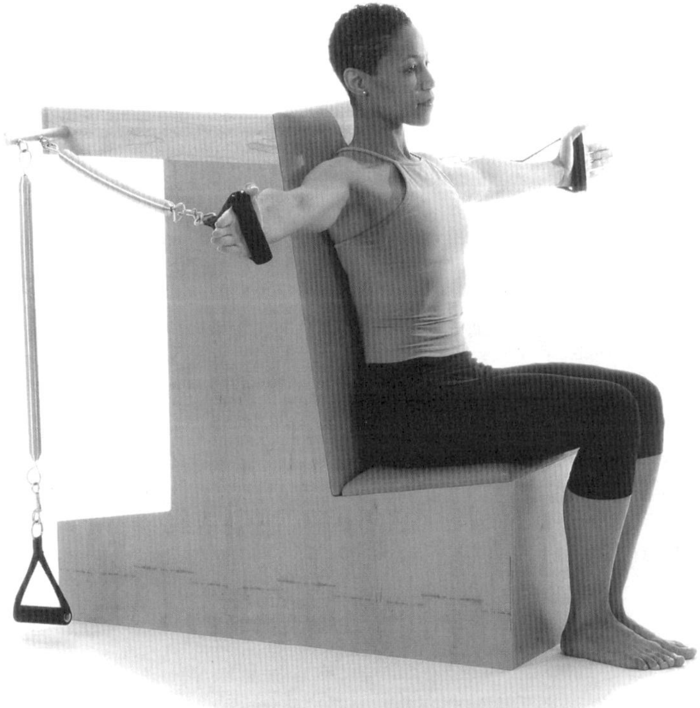

체스트 익스팬션 (가슴 펴기)

Chest Expansion

암체어

팔 운동 / Arm work

초급

근육 포커스

- 넓은등근(광배근)
- 세갈래근(삼두박근)

목적

- 어깨 및 팔꿈치 폄근의 강화
- 몸통 안정 개발

저항 Resistance: 약 — 중 — 강

암체어는 이 운동을 위한 훌륭한 자세를 제공하는데, 특히 긴장된 햄스트링 때문에 리포머에서 다리를 똑바로 펴기가 힘든 사람들에게 좋다. (리포머: 가슴 펴기-앉아서를 본다.) 올바른 근육을 활성화시키고, 이 운동에서 이득을 얻기 위해서 몸통은 최적 자세로 있어야만 한다. 몸이 올바르게 정렬되어 있을 때 어깨 폄근을 운동시키기에 요구되는 저항이 아주 작다는 것을 알면 놀라울 것이다.

이 운동에서 볼 수 있는 가장 일반적인 보상 또는 대체 패턴들은 어깨 올림, 몸통 굽힘 및 팔꿈치 굽힘들이다. 이러한 보상은 저항이 너무 크거나, 아니면 신체 인지와 조절이 부족할 때 생긴다.

암체어는 이러한 보상을 극복하는 것을 돕고, 어깨와 팔의 올바른 움직임을 위한 기초를 쌓는데 도울 수 있다.

변형 / VARIATION

아발론에서 가슴 확장을 실행할 때, 몸을 최적 자세로 만드는 조절을 해야 한다. 저항을 늘리기 위해서 박스를 멀리 움직이는 것을 주목하고, 그리고 다리를 펴서 시트에 발을 올려 놓을 수 있다. 이것은 리포머: 가슴 확장-앉아서를 잘 준비시킬 것이다.

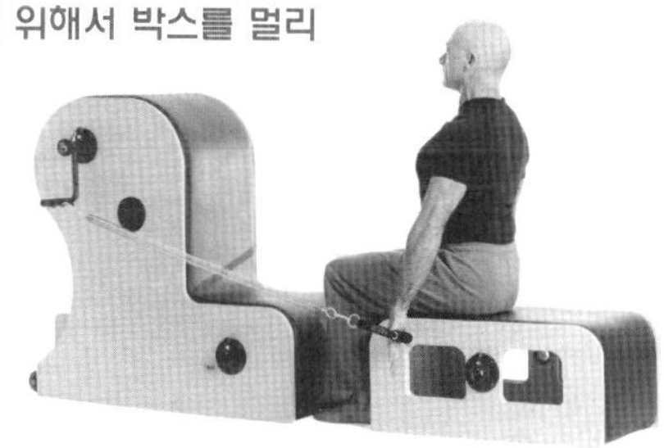

이미지화 하기

암체어에서 앉은 자세는 길어지는 느낌을 조장하는데, 손가락 끝과 함께 바닥 쪽으로 밑으로 뻗고 머리 꼭대기와 함께 천장 쪽으로 올라간다. 나는 또한 가슴을 약간 올리라고 권장하는데, 그것은 중간-등 폄근들의 더 깊어진 활성화를 유도한다. 내가 마사 그레이엄 테크닉을 연구하는 젊은 무용수였을 때, 낚시 바늘이 내 복장뼈에 걸린 낚싯줄이 나를 하늘 위쪽으로 당기고 있는 느낌을 말했던 멋진 선생님이 있었다. 그 이미지는, 매우 고통스럽게 느껴지지만, 나의 뇌리에서 떠나지 않았다; 더 똑바로 선 자세를 이룰 필요가 있을 때마다 나는 그것을 생각한다.

□ 움직임의 범위를 비교적 작게 유지해라 (대략 몸통 앞으로 20° 에서 몸통 뒤로 5° -10°).

□ 몸통의 이상적인 똑바로 선 정렬을 유지해라.

□ 팔꿈치를 편 채로, 손가락 끝을 바닥 쪽인 밑으로 뻗어라.

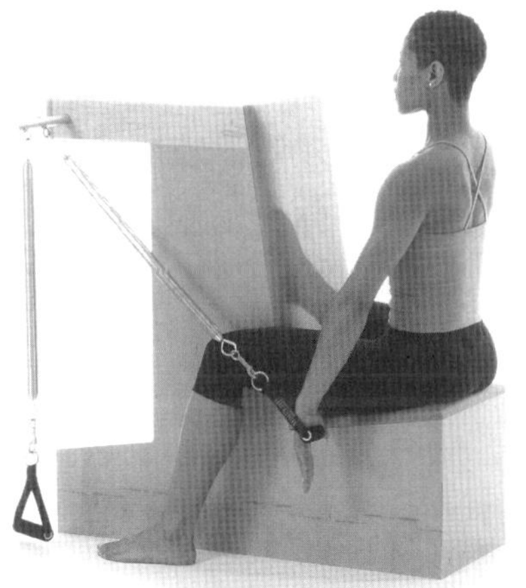

《들이쉬기》 암체어 등받이를 향해서, 다리를 벌리고 올라 앉아서, 발을 바닥에 꽉 붙인다.

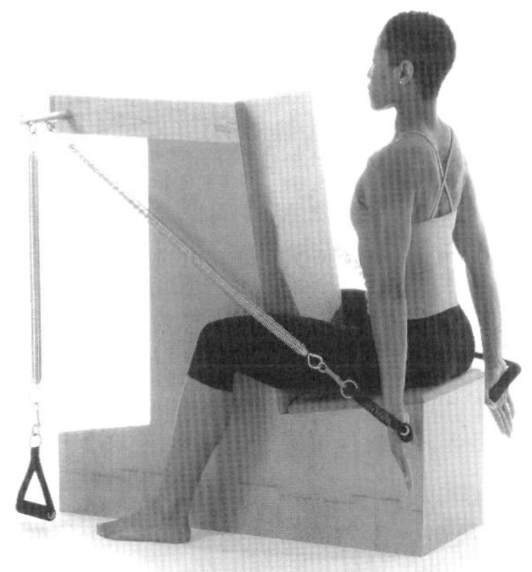

《내쉬기》 어깨를 펴서, 팔을 똑바로 뒤로 당겨라.

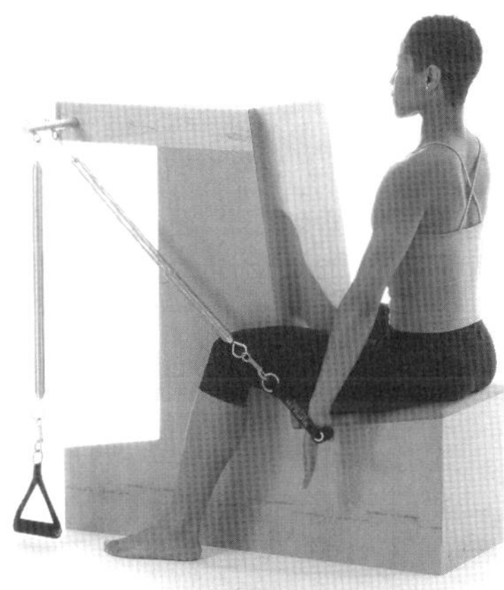

《들이쉬기》 어깨를 굽혀서, 팔을 앞으로 보내면서 출발 자세로 되돌아 가는데, 스프링의 장력을 유지해라.

초급

근육 포커스

- 큰가슴근(대흉근)

목적

- 어깨 수평 모음근의 강화 및 유연성 증가
- 몸통 안정 개발

저항
Resistance

약 — **중** — 강

허그-어-트리 (나무 껴안기)

Hug-a-Tree

등을 지지하고 이 운동을 수행하는 것은 매우 유용하다. 훌륭하게 앉은 정렬로 몸을 유지시키기 위한 체력을 개발하는 동안 아발론 체어가 몸통을 완벽히 똑바른 자세로 지지할 뿐만 아니라, 그 체어는 대고 누를 견고한 면을 제공함으로써 어깨뼈의 좋은 자세를 유지하는 것을 돕는다. 리포머: 나무 껴안기에서처럼, 팔을 길게 해서 손가락 끝에서부터 밖으로 뻗는 느낌은 어깨 부위의 운동을 극대화시키고, 스프링이 주는 저항을 유지하기 위해서 중요하다.

이미지화 하기

비록 내가 껴안은 것을 좋아하지만, 나무 조차, 나무를 껴안는 이미지는 팔을 너무 둥글게 만드는 경향이 있다. 팔을 오직 약간 굽히고 그 운동을 수행하는 것에 비교해서, 이것은 차례로 줄어든 동작범위, 덜한 저항 및 감소된 되돌림으로 이끌게 만든다. 친한 친구를 환영하듯이 팔을 벌린, 제왕이 된 듯한 느낌을 가져야만 한다. 팔을 서로를 향해서 보내는 동안, 커다란 풍선을 누르고 있다는 상상을 해라. 마지막으로, 체어에 앉아 있는 것은 왕좌 위에 앉아 있는 것처럼 느껴야 할 것이다.

변형 / VARIATION

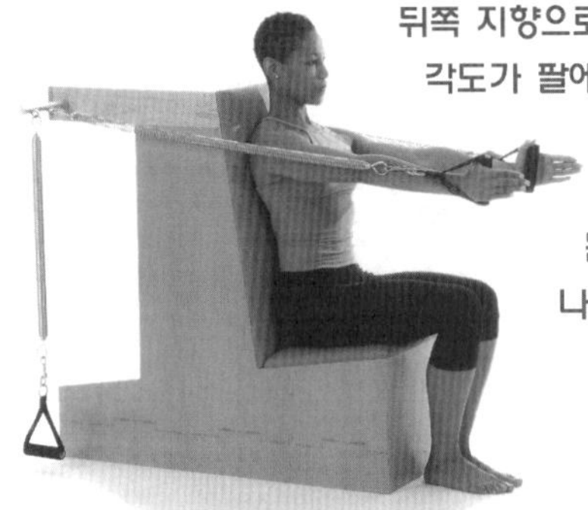

원래 암체어는 약간 뒤쪽으로 기울어져 있어서, 몸의 똑바로 선 정렬을 뒤쪽 지향으로 만든다. 이것은, 스프링의 각도가 팔에 비해서 올라가 있는 것과 더불어서, 동원되는 근육들 및 그들이 동원되는 방식에 영향을 준다. 그러나, 원래 암체어에서 나무 껴안기를 수행하는 것은 일부 사용자들에게 더 편안할 수 있다.

- □ 등을 넓게 어깨뼈를 안정되게 유지해라.
- □ 팔을 벌리는 동안 갈비뼈를 앞쪽으로 내밀지 말아라.
- □ 팔꿈치를 고정시키지 않고, 길어진 팔 자세를 유지해라.

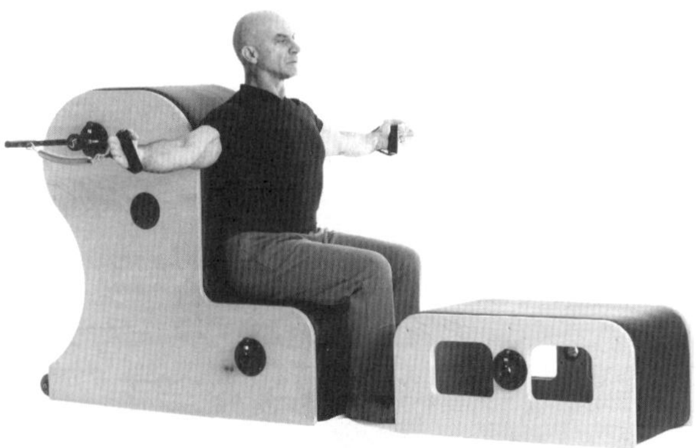

《들이쉬기》 체어에 등을 대고 앉아서, 다리를 붙이거나 힙-너비로 벌려라. 팔로 T-자세를 잡고, 팔꿈치를 약간 굽히고, (두갈래근을 개재시킬 정도로만) 손바닥은 정면을 향한다.

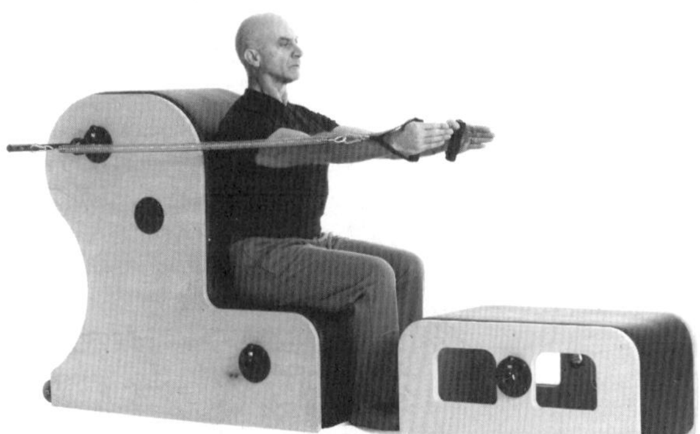

《내쉬기》 어깨를 수평으로 모으고, 팔이 평행이 될 때까지 팔을 서로를 향해서 보내라.

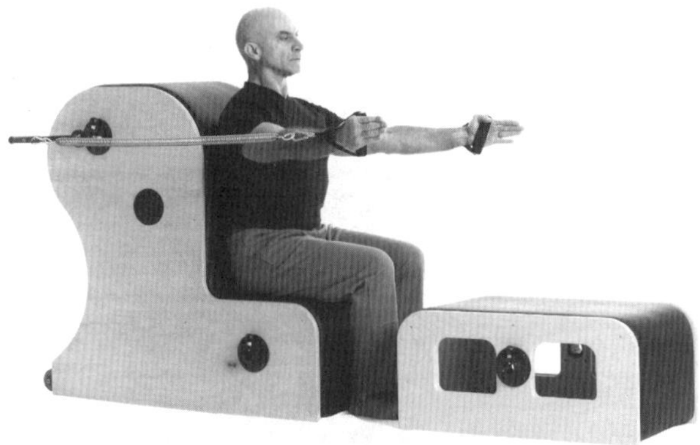

《들이쉬기》 어깨를 수평으로 벌리고, 팔을 벌려서, 출발 자세로 되돌아 가는데, 스프링의 장력을 유지해라.

서클
Circle

초급

근육 포커스
- 넓은등근(광배근)
- 가슴근 (흉근)

목적
- 어깨 관절의 동작 범위 증가
- 어깨 조절 개발
- 몸통 안정 개발

저항 Resistance
약 — 중 — 강

이 운동은 어깨 조절과 가동성을 촉진하는 훌륭한 방법이다. 비록 이 움직임이 어깨에 부하를 주는 것처럼 보일지라도, 특히 팔을 머리 위로 들어 올리는 동안 (어깨 충돌 증후군 같은 어떤 기능장애가 있다면 걱정할 만하지만), 이것은 그 경우가 아니다. 팔은 (덤벨을 들어 올릴 때처럼) 머리 위로 중량을 들어 올리지 않는다; 팔은 스프링의 뒤쪽 당김에 저항을 하므로 어깨 수평 모음근과 폄근을 우선적으로 사용한다. 사실, 나의 양 어깨의 회선건개에 대한 외과적 수술(관절경이 아니라) 이후에 나의 재활 동안, 이 운동과 여기서 보여준 시리즈 안에 있는 다른 암체어 운동들은 그 부위에 스트레스를 주지 않고 동작 범위를 회복시켜 주는 것을 크게 도왔다.

어깨 기능장애는 필라테스 선생들이 마주치는 가장 흔한 문제이다. 우리는 올바른 어깨 기전에 관한 지시를 반복적으로 한다 — 긴장을 푸시오, 어깨를 올리지 마시오, 또는 어깨뼈 안정을 유지하시오.

이미지화 하기

중량이 달린 도르래에 의해 팔이 들려 올려지고 있다고 상상해라. 어깨뼈는 중량이다. 그 중량이 등을 따라 밑으로 당겨지는 동안, 팔은 위로 올라간다. 그 중량과 팔 사이의 비율은 정교하게 균형 잡혀 있다; 팔이 주위로 원을 그리는 동안, 중량은 작은 진자처럼 약간 안팎으로 움직여서, 팔 움직임에 반응한다. 그러나, 그것은 항상 하방 지향을 갖고 있으며, 팔의 무중력 상태 느낌을 유지하고 있다.

변형 / VARIATION

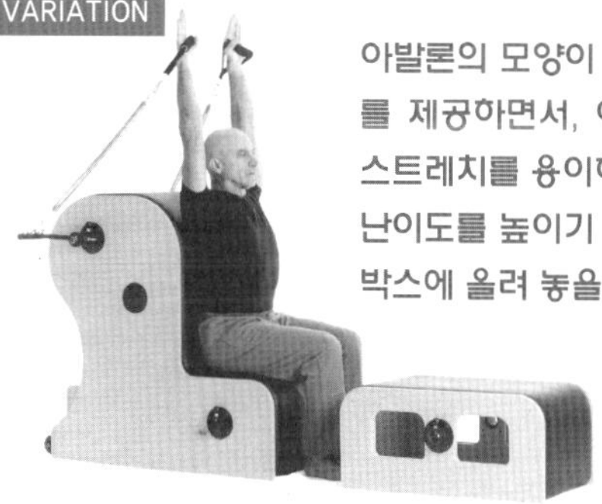

아발론의 모양이 어깨에 훌륭한 지지를 제공하면서, 어깨를 위한 특별한 스트레치를 용이하게 해준다.
난이도를 높이기 위해서 다리를 펴서 박스에 올려 놓을 수 있다.

- □ 등을 넓게 그리고 어깨뼈를 안정되게 유지해라.
- □ 복부를 계속 인게이지 시켜라.
- □ 갈비뼈를 앞쪽으로 내밀지 말아라.

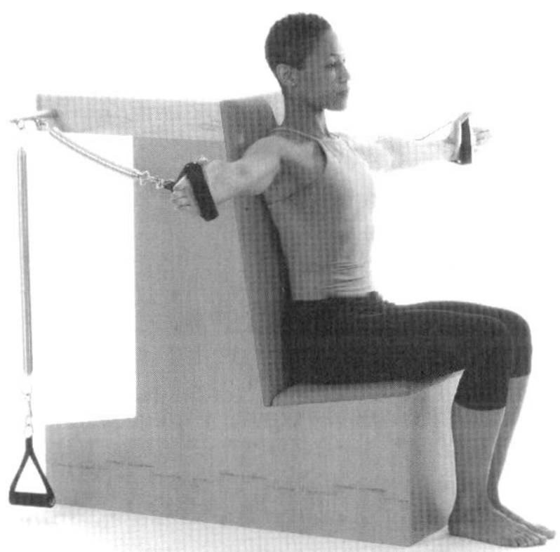

《들이쉬기》 체어에 등을 대고 앉아서, 다리를 붙이거나 골반 너비로 벌린다. 팔을 T-자세로 벌리고, 팔꿈치는 (두갈래근을 인게이지 시킬 정도로만) 약간 굽히고 손바닥은 정면을 향해라.

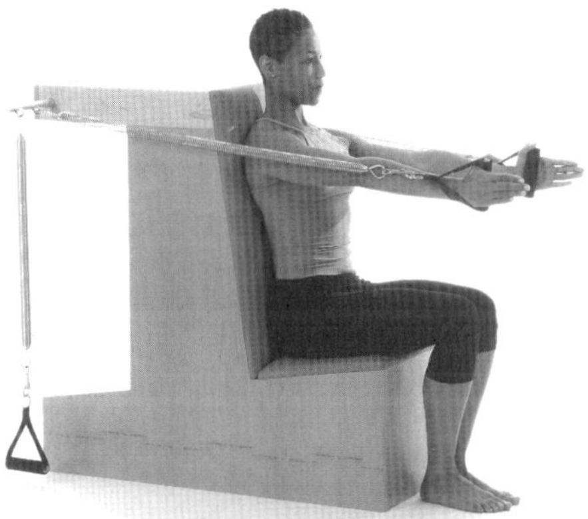

《내쉬기》 어깨를 수평으로 모아서, 팔이 평행이 될 때까지 보내라.

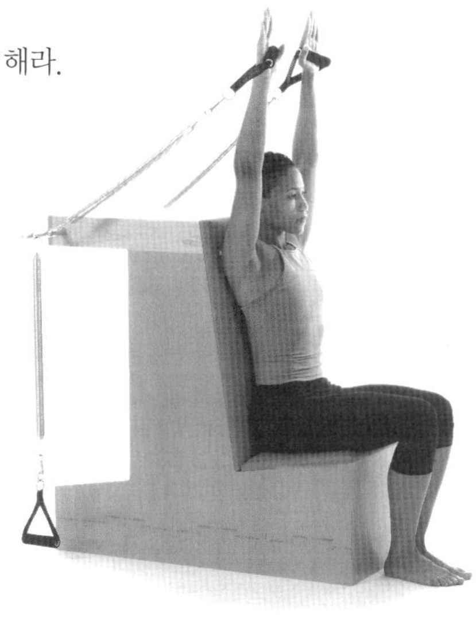

《들이쉬기》 어깨를 돌려서 손바닥이 밑을 보게 해라. 그 다음 팔을 머리 위로 들어 올렸다가 주위로 원을 그려 T-자세로 가라 (출발 자세). 5-10회 반복을 한 다음 원할 경우 방향을 바꿔라: T-자세에서 출발해서, 어깨를 벌려 팔을 머리 위로 보내라; 어깨를 펴서 팔을 어깨 높이까지 밑으로 눌러라; 어깨를 돌려서 손바닥이 서로를 향하게 한 다음 어깨를 벌려 T-자세로 되돌아가라.

암체어

팔 운동 / Arm work

초급

살루트 (경례)

Salute

근육 포커스

- 세갈래근 (삼두박근)

목적

- 팔꿈치 폄근의 강화
- 어깨 수평 모음근 조절 개발

저항 Resistance

약 중 강

이 운동은 리포머: 경례와 매우 비슷하고, 이 시리즈의 다른 운동들처럼, 난이도가 더 높은 리포머 운동을 위한 좋은 준비로 쓰인다. 팔을 수평선 바로 위에서, 약간 사선으로 움직이고 있는 동안 그 운동 내내 스프링의 장력을 유지해라. 팔꿈치를 옆 바깥으로 뻗어라.

이미지화 하기

리포머: 경례처럼, 팔이 수평선 바로 위의 램프를 따라 미끄러지는 것을 상상해라. 그 각도는 약 30°를 넘지 않으므로, 어깨 올림은 있다고 하더라도, 최소화 된다. 끝이 없는 선에 초점을 맞춰라. 무용수로서, 나는 손가락 끝에서 끝이 나며 짧게 보이는 똑바른 팔과 끝이 없는 것처럼 보이는 하나의 선 사이의 차이를 배웠다. 나는 항상 사지와 인체 선들이 끝이 없는 듯이 보이도록 노력을 한다.

변형 / VARIATION

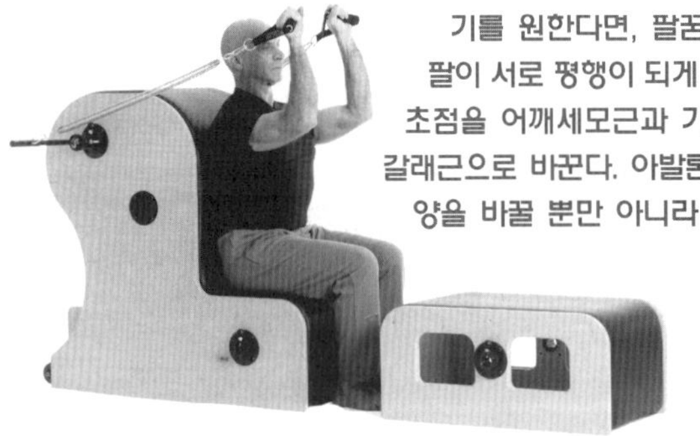

세갈래근의 운동에 초점을 맞추기를 원한다면, 팔꿈치를 내려서 팔이 서로 평행이 되게 해라. 이것은 초점을 어깨세모근과 가슴근에서 세갈래근으로 바꾼다. 아발론에서 저항의 양을 바꿀 뿐만 아니라 저항 각도를 바꾸기 위해 스프링 기전을 사용할 수 있다.

- □ 등을 넓게 그리고 어깨뼈를 안정되게 유지해라.
- □ 움직임 내내 손가락이 전방을 향해라.
- □ 어깨를 앞쪽으로 말지 말아라 (내회전).

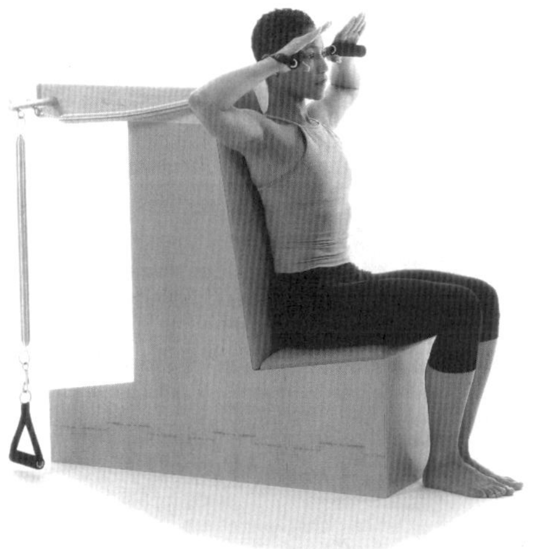

《들이쉬기》 등을 체어에 대고 앉아서 다리를 붙이거나 힙-너비로 벌려라. 손을 눈썹 높이에 있는 관자놀이 맞은 편에 대고, 손바닥은 밑을 손가락은 앞을 향해라.

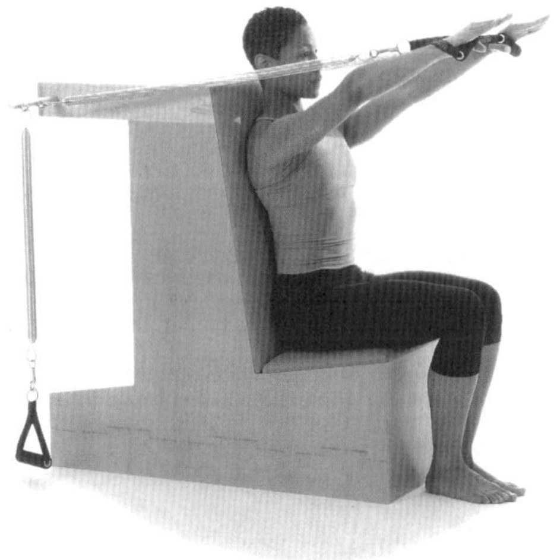

《내쉬기》 팔꿈치를 펴서, 어깨에서 뻗어 나가는 사선 상으로 팔을 펴라.

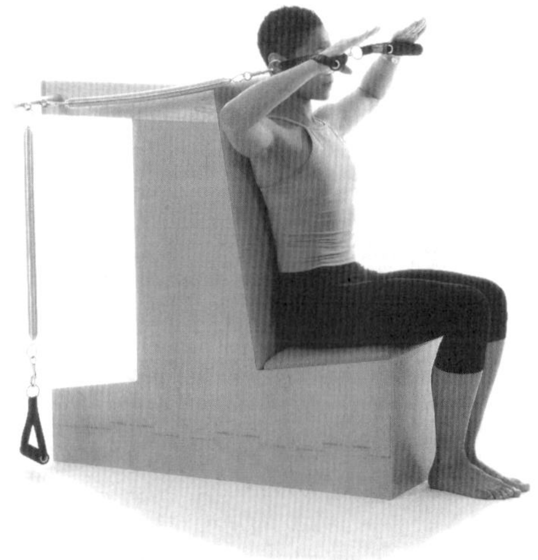

《들이쉬기》 팔꿈치를 굽혀서, 팔을 굽히면서 손가락이 움직임 방향을 가리키게 해라. 스프링의 장력을 유지하면서, 출발 자세로 되돌아 가라.

바이셉스 (두갈래근)

Biceps

암체어

팔 운동 / Arm work

초급

근육 포커스

- 두갈래근(이두박근)

목적

- 팔꿈치 굽힘근의 강화
- 몸통 안정 개발

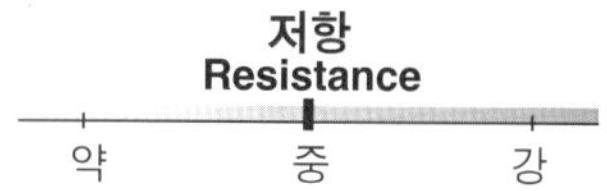

나는 두갈래근 운동이 등 폄근을 활성화 시키고, 좋은 몸통 안정을 요구하면서도 긴장된 햄스트링에 방해를 받지 않는 두갈래근 운동을 원했었기 때문에, 이 운동을 암체어에 있는 전통적인 필라테스 목록에 더해 왔다. 몸의 자세가 **리포머: 두갈래근 컬**보다 더 많은 저항을 허용해 주기 때문에, 근력을 쌓는 것이 목적일 때 그것은 장점이 된다.

이미지화 하기

이 운동은 팔과 몸통 사이에 복잡한 균형 잡는 행동이 있는 것처럼 느낄 것이다 — 몸통이 하나의 단일체로서 뒤로 피벗하는 동안, 팔로 가는 저항은 몸통이 팔에 매달려 있어서 무중력 상태 같이 느껴지는 위치까지 증가될 수 있다.

- □ 등 폄근을 계속 활성화 시켜라.
- □ 팔을 서로 평행으로 유지하고 팔꿈치가 위 · 아래로 움직이지 않게 해라.
- □ 어깨뼈를 올리지 말아라.

변형 / VARIATION

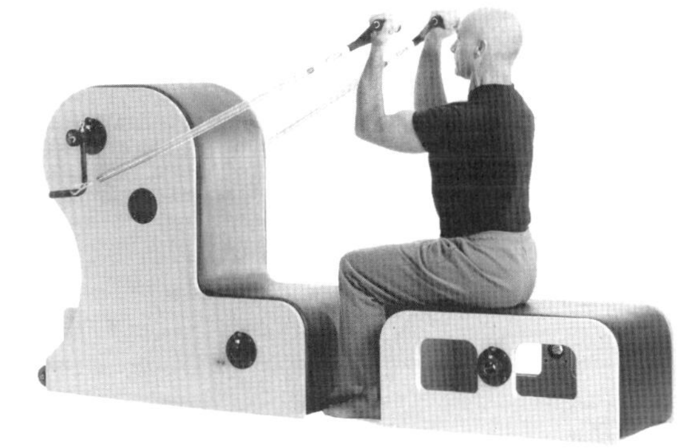

두갈래근(이두박근)은 이 시리즈에서 목표로 하고 있는 다른 근육군들에 비해서 종종 강하다. 아발론 체어에서 이 운동을 실행할 때, 근육들에 대한 저항의 양과 각도를 조정할 수 있다.

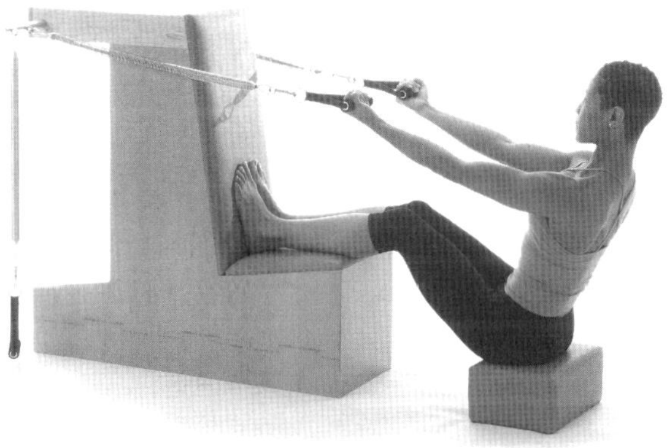

《들이쉬기》 체어를 마주 보고, 작은 박스 또는 패드 (6-8인치 높이) 또는 (키가 클 경우) 바닥에 앉아서, 발을 등받이에 댄다. 팔을 어깨 높이의 어깨 바로 앞에서 평행으로 핸들을 잡고 손바닥은 위를 향한다.

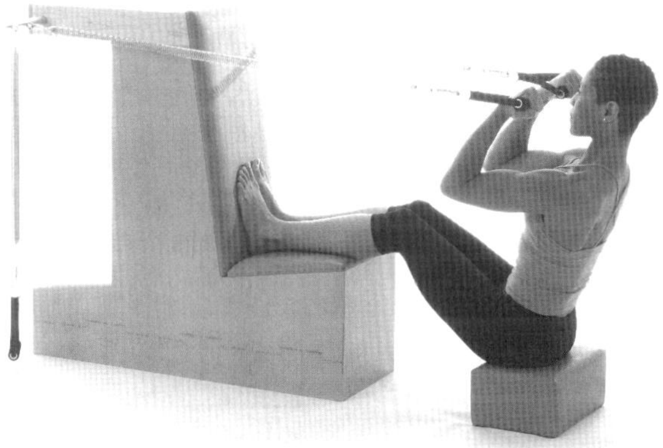

《내쉬기》 팔꿈치와 팔을 굽힌다.

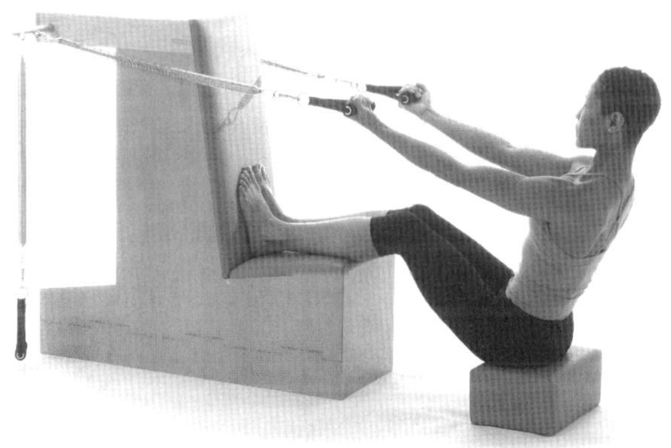

《들이쉬기》 팔꿈치와 팔을 펴면서, 출발 자세로 되돌아 가라.

럼버이드 (마름근)
Rhomboids

근육 포커스
- 후방 어깨세모근 (삼각근)
- 마름근(능형근)

목적
- 어깨 수평 벌림근 및 어깨뼈 모음근의 강화

저항 Resistance
약 중 강

이 운동은 몸과 팔을 리포머 형태에서보다 (리포머: 마름근-앉아서) 다른 자세로 둔다. 팔 자세는 리포머 형태의 어깨 외회전과는 대조적으로 내회전을 강조한다. 여전히, 이 두 운동들은 공통되는 것이 아주 많다. 두 형태에서 몸통의 안정과 자세는 그 운동을 성공적으로 수행하기 위한 핵심이다. 내가 추천하는 것은 우선 어깨 수평 벌림을 분리하고 난 다음에만 어깨뼈 모음과 벌림을 더하는 것이다. 그렇게 하는 것이 어깨뼈의 미끄러짐을 분리하는데, 그것과 팔의 움직임과 병합하는 것이 아니다.

이미지화 하기

비록 그 움직임을 위해서 안정된 기초를 제공하는 몸통이 가만이 있지만, 팔의 움직임은 노젓기 동작을 닮았다. 실제 노젓기에서 몸통은 물론 움직인다. 이 차이에도 불구하고, 보트를 노젓는 이미지는 원하는 동작을 이루는 것을 도울 것이다.

변형 / VARIATION

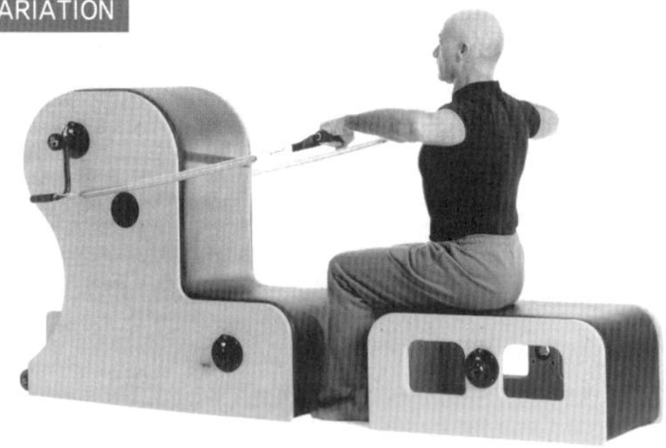

이 까다로운 운동을 아발론에서 하는 것은 편안하게 앉은 자세라는 이점을 제공하는데, 그것은 강사가 모니터하고 적절한 지시를 제공하게 위한 좋은 접근을 제공한다.

- □ 등 폄근을 계속 활성화 시켜라.
- □ 팔을 수평선 상에서 움직여라.
- □ 팔꿈치를 높게 유지하면서 바깥 뒤로 뻗어라.

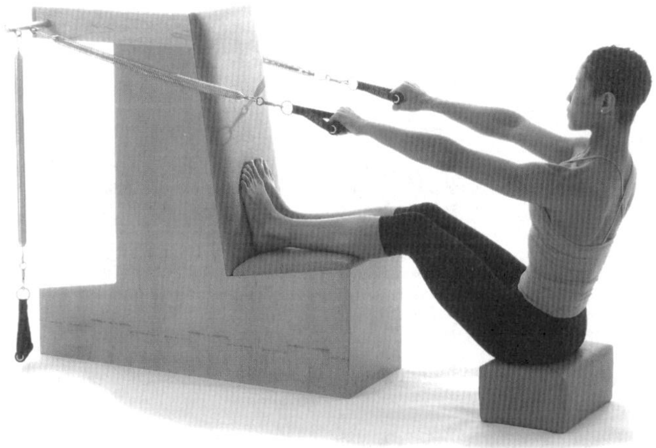

《들이쉬기》 체어를 마주 보고, 작은 박스에 앉아서, 발을 등받이에 대고, 무릎을 굽히고 발은 붙인다. 팔을 어깨 높이의 어깨 바로 앞에서 평행으로 핸들을 잡고 손바닥은 밑을 향한다.

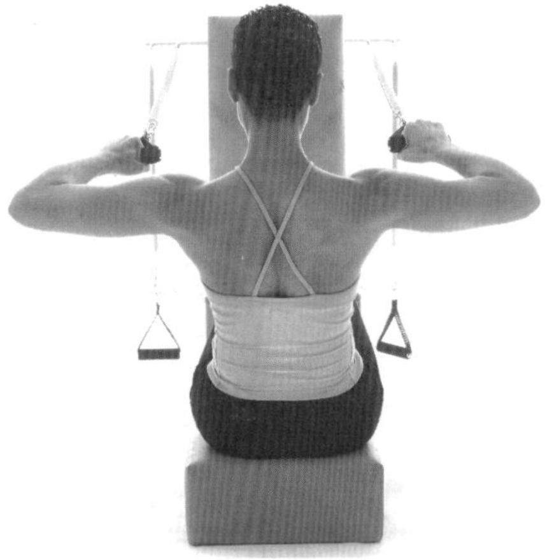

《내쉬기》 팔꿈치와 팔을 굽힌다. 팔꿈치가 어깨뼈를 모으지 않고서는 더 이상 움직일 수 없을 때까지, 팔꿈치를 옆 바깥 뒤로 뻗어라. (몸과 근육 활성화 면에서 당신이 이 움직임을 끝냈을 때, 어깨뼈의 모음과 벌림을 더해라.)

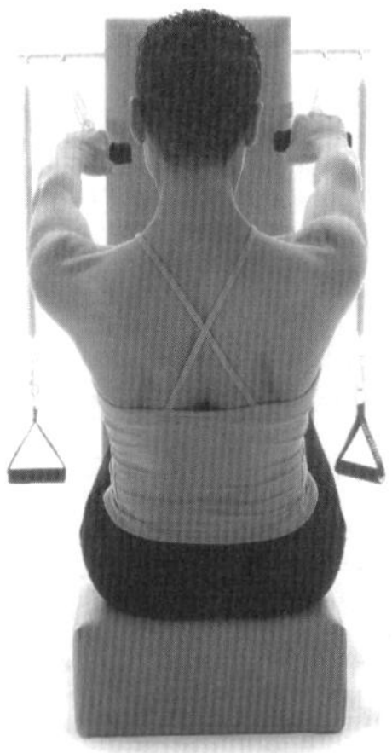

《들이쉬기》 팔꿈치와 팔을 펴면서, 출발 자세로 되돌아가라.

11

| 제 11 장 | 매직 서클 / Magic Circle

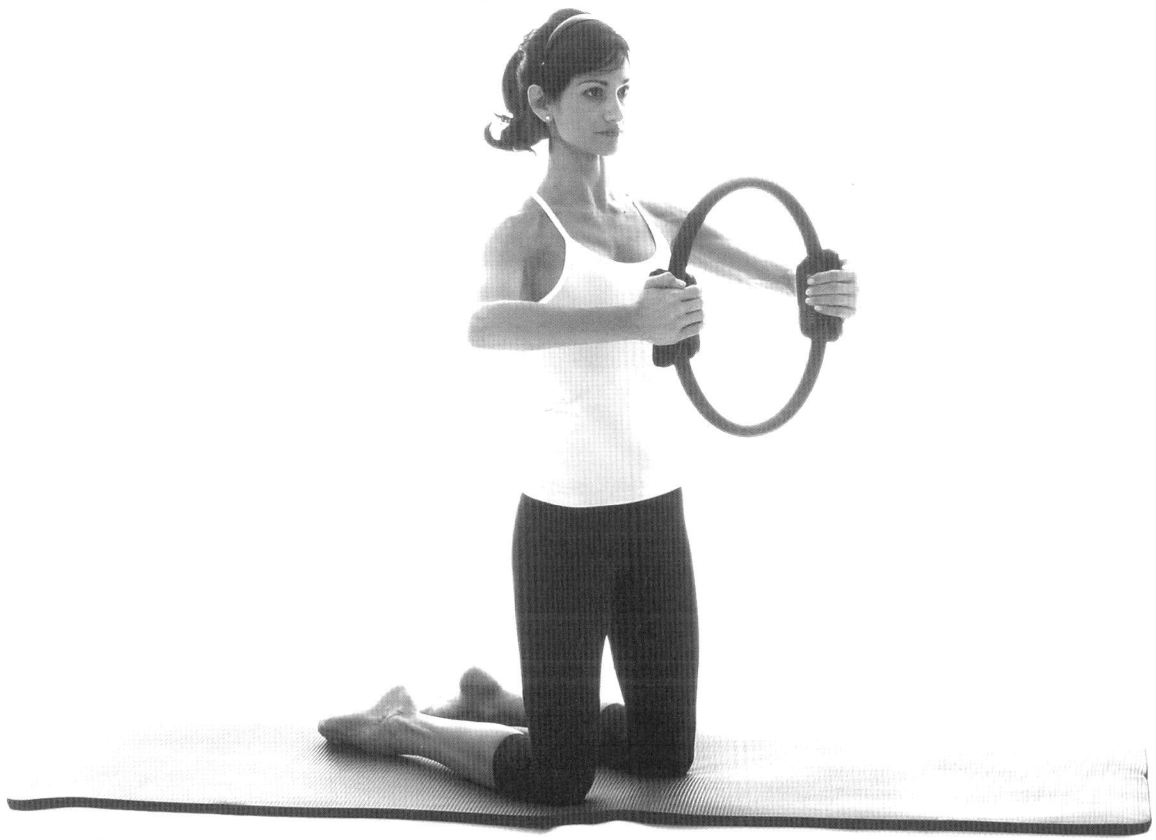

이 간단한 링이

많은 이름을 갖고 있다는 것이 그것과 함께 수행될 수 있는 폭넓은 운동들을 반영한다. 그것은 여행할 때 갖고 가기 좋은 것이며, 전체-기구 세션의 이상적인 보완물이며, 매트 운동 클래스에 도전과 흥미를 더하기 위해서 사용하기 위한 멋진 부속품이다.

서클은 몸을 정렬시켜 유지하거나 사지를 바람직한 자세로 유지하기 위해서 그냥 사용될 수 있다; 예를 들어, 가슴 맞은 편 또는 머리 위에서 팔 사이로 그것을 잡고 있는 것. 또는 그것은 어떤 근육군의 연속적인 활성화를 북돋기 위해서 사용될 수 있는데, 예를 들어, 모음근의 인게이지 유지를 돕기 위해서 다리 사이로 그것을 잡고 있는 것. 또한 그것은 움직임의 저항을 더하거나 조화 수준을 높이기 위해서 사용될 수 있다.

하나 또는 둘의 근육군들을 운동시키는 약간의 "새로운" 도구가 피트니스 시장에 넘쳐나고, 수백만 개나 팔리는 것을 볼 때 나는 자주 놀란다; 종종 매직 서클은 그것과 동일한 근육군을 운동시키고 더 많은 것을 한다. 예를 들어, 한 인기 있는 장비는 모음근을 운동시키는 안쪽-허벅지 기구인데 바로 그것이다. 매직 서클은 마찬가지로 모음근들을 운동시킬 뿐만 아니라, 벌림근, 햄스트링, 복근, 등 폄근 및 팔을 운동시킨다. 그 비밀이 알려지고 있어서 매직 서클은 마침내 인정받고 있다.

여러 형태의 매직 서클들이 모든 가능한 패키지로 이제 구할 수 있다. 일부는 다른 것보다 더 큰 저항을 제공한다; 일부는 수퍼-라이트 재료로, 다른 것들은 더 무거운 것으로 만들어졌다. 당신의 라이프스타일과 필요에 맞는 것을 선택해라. 저항 면에서, 무거운 것보다 가벼운 것이 더 좋다. 당신이 자주 여행을 다니면서 서클을 여행 친구로 만들려면, 울트라-라이트 형태를 구해라. 그것을 스튜디오에서 써서 연속적인 사용 요구에 견디기 위해서는 제일 오래 가는 재료로 제작된 것을 구해라. 비록 무겁더라도.

매직 서클로 실행되는 동작 범위는 있다고 하더라도 매우 적다. 그것은 등장성 수축이라기 보다는 등척성 수축에 더 가깝다. 그 역학은 느린 움직이라기 보다 펌핑 동작이다.

초급

근육 포커스

- 가슴근(흉근)

목적

- 어깨 수평 모음근의 강화

암 벤트
Arm Bent

이것은 가슴근을 개발하기 위한 재미있고, 효과적인 운동이며, 그것이 요구하는 펌핑 동작은 매직 서클과 궁합이 잘 맞는다. 매 펌핑에 가슴근이 동원되는 것을 느껴라. 팔로 만드는 타원 모양을 일관되게 유지하고 팔을 서로 짜는 동안 손목을 굳건하게 유지해라.

이미지화 하기

비록 이 이미지가 약간 도식적으로 보일 수도 있지만, 매 펌핑에 가슴근에 반동을 주려고 노력을 해라. (이것은 남성과 여성 둘 다에 효과가 있는데, 여성이 그 이미지에 보다 바로 연관될 수 있다.)

- □ 이상적인 정렬을 내내 유지해라.
- □ 어깨뼈 안정에 초점을 두어라.
- □ 작은 펌핑 동작을 만들어라.

변형 / VARIATION

이 운동은 팔을 펴서 할 수도 있으며, 어깨 수평 모음근을 더욱 도전 시킨다.

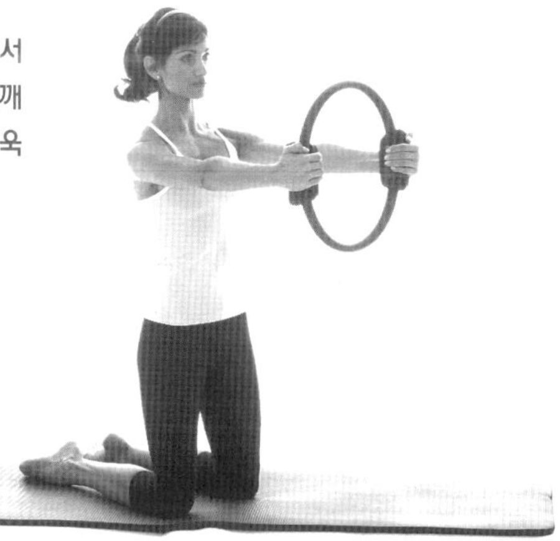

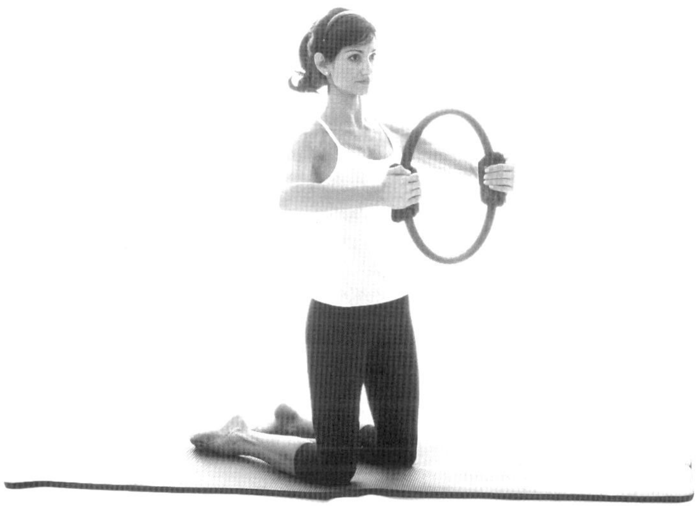

《들이쉬기》 큰 볼에 앉거나, 무릎을 꿇거나, 또는 똑바로 서 있는 동안, 팔꿈치를 약간 굽혀서 복장뼈 바로 앞에서 서클을 잡아라.

《내쉬기》 팔을 수평으로 모으면서, 서로 눌러라.

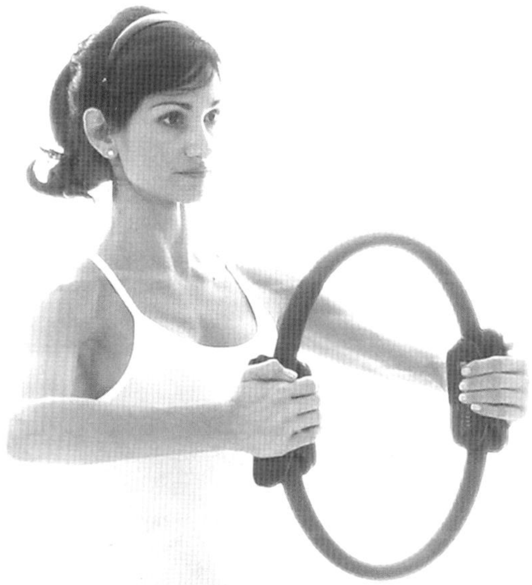

《들이쉬기》 서클의 장력을 유지하면서, 작게 펌프질을 계속해라. 출발 자세로 되돌아가라.

매직 서클

팔 운동 / Arm work

초급

근육 포커스

• 가슴근(흉근)

목적

• 가슴근 강화

암 오버헤드

Arms Overhead

이 팔 운동은 보기보다 힘들다. 어깨뼈 안정을 유지하고 어깨와 목의 긴장을 피하는 것은 충분한 도전이 된다. 팔 움직임을 더하는 것이 훨씬 더 힘들게 만든다. 이 운동은 난이도가 높아서 대부분의 사람들에게 이 운동은 등척성이 된다 — 팔을 서로 미는 동안 그것들은 가만히 유지된다.

이미지화 하기

이 운동은 반드시 광륜(halo)의 이미지를 떠올려 준다.

□ 운동 내내 이상적인 몸 정렬을 유지해라.

□ 어깨뼈 안정에 초점을 맞춰라.

□ 팔을 들어 올리는데, 어깨를 올리지 않고서 오로지 어깨 유연성이 허용하는 만큼만 높게 올려라.

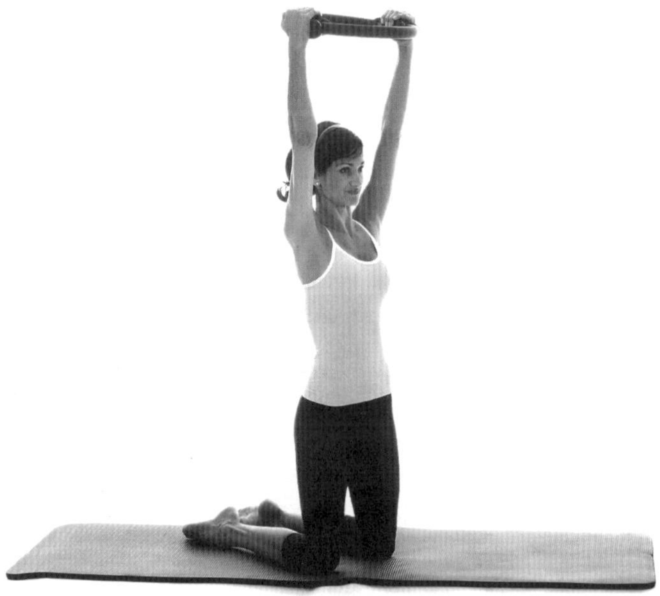

《들이쉬기》 무릎을 꿇거나, 똑바로 서서, 팔로 서클을 잡고 머리 위로 뻗어라.

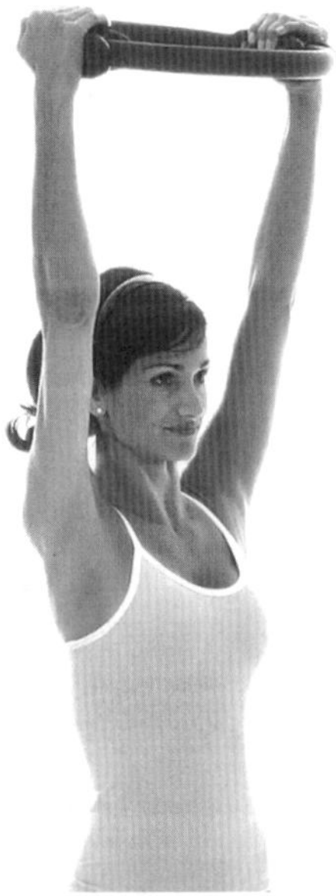

《내쉬기》 팔을 모아, 서로 눌러라.

《들이쉬기》 서클의 장력을 유지하면서, 작게 펌프질을 계속해라. 출발 자세로 되돌아가라.

싱글-암 사이드 프레스
Single-Arm Side Press

초급

근육 포커스
- 넓은등근(광배근)
- 가슴근(흉근)

목적
- 어깨 모음근 강화

이 운동은 펌핑 동작을 하기 전에 어깨 모음근, 특히 넓은등근을 인게이지 시키고, 절차 내내 그것들을 계속 인게이지 시킬 것을 요구한다. 어깨뼈 안정을 유지하고 팔꿈치를 약간 굽히고 있는 것이 중요하다; 움직임은 위팔오목관절에서만 생겨야만 한다.

이미지화 하기

다리 옆을 토닥거리려고 하는 것을 상상해라. 그러나 공기가 두껍고, 젤 같아서 당신이 거기에 닿을 수가 없다. 그러나 당신은 끈질기게 계속한다.

- □ 운동 내내 이상적인 몸 정렬을 유지해라.
- □ 어깨뼈 안정을 유지해라.
- □ 목과 어깨 긴장을 풀어라.

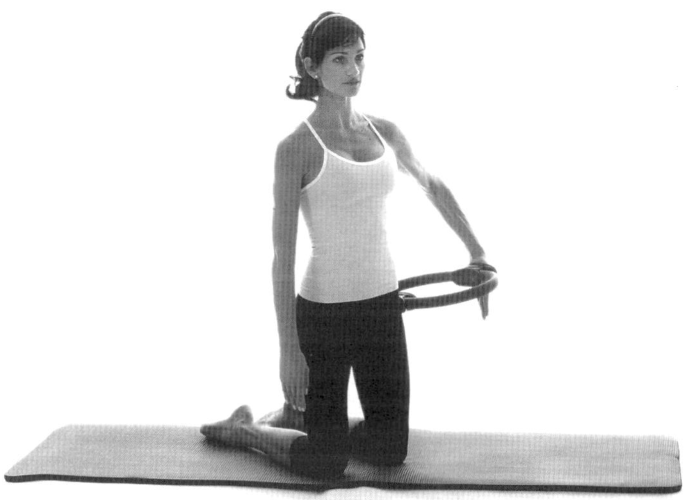

《들이쉬기》 무릎을 꿇거나, 똑바로 서서, 한 손으로 서클을 잡아서, 힙 관절 바로 밑인 허벅지 옆에 대고 있어라. 팔꿈치는 약간 굽히고 어깨를 약간 내회전 시켜라.

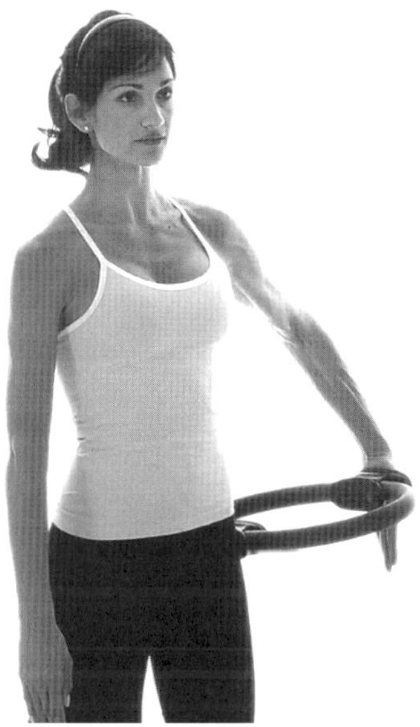

《내쉬기》 어깨를 모아, 손을 허벅지 쪽으로 눌러라.

《들이쉬기》 서클의 장력을 유지하면서, 작게 펌프질을 계속해라. 출발 자세로 되돌아가라.

근육 포커스
- 두갈래근(이두박근)

목적
- 팔꿈치 굽힘근 강화

싱글-암 바이셉스
Single-Arm Biceps

이것은 간단하지만 효과적인 두갈래근 운동이다. 나는 이것을 몇 년 전에 목록에 추가했는데, 서클을 사용해서 팔과 상체를 위한 보다 포괄적인 운동을 제공하기를 원했을 때다. 이 운동을 천천히 하며, 팔을 위로 들어 올리게 하기 전에 몇 초 동안 서클을 누르고 있어라.

이미지화 하기

이것은 항상 아프리카의 이미지를 상기시켜 주는데, 내가 자란 곳이다. 거기서 사람들은, 특히 여성, 매우 무거운 물건을 머리에 지고 다니는데, 종종 한 팔로 균형을 잡고 간다. 그들의 자세는 완벽하면서 강하고 그들은 우아하게 걷고 있으며, 그들의 머리로 가해지는 막대한 하중에 방해를 받지 않고 홀가분하다. 나에게 이것은 완벽한 정렬과 균형잡힌 몸의 전형적인 예가 된다.

- □ 서클을 똑바로 밑으로 눌러라.
- □ 손가락이 아닌 손바닥으로 밑으로 눌러라.
- □ 서클을 어깨에 놓을 편안한 위치를 찾아라.

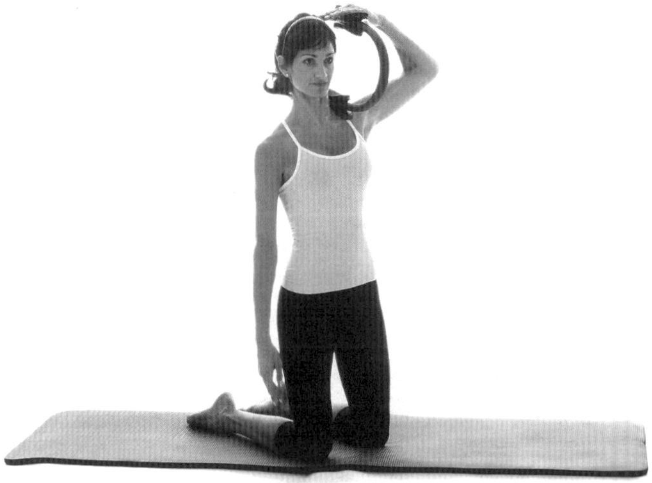

《들이쉬기》 무릎을 꿇거나, 똑바로 서서, 한 손으로 서클 꼭대기를 잡고 아래쪽을 어깨에 대는데, 관절 바로 위다. 팔꿈치를 굽혀서 바깥 옆으로 뻗어라.

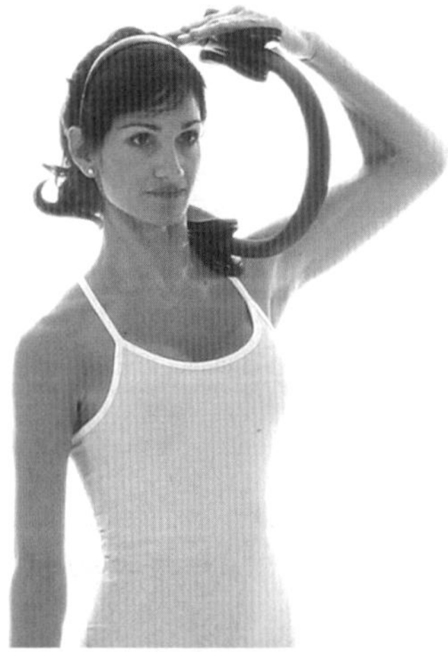

《내쉬기》 손을 어깨 쪽인 밑으로 누르고, 팔꿈치를 더 굽혀라.

《들이쉬기》 서클의 장력을 유지하면서, 팔을 들어올리고, 난 다음 다시 밑으로 눌러라. 출발 자세로 되돌아 가라.

어버브 니이-싯티드 (무릎 위 — 앉아서)

Above Knees - Seated

근육 포커스

- 힙 모음근(내전근)

목적

- 힙 모음근 강화

이것은 간단하고, 효과적인 힙 모음근 운동이다. 그러나, 당신은 그것을 전신 운동으로 보아야 하는데, 몸통, 머리, 골반 및 발의 정렬에 중점을 두고 있다.

힙 모음근 그룹은 다른 위치들에서 기시하고, 종지하는 여러 개개 근육들로 구성되어 있다. 힙 모음근을 약간 다르게 운동시키기 위해서 매직 서클의 위치를 바꿔라; 각 자세는 그것 자신의 방식으로 근육들을 인게이지 시킨다.

이미지화 하기

매직 서클 힙-모음근 운동들의 전체 시리즈는 앉거나, 엎드리거나, 바로 누워서 하는 것에 상관이 없이, 몸의 나머지의 견고한 정렬에 영향을 주지 않고서 힙 관절을 자유롭게 움직이는 것에 관한 것이다. 그 느낌은 넙다리뼈의 머리가 부드러운 겔 속에서 움직이고 있거나 아니면 걸쭉한 죽을 젓고 있는 스푼처럼 느낄 것이다.

- □ 안쪽 허벅지에서 서클이 빠지지 않고 끼울 편안한 위치를 찾아라.
- □ 양 다리로 같은 힘으로 밀어라.

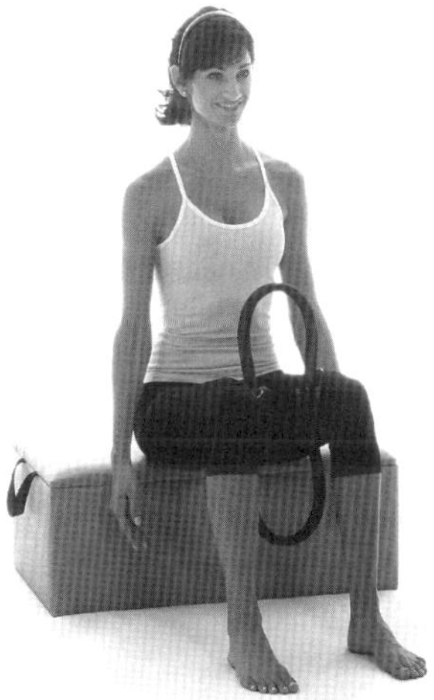

《들이쉬기》 힙과 무릎을 90°로 굽혀서 똑바로 앉아라. 무릎 바로 위, 다리 사이에 서클을 놓고, 힙 모음근으로 그것을 눌러라.

변형 / VARIATION

무릎 바로 밑에 그리고 발목 바로 위에 매직 서클을 놓고 해 보아라. 발목 바로 위에 서클을 놓는 것은 발 근육뿐만 아니라, 힙 모음근을 운동시킨다. 그 느낌은 발이 바닥을 가로질러 미끄러지면서 다리가 서로를 향해서 미끄러지는 느낌일 것이다.

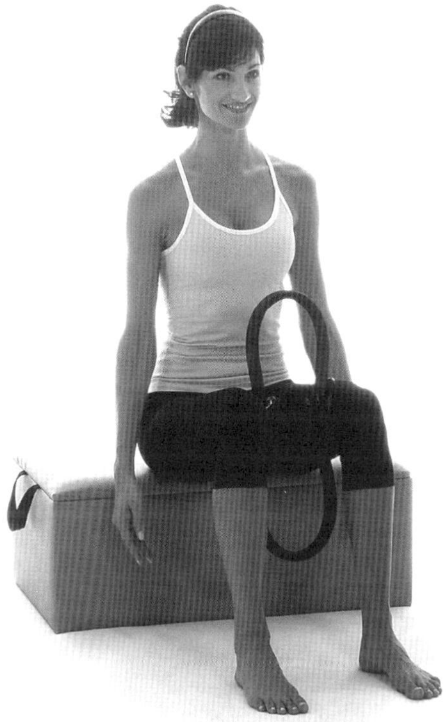

《내쉬기》 힙을 모아서, 다리를 서로 눌러라.

《들이쉬기》 서클의 장력을 유지하면서, 작게 펌핑을 계속해라. 출발 자세로 되돌아가라.

근육 포커스
- 힙 모음근(내전근)

목적
- 힙 모음근 강화
- 골반-허리 안정 개발

니이 수파인 (무릎 — 바로 누워)
Knees - Supine

비록 이 운동이 힙 모음근들을 강화시키는데 초점을 두고 있더라도, 그것은 좋은 복부 체력과 특별한 골반-허리 조절을 요구한다. 이에 더해서, 그것은 골반바닥 근육을 운동시키는 최적 자세이다. 만약 당신이 복부 체력이 부족하다는 생각이 든다면, 그 대신 변형을 실행해라.

이미지화 하기

나는 꼬리뼈를 '다리 사이로 들어 올린 꼬리' 라고 상상하는 것을 좋아하며, 그것은 서로 당겨진 좌골을 들어 올린다. 복근을 움푹 파이게 하고 다리를 서로 조이는 동안 이것을 상상해라. 이것은 골반 바닥과 복근 복합체를 동원시키고, 힙 모음근들의 운동을 심화 시킨다. 그러나, 이것은 그 골반을 밑으로 밀어 넣게 (후방 기울기) 해서는 절대 안 된다.

- □ 좋은 골반-허리 조절 및 척추 정렬을 유지해라.
- □ 힙과 무릎을 일정한 각도로 유지해라.

변형 / VARIATION

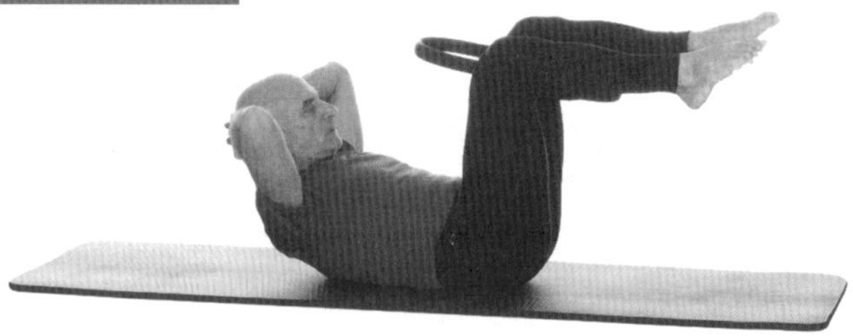

복부 체력이 제한되어 있을 경우, 중립척추 자세를 유지하는 대신 허리를 바닥에 평평하게 유지해라. 이것은 골반을 약간 후방 기울기로 만든다. 만약 허리가 올라가서 아치 모양을 만들기 시작한다면(과다전만), 복근을 더 깊이 당겨서 상부 몸통을 전방 굽힘으로 들어 올려라. 손가락을 깍지 껴서 머리 뒤로 놓아서 머리를 받혀라. 만약 이 자세가 등에 스트레스를 줄 경우, 발을 바닥에 대고 이 운동을 실행해라.

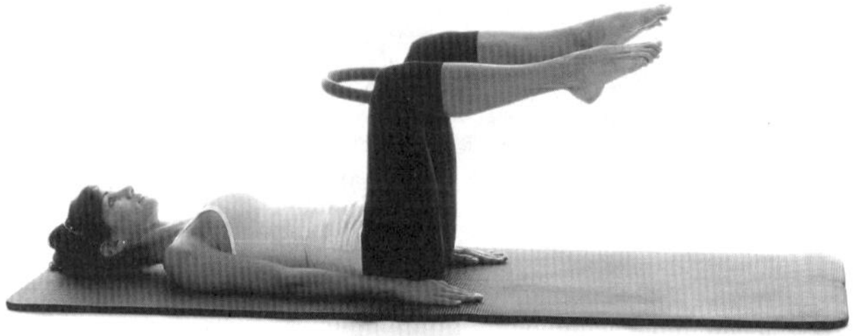

《들이쉬기》 힙과 무릎을 90˚로 (테이블탑) 만들고서 중립 척추 자세로 바로 누워라. 무릎 바로 위, 허벅지 사이에 서클을 놓아라.

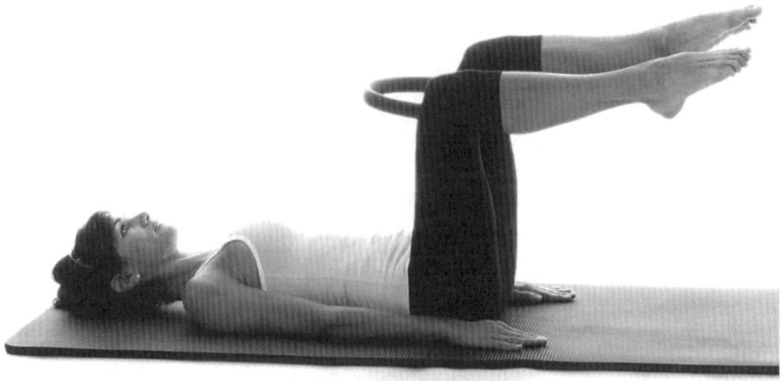

《내쉬기》 힙을 모아서, 다리를 서로 눌러라. 테이블탑 자세를 유지하는데, 힙과 무릎을 90˚로 그리고 정강이를 서로 그리고 바닥과 평행되게 두어라.

《들이쉬기》 서클의 장력을 유지하면서, 작게 펌핑을 계속해라. 출발 자세로 되돌아가라.

앵클 — 수파인 (발목 — 바로 누워)
Ankles - Supine

이전 운동처럼, 이것은 힙 모음근을 강화시키고, 좋은 복부 체력과 특별한 골반-허리 조절을 요구한다. 다시, 그것은 최적 자세를 제공하는 장점을 갖고 있는데 거기서 골반바닥 근육을 운동 시킨다. 그러나, 다리가 똑바로 있기 때문에, 지레팔이 더 길어서, 복근과 엉덩이 굽힘근의 일을 확대하고 매우 높은 조절 수준을 요구한다.

복부 체력이 부족한 사람들은 변형 자세를 이용해라.

이미지화 하기

꼬리 이미지로서 꼬리뼈는 다리를 서로 조이는 동안 잘 먹힌다. 골반바닥 근육들과 복근 복합체의 동원은 힙 모음근의 운동을 심화 시킨다.

□ 좋은 골반-허리 조절 및 척추 정렬을 유지해라.

□ 다리를 바닥과 일정한 각도로 유지해라.

□ 목과 어깨의 긴장을 풀어라.

변형 / VARIATION

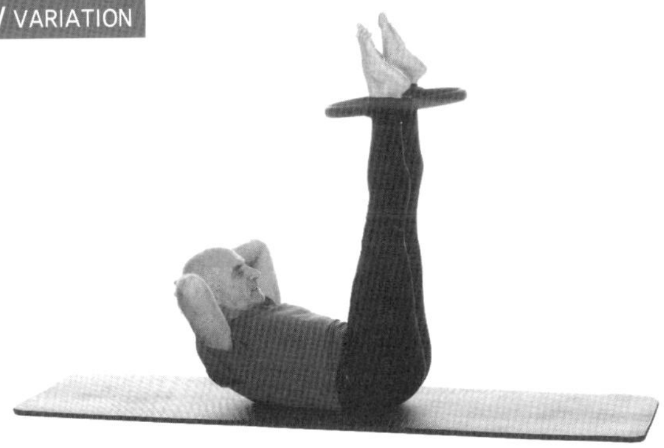

허리가 올라가서 아치 모양을 만들기 시작한다면, 복근을 더 깊이 당겨서 몸통 굽힘으로 들어 올리고, 손가락을 깍지 껴서 머리 뒤로 놓아라. 다리를 90° 와 가깝게 더 높이 들어 올려라. 힙을 외회전 시켜서 실험해 볼 것을 권장한다. 때때로 당신은 다리를 외회전 (밖으로 벌림) 시켜서 그 근육들을 더 깊숙이 수축시키고 더 좋은 척추 지지를 유지할 수 있다. 이 자세가 너무 힘들다면, 무릎을 약간 굽혀라.

근육 포커스

- 힙 모음근(내전근)

목적

- 힙 모음근 강화
- 골반-허리 안정 개발

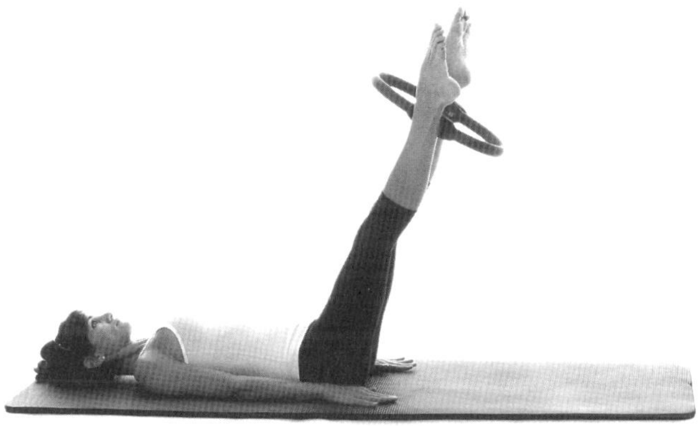

《들이쉬기》 (복부 체력과 골반-허리 안정에 따라서: 다리를 낮출수록, 운동이 더 힘들어진다.) 다리를 바닥과 60°에서 90°로 펴서 중립척추 자세로 바로 누워라. 발목 바로 위, 다리 사이에 서클을 놓아라.

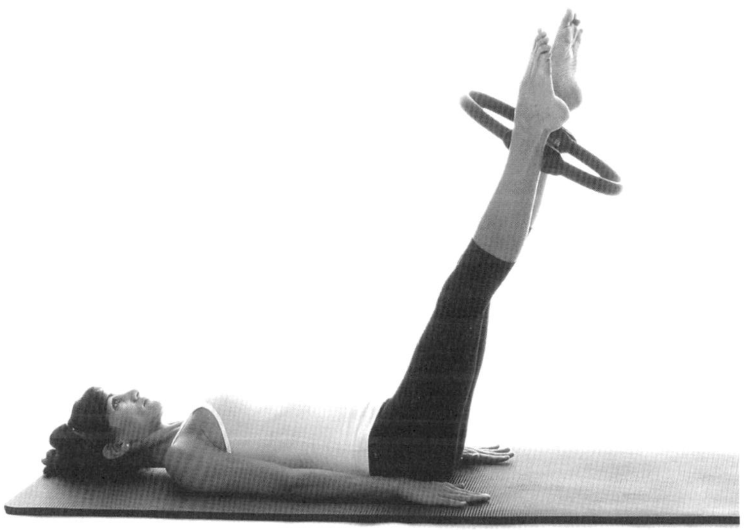

《내쉬기》 힙을 모아서, 다리를 서로 조여라.

《들이쉬기》 서클의 장력을 유지하면서, 작게 펌핑을 계속해라. 출발 자세로 되돌아 가라.

니이 벤트 — 프론 (무릎 굽히고 — 엎드려)

Knees Bent - Prone

근육 포커스

- 힙 모음근(내전근)
- 힙 폄근

목적

- 힙 모음근 및 힙 폄근 강화
- 골반-허리 안정 개발

이 운동은 힙 모음근과 힙 폄근의 체력을 기르는 것에서 특출하다. 운동 내내 무릎을 굽히고 허벅지를 들어 올리고 있는 것이 힙 폄근들의 운동을 극대화 시키고, 햄스트링의 두 기능을 사용한다(무릎 굽힘 및 힙 폄). 골반을 전방으로 기울이고 허리를 과다 폄하는 경향을 피해야 하는데, 그것은 등의 이 부위에 스트레스를 준다. 이것은 특히 엉덩이 굽힘근이 긴장되어 있거나 아니면 복근이 충분하게 인게이지 되지 않아서 일반적으로 긴장된 엉덩이 굽힘근이 만드는 전방 당김에 맞서지 못할 때 관련이 있다. 이 상황에서 가장 큰 영향을 주는 엉덩이 굽힘근은 넙다리곧은근(대퇴직근)이다. 그러한 경우, 복근을 더 깊이 당기고 두덩 결합을 전방으로 밀어서 골반의 후방 기울기를 강조시켜라. 필요 시, 복부 부위 밑에 작은 쿠션을 놓아서 골반의 후방 기울기 경향의 자세를 만드는 것을 도와서 골반 전방 기울기를 막아라.

이미지화 하기

몸은 팽팽하게 시위가 당겨진 활처럼 느껴져야 할 것이다. 발을 서로 조이면서 천장을 향해서 위로 더 높이 들어 올리는 동안, 그 활은 더 팽팽해지고 아크는 더 강조된다.

- □ 다리를 서로 조이기 전에 힙을 펴고, 줄곧 펴서 있어야 한다.
- □ 무릎의 일관된 90° 굽힘을 유지해라.
- □ 다리를 서로 조일 때, 힙을 외회전시키지 말고 평행으로 유지해라.

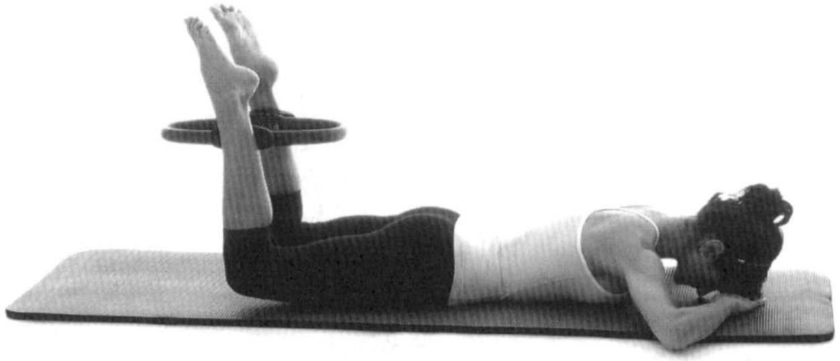

《들이쉬기》 무릎을 90˚로 굽혀서 똑바로 엎드려서 허벅지를 매트에서 들어 올려라. 발목 바로 위, 다리 사이에 서클을 놓아라. 이마를 손에 대고 있어라.

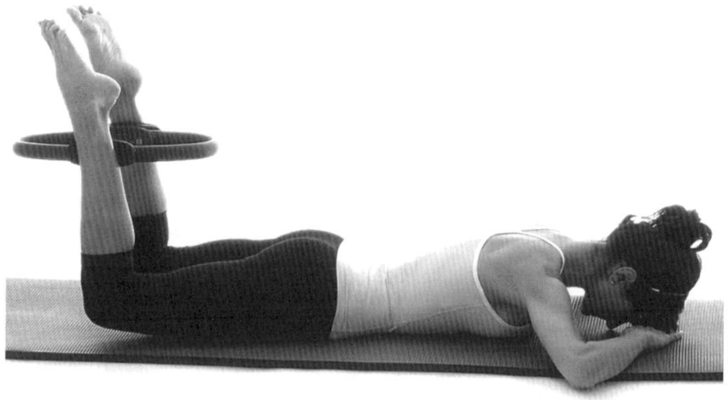

《내쉬기》 힙을 모아서, 다리를 서로 조인다.

《들이쉬기》 서클의 장력을 유지하면서, 작은 펌핑을 계속해라. 출발 자세로 되돌아 가라.

니이 스트레이트 — 프론 (무릎 펴고 — 엎드려)

Knees Straight - Prone

이전 운동처럼, 이것은 힙 모음근과 힙 폄근의 체력을 기르는 것에 특효이다. 움직임 내내 허벅지를 매트에서 들어 올리고 있으면서 모음근을 수축하는 것은 깊은 힙 폄근 운동을 조장한다. 골반을 전방으로 기울이는 경향을 피해라. 비록 무릎이 지금 펴 있어서, 팽팽한 엉덩이 굽힘근을 풀고 있어도, 지레팔이 길어져서, 힙 폄근과 등 폄근에 난이도를 증가시키고, 높은 수준의 조절을 요구해서, 허리에 잠재적으로 스트레스를 줄 수 있다.

이미지화 하기

이 운동에 활 이미지가 훌륭한 것이다. 이 경우 그 느낌은 다리를 조임에 따라서 활 모양으로 길어지는데, 높게 들어 올리는 느낌은 아니다.

- □ 다리를 서로 조이기 전에 힙을 펴고, 줄곧 펴서 있어야 한다.
- □ 운동 내내 복근을 강하게 유지해라.
- □ 목과 어깨의 긴장을 풀어라.

근육 포커스

- 힙 모음근(내전근)
- 힙 폄근

목적

- 힙 모음근 및 힙 폄근 강화
- 골반-허리 안정 개발

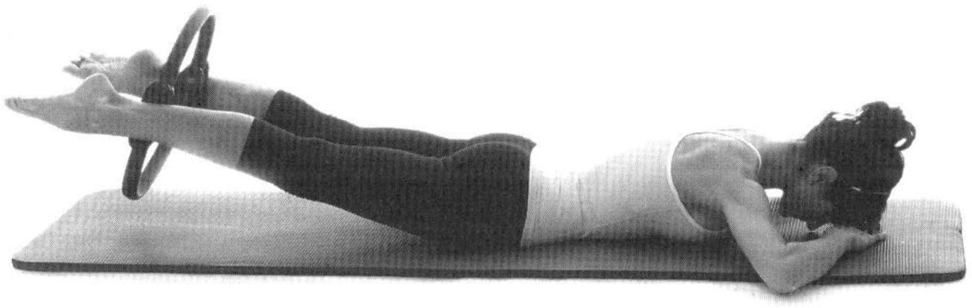

《들이쉬기》 다리를 펴서 똑바로 엎드려서 허벅지를 매트에서 들어 올려라. 발목 바로 위, 다리 사이에 서클을 놓아라. 이마를 손에 대고 있어라.

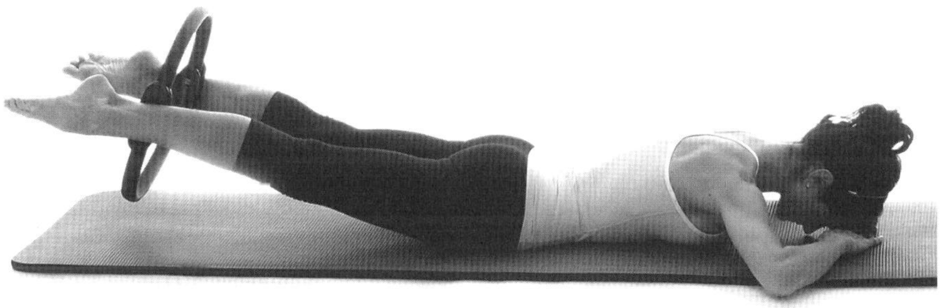

《내쉬기》 힙을 모아서, 다리를 서로 조인다.

《들이쉬기》 서클의 장력을 유지하면서, 작은 펌핑을 계속해라. 출발 자세로 되돌아 가라.

햄스트링
Hamstring

근육 포커스
- 햄스트링

목적
- 힙 폄근 강화
- 골반-허리 안정 개발

내 학생 중의 하나가 몇 년 전에 이 멋진 햄스트링 컬 운동을 찾아 내었다. 그 이후로 그것은 다듬어져서 힙 폄이라는 요소가 그것에 더해졌다. 이 운동의 있음직한 단점이 있다고 할 때, 무릎이 매우 작은 동작 범위 안에서 움직이는 것이다. 그러나, 목적이 작은 동작 범위거나 등척성 수축일 경우, 이것은 장점으로 밝혀질 것이다. 나는 골반을 처음부터 후방 기울기 쪽으로 지향할 것을 권한다. 그것은 전방으로 기울이는 경향을 맞설 것이어서, 허리를 과다폄으로 가는 것을 막아 준다. 필요한 경우, 복부 부위 밑에 쿠션을 사용해서 후방 기울기를 조장하도록 도와라.

이미지화 하기

활 자세를 상상해라. 그리고 아크 모양을 더 강조시키는 햄스트링 컬을 더해라. 편 다리가 움직임을 위한 고정을 제공하는 동안 운동 다리로 활 모양을 유지해라. 편 다리로 매트를 누르는 것은 다른 다리를 매트에서 떨어뜨려 올리고 있는 것을 도울 것이다.

- □ 뒤꿈치를 밑으로 누르기 전에 굽힌 다리의 힙을 펴고, 줄곧 그것을 펴고 있어라.
- □ 운동 다리를 외회전시키지 말고 허벅지를 서로 가깝게 유지해라.
- □ 운동 내내 복근활성화를 유지해라.

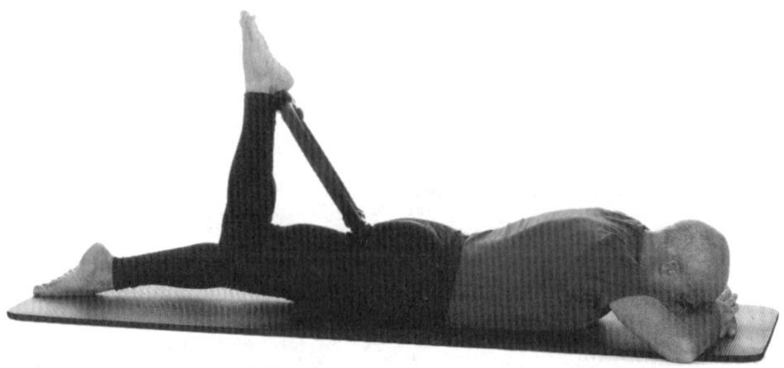

《들이쉬기》 똑바로 엎드려서 한 다리는 펴고 다른 다리는 무릎에서 굽혀라. 굽힌 다리를 매트에서 약간 들어 올려라. 서클을 볼기근 밑에 대고 굽힌 다리의 뒤꿈치 뒤에 놓아라. 이마를 손에 대고 있어라.

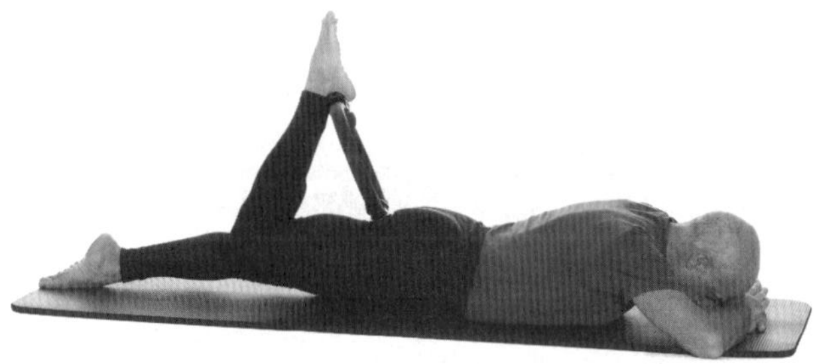

《내쉬기》 무릎을 더 굽히고, 뒤꿈치를 골반 쪽으로 눌러라.

《들이쉬기》 서클의 장력을 유지하면서, 작은 펌핑을 계속해라. 출발 자세로 되돌아 가라.

스완 (백조)

Swan

매직 서클

등 펴기 / Back extension

중급

근육 포커스

- 등 폄근

목적

- 등 폄근 강화
- 어깨 굽힘근 조절 개발

이 백조 운동은 허리가 아니라 상부 및 중간-등에 초점을 맞춘다. 허리는 종종 과다활성적이어서, 중간 및 상부 등 근육들의 동원을 방해하는 경향이 있다. 힙을 펴고 다리를 들어 올리는 것은 허리를 곧바로 활성화시켜서 그 운동의 초점을 잃게 만든다. 이러한 이유로 다리는 바닥에 붙이고, 실제로 움직임에 관여시키지 않는다.

팔을 몸통과 선을 이루게 유지시키는데 있어서 어깨 굽힘근이 두드러지게 특징을 이룬다. 이상적으로, 팔은 귀 맞은 편 또는 귀 바로 아래에 선을 이룬다. 머리와 척추의 선을 확실하게 이루게 해서, 밑과 약간 앞을 보는 대신 똑바로 앞을 보려고 들어 올리는 경향을 피해라.

변형 / VARIATION

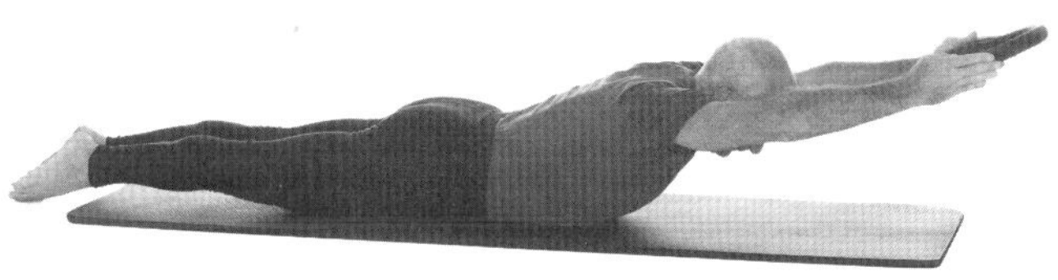

이 운동을 약간 쉽게 만들기 위해서, 수평 자세인 바닥과 평행으로 서클을 잡아라. 이 방식으로, 등과 어깨는 덜 도전적인 자세에서 시작하며, 높게 들어 올리라고 요구되지 않는다.

이미지화 하기

이것은 난이도 있는 등 펴기 운동으로 매트 운동 수업 속으로 멋지게 통합된다. 나는 광륜(halo) 이미지를 사용하는 것을 좋아하는데, 비록 그 서클이 광륜 자세로 있지 않더라도 그렇다. 이러한 이미지는 머리와 팔 사이의 관계를 일관되게 유지시킨다.

□ 운동 내내 힙을 모아라.

□ 높이가 아니라 길이에 초점을 맞춰라.

□ 팔, 머리 및 몸통을 하나의 단일체처럼 움직여라.

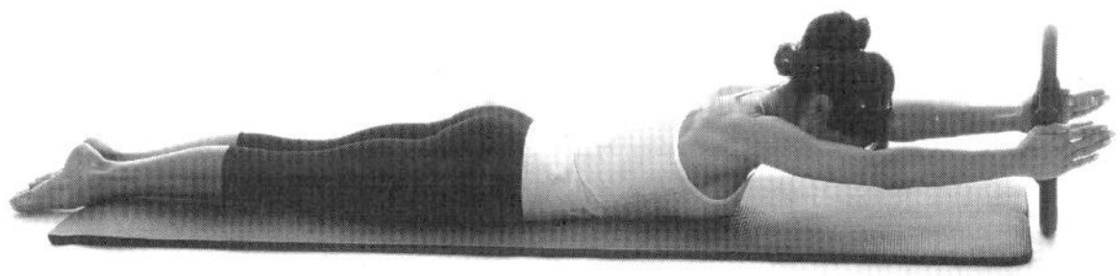

《들이쉬기》 똑바로 엎드려서 팔을 펴서 머리 위로 뻗어라. 손바닥 사이로 서클을 잡아라.

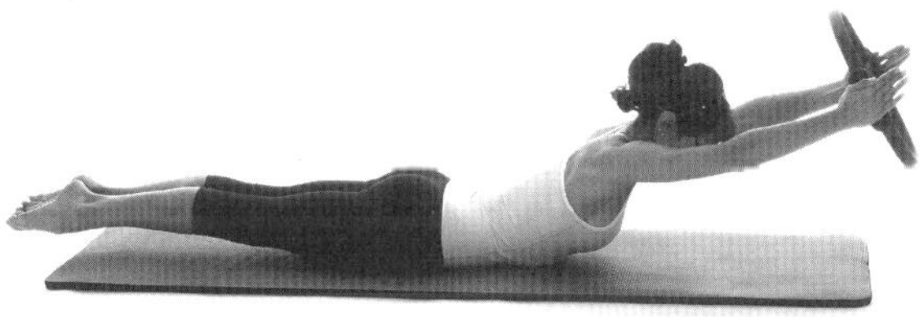

《내쉬기》 상체와 다리를 들어 올리면서, 팔을 서로 밀어라.

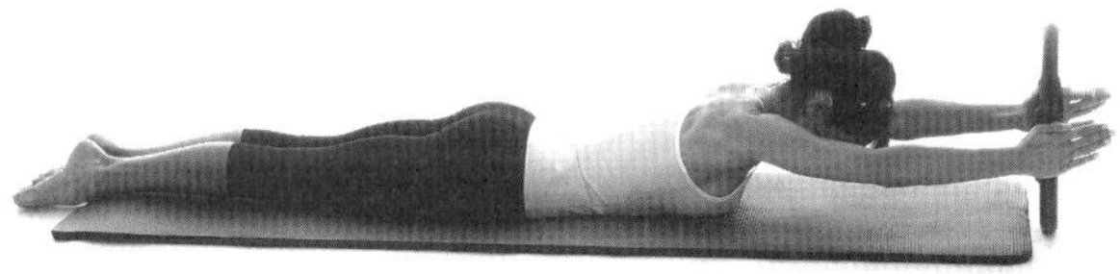

《들이쉬기》 서클의 장력을 유지해라. 출발 자세로 되돌아 가라.

12

| 제 12 장 | 운동 루틴 샘플

/ Sample Exercise Routines

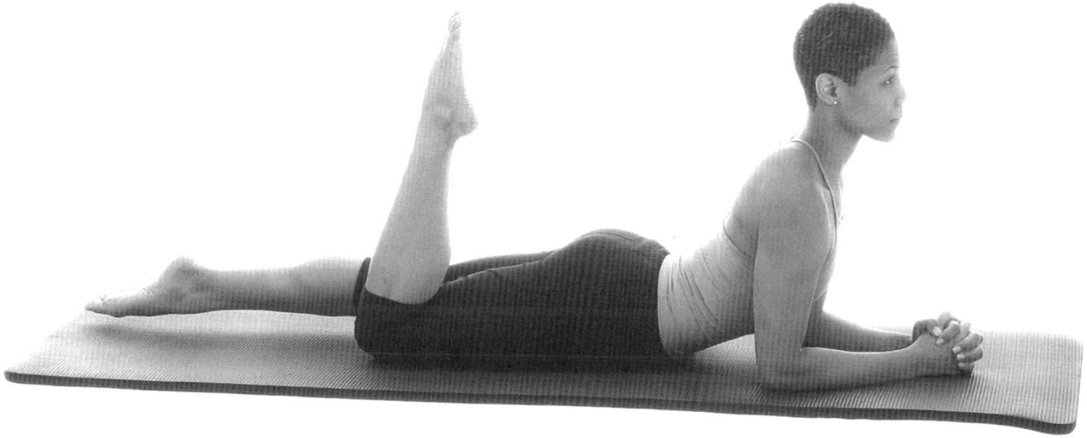

이 장에서,

필라테스 연습을 하는데 있어서 사용할 수 있는 여러 샘플 운동 루틴들을 제공한다. 이것들은 당신이 운동에 정통해지고, 그것들을 3장에 기술된 포괄적 블록 시스템 안에서 효율적으로 차례로 배열하는 법을 배우게 도울 것이다. 이것은 다음 루틴들 안에서 내가 제안하는 순서로 운동들을 연습해야만 하는 것을 뜻하지 않는다. 나는 다른 상황에 적응할 수 있는 것이 중요하다고 믿는다. 그러나 블록 시스템을 사용하는 것은 긍정적인 결과를 조장하는 구조를 제공하고 수많은 선택을 할 수 있는 문을 열어 준다. 예로, 팔 운동을 위해 무슨 운동을 해야 하는가를 결정할 때, 당신은 그 때에 목적에 최대로 어울리는 풍부한 운동들에서부터 상체 운동들을 선택할 수 있다. 실제로 팔 운동 모음집인, *팔 시리즈* 선정에서 선택할 수 있는데, 그것은 함께 보완적이고, 통합된 운동 단위체를 형성한다. 똑같은 일이 복근 운동, 가쪽 굽힘, 등 펴기 및 다른 블록들로 간다. 당신은 각각의 블록을 위한 운동들의 시리즈 또는 개개 운동들을 선택할 수 있다. 정해진 루틴들을 (여기서 제공된 것들과 당신이 고안한 다른 것들) 연습하는 것이 유리하다. 그러면 그것들은 제2의 천성이 되고 당신의 근육 기억 속에 각인된다. 블록 시스템은 움직임 패턴을 강화시킨 것과 그 운동을 일상적으로 반복적으로 되게 해주는 것 사이의 명확한 선을 긋도록 당신을 안내하게 도울 것이다.

운동 순서
Sequencing Exercises

당신이 운동을 배워 왔다면, 그때 그것들을 포괄적이면서, 흘러가는 루틴 속으로 통합해야만 한다. 특히 매트 운동은 아주 매끄러운 전환 및 방해 받지 않은 흐름에 적합하다. 처음부터 끝까지 하나의 연속적인 움직임. 이것은 셋업의 첫 호흡과 함께 시작해서 끝에 이완하는 마지막 호흡까지 계속된다.

나는 수년간의 무용과 아쉬탕가 요가뿐만 아니라, 태극권과의 친숙함에 의해서 큰 영향을 받아 왔다. 이러한 수련법들은 모두가 연속적인 움직임이라는 성질을 함께 한다. 4장에서 설명했듯이, 나의 매트 운동 블록 시스템은 내가 *흐름 순서* (*flow sequences*)라고 부르는 것을 통합하고, 흐름은 각각의 운동, 순서 및 루틴 안에서 내재하는 성질이다. 비록 기구에서 운동할 때 동일한 정도의 흐름을 유지하는 것이 더 힘들더라도, 부드러움과 연속성, 깊은 집중 및 내적 초점이라는 느낌을 항상 경험해야만 한다. 흐름의 성질은 많은 이점을 갖고 있다. 기분 좋게 느껴지고 아름답게 보이는 것을 돕는 것은 제쳐 놓더라도, 그것은 생리학적 이점을 제공한다; 그것은 심혈관 영향을 높이고, 체온을 올리고, 근내구력을 쌓는다. 또한 흐름은 정신적인 이점도 갖다 주는데, 집중과 긴장의 이완 따위이다. 이러한 특징들은 함께 모아져서 내가 *동작 명상* (*meditation in motion*)이라고 부르는 상태로 절정을 이룬다.

순서대로 흘러가는 것을 만들기 위해 운동 전환을 창조하는 것은 흥미를 불어 일으키는 과정이다. 매트뿐만 아니라, 기구 상에서 그 전환은 그 루틴의 필수적인 일부로서 연출돼야만 하는데, 그래서 거기에는 멈춘다든지, 다시 자세를 잡든지, 다시 시작할 필요가 없다. 동작을 분리하는 것은 에너지를 낭비하고 집중을 망가뜨린다. 동시에, 비록 전환이 중요하더라도, 그것은 운동들의 순서를 좌우해서는 절대 안 된다는 것을 염두에 두어라. 그 순서는 생리학적 기본 원칙, 동작 평면, 근육군 및 안정한 진행의 고려에 의해서 결정돼야만 한다. 이것이 블록 시스템의 전제이다.

이어지는 가이드라인들은 당신을 도와서 한 세션을 작성하는 것을 도울 것이다. 동일한 가이드라인이 모든 세션에 적용되는데, 그것이 매트에서 하거나 아니면 기구에서 하거나에 상관 없고, 그것이 초급이거나 상급에 상관 없다. 한 프로그램을 효과적으로 만들고 연속적인 이득을 보기 위해서 염두에 둘 것은, 점차적으로 그리고 일관되게 운동들을 더욱 난이도를 높게 만드는 것이다. 효과적인 지시, 고무 밴드 따위의 보조 자료의 사용, 운동들의 변형, 저항의 조정 및 더 힘든 변형의 소개 (비슷한 근육에 초점을 맞춘) 들 모두가 이 목적을 이루는 것을 도울 것이다.

- 덜 힘든 운동에서 더 힘든 것으로 전개하는 세션을 개발해라.
- 세션의 초기에 큰 근육군 운동을 수행해라.
- 세션의 초기에 위험성이 낮은 운동을 수행해라.
- 프로그램에서 동작 범위, 저항, 복잡성 및 스피드의 사용을 점진적 수행해라.
- 한 세션 동안 가급적 많은 근육들을 다뤄라.
- 근육들의 다양한 기능을 연습: 안정과 가동성
- 근육 수축의 모든 유형을 포함: 등척성, 동심적 및 원심적.
- 모든 동작 범위를 포함 시켜라: 굽힘, 회전, 가쪽 굽힘, 폄, 및 이것들의 조합.
- 일차적 관절들과 그것들의 움직임에 따라서 운동들의 균형을 맞춰라 (예: 힙 굽힘, 힙 폄, 힙 벌림, 힙 모음, 힙 회전)
- 전반적으로 훌륭한 균형을 유지하고 있으면서 개개인의 필요에 기초를 두고서 특정 부위를 강조해라.
- 적절한 웜업 이후에 보다 난이도 있는 운동을 포함해라.
- 적당한 시기에 균형과 고유수용에 초점을 둔 운동을 더해라.
- 몸과 정신을 조화롭게 함께 운동시켜라.

순서 개별화 / Individualizing a Sequence

필라테스 방식에서 아마도 가장 유용한 자질은 그것의 적응성이다 — 그것은 다른 욕구를 가진 넓은 범위의 사람들의 요구를 채울 수 있다. 그것은 가동성이 제한된 사람들부터 엘리트 운동선수까지 모든 사람들을 위한 해결책이다. 그것은 젊고, 늙고, 몸매가 좋거나 나쁜 사람, 무용수, 운동선수, 임산부, 그리고 부상당하고 재활하는 사람들을 수용할 수 있다. 나는 다른 어떤 시스템이라도 그러한 다양성을 제공하면서도, 개개인의 능력을 최대까지 도전시키지는 못한다고 보고 있다. 이것에 더해지는 것은 대부분의 필라테스 스튜디오의 전형인 조용하고, 믿음이 가고, 보살피고, 경쟁하지 않은 환경이다. 그렇지만, 내가 이 책의 서두에서 말한 것처럼, 비록 필라테스가 누구에게라도 적절하지만, 모든 사람들이 이런 타입의 운동을 좋아하거나 그것과 결부시키지 않을 것이다.

기구의 선택과 함께 대규모 운동량이 각 개인에 맞는 프로그램의 편성을 허용해 준다. 새로운 운동들을 도입하는 결정은 신중하게 생각해야만 한다. 난이도를 추가하는 것은 유혹이지만, 새로운 목록이 적절하지 않다면 역효과일 수 있다. 한 운동이 적절한 수준인지 아닌지, 그것이 어떤 손상 부위에 역효과를 주는지 아닌지, 그것이 원하는 목표를 이루는 것을 도울지 아닐지, 그리고 당신이 (또는 학생) 그것을 수행하기 위한 적절한 훈련 및 기술을 갖고 있는지 아니지를 평가해야만 한다.

만약 당신이 한 프로그램을 디자인하는 지도자라면, 나는 당신과 함께 운동하는 개개인에 관해서 가급적 많은 것을 알라고 권장한다. 무엇을 할 것보다 더 중요한 것은 무엇을 하지 않는 것인 것, 특히 어떤 방침을 취하는 것이 부상을 만들거나 심지어 심각한 피해를 주는 경우인데, 몇 가지 예를 들어, 임산부와 함께 운동을 하거나 등 문제 또는 골다공증이 있는 사람들과 운동을 할 때이다. 목록을 자세히 친숙하게 알고, 인간 움직임 과학을 공부하고, 운동을 하고 있는 몸을 알고, 그런 다음 옵션들을 개발하는데 창조적이 되고, 그 운동의 핵심에 대한 시각을 잃지 말아라. 의심스러울 때, 지나치게 조심해서, 필요 시 전문가(의사 등)의 자문을 더 찾아라. 그리고 안전을 우선시하면 항상 후회하고 미안할 일은 없다. 의도된 대로 사용될 때, 필라테스는 웰빙을 위한 모든 사람들의 추구에 대한 답이 될 수 있다.

집단 선택을 위한 프로그램 채택 / Adapting Program for Select Populations

집단 선택은 일반 명사로서 특수한 욕구를 가진 그룹들을 기술한다. 거기에 두 가지 주요 그룹이 있다: 운동의 강도를 줄일 필요가 있는 사람들과 운동의 강도를 늘릴 필요가 있는 사람들. 첫 번째 그룹은 일반적으로 운동 수정을 요하며, 쿠션, 고무밴드 및 스프링 따위의 보조기구 사용을 요구하는데, 어르신, 부상자 및 재활을 하는 사람들을 포함한다. 두 번째

여행갈 때 챙겨야 할 것 / Fundamentals to take on the Road

만약 내가 필라테스를 연습해왔던 많은, 그리고 종종 이상한, 장소들에 관해서 당신에게 이야기를 한다면, 틀림없이 당신 얼굴에 미소를 짓게 만들 것이다. 나는 여행을 아주 많이 한다. 그리고 나는 항상 여행 길에 기본 도구들을 갖고 다닌다. 이것은 보통 매트와 고무 밴드 및 매직 서클 같은 작은 부대용품으로 구성된다 (서클은 공항 보안 검색 동안 시간을 끌게 만드는 원인이다). 이 장에서 개요된 가이드라인을 따르기만 한다면, 아무 때나 어떠한 장소에서라도 한 프로그램을 구성할 수 있다는 것이 필라테스의 미학이다. 일관성이 핵심이라는 것을 기억해라. 그리고 당신이 여행하는 동안 필라테스 훈련을 깜빡 한다면, 당신의 모든 힘든 운동은 줄어들 것이다. 정기적인 연습이 몸매에서, 그리고 당신 게임의 정점에서 경계를 게을리 하지 않게 만들어 주는데, 하와이 해변에서 선탠을 할 때 조차도 일관성을 가져라.

그룹은 증가된 강도를 필요로 하는 사람들로 구성되는데, 운동 선수, 무용수 및 체조선수들이 속하며, 운동을 더 복잡하게 만드는 근육에 대한 증가된 과부하라는 형태 안에서 운동한다. 두 그룹들은 특별하게 맞춰진 프로그램을 필요로 하며, 종종 아주 다른 목표에 기반을 둔다. 일부 집단은 두 개의 주된 범주에 다양한 정도로 들어 맞는다. 예를 들어, 임산부는 두 그룹에 들어 맞는다. 그들의 프로그램은 계속적으로 변형될 필요가 있고 그들의 끊임없이 변하는 신체에 맞추기 위해서 강도를 줄여야만 하지만, 그러나, 동시에 그들은 건강하고, 운동선수 같아서, 재활을 밟고 있는 사람들만큼의 같은 의미에서 제한되어 있지 않다.

주된 그룹 안에서 조차 목표가 크게 다를 수 있다. 예를 들어, 운동선수들은 자주 특수-트레이닝을 필요로 하는데, 거기서 그들은 활동에 특화된 기술로 운동을 하고 퍼포먼스를 증진하기 위해서 신경근육계를 개발한다. 그러나, 그들은 또한 전반적인 균형의 개발과 그들의 전반적인 컨디셔닝 프로그램을 증진할 필요가 있다. 즉, 그들은 크로스-트레이닝을 필요로 한다. 필라테스는 트레이닝의 두 가지 형태에 있어서 특출 나다.

모든 욕구에 맞추기 위한 수정 및 변형을 제공하고 집단 선택을 위한 운동 순서를 제공하는 것은 이 장의 범주에 벗어 난다. 그러나, 하나의 기초로서 이 책 안에서 보이는 루틴들을 사용할 수 있고, 당신의 욕구 또는 당신 학생들의 그것에 부응하기 위해서 그것들을 채택해라.

안전 고려
Considering Safety

당신이 매트 운동을 하거나 아니면 필라테스 기구에서 운동을 하더라도, 안전이 다른 무엇보다도 중요하다. 어떤 운동 수업을 위한 일반적인 안전 프로토콜을 따르는 것에 더해서 워밍업, 각각의 동작을 위한 몸 준비, 심박과 체온의 모니터링 및 세션 끝에 진정 — 필라테스 기구의 전체 수량과 함께 안전하게 하는 운동방법을 알 필요가 있다. 필라테스 장비는 일반적으로 매우 안전한 장비라고 간주된다. 그렇지 않다. 사실상, 올바르고 신중하게 사용하지 않는다면 잠재적인 위험이 될 수 있는데, 다음 이야기에서 보여준다.

1989년 나는 호주에 있었는데, 내가 필라테스 프로그램을 소개한 행위 예술 대학의 무용학과에서 가르치고 감독을 할 때다. 나는 그 대학에 필라테스 스튜디오 하나를 갖고 있었는데 거기서 학생들, 약간의 아마추어, 프로 무용수 및 운동 선수들과 운동을 했다. 어느 날 아침 12세 가량의 젊은 무용수를 가르치고 있었다. 그녀는 캐딜락에서 미니 롤업을 하고 있었다. 그녀는 정식 학생으로 그 운동을 여러 차례 해왔었다. 그녀는 나에게 어떤 것을 설명하기를 원해서 그것을 하는 중에 2개의 스프링에 부착되어 있던 푸쉬-스루바를 놓쳤다. 나는 가깝게 서 있었기 때문에, 그 바는 내 입으로 날라왔고, 정면 쪽 치아 네 개를 박살냈고, 나를 뒤에 있던 벽으로 굴러 자빠뜨렸다.

나는 손을 입으로 가져가보니, 피가 철철 나왔고, 내 손에는 치아 조각들이 있었다.

그 사건 이후 치과에서 보낸 시간이 많았던 것을 제외하고는 오늘날 모든 것이 좋다. 그것이 누구의 잘못인가? 아마도 그렇지 않을 것이다 — 단지 학생들과 선생들이 끊임없이 경계하고 주의 깊게 있어야 할 필요와 그 기구의 잠재적인 위험을 보여주는 불행한 사건이었다. 그 기구의 의도는 감독이 없이 대중적인 사용을 위한 것이 아니다. 필라테스가 이제 받고 있는 알려짐과 그것이 가르쳐 지고 있는 방식 안에서의 일부 현대 유행을 고려할 때, 이 사실이 종종 무시된다. 좋은 교습과 올바른 트레이닝이 필수적이다.

그 장비를 피트니스와 컨디셔닝에 그렇게 유용하게 만든 양상들은 그것을 잠재적으로 해롭게도 만든다 — 거기에는 스프링, 스트랩 및 부착물들이 널려 있다. 그 장비는 당신을 지원하지 않는다; 당신은 자신의 몸을 챙길 필요가 있다. 각각의 운동은 몸의 안정근들의 동원을 요구하는데, 그것이 이 운동이 그렇게 유용하다는 하나의 이유다. 좋은 안정을 포함시키지 않는다면, 그 움직임을 올바르게 하고 있지 않을 위험이 있으며, 더 나쁜 것으로, 사고와 부상의 가능성이 있다.

내적 초점과 함께 시작
Starting With Inner Focus

당신은 이제 필라테스의 철학과 운동들 모두를 잘 알고 있으며 연습에 몰두할 준비가 되어있다. 나는 각 세션을 약간의 이완 또는 내적 초점과 함께 시작하고 끝내기를 좋아한다. 만약 우리가 긴장을 갖고 세션을 시작한다면, 그 긴장은 몸이 힘들어짐에 따라 악화될 것이다; 그 다음, 진정시키고 활기찬 영향을 주고, 그 운동 목적을 이루게 해주는 대신, 그 운동은 비생산적이 될 것이다.

기구에서의 한 세션은 종종 롤-다운(roll-down)으로 시작하고 끝을 맺는데, 그것은 정렬에 신경을 두게 할 뿐만 아니라 내적-초점, 웜업 및 진정으로 가는 길로서 쓰인다. 나는 3-5 차례의 롤-다운을 한 다음, 기구 위로 옮겨가기 전에 짧은 매트 운동 웜업을 제안한다. 매트 운동을 할 때, 한 세션은 일반적으로 서거나, 앉거나 바로 누워서 짧은 내적 초점 기간을 갖고 시작과 끝을 낸다.

다음은 매트 운동 세션을 시작할 때 내적 초점을 이루기 위한 개요를 제시한다.

1. 매트에 바로 누워, 무릎을 구부리고, 양 다리는 힙-너비로 벌려 서로 평행을 만든다. 발은 바닥에 편안히 벌린다. 팔은 몸 옆에 두어라. 척추를 매트 속으로 가라앉게 해라.
2. 발과 등 및 목의 긴장을 풀어라.
3. 다리가 벌어지는 것을 막기 위해서 모음근들을 약간 인게이지 시켜라.
4. 골반을 당기는 어떠한 힘도 없으며, 그것이 공간에 떠 있다고 상상해라.
5. 길어진 척추를 상상하고, 등 근육을 이완시켜라.
6. 손가락을 발 쪽으로 뻗고, 어깨뼈를 등을 따라 미끄러뜨려라.
7. 목을 늘리고, 머리 꼭대기가 몸에서부터 멀리 뻗어가는 것을 느껴라.
8. 얼굴 근육의 긴장을 풀어라.
9. 그 순간에 머물러서, 호흡에 집중하고, 매트 위에서 가슴이 옆으로 팽창하는 것을 느껴라.
10. 마지막 근육 섬유까지 몸을 인지해라.
11. 내적 지지 시스템을 인게이지 시켜라. 당신은 이제 움직일 준비가 되었다.

매트 운동 순서
Mat Work Sequences

이 섹션에서 나는 세 가지 매트 운동 루틴들을 제공한다: 초급, 중급 및 상급. 각각의 루틴은 기초 위에 세워진다. 이 책 안에 논의된 기본 원칙들을 염두에 두고 그것들을 연습해라. 기억해라. 필라테스는 양이 아니라, 질에 있다. 진실되게 그 운동을 연습하고 당신이 할 수 있을 만큼 최선을 다해서 각각의 움직임을 만들어라. 조셉 필라테스의 말에서 〈삶으로의 회귀〉, "각각의 운동을 면밀히 공부하고 우선 현재 하는 것을 마스터하기 전까지 다른 어떤 운동을 시도하지 말며 책을 찾아보지 않고서도 그것의 루틴을 마지막 세세한 것까지 알아라." (32 페이지 참고).

초급 매트 운동 프로그램

16 운동 ● 소요 시간: 25분

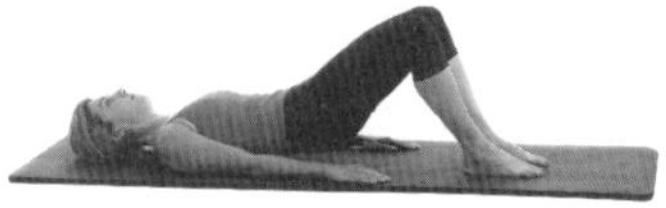

펠빅 컬 , 49p

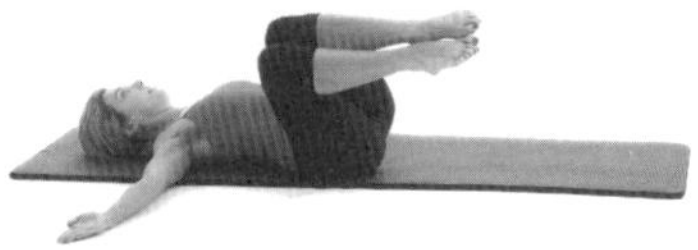

스파인 트위스트-수파인 , 50p

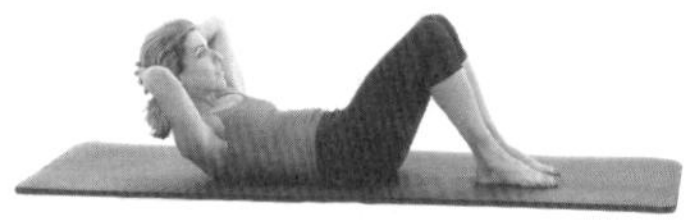

체스트 리프트 , 51p

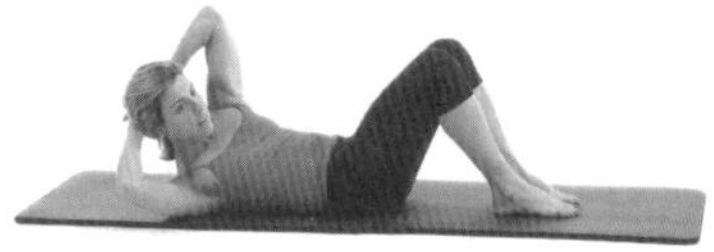

체스트 리프트 위드 로테이션 , 52p

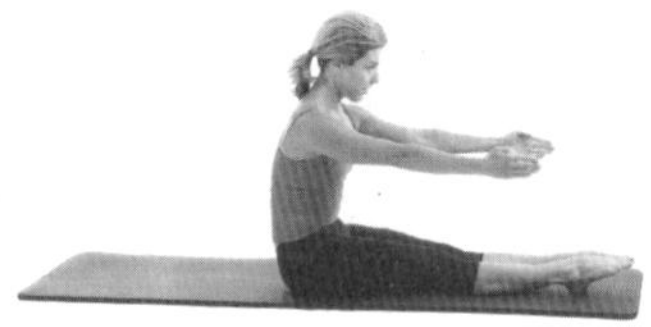

롤-업 , 58p

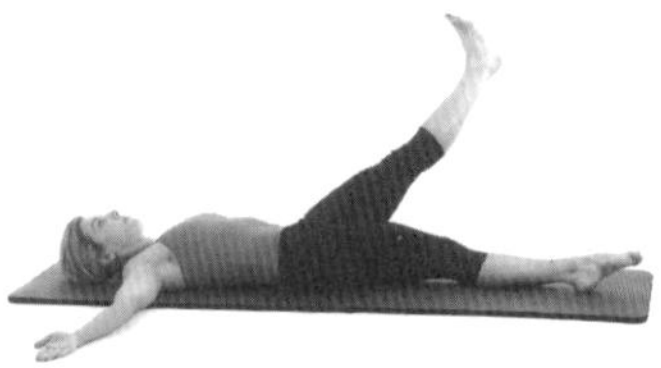

레그 서클 , 54p

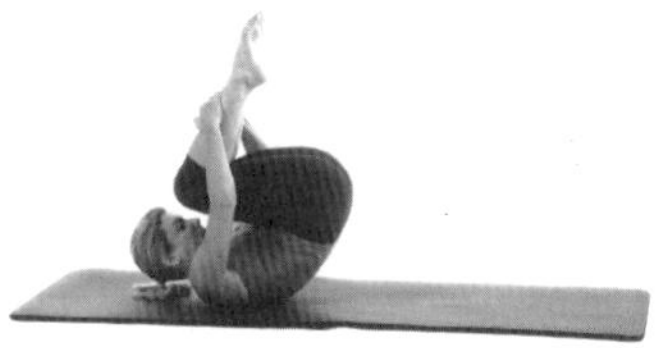

롤링 라이커 볼 , 72p

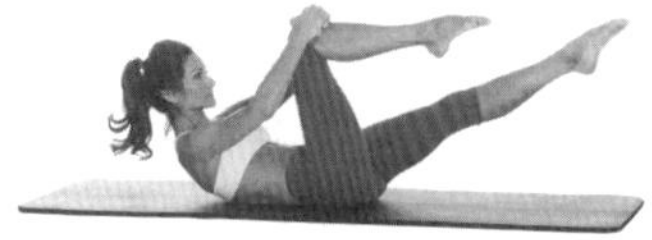

싱글 레그 스트레치 , 62p

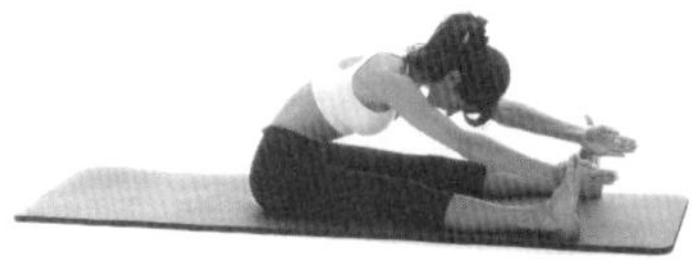

스파인 스트레치 , 71p

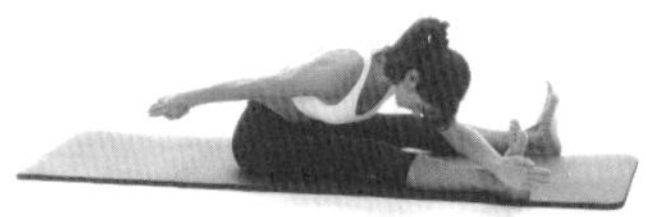

쏘우 , 102p

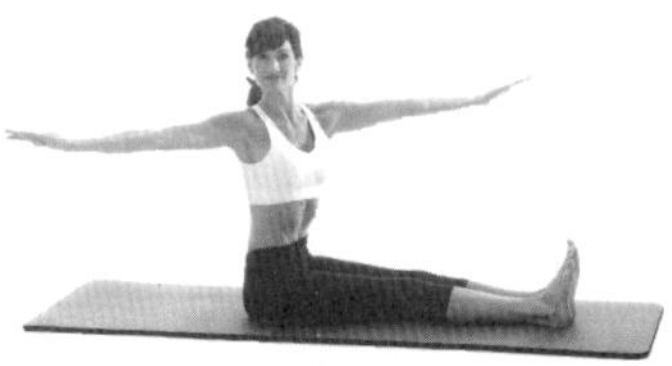

스파인 트위스트-싯팅 , 101p

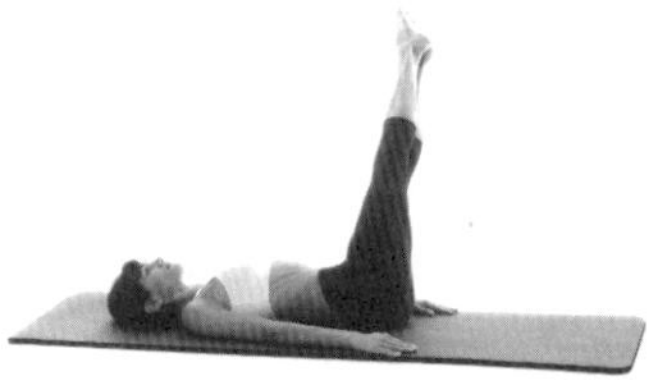

코르크스크루 , 104p

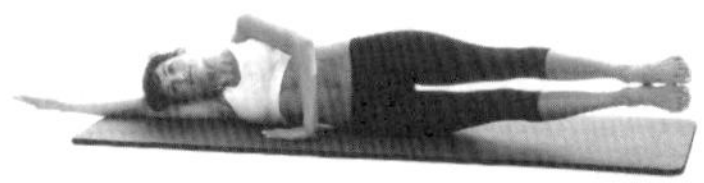

사이드 레그 리프트 , 96p

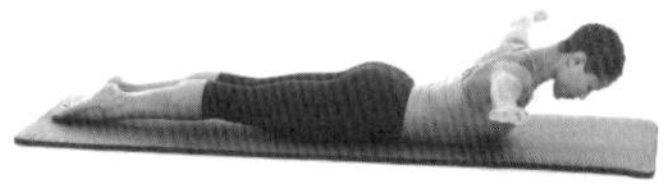

백 익스텐션 , 111p

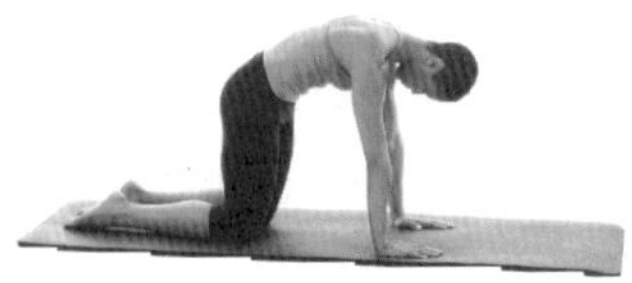

캣 스트레치 , 112p

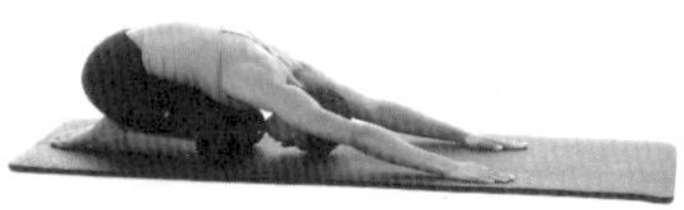

레스트 포지션 , 118p

중급 매트 운동 프로그램

32 운동 ● 소요 시간: 45분

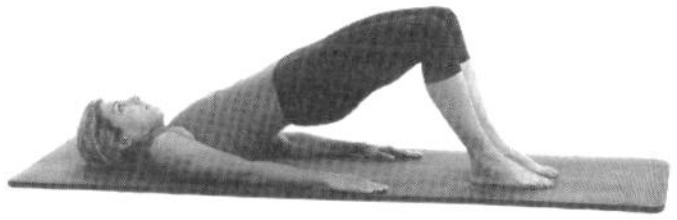

펠빅 컬 , 49p

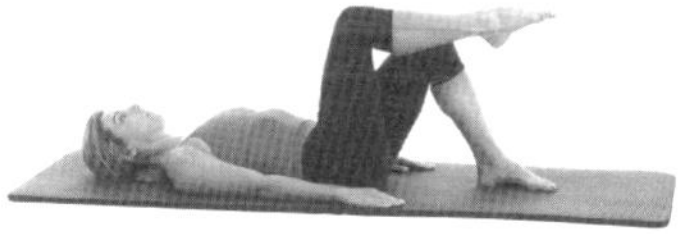

레그 리프트 , 53p

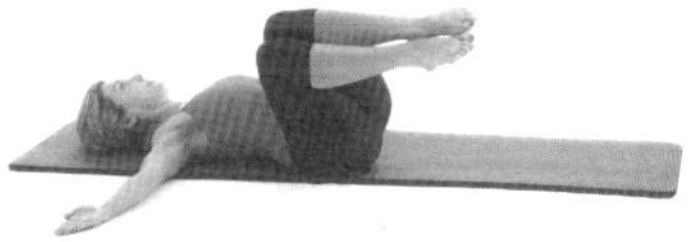

스파인 트위스트-수파인 , 50p

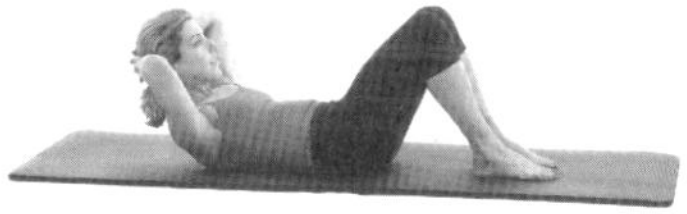

체스트 리프트 , 51p

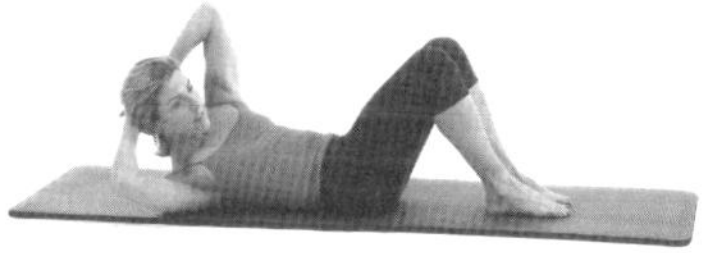

체스트 리프트 위드 로테이션 , 52p

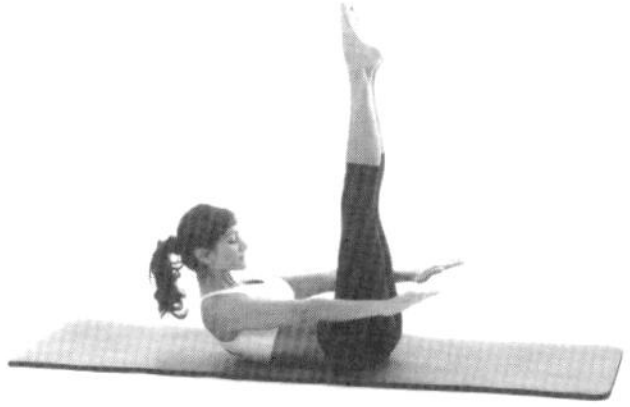

헌드레드, 56p

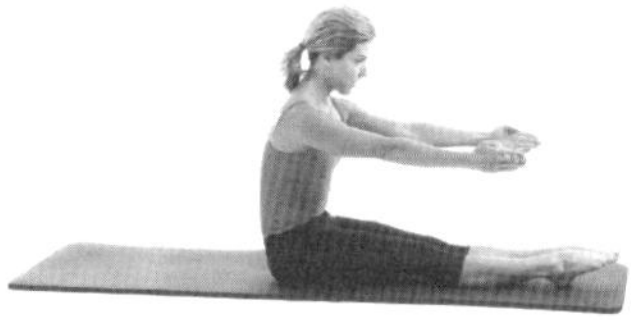

롤-업, 58p

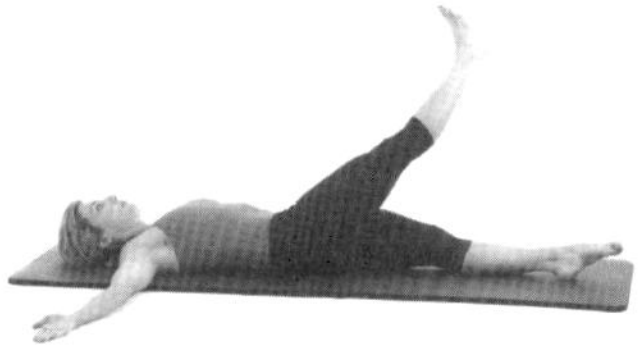

레그 서클, 54p

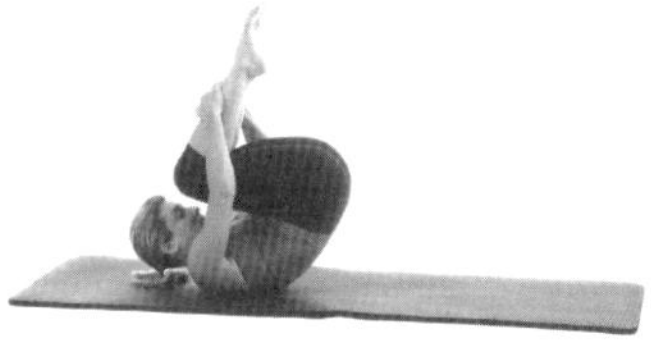

롤링 라이커 볼, 72p

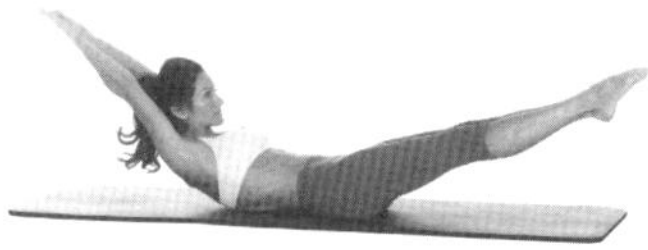

더블 레그 스트레치, 64p

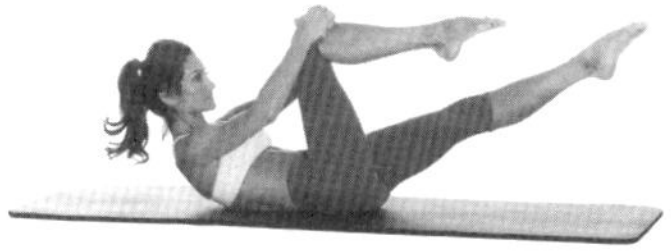

싱글 레그 스트레치, 62p

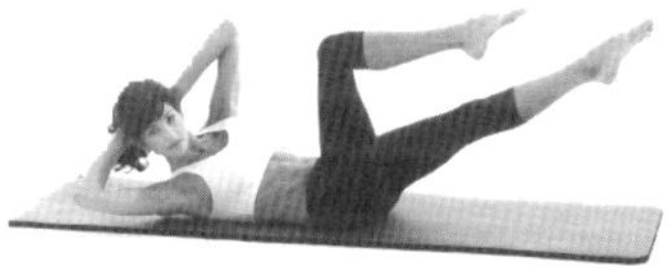

크리스크로스, 106p

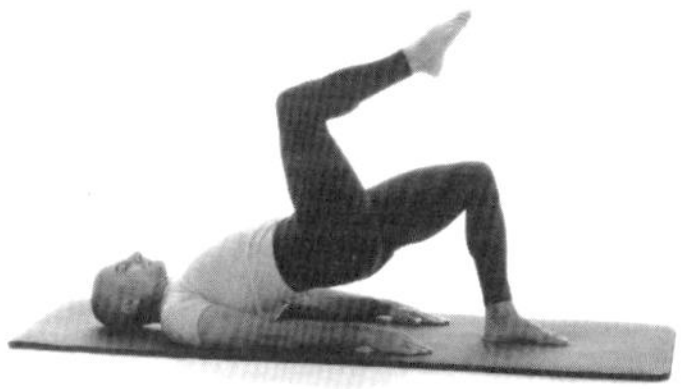

숄더 브리지 프렙, 85p

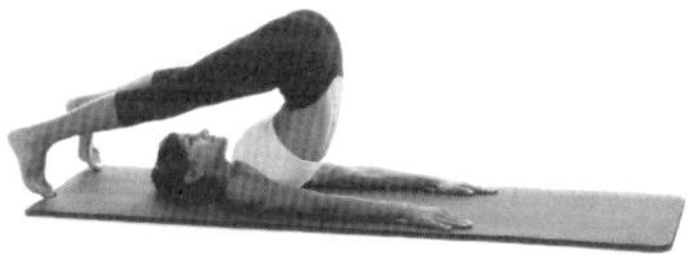

롤-오버, 70p

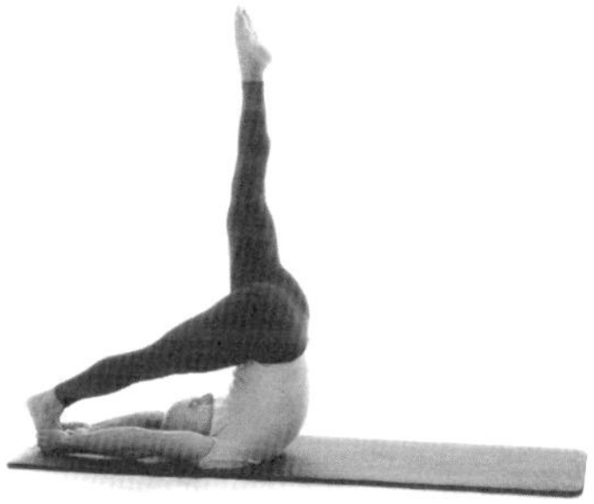

컨트롤 밸런스, 75p

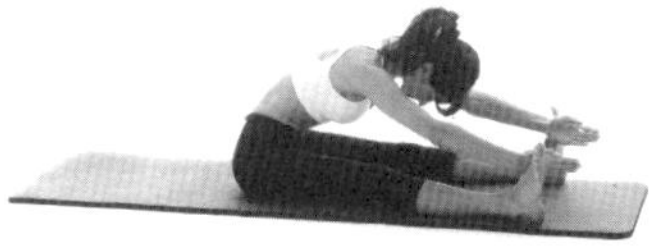

스파인 스트레치, 71p

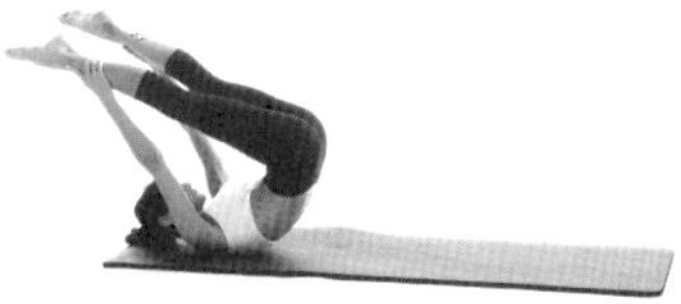

오픈-레그 로커, 74p

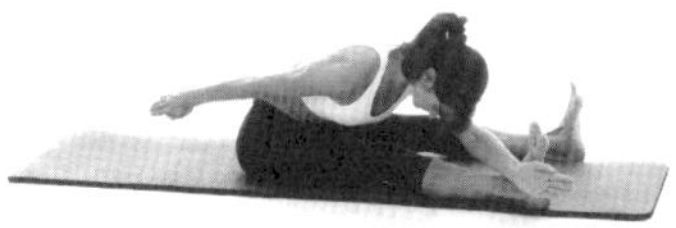

쏘우, 102p

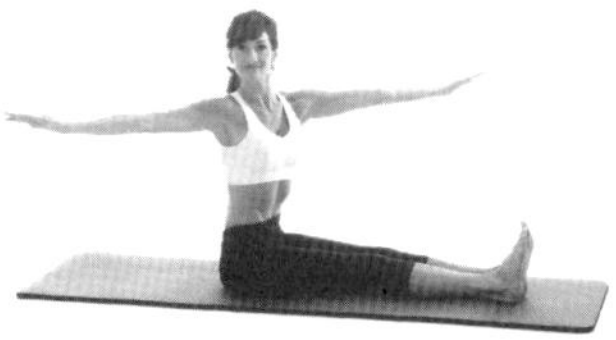

스파인 트위스트-싯팅, 101p

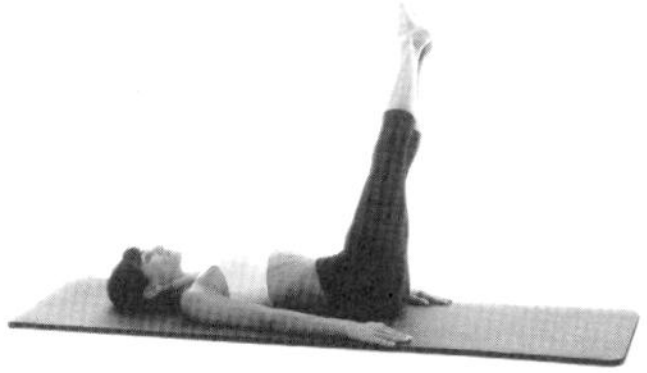

코르크스크루, 104p

계속

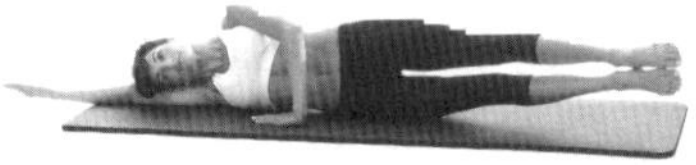

사이드 레그 리프트 , 96p

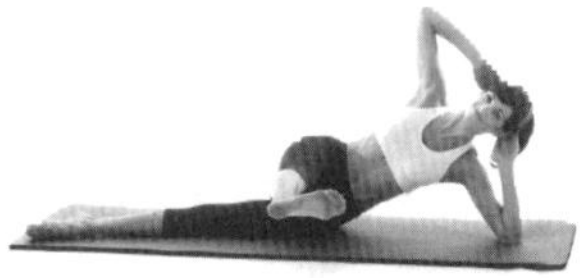

사이드 킥 , 97p

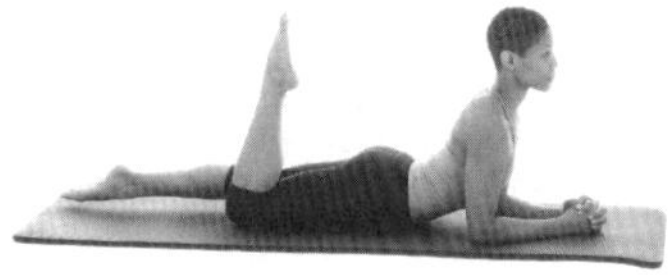

싱글 레그 킥 , 113p

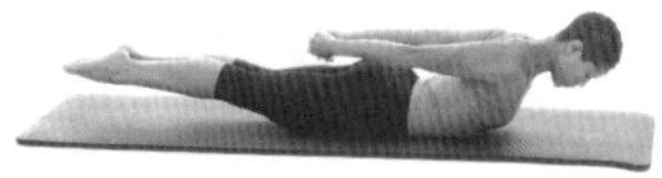

더블 레그 킥 , 114p

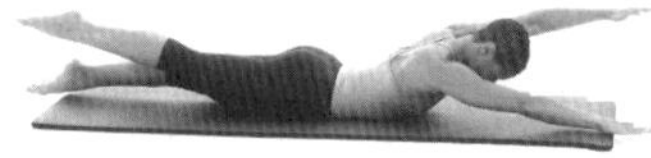

스위밍 , 115p

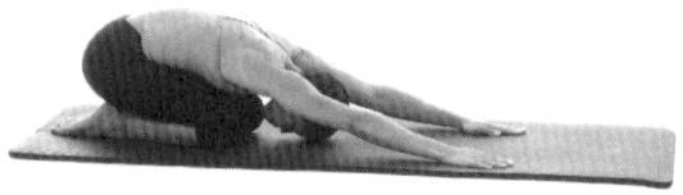

레스트 포지션 , 118p

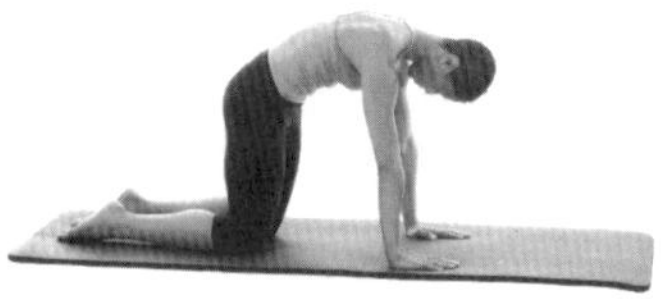

캣 스트레치 , 112p

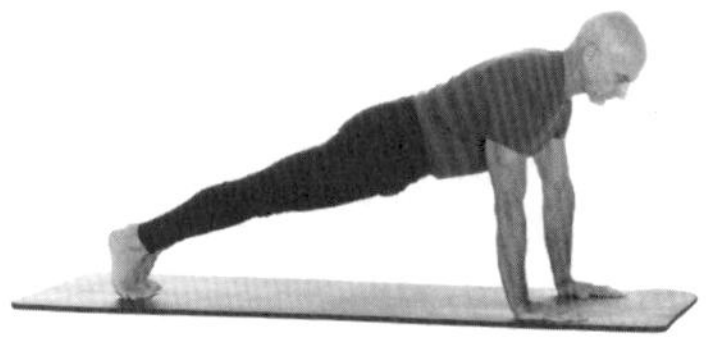

프런트 서포트 , 91p

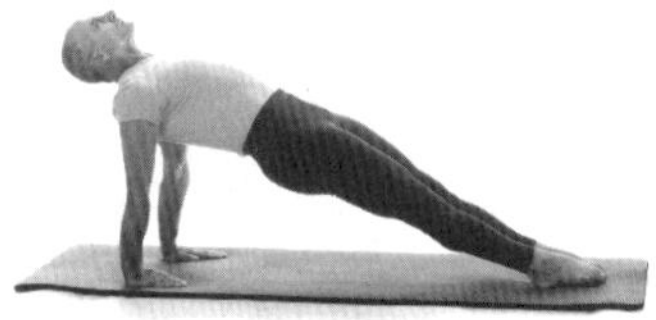

백 서포트 , 89

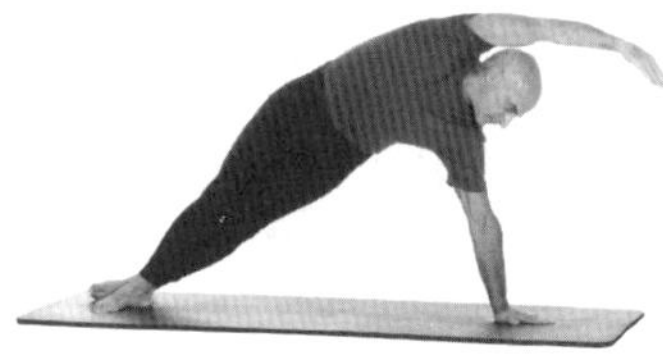

사이드 밴드 , 98p

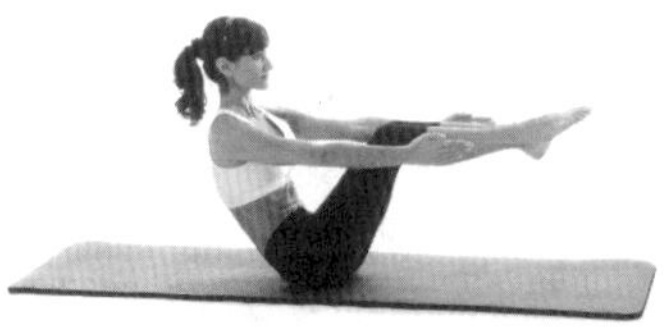

티저 프렙 , 68p

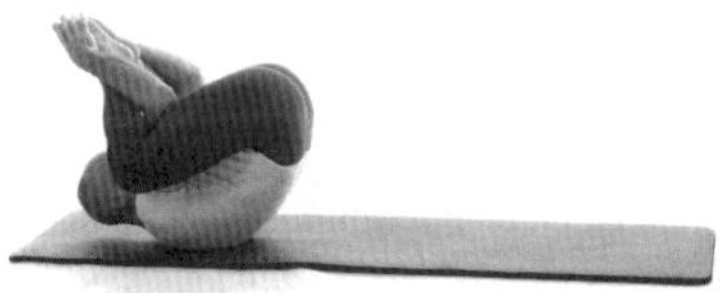

씰 퍼피 (물개 자세) , 73p

상급 매트 운동 프로그램

44 운동 ● 소요 시간: 60분

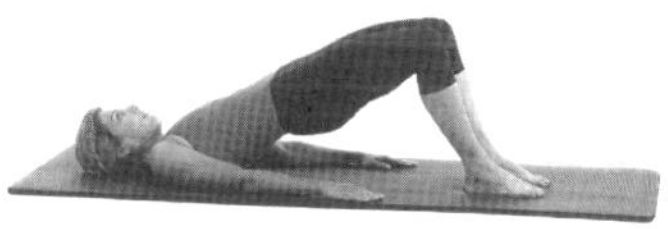
펠빅 컬 , 49p

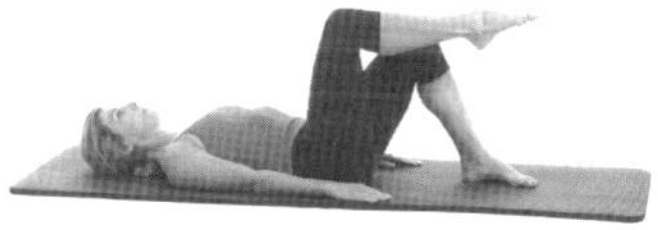
레그 리프트 , 53p

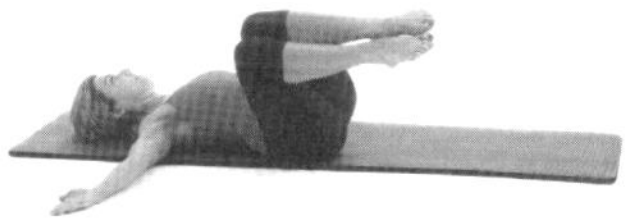
스파인 트위스트-수파인 , 50p

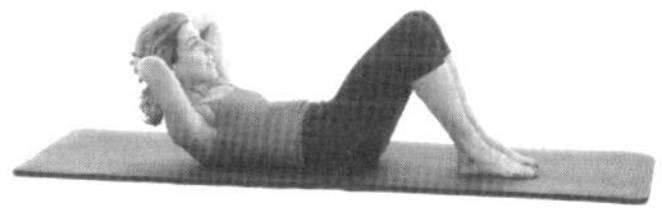
체스트 리프트 , 51p

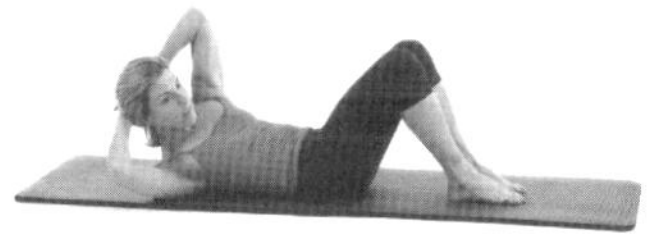
체스트 리프트 위드 로테이션 , 52p

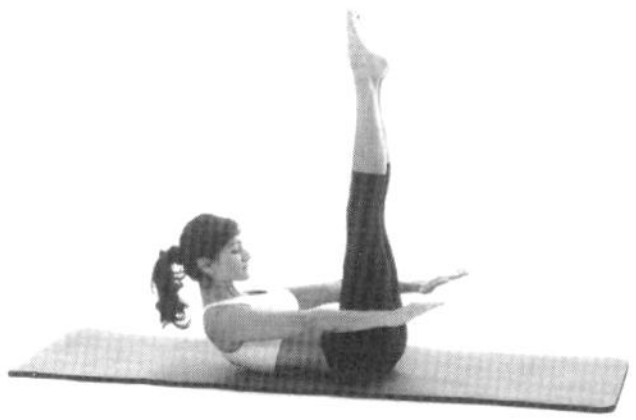
헌드레드 , 56p

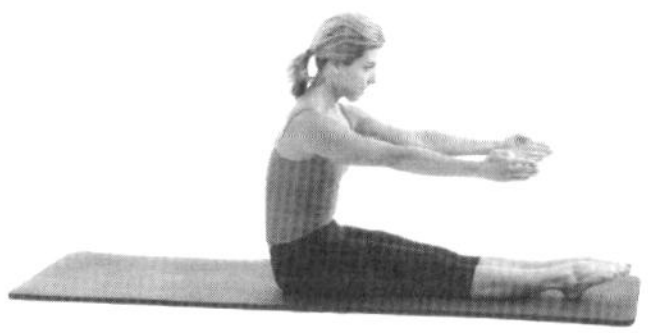
롤-업 , 58p

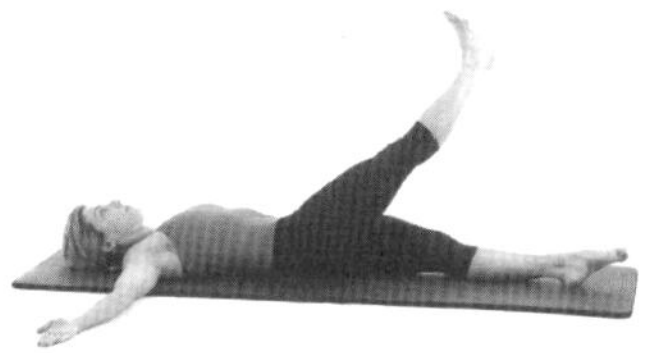
레그 서클 , 54p

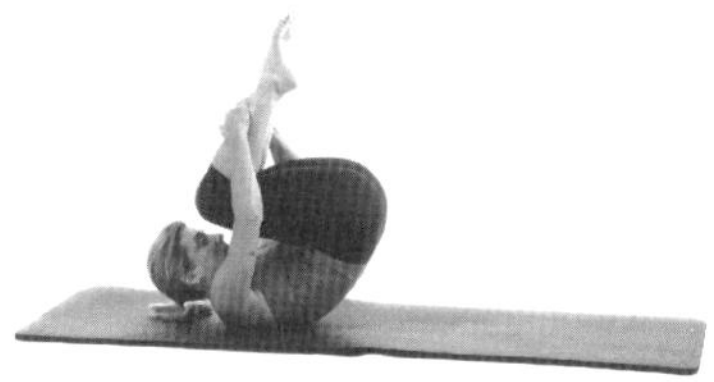
롤링 라이커 볼 , 72p

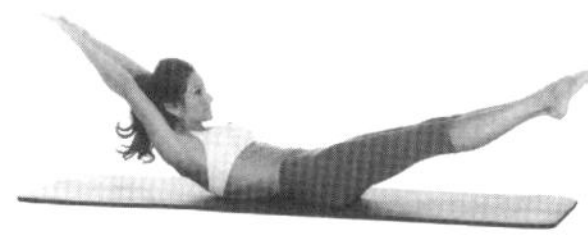
더블 레그 스트레치 , 64p

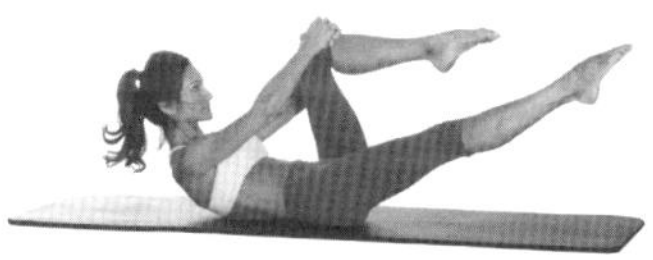
싱글 레그 스트레치 , 62p

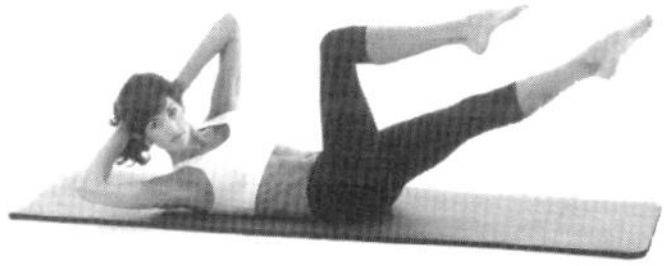
크리스크로스 , 106p

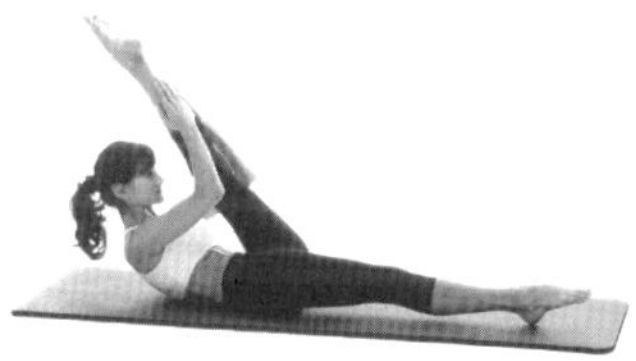
햄스트링 풀 , 66p

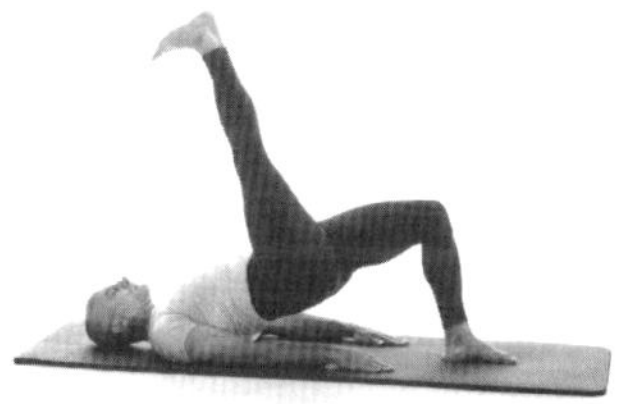
숄더 브리지 , 86p

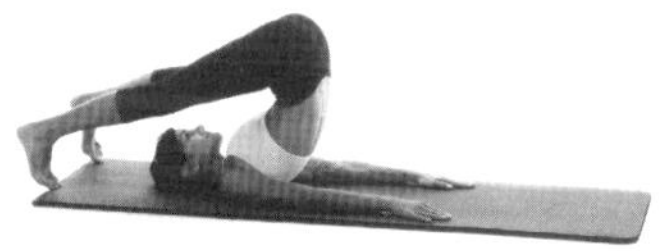
롤-오버 , 76p

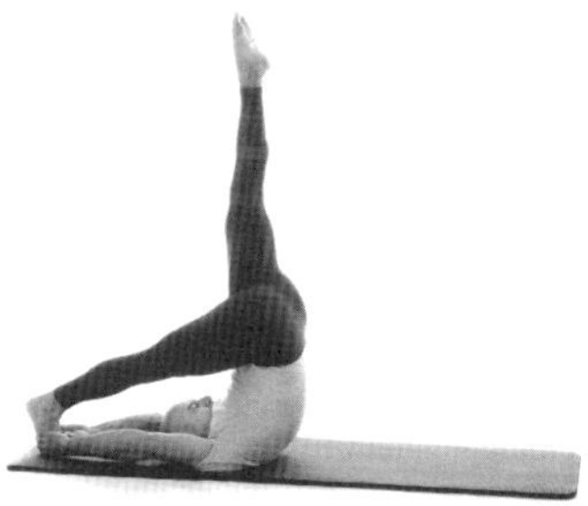
컨트롤 밸런스 , 75p

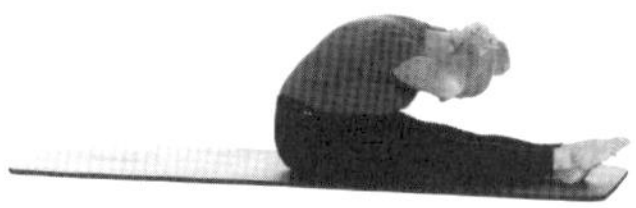
넥 풀 , 60p

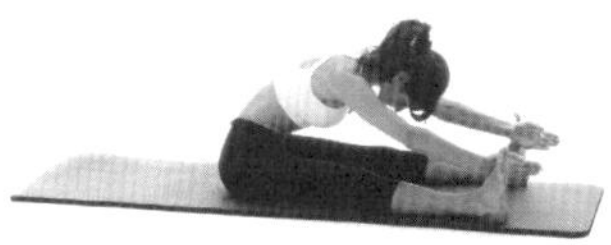
스파인 스트레치 , 71p

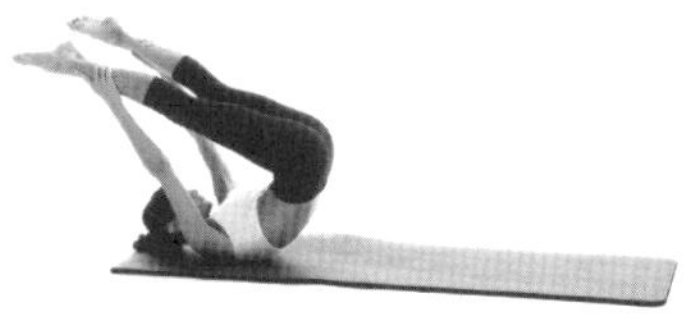
오픈-레그 로커 , 74p

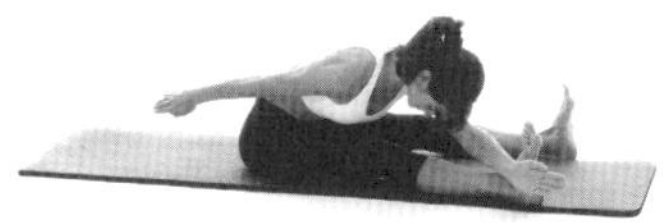
쏘우 , 102p

계속

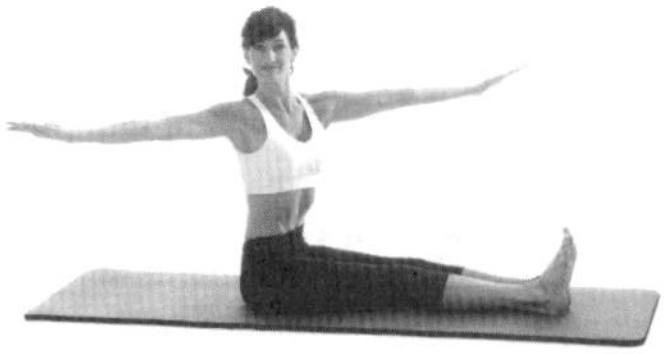
스파인 트위스트-싯팅 , 101p

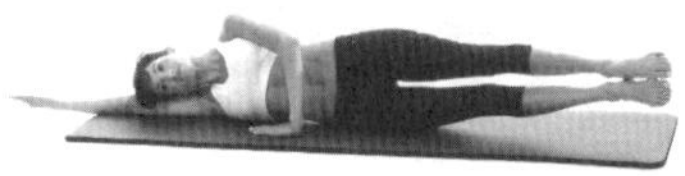
사이드 레그 리프트 , 96p

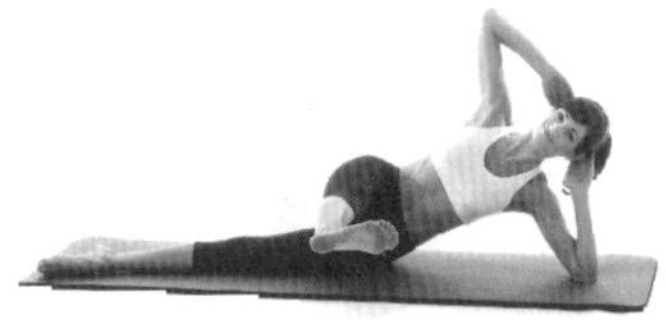
사이드 킥 , 97p

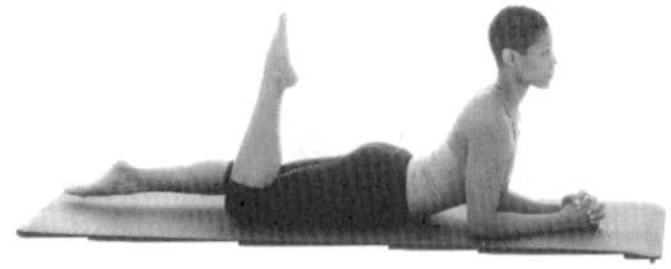
싱글 레그 킥 , 113p

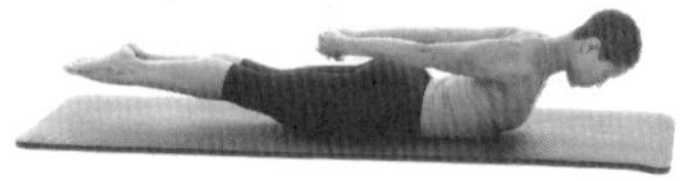
더블 레그 킥 , 114p

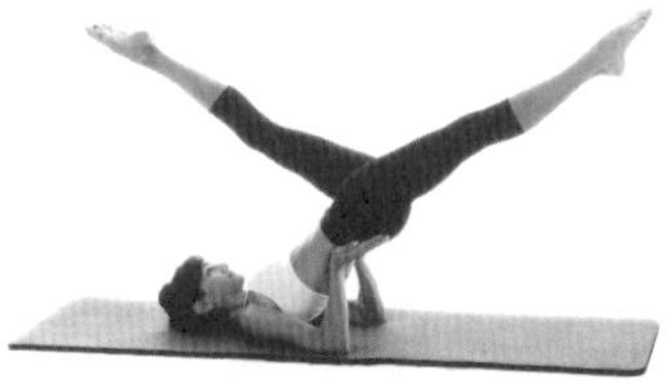
시져 , 87p

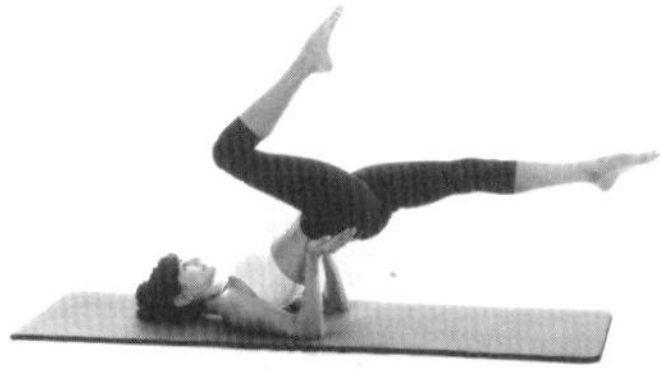
바이씨클 , 88p

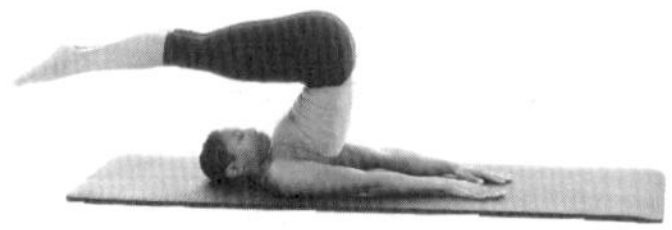
잭나이프 , 78p

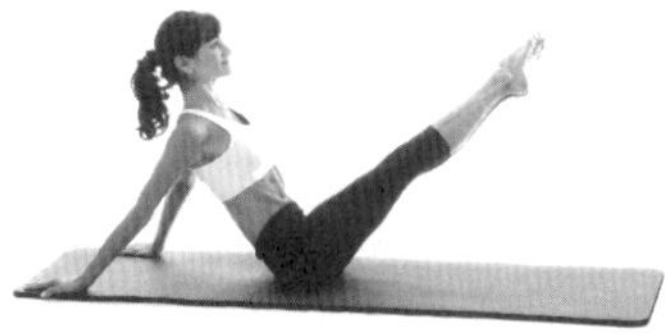
힙 서클 프렙 , 105p

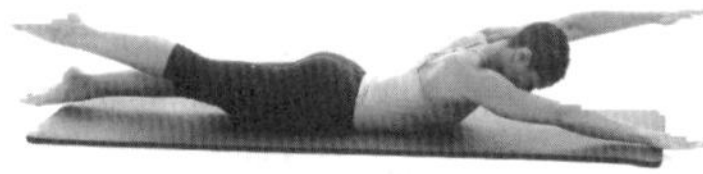
스위밍 , 115p

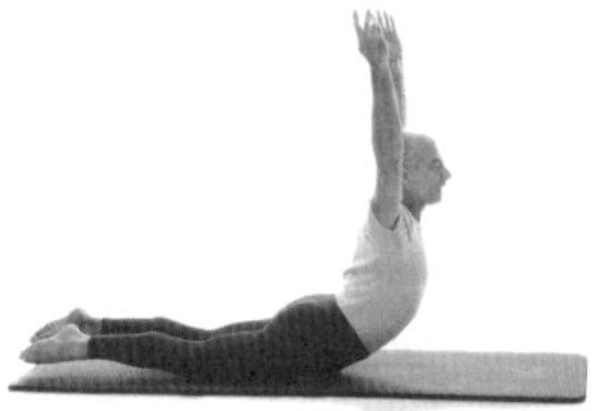
스완 다이브 , 117p

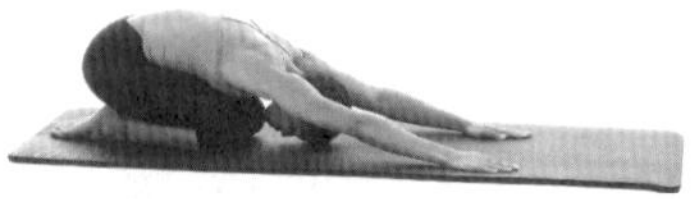
레스트 포지션 , 118p

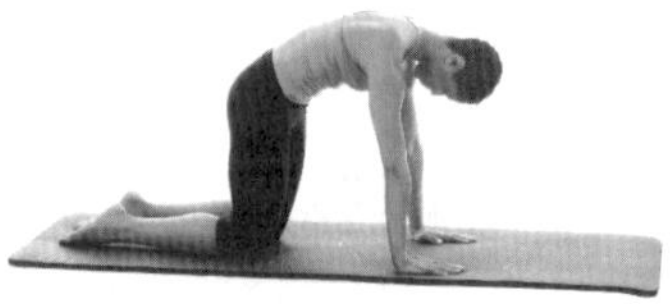
캣 스트레치 , 112p

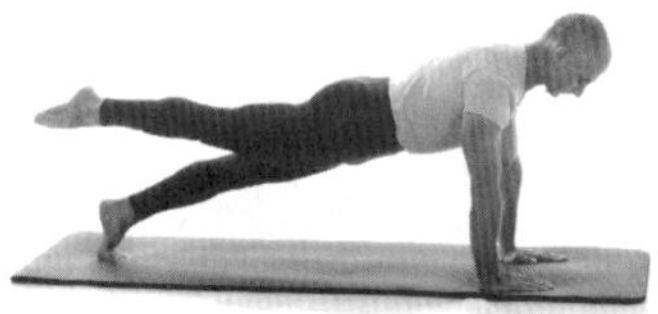
레그 풀 프론트 , 94p

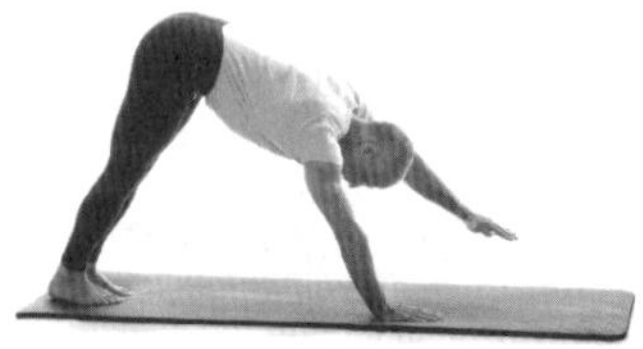
푸쉬업 , 92p

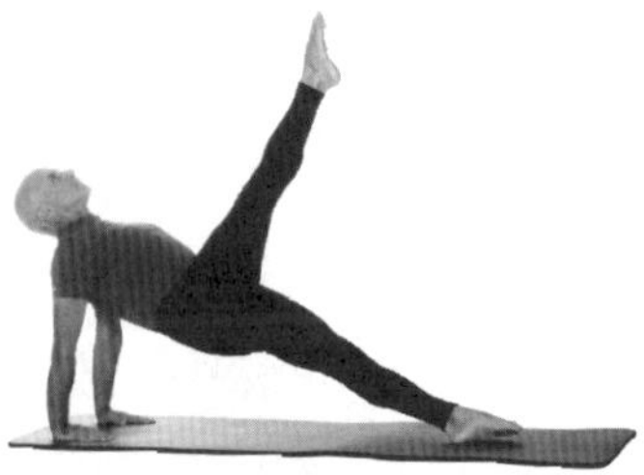
레그 풀 백 , 90p

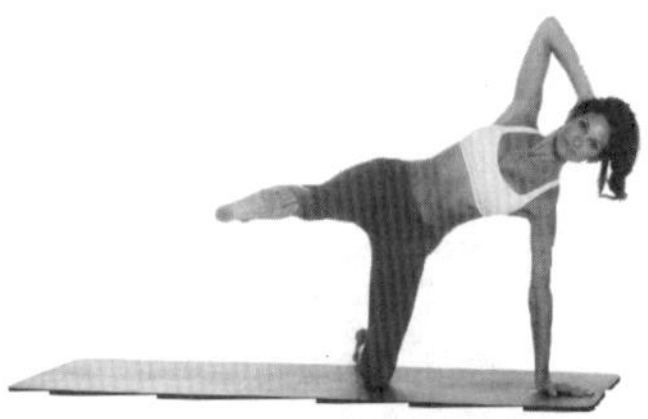
사이드 킥 닐링 , 100p

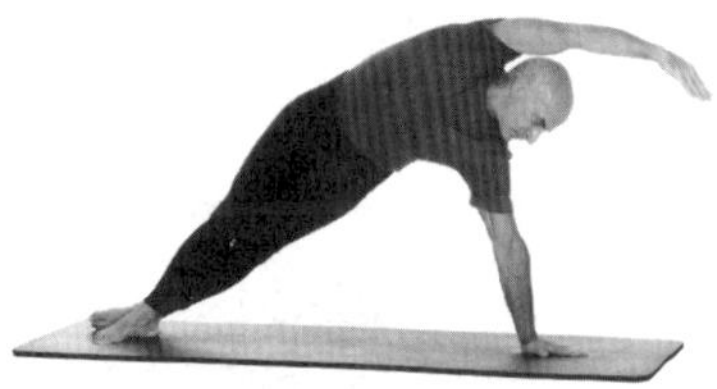
사이드 밴드 , 98p

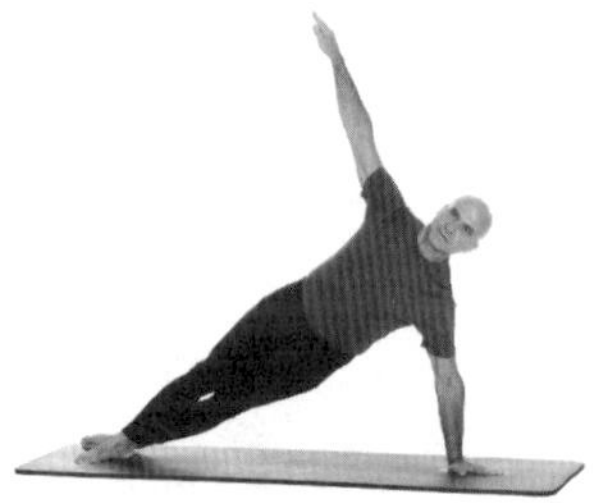
스위스트 , 108p

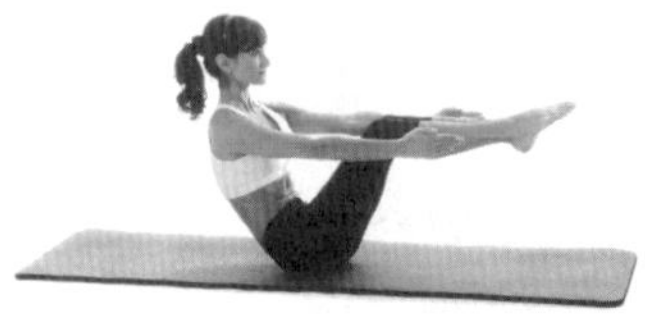
티저 프렙 , 68p

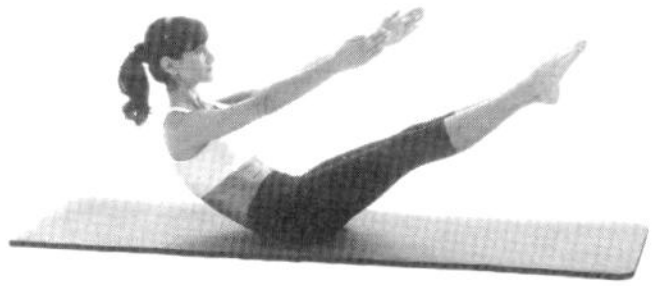

티저 , 69p

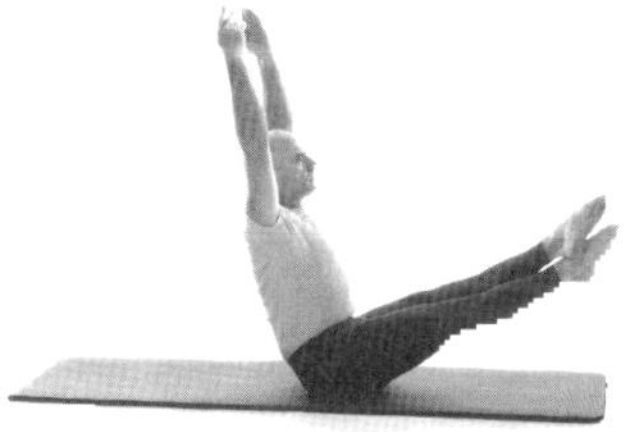

부메랑 , 80p

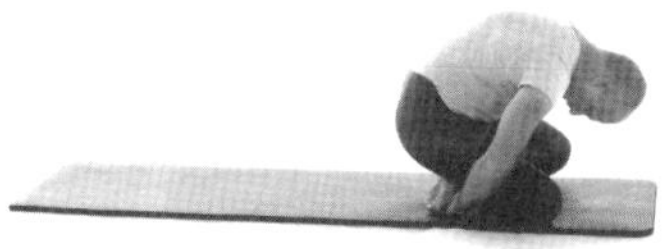

크랩(게) , 82p

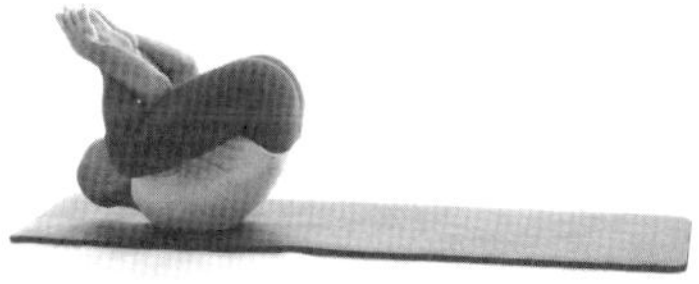

씰 퍼피 (물개 자세) , 73p

기구 순서
Apparatus Sequences

첫째, 어떤 종류의 기구를 사용하든 제일 중요한 것은 안전이다. 나는 이 점을 다시 한 번 강조하지 않을 수 없다.
둘째, 그 세션은 포괄적이어야만 하는데, 매트 운동에서와 똑같다. 기구에서 운동을 할 때 사람들은 때때로 오직 몇 가지 운동만을 하는데, 종종 인체의 한 부위에만 중점을 둔다. 잊지 말아라. 기구라는 것은 그 자체가 시스템이 아니라, 우리가 사용하는 도구이다. 필라테스가 제공하는 모든 이점들을 누리기 위해서, 당신은 필라테스 접근법뿐만 아니라, 목록을 채택해야만 한다. 내가 항상 주장하는 것은 그 운동의 기본 원칙들을 도입하지 않는 필라테스 강사와 함께 필라테스 기구에서 운동을 하는 것보다는 필라테스 접근법을 사용하는 강사와 함께 보통 체육관 장비를 사용하는 운동을 하겠다는 것이다. 그 이유는 간단하다: 나는 첫 번째 시나리오에서 더 좋은 결과를 얻을 수 있다는 것을 안다. 블록 시스템은 반드시 당신이 하는 각 세션이 필라테스 세션이어야 하며 단지 필라테스 기구에서 하는 약간의 운동들은 아니다.

나는 3가지 루틴들을 제공한다. 각 단계에서 하나는 쌓아 올라갈 프레임워크로서 사용될 수 있다. 추가적으로, 나는 여러 변형 옵션들을 제공하는데, 각각의 블록 안에서 그 목록이 어떻게 바뀔 수 있는지를 그림으로 보여준다. 당신이 이 책에 있는 가이드라인과 기본 원칙들에 충실히 하는 한 가능성은 무한하고, 긍정적인 결과가 보장될 것이다.

초급 기구 프로그램

30 운동 ● 소요 시간: 60분

옵션

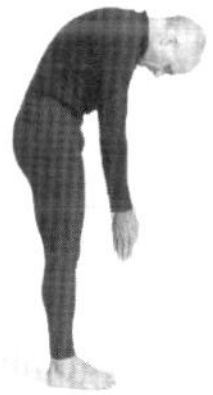

롤-다운 , 26p

웜업

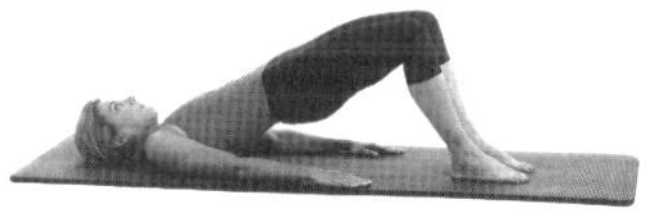

펠빅 컬 (매트) , 49p

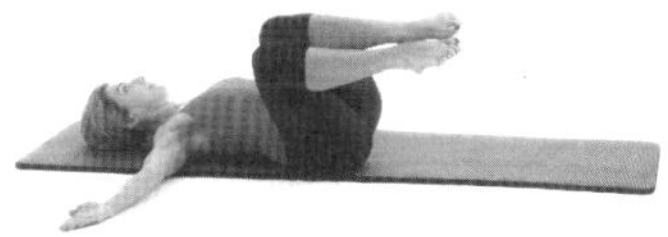

스파인 트위스트-수파인 (매트) , 50p

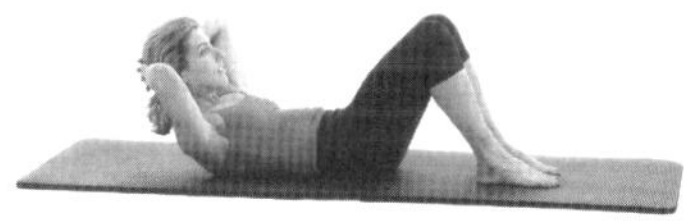

체스트 리프트 (매트) , 51p

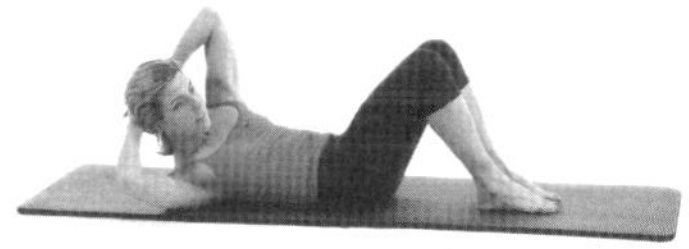

체스트 리프트 위드 로테이션 , 52p

발 운동

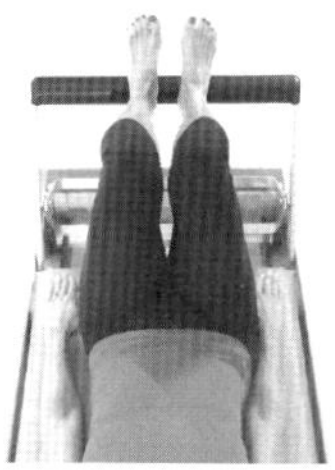

패럴러 힐 (리포머) , 122p

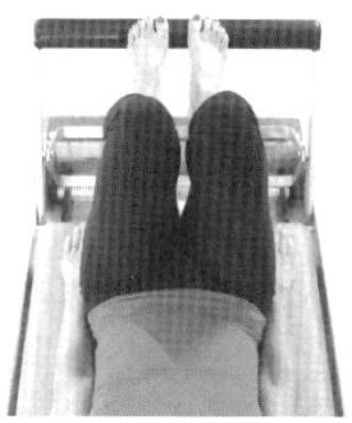

패럴러 토우 (리포머) , 123p

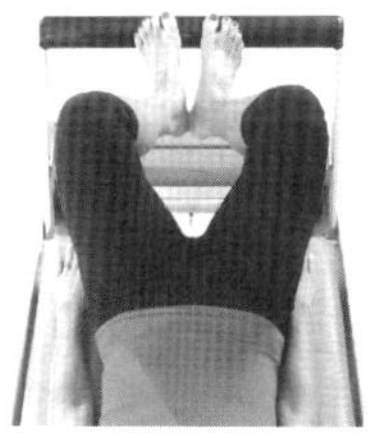

브이 포지션 토우 (리포머) , 124p

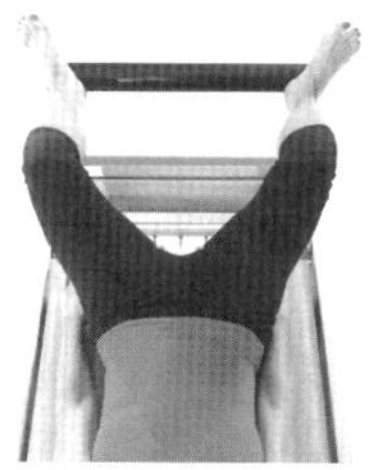

오픈 브이 포지션 힐 (리포머) , 125p

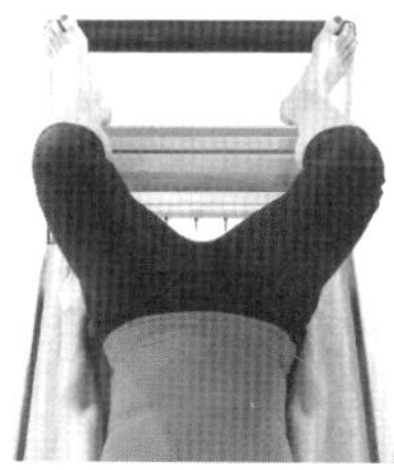

오픈 브이 포지션 토우 (리포머) , 126p

발 운동

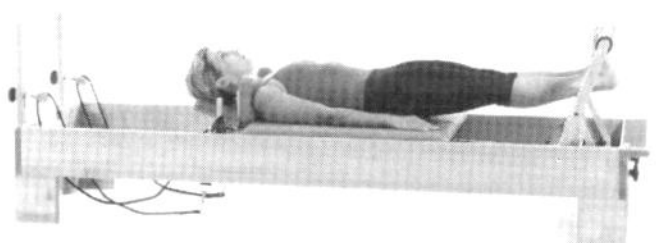

카프 레이즈 (리포머) , 122p

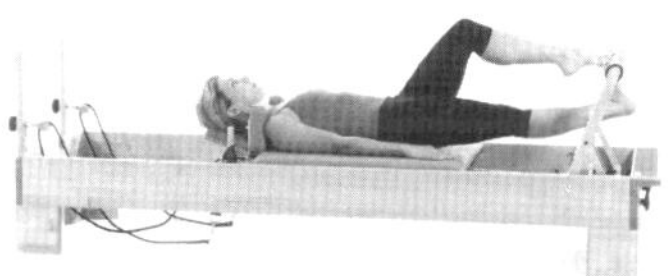

프랜스 (리포머) , 128p

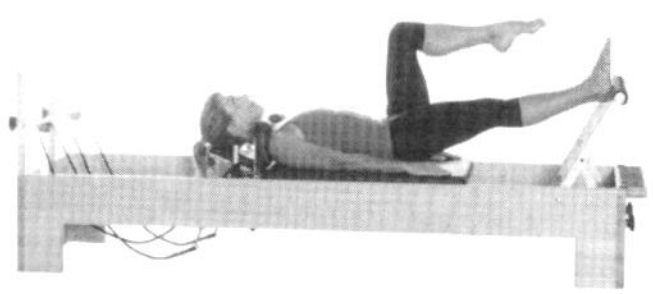

싱글 레그 힐 (리포머) , 130p

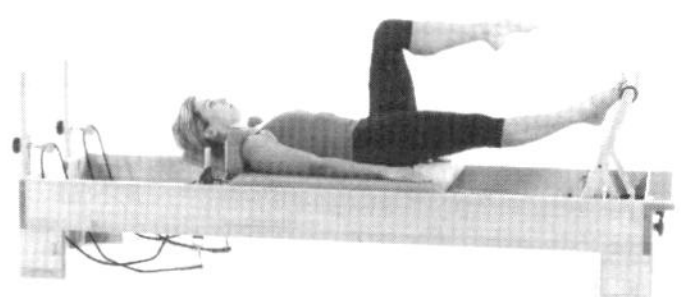

싱글 레그 토우 (리포머) , 131p

복부 운동

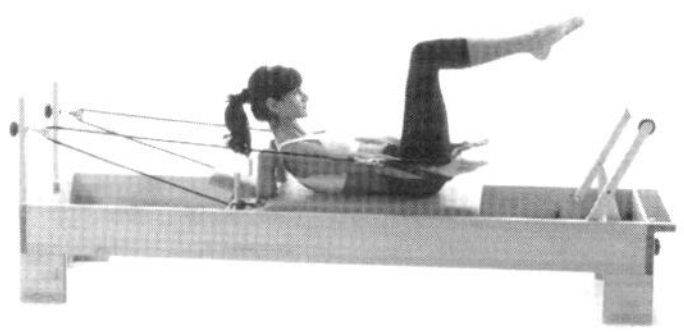

헌드레드 프렙 (리포머) , 134p

힙 운동

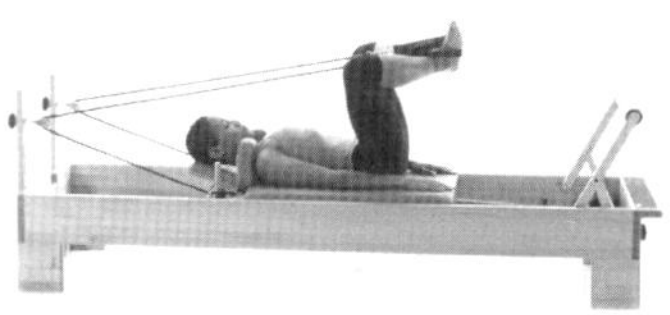

프로그 (리포머) , 149p

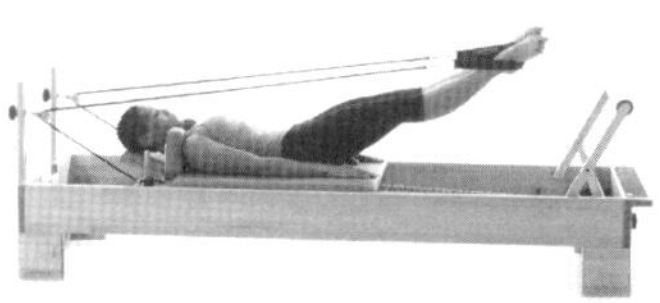

힙 서클 다운 (리포머) , 150p

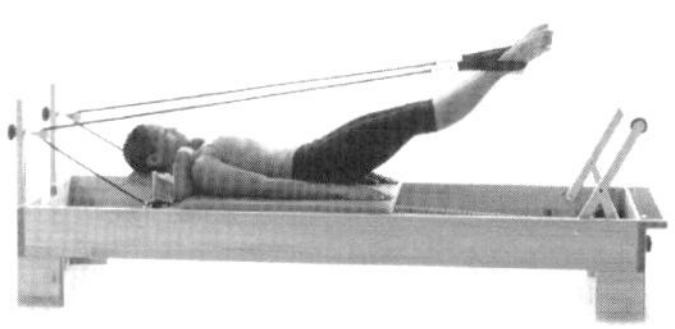

힙 서클 업 (리포머) , 151p

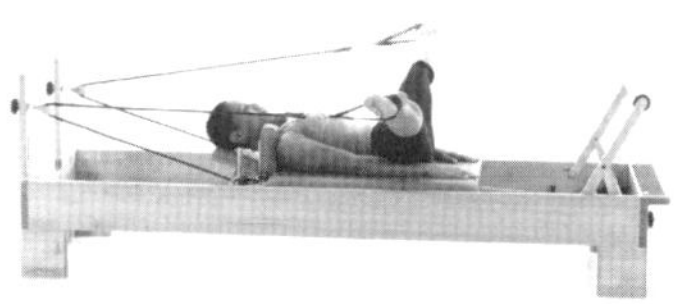

오프닝 (리포머) , 152p

척추분절

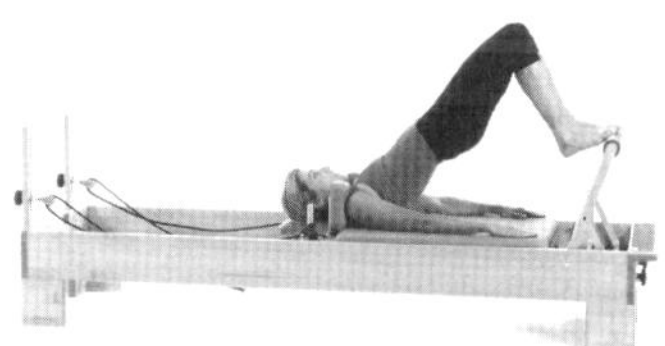

버텀 리프트 (리포머) , 156p

계속

스트레칭

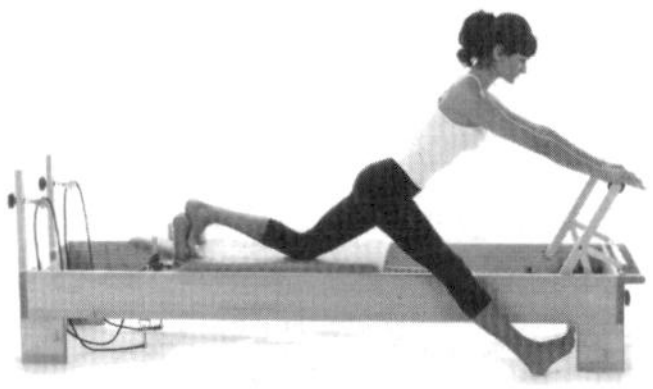

스탠딩 런지 (리포머) , 165p

전신 통합 I

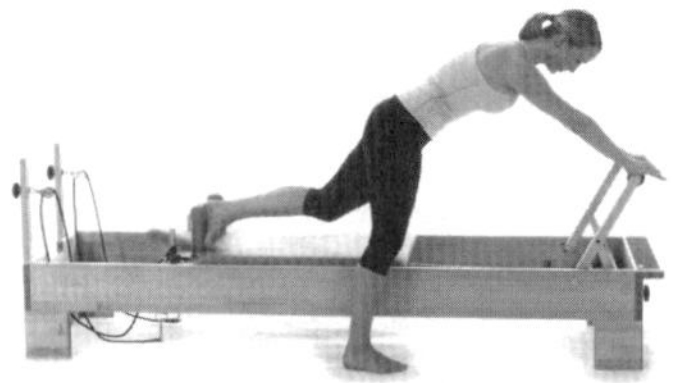

스쿠터 (리포머) , 169p

팔 운동

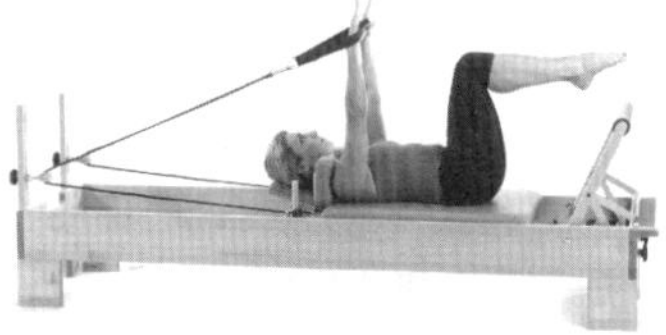

숄더 익스텐션 -수파인 (리포머) , 182p
또는 (페드-어-풀) , 311p

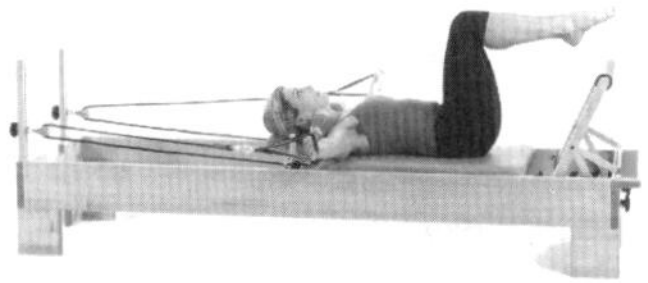

숄더 어덕션-수파인 (리포머) , 183p
또는 (페드-어-풀) , 312p

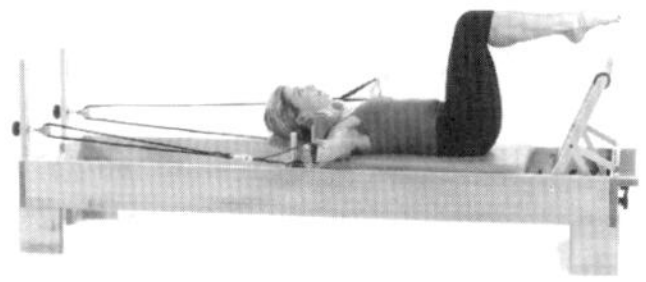

암 서클 업-수파인 (리포머) , 184p
또는 (페드-어-풀) , 314p

팔 운동

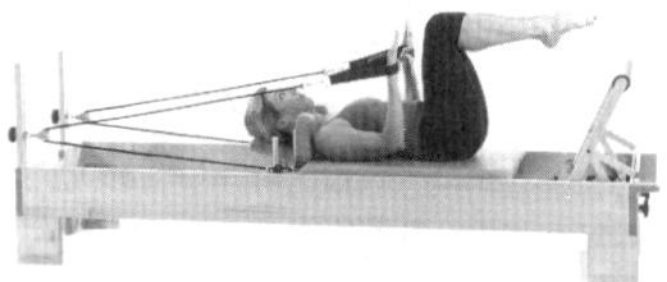

트라이셉스-수파인 (리포머), 185p
또는 (페드-어-풀) , 313p

다리 운동

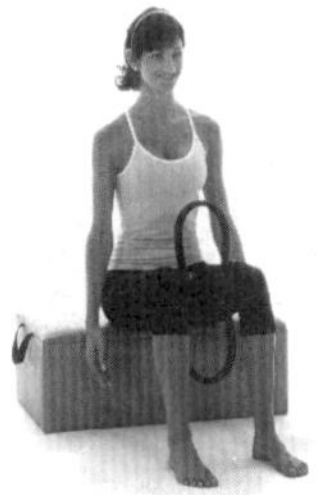

어버브 니이-싯티드 (매직 서클) ,
331p

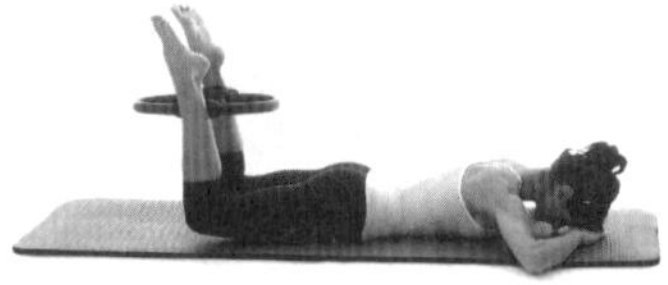

니이-수파인 (매직 서클) ,
334p

가쪽 굽힘 & 회전

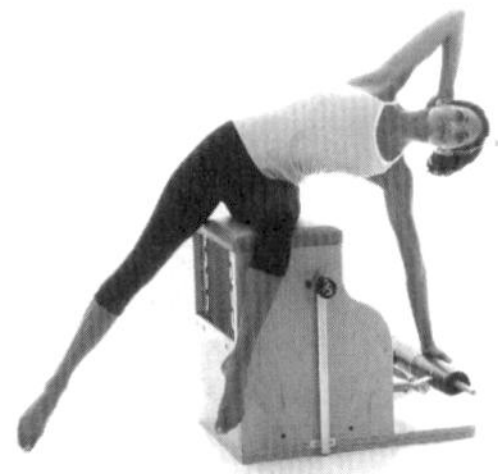

사이드 오버 (운다체어) , 284p
또는 (스텝바렐) , 303p

등 펴기

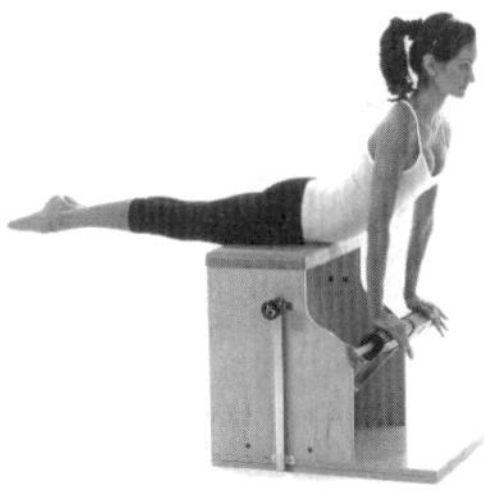

베이직 스완 (운다체어) , 285p 또는
스완 (스텝바렐) , 306p

옵션

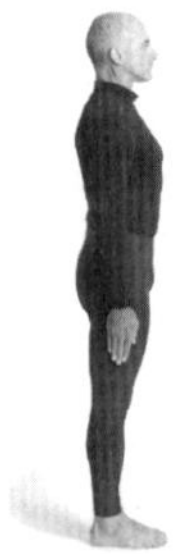

롤-다운 , 26p

중급 기구 프로그램

31 운동 ● 소요 시간: 60분

옵션

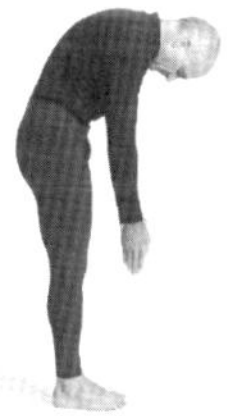

롤-다운, 26p

웜업

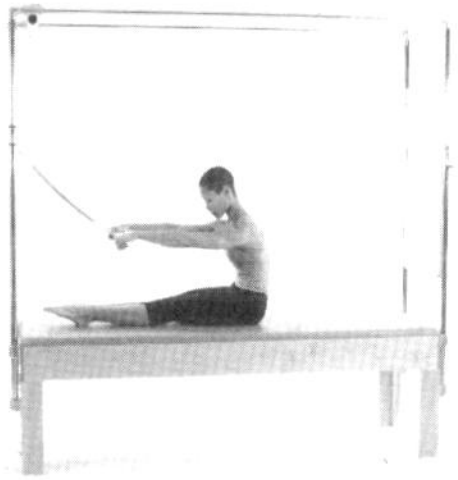

롤-업 (캐딜락), 232p

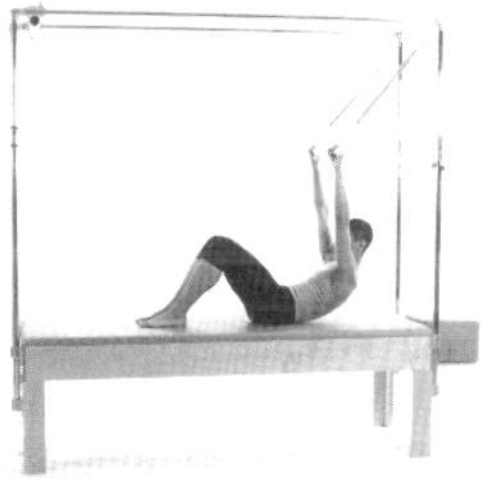

미니 롤-업 (캐딜락), 233p

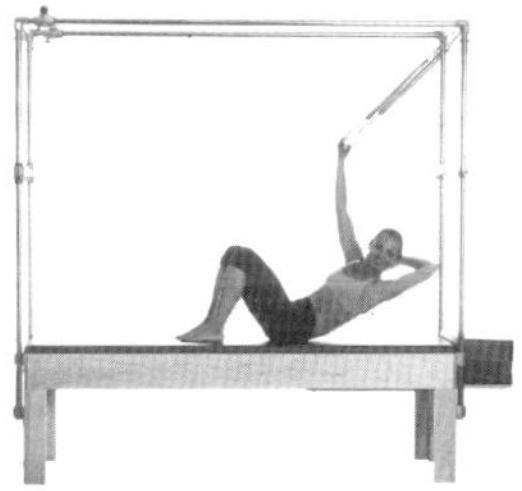

미니 롤-업-오블릭(캐딜락), 236p

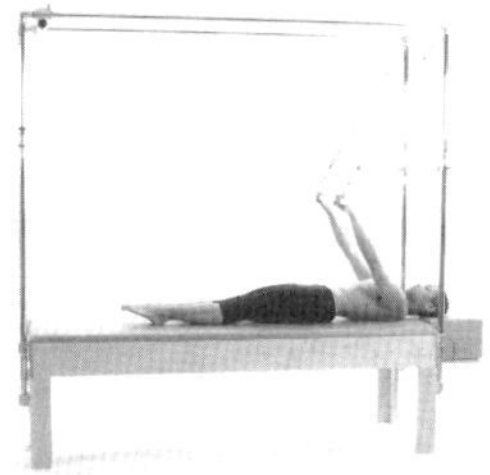

롤-업-탑 로드(캐딜락), 234p

웜업

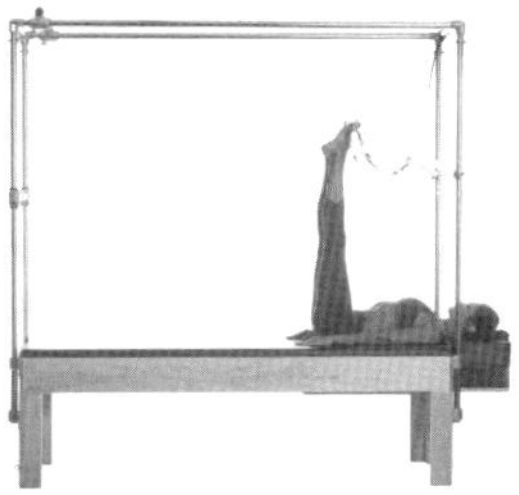

패럴러 힐 앤드 토우 (캐딜락), 225p

발 운동

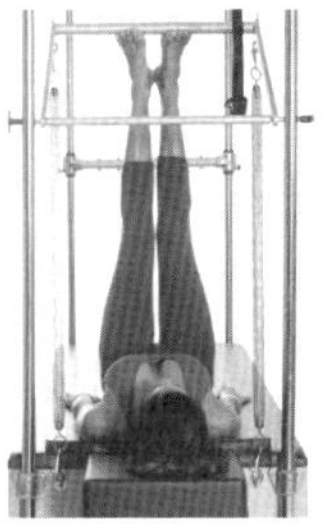

브이 포지션 토우 (캐딜락), 226p

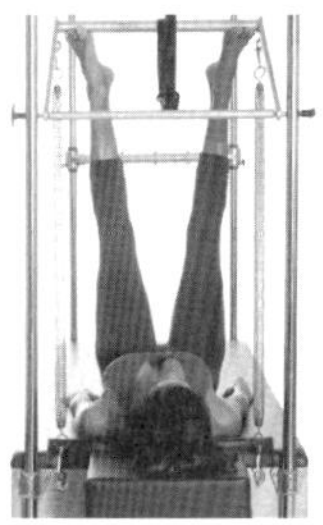

와이드 브이 포지션 힐 앤드 토우 (캐딜락), 227p

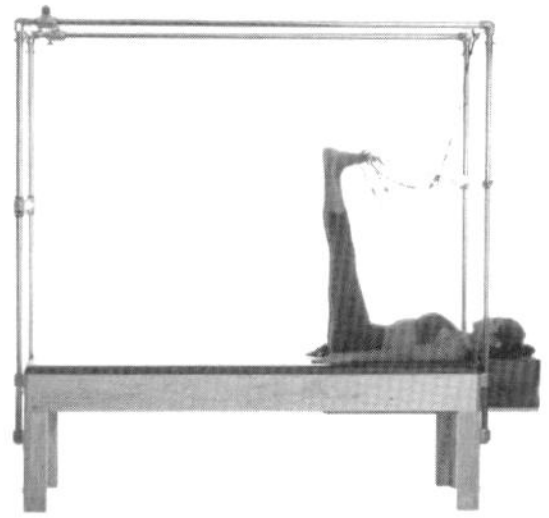

카프 레이즈 (캐딜락), 228p

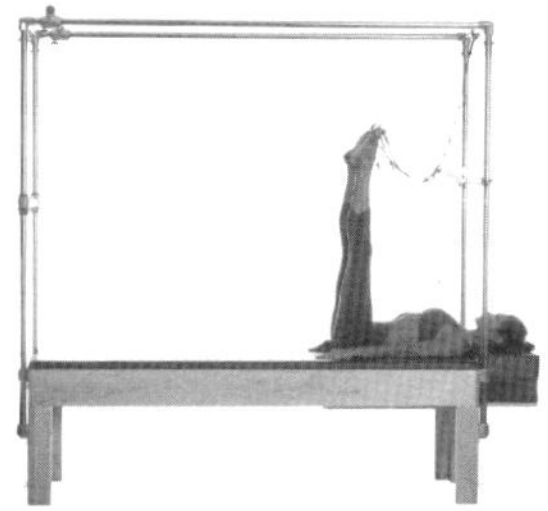

프랜스 (캐딜락), 229p

발 운동

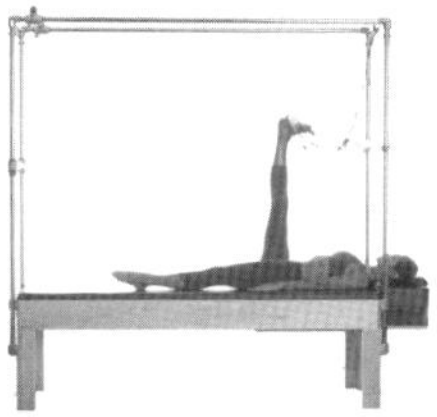

싱글 레그 힐 (캐딜락), 230p

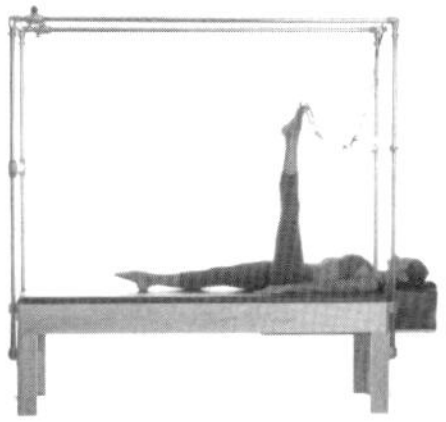

싱글 레그 토우 (캐딜락), 231p

힙 운동

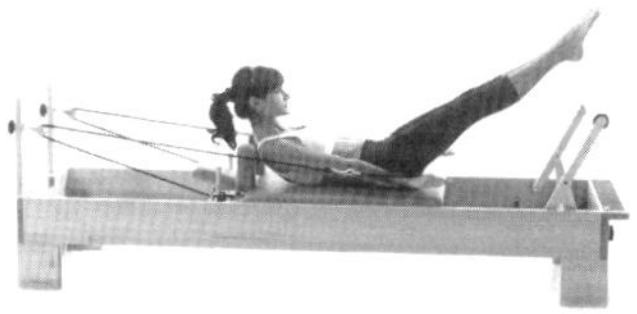

헌느레느 (리포머), 135p

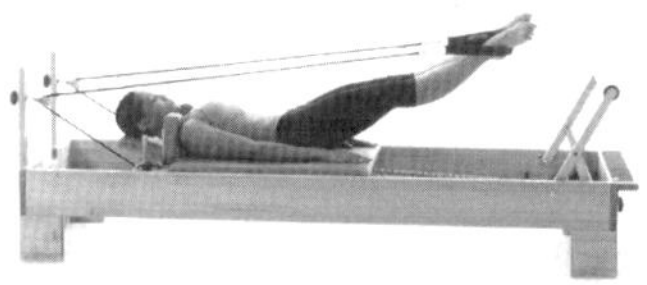

힙 서클 다운 (리포머), 150p

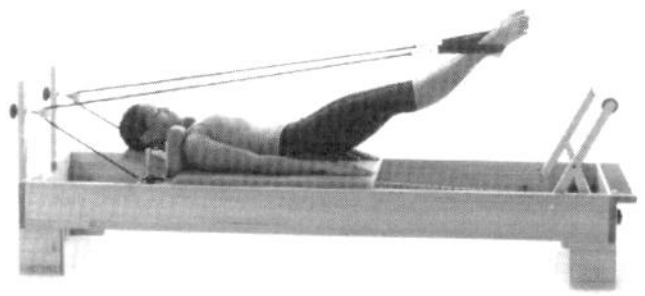

힙 서클 업 (리포머), 151p

힙 운동

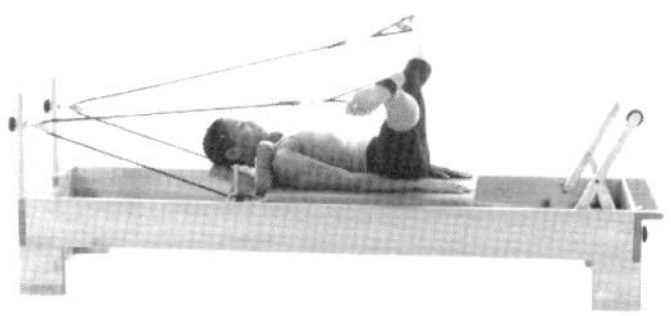

익스텐디드 프로그 (리포머), 153p

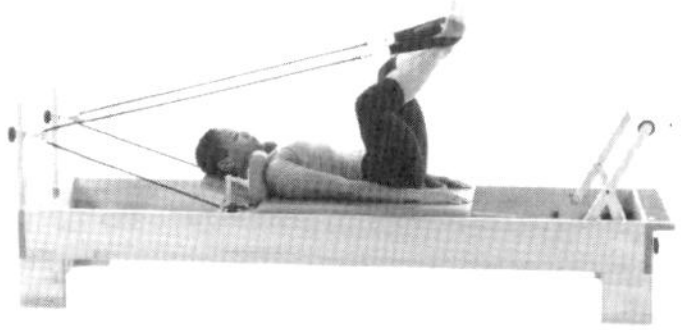

익스텐디드 프로그-리벌스 (리포머), 154p

척추 분절

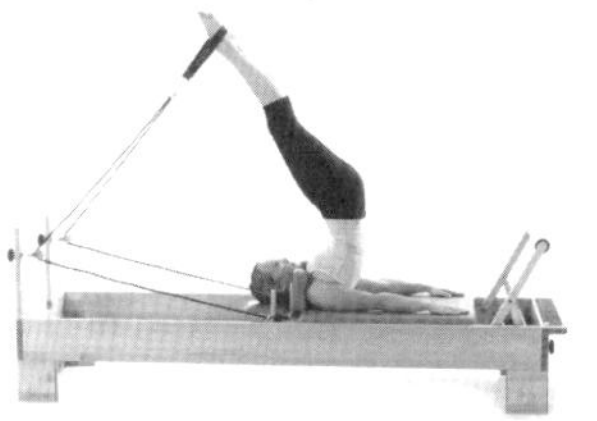

쇼트 스파인 (리포머), 160p

스트레치

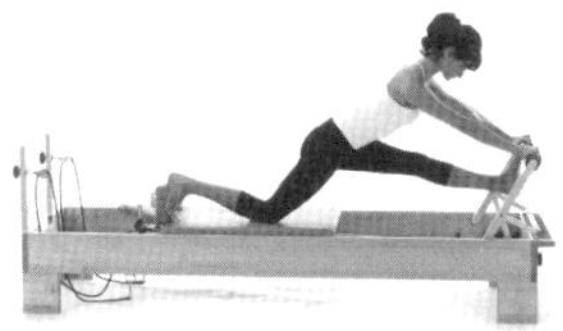

닐링 런지 (리포머), 166p

전신 통합 I

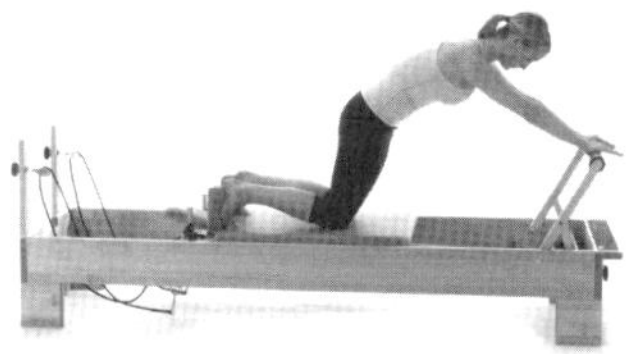

니이 스트레치- 라운드 백(리포머), 170p

계속

전신 통합 I

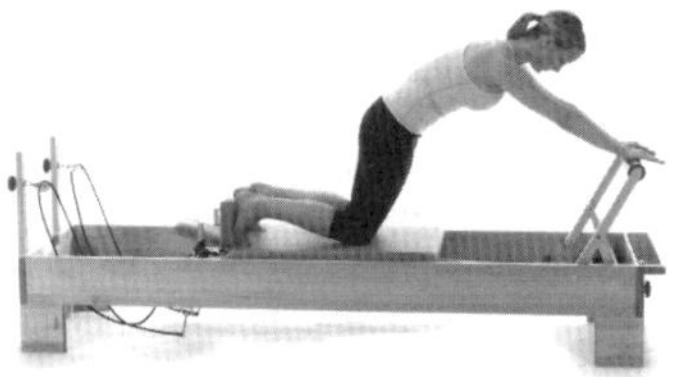

니이 스트레치- 플랫 백 (리포머) , 171p

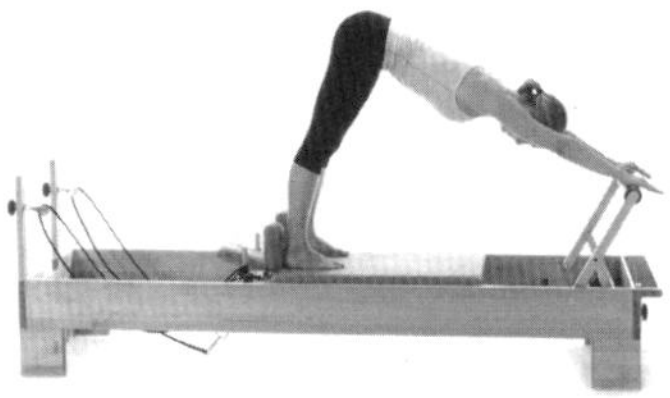

엘레펀트 (리포머) , 176p

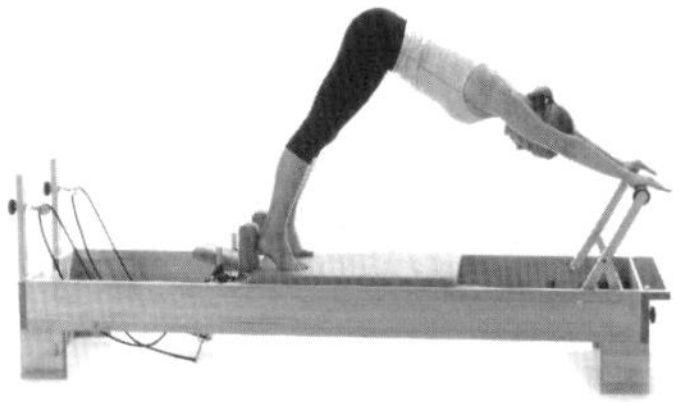

업 스트레치 (리포머) , 177p

팔 운동

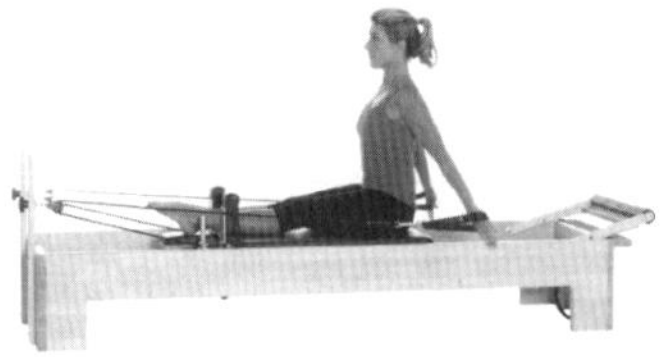

체스트 익스팬션–싯티드 (리포머) , 186p

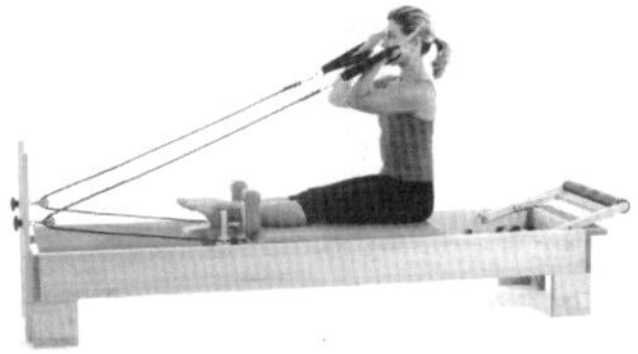

바이셉스–싯티드 (리포머) , 187p

팔 운동

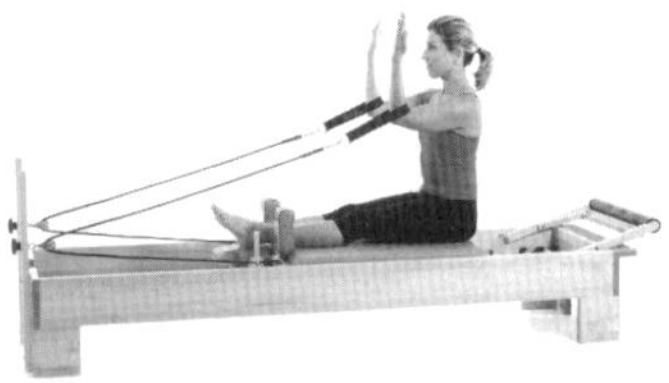

럼버이드–싯티드 (리포머) , 188p

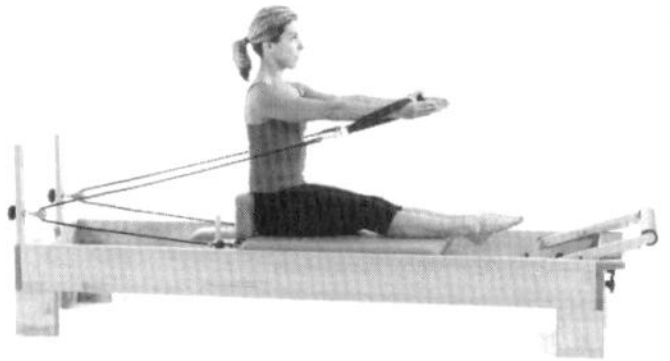

허그 어 트리–싯티드 (리포머) , 189p

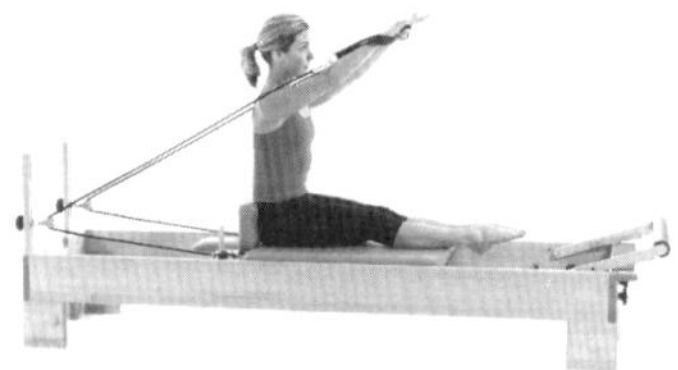

살루트–싯티드 (리포머) , 190p

다리 운동

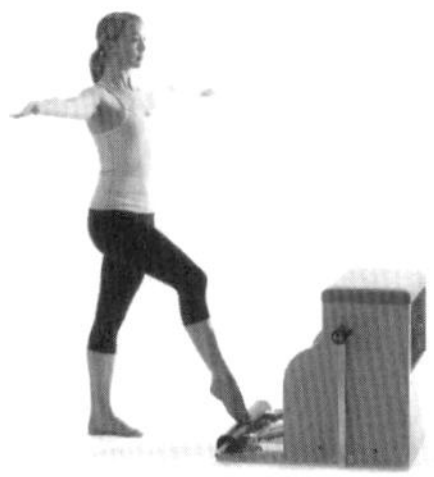

레그 프레스–스탠딩 (운다체어) , 282p

전신 통합 II

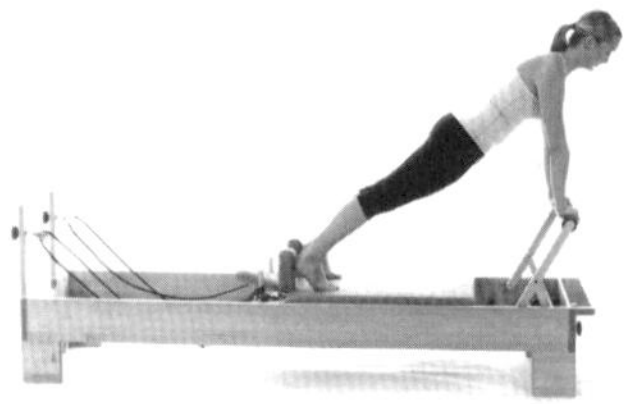

롱 스트레치 (리포머) , 178p

가쪽 굽힘 & 회전

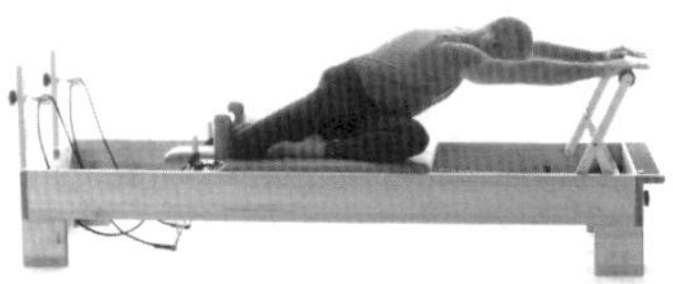

머메이드 (리포머) , 214p

등 펴기

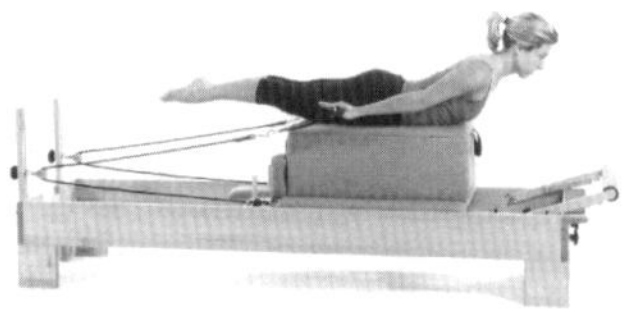

브레스트스트로크 (리포머) , 219p

옵션

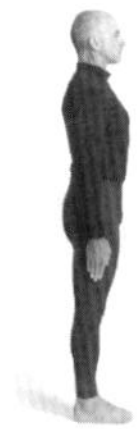

롤–다운 , 26p

상급 기구 프로그램

41 운동 ● 소요 시간: 60분

옵션

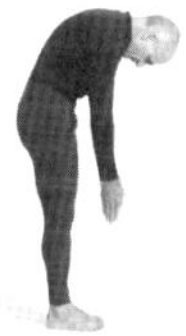

롤-다운 , 26p

웜업

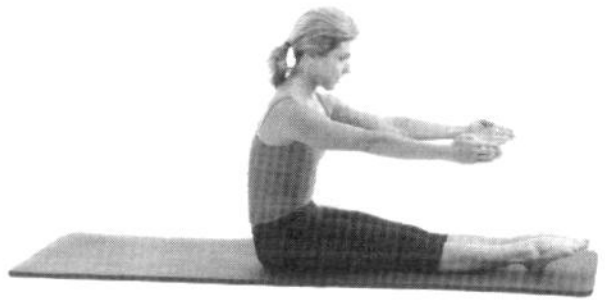

롤-업 (매트) , 58p

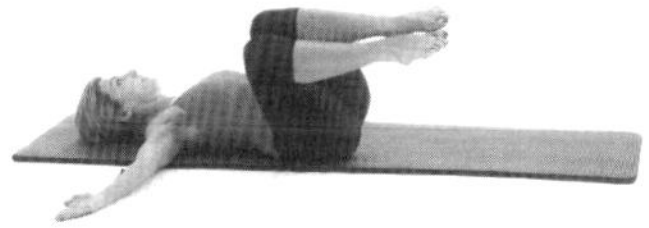

스파인 트위스트-수파인(매트) , 50p

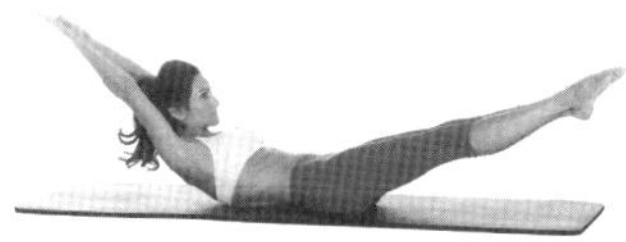

더블 레그 스트레치 (매트) , 64p

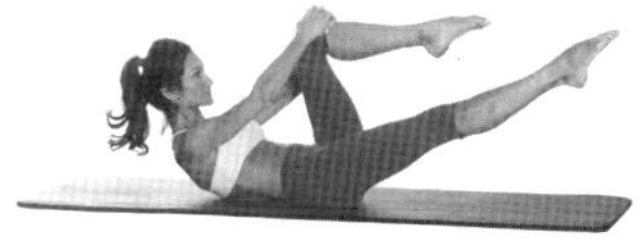

싱글 레그 스트레치 (매트) , 62p

웜업

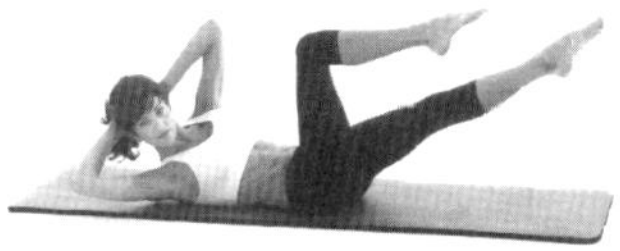

크리스크로스 (매트) , 106p

발 운동

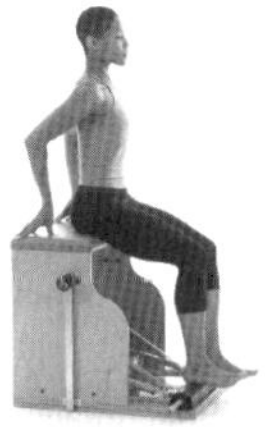

패럴러 힐 앤드 토우 (운다체어) , 269p

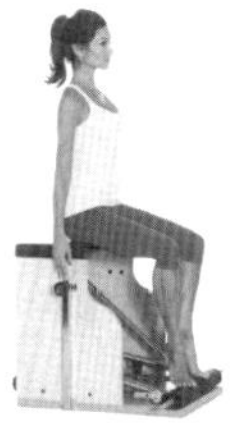

브이 포지션 토우 (운다체어) , 270p

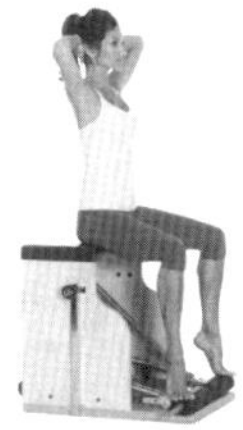

와이드 브이 포지션 힐 앤드 토우 (운다체어) , 271p

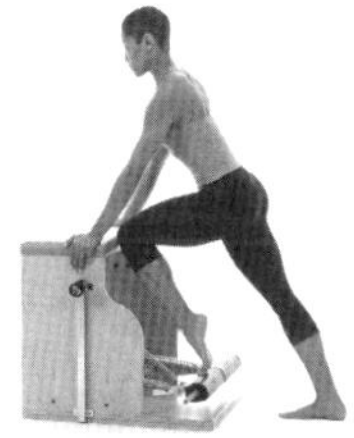

카프 레이즈 (운다체어) , 272p

발 운동

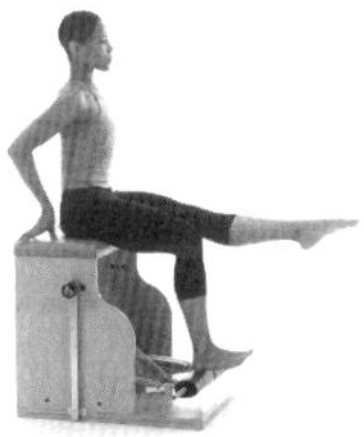

싱글 레그 힐/토우 (운다체어) , 273p

복부 운동

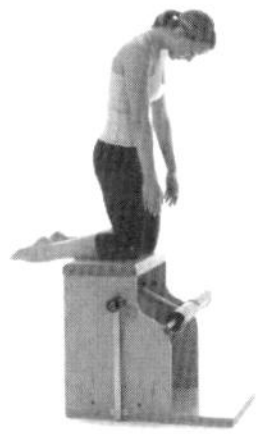

캣 스트레치 (운다체어) , 275p 또는 풀 파이크 (운다체어) , 276p

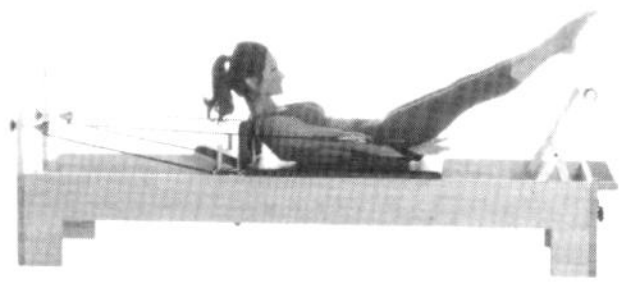

헌드레드 (리포머) , 135p 또는 코디네이션운동 (리포머) , 136p

힙 운동

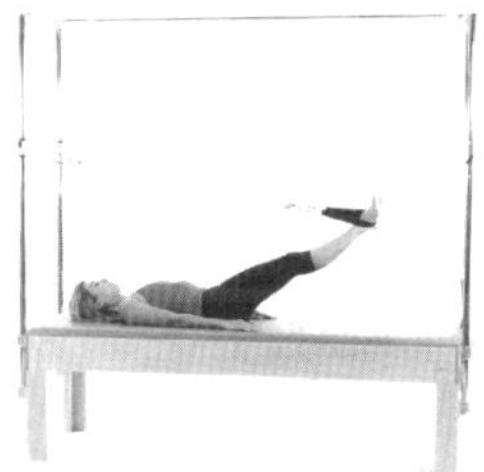

프로그 (캐딜락) , 238p

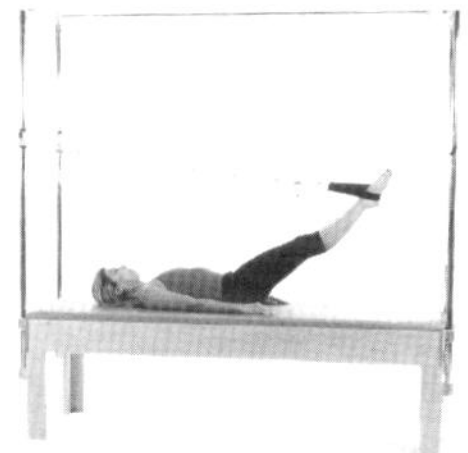

힙 서클 (캐딜락) , 239p

힙 운동

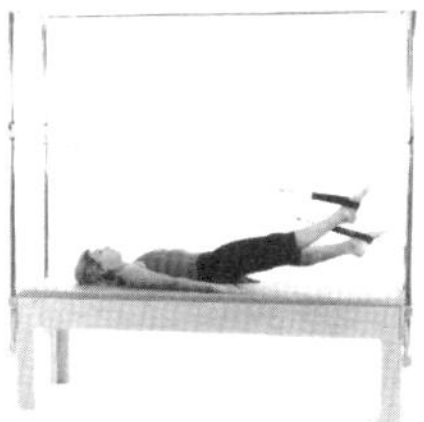

워킹 (캐딜락) , 240p

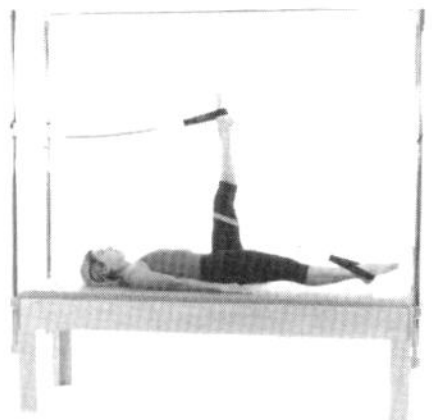

바이씨클 및 바이씨클-리벌스 (캐딜락) , 241p

척추 분절

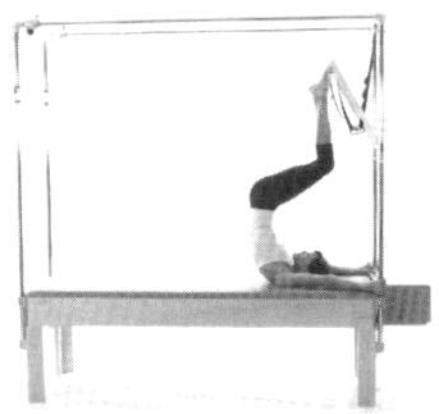

타워 (캐딜락) , 244p

스트레칭

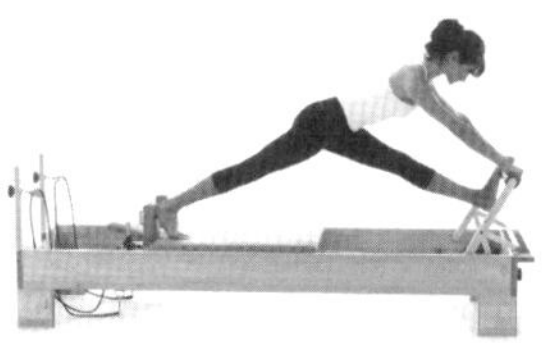

풀 런지 (리포머) , 167p

전신 통합 I

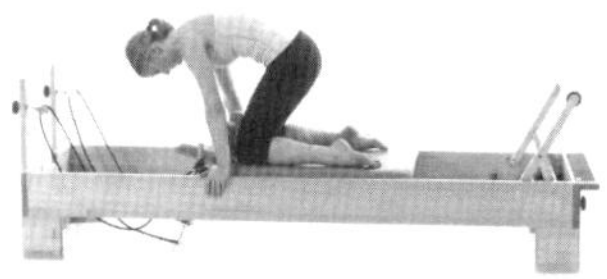

니이 스트레치-리벌스 (리포머) , 174p

계속

전신 통합 I

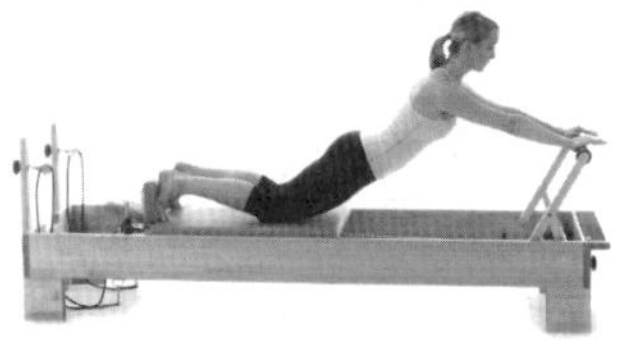

다운 스트레치 (리포머) , 175p

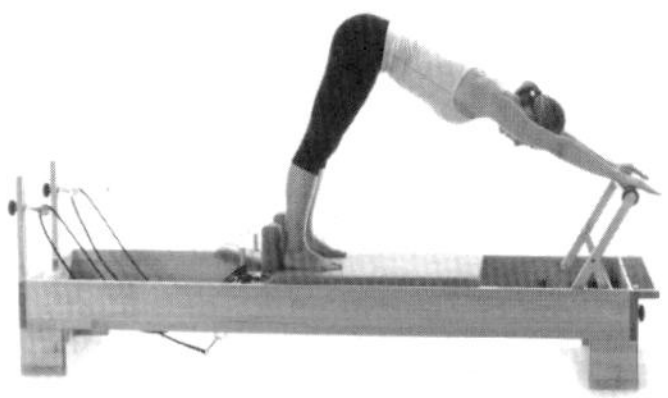

엘레펀트 (리포머) , 176p

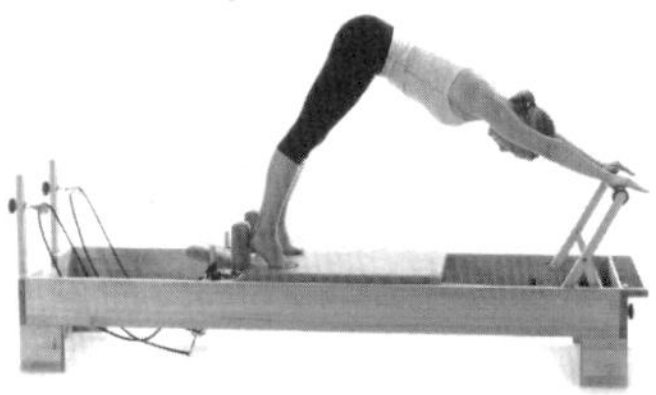

업 스트레치 (리포머) , 177p

팔 운동

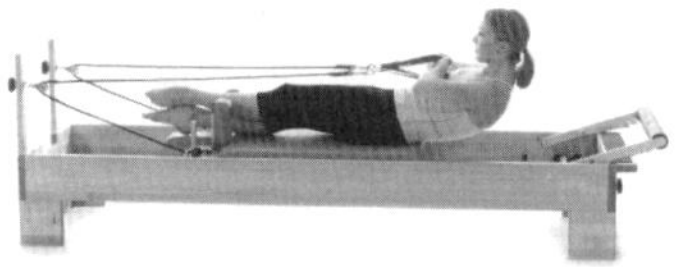

로윙 백 I (리포머) , 196p

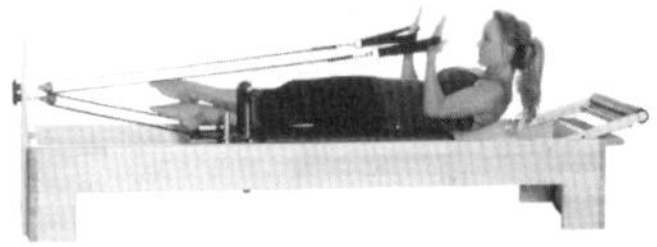

로윙 백 II (리포머) , 198p

팔 운동

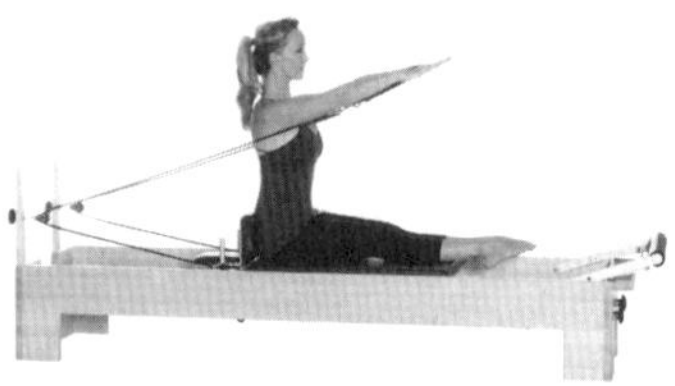

로윙 프런트 I (리포머) , 200p

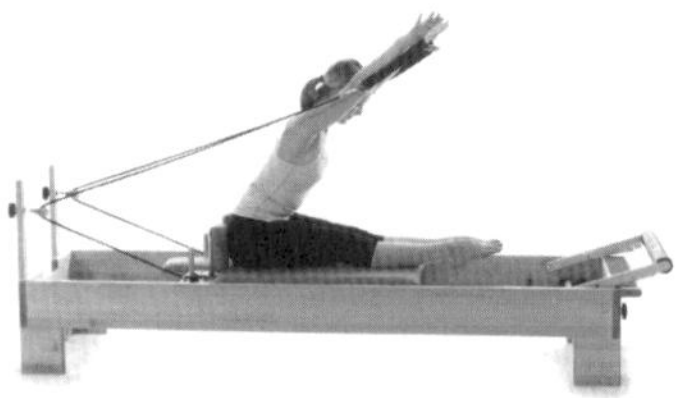

로윙 프런트 II (리포머) , 202p

다리 운동

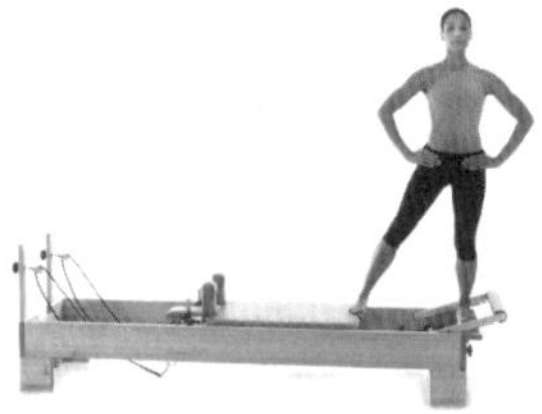

스케이팅 (리포머) , 206p

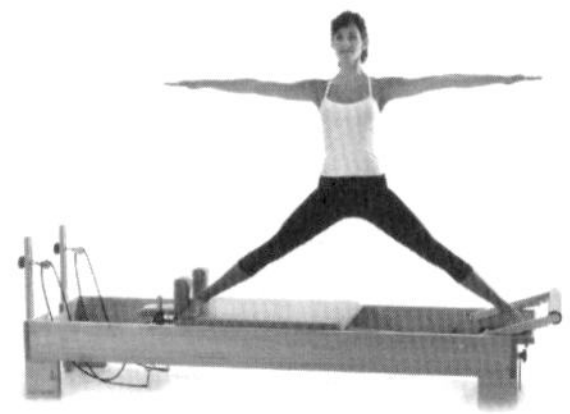

사이드 스플릿 (리포머) , 205p

전신 통합 II

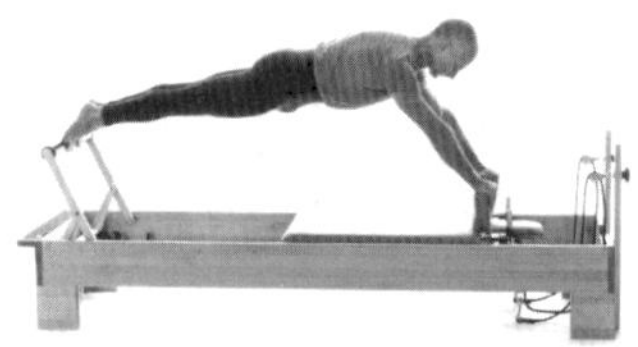

밸런스 컨트롤 프론트 (리포머) , 179p

전신 통합 II

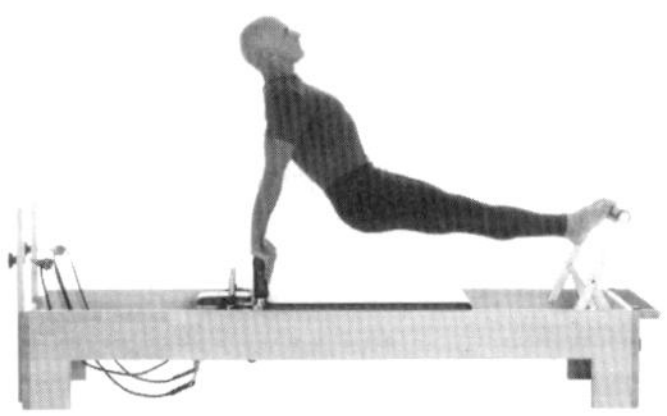

밸런스 컨트롤 백 프렙 (리포머) , 180p

가쪽 굽힘 & 회전

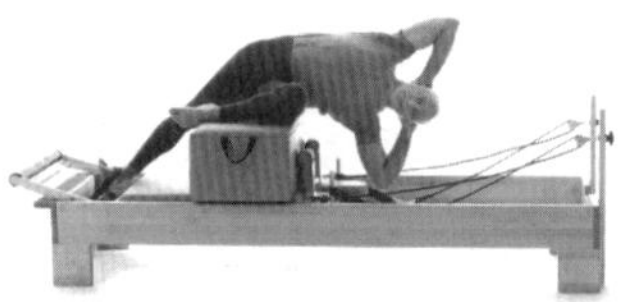

사이드 오버-쇼트박스 (리포머) , 212p 또는 (래더바렐) , 292p

등 펴기

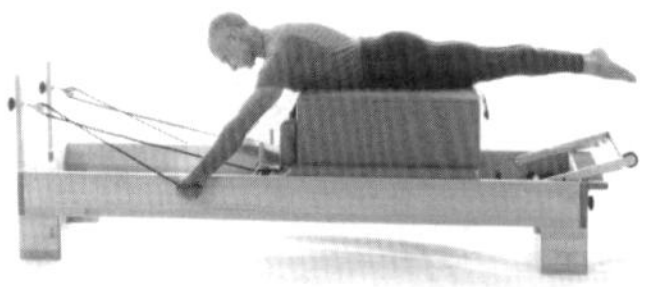

풀링 스트랩 I (리포머) , 220p 또는 스완 (래더바렐) , 294p

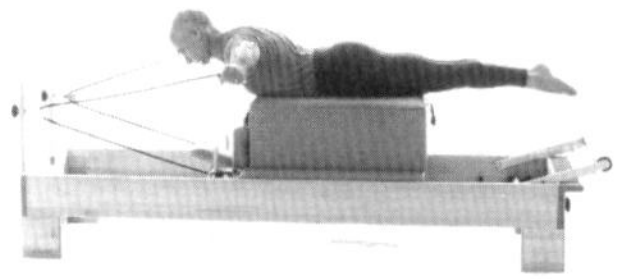

풀링 스트랩 II (리포머) , 221p

옵션

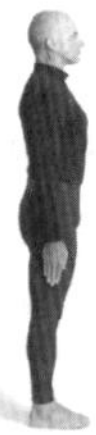

롤-다운 , 26p

당신이 필라테스 수련을 시작함에 따라서 , 앞에 놓인 유쾌하고 긍정적인 변화들을 기대할 수 있다. 각각의 사람들을 위해, 필라테스 수련은 개개인의 목표와 헌신에 크게 의존하는 어떤 다른 것 그리고 결과를 뜻한다. 조셉 필라테스는 다음과 같이 말했었다. "10 세션 안에, 차이를 느낄 것이고, 20 세션 안에, 차이를 볼 것이고, 30 세션 안에, 완전히 새로운 몸을 갖게 된다." 어떤 변화들은 인체 인지 및 정렬, 근육 활성화, 긴장의 해소, 원기 회복 및 영감과 관련된 것들– 즉각적으로 생길 수 있다. 그러나, 의미 있는 생리학적 변화들이 생기기 위해서는, 근육들은 적어도 6주간 일관되게 난이도를 경험해야만 한다.

*〈조절학을 통한 삶으로의 회귀〉*에서 조셉 필라테스는 다음과 같이 썼다, "신념을 갖고서 일주일에 4번 딱 3달 동안만 운동을 정기적으로 시행한다면… 당신은 이상에 접근하고 있는 새로워진 정신적 활기와 향상을 동반한 신체 발달을 볼 것이다"(p.18–19). 일관성과 절제력이 없다면, 심오한 변화는 생기지 않을 것이다. 필라테스는 빠른, 만병통치의 묘약이 아니다. 그것은 신체적 정신적으로 잘 디자인된 단련 시스템이며, 근면하게 수련했을 때, 우리가 추구하는 긍정적인 변화와 가치 있는 웰빙을 가져다 줄 것이다.

일관성 있는 수련만큼 중요한 것으로, 조셉 필라테스는 그의 시스템이 운동들의 반복 훨씬 이상인 것이 되는 것을 의도했다. 웰빙과 함께한 모든 매일 활동을 가득 채운 삶으로의 하나의 접근이 된다고 간주했다. 샤워를 올바르게 하고 몸의 모든 부분을 씻는 법을 시연하는 데까지 갔었던 화면을 보았다. 그것이 Mr. 필라테스이다. 두루두루. 그는 강한 생각을 가진 사람이었는데, 그의 시스템에 확고한 믿음을 갖고, 그것이 세계적으로 수련돼야만 한다는 상응하는 투지를 갖고 있었다.

우리와 마찬가지로, 조셉 필라테스는 단점이 있었다. 그와 함께 일했었던 사람들이 말하기를 그는 짜증이 많고, 자기 말만 하고, 다소 과시하는 사람이었다. 그는 아마도 애국주의자였던 것 같다; 그는 주로 남자들이 그의 방식을 수련하기를 의노했었다. 그러므로, 아이러니 한 것은 오랫동안 불꽃을 살려 온 것이 주로 여성이고, 여성이 여전히 필라테스 수련자들의 대부분을 대표한다. 그 운동이 여성들에게 인기가 있었기 때문에, 그 운동의 남성성 및 정렬적인 활동성, 그리고 그것의 잠재적인 파워 조차, 약화되고 있으며, 또는 적어도 부분적으로 미개발되었다 — 그러나 보다 많은 남성들이 그 운동을 가르치고 훈련하기 시작했고, 보다 많은 여성들이 보다 정렬적인 활동성에 관심을 갖고 있다. 필라테스는, 그것의 핵심 안에서, 남성과 여성에게 제공할 것이 많은 체력과 우아함의 멋진 균형이다.

무엇보다도, 조셉 필라테스는 "인체에 대한 천재"였는데, 유명한 안무가인 George Balanchine이 그를 반복적으로 추앙했다. 그는 마음–몸 연계의 파워를 초기에 받아들여서, 각각의 인간은 복잡한 독립체라고 이해하고 있었다. 그는 인간의 움직임을 하나의 복잡한 패턴들의 순서라고 보았다. 그는 확고부동한 이상주의자로서 인간은 현재의 상황보다 더 잘 누릴 자격이 있다고 믿었다. 피트니스 산업의 역사에 있어서 위대한 혁명들 중의 하나를 이끌었다. 그는 오직 이제서야 만이 연구를 통해서 진정으로 이해되고, 수용되고, 실증되는 개념들을 조성했다. 조셉 필라테스의 방대한 지식과 창의성은 그의 생시보다 오히려 오늘날 더 명백한, 우리가 우리 삶을 증진시키기 위해서 즐기고 사용할 수 있는 하나의 유산이다.

작별 인사를 건네면서, 나는 우리 모두가 우리 지식과 인생 경험을 관대하게 나눈다는 나의 겸손한 바램을 더하는데, 그래서 우리는 모두가 개인적으로, 사회로서, 그리고 인간으로서 성장할 것이다. 나누고, 수련하고, 가르침으로써, 우리는 필라테스 핵심이 살아 있도록 유지한다. 이 깨우침을 주는 여행을 함께 즐겨 보시오.

Books

Calais-Germain, Blandine. 1993. *Anatomy of movement.* Seattle: Eastland Press.

Calais-Germain, Blandine, and Andrée Lamotte. 1996. *Anatomy of movement exercises.* Seattle: Eastland Press.

Cash, Mel. 1999. *Pocket atlas of the moving body.* London: Ebury Press Random House.

Clippinger, Karen. 2015. *Dance anatomy and kinesiology, 2nd edition.* Champaign, IL: Human Kinetics.

Conraths-Lange, Nicola.2004. *Survival skills for Pilates teachers.* Ann Arbor, MI: Logokinesis.

Corrigan, Brian, and G.D. Maitland. 1985. *Practical orthopaedic medicine.* Oxford, UK: Butterworth-Heinemann.

Dowd, Irene. 1995. *Taking root to fly: Articles on functional anatomy, 3rd edition.* New York: Dowd.

Dufton, Jennifer. 2003. *The pilates difference.* London: Hamlyn.

Fitt, Sally S. 1988. *Dance kinesiology.* New York: Schirmer.

Franklin, Eric. 2002. *Pelvic power.* Hightstown, NJ: Princeton.

Friedman, Philip, and Gail Eisen. 1980. *The Pilates method of physical and mental conditioning.* Garden City, NY: Doubleday.

Gallagher, Sean P., and Romana Kryzanowska (editor). 2000. *The Joseph H. Pilates archive collection.* Philadelphia: Bainbridge.

Gladwell, Malcolm. 2008. *Outliers.* New York City, NY: Little, Brown and Company.

Gladwell, Malcolm. 2000. *The Tipping Point.* New York City, NY: Little, Brown and Company.

Hessel, Jillian. 2003. *Pilates basics.* Emmaus, PA: Rodale.

Isacowitz, Rael. 2004. *Body arts and science international movement analysis work books: mat, reformer, cadillac, ladder barrel and wunda chair, auxiliary, avalon.* Costa Mesa, CA: Author.

Isacowitz, Rael, and Karen Clippinger. 2011. *Pilates Anatomy.* Champaign, IL: Human Kinetics.

Iyengar, B.K.S. 2001. *The art of yoga.* London: Allen & Unwin.

Juhan, Deane. 1998. *Jobs body: a handbook for body work, 3rd edition.* Barrytown, NY: Station Hill Press.

Kaplanek, Beth, Brett Levine, and William Jaffe. 2011. *Pilates for hip and knee syndromes and arthroplasties.* Champaign, IL: Human Kinetics.

Kendal, Florence P., Elizabeth K. McCreary, and Patricia G. Provance. 1993. *Muscles: Testing and function.* 4th ed. Baltimore: Williams & Wilkins.

Kelly, Suzanne. 2005. *Pilates 4 kidzz.* Bloomington, IN: Authorhouse.

King, Bruce. 1991. *Rule of the bones: Exercise theory and program for correct body usage.* New York: Bruce King Foundation for American Dance.

Kounovsky, Nicholas. 1971. *The joy of feeling fit.* Mattituck, NY: Amereon House.

Lett, Anthony. 2010. *Innovations in pilates.* Eltham, VIC, Australia: Rebus Press.

Lingauer, Gabor. 2002. *Muscle doctor.* Victoria, Canada: Trafford.

Myers, Thomas P. 2001. *Anatomy trains.* London: Harcourt.

Netter, Frank H. 2011. *Atlas of human anatomy, professional edition, 5th edition.* Philidelphia, PA: Saunders/Elsevier.

Pilates, Joseph H. 1945. *Return to life through contrology.* Reprinted 2003. Miami: Pilates Method Alliance.

Pilates, Joseph H. 1934. *Your health: A corrective system of exercising that revolutionizes the entire field of physical education.* Reprinted 1998. Incline Village, NV: Presentation Dynamics.

Robinson, Lynne. 2004. *The body control Pilates pregnancy book.* London: Pan Books.

Tardent, Helen. 2005. *Beautiful pilates.* Camberwell, Australia: Penguin.

Thompson, Cem W. and R. T. Floyd. 2004. *Manual of structural kinesiology.* 15th Edition. St. Louis: Times Mirror/Mosby.

Journals and Magazines

Health Magazine

IDEA Fitness Journal

PilatesStyle

Yoga Journal

Videos and DVDs

Fletcher, Ron. *Ron Fletcher Workshop Tape*. The Ron Fletcher Company.

Isacowitz, Rael. 2003. *Rael Pilates System 7, 17 and 27*. Carlmarsh III Productions.

Gentry, Eve. 1991. *The Eve Gentry Technique*. Institute for the Pilates Method.

Liekens, Bob, Alycea Ungaro, and Peter Fiasca. 2003. *Classical Pilates technique*. Classical Pilates Inc.

Pilates, Joseph H. *Demonstrating the principles of his method with Clara, students and friends, 1932-1945*. From Joseph and Clara Pilates personal collection. Attained by Evelyn de la Tour and bequeathed to Mary Bowen. Mary Bowen made it available to the Pilates community.

Trier, Carola. 1989. *Carola shares* . . . A Dadmehr Production.

Websites

Balanced Body: www.pilates.com

Body Arts and Science International: www.basipilates.com

Body Control UK: www.bodycontrol.co.uk

Dynamic Chiropractic: www.chiroweb.com

Human Kinetics: www.humankinetics.com

Pilates Anytime: www.pilatesanytime.com

Pilates Interactive: www.pilatesinteractive.com

Pilates Style: www.pilatesstyle.com

Pilates Method Alliance: www.pilatesmethodalliance.org

Physician and Sports Medicine: www.physsportsmed.com

National Scoliosis Foundation: www.scoliosis.org

Scoliosis World: www.scoliosis-world.com

Somatics on the Web: www.somatics.com

매트

매트 웜업

롤-다운(Roll-Down) 26

매트 기초

펠빅 컬(Pelvic Curl) 49
스파인 트위스트-수파인(Spine Twist - Supine) 50
체스트 리프트(Chest Lift) 51
체스트 리프트 위드 로테이션(Chest Lift With Rotation) 52
레그 리프트(Left Lift) 53
레그 서클(Leg Circle) 54
레스트 포지션(휴식자세) (Rest Position) 118

매트 복부 운동

헌드레드(Hundred) 56
롤-업(Roll-Up) 58
넥 풀(Neck Pull) 60
싱글 레그 스트레치(Single-Leg Stretch) 62
더블 레그 스트레치(Double-Leg Stretch) 64
햄스트링 풀(Hamstring Pull) 66
티저- 프렙(Teaser- Prep) 68
티저(Teaser) 69
크리스크로스(Criss-Cross) 106

매트 척추 분절

스파인 스트레치 (Spine Stretch) 71
롤링 라이커 볼(Rolling Like a Ball) 72
씰 퍼피(Seal Puppy) 73
오픈-레그 로커(Open-Leg Rocker) 74
컨트롤 밸런스 (Control Balance) 75
롤-오버(Roll-Over) 76

잭나이프(Jackknife) ······ 78
부메랑(Boomerang) ······ 80
크랩(Crab) ······ 82

매트 브리징
숄더 브리지 프렙(Shoulder Bridge Prep) ······ 85
숄더 브리지(Shoulder Bridge) ······ 86
시져(Scissors) ······ 87
바이씨클(Bicycle) ······ 88
백 서포트(Back Support) ······ 89
레그 풀 백(Leg Pull Back) ······ 90
프런트 서포트(Front Support) ······ 91
푸쉬-업(Push-Up) ······ 92
레그 풀 프론트(Leg Pull Front) ······ 94

매트 가쪽 굽힘
사이드 레그 리프트(Side Leg Lift) ······ 96
사이드 킥(Side Kick) ······ 97
사이드 밴드(Side Bend) ······ 98
사이드 킥 닐링(Side Kick-Kneeling) ······ 100
쏘우(Saw) ······ 102
코르크스크루(Corkscrew) ······ 104
힙 서클 프렙(Hip Circle Prep) ······ 105

매트 회전 중급
스파인 트위스트-싯팅(Side Twist-Sitting) ······ 101
스위스트(Twist) ······ 108

매트 등 펴기
백 익스텐션(Back Extension) ······ 111
캣 스트레치(Cat Stretch) ······ 112
싱글 레그 킥(Single-Leg Kick) ······ 113
더블 레그 킥(Double-Leg Kick) ······ 114
스위밍(Swimming) ······ 115
락킹(Rocking) ······ 116
스완 다이브(Swan Dive) ······ 117

유니버설 리포머

리포머 발 운동

패럴러 힐 (Parallel Heels) ····· 122
패럴러 토우 (Parallel Toes) ····· 123
브이 포지션 토우 (V-Position Toes) ····· 124
오픈 브이 포지션 힐 (Open V-Position Heels) ····· 125
오픈 브이 포지션 토우 (Open V-Position Toes) ····· 126
카프 레이즈(Calf Raise) ····· 127
프랜스(Prance) ····· 128
프리헨서블(Prehensile) ····· 129
싱글 레그 힐 (Single-Leg Heel) ····· 130
싱글 레그 토우 (Single-Leg Toes) ····· 131

리포머 복부 운동

헌드레드 프렙 (Hundred Prep) ····· 134
헌드레드(Hundred) ····· 135
코디네이션운동(Coordination) ····· 136
라운드 백- 쇼트박스 (Round Back- Short Box) ····· 138
플랫 백- 쇼트박스(Flat Back- Short Box) ····· 140
클라잉 어 트리-롱박스(Climb-a-Tree -Long Box) ····· 142
백스트로크-롱박스(Backstroke- Long Box) ····· 144
앱다미널 위드 레그스 인 스트랩(Abdominals With Legs in Straps) ····· 145
오블릭 앱다미널 위드 레그스 인 스트랩 (Oblique Abdominals With Legs in Straps) ····· 146

리포머 힙 운동

프로그(Frog) ····· 149
힙 서클 다운(Hip Circle Down) ····· 150
힙 서클 업(Hip Circle Up) ····· 151
오프닝 (Opening) ····· 152
익스텐디드 프로그(Extended Frog) ····· 153
익스텐디드 프로그-리벌스(Extended Frog - Reverse) ····· 154

리포머 척추 분절

버텀 리프트 (Bottom Lift) ····· 156

버텀 리프트 위드 익스텐션 (Bottom Lift With Extension) ····· 157
세미써클 (Semicircle) ····· 158
쇼트 스파인 (Short Spine) ····· 160
롱 스파인 (Long Spine) ····· 162

리포머 스트레치
스탠딩 런지 (Standing Lunge) ····· 165
닐링 런지 (Kneeling Lunge) ····· 166
풀 런지 (Full Lunge) ····· 167

리포머 전신 통합
스쿠터 (Scooter) ····· 169
니이 스트레치-라운드 백 (Knee Stretch -Round Back) ····· 170
니이 스트레치-플랫 백 (Knee Stretch -Flat Back) ····· 171
스토먹 마사지- 라운드 백 (Stomach Massage -Round Back) ····· 172
스토먹 마사지- 플랫 백 (Stomach Massage -Flat Back) ····· 173
니이 스트레치 - 역 (Knee Stretch -Reverse) ····· 174
다운 스트레치 (Down Stretch) ····· 175
엘레펀트 (Elephant) ····· 176
업 스트레치 (Up Stretch) ····· 177
롱 스트레치 (Long Stretch) ····· 178
밸런스 컨트롤 프론트 (Balance Control Front) ····· 179
밸런스 컨트롤 백 프렙 (Balance Control Back Prep) ····· 180

리포머 팔 운동
숄더 익스텐션-수파인 (Shoulder Extension -Supine) ····· 182
숄더 어덕션-수파인 (Shoulder Adduction) ····· 183
암 서클 업- 수파인 (Arm Circle Up -Supine) ····· 184
트라이셉스-수파인 (Triceps-Supine) ····· 185
체스트 익스팬션-싯티드 (Chest Expansion - Seated) ····· 186
바이셉스-싯티드 (Biceps - Seated) ····· 187
럼버이드-싯티드 (Rhomboids - Seated) ····· 188
허그 어 트리-싯티드 (Hug-a-Tree - Seated) ····· 189
살루트-싯티드 (Salute - Seated) ····· 190
체스트 익스팬션-닐링 (Chest Expansion - Kneeling) ····· 191

암 서클 업-닐링 (Arm Circle Up -Kneeling) ······ 192
트라이셉스-닐링 (Triceps -Kneeling) ······ 194
바이셉스-닐링 (Biceps -Kneeling) ······ 195
로윙 백 I (Rowing Back I) ······ 196
로윙 백 II (Rowing Back II) ······ 198
로윙 프론트 I (Rowing Front I) ······ 200
로윙 프론트 II (Rowing Front II) ······ 202

리포머 다리 운동
사이드 스플릿 (Side Split) ······ 205
스케이팅 (Skating) ······ 206
햄스트링 컬 (Hamstring Curl) ······ 208

리포미 가쪽 굽힘과 회전
틸트-쇼트박스 (Tilt- Short Box) ······ 210
트위스트-쇼트박스 (Twist- Short Box) ······ 211
사이드 오버 - 쇼트박스 (Side Over- Short Box) ······ 212
머메이드 (Mermaid) ······ 214

리포머 등 펴기
브레스트스트로크 프렙(Breaststroke Prep) ······ 218
브레스트스트로크(Breaststroke) ······ 219
풀링 스트랩 I (Pulling Strap I) ······ 220
풀링 스트랩 II (Pulling Strap II) ······ 221

캐딜락

캐딜락 발운동
패럴러 힐 앤드 토우 (Parallel Heels and Toes) ······ 225
브이 포지션 토우 (V-Position Toes) ······ 226
와이드 브이 포지션 힐 앤드 토우 (Wide V-Position Heels/Toes) ······ 227
카프 레이즈 (Calf Raise) ······ 228
프랜스 (Prance) ······ 229
싱글 레그 힐 (Single-Leg Heel) ······ 230

싱글 레그 토우 (Single–Leg Toes) ······ 231

캐딜락 복부 운동
롤-업 (Role–Up) ······ 232
미니 롤-업 (Mini Role–Up) ······ 233
롤-업 - 탑 로드디드 (Role–Up – Top Loaded) ······ 234
미니 롤-업-오블릭 (Mini Role–Up –Oblique) ······ 236
티저 (Teaser) ······ 237

캐딜락 힙 운동
프로그 (Frog) ······ 238
힙 서클 (Hip Circle) ······ 239
워킹 (Walking) ······ 240
바이씨클 (Bicycle) ······ 241

캐딜락 척추 분절
몽키 (Monkey) ······ 242
타워 (Tower) ······ 244

캐딜락 전신 통합
푸쉬-스로우-싯팅 포워드 (Push–Through–Sitting Forward) ······ 246
캣 스트레치 (Cat Stretch) ······ 248

캐딜락 팔 운동
체스트 익스팬션-스탠딩 (Chest Expansion – Standing) ······ 250
허그-어-트리-스탠딩 (Hug–a–Tree – Standing) ······ 251
암 서클-스탠딩 (Arm Circle – Standing) ······ 252
암 펀치-스탠딩 (Arm Punch – Standing) ······ 253
바이셉스-스탠딩 (Biceps – Standing) ······ 254
스쿼트 (Squat) ······ 255
버터플라이 (Butterfly) ······ 256

캐딜락 가쪽 굽힘
사이드 리프트 (Side Lift) ······ 258
사이드 리치 (Side Reach) ······ 260

캐딜락 등 펴기
프론 I (Prone I) ····· 261
프론 II (Prone II) ····· 262
행잉 백 (Hanging Back) ····· 264

운다체어 (Wunda Chair)

운다체어 발 운동
패럴러 힐 앤드 토우 (Parallel Heel and Toes) ····· 269
브이 포지션 토우 (V-Position Toes) ····· 270
와이드 브이 포지션 힐 앤드 토우 (Wide V-Position Heels and Toes) ····· 271
카프 레이즈 (Calf Raise) ····· 272
싱글 레그 힐 앤드 토우 (Single-Leg Heel and Toes) ····· 273

운다체어 복부 운동
스탠딩 파이크 (Standing Pike) ····· 274
캣 스트레치 (Cat Stretch) ····· 275
풀 파이크 (Full Pike) ····· 276

운다체어 전신 통합
토르소 프레스 싯 (Torso Press Sit) ····· 277

운다체어 팔 운동
트라이셉스-싯티드 (Triceps - Seated) ····· 278
트라이셉스-프론 (Triceps - Prone) ····· 279
백워드-페이싱 딥 (Backward-Facing Dip) ····· 280

운다체어 다리 운동
햄스트링 컬 (Hamstring Curl) ····· 281
레그 프레스 - 스탠딩 (Leg Press - Standing) ····· 282
포워드 런지 (Forward Lunge) ····· 283

운다체어 가쪽 굽힘
사이드 오버 (Side Over) ····· 284

운다체어 등 펴기
베이직 스완 (Basic Swan) ··· 285

바렐 (Barrels)

래더바렐 스트레치
햄스트링 스트레치 (Hamstring Stretch) ··· 289
글루틸 스트레치 (Gluteal Stretch) ··· 290
어덕터 스트레치 (Adductor Stretch) ··· 291

래더바렐 가쪽굽힘/회전
사이드 오버 (Side Over) ··· 292

래더바렐 등 펴기
백 익스텐션 (Back Extension) ··· 293
스완 (Swan) ··· 294

스텝바렐 스트레치
리치 (Reach) ··· 296
오버헤드 스트레치 (Overhead Stretch) ··· 297

스텝바렐 복부 운동
체스트 리프트 (Chest Lift) ··· 298

스텝바렐 힙 운동
오프닝 (Opening) ··· 299
시져 (Scissors) ··· 300
헬리콥터 (Helicopter) ··· 301
바이씨클 (Bicycle) ··· 302

스텝바렐 가쪽굽힘/회전
사이드 오버 (Side Over) ··· 303

스텝바렐 척추 분절
롤-오버 (Roll-Over) 304

스텝바렐 등 펴기
스완 (Swan) 306

스텝바렐 전신 통합
티저 프렙 (Teaser Prep) 308

페드-어-풀 (Ped-a-Pul)

필 운동
익스텐션 (Extension) 311
어덕션 (Adduction) 312
트라이셉스(Triceps) 313
서클 (Circle) 314

암체어 (Arm Chair)

팔 운동
체스트 익스팬션 (Chest Expansion) 319
허그 어 트리 (Hug-a-Tree) 320
서클 (Circle) 321
살루트 (Salute) 322
바이셉스(Biceps) 323
럼버이드 (Rhomboids) 324

매직 서클 (Magic Circle)

팔 운동
암 벤트 (Arm Bent) ……327
암 오버헤드 (Arms Overhead) ……328
싱글-암 사이드 프레스 (Single-Arm Side Press) ……329
싱글-암 바이셉스 (Single-Arm Biceps) ……330

다리 운동
어버브 니이-싯티드 (Above Knees-Seated) ……331
니이-수파인 (Knees-Supine) ……332
앵클-수파인 (Ankles-Supine) ……333
니이 벤트-프론 (Knees Bent-Prone) ……334
니이 트레이트-프론 (Knees Straight -Prone) ……335
햄스트링 (Hamstring) ……336

등 펴기
스완 (Swan) ……337

운동 루틴 샘플

매트 운동 순서 ……343
매트 운동 프로그램 …… 344-349

기구 순서 (Apparatus Sequences) ……350-356

라엘 아이자코비츠는 전세계적으로 유명한 필라테스의 강사이자 수련자이다. 30년이 넘는 필라테스 수련과 연구로서, 그는 전세계적으로 심포지엄, 대학 및 스튜디오에서 중요한 강사이자 선생이다. 그는 이스라엘의 명망 있는 윈게이트 연구소에서 교육학 석사 학위와 교사 자격증을 받았으며, 이어서 교사진에 합류했다. 그는 나중에 영국의 서리대학교에서 무용학 석사학위를 받았다. 라엘의 초창기 필라테스 스승들은 앨런 허드만을 포함해서 그 이후로 1세대 필라테스 지도자들이 있는데 (원로라고 알려짐), 캐시 그랜트, 론 플레처, 로마나 크리자노브스카, 이브 젠트리와 로리타 산미겔 들이 있다.

라엘은 모든 수준의 필라테스 목록을 마스터했으며 그의 독창적인 정렬적인 활동성을 위한 산업에서 주목 받고 있다; 몸, 마음 및 정신의 합성; 그리고 가르침에 대한 열성. 1989년에, 그는 Body Arts and Science International 필라테스 (BASI 필라테스)를 설립했고, 그것은 세계에서 가장 중요한 필라테스 교육 기구 중의 하나로 발전했다. BASI 필라테스는 현재 30개국에 걸쳐서 100 지역 이상에서 교육되고 있다.

라엘의 *〈정석 필라테스〉* 첫 판과 (2006, human Kinetics) **〈필라테스 아나토미〉** (캐런 클리핑어와 공저, 2011, human Kinetics)는 전세계적으로 칭찬을 받고 있으며, 여러 언어로 번역되었다. 그는 필라테스의 모든 기구에 대한 일련의 움직임 분석 워크북을 발행했고, DVD를 만들었고, 혁신적인 아발론 장비를 디자인 했으며, 획기적인 필라테스 인터액티브 소프트웨어를 창안했다. *〈필라테스 스타일〉*을 포함한 여러 발행물에 대한 정기 기고자이다. 창조성, 열정 및 에너지가 그의 작업에 충만해 있다. 필라테스를 가르치는 것은 라엘에게, 궁극의 선물이다.

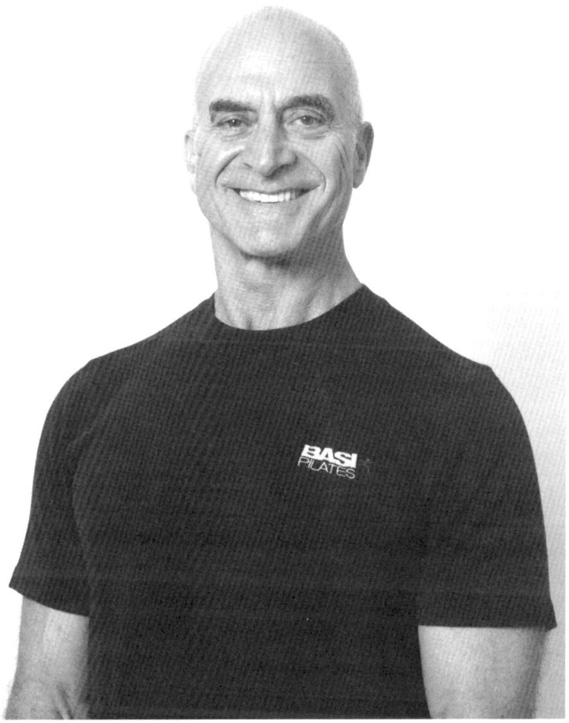